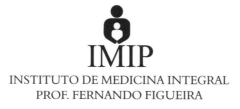

INSTITUTO DE MEDICINA INTEGRAL
PROF. FERNANDO FIGUEIRA

GINECOLOGIA AMBULATORIAL BASEADA EM EVIDÊNCIAS

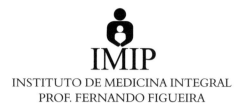

INSTITUTO DE MEDICINA INTEGRAL
PROF. FERNANDO FIGUEIRA

GINECOLOGIA AMBULATORIAL BASEADA EM EVIDÊNCIAS

CENTRO DE ATENÇÃO À MULHER (CAM)

LUIZ CARLOS SANTOS
VILMA GUIMARÃES DE MENDONÇA
Coordenadores do CAM – IMIP

JULIANA ARAÚJO DE CARVALHO SCHETTINI
Vice-Coordenadora do CAM – IMIP

ANA LAURA CARNEIRO GOMES FERREIRA
Coordenadora do Ambulatório da Mulher

SONIA REGINA RIBEIRO DE FIGUEIREDO LEITE
Coordenadora do Ambulatório de Ensino

TELMA CURSINO DE MENEZES
Coordenadora da Enfermaria de Ginecologia

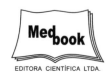

Ginecologia Ambulatorial Baseada em Evidências
Direitos exclusivos para a língua portuguesa
Copyright © 2011 by
MEDBOOK – Editora Científica Ltda.

Nota da Editora: Os autores desta obra verificaram cuidadosamente os nomes genéricos e comerciais dos medicamentos mencionados; também conferiram os dados referentes à posologia, objetivando informações acuradas e de acordo com os padrões atualmente aceitos. Entretanto, em função do dinamismo da área de saúde, os leitores devem prestar atenção às informações fornecidas pelos fabricantes, a fim de se certificarem de que as doses preconizadas ou as contraindicações não sofreram modificações, principalmente em relação a substâncias novas ou prescritas com pouca frequência. Os autores e a editora não podem ser responsabilizados pelo uso impróprio nem pela aplicação incorreta de produto apresentado nesta obra.

Apesar de terem envidado o máximo de esforço para localizar os detentores dos direitos autorais de qualquer material utilizado, os autores e o editor desta obra estão dispostos a acertos posteriores caso, inadvertidamente, a identificação de algum deles tenha sido omitida.

Reservados todos os direitos. É proibida a duplicação ou reprodução deste volume, no todo ou em parte, sob quaisquer formas ou por quaisquer meios (eletrônico, mecânico, gravação, fotocópia, distribuição na Web, ou outros), sem permissão expressa da Editora.

Editoração Eletrônica: REDB STYLE – Produções Gráficas e Editorial Ltda.
Capa: Isa Pontual

CIP-BRASIL. CATALOGAÇÃO-NA-FONTE
SINDICATO NACIONAL DOS EDITORES DE LIVROS, RJ

G411

    Ginecologia ambulatorial baseada em evidências / organizadores Luiz Carlos Santos, Vilma Guimarães de Mendonça. - Rio de Janeiro : MedBook, 2011.
    688p.

    Inclui bibliografia
    ISBN 978-85-99977-55-2

    1. Ginecologia. 2. Aparelho genital feminino - Doenças. I. Santos, Luiz Carlos. II. Mendonça, Vilma Guimarães de.

10-4832.   CDD: 618.1
                CDU: 618.1

22.09.10 04.10.10   021810

Editora Científica Ltda.
Rua Mariz e Barros, 711 – Maracanã
CEP 20.270-004 – Rio de Janeiro – RJ
Tel.: (21) 2502-4438 • 2569-2524
contato@medbookeditora.com.br
medbook@superig.com.br
www.medbookeditora.com.br

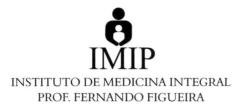

INSTITUTO DE MEDICINA INTEGRAL
PROF. FERNANDO FIGUEIRA

PRESIDENTE DE HONRA
Fernando Figueira

Presidente
Antônio Carlos Figueira

Vice-Presidente
Carlos Morais

Superintendência de Ensino, Pesquisa e Extensão
Fernando Menezes

Superintendência de Atenção à Saúde
Fátima Rabelo

Diretor de Ensino
João Guilherme Bezerra Alves

Diretoria de Pesquisa
Jailson Correia

Organizador e Revisor da 1ª Edição
Luiz Carlos Santos

Dedicatória

Dedicamos este trabalho à memória do Professor Fernando Figueira, fundador e idealizador do IMIP, instituição que está completando 50 anos e ampliando seu campo de ação na assistência à população carente do Nordeste brasileiro. Aos nossos pais, maridos, esposas, filhos e netos com amor, respeito e muito carinho.

Colaboradores

Adriana Scavuzi Carneiro da Cunha

Médica Doutoranda do Instituto de Medicina Integral Professor Fernando Figueira (IMIP)

Médica com Mestrado em Saúde Materno-infantil pelo IMIP

Tutora do Curso de Medicina da Faculdade Pernambucana de Saúde (FPS) – (FBV) – IMIP

Preceptora da Residência de Medicina Ginecologia do IMIP

Alex Sandro Rolland Souza

Médico com Doutorado em Saúde Materno-infantil pelo IMIP

Médico com Mestrado em Saúde Materno-infantil

Coordenador da Residência Médica em Medicina Fetal e Preceptor da Residência Médica em Ginecologia e Obstetrícia do IMIP

Aldejane Gurgel Rodrigues

Médica com Especialização em Dermatologia pela Sociedade de Dermatologia

Professora Associada de Dermatologia da Faculdade de Ciências Médicas da Universidade de Pernambuco (UPE)

Supervisora do Programa de Residência Médica em Dermatologia da UPE e Preceptora da Residência de Dermatologia do Hospital Universitário Oswaldo Cruz – Faculdade de Ciências Médicas da UPE

Dermatologista do Setor de Colposcopia e Trato Genital Inferior do Serviço e Disciplina de Ginecologia da Universidade Federal de Pernambuco (UFPE)

Altina Castelo Branco Almeida Barros

Médica Mestranda em Tocoginecologia pela UPE

Médica com Especialização em Reprodução Assistida e Histeroscopia pela Universidade de Paris XI

Preceptora da Residência de Ginecologia do IMIP

Aluisio João da Silva

Médico com Especialização em Mastologia pela Sociedade Brasileira de Mastologia, em Ginecologia e Obstetrícia pela Federação Brasileira de Ginecologia e Obstetrícia
Preceptor de Residência Médica e Mastologista do IMIP
Médico da Universidade Federal Rural de Pernambuco (UFRPE)

Ana Beatriz Medeiros Lins de Albuquerque

Médica Residente em Tocoginecologia pelo Instituto de Medicina Integral
Prof. Fernando Figueira – IMIP

Ana Carolina Brandão e Silva

Médica com Especialização em Radiologia e Ultrassonografia pelo Colégio Brasileiro de Radiologia
Radiologista dos Hospitais Barão de Lucena e Correia Picanço e da Mediax – Memorial Imagem e Diagnóstico, Recife, PE

Ana Laura Carneiro Gomes Ferreira

Médica Doutoranda em Saúde Materno-infantil do IMIP
Médica com Mestrado em Saúde Sexual e Reprodutiva – Universidade de Exeter, Reino Unido
Coordenadora do Ambulatório da Mulher e Editora Associada da Revista Brasileira de Saúde Materno-infantil do IMIP

Ana Paula Guimarães de Araújo

Fisioterapeuta com Especialização em Terapia Intensiva pela Faculdade Redentor, RJ
Fisioterapeuta do IMIP
Fisioterapeuta do Pronto-Socorro Cardiológico de Pernambuco (PROCAPE)

Angelina Farias Maia

Médica com Especialização em Sexualidade Humana pela Universidade Católica de Pernambuco (UNICAPE)
Médica do Hospital das Clínicas da UFPE
Coordenadora do Setor de Colposcopia e Trato Genital da UFPE

Arianni Impieri de Souza

Médica com Mestrado em Saúde Materno-infantil pelo IMIP
Tutora do Curso de Medicina da FPS – FBV – IMIP
Professora da Pós-graduação em Saúde Materno-infantil do IMIP

Artur Eduardo de Oliveira Rangel

Médico com Mestrado em Tocoginecologia pela UPE
Professor Assistente de Ginecologia da UPE
Coordenador Técnico-gerencial da Unidade de Incontinência e Disfunções do Assoalho Pélvico do IMIP

Aurélio Antônio Ribeiro da Costa

Médico com Doutorado em Tocoginecologia pela Universidade Estadual de Campinas (UNICAMP)

Preceptor de Residência Médica e Mastologista do IMIP

Professor da Pós-graduação em Saúde Materno-infantil do IMIP e Tutor do Curso de Medicina da FPS – FBV – IMIP

Carla Eneida de Oliveira Queiroz

Médica com Especialização em Ginecologia pela Federação Brasileira de Ginecologia e Obstetrícia (FEBRASGO)

Preceptora da Residência Médica de Ginecologia e Obstetrícia do IMIP

Carlos Campos Leal Júnior

Médico com Especialização em Tocoginecologia pelo IMIP

Preceptor da Residência Médica de Tocoginecologia e Médico Ginecologista do IMIP

Carmem Lúcia de Souza Silva Dodô

Médica com Mestrado em Endoscopia Ginecológica pelo IMIP

Preceptora do Ambulatório de Reprodução e Infertilidade do IMIP

Preceptora de Ensino – Enfermaria de Gestação de Alto Risco do Hospital Barão de Lucena – Recife, PE

Médica Ginecologista Concursada da Prefeitura da Cidade do Recife, PE

Catarina D'Almeida Lins Beltrão

Médica com Especialização em Ginecologia e Obstetrícia

Preceptora e Assistência na Enfermaria de Alojamento Conjunto do IMIP

Médica do Atendimento Ambulatorial em HIV/AIDS do IMIP

Plantonista da Maternidade Professor Monteiro de Moraes – Centro Integrado de Saúde Amaury de Medeiros CISAM – UPE

Catharina Cavalcanti Pessoa Monteiro Lira

Médica com Especialização em Ginecologia e Obstetrícia pela FEBRASGO

Preceptora do IMIP

Preceptora do Centro Integrado de Saúde Amaury de Medeiros CISAM – UPE

Cláudio Barros Leal Ribeiro

Médico com Doutorado e Mestrado em Cirurgia pela FEBRASGO

Preceptor do Ambulatório de Reprodução Humana e Anticoncepção do Hospital das Clínicas da UFPE

Diretor do Centro de Reprodução Humana de Pernambuco

Cristina Maria Rocha Ferreira

Médica com Especialização em Tocoginecologia pela FEBRASGO

Preceptora do Ambulatório de Patologia Cervical da UFPE

Preceptora da Enfermaria de Ginecologia do HBL

Eduardo Alves Moreira

Médico com Especialização no Instituto Valenciano de Infertilidade –Valencia, Espanha

Médico com Especialização em Ginecologia e Obstetrícia pela FEBRASGO

Preceptor da Residência Médica de Ginecologia e Obstetrícia do IMIP e do Hospital das Clínicas da UFPE

Eduardo Jorge da Fonseca Lima

Médico com Mestrado em Saúde da Criança pela UFPE

Coordenador Geral das Residências e Estágios do IMIP

Tutor do Curso de Medicina FPS – FBV – IMIP

Eduardo José Campos Leite

Médico com Doutorado (DPhil) pela Universidade de Oxford, Inglaterra

Médico com Mestrado em Ginecologia pela Universidade Federal do Rio de Janeiro (UFRJ)

Professor Adjunto do Departamento Materno-infantil da UFPE

Edwirgens Maria Pedrosa Campelo

Médica com Especialização Ginecologia e Obstetrícia – TEGO

Preceptora da Residência Médica de Ginecologia e Obstetrícia do IMIP

Elísio Rodrigues Coelho Junior

Médico com Doutorado em Cirurgia Geral pela UFPE

Médico com Mestrado em Ginecologia pela UPE

Preceptor da Residência Médica de Ginecologia e Obstetrícia do CISAM – UPE

Érico Higino de Carvalho

Médico Doutorando de Medicina Tropical da UFPE

Médico com Mestrado em Ciências da Saúde pela UFPE

Coordenador do Serviço de Endocrinologia do Adulto e Preceptor da Residência de Clínica Médica do IMIP

Tutor da FPS – FBV – IMIP

Euvaldo Angeline da Silva Filho

Médico com Mestrado em Tocoginecologia pela UPE

Médico Ginecologista e Obstetra do IMIP

Preceptor da Residência em Saúde da Família e Comunidade da UPE

Médico Obstetra do Hospital Barão de Lucena, Recife, PE

Eveline Valeriano Moura

Médica Residente em Tocoginecologia pelo IMIP

Fernanda do Rêgo Matos

Médica com Mestrado em Tocoginecologia pela UFPE

Preceptora de Cirurgia Ginecológica e da Vídeo-histeroscopia do IMIP

Médica Ginecologista da Prefeitura da Cidade do Recife – PCR

Flávia Oliveira Gusmão Samico

Médica com Especialização em Tocoginecologia pelo IMIP

Tutora da FPS – FBV – IMIP

Preceptora da Residência em Ginecologia e Obstetrícia do IMIP

Médica Ginecologista da Maternidade do Hospital da Polícia Militar do Recife

Gustavo José Caldas Pinto Costa

Médico com Especialização em Clínica Médica pelo Hospital Barão de Lucena, Recife, PE

Professor do Curso de Especialização e Residência Médica em Endocrinologia e Diabetes do Hospital Agamenon Magalhães, Recife, PE

Pesquisador em Diabetes e Endocrinologia do Hospital Saint Bartholomew's da Universidade de Londres

Assessor Médico do Laboratório Paulo Loureiro – Grupo Fleury

Hélio de Lima Ferreira Fernandes Costa

Médico com Doutorado e Mestrado em Tocoginecologia pela Faculdade de Medicina de Ribeirão Preto – Universidade de São Paulo (USP)

Professor Adjunto da Faculdade de Ciências Médicas da UPE

Isabel Cristina Areia Lopes Pereira

Médica com Especialização em Cirurgia Oncológica pela UNICAP

Coordenadora do Serviço de Mastologia do IMIP

Diretora do Serviço de Mastologia do Hospital Português, Recife, PE

Isabela Cristina Coutinho de Albuquerque Neiva Coelho

Médica com Doutorado em Cirurgia pela UFPE

Preceptora da Residência Médica da Enfermaria e do Pré-parto do IMIP

Médica Tocoginecologista da Prefeitura Cidade do Recife

Isabella Sá Quental

Médica Ginecologista e Obstetra do IMIP

João Alberto de Oliveira Barros

Médico com Especialização em Cirurgia Geral pelo Hospital Heliópolis, SP, e em Oncologia Cirúrgica pelo Instituto do Câncer Arnaldo Vieira de Carvalho

Cirurgião Oncológico do Serviço de Cirurgia Geral do Hospital do Câncer de Pernambuco

Coordenador da Residência de Cirurgia Geral do Hospital Otávio de Freitas, Recife, PE

João Ricardo de Melo Tavares de Lima

Médico com Especialização em Administração de Serviços de Saúde pela UFPE

Assessor Jurídico do IMIP

Auditor do SUS na Secretaria Estadual de Saúde de Pernambuco

João Sabino Pinho Neto

Médico com Livre-Docência pela Universidade Federal da Bahia (UFB) e Doutorado em Ginecologia pela Universidade Federal de São Paulo (UNIFESP)

Professor Associado Chefe do Serviço e Coordenador da Disciplina de Ginecologia do Centro de Ciências da Saúde da UFPE

Experto en Climaterio y Menopausia pela Federatión Latino Americana de Climaterio y Menopausia (SLASCYN)

Jefferson Elias Cordeido Valença

Médico com Mestrado em Ginecologia e Obstetrícia pela UFPE

Médico Ginecologista do Ambulatório de Patologia Cervical e Colposcopia do Hospital das Clínicas da UFPE

Médico Obstetra da Maternidade da Encruzilhada, Recife, PE

José Carlos de Lima

Médico com Mestrado e Doutorado pela UFPE

Professor Adjunto da Disciplina de Ginecologia do Centro de Ciências da Saúde da UFPE

Josué Henrique Norões Viana

Médico com Especialização em Mastologia pelo Hospital Pérola Bington, SP

Médico com Especialização em Ginecologia e Obstetrícia e em Mastologia pelo IMIP

Preceptor da Residência de Ginecologia e Obstetrícia do IMIP

Juliana Cotrin Amaral

Médica com Especialização em Ginecologia e Obstetrícia pelo IMIP

Médica Tocoginecologista do Hospital Municipal de Igarassu, PE

Juliana Araújo de Carvalho Schettini

Médica com Mestrado em Saúde Materno-infantil pelo IMIP

Coordenadora Administrativa do Centro de Atenção à Mulher (CAM) – IMIP

Laura Olinda Bregieiro Fernandes Costa
Médica com Doutorado em Tocoginecologia pela USP
Professora Adjunta de Tocoginecologia da UPE

Leila Katz
Médica com Doutorado em Tocoginecologia pela UNICAMP
Médica com Mestrado em Saúde Materno-infantil pelo IMIP
Coordenadora da UTI Obstétrica do CAM do IMIP

Luis André Marinho Lippo
Médico com Mestrado em Saúde Materno-infantil pelo IMIP
Preceptor da Residência Médica em Tocoginecologia do IMIP e do CISAM
Tutor da FPS – FBV – IMIP
Médico Plantonista do Serviço de Apoio à Mulher Wilma Lessa

Luiz Carlos Santos
Médico com Mestrado em Ginecologia e Obstetrícia pela FLASOG
Medico Obstetra do Ministério da Saúde
Medico Obstetra da Secretaria Estadual de Saúde de Pernambuco
Coordenador do CAM do IMIP

Maria do Perpétuo Socorro Costa e Alvim
Médica com Especialização em Ginecologia e Obstetrícia pelo IMIP
Médica do Ambulatório do Climatério no IMIP
Médica da Maternidade de Igarassu, PE

Maria Luiza Bezerra Menezes
Médica com Doutorado em Ginecologia e Obstetrícia pela UNICAMP
Professora Adjunta da UPE
Membro do Comitê Assessor de DST e de Consenso de Transmissão Vertical do HIV do Ministério da Saúde
Membro da Diretoria da Sociedade Brasileira de DST de Pernambuco e da Sociedade de Ginecologia e Obstetrícia de Pernambuco (SOGOPE)
Conselheira do CREMEPE

Mariana Corrêa Nunes
Médica Residente de Ginecologia e Obstetrícia pelo IMIP

Mário Rino Martins

Médico Mestrando em Cirurgia pela UFPE

Médico com Especialização em Ginecologia Oncológica pelo Instituto Nacional do Câncer (INCA)

Preceptor da Residência Médica de Ginecologia e Obstetrícia do IMIP e do Hospital Barão de Lucena, Recife, PE

Marta Cedrin Pituba

Médica com Especialização em Ginecologia e Obsetrícia – TEGO

Médica com Especialização em Ginecologia da Infância e da Adolescência pela SOGIA

Médica do Ambulatório de Ginecologia Infanto-puberal do IMIP

Melânia Maria Ramos de Amorin

Médica com Pós-doutorado em Tocoginecologia pela UNICAMP

Professora de Ginecologia e Obstetrícia da UFCG

Professora da Pós-graduação em Saúde Materno-infantil do IMIP

Monalisa Ferraz de Ferraz

Médica com Especialização em Ginecologia e Obstetrícia pelo Instituto de Medicina Integral Prof. Fernando Figueira – IMIP e em Mastologia pelo Hospital Universitário Oswaldo Cruz da Universidade de Pernambuco – HUOC- UPE – Recife – PE

Pollyanna Maciel

Médica Residente em Ginecologia e Obstetrícia pelo IMIP

Raiane Maria Dutra Negreiros

Médica Residente em Ginecologia e Obstetrícia pelo IMIP

Roberto Rinaldo de Oliveira Santos

Médico com Especialização em Planejamento Familiar na Universidade Johns Hopkins, Baltimore, EUA

Médico com Especialização Ginecologia e Obstetrícia – TEGO

Professor da Faculdade de Ciências Médicas da UPE

Rosilda José do Nascimento

Médico com Especialização em Ginecologia e Obstetrícia – TEGO – e Vídeo-histeroscopia e Laparoscopia

Preceptora de Cirurgia Ginecológica e da Vídeo-histeroscopia do IMIP

Médica Diarista da Maternidade Professor Barros Lima

Sônia Cristina Araújo Hinrichsen

Médica com Mestrado em Saúde Materno-infantil pelo IMIP

Preceptora da Enfermaria de Ginecologia, de Cirurgia Ginecológica e da Vídeo-histeroscopia do IMIP

Sônia Regina Ribeiro de Figueiredo Leite

Médica Doutoranda em Medicina Tropical pela UFPE

Tutora do Curso de Medicina da FPS – FBV – IMIP

Preceptora do Ambulatório de Ensino do IMIP

Telma Cursino de Menezes

Médica com Mestrado em Saúde Materno-infantil pelo IMIP

Preceptora do Curso de Medicina da FPS – FBV – IMIP

Preceptora da Residência Médica em Ginecologia e Obstetrícia do IMIP

Terezinha Tenório

Médica Doutoranda em Medicina Tropical pela UFPE

Presidente da Sociedade Brasileira de Doenças Sexualmente Transmissíveis, Regional de Pernambuco

Professora Adjunta de Ginecologia da UFPE

Preceptora da Residência Médica em Ginecologia do Hospital das Clínicas da UFPE

Thereza Selma Soares Lins

Médica com Mestrado em Saúde da Criança e do Adolescente pela UFPE

Médica com Especialização em Endocrinologia Pediátrica pela Santa Casa de Misericórdia de São Paulo

Chefe e Médica da Unidade de Endocrinologista Infantil do IMIP

Valéria Neiva Carvalho

Advogada com Especialização em Direito Civil e Processual Civil pela Universidade Católica Dom Bosco (UCDB), MS

Advogada Empresarial

Vilma Guimarães de Mendonça

Médica com Mestrado em Saúde Materno-infantil pelo IMIP

Coordenadora do CAM – IMIP

Presidente da Associação dos Ginecologistas e Obstetras de Pernambuco

Prefácio

Os desenvolvimentos econômico, político, social, cultural e científico são caracterizados por processos lentos, graduais e de profunda conscientização que devem ser transformados e aprimorados para o bem da humanidade. Quanto ao campo científico no passado, as pesquisas eram embasadas apenas nas teorias fisiopatológicas. Mais recentemente essas pesquisas sofreram profundas modificações, agregando-se a um processo baseado em evidências provindas de pesquisas científicas.

Nos últimos 10 anos, a expressão "medicina baseada em evidências" (MBE) vem sendo muito discutida como rótulo, e não como ideia, já que a ideia em si é tão antiga quanto a Medicina. Baseia-se na aplicação do método científico a toda prática médica, especialmente as tradicionalmente estabelecidas, que ainda não foram validadas por análise científica. Encontra apoio no tripé formado por epidemiologia clínica, bioestatística e informática médica, instalando-se, assim, como mediadora essencial no processo de "tomada de decisões clínicas", constituindo a melhor maneira de praticar a medicina.

Portanto, a tendência atual de que a Medicina seja exercida baseando-se nas evidências não se discute, contudo é importante discutir o que pode ser considerado uma "evidência".

Para que a MBE seja praticada, alguns passos devem ser seguidos:

- Transformação da necessidade de informação (sobre prevenção, diagnóstico, tratamento, prognóstico etc.) em uma pergunta que pode ser respondida.
- Identificação da melhor evidência com a qual se responde a esta pergunta.
- Acesso às principais bases na área da saúde em busca de estudos bem delineados.
- Realização de análise crítica da evidência quanto à validade, ao impacto e à aplicabilidade.

A decisão clínica que é coordenada pelo médico tem de obrigatoriamente levar em consideração três componentes:

- As evidências.
- As circunstâncias do atendimento.
- Os desejos do paciente.

Os dois últimos componentes mais a coordenação no processo de tomada de decisão é que constituem a "medicina além das evidências".

O sentimento que nos domina agora é o da segurança, de uma segurança quase orgulhosa, de termos, em conjunto, concluída mais uma etapa de nossa vida profissional, trazendo à discussão as últimas evidências na área da ginecologia ambulatorial. Por fim, é preciso homenagear o Professor Fernando Figueira, idealizador dessa grande obra que é o Instituto de Medicina Integral Professor Fernando Figueira (IMIP), serviço ímpar no Nordeste brasileiro e que tem sua ação centrada na *assistência, no ensino e na pesquisa na área da saúde* nesse momento em que, juntos, comemoramos o cinquentenário de sua fundação com a consciência de mais uma etapa vencida e sabendo que a verdade de ontem está morta e a de amanhã ainda está para ser construída.

Luiz Carlos Santos
Vilma Guimarães

Sumário

SEÇÃO I – ASSISTÊNCIA BASEADA EM EVIDÊNCIA, 1

1. Aplicando Evidências em Decisões Clínicas 3
Adriana Scavuzzi Carneiro da Cunha

SEÇÃO II – ABORDAGEM GERAL, 9

2. Consulta Ambulatorial 11
Ana Laura Carneiro Gomes Ferreira

3. Consulta em Emergência... 25
Edwirgens Maria Pedrosa Campelo

4. Documentos Médicos de Interesse do Ginecologista 31
Juliana Araújo de Carvalho Schettini
João Ricardo de Melo Tavares de Lima
Valéria Neiva Carvalho

5. Vacinação em Ginecologia 47
Eduardo Jorge da Fonseca Lima
Mariana Côrrea Nunes

SEÇÃO III – PROBLEMAS FREQUENTES EM GINECOLOGIA, 69

6. Violência Sexual à Mulher – Anticoncepção de Emergência e
Profilaxia das Doenças Sexualmente Transmissíveis 71
Luis André Marinho Lippo
Juliana Cotrin Amaral

7. Aspectos Gerais da Ginecologia da Infância e da Adolescência 77

Marta Cedrin Pituba
Arianni Impieri de Souza

8. Puberdade Normal e Patológica 83

Arianni Impieri de Souza
Thereza Selma Soares Lins

9. Dor Pélvica Crônica 93

Elísio Rodrigues Coelho Junior

10. Distopias Genitais 109

Aurélio Antônio Ribeiro da Costa

11. Incontinência Urinária 127

Artur Eduardo de Oliveira Rangel

12. Infecção Urinária 141

Sônia Cristina Araújo Hinrichsen
Alex Sandro Rolland Souza
Cristina Maria Rocha Ferreira

13. Corrimento Genital 157

Terezinha Tenório

14. Doenças Sexualmente Transmissíveis: Abordagem Sindrômica 169

Maria Luiza Bezerra Menezes

15. Doença Inflamatória Pélvica 185

Isabela Cristina Coutinho de Albuquerque Neiva Coelho
Leila Katz
Raiane Maria Dutra Negreiros

16. Alterações Fisiológicas Benignas da Mama 199

Josué Henrique Norões Viana
Isabella Sá Quental

17. Nódulos Benignos da Mama 211

Josué Henrique Norões Viana
Ana Beatriz Medeiros Lins

18. Endometriose 221

Hélio de Lima Ferreira Fernandes Costa

19. Adenomiose 233

Carmem Lúcia de Souza Silva Dodô

20. Mioma Uterino 239

Telma Cursino de Menezes

21. Pólipos Endometriais 255

Fernanda Matos

22. Síndrome da Tensão Pré-Menstrual 261

Leila Katz
Isabela Cristina Coutinho de Albuquerque Neiva Coelho
Melânia Maria Ramos de Amorim
Luiz Carlos Santos

23. Dismenorreia 273

Euvaldo Angeline da Silva Filho
Eveline Valeriano Moura

24. Propedêutica da Mulher no Climatério 283

Maria do Perpétuo Socorro Costa e Alvim
Ana Laura Carneiro Gomes Ferreira

25. Assistência à Mulher no Climatério 293

João Sabino Pinho Neto
José Carlos de Lima

26. Osteoporose Pós-Menopausa 329

Gustavo José Caldas Pinto Costa
Érico Higino de Carvalho

27. Sexualidade Feminina 345

Ana Laura Carneiro Gomes Ferreira

SEÇÃO IV – GINECOLOGIA ENDÓCRINA, 355

28. Sangramento Uterino Disfuncional 357

Melânia Maria Ramos de Amorin

29. Anovulação Crônica 377

Laura Olinda Bregieiro Fernandes Costa

30. Amenorreia 391

Eduardo José Campos Leite

31. Hiperprolactinemia 407

Altina Castelo Branco Almeida Barros

32. Propedêutica do Casal Infértil 411

Eduardo Alves Moreira
Cláudio Barros Leal Ribeiro

33. Indução da Ovulação no Consultório 419

Cláudio Barros Leal Ribeiro
Eduardo Alves Moreira

SEÇÃO V – CÂNCER E LESÕES PRECURSORAS, 425

34. Câncer de Vulva 427

Angelina Farias Maia
Aldejane Gurgel Rodrigues

35. Câncer de Vagina 449

Carla Eneida de Oliveira Queiroz

36. Lesões Precursoras do Colo do Útero 455

Vilma Guimarães de Mendonça
Jefferson Elias Cordeiro Valença
Pollyanna Maciel

37. Lesões Precursoras e Câncer do Endométrio 475

Roberto Rinaldo de Oliveira Santos
Juliana Araújo de Carvalho Schettini
João Alberto de Oliveira Barros

38. Câncer de Ovário 489

Mário Rino Martins

39. Câncer de Tuba Uterina 505

Mário Rino Martins

40. Câncer de Mama: Fatores de Risco e Rastreamento 511

Isabel Cristina Areia Lopes Pereira
Monalisa Ferraz de Ferraz

41. Padronização de Laudo e Conduta com Base na 4ª Edição
do ACR BI-RADS de Mamografia e Ultrassonografia 521
Ana Carolina Brandão e Silva

SEÇÃO VI – CIRURGIA AMBULATORIAL GINECOLÓGICA, 527

42. Histeroscopia Diagnóstica 529
Juliana Araújo de Carvalho Schettini

43. Histeroscopia Cirúrgica 547
Ana Paula Guimarães de Araújo

44. Pequenos Procedimentos Cirúrgicos em Ginecologia 557
Rosilda Nascimento

45. Pequenos Procedimentos Cirúrgicos em Mastologia 567
Aluisio João da Silva
Josué Henrique Norões Viana

SEÇÃO VII – PLANEJAMENTO FAMILIAR, 575

46. Anticoncepção Hormonal: Critérios de Elegibilidade da OMS
para os Métodos Anticoncepcionais Hormonais 577
Sônia Regina Ribeiro de Figueiredo Leite

47. Anticoncepção Hormonal: Vias de Administração 587
Catharina Cavalcanti Pessoa Monteiro Lira
Sônia Regina Ribeiro de Figueiredo Leite

48. Dispositivo Intrauterino 605
Adriana Scavuzzi Carneiro da Cunha

49. Métodos Comportamentais 613
Flávia Oliveira Gusmão Samico

50. Métodos de Barreira.. 619
Catarina D'Almeida Lins Beltrão

51. Métodos Cirúrgicos.. 623
Carlos Campos Leal Júnior

52. Anticoncepção nos Extremos da Vida Reprodutiva 631
Sônia Regina Ribeiro de Figueiredo Leite

Índice Remissivo.. 645

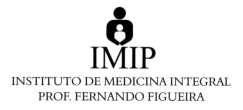
INSTITUTO DE MEDICINA INTEGRAL
PROF. FERNANDO FIGUEIRA

GINECOLOGIA AMBULATORIAL BASEADA EM EVIDÊNCIAS

SEÇÃO I

ASSISTÊNCIA BASEADA EM EVIDÊNCIA

CAPÍTULO 1

Aplicação de Evidências em Decisões Clínicas

Adriana Scavuzzi Carneiro da Cunha

INTRODUÇÃO

A medicina baseada em evidências (MBE) se traduz pela prática da medicina em um contexto em que a experiência clínica é integrada com a capacidade de analisar criticamente e aplicar de forma racional a informação científica objetivando melhorar a qualidade da assistência médica. Na MBE, as dúvidas que surgem ao resolver problemas de pacientes são os principais estímulos para a busca de conhecimentos. A filosofia da MBE guarda similaridades e pode ser integrada com a metodologia de ensino-aprendizagem denominada aprendizado baseado em problemas.

Na prática diária as decisões tomadas para resolver o problema do paciente são usualmente baseadas na aplicação consciente da informação avaliável por regras explicitamente definidas. Esse modo de conhecimento explícito pode ser quantificado, modelado, prontamente comunicado e facilmente transposto para diretrizes de conduta clínica baseadas em evidência. No entanto, uma grande quantidade de conhecimento, experiências, valores e habilidades constitui um tipo diferente de evidência, a qual tem uma forte influência na tomada de decisão. Enquanto os elementos explícitos são ensinados formalmente, os tácitos são adquiridos durante a observação e a prática. Toda informação compreendida, independentemente da maneira como foi adquirida e de sua veracidade, costuma ser aplicada na prática clínica.

DÚVIDA NO ATENDIMENTO AO PACIENTE

A maioria dos procedimentos realizados pelos médicos na prática clínica é feita sem nenhum questionamento crítico. São procedimentos geralmente realizados de forma quase automática, com a certeza de que estão fazendo o melhor pelo paciente. No entanto, algumas vezes o processo de tomada de decisão é mais complexo, gerando dúvidas em relação ao melhor tratamento ou conduta a ser tomada. A despeito da experiência adquirida ao longo de anos de exercício da profissão, os questionamentos acerca do problema apresentado pelo paciente persistem. Com isso, percebe-se que a maioria das informações que adquirimos ao longo da vida profissional é gerada de forma empírica, não sendo, portanto, cientificamente confiável. Na forma como foi fundamentado o processo de ensino e aprendizagem da maioria dos médicos que exercem a profissão atualmente as dúvidas são respondidas sem nenhum senso crítico, com o aprendizado cumulativo, carregado de informações sobre a doença sem nenhuma contextualização do paciente no seu cenário epidemiológico. Como exemplo podemos citar uma paciente de 42 anos de idade que apresentou episódio de síncope sem outras queixas associadas e que apresentou todos os exames de rotina normais e questiona ao médico a chance de o episódio se repetir. O profissional transfere a pergunta da paciente para o preceptor, que responde ser alta a chance de recorrência da síncope, o que em nada aliviou a ansiedade da paciente. Nos moldes atuais o médico transformaria a dúvida em uma pergunta que precisa ser respondida e, após processo de busca na internet utilizando a sistemática apropriada, consegue resgatar vários trabalhos que envolvem o tema de interesse e, após uma avaliação crítica dos temas, responde à paciente de modo mais detalhado, informando que a recorrência nos primeiros seis meses é de cerca de 30%, mas que passado esse período sem crise a taxa de novo episódio passa a ser de apenas 8%. Diferentemente do paradigma anterior, dentro da proposta da MBE, o paciente recebe informação mais precisa, que lhe propicia participar da tomada de decisão clínica e lhe favorece o controle da ansiedade própria das condições desconhecidas, com consequente alivio da carga emocional decorrente da doença.

COMO ESTRUTURAR A QUESTÃO CLÍNICA

No contexto de aprimorar o atendimento ao paciente percebemos que a dúvida é elemento-chave no processo de tomada de decisão. Geralmente esse questionamento vai levar a formulação de uma pergunta que precisa ser respondida. A questão clínica elaborada pelo médico pode estar relacionada com aspectos básicos e de definição da doença ou relacionada com o diagnóstico, terapêutica ou prognóstico do paciente. Para que a dúvida seja respondida, pela busca de evidências, ela deve ser devidamente organizada, sendo ideal a utilização a forma estruturada de formular a pergunta sintetizada pelo acrônimo P.I.C.O., em que o P corresponde a paciente ou população, I a intervenção ou indicador, C a comparação ou controle e O a *outcome* ou desfecho (Quadro 1.1).

A partir da pergunta estruturada identificamos as palavras-chave ou descritores que irão constituir a base da busca da evidência nas diversas bases de dados disponíveis. Essa é a primeira condição básica para que a nossa busca possa ser bem-sucedida, a segunda é encontrar as palavras-chave que melhor descrevem cada uma dessas quatro características da questão. Sem esses cuidados as pesquisas em bases de dados informatizadas costumam resultar em ausência de informação ou em quantidade muito grande de informação que não está relacionada com o nosso interesse. Não é objetivo deste capítulo detalhar os passos utilizados na busca das informações que serão utilizadas para a aplicar a MBE.

Quadro 1.1 Exemplos de perguntas estruturadas a partir do P.I.C.O.

Dúvida diagnóstica: a ultrassonografia (USG) transvaginal pré-operatória prediz o sucesso terapêutico da ressecção laparoscópica de tumores benignos anexiais?

P: Pacientes com tumor benigno anexial

I: USG tranvaginal pré-operatória

C: Ressecção por laparoscopia

O: Sucesso terapêutico

Dúvida diagnóstica: O tamanho do cisto em endometriomas ressecados por laparoscopia é fator de risco para recorrência tardia?

P: Pacientes com endometrioma

I: Tamanho do cisto

C: –

O: Recorrência

COMO DEVE SER A PRÁTICA CLÍNICA BASEADA EM EVIDÊNCIAS

O ideal da prática clínica baseada em evidências inclui uma prática reflexiva e cuidadosa, em que além da identificação da dúvida, medidas são tomadas momento a momento, com o objetivo de corrigir distorções e desvios de rumo, durante o processo de decisão médica. Então, como deve ser a prática clínica reflexiva, baseada em evidências? Alguns degraus devem ser percorridos, em uma ordem que pode variar:

1. Aceitar a dúvida, procurando a resposta na melhor evidência, e após aplicar na prática, avaliar o desfecho.
2. Procurar o controle e a monitoração consciente dos fatores emocionais envolvidos.
3. Ouvir atentamente o paciente, procurando não o interromper, permitindo que participe da tomada de decisão.
4. Ampliar as evidências, levando em consideração o conhecimento tácito adquirido, de acordo com a visão periférica.
5. Trazer o conhecimento epidemiológico para o atendimento individual.
6. Estabelecer prioridades, sistematizando e hierarquizando o processo de decisão.

O SIGNIFICADO DO GRAU DE RECOMENDAÇÃO E FORÇA DE EVIDÊNCIA

O grau de recomendação e a força de evidência de uma intervenção só podem ser feitos após as avaliações criteriosas do desenho metodológico, resultados e conclusões do estudo no qual foi investigada. A utilização do grau de recomendação associado à citação bibliográfica no texto tem como objetivos principais: conferir transparência à procedência das informações, estimular a busca de evidência científica de maior força, introduzir uma forma didática e simples de auxiliar a avaliação crítica do leitor, que arca com a responsabilidade da decisão frente ao paciente que orienta.

Quadro 1-1 Nível de Evidência Científica por Tipo de Estudo – "Oxford Centre for Evidence-based Medicine" – última atualização maio de 2001

Grau de Recomendação	Nível de Evidência	Tratamento/Prevenção – Etiologia	Prognóstico	Diagnóstico	Diagnóstico Diferencial/ Prevalência de Sintomas
A	1A	Revisão Sistemática (com homogeneidade) de Ensaios Clínicos Controlados e Randomizados	Revisão Sistemática (com homogeneidade) de Coortes desde o início da doença Critério Prognóstico validado em diversas populações	Revisão Sistemática (com homogeneidade) de Estudos Diagnósticos nível 1 Critério Diagnóstico de estudos nível 1B, em diferentes centros clínicos	Revisão Sistemática (com homogeneidade) de Estudo de Coorte (contemporânea ou prospectiva)
	1B	Ensaio Clínico Controlado e Randomizado com Intervalo de Confiança Estreito	Coorte, desde o início da doença, com perda < 20% Critério Prognóstico validado em uma única população	Coorte validada, com bom padrão de referência Critério Diagnóstico testado em um único centro clínico	Estudo de Coorte (contemporânea ou prospectiva) com poucas perdas
	1C	Resultados Terapêuticos do tipo "tudo ou nada"	Série de Casos do tipo "tudo ou nada"	Sensibilidade e Especificidade próximas de 100%	Série de Casos do tipo "tudo ou nada"
B	2A	Revisão Sistemática (com homogeneidade) de Estudos de Coorte	Revisão Sistemática (com homogeneidade) de Coortes históricas (retrospectivas) ou de seguimento de casos não tratados de grupo controle de ensaio clínico randomizado	Revisão Sistemática (com homogeneidade) de estudos diagnósticos de nível ≥ 2	Revisão Sistemática (com homogeneidade) de estudos sobre diagnóstico diferencial de nível ≥ 2b
	2B	Estudo de Coorte (incluindo Ensaio Clínico Randomizado de Menor Qualidade)	Estudo de coorte histórica Seguimento de pacientes não tratados de grupo controle de ensaio clínico randomizado Critério Prognóstico derivado ou validado somente em amostras fragmentadas	Coorte Exploratória com bom padrão de referência Critério Diagnóstico derivado ou validado em amostras fragmentadas ou banco de dados	Estudo de coorte histórica (coorte retrospectiva) ou com seguimento de casos comprometido (número grande de perdas)

	2C	Observação de Resultados Terapêuticos (*outcomes research*) Estudo Ecológico	Observação de Evoluções Clínicas (*outcomes research*)		Estudo Ecológico
	3A	Revisão Sistemática (com homogeneidade) de Estudos Caso-Controle		Revisão Sistemática (com homogeneidade) de estudos diagnósticos de nível ≥ 3B	Revisão Sistemática (com homogeneidade) de estudos de nível ≥ 3B
	3B	Estudo Caso-Controle		Seleção não consecutiva de casos, ou padrão de referência aplicado de forma pouco consistente	Coorte com seleção não consecutiva de casos, ou população de estudo muito limitada
C	4	Relato de Casos (incluindo Coorte ou Caso-Controle de menor qualidade)	Série de Casos (e coorte prognóstica de menor qualidade)	Estudo caso-controle; ou padrão de referência pobre ou não independente	Série de Casos, ou padrão de referência superado
D	5	Opinião desprovida de avaliação crítica ou baseada em matérias básicas (estudo fisiológico ou estudo com animais)			

LEITURA RECOMENDADA

Associação Médica Brasileira. [Homepage on the internet] [cited 30 nov. 2009]. Available from: http://www.amb.org.br

Bernardo WM, Cuce Nobre MC, Jatene FB. A prática clínica baseada em evidências – buscando as evidências em fontes de informação. *Rev Assoc Med Bras* 2004; 50(1):104-8.

Bligh J. Problem-based learning in medicine: an introduction. *Postgrad Med J* 1995; 7: 323-6.

Evidence-Based Medicine Working Group. Evidence-based medicine. A new approach to teaching the practice of medicine. *JAMA* 1992; 268(17):2420-5.

IMH, Messimer SR, Barry HC. Putting computer-based evidence in the hands of clinicians. *JAMA* 1999; 28:1171-2.

Sackett DL, Straus S, Richardson S, Rosenberg W, Haynes RB. *Evidence-based medicine: how to practice and teach EBM*. 2 ed. Londres: Churchill Livingstone; 2000. p.4.

SEÇÃO II

ABORDAGEM GERAL

CAPÍTULO 2

Consulta Ambulatorial

Ana Laura Carneiro Gomes Ferreira

INTRODUÇÃO

A consulta ambulatorial faz parte da rotina de todo profissional médico e deve ser considerada um momento singular para se fazer o diagnóstico e a condução dos problemas de saúde. A consulta possibilita o relacionamento entre duas pessoas distintas que, muitas vezes, estão se encontrando pela primeira vez – o médico e o paciente –, ambos com demandas, anseios e expectativas distintas.

A consulta ginecológica tem peculiaridades específicas quando comparada às outras especialidades médicas, pois deverá abordar temas íntimos como a vida sexual da mulher e envolverá o exame físico da genitália, que para muitas mulheres ainda representa motivo de constrangimento, em especial quando o ginecologista é do sexo masculino.

O médico ginecologista terá sucesso em sua consulta ambulatorial se, além de uma boa formação clínica e cirúrgica, ele tiver preparo e disposição para ouvir a mulher. Deve assumir uma postura diferenciada, com abordagem cuidadosa, permitindo que a paciente se sinta à vontade e confiante. Ou seja, o profissional deve tornar a consulta um instrumento para conhecer e entender a paciente como um ser biopsicossocial. A condução de uma consulta é considerada por muitos uma arte, em que além do paciente deve-se considerar também sua família, moradia, religião, escolaridade etc. Essa abordagem holística, em detrimento do modelo estritamente biomédico (relação entre dois conceitos fundamentais: doença e diagnóstico), abrange os aspectos emocionais, psicológicos e a forma como a paciente percebe a sua doença e os mecanismos utilizados para a sua cura.[1]

COMO CONDUZIR UMA CONSULTA GINECOLÓGICA

É importante lembrar que no momento em que a mulher decide procurar um ginecologista ela já criou suas próprias ideias e expectativas em relação ao seu problema e o tratamento. Essa concepção inclui suas experiências prévias com o sistema de saúde, com médicos anteriores, suas fantasias, frustrações e expectativas que devem ser consideradas durante a consulta.

Cada paciente é um ser único, assim como cada médico também possui suas características pessoais e modos de se relacionar com as pessoas. Dessa maneira, todo médico possui estratégia e habilidade de comunicação que usa no seu relacionamento com o paciente e que são incorporadas ao longo de sua prática profissional. A escolha da melhor estratégia é bastante dinâmica e relacionada com uma série de variáveis como: a mulher e seu tipo de problema, cronicidade ou não da queixa, categoria da consulta (primeira consulta ou consulta subsequente) ao contexto sociocultural, ao ambiente da consulta.[2]

O tempo necessário para uma consulta ambulatorial é um tanto controverso. Nos Estados Unidos, 18 a 20 minutos foi a duração média da consulta evidenciada por um estudo, podendo oscilar de acordo com a especialidade clínica e o tipo de cobertura assistencial do paciente.[3] De uma forma mais simples, o tempo dedicado a uma consulta ginecológica deve ser o suficiente para se estabelecer uma boa comunicação com a paciente, esclarecer o seu problema e conduzi-lo adequadamente. Isso pode variar de acordo com as características individuais da mulher e do ginecologista assistente, não havendo uma disponibilidade de tempo absoluta.

Em uma consulta na qual há participação da mulher e respeito, a sua autonomia deve estabelecer uma boa relação médico-paciente além da pura obtenção de dados.[4]

Um outro objetivo importante de qualquer consulta médica é, além de obter informações sobre o paciente e sua doença, realizar o registro das mesmas, garantindo a sua confidencialidade. O registro no prontuário deve ser visto como uma complementação da consulta, pois, além de permitir o respaldo legal ao médico que realiza o atendimento, sintetiza e registra formalmente a consulta, facilitando futuros atendimentos ambulatoriais, quer seja com o mesmo médico ou com outro profissional. É importante o cuidado para que o registro durante a entrevista da mulher não dificulte o contato visual e a percepção de mensagens não verbais que podem estar eventualmente sendo transmitidas pela paciente durante a consulta.[5]

Algumas recomendações podem ser seguidas para otimizar a condução da consulta ginecológica:

- Garantir a possibilidade de que a consulta e/ou o exame físico sejam realizados na presença de um acompanhante, desde que seja essa a vontade da paciente.
- Abordar a sexualidade de maneira clara, sem preconceitos ou julgamentos de valores e no momento oportuno da consulta, ou seja, no item história sexual, reprodutiva e contraceptiva.
- Sugerir que a paciente esvazie a bexiga antes do exame físico, diminuindo o desconforto pélvico e facilitando o exame ginecológico.
- Garantir privacidade e respeito do exame ginecológico (biombo ou divisória entre a sala da entrevista e a do exame físico) e o uso de bata ou lençol para cobrir a mulher durante o exame.

- Explicar cada etapa do exame ginecológico, mesmo não se tratando da primeira consulta ginecológica.
- Dispor de material ilustrativo para auxiliar na explicação de aspectos relacionados com a anatomia feminina.

Uma boa avaliação ginecológica não deve prescindir da seguinte rotina: anamnese completa, exame físico geral e ginecológico que compreende exame das mamas, palpação abdominal, exame da genitália externa e interna.[6]

ANAMNESE

A anamnese ginecológica deve seguir os preceitos básicos da semiologia médica assegurando ao máximo a obtenção de informações da vida da mulher para formulação diagnóstica mais provável e manejo do caso. Deve-se usar uma linguagem clara e adequada ao nível de entendimento da paciente, formular perguntas objetivas e utilizar uma abordagem cuidadosa e estritamente profissional. Nessa ocasião o médico pode ir construindo uma avaliação do estado emocional e da capacidade de discernimento da sua paciente.

IDENTIFICAÇÃO

A identificação consta da coleta de dados pessoais e demográficos: idade, raça, escolaridade, estado civil, profissão, naturalidade, procedência e endereço residencial.[6,7]

Alguns desses elementos serão comentados individualmente pela sua relevância nas doenças ginecológicas mais comuns.

Idade

Como a incidência de algumas doenças variam de acordo com a idade cronológica da mulher, o registro da idade tem sua importância bem definida. Na infância e puberdade há o predomínio das vulvovaginites, já na adolescência os distúrbios menstruais, infecções geniturinárias e a gestação indesejada são as queixas mais evidentes.[8] Na mulher adulta, além de distúrbios da função menstrual, dor pélvica e vulvovaginites, predominam também as alterações relacionadas com o ciclo gravídico e a infertilidade. No climatério, os distúrbios relativos a deficiência estrogênica, distopias genitais, alterações urinárias e neoplasias do trato genital são mais frequentes.[6]

Raça

Na raça negra parece haver maior incidência de miomas uterinos.[9]

Profissão e nível sociocultural

Algumas infecções sexualmente transmissíveis incidem mais em populações economicamente desfavorecidas, a exemplo do vírus da AIDS HIV e do papilomavírus humano (HPV), que têm disseminação ampla entre as mulheres de baixa renda, poucos anos de estudo e, em sua maioria, casadas.[10] As atletas tendem a graus variáveis de alterações do eixo hipotálamo-hipofisário que podem causar oligomenorreia e/ou amenorreia e/ou retardamento mental.[6]

QUEIXA PRINCIPAL E HISTÓRIA DA DOENÇA ATUAL

O motivo da consulta ginecológica bem como seu início, duração e condições associadas devem ser investigados em profundidade. Devem-se registrar também tratamentos anteriores, resultados de exames laboratoriais, passado cirúrgico e correlação dos sinais e sintomas com ciclo menstrual, coito, ritmo intestinal e micções. Em caso de mulheres poliqueixosas o clínico deve caracterizar a queixa mais importante no sentido de orientar a sua propedêutica e tratamento. As queixas mais frequentes são sangramentos genitais, dor pélvica, prurido e corrimentos vaginais. Outras vezes, a consulta ginecológica é motivada por orientações de métodos contraceptivos, assim como esclarecimentos e questionamentos na esfera da sexualidade.[6,11] Vale ressaltar as queixas mais comuns nos consultórios ginecológicos.

Sangramentos genitais

Isoladamente, os sangramentos genitais são responsáveis por 20 a 33% das consultas[12] e ocorrem em 15 a 20% das mulheres sadias.[13] Na investigação do sangramento anormal deve-se identificar a sua relação com ciclo menstrual, duração, intensidade, características macroscópicas, coito, traumatismo pélvico, uso de medicações, antecedentes de patologias sistêmicas. Deve-se lembrar que os sangramentos podem ser de etiologia orgânica (infecções, tumores, abortamentos) ou funcionais (relacionados com anovulação). Sua caracterização deve basear-se na informação da mulher de modificação do seu fluxo em relação a fluxos anteriores usuais. Sangue menstrual com coágulos, aumento do número de absorventes utilizados e anemia são sinais clínicos que auxiliam no seu diagnóstico. Ciclos menstruais com intervalos inferiores a 21 dias constituem a polimenorreia, e com intervalos superiores a 35 dias, a oligomenorreia. Hipermenorreia e menorragia são termos utilizados para definir aumento de duração e aumento de fluxo, respectivamente. A tendência atual, simplificada, define menorragia como aumento do volume e/ou duração do fluxo. Metrorragia corresponde ao sangramento extramenstrual, em intervalos irregulares, não cíclicos.[6,14]

A idade da paciente é importante, visto que em pacientes pré-púberes deve-se pensar em lesões vulvares, corpo estranho, estímulo estrogênico precoce ou exógeno (iatrogênico ou acidental) e traumatismos.[6,8] Nesses casos é de fundamental importância a investigação de abuso sexual, sem esquecer suas implicações psicológicas e médico-legais. Nas adolescentes, em sua maioria, o sangramento é de etiologia funcional, ocorrendo principalmente nos primeiros dois anos após a menarca, quando da transição dos ciclos anovulatórios para ovulatórios. Na menacme, além dos distúrbios ovulatórios, o sangramento pode estar relacionado com complicações gravídicas (abortamentos, prenhez ectópica, doença trofoblástica gestacional), tumores benignos (miomas uterinos, pólipos cervicais e endometriais) infecções genitais (clamídia e/ou gonococo, tuberculose endometrial) e sangramentos relacionados ao uso de contraceptivos hormonais e dispositivo intrauterino (DIU). Na pós-menopausa o sangramento deve ser preocupante, pois pode ser o primeiro sinal de neoplasia uterina. É importante lembrar que a grande maioria dos sangramentos desse período da vida da mulher podem ser devidos a atrofia endometrial, uso de terapia de reposição hormonal e trauma.[6,14]

Quadro 2.1 Dados relevantes na história clínica de uma mulher com sangramento genital

- Idade
- Antecedentes gineco-obstétricos
- Características do ciclo menstrual
- Início do sintoma
- Uso de drogas
- Método contraceptivo
- Atividade física, estresse
- Relação com o ato sexual
- Doenças crônicas, endocrinopatias

O Quadro 2.1 resume os principais dados a se considerar na anamnese de uma mulher portadora de sangramento genital.

Dor pélvica

A dor pélvica, segunda queixa mais frequente no consultório ginecológico, pode ter desde causas psicológicas até causas não ginecológicas. Para fins de raciocínio diagnóstico, pode ser classificada em dor pélvica aguda, cíclica ou crônica.[15,16]

Dor pélvica aguda

Caracteriza-se por surgimento súbito, aumento abrupto e evolução curta. As principais causas são:

- Gestacionais: abortamentos, prenchez ectópica, degeneração miomatosa.
- Infecciosas: doença inflamatória pélvica aguda, endometrite, abscesso tubo-ovariano, vaginites.
- Anexiais: ovulação, torção de anexo ou ruptura de cistos ovarianos.
- Não ginecológicas: apendicite, obstrução intestinal, gastroenterite, cistite, pielonefrite, tromboflebite pélvica e outras.

Dor pélvica crônica

Dor pélvica crônica é aquela com duração superior a seis meses, não associada a gestação, ciclo menstrual (dismenorreia) ou ato sexual (dispareunia). Não raro as pacientes portadoras de dor pélvica crônica são ansiosas e deprimidas, por terem sido submetidas a várias investigações e terapêuticas sem muito êxito. Sua dificuldade no diagnóstico é decorrente da pluralidade de causas e ao mesmo tempo 60 a 80% das mulheres submetidas à laparoscopia por dor pélvica crônica não apresentam achado cirúrgico.[16] As causas mais frequentes são endometriose, doença inflamatória pélvica crônica, aderências e congestão pélvica, massas pélvicas, lombalgias e problemas psicológicos. O acompanhamento da dor é multidisciplinar, em especial com o psicólogo, que lança mão da terapia cognitivo-comportamental nos casos em que o tratamento inicial não é suficiente.[17] (A)

DOR PÉLVICA CÍCLICA

Também conhecida por dismenorreia, dor pélvica cíclica é a dor associada ao ciclo menstrual. Pode ser primária quando não existe doença adjacente e secundária. A dismenorreia primária é causada por um aumento de prostaglandinas localmente no útero, no final do ciclo menstrual, com aumento do tônus uterino e contrações. O tratamento com melhores respostas é baseado no uso de anti-inflamatórios, não havendo diferença terapêutica entre os diversos tipos de anti-inflamatórios.[18] (A) Uma segunda opção é o uso de contraceptivos orais, que atuam na proliferação endometrial.[16] (B)

Corrimentos genitais

A presença de fluxo vaginal anormal é uma queixa muito frequente nos ambulatórios de ginecologia. Pode ser dividida em três grandes grupos:[6,19]

- Mucorreia: exacerbação da secreção vaginal fisiológica. Suas principais causas são a ectopia e a gestação. Seu tratamento consiste em esclarecer e tranquilizar a paciente.[15]
- Vulvovaginites: infecções da vagina e da vulva são comumente causadas por fungos, *Trichomonas vaginalis* ou *Gardnerella vaginalis*. Esse corrimento deve ser bem caracterizado pelo clínico, investigando-se cor, odor, consistência, presença de dor ou prurido, relação com o ciclo menstrual, associação com sintomas urinários e uso prévio de antimicrobianos.
- Cervicites: acometimento dos epitélios do colo uterino por microrganismos específicos como a *Neisseria gonorrhoeae*, *Chlamydia trachomatis*, *Ureaplasma urealyticum* e *Mycoplasma hominis*; mais raramente podem ocorrer infecções por *Trichomonas vaginalis* e herpes simples. A cervicite pode apresentar-se como secreção purulenta visível no canal cervical ou presente em *swab* endocervical, estando, algumas vezes, associada à secreção vaginal anormal.[15] De acordo com o Ministério da Saúde todos os parceiros de casos comprovados ou altamente suspeitos de cervicite devem der tratados.[19] (D)

HISTÓRIA MENSTRUAL E DO DESENVOLVIMENTO PUBERAL

Para identificação de alguns distúrbios da puberdade devem-se investigar a ordem e cronologia de seus eventos: idade da menarca, características dos primeiros ciclos menstruais, data da última menstruação, periodicidade e volume do fluxo menstrual. O desenvolvimento dos caracteres sexuais secundários, assim como história prévia de infecções ou traumas neurológicos, pode causar a puberdade precoce. Quando presentes, os distúrbios menstruais devem ser investigados[6,11] (ver *Sangramentos Genitais*).

HISTÓRIA SEXUAL, REPRODUTIVA E CONTRACEPTIVA

Devem-se caracterizar coitarca, frequência de relações sexuais, número de parceiros, libido, orgasmo, lubrificação vaginal, dispareunia, antecedentes de infecções sexualmente transmissíveis, antecedentes de cirurgias pélvicas. A frequência de realização de exame colpocitológico, mamografia e exame clínico das mamas devem ser questionada. A saúde sexual do parceiro também devem ser investigada.[6,14]

Investigar também número de gestações, abortamentos, paridade, passado de gestação ectópica, doença trofoblástica gestacional, via de parto, peso dos recém-nascidos, prematuridade anterior, gemelaridade e perdas fetais de repetição. Na história do parto, deve-se atentar para hemorragias intensas e necessidade de curetagem e infecções puerperais, que poderiam comprometer o prognóstico reprodutivo. Devem-se avaliar a lactação, sua duração e a presença de mastites.[6,11]

Os métodos contraceptivos devem ser questionados na consulta ginecológica. Seu início, motivação da escolha, uso adequado, efeitos colaterais e acompanhamento. A recomendação do uso de preservativos se impõe na ausência de proteção de doenças sexualmente transmissíveis.[6,11,14]

ANTECEDENTES FAMILIARES

O clínico deve proceder à sua anamnese com a investigação de algumas doenças familiares que podem repetir-se através das gerações e que poderão guiá-lo no diagnóstico. Assim, cabe questionar sobre a presença de endocrinopatias (em especial diabetes e tireoidopatias), hipertensão arterial, dislipidemias, malformações congênitas, osteoporose, câncer de mama e ovário.[6,11] Pacientes cujas mães ou irmãs tiveram câncer de mama, compõem grupo de maior risco para desenvolvimento desta patologia.[6,11,20]

Cerca de 20% das mulheres com várias parentes portadoras de neoplasia ovariana tem risco de desenvolver esse tumor precocemente, antes de 40 anos, estando recomendado, para este grupo de mulheres a ooforectomia profilática a partir dos 35 anos, desde que a prole esteja definida.[21] (C)

HISTÓRIA PESSOAL PREGRESSA E HÁBITOS DE VIDA

Neste item da anamnese cabe ao clínico investigar acerca de alterações sistêmicas e intervenções cirúrgicas, bem como hábitos de vida que possam influenciar no trato genital inferior e perfil reprodutivo. Desse modo, história de alergia medicamentosa, cirurgias pélvicas prévias, hemotransfusões, uso de medicações hormonais, imunizações prévias, tabagismo e uso de bebidas alcoólicas deve ser questionada. Ademais, conhecer a realidade social da mulher auxilia no diagnóstico e na condução do tratamento.[6,11]

EXAME FÍSICO

O exame físico de uma paciente ginecológica no ambulatório deve ser realizado em local adequado e em presença de todo o material necessário. A sala deve ser ampla o suficiente para garantir a privacidade da paciente, com boa luminosidade e em boas condições climáticas. Nas instituições de ensino, a paciente deve ser previamente consultada sobre a permanência do aprendiz na sala. A presença de um acompanhante eleito pela paciente é oportuna. Todo o material utilizado no exame ginecológico (espéculos, pinças diversas, gazes, algodão, luvas) deve estar esterilizado e acondicionado adequadamente.[6,22]

Exame físico geral

O exame físico geral deve ser o mais completo possível e sempre anteceder o exame o exame ginecológico propriamente dito. Algumas doenças ginecológicas estão relacionadas com alterações em diversos órgãos e aparelhos.

A sistematização do exame clínico engloba observação da marcha da paciente, sua conformação corporal, estado nutricional, coloração de pele e mucosas, distribuição de pelos, edema, úlceras, varizes, malformações, pulso, pressão, temperatura. Segue-se a palpação das cadeias ganglionares e exame do aparelho cardiopulmonar. Várias patologias ginecológicas podem apresentar metástases pulmonares, podendo causar a presença de ruídos adventícios detectados na ausculta cardiorrespiratória realizada no momento do exame físico geral.[6,22]

Exame físico especial

O exame físico especial inclui exame das mamas, do abdome, dos órgãos genitais externos e internos e do exame especular.

EXAME DAS MAMAS

Antes de iniciar o exame físico das mamas recomenda-se ao ginecologista proceder a orientação, motivação e discussão do autoexame mamário, embora o custo-benefício do impacto em mortalidade tenha sido negativo em pelo menos um estudo.[23] (A) O ensinamento deve ser prático, com linguagem apropriada, ressaltando a necessidade de realizá-lo de maneira regular, completa e cuidadosa. Deve-se orientar a mulher a realizar o autoexame das mamas uma vez por mês, e nas mulheres em idade fértil uma semana após o início da menstruação, enquanto as demais devem realizá-lo no mesmo dia de todos os meses.[24] O exame físico das mamas deve ser realizado independentemente do motivo da consulta ginecológica e deve obedecer a uma sistematização que possibilite a investigação de estados fisiológicos (fases do ciclo menstrual, gestação), patológicos (tumores e alterações funcionais das mamas). A sequência do exame físico mamário inclui:

INSPEÇÃO ESTÁTICA

Realizada com a paciente sentada e os membros superiores dispostos ao longo do tronco. O examinador, uma vez posicionado à frente da mulher, observa o estágio de desenvolvimento das mamas, volume, forma, simetria, contorno, vascularização, a presença de abaulamentos e retrações da pele e complexo areolopapilar.[6,24]

Os nódulos tumorais, infecções e desvios da coluna vertebral podem alterar a simetria mamária. Na síndrome de Turner, agenesia ovariana, inflamações, traumas, puberdade, gestação e modificações fisiológicas do ciclo menstrual o médico-assistente pode encontrar alterações do volume mamário. As retrações e o edema da pele em "casca de laranja" decorrente do enfartamento linfático subcutâneo são sinais presuntivos de carcinoma.[6,7,24]

INSPEÇÃO DINÂMICA

Solicita-se à paciente que movimente os braços alocados no abdome para a frente e para trás ou elevá-los acima da cabeça, pois o movimento deles produz a movimentação dos músculos peitorais, permitindo ao examinador detectar abaulamentos, retrações ou assimetrias não percebidas à inspeção estática.[6,7]

PALPAÇÃO MAMÁRIA, AXILAR E DA REGIÃO SUPRACLAVICULAR

A palpação deve ser realizada com a paciente em decúbito dorsal, os braços estendidos para trás da cabeça. Com a face palmar dos dedos de ambas as mãos percorrem-se suavemente a extensão de todo o parênquima mamário que se estende, muitas vezes, até a borda da clavícula, região medioesternal e borda lateral do músculo grande dorsal. Outra técnica de palpação que pode ser empregada utiliza movimentos circulares pequenos com os bulbos das falanges digitais dos dedos em três níveis crescentes de pressão (superficial, intermediária e profunda), objetivando palpar todos os planos teciduais. Todos os quadrantes mamários devem ser percorridos e o examinador deve estar atento a nódulos, espessamento, próteses mamárias. A região axilar deve ser cuidadosamente analisada, por exemplo, na palpação da axila esquerda, o braço esquerdo da paciente deve se encontrar fletido, repousando no braço esquerdo do examinador e a mão direita deste efetua a palpação axilar com o braço se dirigindo externamente à esquerda do tórax da paciente. Deve-se estar atento à palpação da cadeia supraclavicular, buscando possíveis alterações ganglionares.[6,15,24]

A detecção de um nódulo deve implicar o registro de quantidade, limites, localização, extensão, mobilidade, sensibilidade, contorno e fixação à pele e tecidos subjacentes. Sua presença indica a continuação da propedêutica mamária, com solicitação de exames mamários complementares. Em seguida procede-se à expressão areolopapilar.[6,24]

EXAME DO ABDOME

Antes do exame da genitália externa, o médico-assistente deve realizar a palpação abdominal justificada pela necessidade de diagnóstico diferencial entre patologias abdominais e ginecológicas, a íntima relação entre os órgãos abdominais e a genitália interna feminina e a semelhança entre diversas manifestações clínicas. Avaliam-se forma, cor, volume e pele na inspeção abdominal. A palpação deve ser precedida pelo esvaziamento vesical, para que o exame seja mais confortável e se evite simulação com tumores pélvicos. Procede-se à palpação superficial e profunda visando detectar tumores, pontos dolorosos, massas pélvicas (miomas, tumores ovarianos). A percussão permite a distinção entre massas císticas e ascites, cuja presença se associa comumente a tumores ovarianos.[6,22]

EXAME DA GENITÁLIA EXTERNA

O ginecologista deve explicar previamente à paciente cada passo do exame ginecológico propriamente dito. A mulher deve ser orientada a esvaziar a bexiga por motivos abordados em itens anteriores. A paciente deve assumir a posição ginecológica (posição de litotomia), persistindo em decúbito dorsal, com as nádegas posicionadas na borda da mesa, pernas fletidas sobre as coxas e estas sobre o abdome, bastante abduzidas. Os pés permanecem apoiados nos estribos ou a região poplítea é apoiada em perneiras, a depender do modelo da mesa ginecológica. A paciente deve estar o mais confortável possível para exposição adequada da região a ser examinada. Com o auxílio de foco luminoso, o examinador, sentado em banco giratório e com as mãos enluvadas, realiza a inspeção estática da vulva e região perineal. Verifica a pilificação e a conformação anatômica da vulva, monte de Vênus, clitóris, grandes e pequenos lábios, introito e fúrcula vaginal. A integridade da membrana himenal, meato uretral, região perineal e ânus é avaliada. O vestíbulo é exposto mediante afastamento das formações labiais, possibilitando o exame himenal, bem como a presença de malformações, tumorações, distopias genitais, verrugas genitais, ulcerações, vesículas herpéticas, doenças epiteliais não neoplásicas (líquen escleroso, hiperplasia de células escamosas), cistos vulvares, leucorreias, dermatoses e discromias vulvares. A presença de ulcerações e verrugas implica o diagnóstico diferencial com as doenças sexualmente transmissíveis. A vulvoscopia seguida de biópsia está indicada especialmente nas discromias, ulcerações e verrugas.[6,15,22]

Na região inguinal situam-se os gânglios linfáticos, o monte de Vênus e as formações labiais, ricos em glândulas sudoríparas e sebáceas. De cada lado do introito vaginal situam-se as glândulas de Bartholin, que quando acometidas por processos infecciosos ou císticos, apresentam-se aumentadas de volume e palpáveis (palpação bidigital com os dedos polegares e indicador). Pode-se realizar a expressão das glândulas de Skene, visualizadas apenas nas uretrites ou skenites. Para melhor avaliação das distopias genitais e incontinência urinária a paciente é orientada a tossir ou realizar a manobra de Valsalva (inspeção dinâmica), verificando-se a emissão de urina durante tosse ou esforço.[6,7,15]

EXAME DA GENITÁLIA INTERNA

A investigação da genitália interna se inicia pelo exame especular com visualização do canal vaginal e colo uterino. Está contraindicado em casos de integridade himenal, atresia vaginal, vaginismo e estenose vulvar. O tipo de espéculo mais utilizado para realização do exame é o espéculo de Collins e Graves, articulado, disponível em três tamanhos, em aço ou material descartável. O virgoscópio (espéculo de virgem) deve se usado em pacientes virgens.[6,15]

A introdução do espéculo deve ser realizada suavemente afastando-se os pequenos lábios com os dedos da mão esquerda, expondo a fenda vulvar. A seguir, o espéculo é introduzido com a outra mão apoiando-o na fúrcula e no períneo, com angulação de aproximadamente 75°, evitando-se, assim, o traumatismo da uretra. Se for utilizado um espéculo de tamanho adequado, está dispensada sua lubrificação prévia. Quando colocado, as lâminas do espéculo são afastadas, possibilitando a visualização do conteúdo vaginal, sua quantidade, coloração, consistência e odor. Observam-se a coloração das paredes vaginais, a presença de cistos, tumorações, bridas, fístulas, cicatrizes e o aspecto do colo uterino. A observação macroscópica do colo permite a detecção de cistos de Naboth, pólipos, ectopias, hipertrofias, focos de endometriose, miomas em parturição, assim como a quantidade e qualidade do muco, sangue ou outras secreções drenadas através do orifício cervical externo.[6,7,15]

Vários são os procedimentos diagnósticos que podem ser realizados concomitantes ao exame especular: a coleta de material para exame colpocitológico, o teste de Shiller, a colposcopia, a coleta do conteúdo vaginal e endocervical para exame direto e cultura. O teste de Shiller é um exame de fácil execução, que consiste na aplicação da solução de lugol sobre o colo uterino para identificar regiões do epitélio estratificado pavimentoso da ectocérvice que apresentam depleção de glicogênio celular e se apresentam como áreas iodo-negativas ou teste de Shiller positivo, situação na qual se deve prosseguir a investigação em busca de áreas de atipias cervicais. Em algumas situações como nas mulheres com hipoestrogenismo, portadoras de colpites e ectopias apresentarão o teste de Shiller iodo claro ou negativo sem definir atipias.[6,7,15,22]

O exame especular também se presta para a realização do teste pós-coito e procedimentos invasivos como: punções de fundo de saco de Douglas, biópsias de vagina e do colo uterino, cauterizações, polipectomia, histerometria, inserção e retirada de DIU, biópsia endometrial, histeroscopia, punção de folículos ovarianos para obtenção de óvulos na fertilização assistida. Após realizada toda a avaliação da vagina e do colo uterino, procede-se à retirada cuidadosa.[6,7,15,22]

TOQUE VAGINAL COMBINADO

O toque vaginal combinado é preconizado para avaliação do útero e dos anexos. A paciente deve estar tranquila, para que possa manter as musculaturas abdominal e perineal relaxadas para sua completa realização. A posição litotômica é a indicada e o tipo de toque mais recomendado é o abdominovaginal combinado. Com as mãos enluvadas o ginecologista introduz a mão mais hábil na vagina e a outra realiza a palpação das estruturas pélvicas através da parede abdominal. Os dedos enluvados devem estar previamente lubrificados com vaselina e, após afastarem-se os pequenos lábios com os dedos polegar e médio, introduzem-se o indicador e o médio, realizando leve pressão na parede vaginal. Então, são avaliadas as condições de relaxamento do assoalho pélvico, a profundidade, elasticidade e integridade vagina e os fundos de saco que podem estar abaulados por infiltrações inflamatórias ou neoplásicas e massas pélvicas. Fístulas ou rupturas vaginais, defeitos congênitos e tumores poderão ser verificados nessa etapa do exame ginecológico.[6,15,22]

Na avaliação das paredes vaginais anterior e posterior é possível averiguar a sensibilidade vesical e perceber a presença de fezes, respectivamente. Ao tocar a porção vaginal do colo uterino deve-se avaliar a sua situação em relação às espinhas ciáticas, o seu volume, comprimento, consistência, mobilidade e permeabilidade do seu orifício. A presença de câncer, miomas, gestação, cistos de Naboth, pólipos e lacerações pode alterar as características do colo uterino.[6,7,15,22]

A palpação do corpo uterino segue-se aproveitando os movimentos expiratórios para aprofundar a mão abdominal na pelve e deslizá-la da região infra para a supraumbilical. Avaliam-se tamanho, forma, volume, consistência, regularidade, mobilidade, versão e flexão uterina. Dor, gestação, aumento irregular ou mioma uterino, distopia, perda da mobilidade, processos neoplásicos ou inflamatórios podem causar alterações no útero. Segue-se a palpação das trompas e dos ovários, do fundo de saco de Douglas e dos paramétrios. Ovários e trompas são de difícil palpação, tornando-se palpáveis principalmente quando aumentados de volume por (patologias tumorais ou infecciosas ovariana e/ou tubária, doença inflamatória pélvica aguda, endometriose). Os paramétrios podem ser palpados na presença de processos neoplásicos e inflamatórios. No estadiamento de tumores malignos é necessário realizar o toque retal para avaliação parametrial, assim como para evidenciar o comprometimento do septo reto vaginal por endometriose. Em algumas situações especiais o toque retal está perfeitamente indicado: em pacientes portadoras de vaginismo, agenesia de vagina, septos vaginais, pacientes pós-irradiação, com hímen íntegro e aquelas com acentuado hipoestrogenismo.[6,7,22]

EXAMES COMPLEMENTARES

Na presença de áreas discrômicas, lesões atribuídas ao HPV ou suspeita de doença intraepitelial na vulva deve-se indicar o teste de Collins, seguido de biópsia. O teste é realizado pincelando-se toda a vulva com azul de toluidina a 1%. Após 3 a 5 minutos deve-se remover a solução com ácido acético a 2%. As áreas suspeitas se coram em azul (teste de Collins positivo) e são escolhidas para a biópsia.[6,15,22]

A vulvoscopia está indicada em casos de prurido crônico, ardor, queimação ou desconforto vulvar em pacientes sem lesões vulvares aparentes. Tem indicação também em pacientes portadoras de lesões clínicas ou subclínicas cervicais e vaginais sem lesões vulvares aparentes, antes do início do tratamento de condilomas, com o objetivo de investigar lesões subclínicas satélites, e após o término do tratamento, como controle de cura para ambas as lesões, clínicas e subclínicas. A vulvoscopia deve ser realizada após a aplicação do ácido acético a 5% sobre a vulva, onde as áreas suspeitas se tornam brancas e brilhantes (áreas aceto-brancas) ao colposcópio. Procede-se ao exame da vulva utilizando o colposcópio nas objetivas de seis a dez vezes.[6,7,22]

Em razão da grande demanda nos consultórios ginecológicos de pacientes portadoras de corrimento vaginal, na presença de secreções vaginais clinicamente suspeitas, pode-se realizar o exame direto desse conteúdo vaginal, obtendo-se assim um diagnóstico rápido e de baixo custo quando diante de mulheres portadoras de cândida, *Trichomonas* e vaginose bacteriana.[6,22]

Depois de coletada, a secreção do fórnice vaginal é colocada na lâmina, adicionada uma gota de solução fisiológica a 0,9% e coberta com uma lamínula. Leva-se a lâmina preparada ao microscópio e, com aumento de 400 vezes, pode-se detectar a presença de *Trichomonas vaginalis*, e, quando se trata de vaginose bacteriana, observa-se a presença de *clue cells* em decorrência de *Gardnerella vaginalis*. Usando-se uma gota de hidróxido de potássio (KOH) a 10% é possível visualizar hifas e micélios da *Candida albicans*. O teste amínico (teste de Whiff ou *sniff-test*) permite o diagnóstico de infecções vaginais por aneróbios, que, em contato com o KOH a 10%, solução alcalina, liberam aminas com odor de peixe, caracterizando a vaginose bacteriana. É possível também medir o pH vaginal, colocando-se no fundo de saco posterior uma fita de medição do pH em contato com a secreção vaginal. Na presença de candidíase o pH se encontra abaixo de 4,5, enquanto na tricomoníase e na vaginose é acima a desse valor.[6,25]

Na presença de cervicocolpites causadas pela *Clamydia trachomatis* e *Neisseria gonorrhoeae*, embora em sua maioria assintomáticas, deve-se proceder ao diagnóstico por culturas em meios específicos (cultura em células McCoy e meio de Thayer-Martin, respectivamente), esfregaço corado pelo Giemsa e Gram, técnicas de biologia molecular, imunofluorescência direta, Elisa etc., descritos em detalhe em capítulo sobre corrimento genital. Ressalta-se aqui a importância do diagnóstico e tratamento desses agentes etiológicos em virtude do risco de desenvolvimento de doença inflamatória pélvica aguda.[25]

Como importante componente da propedêutica ginecológica figura a colpocitologia oncótica ou Papanicolaou ou *Pap test*, método de rastreamento universal para o câncer de colo uterino e suas lesões precursoras. Além de verificar a presença de atipias celulares, possibilita diagnosticar a presença de processos inflamatórios, muitas vezes identificando o agente etiológico. A coleta deve ser, de preferência, tríplice, com amostras coletadas da endocérvice, da ectocérvice e do fórnice vaginal posterior. O material da ectocérvice e da junção escamocolunar (JEC) deve ser coletado de preferência com a espátula de Ayre e antes do material da endocérvice, na qual se utiliza a escovinha (preferencialmente do modelo Cytobrush), ambas fazendo um movimento circular de 360°. A JEC deve ser sempre incluída, visto que praticamente todas as lesões pré-invasoras escamosas se iniciam na zona de transformação próxima à junção. O material é espalhado na lâmina e a mesma deve ser imediatamente imersa em solução contendo álcool ou fixada com *spray* apropriado, evitando o ressecamento do esfregaço. A seguir procede-se a coloração pela técnica de Papanicolaou, cujo corante nuclear é a hematoxilina e os corantes citoplasmáticos mais usados são a eosina (EA 36 e EA 50) com combinação com o Orange (OG 6).[6,25,26]

Considerando-se o rastreamento populacional, de acordo com as normas do Ministério da Saúde, a citologia deve ser colhida a cada três anos após dois exames consecutivos anuais negativos, em mulheres de 25 a 60 anos de idade, por resultar no melhor custo-benefício.[27] Entretanto, em consultórios particulares e ambulatórios o exame ainda é realizado anualmente.

Após a coleta da colpocitologia, realiza-se a limpeza do colo uterino com ácido acético a 2% ou 5%, removendo-se as secreções em excesso e facilitando a realização do teste de Shiller, que identifica as lesões do epitélio estratificado pavimentoso da ectocérvice que apresentam depleção de glicogênio celular. Essas áreas iodo-negativas devem ser avaliadas pela colposcopia com aumentos a partir de dez vezes e com o auxílio de soluções e filtros. O exame colpóscópico seleciona as áreas a serem biopsiadas e facilita a sua realização.[6]

As dosagens hormonais devem ser reservadas para os casos de endocrinopatias, avaliação do eixo hipotálamo-hipófise-ovariano, disgenesias gonádicas e distúrbios ovulatórios. As de maior importância são: hormônio folículo-estimulante (FSH), hormônio luteinizante (LH), gonadotrofina coriônica humana (hCG), prolactina e esteroides sexuais (estradiol, progesterona e androgênios). Os marcadores tumorais importantes em ginecologia são: hCG, alfafetoproteína, antígeno carcinoembrionário (CEA) e Ca-125. Devem ser solicitados em casos de suspeita de tumores malignos, porém podem estar elevados em outras patologias benignas ou processos inflamatórios: adenomiose, endometriose, doença inflamatória pélvica.[28]

A ultrassonografia é um método diagnóstico com ampla indicação na ginecologia que pode ser realizado pela via abdominal e endovaginal. Presta-se para avaliação da posição e orientação uterinas, suas dimensões, volume e camadas. Identifica textura endometrial, espessamento do eco endometrial, hiperplasia ou pólipos uterinos. Os ovários também podem ser analisados pela ultrassonografia, que identifica o seu volume, dimensões e presença de massas e cistos. A presença de hidrossalpinge, endometriomas, coleções e massas pélvicas, leiomiomas, adenomiose e abscessos tubo-ovarianos pode ser detectada mediante exame ecográfico, bem como as anomalias uterinas. Pode-se lançar mão do exame doplerfluxométrico para mapear o fluxo hemodinâmico em massas pélvicas e como avaliação adjuvante na pesquisa seriada da ovulação. A permeabilidade tubária pode ser verificada pela histerossalpingografia, método radiológico no qual se utiliza contraste.[29]

A histeroscopia e a videolaparoscopia diagnósticas são técnicas endoscópicas atualmente bastante empregadas na propedêutica ginecológica e serão descritas em capítulos específicos mais adiante.

Vale ressaltar que a anamnese e o exame físico são momentos bastante oportunos para a prática de promoção da saúde e proteção específica, devendo ser aproveitados para a educação continuada como orientações higienodietéticas, quanto à prática de exercícios, imunizações, ações preventivas, uso de preservativos, entre outros.

REFERÊNCIAS BIBLIOGRÁFICAS

1. Olesen F, Dickinson J, Hjordahl. General practice – time for a new definition. *BMJ* 2000; 320:354-7.
2. Carrillo JE, Green AR, Betancourt JR. Cross-cultural primary care: a patient-based approach. *Ann Intern Med* 1999; 130:829-34.
3. Mechanic D, McAlpine DD, Rosenthal M. Are patients' office visits with physicians getting shorter? *N Engl J Med* 2001; 344:198-204.
4. CHO, Hyong Jin. Revivendo o antigo sermão da medicina com o efeito placebo. *Rev Bras Psiquiatr* 2005; 27:336-40.
5. Oliveira FA, Pellanda LC. A consulta ambulatorial. *In:* Duncan BB, Schmidt MI, Giugliani ERJ *et al. Medicina ambulatorial: condutas de atenção primária baseadas em evidências.* 3 ed., Porto Alegre: Artmed, 2004:125-30.
6. Alves ALL, Péret FJA. Anamnese e exame físico. *In:* Camargos AF, Melo VH, Carneiro MM, Reis FM. *Ginecologia ambulatorial baseada em evidências científicas.* 2 ed., Belo Horizonte: Coopmed, 2008:83-96.

7. Dias APV, Varella RQ, Arze WNC, Santos CRP. Rotina do exame ginecológico. *In:* Passos MRL. *Deessetologia – DST-5.* Rio de Janeiro: Cultura Médica, 2005:749-62.

8. Accetta SG, Herter LD. Ginecologia infanto-juvenil. *In:* Duncan BB, Schmidt MI, Giugliani ERJ *et al. Medicina ambulatorial: condutas de atenção primária baseadas em evidências.* 3 ed. Porto Alegre: Artmed, 2004:328-39.

9. Halbe HW, Sakamoto LC, Dolce RB. Sangramento uterino disfuncional. *In:* Halbe HW. *Tratado de ginecologia.* 3 ed., São Paulo: Rocca, 2000:1448-62.

10. Brasil. Ministério da Saúde. Coordenação Nacional de DST/AIDS. Boletim Epidemiológico AIDS 2002; 1.

11. Ghiaroni J. Anamnese em ginecologia. *In:* Tratado de Ginecologia da Febrasgo. Rio de Janeiro: Revinter, 2000:122-3.

12. de Vries CJ, Wieringa-de Waard M, Vervoort CL, Ankum WM, Bindels PJ. Abnormal vaginal bleeding in women of reproductive age: a descriptive study of initial management in general practice. *BMC Womens Health* 2008; 8:7.

13. Long CA, Gast MJ. Menorrhagia. *Obst Gynecol Clin North Am* 1990; 17:343-59.

14. Pessini SA. Sangramento uterino anormal. *In:* Duncan BB, Schmidt MI, Giugliani ERJ *et al. Medicina ambulatorial: condutas de atenção primária baseadas em evidências.* 3 ed., Porto Alegre: Artmed, 2004:452-9.

15. Halbe HW. O exame ginecológico: generalidades. *In:* Halbe HW. *Tratado de ginecologia.* 3 ed., São Paulo: Rocca, 2000:433-6.

16. Naud P, De Matos JC, Hammes LS. Dor pélvica. *In:* Duncan BB, Schmidt MI, Giugliani ERJ *et al. Medicina ambulatorial: condutas de atenção primária baseadas em evidências.* 3 ed., Porto Alegre: Artmed, 2004:465-9.

17. Morley S, Eccleston C, Williams A. Systematic review and meta-analysis of randomized controlled trials of cognitive behaviour therapy for chronic pain in adults, excluding headache. *Pain* 1999; 80:1-13.

18. Stones RW, Mountfield J. Interventions for treating chronic pelvic pain in women (Cochrane Review). The Cochrane Library. Oxford: Update Software; 2000.

19. Naud P, De Matos JC, Hammes LS, Magno V. Secreção vaginal e prurido vulvar. *In:* Duncan BB, Schmidt MI, Giugliani ERJ *et al. Medicina ambulatorial: condutas de atenção primária baseadas em evidências.* 3 ed., Porto Alegre: Artmed, 2004:460-3.

20. Dos Santos Silva I, Mangtani P, McCormack V *et al.* Lifelong vegetarianism and risk of breast câncer: a population-based case-control study among South Asian migrant women living in England. *Int J Cancer* 2002; 99:238-44.

21. Amos CI, Shaw GL, Tucker MA, Hartge P. Age at onset for familial epithelial ovarian câncer. *JAMA* 1992; 268:1896-9.

22. Ghiaroni J. Exame físico em ginecologia. *In:* Tratado de ginecologia da Febrasgo. Rio de Janeiro: Revinter, 2000:124-9.

23. Baxter N. Preventive health care, 2001 update: should women be routinely taught breast examination to screen for breast cancer? *CMAJ* 2001; 164:1837-46.

24. Barton MB, Harris R, Fletcher SW. Esta paciente tem câncer de mama? O exame clínico de triagem da mama deve ser feito. Como? *JAMA Br* 2000; 4:2641-59.

25. Souza IEP, Souza RTP, Souza GHP. Colpocitologia oncótica. *In:* Camargos AF, Melo VH, Carneiro MM, Reis FM. *Ginecologia ambulatorial baseada em evidências científicas.* 2 ed., Belo Horizonte: Coopmed, 2008:239-50.

26. Do Val IC, Almeida Filho GL, Passos MRL. Neoplasia intra-epitelial cervical. *In:* Passos MRL. Deessetologia – DST-5. Rio de Janeiro: Cultura Médica, 2005:523-34.

27. Faerstein E. População-alvo e frequência de detecção do câncer de colo uterino. *Rev Bras Cancerol* 1989; 35:19-22.

28. Carneiro MM, Camargos, AF. Dosagens hormonais e marcadores tumorais. *In:* Camargos AF, Melo VH, Carneiro MM, Reis FM. *Ginecologia ambulatorial baseada em evidências científicas.* 2 ed., Belo Horizonte: Coopmed, 2008:227-37.

29. Melo VH, Júnior BPVC, Da Silva JAL. Ecografia e dopplervelocimetria. *In:* Camargos AF, Melo VH, Carneiro MM, Reis FM. *Ginecologia ambulatorial baseada em evidências científicas.* 2 ed., Belo Horizonte: Coopmed, 2008:161-210.

CAPÍTULO

3

Consulta em Emergência

Edwirgens Maria Pedrosa Campelo

INTRODUÇÃO

A consulta de emergência em ginecologia necessita de um diagnóstico preciso e correto com intuito de uma conduta de imediato e posterior acompanhamento ambulatorial ou hospitalar. Deve-se observar o quadro geral clínico da paciente, analisar suas queixas que a levaram a procurar uma urgência, os sintomas e sinais e o que realmente necessita de tratamento de urgência, estando sempre atento ao uso de medicações.

Em ginecologia, as consultas de emergência, em sua maioria, são de baixo risco em relação a mortalidade, mas de alto risco em relação a morbidade principalmente em referência a fertilidade da paciente.

Quanto a frequência das patologias ginecológicas, são várias, e as mais frequentes envolvem situações de naturezas hemorrágica, inflamatória, traumática e abdominal.

Não devendo esquecer-se de outras afecções extragenitais como, por exemplo, infecções do trato urinário ou gastrointestinal.

SITUAÇÕES DE NATUREZA HEMORRÁGICA

O sangramento genital excessivo é um dos problemas mais frequentes na urgência em ginecologia, podendo o sangramento ser de natureza orgânica ou funcional e também devendo ser observado se é agudo ou crônico.

No sangramento de causa orgânica benigna (miomas, adenomiose, pólipos) e as de natureza neoplásica, não esquecer as patologias de colo uterino. Quando nenhuma patologia orgânica for diagnosticada, o sangramento é considerado disfuncional.

Exame complementar

Em situações de emergência, avaliam-se a gravidade do quadro, principalmente a situação hemodinâmico da paciente, devendo-se solicitar hemograma e teste de gravidez (deve-se sempre pensar em gravidez, principalmente em idade fértil) e, se for possível, realizar ultrassonografia pélvica, de preferência transvaginal.

Tratamento

Na urgência, diante de hemorragias abundantes, o atendimento médico deve ser de imediato, devendo-se observar o estado geral da paciente e manter a paciente hemodinamicamente estável.

Deve-se diagnosticar a causa do sangramento e ter uma conduta diferenciada. O tratamento vai depender da idade da paciente. Na adolescência em casos de sangramento leves o tratamento é só apoio, instrução para calendário menstrual correto e encaminhar a paciente para o ambulatório.

Nos casos de sangramento moderado o tratamento deve ser instituído, deve iniciar anticoncepcional oral contendo 50 µg de etinilestradiol a cada seis horas (esquema de Speroff), até o sangramento pare. Também pode ser utilizada a associação de 10 µg de etinilestradiol com 2 mg de acetato de noretindrona, 1 comprimido a cada 6 a 8 h até que o sangramento pare, reduzindo-se depois a dose e mantendo-se o uso por 21 dias. Outra opção é o uso da associação de 2 mg estradiol com 1 mg de acetato de noretindrona, na dose de 3 comprimidos diários até cessar o sangramento.

Caso o sangramento diminua significativamente, a pílula deve ser reduzida da seguinte maneira: 1 comprimido a cada 8 h por 3 dias, posteriormente 1 comprimido a cada 12 h e, finalmente, 1 comprimido ao dia. A paciente deve ser encaminhada para o ambulatório de ginecologia.

Nos casos de sangramento agudo e abundante, deve-se internar a paciente, mantê-la hemodinamicamente estável com expansão com cristaloides, hemotransfusão (se necessária) e tratamento hormonal, utilizando os esteroides equinos conjugados (20 mg) por via endovenosa a cada 4 a 6 h, até o sangramento cessar e, após, iniciar anticoncepcional, 1 comprimido a cada 6 h por 3 dias, 1 comprimido a cada 8 h, por mais 3 dias e 1 comprimido a cada 12 h por 2 semanas.

No sangramento na menacme deve-se observar a gravidade. Em casos moderados, inicia-se o tratamento hormonal (iniciar anticoncepcional oral de preferência em alta dosagem, contendo 50 mg de etinilestradiol a cada 6 h até que o sangramento pare ou utilizar 10 mg de etinilestradiol com 2 mg de acetato de norestidino. Caso o sangramento diminua, reduzir a pílula para 1 comprimido a cada 8 h, por 3 dias, posteriormente 1 comprimido a cada 12 h e, finalmente, 1 comprimido ao dia até complementar por 21 dias). No entanto, antes de começar o tratamento deve-se primeiro solicitar teste de gravidez e descartar a possibilidade de causa orgânica e, nesses casos, encaminhar para o ambulatório de ginecologia.

Nos casos graves deve-se hospitalizar a paciente, estabilizá-la e realizar curetagem uterina para cessar o sangramento e solicitar histopatológico para diagnosticar a causa do sangramento.

Os anti-inflamatórios não hormonais podem ser indicados em alguns casos, especialmente se há associação com dismenorreia.

Causas de sangramento uterino anormal

- Sangramento disfuncional.
- Leiomiomas.
- Adenomiose.
- Endometriose.
- Hiperplasia endometrial.
- Pólipos endometrial e endocervical.
- Câncer de endométrio.
- Uso de anticoncepcional.
- DIU.
- Gravidez.
- Corpo estranho.
- Coagulopatias.
- Causa iatrogênica.
- Trauma genital.

Conforme o Guideline do Royal College sobre manejo inicial da menorragia, o ácido tranexâmico, o ácido mefenâmico, o anticoncepcional oral e o DIU com progesterona são tratamentos efetivos na redução da perda sanguínea. A noretisterona em baixa dose na segunda fase não é efetiva no tratamento da menorragia.

SITUAÇÕES DE NATUREZA INFLAMATÓRIA

A patologia de origem inflamatória depende da localização, podem ser vulvovaginites, cervicite e DIPA. Nos casos da vulvovaginite estão incluídas na urgência as vulvovavinites fúngicas e herpes genital nos casos da DIPA caracteriza-se por apresentar um quadro de dor importante, com ampla variedade de apresentações clínicas, como quadros agudo, crônico, silencioso ou atípicos. No diagnóstico da DIPA devem ser observados alguns critérios mínimos como: dor abdominal infraumbilical, dor à palpação das regiões anexiais e dor à mobilização do colo uterino, e, além desses critérios mínimos, devem ser investigados febre (temperatura axilar superior a 37,8°C), conteúdo vaginal anormal e/ou secreção cervical.

Os exames complementares devem incluir hemograma, coagulograma, dosagem de ureia e creatinina, sumário de urina, bem como deve ser solicitada ultrassonografia para descartar a associação de abscessos pélvicos e descartar outras patologias como apendicite. Vale solicitar teste de gravidez nas pacientes em idade fértil para descartar diagnóstico de gravidez ectópica.

Tratamento

Nas afecções vulvovaginite fúngicas na urgência deve-se inciar o tratamento antifúngico: no tratamento local a utilização de creme vaginal à base imidazólicos ou triazólicos e a nistatina pode ser empregada.

No tratamento oral devem ser usados derivados de itraconazol, fluconazol e cetoconazol. Devem-se lembrar as orientações higiênicas.

Nas afecções por herpes genital o tratamento na primoinfecção pode ser: aciclovir 400 mg três vezes ao dia, por 7 a 10 dias, ou aciclovir 200 mg cinco vezes ao dia, por 7 a 10 dias, ou fanciclovir 250 mg três vezes ao dia, por 7 a 10 dias.

Na infecção recorrente usa-se aciclovir 400 mg três vezes ao dia, ou 800 mg duas vezes ao dia, por 5 dias, ou fanciclovir 125 mg duas vezes ao dia, por 5 dias.

A DIPA é considerada uma das complicações mais graves e frequentes das doenças sexualmente transmissíveis (DST) em mulheres em idade fértil, sendo responsável por aproximadamente 30% dos casos de infertilidade, 50% dos casos de gestação ectópica e muitos casos de dor pélvica crônica.

O objetivo do tratamento da DIPA, além da cura, é a prevenção de infertilidade, de gestação ectópica posterior e de dor pélvica crônica.

Nos casos leves, deve-se iniciar o tramento ambulatorial com antibiótico e orientação para a paciente, podendo-se usar um dos sequintes esquemas:

1. Ceftriaxona 250 mg, intramuscular, dose única + doxiciclina 100 mg 12/12 h por 14 dias.
2. Tiafenicol 2,5 g, via oral, dose única + doxiciclina 100 mg 12/12 h por 14 dias.
3. Ofloxacino 400 mg, via oral, duas vezes ao dia, por 14 dias + levofloxacino 500 mg, via oral, ao dia por 14 dias + metronidazol 500 mg, duas vezes ao dia por 14 dias.

Nos casos de salpingite com peritonite ou abscesso tubo-ovariano as pacientes devem ser internadas.

Esquemas terapêuticos

Clindamicina 900 mg a cada 8 h + gentamicina 3 a 5 mg/kg/dia por via endovenosa a cada 12/12 h, caso não ocorra melhora 500 mg por via endovenosa 6/6 h ao esquema.

Quando ocorre melhora após 48 h, passa-se a administrar metronidazol ou clindamicina deve-se iniciar metronidazol por via oral.

Nos casos de abscesso tubo-ovariano, deve-se acompanhar com ultrassonografia, nos casos em que não há melhora do quadro, há suspeita de ruptura ou aumento do volume do abscesso torna-se obrigatória a intervenção cirúrgica imediata.

Quanto aos critérios de alta hospitalar, devem-se observar melhora da paciente e ausência de febre por, no mínimo, 48 h.

Deve-se dar alta à paciente com doxiciclina 100 mg de 12/12 h por 14 dias, e nos casos de abscesso tubo-ovariano associa-se a metronidazol 500 mg, por via oral, 12/12 h por 14 dias, ou clindamicina 600 mg, por via oral, 8/8 h por 14 dias.

Nos casos de DIPA ambulatorial ou hospitalar deve-se tratar sempre o parceiro com doxiciclina 100 mg 12/12 h por 14 dias ou azitromicina 1 g dose única.

O uso de azitromicina 1 g por via oral em dose única é uma alternativa para o uso de doxiciclina. Em um estudo controlado e randomizado, comparando o uso de azitromicina com doxiciclina/ciprofloxacino para o tratamento de DST em local de poucos recursos, os resultados indicaram que o tratamento oral dose única com azitromicina provou ser mais efetivo e mais conveniente para o tratamento de DST nessas mulheres.

O CDC não recomenda o uso dessa medicação. Em estudo recente, randomizado, comparando esses manejos, os autores concluíram que não houve diferença nos resultados reprodutivos de pacientes tratadas ambulatorialmente.

Na vulvovaginite fúngica os resultados com fármacos novos (azóis) foram melhores, com índice de cura entre 80 e 95%, em comparação com a nistatina, com índice de 70 a 90%. Nas grávidas a diferença foi maior, com 71 a 84% para os azóis e 14 a 53% para a nistatina.

Mediante estudos controlados e randomizados de que os fármacos antivirais diminuem a duração das lesões, melhoram os sintomas e previnem eventuais complicações neurológicas durante o primeiro episódio de herpes genital o tratamento oral foi mais efetivo que o tópico, com o mesmo fármaco, e o tratamento por via endovenosa é menos cômodo.

SITUAÇÕES DE NATUREZA TRAUMÁTICA

Sobre o traumatismo genital, merece atenção especial a laceração de fundo de saco posterior, que pode ser decorrente de relação sexual, da introdução de objeto na vagina ou de violência sexual, além de traumatismo na vulva com formação de hematoma.

O tratamento consiste em exame minucioso e, se possível, sob anestesia com melhor exploração cirúgica. Nos casos de laceração devem-se realizar suturas simples, e nos casos de hematoma realiza-se drenagem com colocação de drenos se necessário. A antissepsia deve ser rigorosa.

SITUAÇÕES DE NATUREZA ABDOMINAL

A dor pélvica pode ser aguda ou crônica, recorrente ou constante, cíclica ou não, de intensidade variável.

A Associação Internacional do Estudo da Dor (IASP) define dor como uma "experiência sensorial e emocional desagradável associada ao dano tecidual real ou potencial, ou decreta em termos desse dano". A dor pélvica aguda é um sintoma doloroso, determinante pelo acometimento de estruturas localizadas na cavidade abdominopélvica, que se apresenta com agravamento do estado patológico em geral de modo súbito com caráter progressivo e rápido.

Causas

- Relacionada com gravidez inicial.
- Ginecológica:
  - DIPA
  - Torção e ruptura de cisto ovariano
  - Sangramento de corpo lúteo
  - Dor da ovulação (*Mittelschemerz*)
  - Dismenorreia
  - Degeneração e torção de leiomiomas.
- Urinária.
- Gastrointestunaisaumas.
- Osteomusculoarticulares.

- Vasculares.
- Traumatismos.

O tratamento pode ser clínico, com orientação, ou até cirúrgico, tendo como objetivo maior alívio da dor, identificação e tratamento da dor, restauração da função orgânica normal e prevenção de complicações e incapitação da paciente.

A dor aguda, na maioria dos casos, tem indicação de tratamento cirúrgico, que pode ser de laparoscopia até laparotomia.

A laparoscopia é ideal para o diagnóstico de dor pélvica aguda e para o tratamento das emergências ginecológicas.

LEITURA RECOMENDADA

Condutas em emergências médicas Carlos Alexandre Antunes Brito/Tércio Souto Bacelar.

Ginecologia baseada em evidências 2ª edição Gustavo Py Gomes Da Silveira.

Ginecologia clínica diagnóstico e tratamento Luiz Carlos Santos/Sônia Regina Figueiredo Melâniamaria Ramos de Amorim/Vilma Guimarães Ana Maria Porto.

Ginecologia e obstetricia – SOGIMIG manual para concursos/Tego 4ª edição.

Tratado de ginecologia condutas e rotinas da disciplina de ginecologia da Faculdade de Medicina da Universidade de São Paulo USP Jose Aristodemo Pinotti/Angela Maggio da Fonseca Vicente Renato Bagnieli.

CAPÍTULO 4

Documentos Médicos e Legislação de Interesse do Ginecologista

Juliana Araújo de Carvalho Schettini • João Ricardo de Melo Tavares de Lima

Valéria Neiva Carvalho

DECLARAÇÃO DE ÓBITO

A morte é um fato natural, mas juridicamente relevante, pois com ela cessa a existência da pessoa natural (art. 6º do Código Civil) e assim a sua personalidade civil, ensejando diversos efeitos jurídicos, entre os quais abertura de sucessão, dissolução da sociedade conjugal, extinção do poder familiar e do usufruto, entre outros.

A declaração de óbito (DO), é o documento que tem por finalidade confirmar a morte, "a definição da *causa mortis* e os interesses de ordem legal e médico-sanitárias", além de ser pressuposto para que possa ser emitida a certidão de óbito e ocorrer o sepultamento (art. 77, da Lei 6.015/73 – Lei dos Registros Públicos), também é utilizado para fins estatísticos. A DO possui três vias autocopiativas, pré-numeradas sequencialmente, fornecidas pelo Ministério da Saúde e distribuídas pelas Secretarias Estaduais e Municipais de Saúde.

As DO podem ser clínicas ou oficiais, dependendo das circunstâncias da morte e, consequentemente, de quem as emite. Assim, o atestado de óbito é clínico quando fornecido pelo médico, no caso de morte natural com assistência médica. O atestado de óbito é oficial quando emitido pelo Serviço de Verificação de Óbitos, no caso de morte natural sem assistência médica ou com assistência médica, mas em que a morte não se correlacione com o quadro clínico apresentado pelo paciente, assim como nos casos de morte violenta ou suspeita, quando é emitido pelo Instituto Médico-Legal (IML).

Ocorrendo morte natural com assistência médica, o atestado clínico deve ser fornecido: (1) pelo médico que assistia o paciente; (2) na falta do médico-assistente, por médico substituto pertencente à instituição de saúde, no caso de paciente internado em regime hospitalar; (3) pelo médico designado pela instituição que prestava assistência, no caso de paciente sob regime ambulatorial; ou (4) pelo médico pertencente ao programa de internação domiciliar que assistia o paciente. Em qualquer hipótese, esclarece-se que a emissão do atestado de óbito não poderá ser condicionada a qualquer recebimento de vantagem financeira.

Como documento médico de valor jurídico relevante, o médico tem a obrigação de atestar óbito de paciente ao qual tinha prestado assistência, ressalvada hipótese de existência de indícios de morte não natural ou suspeita (arts. 110 a 115, do Código de Ética Médica [CEM]).

I – Cuidados a serem tomados pelos médicos na emissão dos atestados de óbito (CEM).

Na emissão da declaração de óbito, ao médico é vedado:

1) Atestar óbito quando não o tenha verificado pessoalmente, ou quando não tenha prestado assistência ao paciente, salvo, no último caso, se o fizer como plantonista, médico substituto, ou em caso de necropsia e verificação médico-legal (art. 114 – CEM);
2) Fornecer atestado sem ter praticado o ato profissional que o justifique, ou que não corresponda a verdade (art. 110 – CEM);
3) Atestar de forma secreta ou ilegível, assim como assinar em branco folhas de atestados ou quaisquer outros documentos médicos (art. 39 – CEM);

O descumprimento das vedações citadas caracteriza não apenas infração administrativa, mas também o crime de falso atestado médico, previsto no art. 302, do Código Penal ("Dar o médico, no exercício da sua profissão, atestado falso").

O médico também não pode deixar de colaborar com as autoridades sanitárias ou infringir a legislação vigente (art. 44 – CEM), assim como emitir o atestado de óbito utilizando-se de expressões genéricas, fazendo-se necessária a utilização das especificações do Código Internacional de Doenças (CID).

II – Na declaração de óbito, devem ser obrigatoriamente preenchidas as informações sobre:
1) Identificação do falecido, assim como a sua residência (endereço habitual);
2) Local de ocorrência do óbito;
3) Condições e causas do óbito ("destacam-se os diagnósticos que levaram à morte, ou contribuíram para mesma, ou estiveram presentes no momento do óbito");
4) Os dados do médico que assinou a declaração de óbito;
5) As causas externas do óbito, "sempre que se tratar de morte decorrente de lesões causadas por homicídios, suicídios, acidentes ou mortes suspeitas";

Existem campos específicos da declaração de óbito para: óbitos fetais e de menores de um ano e óbito em mulheres; testemunhas, nas localidades onde não existam médicos; e, para serem utilizados no Cartório do Registro Civil.

III – Óbito Fetal.
A despeito das divergências doutrinárias a respeito do momento do início da personalidade jurídica do ser humano e da natureza jurídica do nascituro, é obrigatório o

Capítulo 4 • Documentos Médicos e Legislação de Interesse do Ginecologista

fornecimento de declaração de óbito do feto, desde que satisfaça qualquer dos seguintes requisitos: (1) conte com tempo igual ou superior a 20 semanas; (2) peso corporal igual ou superior a 500 gramas; (3) estatura igual ou superior a 25 cm. As hipóteses de emissão de declaração de óbito de feto estão previstas na Resolução CFM 1779/05:

No que tange à definição da data do óbito fetal, lembramos que, mesmo com a realização de necropsia, nem sempre é possível estabelecer a hora exata do óbito. A data e a hora do óbito fetal é variável de acordo com o momento da constatação do óbito. Como referimos a seguir:

a) Caso a gestante seja admitida com feto vivo e durante o trabalho de parto ocorra o óbito fetal, a hora do óbito coincidirá com o momento da certificação do óbito.

b) A hora do óbito fetal coincidirá com o momento da expulsão fetal apenas nos casos em que óbito ocorra durante o período expulsivo do trabalho de parto.

c) Se a gestante traz consigo no momento da admissão uma ultrassonografia em que certifica o óbito anterior ao internamento, a data e a hora do óbito coincidirão com a data da admissão da paciente no hospital.

Ademais, ao colocar, adotando os cuidados referidos, a data do óbito, o médico estará cumprindo um requisito necessário para que seja feita a lavratura do assento do óbito no cartório competente.

Haverá situações em que o médico terá a necessidade de fazer um acréscimo, em documento anexo ao formulário de declaração de óbito, em receituário da unidade de saúde, explicitando, pelos achados macroscópicos que encontrou, qual foi a data (o período, o intervalo de tempo) provável do óbito.

Em qualquer caso, o fundamental é que o médico envide esforços para ser verdadeiro nas suas afirmações, contribuindo, assim, para a fidedignidade dos dados estatísticos referentes aos óbitos e, também, evitando complicações de ordem legal.

Impõe-se, ainda, o indispensável registro, no prontuário, com a descrição das condições físicas do feto, assim como de quaisquer outros dados, documentos ou exames que caracterizem que a morte ocorreu antes do parto.

IV – Como preencher a declaração de óbito.

A declaração de óbito é composta por nove blocos de informações de preenchimento obrigatório, a saber:

I. É a parte da declaração de óbito preenchida exclusivamente pelo cartório do registro civil.

II. Identificação do falecido: o médico deve dar especial atenção a este bloco, dada a importância jurídica do documento.

III. Residência: endereço habitual.

IV. Local de ocorrência do óbito.

V. Específico para óbitos fetais e de menores de um ano: são dados extremamente importantes para estudos da saúde materno-infantil.

VI. Condições e causas do óbito: destacam-se os diagnósticos que levaram à morte, ou contribuíram para esta, ou estiveram presentes no momento do óbito. Dar especial atenção a óbitos de mulheres em idade fértil ao preencher os campos respectivos (43 e 44 do modelo vigente), visando aos estudos sobre mortalidade materna.

VII. Os dados do médico que assinou a declaração de óbito são importantes e devem ser preenchidos de maneira legível, pois trata-se de documento oficial, cujo responsável é o médico. Para elucidação de dúvidas sobre informações prestadas, o médico poderá ser contatado pelos órgãos competentes.

VIII. Causas externas: os campos deverão ser preenchidos sempre que se tratar de morte decorrente de lesões causadas por homicídios, suicídios, acidentes ou mortes suspeitas.

IX. A ser utilizado em localidade onde não exista médico, quando, então, o registro oficial do óbito será feito por duas testemunhas.

O médico deverá declarar as causas da morte anotando apenas um diagnóstico por linha. Para preencher adequadamente a declaração de óbito, o médico deve declarar a causa básica do óbito em último lugar (parte I – linha d), estabelecendo uma sequência, de baixo para cima, até a causa terminal ou imediata (parte I – linha a). Na parte II, o médico deve declarar outras condições mórbidas preexistentes e sem relação direta com a morte, que não entraram na sequência causal declarada na parte I. (Fig. 4-1).

ATESTADO MÉDICO (RESOLUÇÃO CFM 1851/2008)

O atestado médico consiste em uma declaração simples e por escrito que tem por objetivo atestar condições de sanidade ou doença, intervenções cirúrgicas e/ou suas consequências sem ônus para o paciente. O atestado deve ser elaborado de forma legível e objetiva em receituário próprio do médico, se em serviço privado, ou em papel com timbre do Sistema Único de Saúde (SUS). O médico só deve fornecer atestado após examinar o paciente e escrever fatos relativos ao momento presente.

O atestado deverá conter os seguintes elementos: título, nome completo do paciente, texto, local, data e assinatura.

- Nome completo da pessoa examinada.
- Título: Atestado Médico.
- Texto: finalidade para a qual foi solicitado o documento e tempo de afastamento de atividades laborativas, se necessário, para recuperação do paciente.

A especificação do diagnóstico ou sua forma codificada pelo Código Internacional de Doenças (CID) é amparada pelo Código de Ética Médica se for de interesse do paciente, por justa causa ou dever legal. No caso de interesse do paciente, é recomendável que ele ou seu responsável legal assine no verso do atestado que consentiu a explicitação do diagnóstico.

- Local e data.
- Identificar-se como emissor do atestado mediante assinatura e carimbo ou número do Conselho Regional de Medicina (CRM).

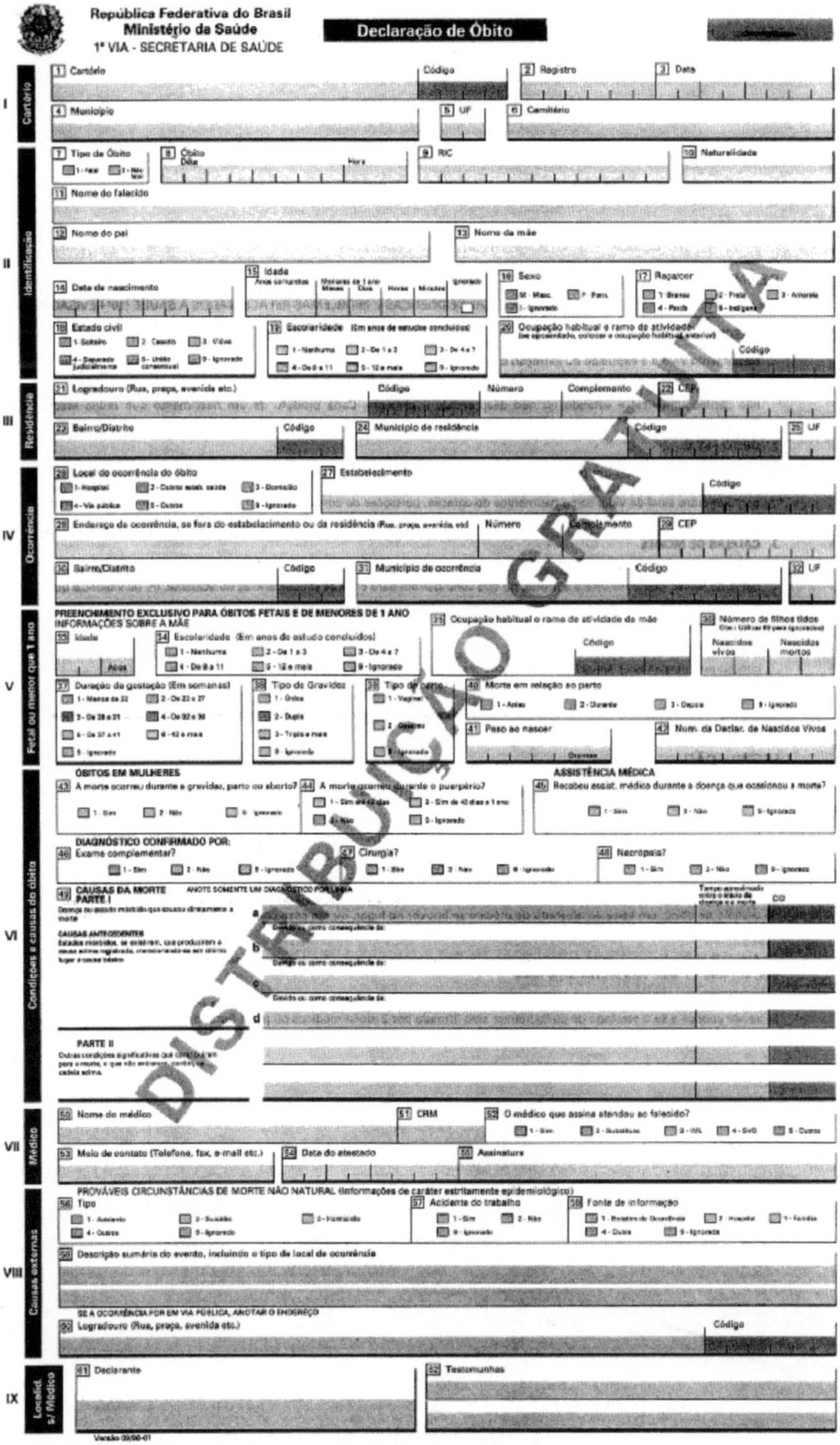

Capítulo 4 • Documentos Médicos e Legislação de Interesse do Ginecologista   35

Fig. 4-1 Declaração de óbito.

Exemplo de atestado

Atestado Médico

Atesto para fins de dispensa do trabalho e a pedido do paciente, que examinei o sr. Francisco José da Silva e recomendo que este faça repouso por período de cinco dias.

Recife, 3 de fevereiro de 2009.

Dra. Maria da Silva

CRM 0101

ATESTADO MÉDICO PARA PERÍCIA MÉDICA (RESOLUÇÃO CFM 1851/2008)

Quando o atestado for solicitado pelo paciente ou seu representante legal para fins de perícia médica deverá observar:

- O diagnóstico.
- Os resultados dos exames complementares.
- A conduta terapêutica.
- O prognóstico.
- As consequências à saúde do paciente.
- O provável tempo de repouso estimado necessário para a sua recuperação, que complementará o parecer fundamentado do médico perito, a quem cabe legalmente a decisão do benefício previdenciário, tal como: aposentadoria, invalidez definitiva, readaptação etc.
- Registrar os dados de maneira legível.
- Identificar-se como emissor mediante assinatura e carimbo ou número de registro no CRM.

Algumas observações são importantes sobre atestados médicos:

- O médico pode atestar para sua própria família, exceto em casos de perícias judiciais ou em situações como doenças graves e toxicomanias, salvo se ele for o único médico da localidade.
- Não é recomendável o médico atestar para si mesmo.
- Caso se pretenda atestar um repouso superior a 15 dias, o paciente deverá ser encaminhado a perícia médica ou órgão competente, com uma declaração do médico assistente sobre os achados do exame.
- Os atestados de incapacidade permanente são reservados à perícia médica.
- O atestado é considerado verdadeiro até provem o contrário, entretanto, segundo o art. 110 do Código de Ética Médica: "é vedado ao médico fornecer atestado sem ter praticado o ato profissional que o justifique, ou que não corresponda à verdade." Além de infração ético-médica, o médico pode responder penalmente por falsidade de atestado médico (art. 302 do Código Penal Brasileiro).

PAPEL DO GINECOLOGISTA EM EXAMES ADMISSIONAL, DEMISSIONAL E PERIÓDICO

Os exames admissional, periódico e demissional são considerados obrigatórios e de responsabilidade das empresas, por intermédio de seus médicos contratados ou conveniados (Ministério do Trabalho. NR-7, Portaria 3214, DOU 30/12/94).

Capítulo 4 • Documentos Médicos e Legislação de Interesse do Ginecologista

O médico que realizou o exame vai emitir um atestado de saúde ocupacional com nome do empregado, sua função ou atividade, tipo de exame, resultados (com descrição das doenças e limitações encontradas), especificação de apto ou inapto para a função, data, assinatura do médico e carimbo com nome e número da inscrição no CRM.

O exame ginecológico deve fazer parte da rotina das mulheres com intuito de proteção a sua saúde reprodutiva, sexual e seu bem-estar. Não é permitido, entretanto, solicitar parecer de médico ginecologista para atestar gravidez e/ou esterilização para efeitos admissionais ou de permanência da relação jurídica de trabalho (Lei 9.029, de 13 de abril de 1995).

DECLARAÇÃO DE NASCIDO VIVO

A declaração de nascido vivo (DN ou DNV) é um documento oficial do Ministério da Saúde padronizado, distribuído para as secretarias de saúde e encaminhado para as instituições de saúde e cartórios, e que deve ser preenchido para todos os nascidos vivos, sendo requisito para a emissão de certidão de nascimento e obtenção de cidadania plena.

Todos os nascidos vivos devem ser declarados, tenham nascido nas unidades de internação ou de emergências dos estabelecimentos de saúde; fora dos estabelecimentos de saúde, mas neles tenham recebido assistência; ou em domicílio. Esclarece-se que, para cada recém-nascido, deve ser preenchido uma DN individualizada.

A declaração deve ser emitida pelos estabelecimentos de saúde, no caso dos partos hospitalares e nos partos domiciliares, desde que o recém-nascido tenha recebido assistência em estabelecimento de saúde após o parto, ou nos cartórios de registro civil, nos casos de partos domiciliares, sem posterior assistência hospitalar.

As DN emitidas no hospital devem ter uma de suas vias encaminhada para a Secretaria de Saúde estadual, outra via deve ser arquivada no hospital, a princípio, para compor o prontuário do recém-nascido, e a última deve ser entregue à família, para que esta leve ao cartório de registro civil, para o registro de nascimento.

Nos partos domiciliares, em que não há assistência hospitalar posterior, a DN deve ser preenchida no cartório de registro civil, ficando este com duas vias, uma para ser encaminhada para a Secretária de Saúde estadual e a outra para seus registros, sendo a última encaminhada à família, para que esta entregue em unidade de saúde na primeira consulta médica do recém-nascido.

É importante informar que tramita no Congresso Nacional o Projeto de Lei 5.022/2009, de autoria do Poder Executivo, que, objetivando combater o sub-registro civil de nascimento e permitir a troca de informações entre as instituições de saúde e os cartórios de registro civil, concebe eficácia jurídica à DN, tendo fé pública e validade em todo o território nacional.

De acordo com o citado Projeto de Lei, a DN terá validade nacional e conterá número de identificação unificado. Desse modo, o número da DN e suas informações passarão a constar do registro do nascimento, não podendo haver divergência entre os dados informados na DN e no registro de nascimento. Assim, com a aprovação do projeto de lei e sua promulgação, a DN ganhará validade jurídica, facilitando a obtenção da cidadania.

LICENÇA-MATERNIDADE

A licença-maternidade (ou licença-gestante) é benefício de caráter previdenciário, garantido pelo art. 7º, Capítulo XVII da Constituição Brasileira, que consiste em conceder à mulher que pariu licença remunerada de 120 dias. É solicitada ao médico-assistente, que deverá fornecê-la por escrito, de maneira legível e sem remuneração adicional para tal. Essa licença com a remuneração do salário-maternidade pode iniciar-se:

- A partir do oitavo mês de gestação, comprovado por atestado médico. Nesses casos, o período de repouso poderá ser prorrogado por duas semanas antes do parto e ao final dos 120 dias de licença. A segurada deverá solicitar a prorrogação no ato do requerimento do salário-maternidade, na Agência da Previdência Social escolhida, apresentando atestado médico original, se for o caso.
- A partir da data do parto, comprovada pela certidão de nascimento.
- Em casos de adoção, a partir da data do deferimento da medida liminar nos autos de adoção ou da data da lavratura da Certidão de Nascimento do adotado.

É de cinco anos o prazo para a segurada requerer o benefício, a contar da data do parto ou da adoção ou da guarda judicial para fins de adoção.

Para fins de concessão de salário-maternidade, a Previdência Social considera parto o nascimento ocorrido a partir da 23ª semana de gestação, inclusive natimorto. Se o nascimento for prematuro, a carência será reduzida no mesmo total de meses em que o parto foi antecipado. Nos abortos espontâneos ou previstos em lei (estupro ou risco de morte para a mãe) será pago o salário-maternidade por duas semanas (art. 395 da Consolidação das lei do trabalho [CLT]). No caso de a criança vir a falecer durante a licença-maternidade, o salário-maternidade não será interrompido. O benefício, entretanto, cessa se houver o falecimento da genitora antes do término da licença.

A trabalhadora que exerce atividades ou tem empregos simultâneos tem direito a um salário-maternidade para cada emprego/atividade, desde que contribua para a Previdência nas duas funções. O salário-maternidade para a segurada empregada consiste em renda mensal igual à sua remuneração integral. A previdência social não exige carência para conceder esse benefício.

As trabalhadoras que contribuem para a Previdência Social têm direito ao salário-maternidade nos 120 dias em que ficam afastadas do emprego por causa do parto. O benefício foi estendido também para as mães adotivas a partir de 14 de junho de 2007. O salário-maternidade é concedido à segurada que adotar uma criança ou ganhar a guarda judicial para fins de adoção:

- Se a criança tiver até 1 ano de idade, o salário-maternidade será de 120 dias.
- Se tiver 1 a 4 anos de idade, o salário-maternidade será de 60 dias.
- Se tiver 4 a 8 anos de idade, o salário-maternidade será de 30 dias.

Será devido o salário-maternidade à segurada mãe adotiva ainda que já tenha havido pagamento de benefício semelhante à mãe biológica. No caso de adoção ou guarda judicial para fins de adoção de mais de uma criança, simultaneamente, será devido o pagamento somente de um salário-maternidade, observando-se o direito segundo a idade da criança mais nova.

Prorrogação da licença-maternidade

A Lei 11.770, de 9 de setembro de 2008, criou o Programa Empresa Cidadã, destinado à prorrogação da licença-maternidade mediante concessão de incentivo fiscal, e altera a Lei 8.212, de 24 de julho de 1991.

SETOR PÚBLICO

A licença-maternidade pelo período de 180 dias, antes de a Lei 11.770, de 9 de setembro de 2008, ser sancionada, já vinha sendo aplicada em algumas cidades e estados brasileiros, os quais estabeleceram tal período mediante aprovação de leis estaduais ou municipais. No entanto, é importante ressaltar que essas leis só valiam para as respectivas cidades ou estados e que atingiam somente as servidoras públicas, ou seja, esse benefício não se estendia aos trabalhadores sob o regime CLT.

SETOR PRIVADO (REGIME CLT)

Conforme estabelece a nova lei, as empregadas das empresas privadas que aderirem ao Programa – inclusive as mães adotivas – terão o direito de requerer a ampliação do benefício, devendo fazê-lo até o final do primeiro mês após o parto. Durante a prorrogação da licença-maternidade a empregada terá direito à remuneração integral, não podendo nesse período exercer qualquer atividade remunerada, e a criança não poderá ser mantida em creche ou organização similar. Os dois meses adicionais de licença serão concedidos imediatamente após o período de 120 dias previsto na Constituição.

Já o empregador que aderir voluntariamente ao Programa estará estendendo automaticamente este benefício a todas as empregadas da empresa. Pela Lei 11.710, os quatro primeiros meses de licença-maternidade continuarão sendo pagos pelo Instituto Nacional de Seguridade Social (INSS). Os salários dos dois meses a mais serão pagos pelo empregador.

A Lei 11.710 foi sancionada em 9/9/2008, mas, conforme determina a Lei de Responsabilidade Fiscal (Lei Complementar 101/00), o Executivo precisa analisar o impacto fiscal da renúncia dos impostos que deixarão de ser recolhidos por parte das empresas, e como não houve tempo hábil para análise deste impacto sobre custos da inclusão no orçamento do governo para 2009, a ampliação da licença no setor privado entrará em vigor em 2010.

LICENÇA-PATERNIDADE

Essa licença consiste no direito do homem empregado de afastar-se 5 dias do trabalho, sem prejuízo em seu salário, para auxiliar a mãe de seu filho, que não precisa ser necessariamente sua esposa. Para ter acesso a esse direito basta notificar o empregador sobre o nascimento de seu filho. O empregador não pode negar a licença, pois a não concessão do direito pode implicar reclamações trabalhistas, como, por exemplo, o direito do empregado em receber o pagamento dos dias da licença que não usufruiu. Contudo, é importante ressaltar que não é autorizado ao empregado faltar injustificadamente ao trabalho alegando posteriormente que estava em licença-paternidade, sem que o empregador tenha ciência inequívoca do nascimento.

Além da ampliação da licença-maternidade, há cidades e estados que também ampliaram a licença-paternidade de 5 dias (previstos na Constituição Federal) para 10 dias, o que vale também somente para os servidores públicos.

DIREITOS DA EMPREGADA GESTANTE E PUÉRPERA

A mulher que descobre que está grávida deve imediatamente informar à empresa em que trabalha, entregando uma cópia do exame que comprove o estado de gravidez.

Cabe lembrar que é importante pegar um protocolo (com data e nome do funcionário que está recebendo) de qualquer documento entregue no trabalho. A partir do momento que a empresa toma conhecimento de sua gravidez, está proibida a demissão sem justa causa.

É garantido à empregada, durante a gravidez, sem prejuízo do salário e demais direitos:

- Transferência de função, quando as condições de saúde o exigirem, assegurada a retomada da função anteriormente exercida logo após o retorno ao trabalho.
- Dispensa do horário de trabalho pelo tempo necessário para a realização de, no mínimo, seis consultas médicas e demais exames complementares.

As empresas que empregam pelo menos 30 mulheres com mais de 16 anos de idade deverão ter à disposição de suas empregadas um local apropriado no qual possam manter sob vigilância e assistência os seus filhos durante o período de amamentação. Esse lugar deve ser adequadamente adaptado, composto por: um berçário (um leito para cada grupo de 30 empregadas), uma saleta de amamentação, uma cozinha para o preparo das mamadeiras e banheiro. Caso a empresa não possa instalar um berçário, deverá encontrar outro meio de colocá-lo à disposição de suas funcionárias:

- Adotando um sistema de convênio com uma creche.
- Adotando o sistema de reembolso-creche, no qual cobre as despesas efetuadas com o pagamento da creche de livre escolha da empregada-mãe.

De acordo com as leis trabalhistas, as mães de recém-nascidos têm direito a dois intervalos de meia hora durante a jornada de trabalho, para amamentação até que a criança complete 6 meses de idade (art. 396 da CLT). O período de amamentação estipulado pela lei é de 6 meses, no entanto esse prazo pode ser aumentado em benefício da criança, desde que haja recomendação médica.

TERMO DE CONSENTIMENTO LIVRE E INFORMADO

Acepção jurídica

Vivemos em um Estado Democrático de Direito em que todos estão submetidos aos comandos normativos da lei. A lei, por sua vez, procura disciplinar diversos tipos de relações humanas, produzindo efeitos mediatos ou imediatos na sociedade.

Tal fenômeno tem se manifestado nas relações médico-paciente, notadamente a partir do advento da Constituição Federal de 1988 e da vigência das leis infraconstitucionais tais como: Código de Defesa do Consumidor (Lei 8.078, de 11 de setembro de 1990) e Código Civil (Lei 10.406, de 10 de janeiro de 2002).

Nesse diapasão, cumpre apontar os principais comandos normativos insertos na Constituição Federal de 1988, no Código de Defesa do Consumidor e no Código Civil, pertinentes ao tema.

A nossa Carta Magna estabelece no art. 5º, adiante, o *direito à vida* em sede dos direitos fundamentais, garantindo:

Art. 5º – Todos são iguais perante a lei, sem distinção de qualquer natureza, garantindo-se aos brasileiros e aos estrangeiros residentes no País a inviolabilidade do direito à vida, à liberdade, à igualdade, à segurança e à propriedade.

Assim, o direito à vida, pressuposto de todos os direitos, é o principal bem jurídico a ser tutelado, e a partir dele surge a proteção aos demais bens jurídicos.

A Carta Magna estabelece ainda, no Título VIII, ao tratar da Ordem Social, no art. 196, que é dever do Estado assegurar saúde a todos, nos seguintes termos: "A saúde é direito de todos e dever do Estado, garantido mediante políticas sociais e econômicas que visem à redução do risco de doença e de outros agravos e ao acesso universal e igualitário às ações e serviços para sua promoção, proteção e recuperação...".

No âmbito infraconstitucional, o Código de Defesa do Consumidor disciplina a responsabilidade dos profissionais liberais, entre eles, dos médicos, quando estabelece no art. 14, § 4º, que os profissionais liberais respondem com base na culpa profissional, nos seguintes termos:

Art. 14 – O fornecedor de serviços responde, independentemente da existência de culpa, pela reparação dos danos causados aos consumidores por defeitos relativos à prestação dos serviços, bem como por informações insuficientes ou inadequadas sobre sua fruição e riscos.

§ 4º A responsabilidade pessoal dos profissionais liberais será apurada mediante a verificação de culpa.

Isso significa que a relação médico-paciente é uma relação de consumo, e o paciente, na qualidade de consumidor, ao se sentir lesado, deverá provar que o profissional agiu com culpa em qualquer de suas modalidades, ou seja, imprudência, negligência ou imperícia e, restando provada a conduta culposa do profissional, ensejará para o paciente, o direito a uma indenização com fito de reparar os danos causados ao mesmo, que podem ser de ordem moral e/ou material.

Quanto à responsabilidade civil do médico, acrescente-se ainda que ele pode assumir *obrigação de meio ou de resultado*, a depender do contrato de prestação de serviços de saúde.

De modo geral, costuma-se dizer que os médicos, quando tratam uma patologia, assumem *obrigação de meio e não de resultado*, ou seja, os médicos não estão obrigados a garantir o sucesso do tratamento, a cura do paciente; deverão apenas, empreender todos os esforços, conforme seus conhecimentos técnicos, objetivando o êxito do tratamento.

Já nos casos de cirurgia plástica estética, os médicos assumem *obrigação de resultado*, ou seja, devem atingir o resultado prometido. Quanto à cirurgia plástica reparadora, os médicos assumem obrigação de meio.

Vale salientar que, seja a obrigação de meio ou de resultado, é necessário, antes de o médico praticar qualquer conduta, o *consentimento livre do paciente*, mediante o conhecimento prévio das informações fornecidas pelo profissional de forma clara, precisa, sobre o serviço prestado e seus riscos.

Inclusive, o direito à informação é básico ao consumidor, previsto no art. 6º, Capítulo III, do Código de Defesa do Consumidor, *in verbis*:

Art. 6º – São direitos básicos do consumidor: a informação adequada e clara sobre os diferentes produtos e serviços, com especificação correta de quantidade, características, composição, qualidade e preço, bem como sobre os riscos que apresentem.

O Código Civil pátrio, ao disciplinar sobre os direitos da personalidade, estabelece no art. 15 que ninguém será constrangido a submeter-se a tratamento médico contra a sua vontade. O mencionado artigo privilegia a autonomia da vontade do paciente; portanto, o médico deve respeitar a vontade livre do enfermo.

Nesse enfoque, o Código de Ética Médica dispõe:

Art. 56 – Desrespeitar o direito do paciente de decidir livremente sobre a execução de práticas diagnósticas ou terapêuticas, salvo em caso de iminente perigo de vida.

Art. 59 – Deixar de informar ao paciente o diagnóstico, o prognóstico, os riscos e objetivos do tratamento, salvo quando a comunicação direta ao mesmo possa provocar-lhe dano, devendo, nesse caso, a comunicação ser feita ao seu responsável legal.

Assim, diante da efetivação dos direitos sociais previstos na Constituição Federal, bem como nas leis infraconstitucionais, o *consentimento informado* torna-se importante instrumento, servindo de garantia a médicos e pacientes e demonstrando que a relação entre eles foi pautada por transparência, boa-fé e respeito à vontade livre do paciente.

Pode-se então conceituar *consentimento informado*, nas palavras de Luciana Mendes Pereira Roberto: "O consentimento dado pelo paciente baseado no conhecimento da natureza do procedimento a ser submetido, além dos riscos, possíveis complicações, benefícios e alternativas de tratamento. Ou seja: é uma concordância na aceitação dos serviços a serem prestados pelo profissional de saúde em troca do pagamento do paciente ou responsável, estando este informado adequadamente do que está consentindo."

Dessa maneira, entende-se por consentimento informado a aquiescência do paciente em submeter-se a um tratamento proposto, após a obtenção das informações necessárias, quanto a diagnóstico, prognóstico, tratamento, riscos e benefícios, fornecidas pelo profissional de saúde, de acordo com a capacidade intelectiva do paciente ou do seu representante legal.

Nas lições de Luciana Roberto, são pressupostos de admissibilidade do consentimento informado: a capacidade para consentir, a informação e o consentimento livre.

A *capacidade para consentir* coincide com a capacidade que a pessoa tem de praticar todos os atos da vida civil, é a chamada capacidade plena, adquirida aos 18 anos, salvo nos casos de emancipação, previstos no parágrafo único do art. 5º do Código Civil, quando ocorre uma antecipação da capacidade plena.

Todavia, não terá validade jurídica o consentimento dado por um paciente menor de 16 anos, haja vista tratar-se de absolutamente incapaz, necessitando, portanto, do consentimento do seu representante legal.

Já no caso do consentimento dado pelas pessoas relativamente incapazes, por exemplo, maiores de 16 anos e menores de 18 anos, só terá validade jurídica quando assistidos por seus representantes legais. Havendo conflito entre a vontade do menor e a do seu representante legal, será necessário o suprimento judicial.

Os pais serão representantes legais dos filhos menores. Na falta dos pais, o juiz nomeará tutor ou curador para que os represente.

No caso do paciente idoso, o Estatuto do Idoso (Lei 10.741/03) prevê expressamente no art. 17: "Ao idoso que esteja no domínio de suas faculdades mentais é assegurado o direito de optar pelo tratamento de saúde que lhe for reputado mais favorável."

Caso o idoso não tenha condições de emitir sua vontade validamente, o consentimento será dado, de acordo com a ordem de preferência, prevista no art. 17, parágrafo único, adiante:

"Parágrafo único. Não estando o idoso em condições de proceder à opção, esta será feita:

I – pelo curador, quando o idoso for interditado;

II – pelos familiares, quando o idoso não tiver curador ou este não puder ser contactado em tempo hábil;

III – pelo médico, quando ocorrer iminente risco de vida e não houver tempo hábil para consulta a curador ou familiar;

IV – pelo próprio médico, quando não houver curador ou familiar conhecido, caso em que deverá comunicar o fato ao Ministério Público."

Contudo, é oportuno lembrar que, além do ordenamento jurídico aplicável às relações médico-paciente, existem princípios éticos que não devem ser esquecidos. Dessa maneira, não se deve apenas atentar para a capacidade civil do paciente, emissor da vontade, mas, sobretudo, privilegiar o bom relacionamento com ele, haja vista, inclusive, os fins terapêuticos que essa conduta promove.

Quanto à *informação*, conforme mencionado, é direito básico do consumidor (paciente), previsto no art. 6º, Capítulo III, do Código de Defesa do Consumidor, acarretando para os profissionais de saúde, além da obrigação principal, isto é, prestar o serviço com diligência, de modo a não praticar atos que possam ser considerados negligentes, imprudentes ou imperitos, surge, a obrigação da informação.

Vale lembrar que o direito à informação decorre não apenas das normas insertas no Código de Defesa do Consumidor, mas também do Código de Ética Médica, precisamente nos arts. 56 e 59, citados em linhas anteriores, bem como no art. 46, do mesmo Código, *in verbis*:

É vedado ao médico:

Art. 46 – Efetuar qualquer procedimento médico sem o esclarecimento e o consentimento prévios do paciente ou de seu responsável legal, salvo em iminente perigo de vida.

Ressalte-se que o consentimento informado não se exaure em um único ato. O dever de informação e a obtenção do consentimento do paciente devem permear toda a prestação de serviço médico.

Assim, o paciente deve ser mantido informado durante todo o tratamento, esclarecendo as dúvidas que porventura possam surgir, afastando seus medos, ofertando informações de maneira clara e adequada à capacidade de compreensão do mesmo.

Quanto ao modo de obtenção do consentimento, prevalece a liberdade de forma, prevista no art. 107 do Código Civil, ou seja, não há um modelo preestabelecido; o consentimento poderá ser obtido na forma escrita ou oral.

Contudo, deve ser lembrado que o dever de informar não consiste em um único ato, mas sim em um processo informativo. Assim, ante a complexidade do dever de informação, é prudente que, em relação aos principais procedimentos médicos, o consentimento seja obtido na forma escrita.

Quanto ao consentimento, conforme mencionado, esse deverá ser obtido *mediante a vontade livre do paciente*, sem qualquer influência, omissão ou vício de informação que possa levar o paciente a erro.

Por fim, resta apontar algumas hipóteses em que o consentimento é dispensado.

Nas situações de emergência, urgência, notificação e tratamento compulsórios e nos casos em que a informação possa trazer sérios prejuízos ao tratamento do paciente, há a dispensa da obtenção do consentimento em razão das circunstâncias de cada caso, esclarecidas em seguida.

Nos casos de *urgência* e *emergência*, em que há iminente perigo para a vida do paciente, o consentimento é dispensado em razão da exiguidade de tempo necessário para salvaguardar a vida do enfermo. Nessas situações não se pode exigir do médico a obtenção do consentimento, sob pena de atraso no atendimento, possibilitando o óbito do paciente.

Ademais, nessa hipótese, o consentimento é presumido, ou seja, presume-se que, caso o paciente estivesse estabilizado, provavelmente concordaria com o tratamento. Deve-se considerar ainda que, o consentimento dado nas circunstâncias citadas não é livre, haja vista que o paciente encontrava-se premido pela dor, prejudicando sua validade.

Em casos estabelecidos por lei, como de *notificação compulsória*, é inexigível o consentimento, relativizando a autonomia da vontade do paciente, em virtude do interesse coletivo, objetivando resguardar a saúde pública. Desse modo, a Portaria 1.100, do Ministério da Saúde, de 24 de maio de 1996, elenca as moléstias de notificação compulsória.

Igualmente, dispensa-se o consentimento do paciente nos casos de *tratamento compulsório*, como, por exemplo, de doenças mentais em que o paciente apresenta determinado grau de periculosidade, bem como nas hipóteses de aplicação da sanção penal, do tipo medida de segurança, que consiste em internação compulsória em hospital de custódia e tratamento psiquiátrico ou sujeição a tratamento ambulatorial.

Por fim, nos casos em que *a informação possa trazer sérios prejuízos ao tratamento do paciente*, deve ser dispensado o seu consentimento, conforme o art. 59 do Código de Ética Médica. No entanto, algumas informações devem ser fornecidas, devendo ser subtraídas apenas aquelas que prejudiquem a saúde mental do enfermo, acarretando um estado depressivo, com reflexos negativos ao seu tratamento. Nesses casos, o consentimento deverá ser fornecido pelos responsáveis legais do paciente.

Como fazer um termo de consentimento livre e informado

- Identifique o paciente e seu responsável ou representante legal (nome, idade, endereço, identidade), caso o paciente tenha optado por este.
- Em termos claros concisos, de preferência em linguagem não técnica, descreva com relação ao paciente:
  - seu diagnóstico
  - suas alternativas terapêuticas
  - a alternativa terapêutica que você escolheu, e porque a escolheu (prognóstico)
  - esclareça os riscos dessa conduta, as complicações possíveis por ordem de frequência.
- Finalize o documento com a afirmação de que o paciente solicitou e obteve outros esclarecimentos (que você deverá ter dado), que compreendeu as explicações fornecidas e que, assim, *consente* em que pratique o procedimento informado e acrescente que a qualquer momento, antes da realização do procedimento proposto, o paciente poderá optar, sem qualquer explicação, pela suspensão do mesmo, revogando este consentimento.
- Deverão assinar paciente (ou seu responsável ou seu representante legal) e médico.

PREENCHIMENTO DE GUIAS DE SOLICITAÇÃO DE EXAMES

A solicitação de exames complementares faz parte da prática médica diária. No SUS habitualmente existe a solicitação da colocação do CID nos procedimentos de alta complexidade nos procedimentos de alta complexidade. Nesses casos, com a anuência do paciente, o médico pode colocar o CID, uma vez que o SUS não é operadora ou seguradora de plano de saúde.

De acordo com a resolução 1819/2007 do CFM que regulamenta os aspectos éticos relacionados ao preenchimento de guias de consulta e solicitação de exames emitidas pelas seguradoras e operadoras de planos de saúde:

Art. 1º – É vedado ao médico o preenchimento nas guias e consultas e solicitação de exames das operadoras de planos de saúde, dos campos referentes a Classificação Internacional de Doenças (CID) e tempo de doença concomitantemente com qualquer outro tipo de identificação do paciente ou qualquer outra informação sobre o diagnóstico, haja vista que o sigilo na relação médico-paciente é um direito inalienável do paciente, cabendo ao médico sua proteção e guarda.

ATIVIDADES PROFISSIONAIS DE MÉDICA GESTANTE

De acordo com a Resolução 09/2004 do Conselho Regional de Medicina do Estado de Pernambuco (CREMEPE), constitui um direito profissional das médicas gestantes que exercem suas atividades nos setores destinados aos atendimentos de urgência e emergência, entre os quais estão incluídos os de tratamento intensivo no serviço público ou privado, suas transferências para outros setores nosocomiais, por solicitação das mesmas durante o transcurso do último trimestre de gravidez, ficando assegurado o retorno às suas atividades anteriores, após o vencimento do período de licença-maternidade.

§1º – É um dever dos diretores técnicos e clínicos, no âmbito das suas atribuições, garantirem o pleno exercício do direito de que trata o *caput* deste artigo.

LEITURA RECOMENDADA

Brasil. Constituição Federal de 1988. Art. 7º. inc. XVIII – A Licença-Maternidade.

Brasil. Decreto-lei 2.848, de 7 de dezembro de 1940. Institui o Código Penal.

Brasil. Lei 10.406, de 10 de janeiro de 2002. Institui o Código Civil.

BRASIL. Lei 10.741, de 1º de outubro de 2003. Institui o Estatuto do Idoso.

Brasil. Lei 11.770, de 9 de setembro 2008. Cria o Programa Empresa Cidadã.

Brasil. Lei 6.015, de 31 de dezembro de 1973. Dispõe sobre os registros públicos.

Brasil. Lei 8.078, de 11 de setembro de 1990. Institui o Código de Defesa do Consumidor.

Brasil. Lei 9.029, de 13 de abril de 1995. Art. 1º; Art. 2º; Art. 3º; Art. 4º; Art. 5º; Art. 6º.

Brasil. Ministério da Previdência Social. http://www.previdenciasocial.gov.br/conteudoDinamico. php?id=24

Brasil. Ministério da Saúde. Declaração de óbito: documento necessário e importante. Ministério da Saúde, Conselho Federal de Medicina, Centro Brasileiro de Classificação de Doenças. Brasília: Ministério da Saúde, 2006.

Brasil. Ministério da Saúde. Portaria 1.100, de 24 de maio de 1996.

Brasil. Secretaria de Vigilância em Saúde. Portaria 116, de 12 de fevereiro de 2009. Regulamenta a coleta de dados, fluxo e periodicidade de envio das informações sobre óbitos e nascidos vivos para os Sistemas de Informações em Saúde sob gestão da Secretaria de Vigilância em Saúde.

Seção II • Abordagem Geral

Conselho Federal de Medicina. Resolução 1.779, de 5 de dezembro de 2005. Regulamenta a responsabilidade médica no fornecimento da declaração de óbito.

Conselho Federal de Medicina. Resolução 1819/2007, de 22 de maio de 2007. Regulamenta aspectos éticos relacionados ao preenchimento de guias de consulta emitidas pelas seguradoras e operadoras de planos de saúde.

Conselho Federal de Medicina. Resolução CFM 1.246, de 8 de janeiro de 1988. Institui o Código de Ética Médica.

Conselho Regional de Medicina do Estado de Pernambuco/CFM. Resolução 09/2004, de 16 de setembro de 2004. Regulamenta transferência de médica gestante dos setores de urgência e emergência para outros setores nosocomiais.

Del-Campo ERA. *Medicina legal*. 3 ed., São Paulo: Saraiva, 2007.

Fabbro L. *Manual dos documentos médicos*. Porto Alegre: Edipucrs, 2006.

França GV. *Direito médico*. 9 ed., Rio de Janeiro: Forense, 2007.

Fundação Nacional de Saúde. Manual de instruções para o preenchimento da declaração de nascido vivo. 3 ed. Brasília: Ministério da Saúde: Fundação Nacional de Saúde, 2001. BRASIL. Projeto de Lei. Disponível em: http://www.camara.gov.br/sileg/integras/645480.pdf

Giostri HT. *Responsabilidade médica: as obrigações de meio e de resultado: avaliação, uso e adequação*. Curitiba: Juruá, 2004:82-83.

http://www.dataprev.gov.br/servicos/salmat/salmat_def.htm

Kfouri Neto M. Responsabilidade civil do médico. *Revista dos Tribunais*, 2003:185.

Resolução do Conselho Federal de Medicina (CFM) 1.851/2008, Art. 3º (DOU 18/08/2008).

Roberto LMP. *Responsabilidade civil do profissional de saúde & consentimento informado*. Curitiba: Juruá, 2008:114.

Silva RG. Aspectos legais da morte. Disponível em: http://www.fmrp.usp.br/revista/2005/vol38n1/9_aspectos_legais_%20morte.pdf.

CAPÍTULO 5

Vacinação em Ginecologia

Eduardo Jorge da Fonseca Lima • Mariana Corrêa Nunes

INTRODUÇÃO

A assistência à saúde da mulher tradicionalmente é fundamentada em alguns marcos de sua vida. Menarca, gravidez, puerpério, planejamento familiar, climatério, prevenção do câncer de mama e do colo do útero são exemplos de tais especificidades. Entretanto, a garantia de saúde integral para esse grupo populacional ampliou as áreas de interesse, transformando o ginecologista/obstetra em um grande clínico geral da mulher. De acordo com essa nova abordagem, o manuseio da imunização e a sua aplicação no dia a dia são áreas que requerem crescente conhecimento.

Tradicionalmente, esse profissional se envolvia com a questão imunização apenas durante o período gestacional de suas pacientes. Atualmente, campanhas como a da prevenção da hepatite B – doença sexualmente transmissível e 100 vezes mais contagiosa do que o HIV – e a da disponibilização da vacina contra o papilomavírus humano (HPV) têm contribuído para ampliar a compreensão de que um programa de imunização da mulher deve ir muito além da rotineira prevenção de doenças como a rubéola e o tétano neonatal. Ele deve incluir cuidados que atendam a estratégias mais amplas e que ultrapassem o limite da proteção individual.

Cabe destacar que uma estratégia de prevenção eficiente é aquela capaz de servir de referência para a retomada de programas de imunização, defasados face ao surgimento de novas vacinas, bem como para a complementação dos esquemas vacinais interrompidos. Neste capítulo será abordada a vacinação na gestação e fora desse período com as vacinas que fazem parte do Programa Nacional de Imunização (PNI) e as chamadas vacinas especiais, ainda não incluídas no calendário nacional, porém disponíveis em serviços privados.

PLANEJAMENTO DA VACINAÇÃO NA MULHER

Os diversos calendários propostos por entidades como o PNI, a Sociedade Brasileira de Imunização (SBIM) e organismos internacionais como o Centers for Disease Control (CDC) são guias que facilitam a identificação das vacinas para determinado grupo, porém apresentam flexibilidade, podendo ser modificados quando necessário, desde que respeitados: o intervalo mínimo entre as doses; a quantidade mínima de doses para cada faixa etária; a não interferência imunológica e a intercambialidade das vacinas com mesma indicação, mas de produtores diferentes.

Geralmente, se houver atraso entre uma dose e outra, não há necessidade de recomeçar, devendo o esquema de imunização ser retomado de onde parou.

É importante ressaltar que as mulheres adolescentes e adultas precisam atualizar suas imunizações durante as suas consultas rotineiras, recebendo inclusive as vacinas que, na sua infância, não estavam disponíveis.

VACINAS DO CALENDÁRIO DA MULHER FORA DO PERÍODO GESTACIONAL

Tríplice viral (sarampo/caxumba/rubéola)

As vacinas combinadas contra sarampo + caxumba + rubéola contêm vírus atenuado da cepa Schwarz de sarampo, Wistar RA 27/3 de rubéola e, dependendo do laboratório produtor, vírus vivo atenuado de caxumba da cepa Jeryl Lynn, ou cepa Urabe AM 9, ou ainda RIT 4385 (derivada da Jeryl Lynn).

Os vírus vivos atenuados do sarampo e da caxumba são cultivados em embrião de galinha. Já os vírus vivos atenuados da rubéola são cultivados em células diploides humanas.

Para mulheres adolescentes e adultas, recomenda-se uma única dose da vacina tríplice viral admitindo-se o uso anterior da vacina contra sarampo (mono ou tríplice viral).

- *Via de administração:* a vacina deve ser utilizada por via subcutânea. A dose é de 0,5 mL.
- *Eficácia:* para sarampo e rubéola, confere 95 a 99% de proteção após o esquema vacinal completo. Para caxumba, a eficácia é de 75 a 90%.
- *Profilaxia pós-exposição:* até 72 horas após a exposição, pode ser utilizada como profilaxia para o sarampo. Para rubéola ou caxumba, a profilaxia pós-exposição não é indicada.

EVENTOS ADVERSOS

- *Sarampo:* febre a partir do quinto dia, que pode perdurar por 2 a 3 dias. Em até 5% dos vacinados, pode aparecer uma erupção morbiliforme uma semana após a aplicação da vacina.
- *Caxumba:* a incidência de meningite pós-vacinal varia de 1 para 400.000 doses para a cepa Urabe a 1 para 800.000 doses para a cepa Jerryl Lynn.
- *Rubéola: rash,* febre ou linfadenopatia estão presentes em 5 a 15% dos casos, ocorrendo 5 a 12 dias após a vacinação. Artralgia e artrite transitória estão presentes em cerca de 0,5% das crianças e em 10 a 25% das mulheres adultas. Aparece em 7 a 21 dias após a vacinação e afeta principalmente as pequenas articulações.

CONTRAINDICAÇÕES

- Reação anafilática sistêmica após ingestão de ovo de galinha.
- Reação anafilática sistêmica após dose anterior da vacina ou após utilização de neomicina.
- Gravidez – é necessário respeitar um intervalo de 30 dias entre a vacina e a gravidez.
- Ter recebido imunoglobulina humana *standard*, transfusão de plasma ou de sangue nos últimos 3 meses.
- Imunodeficiência primária ou adquirida. Paciente HIV-positivo pode receber essa vacina na dependência da sua imunodepressão.
- Pacientes submetidos a quimioterapia ou corticoterapia em doses imunossupressoras.

Dupla viral (sarampo e rubéola)

O uso dessa apresentação visa à eliminação do sarampo e especialmente da síndrome da rubéola congênita (SRC). A vacina dupla viral foi amplamente empregada nas mulheres com idade fértil (12 a 49 anos de idade), no pós-aborto e pós-parto imediatos.

A Organização Pan-Americana de Saúde (OPAS) estabeleceu como meta a eliminação da rubéola e da SRC até 2010 nas Américas. Para isso, vem realizando campanhas para a população-alvo como homens e mulheres na faixa etária de 20 a 39 anos de idade. A importância de vacinar o público masculino é fundamental para atingir essa meta. Em uma campanha nacional realizada em 2008 foi obtido um percentual de cobertura geral de 95,79% e foi considerada a maior campanha de vacinação realizada no mundo.

Vacina contra hepatite B

O Brasil é um país com áreas de média e alta endemicidades para hepatite B, uma doença sexualmente transmissível 100 vezes mais contagiosa do que a AIDS. A hepatite B é uma das maiores causas de hepatocarcinoma e cirrose hepática, e por isso considerada de combate prioritário pela Organização Mundial da Saúde (OMS).

Embora os grupos de risco para infecção pelo vírus da hepatite B sejam bem conhecidos, em aproximadamente 40% dos casos de infecção crônica não se consegue identificar nenhum fator de risco para a aquisição da doença. Nos países em que foi adotada a vacinação seletiva nesses grupos de risco não se observou o impacto esperado na redução da doença, ao contrário dos locais em que foi introduzida a vacinação universal, em que a vacina não apenas foi capaz de reduzir a quantidade de portadores crônicos, como teve impacto significativo na redução do número de casos de hepatocarcinoma ligados a hepatite B. Com base no exposto, a vacinação universal é a medida mais adequada para o controle da doença.

Em razão da excelente imunogenicidade da vacina contra hepatite B e sua capacidade em estimular a memória imunológica, em indivíduos normais não são indicados testes de rotina para verificar os títulos de anticorpos após a vacinação ou doses de reforço, já que a memória imunológica parece permanecer intacta por vários anos e protege contra infecção crônica por HBV mesmo quando os níveis de anti-HBs são baixos ou nulos.

Entretanto, indivíduos pertencentes a alguns grupos de risco (profissões de risco, pacientes em hemodiálise) devem ser testados entre 1 a 6 meses após completar o esquema vacinal. Se os títulos de anticorpos contra o antígeno HBs estiverem abaixo de 10, recomenda-se dose de reforço da vacina, pois o risco de infecção nesses grupos é elevado e contínuo. Os pacientes em hemodiálise devem ser controlados anualmente.

As vacinas atualmente utilizadas são produzidas por engenharia genética, dotadas de elevado poder imunogênico e com baixa reatogenicidade.

- *Constituição:* antígeno de superfície do vírus da hepatite B (HBsAg), purificado e associado a adjuvantes.
- *Via de aplicação:* intramuscular.
- *Esquema vacinal e época de administração:* o esquema mais utilizado é o de três doses, nos momentos: inicial, 1 mês e 6 meses após a primeira dose (0, 1 e 6 meses). No esquema acelerado de vacinação, o intervalo mínimo da primeira para a segunda dose é de 30 dias e da segunda para terceira dose, de 60 dias. Ressalte-se que um intervalo maior da segunda para a terceira dose melhora a soroconversão.
- *Indicações:* idealmente, a vacina deveria ter indicação universal. O Ministério da Saúde, por meio do PNI, recomenda a vacinação de toda a população de crianças e adolescentes entre 0 e 19 anos de idade.

Vacina contra hepatite A

A vacinação de crianças e adolescentes já é rotina da saúde pública, e o objetivo é a vacinação universal de crianças, adolescentes e adultos. Ao contrário do que ocorria no passado, hoje, com as melhorias das condições sanitárias básicas, o brasileiro se expõe mais tardiamente ao vírus da hepatite A, portanto pode chegar à idade adulta ainda não imune a este vírus, especialmente em populações com acesso a saneamento básico. Portanto, a vacinação contra hepatite A deve ser considerada de rotina em adolescentes e mulheres adultas, ainda suscetíveis a essa infecção.

- *Constituição:* vírus inativado com formaldeído.
- *Via de aplicação:* intramuscular.
- *Esquema vacinal:* duas doses, com intervalo de 6 meses entre a primeira e a segunda dose.
- *Eficácia:* superior a 95%, já após 15 dias da primeira dose.
- *Uso combinado de vacinas:* pode ser utilizada em combinação com a vacina para hepatite B. Nesse caso, o esquema recomendado é de três doses (0, 1 e 6 meses) para proteção adequada de ambas as doenças. Existem apresentações adulta e infantil da vacina combinada A + B.
- *Profilaxia pós-exposição:* poderá ser usada em substituição à gamaglobulina-padrão em pessoas suscetíveis, com idade de 1 a 40 anos, desde que aplicada até no máximo duas semanas após o contato com o caso-índice.

Dupla do tipo adulto (dT) ou tríplice bacteriana acelular do tipo adulto (dTpa)

São vacinas combinadas que protegem contra difteria, tétano e, no caso da tríplice bacteriana acelular, também contra coqueluche. Os objetivos principais da imunização são:

- *Difteria:* manter a doença controlada no país.
- *Tétano:* prevenir o tétano acidental e neonatal.
- *Coqueluche:* reduzir a circulação da *Bordetella pertussis.* A vacinação de adolescentes e adultos visa impedir a transmissão da *Bordetella pertussis* por adultos portadores que podem transmitir para grupos vulneráveis como os lactentes ainda não imunizados.

DUPLA DO TIPO ADULTO (DT)

- *Constituição:* toxoide diftérico e tetânico. A vacina dupla dT (tipo adulto) contém menor quantidade de toxoide diftérico, sendo indicada a partir dos 7 anos de idade.
- *Esquema vacinal:* a vacina é indicada como reforço a cada 10 anos em quem fez o esquema inicial de três doses. Caso desconheça-se o estado imunitário ela é recomendada no esquema inicial de três doses com intervalo mínimo de 30 dias entre as doses.
- *Via de administração:* intramuscular profunda.

A imunização contra o tétano (vacina e soro antitetânico [SAT]) em caso de ferimentos deve respeitar as orientações do Quadro 5.1.

TRÍPLICE BACTERIANA ACELULAR DO TIPO ADULTO (DTPA)

O uso dessa vacina confere proteção a adolescentes e adultos contra as três doenças e deve reduzir potencialmente a transmissão da coqueluche para outros grupos com alto risco de complicações. O real impacto da adoção dessa medida ainda é desconhecido.

A decisão de recomendar a vacina dTpa para adolescentes baseia-se nas evidências de que a doença cause impacto nessa faixa etária e parecem ser os adultos e adolescentes os responsáveis pela transmissão da doença aos lactentes jovens, ainda não imunizados. As recomendações da Academia Americana de Pediatria (AAP) para uso da vacina dTpa em adolescentes são:

- Nas adolescentes e adultas em dia com a vacinação (aquelas que receberam pelo menos três doses de dTpa ou dT em algum momento da vida): aplicar uma dose de dTpa a cada 10 anos. Na impossibilidade, aplicar a dT a cada 10 anos.
- Nas adolescentes e adultas não vacinadas na infância ou com situação vacinal ignorada: aplicar uma dose de dTpa e duas doses de dT com intervalo de 1 a 2 meses entre elas.

Quadro 5.1 Esquema de conduta

História da vacinação contra o tétano	Ferimento limpo e/ou superficial		Outros tipos de ferimentos	
	Vacina	SAT	Vacina	SAT
Incerta ou menos de 3 doses	Sim	Não	Sim	Sim
3 doses ou mais:				
Última dose < 5 anos	Não	Não	Não	Não
Última dose entre 5 e 10 anos	Não	Não	Sim	Não
Última dose há mais de 10 anos	Sim	Não	Sim	Não

Na impossibilidade de aplicar a dTpa, aplicar três doses de dT com o mesmo intervalo entre as doses.

Vacina antivaricela

A vacina está indicada como rotina para crianças, mas, quando isso não ocorre e não há história prévia da doença, deve-se indicar a vacinação na adolescência ou na idade adulta, uma vez que a incidência de complicações decorrentes da varicela é maior em adolescentes e adultos. Além disso, a vacinação de mulheres em idade fértil também previne a possibilidade de varicela durante a gestação, situação de alto risco para o feto. Ver maiores detalhes em *Vacinação na gestação*.

- *Composição:* vacina de vírus vivos atenuados, cepa OKA.
- *Esquema vacinal e via de administração:* é aplicada por via subcutânea.

Para a imunização de maiores de 13 anos são necessárias duas doses da vacina antivaricela, com intervalo de um mês entre elas. A vacina está contraindicada em gestantes e imunodeprimidos.

Para crianças, adolescentes e adultos, a vacina contra a varicela ainda não está disponível na rotina do PNI, sendo disponibilizada gratuitamente para indicações especiais nos Centros de Referência para Imunológicos Especiais (CRIE).

Vacina anti-influenza (gripe)

O vírus da influenza é um dos maiores causadores de morbidade e hospitalizações, entre as doenças que podem ser prevenidas por vacinação. Estima-se que a cada temporada 5 a 15% da população mundial seja atingida pelo vírus. Classicamente, indivíduos com idade superior a 60 anos, imunodeprimidos, gestantes e crianças menores de dois anos apresentam maiores taxas de complicações. Na recente epidemia pelo vírus A H1/N1 foi observado o aparecimento de complicações mesmo em adultos jovens. O significado desse comportamento ainda está sendo investigado, mas é provável que seja decorrente da falta de contato prévio com esse vírus, diferentemente dos idosos.

A OMS coordena centros de Vigilância Epidemiológica para o vírus influenza em vários países, incluindo o Brasil. Esses centros identificam os vírus circulantes e realizam sua caracterização antigênica. Atualmente, é definido um tipo de vacina anual para o Hemisfério Sul e outro para o Hemisfério Norte. Essa é uma das dificuldades cruciais dessa vacina, já que ela é preparada com cepas selecionadas antecipadamente, conferindo imunidade apenas para essas cepas e havendo sempre emergência de cepas novas.

A prioridade da OMS é vacinar os grupos de risco principais como: idosos, doentes crônicos, imunodeprimidos, crianças menores de 2 anos, gestantes e profissionais de saúde, visando diminuir complicações/internações/óbitos e a disseminação do vírus.

Nos EUA, a orientação atual (2009-2010) é vacinar anualmente contra influenza toda a população de 6 meses a 18 anos de idade e também os contatos intradomiciliares e cuidadores dos menores de 59 meses de vida. Além disso, propõe vacinação a todos os indivíduos com mais de 50 anos de idade.

O Ministério da Saúde do Brasil ainda não preconiza a vacinação universal na infância, mantendo as indicações em idosos com 60 anos ou mais e para os grupos de risco contra influenza, como os portadores de doenças crônicas e profissionais de saúde.

- *Constituição:* vírus inativados e fragmentados (do tipo *split*).
- *Época de administração:* especialmente antes da temporada do inverno.
- *Via de aplicação:* intramuscular.
- *Contraindicações específicas:* reações anafiláticas às proteínas de frango ou ovos.
- *Eventos adversos:* locais, como dor, eritema, edema e calor, e febre nas primeiras 72 horas após aplicação.

Vacina contra febre amarela

A febre amarela, causada pelo flavivírus, é uma doença rara em países industrializados. No entanto, a forma selvagem ainda é endêmica em algumas regiões do Brasil e do mundo, resultando em quadros suaves a severos de uma síndrome viral associada com um alto índice de mortalidade. Como não existe tratamento específico para essa doença com altas taxas de mortalidade, a vacina contra febre amarela foi incluída no calendário vacinal do Brasil para quase todo o território nacional (com exceção de alguns estados da Região Nordeste e áreas litorâneas dos estados das regiões Sul e Sudeste). Ela é recomendada para todos os indivíduos com 9 meses de vida ou mais velhos que residam ou pretendam viajar para áreas endêmicas, sendo exigida por regulamentos internacionais para viagem a certos países. O reforço da vacina deve ser feito a cada 10 anos. Em casos de viagem ela deve ser administrada no mínimo 2 semanas antes da ocasião.

Antimeningocócica C conjugada

Adolescentes e adultos também estão em risco de contrair a doença meningocócica. Por esse motivo, devem, quando possível, ser vacinados. Recomenda-se uma única dose da vacina.

Antipneumocócica 23 valente

Indicada para mulheres portadoras de doenças que as coloquem em risco para a infecção pneumocócica: diabéticas, asplênicas, imunodeprimidas, com doença pulmonar ou cardiovascular crônica grave, com insuficiência renal crônica, síndrome nefrótica, cirrose hepática, hemoglobinopatias ou portadoras do vírus HIV. Recomenda-se uma única dose da vacina.

Calendários de vacinação

Além do calendário de vacinação da criança, o Ministério da Saúde dispõe de um calendário de vacinação próprio para cada idade (Quadros 5.2 e 5.3).

Vacinação contra HPV

No mundo, aproximadamente 2,3 bilhões de mulheres maiores de 15 anos de idade estão sob risco de desenvolver câncer cervical. Cerca de 500.000 mulheres recebem o diagnóstico de câncer cervical e 275.000 morrem desta doença por ano, sendo o segundo tipo mais freqüente de câncer em todo o mundo.

Quadro 5.2 Calendário de Vacinação do Adolescente (1)

Idade	Vacinas	Doses	Doenças evitadas
	Hepatite B	1ª dose	Hepatite B
De 11 a 19 anos (na primeira visita ao serviço de saúde)	dT (Dupla tipo adulto) (2)	1ª dose	Difteria e tétano
	Febre amarela (3)	Reforço	Febre amarela
1 mês após a 1ª dose contra hepatite B 6 meses após a 1ª dose contra hepatite B	SCR (tríplice viral) (4)	Dose única	Sarampo, caxumba e rubéola
	Hepatite B	2ª dose	Hepatite B
2 meses após a 1ª dose contra difteria e tétano 4 meses após a 1ª dose contra difteria e tétano	Hepatite B	3ª dose	Hepatite B
	dT (Dupla tipo adulto)	2ª dose	Difteria e tétano
A cada 10 anos, por toda a vida	dT (Dupla tipo adulto)	3ª dose	Difteria e tétano
	dT (Dupla tipo adulto)	Reforço	Difteria e tétano
	Febre amarela	Reforço	Febre amarela

(1) Adolescente que não tiver comprovação de vacina anterior, seguir este esquema. Se apresentar documentação com esquema incompleto, completar o esquema já iniciado.
(2) Adolescente que já recebeu anteriormente três doses ou mais das vacinas DTP, DT ou dT, aplicar uma dose de reforço. É necessário doses de reforço da vacina a cada 10 anos. Em caso de ferimentos graves, antecipar a dose de reforço para 5 anos após a última dose. O intervalo mínimo entre as doses é de 30 dias.
(3) Adolescente que resida ou que for viajar para área endêmica (estados: AP, TO, MA, MT, MS, RO, AC, RR, AM, PA, GO e DF), área de transição (alguns municípios dos seguintes estados: PI, BA, MG, SP, PR, SC e RS) e área de risco potencial (alguns municípios dos seguintes estados: BA, ES e MG). Em viagem para essas áreas, vacinar 10 dias antes,
(4) Adolescente que tiver duas doses da vacina tríplice viral (SCR) devidamente comprovada no cartão de vacinação não precisa receber esta dose.

Segundo a OMS, anualmente no Brasil mais de 19 mil mulheres são diagnosticadas com câncer cervical e pouco mais que 8 mil morrem da doença a cada ano, sendo o segundo tipo de câncer mais frequente em mulheres entre 15 e 44 anos de idade.

Estima-se que cerca de 70% das mulheres sexualmente ativas entrarão em contato com algum tipo de HPV no decorrer de suas vidas, porém apenas 10% dessas mulheres terão infecção persistente pelo vírus. Embora a maioria das infecções por HPV não cause nenhum sintoma e seja autolimitada, a infecção genital persistente pelo vírus é o principal fator de risco para câncer cervical em mulheres (sendo o vírus detectado em cerca de 99% dos cânceres cervicais) e para outros tipos de cânceres anogenitais e verrugas genitais tanto em homens quanto em mulheres.

Atualmente, mais de 100 tipos de HPV foram identificados, dos quais cerca de 40 infectam a região genital. Estudos moleculares e epidemiológicos provaram que os vírus HPV 16 e 18, entre os aproximadamente 18 tipos de HPV "oncogênicos" ou "de alto risco", são responsáveis por 70% dos cânceres cervicais, enquanto os HPV 6 e 11 induzem 90% das verrugas genitais. No Brasil, os tipos mais frequentes de HPV de "alto risco" associados ao câncer de cérvice uterina são (Tipo-HPV [prevalência%]): 16 (55%), 18 (14%), 33 (4,6%), 31 (4%) e 35 (3,8%).

Hoje, testemunhamos a apresentação da primeira geração de vacinas profiláticas contra os tipos mais predominantes de HPV associados ao câncer de colo do útero e as verrugas genitais.

Quadro 5.3 Calendário de vacinação do adulto e do idoso

Idade	Vacinas	Doses	Doenças evitadas
A partir de 20 anos	dT (Dupla tipo adulto (1)	1ª dose	Difteria e tétano
	Febre amarela (2)	Dose inicial	Febre amarela
	SCR (Tríplice viral) (3)	Dose única	Sarampo, caxumba e rubéola
2 meses após a 1ª dose contra difteria e tétano	dT (Dupla tipo adulto)	2ª dose	Difteria e tétano
4 meses após a 1ª dose contra difteria e tétano	dT (Dupla tipo adulto)	3ª dose	Difteria e tétano
A cada 10 anos, por toda a vida	dT (Dupla tipo adulto)	Reforço	Difteria e tétano
60 anos ou mais	Febre amarela	Reforço	Febre amarela
	Influenza (4)	Dose anual	Influenza ou gripe
	Pneumococo (5)	Dose única	Pneumonia causada pelo pneumococo

(1) A partir dos 20 anos de idade, gestante, não gestante e idosas que não tiverem comprovação de vacinação anterior, seguir o esquema acima. Apresentando documentação com esquema incompleto, completar o esquema já iniciado. O intervalo mínimo entre as doses é de 30 dias.

(2) Adulto/idoso que resida ou que for viajar para área endêmica (estados: AP, TO, MA, MT, MS, RO, AC, RR, AM, PA, GO e DF), área de transição (alguns municípios dos seguintes estados: PI, BA, MG, SP, PR, SC e RS) e área de risco potencial (alguns municípios dos seguintes estados: BA, ES e MG). Em viagem para essas áreas, vacinar 10 dias antes.

(3) A vacina tríplice viral (SCR [Sarampo, Caxumba e Rubéola]) deve ser administrada em mulheres de 12 a 49 anos que não tiverem comprovação de vacinação anterior.

(4) A vacina contra influenza é oferecida anualmente durante a Campanha Nacional de Vacinação do Idoso.

(5) A vacina contra pneumococo é aplicada durante a Campanha Nacional de Vacinação do Idoso nos indivíduos que convivem em instituições fechadas, tais como casas geriátricas, hospitais, asilos e casas de repouso, com apenas um reforço 5 anos após a dose inicial.

A tecnologia de recombinação genética permitiu o desenvolvimento de vacinas profiláticas para o HPV, formuladas com proteínas do capsídeo viral (L1), altamente imunogênicas e capazes de se rearranjar espontaneamente, formando partículas semelhantes ao vírus, destituídas de seu DNA (*virus like particles* [VLP]). Diversos estudos de fases 1, 2 e 3 revelaram que a injeção intramuscular das VLP dos HPV 6, 11, 16 e 18 é capaz de estimular resposta de anticorpos muitas vezes superior à encontrada após a infecção natural. O uso dessas vacinas mostrou-se seguro em animais e humanos e eficaz por até 5 anos em estudos clínicos de fases 2 e 3.

Até o momento, foram desenvolvidas duas vacinas profiláticas para o HPV: uma vacina bivalente contra os HPV 16 e 18, objetivando a prevenção do câncer cervical/anogenital, e uma vacina quadrivalente contra os HPV 6, 11, 16 e 18, objetivando a prevenção de câncer cervical e anogenital, lesões cervicais, vaginais e vulvares precursoras de câncer, e verrugas anogenitais relacionadas com os tipos 6 e 11 de HPV.

Diferença importante entre as duas vacinas está no adjuvante: a quadrivalente utiliza um sal de alumínio conhecido como hidroxifosfato-sulfato de alumínio, e a bivalente, o sistema ASO4, que contém um sal de alumínio, e o MPLA (monofosforilípide A).

As duas vacinas são muito imunogênicas. Após as três doses dos esquemas básicos propostos, o nível de anticorpos contra os tipos 16 e 18 foi de 100 a 200 vezes superior ao verificado em mulheres após a infecção natural com esses vírus. Para a vacina bivalente, após 5,5 anos da vacinação os títulos de anticorpos (ELISA) continuavam 11 vezes mais elevados que os títulos após infecção natural; após 6,4 anos, todas as mulheres vacinadas permaneciam soropositivas para os tipos 16 e 18.

Quanto à vacina quadrivalente, mais de 99% dos homens e das mulheres vacinados com idades de 16 a 23 anos desenvolveram anticorpos em títulos elevados logo após a vacinação. Nas mulheres, os títulos de anticorpos anti-HPV 16 continuavam cerca de dez vezes mais elevados que após a infecção natural na avaliação de cinco anos, com 98% das vacinadas mantendo soropositividade. Já os níveis de anticorpos anti-HPV 18 caíram mais rapidamente, aproximando-se dos títulos alcançados após a infecção natural ao longo de 18 a 60 meses de avaliação.

Essas diferenças no comportamento dos anticorpos induzidos pelas vacinas devem ser analisadas com cautela quanto à efetividade clínica.

Desperta interesse ainda a possibilidade de indução de imunidade cruzada após a imunização com HPV 16 e 18. Sabe-se que os HPV 16 e 18 são responsáveis pela maior parte, mas não a totalidade, dos casos de câncer de colo de útero. Outros tipos, particularmente 31, 33, 45, 52 e 58, também têm potencial oncogênico, portanto, desejável proteção particularmente em relação aos tipos 45 e 31. A vacina bivalente demonstrou proporcionar certa proteção cruzada contra HPV relacionados filogeneticamente aos tipos 16 e 18; a quadrivalente também evidenciou proteção cruzada contra tipos relacionados ao HPV 16. Assim, enquanto as duas vacinas conferem proteção parcial contra os HPV 31, 33, 52 e 58, apenas a vacina bivalente parece ter eficácia cruzada contra o HPV 45. Entretanto, o significado clínico dessa proteção cruzada ainda não é bem determinado.

INDICAÇÕES

Em 2006, a vacina quadrivalente contra HPV foi licenciada pela Food and Drug Administration (FDA) e no Brasil, pela Agência Nacional de Vigilância Sanitária (ANVISA) para uso em mulheres entre 9 e 26 anos. Recentemente (setembro de 2009), o organismo regulador europeu expandiu essa indicação para mulheres até 45 anos de idade. Idealmente, as mulheres devem ser vacinadas antes da primeira relação sexual, uma vez que a maioria delas adquire o HPV dentro de meses depois de suas primeiras relações sexuais, e a incidência máxima de infecção por HPV ocorre dentro de alguns anos depois disso.

DOSE E ADMINISTRAÇÃO

As vacinas devem ser administradas por via intramuscular em três doses separadas de 0,5 mL, preferencialmente no músculo deltoide. A vacina quadrivalente deve ser administrada com intervalos de 0, 2 e 6 meses entre as doses, enquanto a bivalente deve ter intervalos de 0, 1 e 6 meses.

PRECAUÇÕES E CONTRAINDICAÇÕES

A vacina não deve ser dada a mulheres com história de hipersensibilidade a fermento nem a qualquer componente da vacina, e a imunização deve ser protelada em mulheres com doença aguda moderada a grave. As mulheres imunocomprometidas podem ser vacinadas. Embora a segurança e a imunogenicidade da vacina nessa população ainda não estejam bem estabelecidas, a vacina pode ser especialmente benéfica para esse grupo de mulheres, uma vez que elas têm risco aumentado para câncer relacionado a HPV.

Mulheres grávidas não devem receber vacina contra HPV. Embora a vacina não tenha sido associada a resultados adversos na gravidez nem danos ao feto, a vacinação durante gravidez ainda não foi completamente estudada. Se uma mulher engravidar depois de ter iniciado a vacinação, as doses restantes devem ser adiadas para após o término da gestação. Mulheres que estejam amamentando podem receber a vacina.

VACINAÇÃO EM HOMENS

Recentemente a FDA autorizou a vacina quadrivalente para homens de 9 a 26 anos de idade. Sabe-se que esta vacina tem uma resposta imunológica equivalente em homens e mulheres. A proteção contra verrugas genitais induzidas pelos HPV 6 e 11 em jovens ainda não infectados torna a vacinação atraente à população masculina.

IMPACTO NO *SCREENING* CERVICAL

Sabe-se que os programas de controle do câncer cervical com exame Papanicolaou reduzem o número de casos de câncer e mortes por detectarem lesões pré-cancerosas. A vacina quadrivalente contra o HPV não eliminará a necessidade desse *screening* cervical para câncer, uma vez que nem todos os tipos de HPV que causam esse tipo de câncer estão incluídos na vacina.

Uma revisão sistemática de nove estudos sobre vacinação contra HPV evidenciou que, entre mulheres de 15 a 25 anos de idade previamente não infectadas pelo HPV, a vacinação profilática parece ser altamente eficaz em prevenir infecção persistente por HPV e doença pré-cancerosa cervical. A continuação dos estudos com acompanhamento a longo prazo é necessária para fundamentar reduções na incidência de câncer cervical e sua mortalidade.

VACINAÇÃO NA GESTAÇÃO

Recém-nascidos e lactentes jovens são vulneráveis a várias doenças causadas por vírus e bactérias. Em geral, a imunização ativa não é bem-sucedida nessa faixa etária em virtude de alguns motivos, como a imaturidade do sistema imunológico, o tempo de latência necessário para o desenvolvimento da imunidade protetora e a interferência de anticorpos maternos.

A diminuição da morbimortalidade de recém-nascidos e lactentes por infecções é a base da estratégia da imunização materna. Essa proteção é alcançada de várias maneiras:

- Passagem transplacentária de anticorpos da classe IgG1 para o feto.
- Transferência de anticorpos (principalmente IgA secretória) e outros fatores imunes pelo colostro e pelo leite materno.
- Proteção materna contra infecções, evitando que as mesmas contaminem seu bebê.

A meta da imunização materna é dar ao neonato concentrações suficientes de anticorpos durante o período de maior vulnerabilidade. Durante a gravidez, as mulheres são capazes de obter uma boa resposta humoral a vacinas. As imunoglobulinas maternas da classe IgG são transportadas ativamente ao feto através da barreira placentária, ocorrendo um aumento considerável dessa transferência nas últimas 4 a 6 semanas antes do parto.

Até a década de 1960 os conhecimentos com relação ao efeito das vacinas sobre os fetos eram muito limitados e por isso várias gestantes foram vacinadas durante os programas de imunização. Um estudo norte-americano incluiu 50.000 mulheres vacinadas durante a gestação e seus filhos, à procura de ocorrência de malformações, desordens de aprendizado, deficiência auditiva e risco para neoplasias, e demonstrou que as vacinas contra poliomielite, influenza, difteria, tétano e varíola não trouxeram efeitos adversos para os fetos.

Desde então, a segurança e a eficácia da imunização materna para a prevenção de doenças infecciosas em crianças foram repetidamente documentadas. Atualmente, sabe-se que vacinas com bactérias ou vírus inativados, toxoides, vacinas polissacarídicas ou conjugadas são seguras na gestação. Quando indicadas, podem ser utilizadas em gestantes sem riscos para o feto.

A gravidez é considerada uma contraindicação à vacinação com vírus vivos por causa do risco teórico destes de cruzar a placenta e infectar o feto. Diretrizes atuais recomendam a não utilização, de modo geral, destas vacinas durante a gravidez. Entretanto, a vacinação inadvertida de uma mulher grávida com vacinas de vírus vivos não deve ser considerada uma razão para recomendar interrupção da gravidez. Vale salientar também que mulheres em idade fértil devem ser orientadas a evitar a gravidez durante 4 semanas após a vacinação com vírus vivos.

As vacinas recomendadas para gestantes devem ser pouco reatogênicas, seguras para a mãe e o feto e capazes de induzir uma boa resposta de anticorpos da classe IgG. Idealmente, os componentes da vacina devem ser específicos, altamente purificados, e uma única dose deve ser suficiente para alcançar os títulos de anticorpos necessários. Para que se obtenha uma adequada transferência de anticorpos, a vacina deve ser aplicada no mínimo 15 dias antes do parto. Além disso, sempre que possível, as vacinas recomendadas para mulheres grávidas devem ser administradas após o primeiro trimestre da gravidez, quando o feto já se formou. Essa conduta procura prevenir que qualquer malformação ou aborto que possam ocorrer, independentemente da vacinação, sejam atribuídos às vacinas.

VACINAS ROTINEIRAMENTE RECOMENDADAS ÀS GESTANTES

Vacina contra tétano e difteria

O melhor exemplo da eficácia da vacinação durante a gestação foi a drástica redução da incidência de tétano neonatal na década passada em várias regiões do mundo. No fim da década de 1980, o tétano neonatal era considerado um grande problema de Saúde Pública. Segundo a OMS, em 1988, 787.000 recém-nascidos morreram de tétano neonatal, o equivalente a 6,5 casos por 1.000 nascidos vivos. Com o aumento da cobertura vacinal para tétano entre as gestantes a incidência de tétano neonatal foi substancialmente reduzida. Em 2000, a OMS divulgou 200.000 casos de óbito por tétano neonatal, uma redução de aproximadamente 75% quando comparada com 1988. O tétano neonatal agora contribui com aproximadamente 5% da mortalidade neonatal global, comparada com 14% em 1993. No Brasil, 296 casos de tétano neonatal foram notificados em 1990. Já no ano de 2001, 34 casos foram notificados, evidenciando um aumento na cobertura vacinal entre nossas gestantes, porém ainda com algumas falhas.

Conhecendo-se os benefícios por ela proporcionados, a vacina contra tétano e difteria deve ser rotineiramente oferecida durante a gestação. Gestantes com esquema primário completo devem receber dose de reforço na gestação caso a última dose da vacina tenha

Quadro 5.4 Calendário vacinal

Vacinas	Esquemas	Gestante	Composição
HPV	Para mulheres na prevenção da infecção pelo papiloma vírus humano: até 26 anos em três doses, no esquema 0-2-6 meses com a vacina do laboratório MSD ou até 25 anos em três doses, no esquema 0-1-6 meses com a vacina do laboratório GSK	Contraindicada	Vírus vivos atenuados
Tríplice viral (sarampo, caxumba e rubéola)[1]	Uma ou duas doses (com intervalo mínimo de 4 meses) para mulheres até 49 anos, de acordo com histórico vacinal, de modo que todas recebam no mínimo duas doses na vida Dose única para mulheres com mais de 49 anos	Contraindicada	Vírus vivos atenuados
Hepatites A, B ou A e B	*Hepatite A* Duas doses, com intervalo de seis meses após a primeira	A ser considerada[2] em situações de riscos especiais[2]	Vírus inativo
	Hepatite B Três doses, com intervalos de 1 mês entre a primeira e a segunda e de 6 meses entre a primeira e a terceira (0-1-6)	Considerar enfaticamente	Partículas virais (HBsAg)
Poliomielite	2 e 4 meses de idade e terceira dose após 6 a 12 meses	Deve ser evitada	Salk (VIP) – vírus inativado
	2, 4 e 6 meses de idade e reforço após 6 a 12 meses	Contraindicada	Sabin (VOP) – vírus vivo atenuado
Varicela (catapora)[1]	A partir de 13 anos de idade: duas doses com intervalo de 2 meses	Contraindicada	Vírus vivo atenuado
Vacinas contra difteria, tétano e coqueluche	*Com esquema de vacinação básica completo* Reforço com dTpa (tríplice bacteriana acelular do tipo adulto) e após, uma dose de dT (vacina dupla bacteriana do tipo adulto) a cada 10 anos	Vacina dT – recomendada Vacina dTpa – a ser considerada em situações de riscos especiais[3]	Toxoides diftérico e tetânico Antígeno inativo (coqueluche)
	Com esquema de vacinação básica incompleto Uma dose de dTpa (tríplice bacteriana acelular do tipo adulto) e uma ou duas doses de dT (vacina dupla bacteriana do tipo adulto) para completar esquema de três doses		
	Durante a gestação Para a gestante, mesmo que esteja com o esquema de vacinação contra o tétano em dia, mas que tenha recebido a última dose há mais de 5 anos: uma dose da vacina dupla bacteriana do tipo adulto (dT)		

(continua)

Quadro 5.4 Calendário vacinal (*continuação*)

Vacinas	Esquemas	Gestante	Composição
Influenza (gripe)	Dose única anual	Recomendada[4]	Vírus inativado
Febre amarela[1]	Uma dose a cada 10 anos para quem vive ou vai se deslocar para áreas endêmicas	Em geral contra-indicada Deve ser considerada em situações nas quais o risco da doença supere o risco da vacina[5]	Vírus vivo atenuado
Antimeningocócica C conjugada	Dose única	A ser considerada em situações de riscos especiais[6]	
Pneumococo	A partir de 12 anos, dose única	Deve ser evitada	Antígenos capsulares
Meningococo conjugada	A partir dos 2 anos, dose única	Pode ser utilizada	Polissacarídeos capsulares
BCG	Dose única	Deve ser evitada	Bactérias atenuadas
Raiva	–	Pode ser utilizada	Vírus inativado

Observações:
Tabela adaptada do Calendário de Vacinação da Mulher – Recomendações da Associação Brasileira de Imunizações (Sbim) – 2009.
Para não gestantes e puérperas todas estas vacinas podem ser utilizadas sem contra-indicações. Sempre que possível, evitar a aplicação de vacinas no primeiro trimestre de gravidez. Vacinas de vírus vivos (tríplice viral, varicela e febre amarela), se possível e de preferência, devem ser aplicadas pelo menos um mês antes do início da gravidez e nunca durante a gestação.

Comentários:
(1) Vacina de vírus atenuados de risco teórico para o feto, portanto contraindicada para gestantes.
(2) A vacina contra hepatite A é vacina inativada, portanto sem evidências de riscos teóricos para a gestante e o feto e não contraindicada nessa fase. Deve ser preferencialmente aplicada fora do período da gestação, mas em situações de risco a exposição ao vírus não está contra indicada em gestantes.
(3) A vacina tríplice bacteriana do tipo adulto (dTpa) é vacina inativada, portanto sem evidências de riscos teóricos para a gestante e o feto e não contraindicada nessa fase. O uso de dTpa em gestantes está recomendado por ora, somente em situações de risco especial para pertussis, definidas como: gestantes adolescentes; gestantes profissionais de saúde; mulheres grávidas que cuidam diretamente de crianças com menos de 12 meses de idade; gestantes que vivem ou trabalhem em comunidades com alta prevalência de coqueluche.
(4) A gestante é grupo de risco para as complicações da infecção pelo influenza.
(5) A vacina contra a febre amarela, apesar de vacina de vírus atenuado de risco teórico para o feto (e por isso contraindicada para gestantes) em regiões em que a doença seja altamente endêmica e o risco da doença, portanto, supere os da vacina, deve ser aplicada mesmo durante a gestação.
(6) A vacina meningocócica C conjugada é vacina inativada, portanto sem evidências de riscos teóricos para a gestante e o feto. No entanto, na gestação está indicada apenas nas situações de surtos da doença. Vale destacar que a amamentação não contraindica a vacinação.

sido feita há mais de 5 anos; gestantes não imunizadas devem receber três doses da vacina iniciadas durante a gestação o mais precocemente possível. É prática usual, entretanto, iniciar o esquema vacinal após o primeiro trimestre. Gestantes parcialmente vacinadas devem completar o esquema vacinal durante a gestação. O intervalo ideal entre as duas primeiras doses deve ser de 2 meses e entre a segunda e terceira dose, de 6 meses. No entanto, aceita-se um intervalo mínimo de 30 dias entre as doses. Se não houver tempo para aplicar as três doses da vacina durante a gestação, a segunda dose deve ser aplicada no máximo até 20 dias antes da data provável do parto. Todas as vezes que houver indicação da vacinação antitetânica, a vacina dupla tipo adulto (dT) pode ser aplicada, para aproveitar a oportunidade de proteger contra a difteria, visto que essa doença ainda existe de forma endêmica no País.

Não há estudos de segurança da vacina dTpa em gestantes, sendo seu uso eventual fundamentado na segurança do uso da vacina dT. É improvável que vacinas inativadas possam causar dano ao feto. O CDC recentemente passou a não contraindicar o uso dessa vacina na gestação, especialmente após o primeiro trimestre, recomendando em situações de risco especial para *pertussis* definidas como: gestantes adolescentes; gestantes profissionais de saúde; mulheres grávidas que cuidam diretamente de crianças menores de 12 meses de idade; gestantes que vivem ou trabalhem em comunidades com alta prevalência de coqueluche. Para esses casos, o esquema recomendado é em gestantes previamente vacinadas com pelo menos três doses de vacina contendo a antitetânica (dT, dTpa), aplicar uma única dose de dTpa, de preferência no segundo ou terceiro trimestre da gestação. Em gestantes com vacinação incompleta ou desconhecida, aplicar uma dose de dTpa seguida de duas doses de dT com intervalo de 2 meses entre elas.

Não se conhece ainda os efeitos da passagem de anticorpos para o feto após o uso da dTpa na gestante e nem sua interferência na resposta imune do lactente após a sua vacinação com DTP clássica ou acelular.

Vacina contra influenza

Gestantes e crianças com menos de 1 ano de idade possuem um alto risco de complicações associadas ao vírus influenza. Em mulheres no terceiro trimestre de gravidez, o risco de complicações é mais alto que em adultos jovens que apresentam fatores de risco para gripe.

Embora a vacina inativada contra influenza não seja recomendada universalmente para todas as mulheres adultas, é especificamente recomendada para gestantes por causa do alto risco de complicações relacionadas com a doença.

A vacinação contra influenza é considerada segura durante a gestação e não foi relacionada a efeitos adversos no feto. Está recomendada para gestantes no segundo e terceiro trimestres de gestação, nos meses que antecedem o período de alta circulação do vírus, para diminuir o risco de formas graves de influenza, além da hospitalização por essa doença nas gestantes. Além disso, a vacinação de gestante também evita a transmissão materna do vírus para seus bebês e os protege contra gripe durante seus vulneráveis primeiros meses de vida através de transmissão materna de anticorpos.

Vacinas recomendadas para gestantes apenas em situações especiais

Algumas vacinas são utilizadas durante a gestação apenas em situações especiais. Em casos de epidemias ou pandemias as gestantes podem ser imunizadas com as vacinas contra

Seção II • Abordagem Geral

poliovírus (inativadas ou vírus vivo atenuado), hepatite A, febre amarela e meningococo. Outras vacinas como a contra hepatite B e a pneumocócica polissacarídica também podem ser administradas em gestantes em situações específicas.

VACINA CONTRA POLIOMIELITE

Existem dois tipos de vacina contra a poliomielite. A vacina oral contra poliomielite (VOP), composta por vírus vivos atenuados (poliovírus 1, 2 e 3), e a vacina inativada de potência elevada contra poliomielite (VIP), que também é trivalente, sendo esta, porém, de administração intramuscular. As vacinas, de vírus atenuados ou inativados, contra poliomielite são altamente imunogênicas e eficientes para prevenção de poliomielite. Nos anos 1950, elas foram amplamente utilizadas em gestantes americanas devido ao alto risco de infecção pelo vírus selvagem. Estudos não confirmaram nenhum efeito adverso sério nas mulheres que utilizaram a vacina nem em seus bebês. Mais recentemente, em razão das epidemias de poliomielite na Finlândia, mais de 3.000 mulheres grávidas receberam a vacina oral contra pólio, sendo mais uma vez demonstrada a segurança de tal vacina. Embora haja o risco teórico, até agora não há nenhuma evidência de que as vacinas (oral ou injetável) contra poliomielite causem efeitos indesejáveis para a mulher grávida ou para o feto.

Em 1994 o Brasil recebeu a Certificação da Erradicação da Poliomielite. Uma vez que o risco da poliomielite está atualmente muito baixo no país, a imunização de gestantes não é recomendada. Só em circunstâncias especiais as mulheres grávidas devem receber a vacina oral contra poliomielite, como em viagens para áreas endêmicas. Sempre que possível dar preferência a vacina inativada durante a gestação.

VACINA CONTRA HEPATITE B

As principais vias de transmissão da hepatite B são: parenteral, percutânea, sexual e vertical. Em algumas regiões altamente endêmicas a transmissão vertical ainda permanece como o modo predominante de infecção por HBV. Um recém-nascido cuja mãe tem evidência sorológica de infecção ativa com replicação viral (HBeAg-positiva) tem alto risco para infecção crônica pelo HBV, variando entre 70 e 90% aos 6 meses de idade, caso não sejam administradas a imunoglobulina humana específica anti-hepatite B (IGHAHB) e a vacina contra hepatite B. As crianças nascidas de mães HBsAg-positivas, porém HBeAg-negativas, têm um menor risco de infecção, variando entre 10 e 40%. Quando a imunoglobulina humana anti-hepatite B (IGHAHB) e a vacina contra hepatite B são administradas imediatamente após o nascimento nos filhos de mães HBsAg-positivas há uma importante redução no risco de transmissão do vírus para a criança (> 90%).

A infecção aguda por hepatite B durante a gravidez não está associada a aumento de abortamento espontâneo nem a malformações congênitas. No entanto, é associada à incidência mais alta de baixo peso ao nascer e prematuridade, principalmente quando infecção é adquirida no último trimestre. O índice de transmissão perinatal é alto (60-90%), especialmente quando a infecção aguda ocorre no terceiro trimestre de gestação, ocorrendo esta transmissão especialmente durante o parto. Quando a infecção ocorre no primeiro trimestre, o índice de transmissão é baixo (10%).

No caso da hepatite B crônica durante a gestação, esta não parece aumentar a morbimortalidade materna nem o risco de complicações fetais; no entanto, há relatos de aumento da incidência de complicações maternas e neonatais (por exemplo, diabetes gestacional, hemorragia anteparto e ameaça de trabalho de parto prematuro).

A imunização de pessoas suscetíveis é o meio mais eficiente de prevenir a transmissão do vírus. As vacinas atuais são constituídas do antígeno de superfície do vírus da hepatite B (HBsAg) obtido por engenharia genética e altamente purificado, não sendo, portanto, infectante. A vacina contra a hepatite B é segura e efetiva, induzindo elevada taxa de proteção em crianças e adultos (> 90%).

Apesar de não ser indicada rotineiramente na gestação, a gravidez e a lactação não são contraindicações à vacinação. Não foram observados efeitos adversos nos fetos de mulheres grávidas inadvertidamente vacinadas ou que receberam a imunoglobulina humana anti-hepatite B (IGHAHB). Além disso, as crianças também se beneficiam da proteção de anticorpos passivamente adquiridos. Um estudo com 37 mulheres vacinadas contra hepatite B durante a gravidez mostrou que, todos os recém-nascidos de mães que tinham desenvolvido títulos de anticorpos acima de 1:35 mUI/mL exibiram títulos, considerados como protetores, no sangue de cordão umbilical (acima de 1:10 mUI/mL).

As gestantes identificadas como fazendo parte do grupo de risco para infecção por HBV (por exemplo, ter tido mais de um parceiro sexual durante os 6 meses anteriores à gravidez, história ou tratamento de doença sexualmente transmissível, uso de drogas injetáveis, história de parceiro HBsAg positivo) podem receber a vacina durante a gravidez. As doses e o esquema recomendado para a profilaxia de mulheres grávidas são os mesmos dos recomendados para a população em geral.

Durante o pré-natal deve-se solicitar a dosagem de HBsAg no primeiro trimestre de gravidez para todas as gestantes. Se a mãe for portadora do HBsAg, o recém-nascido terá de receber imunoprofilaxia dentro das primeiras 12 horas de vida (vacina + imunoglobulina específica em locais de aplicação diferentes). Na presença de desconhecimento do estado imunitário da gestante é recomendada a vacinação precoce no recém-nascido. Essa medida também parece ser eficaz na redução da transmissão do vírus, já que a maioria da transmissão acontecerá no momento do parto e o vírus apresenta um período de incubação prolongado.

VACINA CONTRA HEPATITE A

A vacina contra hepatite A contém vírus mortos e não é infectante; é altamente purificada, eficiente e induz proteção duradoura. Acredita-se que seu uso na gestação seja seguro, não sendo prejudicial a mulheres grávidas nem ao feto. Todavia, como ela foi licenciada há pouco tempo e não é utilizada rotineiramente, ainda existem poucos estudos sobre sua segurança na gestação. O risco de transmissão vertical de hepatite A é baixo, portanto a vacina não é recomendada rotineiramente para mulheres grávidas.

A hepatite A durante a gestação está associada a complicações, parto prematuro e aborto espontâneo, portanto mulheres grávidas em risco de contrair a hepatite A (exposição domiciliar ou a alimentos contaminados em viagens) devem ser vacinadas. Nos casos em que a profilaxia pós-exposição for necessária, a imunoglobulina deverá ser aplicada em até 15 dias da exposição e a vacina deve ser aplicada com o mesmo esquema e dose utilizada na população em geral. Em situações especiais, como no caso de gestantes não imunes que pretendem viajar para regiões altamente endêmicas e permanecer por um período superior a 5 meses, a vacina pode ser administrada simultaneamente com a imunoglobulina, em locais diferentes.

VACINA CONTRA FEBRE AMARELA

A vacina contra febre amarela não é recomendada rotineiramente em gestantes porque é composta por vírus vivos atenuados. Entretanto, em áreas de alto risco, mulheres grávidas devem ser vacinadas contra febre amarela. A vacina (composta de vírus vivos atenuados) se mostrou segura até hoje, uma vez que efeitos adversos graves relacionados ao feto nunca foram relatados. Em Campinas (SP), no ano de 2000, em uma campanha de vacinação em massa contra a febre amarela, foram vacinadas mais de 21 milhões de pessoas. Muitas gestantes que não sabiam estar grávidas foram inadvertidamente vacinadas; felizmente não foi confirmado nenhum evento adverso grave para a gestante e/ou para o feto. As frequências de malformações congênitas (2,3%), abortos (2,5%), natimortos (0,7%) e partos prematuros (7,8%) não foram diferentes das encontradas na população não vacinada contra a febre amarela.

Apesar da segurança da vacina, recomenda-se que as gestantes adiem suas viagens para áreas de risco. Se a viagem durante a gravidez não puder ser adiada, deve-se tentar evitar a imunização pelo menos no primeiro trimestre de gestação.

VACINA POLISSACARÍDICA CONTRA PNEUMOCOCOS

A vacina polissacarídica 23-valente é recomendada apenas para indivíduos com fatores de risco (pacientes com doenças crônicas, com asplenia anatômica ou funcional, idosos ou imunossuprimidos) que tenham mais de 2 anos de idade. Como essa vacina é altamente purificada, segura e imunogênica entre adultos, pode ser administrada em mulheres grávidas que pertençam a esses grupos de risco e que não foram previamente vacinadas. Já que muitas mulheres só têm acesso a serviços de saúde durante o pré-natal e o parto, é importante que nessas situações seja verificado se há indicação para o uso da vacina polissacarídica contra pneumococos. Além de segura e capaz de induzir boa resposta imunogênica, protegendo mulheres grávidas, tem despertado grande interesse na estratégia de proteger o bebê passivamente por cruzamento transplacentário de anticorpos e transferência de anticorpos pelo colostro e pelo leite materno. Os resultados desses estudos, entretanto, são inconclusivos. O uso das novas vacinas conjugadas na gestante será uma área de interesse para investigação em um futuro próximo.

VACINA POLISSACARÍDICA CONTRA MENINGOCOCOS

As recomendações para gestantes são as mesmas para mulheres não grávidas. Ou seja, devem ser imunizadas com vacina contra meningococos quando há um risco substancial de infecção, tal como durante epidemias. A vacina consiste em polissacarídeos capsulares bacterianos purificados. Embora não seja utilizada rotineiramente na gestação, estudos com gestantes que utilizaram a vacina observaram que seu uso não foi associado a efeitos adversos no feto e nem interferiu na resposta de imunização ativa dos recém-nascidos.

Durante epidemias nos EUA, no Brasil e em Gâmbia, mulheres grávidas imunizadas com uma única dose da vacina quadrivalente (A, C, Y e W135) ou da vacina polissacarídica meningocócica sorotipos A e C obtiveram uma boa resposta de anticorpos, com taxa de transmissão transplacentária de anticorpos de 30 a 44% e, o mais importante, conferindo proteção aos seus filhos nos primeiros meses de vida.

VACINA ANTIRRÁBICA

O risco de raiva excede qualquer risco teórico de dano consequente à administração da vacina à mãe ou ao feto. Se a gestante for exposta a situações de risco para a raiva, deve ser vacinada. Ver manuais específicos.

VACINAS CONTRAINDICADAS DURANTE A GESTAÇÃO

Vacina contra sarampo, caxumba e rubéola

O risco de infecção fetal quando a rubéola acomete a mulher no primeiro trimestre de gestação é em média de 81%, variando de 90 (até a 11ª semana) a 67% (entre a 11ª e a 12ª semana). No segundo trimestre, há redução do risco para 39%, elevando-se novamente para 53% no terceiro trimestre.

A vacina tríplice viral e suas vacinas componentes isoladas não devem ser administradas a mulheres grávidas. Como o risco para o feto não pode ser excluído por motivos teóricos com a administração de vacinas de vírus vivos, as mulheres devem ser aconselhadas a evitar gravidez por no mínimo 1 mês depois da vacinação contra sarampo, caxumba e rubéola. No entanto, se ela engravidar antes desse período não há motivo para considerar a interrupção da gravidez devido à baixíssima probabilidade de o vírus vacinal causar algum dano ao feto.

É possível que essas vacinas sejam seguras durante a gravidez; os resultados de estudos conduzidos nos EUA e no Canadá com mais de 400 mulheres grávidas inadvertidamente vacinadas contra rubéola são tranquilizadores devido à ausência de casos de síndrome da rubéola congênita nos recém-nascidos estudados. Investigações realizadas em vários países, até o momento, também não identificaram nenhum caso de SRC associada ao vírus vacinal, mas esses números ainda não são suficientes para assegurar que a vacina não causará qualquer dano ao feto.

No Brasil, nos anos 2000 e 2001, durante as campanhas de vacinação em massa para o controle da rubéola, milhares de gestantes foram inadvertidamente vacinadas. Os casos notificados foram investigados, e a maioria das gestantes já tinha anticorpos contra a rubéola. De 600 gestantes soronegativas que desenvolveram anticorpos da classe IgM após a vacinação contra rubéola, 8% tiveram bebês infectados (IgM-positivos), porém nenhum apresentou clínica compatível com a SRC.

Vacina contra varicela

Mulheres grávidas não imunes expostas à varicela têm maior risco de apresentar formas graves da doença. Portanto, todas as mulheres em idade fértil suscetíveis à varicela devem idealmente ser vacinadas logo após o parto, com duas doses da vacina (intervalo mínimo de 1 mês) para evitar riscos e preocupações em futuras gestações. A varicela adquirida no primeiro trimestre de gestação poderá levar ao quadro de síndrome da varicela congênita caracterizada por restrição do crescimento intrauterino, hipoplasia de membros, retardamento mental etc. É importante ainda lembrar que em recém-nascidos de mães que iniciaram o quadro de varicela até 5 dias do parto houve tempo para a produção de IgG e, apesar de o recém-nascido poder apresentar lesões vesiculares já ao nascimento (varicela neonatal precoce), esse quadro não apresenta mortalidade importante. Diferentemente, quando a varicela materna inicia-se no intervalo entre 5 dias antes do parto e os 2 primeiros dias após o parto, a mortalidade da criança eleva-se para aproximadamente 30%. Em ambas as situações, está indicado o uso da imunoglobulina específica.

Mulheres grávidas não devem ser vacinadas, pois os efeitos da vacina contra varicela no feto ainda não estão bem estabelecidos na literatura e existe um risco teórico para o feto. Além disso, as mulheres em idade fértil vacinadas devem evitar engravidar nos 30 dias seguintes à vacinação. Já as pessoas suscetíveis que convivem em ambiente domiciliar com gestantes podem receber a vacina sem problemas. Se uma mulher inconscientemente grávida for vacinada ou engravidar logo após o uso da vacina não há motivo para considerar a interrupção da gravidez.

Como a vacina é contraindicada durante a gestação, se uma gestante não imune for exposta à varicela, a imunoprofilaxia passiva com a imunoglobulina humana antivaricela-zoster (IGHAVZ) é recomendada nas primeiras 96 horas após a exposição. Ainda não se sabe se o uso de imunoglobulina também pode reduzir riscos para os fetos de mulheres inadvertidamente vacinadas durante a gestação.

Nos Estados Unidos, um estudo realizado entre março de 1995 e março de 2005, avaliou 981 gestantes expostas à vacina contra varicela; destas, 629 foram seguidas prospectivamente. Não foram encontradas evidências de síndrome de varicela congênita (0%; IC 95%: 0-6,7%) entre os 131 bebês de gestantes soronegativas. Por outro lado, foram encontradas malformações incompatíveis com a síndrome da varicela congênita em três crianças (3,7%, IC 95%: 0,8-10,7%).

Em razão da pequena quantidade de casos, ainda não é possível assegurar que a vacina é isenta de riscos para a gestante ou para o feto. No entanto, até o momento, os resultados do seguimento de gestantes vacinadas contra a varicela não suportam a relação entre a ocorrência de síndrome de varicela congênita ou outros defeitos congênitos.

NOVAS PERSPECTIVAS EM VACINAÇÃO

Durante o período neonatal, o estreptococo do grupo B e as enterobactérias são os principais responsáveis pelas infecções bacterianas dos recém-nascidos nos primeiros meses de vida. Os recém-nascidos também são muito vulneráveis a infecções por bactérias encapsuladas como *Haemophilus influenzae* tipo B, *Streptococcus pneumoniae* e *N. meningitidis*. Vacinas conjugadas seguras e eficazes contra esses agentes já foram desenvolvidas, sendo licenciadas e utilizadas em vários países. Apesar disso, lactentes jovens permanecem com alto risco de contrair estas infecções, uma vez que múltiplas doses dessas vacinas são exigidas para conferir imunidade. A vacinação de gestantes contra esses agentes é considerada uma alternativa válida para oferecer proteção a esses bebês nas primeiras semanas de vida. Apesar de haver poucos estudos sobre vacinação de mulheres grávidas com essas vacinas conjugadas, os resultados de estudos publicados são muito promissores.

Vacina contra estreptococos do grupo B

O estreptococo β-hemolítico do grupo B está entre os patógenos mais importantes no período neonatal e em crianças menores de 3 meses de vida. Estima-se que a incidência de doenças sérias causadas pelo estreptococo do grupo B seja de 3 para cada 1.000 recém-nascidos vivos. Nos EUA, o patógeno é responsável por cerca de 11.000 casos de sepse ou meningite a cada ano. Além dos recém-nascidos e lactentes jovens, o estreptococo do grupo B também causa morbidade enorme entre gestantes, e é um dos principais agentes das infecções urinárias, corioamnionites, endometrites e infecções de feridas cirúrgicas no puerpério. Apesar das recomendações para o uso da antibioticoprofilaxia em pacientes pertencentes a grupos de risco, a doença ainda tem uma alta incidência.

Nos anos 1980, vacinas polissacarídicas contra o estreptococo do grupo B foram testadas em mulheres grávidas, com resultados promissores. Embora as vacinas com polissacarídeos da cápsula do estreptococo do grupo B fossem seguras, a resposta imunológica contra os diferentes tipos de estreptococos do grupo B variou, indicando a necessidade de vacinas mais imunogênicas.

Mais tarde, vacinas com polissacarídeos capsulares do estreptococo do grupo B conjugados com o toxoide do tétano contra vários sorotipos do estreptococo do grupo B (Ia Ib, II, III) foram desenvolvidas. Essas novas vacinas são altamente imunogênicas e seguras, tanto em animais como em voluntários adultos, podendo ser utilizadas para mulheres grávidas; no entanto, o desenvolvimento vacinas conjugadas contra o estreptococo do grupo B vem sendo retardado pela existência de grande quantidade de sorotipos patogênicos. É necessário, portanto, o desenvolvimento de vacinas multivalentes contra vários sorotipos (Ia Ib, II, III e V). Vacinas conjugadas contra os sorotipos III e V atualmente estão passando por testes clínicos, e sua segurança e imunogenicidade já foram demonstradas em adultos. Estudos em modelos animais estão sendo realizados para avaliar a segurança da vacina em fetos.

VACINAÇÃO DURANTE A AMAMENTAÇÃO

Foi demonstrado que a maioria das vacinas de vírus vivos não é secretada no leite materno. Tanto as vacinas de vírus inativados quanto as de vírus vivos podem ser administradas a mulheres lactantes sem afetar a segurança da lactação. A amamentação não é contraindicação para qualquer vacina.

LEITURA RECOMENDADA

Alves JGB. Fernando Figueira Pediatria. Instituto Materno-Infantil de Pernambuco (IMIP). 3 ed., Rio de Janeiro, 2004.

Ballalai I. *Guia de vacinação em ginecologia e obstetrícia*. Rio de Janeiro: SBIM, 2006.

Beysolow IA, Wolfe CS. Update: vaccines for women, adolescence through adulthood. *J Women's Health* 2009; 18(8).

Bricks LF. Vaccines in pregnancy: a review of their importance in Brazil. Rev Hosp Clin 2003; 58(5).

Bricks LF. Vacina HPV: nova perspectiva na prevenção de câncer. *Pediatria* 2007; 29(2):154-6.

Bryan JT. Developing an HPV vaccine to prevent cervical cancer and genital warts. *Vaccine* 2007; 25:3001-6.

Campos ALV, Nascimento DR, Maranhão E. A história da poliomielite no Brasil e seu controle por imunização. *História, Ciências, Saúde – Manguinhos* 2003; 10(s.2).

Castlellsagué X *et al*. HPV and cervical cancer in the World 2007 Report. WHO/ICO Information Centre on HPV and Cervical Cancer (HPV Information Centre). *Vaccine* 2007; 25(s.3):C1.

Castlellsagué X *et al*. HPV and cervical cancer in the World 2007 Report. WHO/ICO Information Centre on HPV and Cervical Cancer (HPV Information Centre). *Vaccine* 2007; 25(s.3):C50.

Centers for Disease Control and Prevention. Guidelines for Vaccinating Pregnant Women. Recommendations of the Advisory Committee on Immunization Practices (ACIP) 1998 (Updated May 2007).

Centers for Disease Control and Prevention. Quadrivalent human papillomavirus vaccine: recommendations of the Advisory Committee on Immunization Practices (ACIP). *MMWR* 2007; 56:1-24.

Demicheli V, Barale A, Rivetti A. Vaccines for women to prevent neonatal tetanus. Cochrane Database of Systematic Reviews. *In:* The Cochrane Library 2009; (3).

Dunne EF, Unger ER, Sternberg M *et al.* Prevalence of HPV Infection Among Females in the United States. *JAMA* 2007; 297(8):813-9.

Kahn JA. Vaccination for the prevention of cervical intraepithelial neoplasia. *New Engl J Med* 2009; 361(3):271-8.

Kaufmann AM, Schneider A. New paradigm for prevention of cervical cancer. *Europ J Obstetr Gynecol Reprod Biol* 2007; 130:25-9.

Mattos AG, Lacaz CS, Zacchi MAS, Gorga P. Proteção do recém-nascido contra o tétano pela imunização ativa da gestante com antitoxina tetânica: estudo original de 1953. *Rev Paul Pediat* 2008; 26(4).

Mendonça VG, Lorenzato FRB, Mendonça JG, Menezes TC, Guimarães MJB. Mortalidade por câncer do colo do útero: características sociodemográficas das mulheres residentes na cidade de Recife, Pernambuco. *Rev Bras Ginecol Obst* 2008; 30(5).

Ministério da Saúde – Calendário de Vacinação da Mulher. Recomendações da Associação Brasileira de Imunizações (SBIM) 2009.

Mulholland K. Maternal immunization for the prevention of bacterial infection in young infants. *Vaccine* 1998; 16:1464-7.

Munoz FM, Englund JA. Vaccines in pregnancy. *Infect Dis Clin N Am* 2001; 15:253-71.

Rambout L, Hopkins L, Hutton B, Fergusson D. Prophylactic vaccination against human papillomavirus infection and disease in women: a systematic review of randomized controlled trials. *CMAJ* 2007; 177(5).

Schmidt JV, Kroger AT, Roy SL. Vaccines in women. Report from the CDC. *J Women's Health* 2004; 13(3).

Tran TT. Hepatitis B and pregnancy. *Curre Hepat Rep* 2009; 8:91-5.

Vandelaer J, Birmingham M, Gasse F *et al.* Tetanus in developing countries: an update on the Maternal and Neonatal Tetanus Elimination Initiative. *Vaccine* 2003; 21:3442-5.

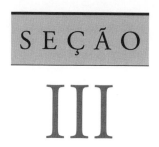

PROBLEMAS FREQUENTES EM GINECOLOGIA

CAPÍTULO 6

Violência Sexual à Mulher – Anticoncepção de Emergência e Profilaxia das Doenças Sexualmente Transmissíveis

Luis André Marinho Lippo • Juliana Cotrin Amaral

INTRODUÇÃO

A Declaração sobre a Eliminação da Violência contra a Mulher, realizada por Assembleia Geral das Nações Unidas, em 1993, define a violência contra a mulher como "qualquer ato de violência com base no gênero, sexo, que resulte ou que é provável resultar em dano físico, sexual, mental ou sofrimento para a mulher, incluindo ameaças de tais atos, coerção ou privação arbitrária de liberdade, ocorrida em público ou na vida particular".

Estima-se que a violência sexual atinja 12 milhões de pessoas a cada ano no mundo. Estudo mais recente coordenado pela Organização Mundial da Saúde (OMS) no Brasil diz que a violência física e/ou sexual cometida pelo parceiro foi relatada por 29% das mulheres na cidade de São Paulo e 37% na Zona da Mata em Pernambuco. Em dados mundiais de 2002 da OMS, a violência doméstica responde por aproximadamente 7% de todas as mortes de mulheres de 15 a 44 anos. Em alguns países, até 69% das mulheres relatam terem sido agredidas fisicamente e até 47% declaram que sua primeira relação sexual foi forçada. Estima-se que um terço das mulheres no mundo já foi agredido. A real prevalência é desconhecida. Humilhação, medo, vergonha, sentimento de culpa, desconhecimento e descrédito nas leis e na justiça e o desconhecimento das medidas profiláticas contribuem para dificultar a real dimensão do problema. Ambiente doméstico e agressores conhecidos estão comumente relacionados com a violência contra a mulher.

A violência sexual produz sequelas físicas e psicológicas. As pessoas atingidas ficam mais vulneráveis a outros tipos de violência, podem apresentar sequelas físicas, distúrbios psicológicos (estresse pós-traumático, depressão e suicídio), uso abusivo de drogas, infecções sexualmente transmissíveis, dificuldades reprodutivas, distúrbios sexuais, gravidez indesejada, entre outros.

ABORDAGEM INICIAL

A violência sexual é de notificação compulsória, conforme a Lei 10.778, de 24 de novembro de 2003. É fundamental esclarecer à mulher que a denúncia é um fato importante para que a violência não se repita, no entanto ela não deve ser obrigada a realizá-la, exceto nos casos de crianças e adolescentes.

Como a agressão sexual é um ato de violência, frequentemente está associada a outras lesões físicas. O médico fará exame físico completo para diagnosticar lesão corporal e, a seguir, exame ginecológico minucioso. A anamnese deverá ser detalhada e a ficha de notificação compulsória, preenchida. São informações importantes para o atendimento:

- Data e hora da violência sofrida e hora exata do atendimento médico.
- Tipo de violência sofrida (física, sexual, psicológica, moral, assédio etc.).
- Tipo e quantidade de agressores.
- Presença de vacinação e contracepção prévia.
- Caracterização das lesões corporais (laceração, abrasão, queimaduras, lesão penetrante, traumatismo cranioencefálico etc.).
- Tipo de prática sexual sofrida (sexo oral, vaginal, anal, com ou sem ejaculação, com ou sem preservativo).

Frequentemente a paciente busca atendimento médico antes de procurar assistência policial. No prontuário devem constar detalhadamente as lesões encontradas, bem como a descrição do tratamento realizado, visto que este poderá ser um importante instrumento do processo judicial que será instaurado.

São objetivos do atendimento médico:

- Profilaxia para doenças sexualmente transmissíveis (DST), Hepatite B e HIV.
- Profilaxia da gravidez indesejada.
- Coleta de sorologias para determinar o *status* sorológico inicial da paciente.
- Agendamento do retorno ambulatorial para acompanhamento sorológico.
- Realização de abortamento previsto em lei nos casos de gravidez indesejada.
- Apoio psicológico.

O *prazo* estabelecido para a administração das profilaxias para DST, hepatite B, HIV e gravidez é de até *72 horas* da agressão. *Não está indicada* profilaxia em prazos superiores a esse em pacientes cujo contato sexual ocorreu totalmente na vigência do uso de preservativo, além de pacientes vítimas de *abuso sexual crônico*. Devem ser solicitados e coletados no momento do atendimento inicial os seguintes exames:

- VDRL.
- Elisa para HIV.
- Sorologia para hepatites B e C.
- β-HCG.
- Hemograma e transaminases (nas pacientes com indicação de profilaxia para HIV).

Profilaxia das doenças sexualmente transmissíveis

Entre 16 e 58% das vítimas são infectadas por pelo menos uma DST. As crianças estão mais suscetíveis às DST em virtude da imaturidade do aparelho genital, entre outros fatores.

A prevalência de DST em situações de violência sexual depende de diversas variáveis: tipo de violência sofrida (vaginal, oral ou anal), número de agressores, frequência da agressão, estado sorológico do agressor (carga viral), ocorrência de traumatismos genitais, a idade e suscetibilidade da paciente, condição himenal, presença de DST ou úlcera genital prévia, além do tempo entre a violência e a procura de assistência médica (até 72 h). Recomenda-se a profilaxia para as seguintes DST:

- *Sífilis:* administrar penicilina benzatina 2,4 milhões de unidades, intramuscular, dose única (1 frasco-ampola de 1,2 milhão de UI em cada nádega).
- *Gonorreia:* administrar ciprofloxacino 500 mg, por via oral, dose única, ou ofloxacino 400 mg, por via oral, dose única. Em gestantes aplicar ceftriaxona 250 mg, intramuscular, dose única.
- *Clamídia e cancro mole:* administrar azitromicina 1 g, via oral, dose única.
- *Tricomoníase:* administrar metronidazol 2 g, via oral, dose única. Recentemente o Ministério da Saúde tornou essa *profilaxia facultativa*, em virtude do baixo impacto na saúde reprodutiva e por ser o fármaco que mais causa náuseas e vômitos logo após sua administração, comparado com todos os outros fármacos a serem administrados. Pode ser realizada durante o retorno ambulatorial com 15 dias, caso seja necessário.
- *Hepatite B:* mulheres não imunizadas ou que desconhecem o *status* vacinal devem receber a primeira dose da vacina, repetindo-se com 1 e 6 meses. A gamaglobulina hiperimune (IGHAHB) é utilizada na dose de 0,06 mL/kg, intramuscular, em local de aplicação diferente da vacina, e, se a dose ultrapassar 5 mL, dividir a aplicação em duas áreas corporais diferentes. A gravidez, em qualquer idade gestacional, não contraindica a imunização para hepatite B nem a oferta de IGHAHB.
- *HIV:* o risco de transmissão do HIV em um episódio de coito vaginal consentido é de 0,1 a 0,2%, no sexo anal consentido, de 0,5 a 3%, não havendo dados sobre o risco no sexo oral. A infecção pelo HIV é mais elevada quando o ato é perpetrado por múltiplos agressores e na presença de lacerações genitais e anais. Deve-se associar um inibidor de transcriptase reversa a um inibidor de protease. O esquema de profilaxia inclui a associação zidovudina (AZT) e lamivudina (3TC) 300 + 150 de 12/12 h (1 comprimido, por via oral, a cada 12 h) e lopinavir (2 comprimidos a cada 12 h), durante 30 dias.

Profilaxia da gravidez

Mais da metade dos casos de violência sexual ocorrem durante o período reprodutivo da vida da mulher. O risco estimado de uma gravidez em um único intercurso sexual desprotegido independentemente do período menstrual é de 1 a 5%, atingindo 30% no período fértil. A anticoncepção de emergência deve ser prescrita para todas as mulheres em idade reprodutiva expostas à gravidez, por meio de contato certo ou duvidoso com sêmen, independentemente do período do ciclo menstrual em que se encontrem, exceto se já estiver usando um método eficaz ou definitivo, ou se já estiver grávida.

Indicações

- Tempo de agressão inferior a 72 h
- Pacientes sem contracepção eficaz (métodos comportamentais)
- Suspensão ou uso inadequado de método anticoncepcional hormonal
- Usuárias de preservativo
- Ruptura/vazamento de preservativo na agressão

Recomenda-se como primeira escolha o levonorgestrel. O uso exclusivo desse progestágeno oferece menores efeitos colaterais, apresentando maior eficácia e tolerabilidade, além de não apresentar interação farmacocinética com alguns antirretrovirais utilizados para a profilaxia do HIV. Administra-se um comprimido de 750 mcg de levonorgestrel e repete-se com 12 horas, ou 1,5 mg em dose única. O "método de Yuspe" pode ser uma segunda escolha. A inserção de DIU em vítimas de violência sexual não é recomendada em virtude do risco potencial de doença inflamatória pélvica aguda (DIPA).

ACOMPANHAMENTO AMBULATORIAL

Reavaliar periodicamente a paciente (45 dias, 3 meses e 6 meses), repetindo as sorologias (VDRL e HIV em todas e hepatites virais com meses), com a finalidade de detectar precocemente soroconversões. Oferecer suporte psicológico e acompanhamento psicoterápico, além de apoio social e jurídico. Em pacientes que estiverem em uso de terapia antirretroviral, solicitar hemograma e transaminases com 15 dias de administração dos fármacos.

ATENDIMENTO À MULHER COM GRAVIDEZ DECORRENTE DE ESTUPRO

Entre as consequências da violência sexual, a gravidez destaca-se pela complexidade das reações psicológicas, sexuais e biológicas que determina, sendo a gestação indesejada ou forçada encarada como uma segunda violência, intolerável para muitas mulheres. O atendimento de emergência nas primeiras 24 h depois do estupro consegue prevenir a maioria das gestações, embora muitas vítimas de violência por medo, constrangimento e falta de informações sobre seus direitos acabem por enfrentar uma gravidez indesejada. Nesses casos, a mulher, a adolescente e seus representantes legais devem ser esclarecidos sobre as alternativas legais quanto ao destino da gestação e sobre as possibilidades de atenção nos serviços de saúde. A legislação brasileira assegura-lhes o direito à interrupção da gravidez (aborto previsto por lei), conforme Decreto-lei 2848, de 7 de dezembro de 1940, Art. 128, inciso II, do Código Penal.

Documentos e procedimentos obrigatórios

- Registro em prontuário médico das consultas, da equipe multidisciplinar e da decisão por interrupção da gravidez adotada pela paciente, assim como dos resultados de exames clínicos ou laboratoriais.
- Autorização da grávida para a realização do abortamento – ou, em caso de incapacidade, de seu representante legal – firmada em documento de seu próprio punho, na

presença de duas testemunhas – exceto pessoas integrantes da equipe do hospital, e será anexada ao prontuário médico.

- Informação à mulher – ou a seu representante legal – de que ela poderá ser responsabilizada criminalmente caso as declarações constantes no boletim de ocorrência policial (BOP) forem falsas.
- O *boletim de ocorrência policial não é obrigatório*, embora deva ser estimulado o seu registro.

Documentos recomendados

- Cópia do registro de atendimento médico à época da violência sofrida.
- Cópia do laudo do Instituto de Medicina Legal, quando se dispuser.
- Boletim de ocorrência policial.

Procedimentos para a interrupção da gravidez

O procedimento deverá ser diferenciado, de acordo com a idade gestacional.

Idade gestacional de até 12 semanas

- Dilatação do colo uterino e curetagem.
- Aspiração manual intrauterina (AMIU).

IDADE GESTACIONAL ENTRE 13 E 20 SEMANAS

A interrupção da gravidez ocorrerá mediante a indução prévia com misoprostol na dose de 100 a 200 mcg no fundo de saco vaginal a cada 6 h. Poderá ser associado o uso de ocitocina endovenosa. Após a eliminação do concepto, proceder-se-á a complementação do esvaziamento uterino com curetagem, pois nessa idade gestacional há maior risco de retenção de restos ovulares.

IDADE GESTACIONAL DE MAIS DE 20 SEMANAS

Nesses casos não a idade se enquadra mais na faixa de abortamento, portanto a interrupção da gravidez não tem mais cobertura legal. Deve-se oferecer acompanhamento pré-natal e psicológico, procurando-se facilitar os mecanismos de adoção, se a mulher assim o desejar.

Cuidados adicionais

- Nos locais em que o exame puder ser realizado, sugere-se guardar uma amostra do material embrionário ou fetal eliminado, que deverá ser congelado para a eventualidade de comprovação de paternidade na justiça, por meio da análise do DNA.
- As gestantes com fator Rh negativo suscetíveis devem receber imunoglobulina anti-Rh.

Quadro 6.1 Esquemas de profilaxias

Doença	Profilaxia recomendada
Sífilis	Penicilina benzatina 2,4 milhões UI dose única
Gonorréia	Ciprofloxacino 500 mg ou ofloxacino 400 mg dose única
Clamídia e cancro mole	Azitromicina 1 g dose única
Tricomoníase	Metronidazol 2 g dose única
HIV	Zidovudina (AZT) e Lamivudina (3 STC) 300 + 150 de 12 em 12 h (1 comprimido por via oral, a cada 12 h e Lopinavir 2 comp. a cada 12 horas por 30 dias
Hepatite B	Imunoglobulina e vacina
Gravidez	Levonorgestrel 1 comprimido 0,75 mg repetido após 12 h ou 1,5 mg dose única

Quadro 6.2 Sorologias e agendamento ambulatorial

Atendimento × exames	1º atendimento	15 dias	45 dias	3 meses	6 meses
Hemograma e transaminases	X	X			
β-HCG	X	X			
VDRL	X		X	X	X
HIV	X		X	X	X
Hepatites virais	X				X

LEITURA RECOMENDADA

Antiretroviral postexposure prophylaxis after sexual, injection-drug use, or other nonoccupational exposure to HIV in the United States – recommendations from the U.S. Department of Health and Human Services, 2005.

Brasil. Manual de controle das doenças sexualmente transmissíveis DST – Ministério da Saúde, 2006.

Brasil. Norma técnica de prevenção e tratamento dos agravos resultantes da violência sexual contra mulheres e adolescentes – Ministério da Saúde, 2005.

Campbell R, Vasco SM. Understanding rape and sexual assault: 20 years of progress and future directions. *J Interpers Violence* 2005; 20:127.

Centers for Disease Control and Prevention. Sexually transmitted diseases treatment guidelines, 2006.

Manual de orientação DST-AIDS – Federação Brasileira de Ginecologia e Obstetrícia – FEBRASGO, 2004.

Schwartz MD. The past and the future of violence against women. *J Interpers Violence* 2005; 20:7.

CAPÍTULO 7

Aspectos Gerais da Ginecologia da Infância e da Adolescência

Marta Cedrim Pituba • Ariani Impieri de Souza

ASPECTOS HISTÓRICOS

A ginecologia infanto-juvenil não é uma especialidade, mas essencialmente a aplicação de conhecimentos da ginecologia na infância e na adolescência.

Os estudos da ginecologia pediátrica datam de 1940, quando o Prof. Peter, em Praga, iniciou uma clínica ambulatorial independente, a primeira a ser criada na Europa. Em 1941, nos EUA foi publicado o primeiro livro sobre ginecologia pediátrica pelo Dr. Goodrich Shauffer. Sua experiência no assunto precedeu a publicação desse livro. Outro contribuinte norte-americano foi o Dr. John Huffman, que, em 1958, publicou *The Gynecology of Childhood and Adolescence*. A partir de então passou a existir grande interesse no assunto tanto nos EUA quanto na Europa, onde o tema foi oficialmente organizado com a fundação da Fedération Internationale de Gynécologie Infantile et Juvénile (FIGIJ) no primeiro simpósio realizado em Lausanne, França, em 1971. Ainda no âmbito internacional foi criada a Asociación Latinoamericana de Obstetricia y Ginecología de la Infancia y la Adolescencia (ALOGIA) em Santiago do Chile, em 1992.[1,2]

No Brasil, os primeiros atendimentos de ginecologia em meninas de zero a 12 anos de idade foram realizados pela Dra. Avani Jorge Moreira, no Rio de Janeiro, no Hospital dos Servidores do Estado, no ano de 1961. Em 1971, no mesmo ano da criação da FIGIJ, sob a coordenação do Prof. Dr. Álvaro da Cunha Bastos, começou a funcionar o Setor de Ginecologia Infanto-Juvenil do Hospital das Clínicas da Universidade de São Paulo. A Sociedade Brasileira de Obstetrícia e Ginecologia da Infância e Adolescência (SOGIA-BR) foi fundada em 3 de outubro de 1995 com os objetivos de incentivar o estudo e a pesquisa científica de problemas relacionados a infância e adolescência femininas; estimular a criação de centros de estudo e assistência a esta faixa etária; enfatizar aspectos da medicina

PERÍODO DA ADOLESCÊNCIA

De acordo com a Organização Mundial da Saúde (OMS), o período da adolescência compreende a faixa etária de 10 a 19 anos. Por sua vez, no Brasil, o Estatuto da Criança e da Adolescência, que entrou em vigor em 13 de julho de 1990, substituindo o antigo Código de Menores, considera adolescente a faixa etária de 12 a 18 anos.

A CONSULTA GINECOLÓGICA INFANTO-PUBERAL

O ginecologista que atende a criança e a adolescente deve ter atitude delicada e receptiva, tentando durante a anamnese minimizar a ansiedade da paciente e explicar cada etapa do exame. Caso seja observada alguma angústia por parte da paciente e caso não haja queixa urgente ou específica, o exame pode ser adiado para um segundo momento. Desse modo, a criança ou a adolescente passa a ter confiança no médico e é capaz de aceitar melhor o exame nas consultas posteriores.

A anamnese deve ser dirigida inicialmente à criança ou à adolescente para que esta se sinta valorizada e passe a criar vínculo com o profissional. Somente em seguida é feita a complementação com o acompanhante. Deve-se questionar sobre o motivo da consulta, o tempo das queixas e investigação da saúde em geral, como condições de vida, alimentação, saúde da família e doenças recentes, e só então partir para as queixas ginecológicas.

O conhecimento acerca de quando ocorrem mudanças associadas à puberdade é fundamental, pois muitos pais e adolescentes podem apresentar-se ansiosos quando a puberdade não ocorre no período por eles esperados, ainda que dentro do período considerado normal. É papel do médico que atende as meninas na fase da puberdade tranquilizar a família quanto às variações da normalidade nessa fase e reconhecer quando a criança ou adolescente deve ser encaminhada ao especialista.

A consulta ginecológica no início da puberdade e na adolescência se presta mais para orientações e esclarecimentos sobre as modificações do corpo do que para tratar doenças. Nessa fase, deve-se criar oportunidade para orientações sobre a prevenção de doenças, em particular das doenças sexualmente transmissíveis (DST), o período fértil e a possibilidade de gravidez (sexo seguro). Deve-se ficar atento às comunicações "não verbais", podendo ser necessário ajustar o tempo da consulta e a agenda para acomodar as consultas mais demoradas.

O EXAME GINECOLÓGICO NAS DIFERENTES FAIXAS ETÁRIAS

Período neonatal

Compreende o período desde o nascimento até o primeiro mês de vida. O primeiro exame é realizado na sala de parto, pelo pediatra, após o exame físico geral em que podem ser observadas anomalias ligadas ao desenvolvimento genital, como doenças genéticas, transtornos gonádicos, hiperplasia congênita da suprarrenal, entre outros.

O broto mamário da recém-nascida pode apresentar intumescimento e, à expressão, secreção, chamada popularmente de "leite de bruxas", decorrente da passagem de estrógenos materno pela placenta, o que desaparece em torno de 15 a 20 dias, podendo o botão mamário persistir até os 2 anos de idade.

O exame da genitália pode ser realizado na mesa ginecológica ou no colo da mãe, uma vez que as neonatas não oferecem resistência. Deve-se colocar a criança em decúbito dorsal e posicionar as pernas em abdução, com os joelhos flexionados e bem afastados, observando-se vulva e vestíbulo. Desse modo, as alterações nessa região podem ser mais bem visualizadas. Em alguns casos, os grandes lábios, nessa fase, geralmente são mais volumosos, podendo encobrir parcial ou totalmente os pequenos lábios. Os pequenos lábios podem ser hipercrômicos sem significado patológico, e excepcionalmente pode ocorrer a coalescência deles nesse período. O clitóris na recém-nascida pode ter tamanho variado, de 0,5 a 2 cm de comprimento, porém, suspeitando-se de hipertrofia, é necessário diagnóstico diferencial com hiperplasia adrenal congênita ou outras patologias. O hímen pode ser de difícil visualização em razão do ingurgitamento e do edema causado pelo alto teor hormonal intraútero. A vagina tem de 4 a 4,5 cm de profundidade, sendo a exploração do tamanho da vagina necessária apenas nos casos suspeitos de genitália ambígua ou atresia vaginal. Pode haver ainda presença de secreção mucoide aumentada, em razão do estímulo hormonal, e, em alguns casos, sangramento genital, a chamada "crise genital" da recém-nascida.

Infância

Nessa fase o exame ginecológico pode ser realizado tanto pelo ginecologista quanto pelo pediatra, não sendo obrigatoriamente seguida a mesma sequência da fase adulta. Complementa-se o interrogatório sintomatológico com a mãe ou acompanhante para, em seguida, realizar o exame físico. Deve ser feita a biometria e também avaliação dos aspectos nutricionais e outros aspectos gerais. O exame das mamas na infância é relativamente simples, pois ainda não receberam estímulo hormonal. Em seguida é feito o exame abdominal, com inspeção e palpação superficial e profunda, para avaliação da região pélvica e a presença de elevações na região inguinal, o que se observa na presença de hérnias. O exame da genitália é feito em posição ginecológica. Os grandes e os pequenos lábios muito delgados não protegem o vestíbulo vulvar. O clitóris é bem menor que no nascimento e o hímen perde a turgescência do nascimento, apresentando espessura variável. Ao tracionar os grandes lábios para a frente e para fora, é possível visualizar as paredes e o conteúdo vaginal. Após 7 ou 8 anos de idade há aumento da secreção vaginal em razão do início da fase estrogênica.[3,7]

Adolescência

Nessa fase as meninas normalmente comparecem às consultas acompanhadas pelas mães ou avós. As queixas mais frequentes nessa fase são irregularidade menstrual e dismenorreia, que nem sempre é o verdadeiro motivo da consulta. Após anamnese, o médico pode descobrir os verdadeiros motivos da consulta como: necessidade de contracepção, dúvidas sobre contágio das DST ou prevenção de gravidez. As etapas do exame devem ser explicadas tanto para a adolescente quanto para o acompanhante, e a sua realização segue os mesmos critérios utilizados na infância. No exame físico geral devem-se anotar dados como peso, estatura, estado nutricional e estágios do desenvolvimento puberal das mamas e dos pelos, segundo os critérios de Tanner. No exame das mamas deve-se avaliar, à palpação, a presença de tumorações e descarga papilar. Realizar a palpação abdominal para investigação de tumores abdominais e/ou pélvicos e, em seguida, colocar a paciente em posição ginecológica para iniciar a inspeção vulvar, avaliar a disposição dos pelos, a inspeção de grandes e pequenos lábios, que sofrem as alterações das variações endócrinas. Os pequenos lábios podem apresentar-se assimétricos e com variados graus de hipertrofia, fato que não apresenta significado patológico. O hímen na fase da adolescência torna-se espessado. Em caso de apresentar-se imperfurado, deve-se programar himenotomia e investigar possíveis malformações do aparelho urogenital.

Nas pacientes que já mantêm atividade sexual deve-se realizar exame especular, no qual se observam vagina, colo do útero e conteúdo vaginal, complementando-se o exame com toque vaginal para avaliação dos volumes uterino e ovariano.

ASPECTOS ÉTICOS

Na infância, a criança deve ser atendida na presença dos pais ou responsáveis. Por outro lado, durante o período da adolescência, a presença dos pais pode não ser necessária. Deve ficar claro para a adolescente a confidencialidade da consulta e que nada será revelado sem seu consentimento, como prevê o código de ética médica, mediante Resolução 1246/88 do Conselho Federal de Medicina, capítulo IX: segredo médico *"É vedado ao médico, revelar segredo profissional referente à paciente menor de idade, inclusive a seus pais ou responsáveis legais, desde que a menor tenha capacidade de avaliar seu problema e de conduzir-se por seus próprios meios para solucioná-los, salvo quando a não revelação possa acarretar dano a paciente"*. Havendo por parte da paciente desejo de contracepção e não havendo contraindicações clínicas para seu uso, deve-se adequar o método à paciente. A prescrição do método não necessita do consentimento dos pais, como prevê o Código de Ética Médica. O método de barreira (preservativo masculino ou feminino) deve ser estimulado, enfatizando a sua importância na dupla proteção (gestação e DST).

ABUSO SEXUAL NA INFÂNCIA E NA ADOLESCÊNCIA

Define-se abuso ou violência sexual na infância e adolescência como "contato ou interação entre uma criança e um adulto quando a criança está sendo usada para estimulação sexual por esse adulto ou outra pessoa. O abuso sexual pode ser cometido por outro menor, quando essa pessoa é significativamente mais velha que a vítima ou quando o abusador está na posição de poder ou controle sobre essa vítima".

Embora qualquer pessoa deva notificar as autoridades quando toma conhecimento da ocorrência de ato de violência sexual, são os profissionais de saúde que atuam diretamente com crianças e adolescentes os maiores responsáveis por essa notificação. O médico tem papel fundamental na identificação, no tratamento e na prevenção das crianças vítima de maus-tratos.

Do ponto de vista jurídico, a violência sexual é classificada como:

- Estupro: penetração vaginal com uso de violência, ou grave ameaça, sendo que em menores de 14 anos de idade essa violência é presumida.
- Atentado violento ao pudor: obrigação de alguém a praticar atos libidinosos, sem penetração vaginal, usando de violência ou grave ameaça, sendo também presumido quando em menor de 14 anos de idade.

- Pedofilia: desvio de conduta sexual em que o adulto tem atração por criança.
- Incesto: relação sexual entre adulto e uma criança com laços de parentesco.
- Pornografia infantil: uso de crianças em filmes, vídeos, fotografias eróticas.
- Exploração sexual: uso de menores no comércio do sexo.

No atendimento à vítima de violência, deve-se avaliar tanto o aparelho geniturinário quanto outras lesões, como quadro de abdome agudo hemorrágico. Um suporte psicológico deve ser realizado tanto no atendimento inicial como nos posteriores, por profissionais bem preparados. É importante a realização de pesquisas de doenças sexualmente transmissíveis (DST), bem como pesquisa e prevenção de gravidez.

PERFIL DO MÉDICO QUE ATENDE A ADOLESCENTE

De maneira geral qualquer ginecologista pode atender uma criança com queixa ginecológica, porém alguns requisitos são necessários para que haja adequada relação médico-paciente, contribuindo assim para o sucesso do atendimento, entre eles:

- Ter vocação e maturidade profissional.
- Possuir claros conceitos de autoridade com flexibilidade.
- Ser sensível.
- Procurar ter adequada compreensão da sexualidade humana sem preconceitos.
- Comunicação fácil e sincera com os jovens.
- Compreender a problemática social presente.

REFERÊNCIAS BIBLIOGRÁFICAS

1. Sanfilippo JS, Muran D, Lee PA, Dewhurst J. *Ginecologia pediátrica e da adolescente*. Rio de Janeiro: Guanabara Koogan, 1996.
2. Barbosa G. Historia de las publicaciones médicas y de los eventos acadêmicos que facilitaron el desarrollo de la ginecología pediátrica y adolescente. *Rev Colomb Obstet Ginecol* 2007; 58(2):159-66.
3. Magalhães MLC, Andrade HHSM. *Ginecologia infanto-juvenil*. Rio de Janeiro: MEDSI, 1998.
4. Sociedade Brasileira de Obstetrícia e Ginecologia da Infância e Adolescência (SOGIA-BR). Disponível em: http://www.sogia.com.br/ [2009 mar 18].
5. Ferreira ALCG, Souza AI, Pituba MC, Fittipaldi S. Ginecologia infanto-puberal. *In:* Lima EJF, Souza MFT, Brito RCCM. *Pediatria ambulatorial. Instituto Materno-Infantil Professor Fernando Figueira – IMIP.* Rio de Janeiro: MEDBOOK, 2008.
6. Junqueira FRR, Reis RR. Puberdade normal e precoce. *In:* Costa HLFF, Moraes Filho OB (coords.). *Ginecologia & obstetrícia.* Recife: Editora UPE, 2006.
7. Lara-Torre E. The physical exam in the pediatric and adolescent patient. *In:* Sanfilippo JS, Lara-Torre E, Edmouds K, Templeman C. *Clinical pediatric and adolescent gynecology.* New York: Informa Healthcare USA, Inc., 2009:113-123.
8. Magalhães MLC, Reis JTL. *Compêndio de ginecologia infanto-juvenil.* Rio de Janeiro: MEDSI, 2003.
9. Smith SR. Legal and confidenciality issues in pediatric ans adolescent gynecology. *In:* Sanfilippo JS, Lara-Torre E, Edmouds K, Templeman C. *Clinical pediatric and adolescent gynecology.* New York: Informa Healthcare USA, Inc., 2009:335-344.
10. Roquette ALB. Abuso sexual – aspectos legais. *In:* Magalhães MLC, Andrade HHSM. *Ginecologia infanto-juvenil.* Rio de Janeiro: MEDSI, 1998:583.

CAPÍTULO

8

Puberdade Normal e Patológica

Ariani Impieri de Souza • Thereza Selma Soares Lins

INTRODUÇÃO

Frequentemente o termo puberdade é utilizado como sinônimo de adolescência, no entanto a adolescência é um período bem delimitado da vida que vai dos 10 aos 19 anos (Organização Mundial da Saúde – OMS). Na adolescência, além da maturação sexual e do aumento na velocidade do crescimento, ocorrem as mudanças psicológicas e sociais que acompanham a transição da infância para a vida adulta.

Puberdade (do latim *pubetas*) é o processo de amadurecimento biológico do indivíduo e na menina, inicia-se com o desenvolvimento dos caracteres sexuais secundários, preparando a menina para a maturidade física e sexual, a partir da qual a torna apta para a reprodução. A idade na qual se inicia a puberdade, bem como seu término, não é uniforme e varia de pessoa a pessoa. Na maioria das vezes se inicia com a telarca (que pode iniciar-se aos 8 anos) e termina com a menarca (que pode ser aguardada até os 16 anos). Fatores genéticos, hormonais e neuroendócrinos controlam esse processo, embora ainda não estejam claros quais os elementos que definem o início dos acontecimentos.

Variações no desenvolvimento puberal são comuns na prática clínica diária, e o adequado conhecimento dos limites considerados normais é importante para que o médico da atenção básica possa orientar adequadamente os pais e os familiares de crianças que apresentam variações da normalidade, bem como encaminhar os casos que necessitam de especialistas no momento adequado.

PUBERDADE NORMAL/REGULAÇÃO DA PUBERDADE

Existe uma sequência de manifestações clínicas que traduzem o início da puberdade e permitem ao clínico uma monitorização do padrão normal de desenvolvimento, embora possam ocorrer pequenas variações dessa sequência.

O desenvolvimento puberal é constituído de dois eventos fisiológicos independentes: a adrenarca, definida como o aumento de andrógenos adrenais, e a gonadarca, caracterizada pela maturação do eixo hipotálamo-hipófise-gonadal.

CRESCIMENTO

A correta avaliação do crescimento é uma importante ferramenta de acompanhamento da saúde geral da criança ou adolescente, uma vez que pode ser a primeira a ser afetada diante de um desequilíbrio físico ou mental. Essa avaliação pode ser feita mediante comparação com gráficos com variações da normalidade de acordo com a idade, como também por meio de gráficos que avaliam a velocidade do crescimento. O aumento na velocidade do crescimento pode ser o primeiro sinal do início da puberdade. No pico da velocidade do crescimento, uma menina pode crescer em média 9 ± 1,03 cm por ano, usualmente coincidindo com os estágios iniciais do desenvolvimento das mamas pelos critérios de Tanner.

Esteroides sexuais, principalmente o estrogênio, têm papel fundamental no aumento da secreção do hormônio do crescimento (GH) durante a puberdade, especialmente nos estágios iniciais.

GONADARCA

A gonadarca é o início do processo e se dá com a liberação pulsátil do hormônio liberador da gonadotrofina (GnRH) pelo hipotálamo, que se mantinha inibido com doses mínimas de estrogênio durante a infância.

Com a liberação pulsátil do GnRH, a hipófise é estimulada a liberar os hormônios folículo-estimulante (FSH) e luteinizante (LH), chamados de gonadotrofinas, pois são hormônios que vão agir nas gônadas. É exatamente o aumento da secreção pulsátil noturna das gonadotrofinas, o marcador neuroendócrino do início da puberdade.

As gonadotrofinas liberadas pela hipófise, por sua vez, vão estimular, no caso das meninas, os ovários a produzir estrogênio, progesterona e testosterona.

TELARCA

O aparecimento do broto mamário é na maioria das meninas o primeiro sinal clínico marcante e ocorre em 95% das vezes entre 10 e 11 anos de idade (podendo variar dos 8 aos 14 anos). O desenvolvimento do tecido mamário reflete a ativação do eixo hipotálamo-hipófise-ovários (HHO) e a produção de estrogênio pelos ovários e é o marcador mais comumente utilizado para demarcar o início da puberdade. O crescimento inicial do tecido mamário pode ser unilateral e assim permanecer por cerca de 6 a 9 meses. Esse conhecimento pode ser importante para que o médico possa tranquilizar a família e evita procedimentos diagnósticos desnecessários. Mediante exame físico das mamas (inspeção e palpação), pode-se diferenciar um broto mamário de um excesso de tecido adiposo em meninas com sobrepeso.

PUBARCA

A pubarca, que consiste no aparecimento de pelos pubianos e axilares, é a manifestação clínica seguinte à telarca, porém em cerca de 20% das meninas pode preceder o desenvolvimento mamário.

ADRENARCA

O termo adrenarca refere-se à elevação dos andrógenos adrenais, cuja manifestação clínica pode ocorrer pelo aparecimento de odor axilar e de pelos pubianos e/ou axilares.

MENARCA

Refere-se ao primeiro episódio menstrual e usualmente é a última manifestação puberal.

Existe uma padronização universalmente utilizada, descrita por Tanner em 1969, que permite avaliar os períodos normais do aparecimento dos estágios de desenvolvimento de mamas (telarca) e pelos pubianos (pubarca).

- *Telarca*
  - Estágio 1 – estágio pré-puberal em que apenas se observa a elevação da papila e não há tecido mamário adjacente.
  - Estágio 2 – observa-se presença de elevação do tecido mamário e papila, chamado de o broto mamário.
  - Estágio 3 – observa-se aumento do parênquima mamário, porém ainda sem separação dos seus contornos.
  - Estágio 4 – há projeção da aréola e da papila de modo que se observa uma separação dos seus contornos.
  - Estágio 5 – representa o estágio maduro da mama. A mama adquire seu contorno definitivo e a aréola acompanha o contorno normal da mama. Apenas a papila é projetada.
- *Pubarca*
  - Estágio 1 – estágio pré-puberal. Ausência de pelos pubianos.
  - Estágio 2 – início dos primeiros pelos que surgem ao longo dos lábios de forma espaçada e apresentam-se lisos.
  - Estágio 3 – o crescimento dos pelos aumenta em quantidade, ficam pouco mais escuros e mais enrolados e atingem o monte de Vênus.
  - Estágio 4 – os pelos são semelhantes aos do adulto, porém cobrem uma área menor que no adulto.
  - Estágio 5 – os pelos são semelhantes aos do adulto em tipo e quantidade e atingem a raiz da coxa.

FATORES QUE INTERFEREM NA OCORRÊNCIA DAS MANIFESTAÇÕES PUBERAIS

Fatores genéticos definem de maneira predominante a época de início das manifestações puberais, demonstrando a importância da história familiar na avaliação de alterações da puberdade, seja precoce ou tardia.

Fatores nutricionais também têm sido associados às alterações no padrão do início da puberdade. Restrição alimentar (desnutrição) grave tem sido associada a atraso no desenvolvimento puberal. Por outro lado, índice de massa corporal (IMC) elevado, compatível com obesidade, tem sido associado à precocidade na maturação sexual, particularmente nas meninas. Uma das explicações para estas associações tem sido atribuída a presença da leptina, que é um hormônio produzido nas células adiposas, cuja ação é permissiva na secreção de GnRH, via inibição de neuropeptídeo Y.

Outros fatores como uso de produtos químicos ou outras substâncias, bem como fatores como estresse no ambiente familiar, têm sido especulados como implicados no desenvolvimento de puberdade precoce, embora nenhuma evidencia sólida tenha sido demonstrada.

O eixo HHO, responsável pela regulação da reprodução humana, encontra-se liberado durante a vida intrauterina, é bloqueado após o nascimento e permanece inativo até a puberdade, quando é, então, reativado e obedece aos seguintes passos:

1. A secreção do GnRH é coordenada por uma rede neuronal complexa, constituída de neurônios secretores de fatores estimulatórios (kisspeptina, glutamato, glicina, norepinefrina, dopamina, serotonina) e/ou inibitórios (opioides endógenos, ácido gama aminobutírico, neuropeptídeo Y, peptídeo intestinal vasoativo, hormônio liberador de ACTH, melatonina) e pela ativação recíproca de comunicação glia-neurônio.
2. O núcleo arqueado do hipotálamo é responsável pela liberação do GnRH através do plexo da circulação portal hipotálamo-hipófise para a hipófise anterior (adeno-hipófise).
3. Na hipófise, o GnRH liga-se ao seu receptor específico, estimulando a síntese e secreção das gonadotrofinas FSH e LH de forma pulsátil.
4. Em resposta à estimulação do LH e FSH, as gônadas (ovários, no caso das meninas) liberam então estrogênio, principal responsável pelas transformações puberais da menina.
5. Os esteroides gonadais causam mudança no padrão das gonadotrofinas, provocando um mecanismo de *feedback* negativo na hipófise, bem como no hipotálamo. O bloqueio da liberação do GnRH provoca diminuição dos níveis de gonadotrofinas e perda do padrão pulsátil de secreção do LH.
6. Nas meninas os estrogênios (estradiol) provocam tanto mecanismo de *feedback* positivo quanto negativo na liberação das gonadotrofinas (LH e FSH), permitindo que os níveis de estradiol possam aumentar até alcançar níveis críticos de estimulação positiva nas gonadotrofinas. Esse *feedback* positivo é o responsável pela ovulação e não está presente até a metade do período puberal, o que pode explicar os ciclos anovulatórios observados logo após a menarca.

Simultaneamente a todas essas transformações, há aumento do percentual de gordura corporal, bem como do volume do quadril nas meninas.

PUBERDADE PRECOCE

Ainda não existe um consenso sobre a partir de qual idade a puberdade deve ser considerada precoce nas meninas, uma vez que se sugere uma tendência secular de aparecimento cada vez mais precoce do desenvolvimento das mamas e dos pelos pubianos.

Dados transversais obtidos na década de 1960 definiram como faixa etária normal de início puberal o período entre 8 e 13 anos de idade nas meninas. Mais recentemente, dados transversais obtidos nos EUA indicaram que início puberal em meninas ocorreria em idade mais precoce. Esse estudo levou à recomendação para a classificação do desenvolvimento puberal como precoce quando ele ocorre antes das idades de 6 anos para meninas negras e de 7 anos para as demais meninas. Entretanto, a validade dessas recomendações

Capítulo 8 • Puberdade Normal e Patológica   **87**

foi questionada e a maioria dos endocrinologistas pediátricos utiliza o limite tradicional de 8 anos.

Duas variantes da normalidade devem ser observadas e não confundidas com puberdade precoce: adrenarca prematura e telarca prematura.

Diante de suspeita de puberdade precoce, é recomendado que se faça uma avaliação laboratorial custo-efetiva baseada na presença dos sinais de puberdade, a partir da qual se estabeleça o diagnóstico adequado e, na sequência, o tratamento, quando indicado.

A adrenarca prematura ocorre em decorrência do aumento precoce de secreção adrenal sem outros sinais de virilização (como aumento do clitóris, acne ou aumento de massa muscular) nem aparecimento de telarca. Tem sido um dos principais motivos de referência de criança para esclarecimento de diagnóstico de puberdade precoce.

O telarca prematura caracteriza-se por aparecimento precoce de tecido mamário uni ou bilateral na ausência de outros sinais de maturação puberal. É uma condição autolimitada, ocorrendo habitualmente antes dos 3 anos de idade, apresentando regressão espontânea. A estatura, a velocidade de crescimento e a idade óssea são compatíveis com a idade cronológica. Entretanto, é necessário manter-se a vigilância periódica dessas crianças, já que 14% podem progredir para um quadro de precocidade sexual completa.

Tanto a adrenarca prematura quanto a telarca prematura são condições que continuam sem causa definida. Em todo caso, são condições benignas que não necessitam de tratamento.

A menarca prematura é caracterizada pela ocorrência de um ou mais episódios de sangramento vaginal em menina sem nenhum outro sinal da puberdade. Não está claro como níveis de estrogênios no sangue sejam suficientes para provocar sangramento endometrial sem provocar desenvolvimento mamário. Deve ser afastada toda e qualquer outra etiologia de sangramento vaginal (corpo estranho, abuso sexual, tumor uterino) antes de considerar esse diagnóstico.

PUBERDADE PRECOCE CENTRAL (VERDADEIRA)

A puberdade precoce central (PPC) resulta da ativação do eixo HHO e mimetiza o desenvolvimento puberal fisiológico, embora em uma idade cronológica inadequada. Nas meninas, o aumento da velocidade de crescimento e a telarca representam os eventos iniciais.

É notável que as manifestações puberais de ocorrência precoce possam progredir ou não evoluir em aproximadamente 50% dos casos de puberdade precoce, não exigindo, desse modo, conduta terapêutica. A puberdade precoce de evolução progressiva está associada a menarca precoce, baixa estatura secundária à fusão prematura das epífises ósseas e transtornos psicológicos.

As principais causas são idiopática e secundária a distúrbios do sistema nervoso central, destacando-se as causas congênitas, como hidrocefalia, cisto aracnoide, ou adquiridas, como traumatismos, doenças granulomatosas, processos inflamatórios e tumores. Entre os tumores destaca-se o hamartoma hipotalâmico.

Na maioria dos casos a etiologia é idiopática e é comum história familiar de casos de puberdade precoce. Quanto menor for a faixa etária, maior a probabilidade de ocorrência de distúrbios neurológicos. A prevalência dessas alterações é muito baixa quando a puberdade tem início após os 6 anos de idade (2 a 7%).

AVALIAÇÃO LABORATORIAL

Dosagens hormonais

A avaliação inicial consiste em dosagens de LH, FSH e estradiol. Em condições basais os valores de LH e FSH são superponíveis em crianças pré-púberes e púberes. Com o advento de métodos laboratoriais de maiores sensibilidade e especificidade, pode-se determinar a ativação do eixo HHO pelos valores basais de LH.

Valores basais de LH > 0,2 U/L (imunoquimioluminométrico ou ICMA) ou > 0,6 U/L (imunofluorométrico ou IFMA) são indicativos de puberdade precoce central (BII). Quando os níveis de LH estiverem reduzidos (na faixa pré-puberal), está indicada a determinação de LH e FSH após infusão de GnRH (teste do GnRH) na paciente com o objetivo de induzir um pulso de LH e FSH. Os valores de corte de LH para determinar uma resposta puberal dependem do método laboratorial utilizado e carecem de um ponto de corte bem definido. Valores de pico de LH de 5 a 8 U/L para o método ICMA e valores de LH > 9,6 U/L no método IFMA são sugestivos de puberdade precoce central (BII). A avaliação do FSH não é útil para o diagnóstico de puberdade precoce central, mas níveis de FSH suprimidos indicam produção autônoma de estrógenos. Níveis reduzidos de estradiol não excluem o diagnóstico de puberdade precoce. Níveis elevados de estradiol na presença de gonadotrofinas suprimidas sugerem o diagnóstico de puberdade precoce gonadotrofina-independente.

Exames de imagem

IDADE ÓSSEA

Estimada radiografia de mãos e punho, é de grande utilidade na avaliação inicial, na previsão de estatura final e na eficácia terapêutica. Geralmente se observa aceleração da idade óssea (IO) em relação à idade cronológica (IC) pela ação dos esteroides sexuais sobre a maturação epifisária.

ULTRASSONOGRAFIA PÉLVICA

A ultrassonografia (USG) pélvica avalia forma e volumes do útero e ovários, geralmente aumentados nas pacientes com PPC. Na PPC o ponto de corte para o diâmetro transverso do útero varia de 3,4 a 4,0 cm. A presença de eco endometrial é altamente específica (~ 100%) porém menos sensível (42 a 87%). O ponto de corte para volume ovariano puberal varia entre 1 e 3 mL. Portanto, USG pélvica é útil na diferenciação entre PPC e telarca prematura (BII) e de grande utilidade também na detecção de cistos ou neoplasias ovarianas.

RESSONÂNCIA MAGNÉTICA DO CÉREBRO

Meninas com PPC progressiva e início puberal antes dos 6 anos de idade devem realizar ressonância magnética do cérebro. É controverso se todas as garotas que desenvolvem PPC entre 6 e 8 anos de idade necessitam de ressonância magnética (RM), já que a prevalência de lesões hipotalâmicas é muito baixa quando a puberdade se inicia após 6 anos de idade (2 a 7%). No entanto, todas as meninas com achados neurológicos e progressão puberal rápida requerem RM (BII).

PUBERDADE PRECOCE PERIFÉRICA

A puberdade precoce periférica é uma condição menos comum que a PPC. Algumas situações são descritas a seguir:

- *Situação 1.* Diante de uma menina com sinais de virilização, avaliar uma das quatro possibilidades mencionadas que podem ser analisadas (confirmadas ou afastadas) com testes laboratoriais citados:
  - Hiperplasia congênita de suprarrenal de início tardio (não clássica) – 17alfa-OH (hidroxiprogesterona)
  - Tumor ovariano virilizante – dosagem de testosterona
  - Tumor adrenal virilizante – dosagem de sulfato de deidroepiandrosterona (S-DHEA)
  - Exposição a androgênios – testosterona elevada – confirmar com anamnese a possibilidade de contato com produtos contendo testosterona ou derivados.

Estudos de imagem para avaliar presença de tumores devem ser considerados nos casos em que as dosagens hormonais (testosterona ou S-DHEA) apresentarem valores extremamente elevados. Testes de estimulação de hormônio adrenocorticotrópico (ACTH) estão indicados diante de uma elevação exagerada de 17alfa-OH para confirmação diagnóstica.

- *Situação 2.* Diante de uma menina com rápido desenvolvimento do tecido mamário, acompanhado de supressão de LH e estradiol muito elevado:
  - Tumor ovariano produtor de estrogênio (tumor de células granulosas) – confirmada mediante USG pélvica, que em geral são tumores de grande volume.
  - Exposição a estrogênio exógeno (pílulas contraceptivas ou outras preparações de estrogênios) também pode ser considerada.

TRATAMENTO DA PUBERDADE PRECOCE CENTRAL

Quem necessita ser tratada?

O mais importante critério clínico para tratamento da PPC é a velocidade de progressão dos caracteres sexuais secundários. A indicação de bloqueio puberal está reservada para pacientes com PPC rapidamente progressiva, porque nesses casos há perda estatural. Em publicações mais antigas sobre pacientes não tratados a perda estatural das meninas com PPC corresponde a aproximadamente 12 cm, em comparação com a estatura adulta normal. A perda estatural em decorrência de puberdade precoce está inversamente correlacionada com a idade de início da puberdade. Em pelo menos 50% dos casos de desenvolvimento puberal precoce, as manifestações puberais regredirão ou pararão de progredir e nenhum tratamento se faz necessário. As crianças devem ser submetidas a um acompanhamento clínico rigoroso por um período de 3 a 6 meses para documentar a progressão do desenvolvimento puberal e da aceleração de crescimento. Esse período observacional pode não ser necessário se a criança está ou já ultrapassou o estágio de Tanner III para mamas, particularmente com maturação esquelética avançada (C).

Consequências psicossociais adversas também constituem uma preocupação, mas os dados específicos de pacientes com puberdade precoce apresentam sérias limitações e não devem ser utilizados para justificar intervenção (C).

Como deve ser feito o tratamento?

O tratamento de escolha para PPC é feito com análogos de GnRH –agonistas das gonadotrofinas quando administrados de maneira aguda (pulsátil) e antagonistas quando administrados de maneira crônica (níveis de GnRH elevados de modo contínuo inibem a liberação das gonadotrofinas [LH e FSH], deixando-as em níveis pré-puberais).

Diversos análogos de GnRH estão disponíveis comercialmente em formulações *depot*, sendo o acetato de leuprolida e a triptorelina os mais utilizados. A dose inicial é de 3,75 mg por via intramuscular a cada 4 semanas, segundo a recomendação europeia. Nos EUA, recomenda-se a dose inicial do acetato de leuprolida de 7,5 mg a cada 4 semanas. A preparação trimestral (acetato de leuprolida e triptorelina 11,25 mg) tem sido também utilizada no tratamento da PPC.

Esses diferentes análogos de GnRH são igualmente eficientes, e a escolha por um determinado agente depende da preferência do médico e do paciente (C).

Em estudos longitudinais abertos não comparativos, o uso de agonistas do GnRH teve como resultado de forma consistente a regressão ou a estabilização dos sintomas puberais. A eficácia da medicação em aumentar a estatura adulta é inconteste somente para casos de PPC progressiva com início antes dos 6 anos de idade. A decisão de iniciar a terapia em meninas com início puberal após os 6 anos deve ser individualizada (BII).

O uso de análogos do GnRH para PPC com base exclusivamente em razões psicossociais ou para atrasar a menarca deve ser considerado cuidadosamente pela falta de dados convincentes (C).

O seguimento do tratamento deve ser feito com monitorização do desenvolvimento puberal e da velocidade de crescimento a cada 3 a 6 meses, devendo a idade óssea ser avaliada periodicamente (BII).

Efeitos adversos

Análogos do GnRH geralmente são bem tolerados em crianças e adolescentes. Reação alérgica local pode ser encontrada em até 10% dos pacientes, bem como a formação de abscesso estéril no local da aplicação. O tratamento a longo prazo não parece causar ou agravar obesidade (BII), causar osteopenia/osteoporose (BII) ou prejudicar a função reprodutiva de meninas que usaram análogos do GnRH (BII)

Outra opção terapêutica seria o uso de acetato de medroxiprogesterona, utilizado na dose de 50 mg ao mês ou 150 mg a cada 3 meses, por via intramuscular, é uma opção que vale considerar quando o objetivo do tratamento é retardar ou suspender a menstruação.

PUBERDADE PRECOCE PERIFÉRICA

- Remoção da causa: ressecções de tumor ovariano ou adrenal em geral são curativos.
- Hiperplasia adrenal congênita: hidrocortisona na dose de 10 a 15 mg/m^2/dia reverte a hipersecreção de androgênios.

PUBERDADE TARDIA

A demora no início do desenvolvimento das mamas ou da ocorrência da menarca pode ser causa de grande ansiedade de adolescentes e seus familiares.

Considera-se puberdade tardia a ausência de desenvolvimento de broto mamário aos 13 anos de idade e a ausência da menarca aos 16 anos de idade quando os caracteres sexuais secundários já estão presentes.

Em 50 a 80% das vezes há atraso constitucional (familiar) do início da puberdade. Nos 20 a 50% restantes, pode ser decorrente de diferentes problemas clínicos que podem levar à puberdade tardia. Portanto, uma vez que se defina que há atraso na puberdade, a investigação deve ser estabelecida iniciando-se por minuciosa história familiar e completo exame físico.

História pregressa

Entre os elementos que devem ser investigados, citam-se: história familiar de casos de puberdade tardia, história neonatal, doenças da infância, problemas relacionados com mudança de peso, dieta, problemas de pele e de cabelos, doenças gastrointestinais, doenças neurológicas, história pessoal, situação de estresse, estilo de vida e uso de medicação.

Exame físico

No exame físico deve-se estar atento para: peso, altura, envergadura, pressão arterial, pele, pesquisa de traços dismórficos que possam sugerir síndromes, avaliação cardiológica e avaliação neurológica.

Exames laboratoriais

Uma maneira prática de sistematizar a avaliação é pela dosagem das gonadotrofinas (LH e FSH) e estabelecer o caminho da investigação:

- Gonadotrofinas elevadas: hipogonadismo hipergonadotrófico – investigar causas como síndrome de Turner (baixa estatura, gônadas em fita, hipertelorismo mamário, pescoço curto com implantação baixa dos cabelos, cúbito valgo, quarto metarcapiano curto), digenesia gonadal, falência ovariana.
- Gonadotrofinas baixas: deve-se fazer a diferenciação entre atraso constitucional do desenvolvimento puberal e quadro de hipogonadismo hipogonadotrófico. Antecedente familiar de atraso puberal, padrão de resposta púbere do LH após teste de estímulo com GnRH e níveis basais dentro da faixa de puberdade dosados por meio de ensaios de maior especificidade sugerem que o desenvolvimento sexual secundário acontecerá em breve. Por outro lado, a presença de anormalidades da linha média e anosmia sugere a existência de um distúrbio hipotálamo-hipofisário permanente. Suspeitando-se de causa central, deverá ser realizada ressonância magnética do sistema nervoso central. Entre as causas genéticas de hipogonadismo hipogonadotrófico, a mais frequente é a síndrome de Kallmann, que se caracteriza pela deficiência de GnRH associada a anosmia ou hiposmia.
- Dosagem de TSH e T_4 livre: avaliação e tratamento de doenças da tireoide.
- Idade óssea: avaliação do grau de amadurecimento ósseo.

Tratamento

Diante das inúmeras possibilidades de situações relacionadas com o atraso do desenvolvimento puberal, o tratamento obviamente dependerá da causa básica.

A utilização do tratamento hormonal (estrogênios conjugados associados à progesterona) tem produzido boa resposta no desenvolvimento dos caracteres sexuais secundários (desenvolvimento das mamas).

LEITURA RECOMENDADA

Brito VN, Latronico AC, Arnhold IJ, Mendonça BB. Update on the etiology, diagnosis and therapeutic management of sexual precocity. Arq Bras Endocrinol Metabol 2008; 52:18-31.

Buck Louis GM, Gray Jr. LE, Marcus M et al. Environmental factors and puberty timing: expert panel research needs. Pediatrics 2008; 121 (Suppl 3):S192-207.

Carel JC, Eugster E, Rogol A, Ghizzoni L, Palmert MR on the behalf of the members of the ESPE-LWPES GnRH Analogs Consensus Conference Group. Consensus statement on the use of gonadotropin-releasing hormone analogs in children. Pediatrics 2009; 123:e752-e762.

Carel JC, Léger J. Precocious puberty. N Engl J Med 2008; 358:2366-77.

de Vries L, Horev G, Schwartz M, Phillip M. Ultrasonographic and clinical parameters for early differentiation between precocious puberty and premature thelarche. Europ J Endocrinol 2006; 154:891-8.

Heger S, Sippell WG, Partsch CJ. Gonadotropin-releasing hormone analogue treatment for precocious puberty. Twenty years of experience. Endocr Dev 2005; 8:94-125.

Herman-Giddens ME, Slora EJ, Wasserman RC et al. secondary sexual characteristics and menses in young girls seen in office practice: a suty from the Pediatric research in Office Settings Network. Pediatrics 1997; 99:505-12.

Klein KO, Barnes KM, Jones JV, Feullian PP, Cuttler Jr. GB. Increased final height in precocious puberty after long-term treatment with LHRH agonists: the National Institutes of Health experience. J Clin Endocrinol Metab 2001; 86(10):4711-6.

Marshall WA, Tanner JM. Variations in pattern of pubertal changes in girls. Arch Dis Child 1969; 44(235):291-303.

Mul D, Hughes IA. The use of GNRH agonists in precocious puberty. Eur J Endocr 2008; 159:S3-S8.

Neely EK, Hintz RL, Wilson DM et al. Normal ranges for immunochemiluminometric gonadotropin assays. J Pediatr 1995; 127:40-6.

Ojeda SR, Lomniczi A, Mastronardi C et al. Minireview: the neuroendocrine regulation of puberty: is the time for a systems biology approach? Endocrinology 2006; 147(3):1166-74.

Palmert MR, Malin HV, Boepple PA. Unsustained or slowly progressive puberty in young girls: initial presentation and long-term follow-up of 20 untread girls. J Clin Endocrinol Metab 1999; 84(2):411-4.

Rosenfield RL, Bacharach LK, Chernausek SD et al. Current age of puberty. Pediatrics 2000; 106:622-3.

Thomis M, Rogers DM, Beunen GP, Woynarowska B, Malina RM. Allometric relationship between body size and peak VO2 relative to age at menarche. Ann Human Biol 2000; 27(6):623-33.

CAPÍTULO 9

Dor Pélvica Crônica

Elisio Rodrigues Coelho Junior

INTRODUÇÃO

A dor pélvica crônica (DPC) é uma condição comum, complexa e frequentemente apresenta dilema diagnóstico, particularmente nas mulheres em idade reprodutiva. A patogênese da DPC é ainda pouco esclarecida e consequentemente difícil de ser avaliada. Existem associações com processos patológicos específicos, mas barreiras para o entendimento estão presentes em muitos estudos e os dados não podem ser comparáveis. Muitas desordens ginecológicas e não ginecológicas parecem causar ou estar associadas à DPC. O acompanhamento efetivo pressupõe conhecimento integrado dos órgãos pélvicos e os outros sistemas, incluindo o musculoesquelético, o neurológico e o psíquico. Os tratamentos usualmente são dirigidos para doenças específicas que podem causar DPC, mas que algumas vezes não temos o diagnóstico etiológico claro para a dor, sendo frequentemente difícil curar ou acompanhar adequadamente, e o tratamento proposto deve ser direcionado só para alívio dos sintomas. A proposição deste capítulo é prover informações para o diagnóstico diferencial da DPC e revisar as evidências avaliáveis nas opções terapêuticas para mulheres com DPC, sendo que muitas das conclusões têm como base resultados de ensaios randomizados únicos e, portanto, necessitam de futuras avaliações.

A DPC, definida como uma dor não cíclica com 6 meses ou mais de duração localizada na pelve anatômica, na parede abdominal abaixo do umbigo ou no dorso na região lombossacral ou nádegas, tem gravidade suficiente para causar incapacidade funcional ou acarretar cuidados clínicos.[1] É um sintoma, não um diagnóstico, que pode ou não estar associado a achado orgânico óbvio, mas por ser subjetivo, em cada caso, os aspectos orgânicos e psicológicos podem ser extremamente difíceis de separar.

Seção III • Problemas Frequentes em Ginecologia

A DPC é uma condição comum nas mulheres em idade reprodutiva que afeta as atividades diárias e o bem-estar geral e uma condição muito onerosa por resultar em uso frequente dos serviços de saúde e falta ao trabalho,[2,3] frequentemente apresentando dilema diagnóstico e fonte de frustração para o médico e a paciente. Ginecologistas e outros especialistas têm dificuldade em apontar o diagnóstico preciso e instituir tratamento adequado por sua etiologia ser pobremente entendida, consequentemente sendo a dor difícil de ser avaliada; a patologia identificada pode ser pura coincidência, não causa, e as taxas de intervenções efetivas continuam limitadas (A).[4]

Embora a prevalência da DPC na população geral não seja acuradamente estabelecida, dados avaliados sugerem ser mais comum que geralmente reconhecida e é estimada em 3,8% das mulheres de 15 a 73 anos de idade no Reino Unido, a qual é similar à da asma (3,7%) e maior que a da enxaqueca (2,1%),[5,6] e apesar disso cerca de 60% das mulheres com essa queixa nunca receberam diagnóstico específico e 20% nunca realizaram qualquer investigação para esclarecimento da causa da dor.[7] Quase 4% das mulheres têm DPC e aproximadamente 15 a 20% das mulheres com idade entre 18 e 50 anos têm DPC de duração superior a 1 ano[2,8] e é a razão para 10% de todas as consultas ao ginecologista, 12% de todas as histerectomias e mais de 40% das laparoscopias realizadas por ginecologistas.

FISIOPATOLOGIA

A causa da DPC pode ser caracterizada como visceral ou somática. Todas as estruturas viscerais da pelve (bexiga, ureter terminal, uretra, ovários, trompas, útero, vagina, cólon sigmoide, reto, estruturas vasculares e linfáticos associados) podem causar aumento da dor na pelve e no abdome inferior. Dor pélvica também pode originar-se de estruturas somáticas como ossos da pelve, ligamentos, músculos e fáscias, sendo referida no dermátomo cutâneo sensorial correspondente. O conhecimento da convergência e da interposição entre diferentes trajetórias de inervação visceral pélvica e estruturas somáticas é importante na avaliação clínica das pacientes com DPC.

Com relação ao suprimento nervoso da pelve, em termos gerais a pelve feminina é inervada pelo sistema nervoso somático e visceral. O sistema nervoso somático tem fibras motoras (eferentes) que irradiam da medula espinal e inervam os músculos esqueléticos da parede pélvica, assoalho pélvico e períneo. As fibras sensitivas (aferentes) transmitem sensações desses órgãos musculosesqueléticos e do peritônio parietal para a medula espinal. Essas fibras sensoriais são ativadas por estímulos mecânicos, térmicos ou químicos da pele, do tecido celular subcutâneo, dos músculos e do peritônio. A sensação somática nervosa (aferente) do peritônio parietal também supre áreas correspondentes da pelve e do subcutâneo (dermátomo) e dos músculos (miótomos). Portanto, quando o peritônio parietal está irritado, o dermátomo correspondente sente dor e o miótomo correspondente se contrai reflexamente, causando rigidez ou defesa da parede abdominal.

O sistema nervoso visceral tem ramos eferentes correspondentes ao sistema nervoso autônomo e ramos aferentes. O sistema eferente (autônomo) é o sistema motor da musculatura lisa visceral e glândulas. Consiste em fibras simpáticas e parassimpáticas que suprem uretra, bexiga, ureter, vagina, cérvice, útero, trompas, ovários, sigmoide, canal anal, peritônio visceral e vasculatura. As fibras aferentes transmitem estímulos nocivos e outras sensações da parede abdominal, das vísceras pélvicas e do peritônio visceral para a medula espinal. As vísceras e o peritônio visceral iniciam sensação dolorosa quando estirados, distendidos, isquemiados, ou quando há espasmo muscular visceral. Fibras aferentes viscerais que trafegam pelo tronco simpático têm corpo celular de distribuição toracolombar e aquelas que trafegam pelo tronco parassimpático têm distribuição nos troncos dos gânglios sacrais.

Mulheres com DPC normalmente têm sintomas vagos, difusos ou sobreposição de sintomas (geniturinário, gastrintestinal e musculoesquelético). Sensação de dor da periferia trafega para a medula via fibras nervosas desmielinizadas. Essas fibras trazem estímulos somáticos e viscerais (convergência viscerossomática). Isso explica em parte a natureza difusa da dor visceral. Essas fibras desmielinizadas estimulam fibras aferentes somáticas, em que uma estrutura pélvica influencia o componente eferente da outra, por isso os sintomas sobrepostos e as sensações orgânicas cruzadas.

Cada estrutura no abdome e/ou na pelve pode ter uma função na etiologia da DPC. Portanto, é essencial pensar além dos órgãos do trato reprodutivo superior e considerar as seguintes contribuições: sistema nervoso central e periférico, vasos sanguíneos, músculos e fáscias da parede abdominal e assoalho pélvico, ureteres e bexiga e trato gastrintestinal. Muitas desordens que envolvem esses sistemas orgânicos estão implicadas na DPC, incluindo endometriose, cistite intersticial, síndrome do intestino irritável e disfunção do assoalho pélvico. Adicionalmente, muitas pacientes têm hiperalgesia viscerovisceral, uma resposta exagerada à dor resultante de mudanças induzidas no sistema nervoso central por estímulo doloroso. Essencialmente, inflamação ou congestão em órgãos reprodutivos e mesmo do trato urinário ou digestivo de causas fisiológicas, como ocorre na ovulação ou na menstruação, ou patológicas, como na endometriose, pode aumentar a dor na víscera, na pele ou no músculo que compartilha segmento comum na coluna vertebral. Deve ser uma das explicações para a exacerbação da DPC no período menstrual, uma ocorrência comum que não deveria ser confundida com dismenorreia. Outros mecanismos potenciais incluem efeitos hormonais no sistema nervoso central e periférico, causa das diferentes respostas dolorosas em relação ao sexo.

Adicionalmente, influências psicossociais e culturais podem contribuir para a sintomatologia dolorosa, e parte do dilema envolvido com a avaliação e a conduta da DPC é a suposição de que a dor pode estar ligada a alguma patologia ou dano tecidual óbvio.

ETIOLOGIA

Como muitas outras síndromes de dores crônicas, a DPC é uma condição multifatorial, e frequentemente há mais de um componente envolvido, não necessariamente ginecológico, podendo ser causada por desordens nos sistemas gastrintestinal, urinário, neurológico e musculoesquelético, e também pode ser uma manifestação de desordens psicológicas e psiquiátricas. Causas não ginecológicas comuns de dor pélvica podem incluir síndrome do intestino irritável, cistite intersticial, fibromialgia e desordens musculoesqueléticas, tais como dor nos pontos-gatilho e disfunção do assoalho pélvico.

O perfil demográfico de estudos sugere que mulheres com DPC não são diferentes das mulheres sem DPC em termos de idade, raça, etnicidade, educação, *status* socioeconômico ou *status* de trabalho (B).

Dificilmente se encontram critérios epidemiológicos de causalidade entre as doenças suspeitas de DPC. Evidências causais suficientemente fortes são encontradas na endometriose, na cistite intersticial e na síndrome do cólon irritável (Quadros 9.1 e 9.2). Para muitas das doenças enumeradas como causa de DPC, apenas evidências limitadas ou opiniões de especialistas apoiam a relação etiológica. Embora as relações etiológicas de muitas dessas doenças propostas não sejam bem estabelecidas, na prática clínica muitas são tratadas se diagnosticadas em mulheres com DPC. Essa ambiguidade dificulta a interpretação de causa e efeito com respeito ao tratamento em muitos estudos de mulheres com DPC.

A proporção da DPC e diagnósticos específicos (ou diagnóstico) não é clara e varia amplamente nas séries relatadas. Um grande banco de dados de um centro primário do Reino Unido encontrou diagnósticos relacionados com os tratos urinário e intestinal, mais comuns que os diagnósticos ginecológicos (30,8% urinário, 37,7% gastrintestinal e 20,2% ginecológico).

Das doenças ginecológicas, a endometriose é uma das mais comuns, sendo encontrada em aproximadamente 70% das pacientes com DPC.

Com relação às aderências, uma meta-análise de mais de 3.000 mulheres com DPC e mais de 2.000 controles mostrou que aderências estão presentes em 36% das mulheres com DPC em comparação com 15% dos controles. Entretanto, a função das aderências na DPC tem sido questionada, sendo que aquelas densas e vasculares é que estariam mais comumente relacionadas com a dor pélvica.[21] Adicionalmente, entre as mulheres sem dor pélvica pré-operatória, 3 a 9% desenvolvem dor pélvica ou dor no dorso em 2 anos após

Quadro 9.1 Condições ginecológicas que podem causar ou exacerbar a DPC, por nível de evidência

Nível A

- Endometriose*
- Neoplasias malignas ginecológicas (especialmente estágios avançados)
- Síndrome do ovário restante
- Síndrome da congestão pélvica
- Doença inflamatória pélvica*
- Salpingite tuberculosa

Nível B

- Aderências*
- Mesotelioma cístico benigno
- Leiomiomatose*
- Cisto peritoneal pós-operatório

Nível C

- Adenomiose
- Dor ovulatória ou dismenorreia atípica
- Cisto anexial (não endometriótico)
- Estenose cervical
- Gestação ectópica crônica
- Endometrite crônica
- Pólipos endocervical e endometrial
- Endossalpingiose
- DIU
- Ovário acessório residual
- Relaxamento sintomático pélvico (prolapso genital)

Nível A: evidência científica boa e consistente de relação causal com DPC.
Nível B: evidência científica limitada ou inconsistente de relação causal com DPC.
Nível C: relação causal com DPC baseada em opiniões de especialistas.

*Diagnóstico frequentemente relatado em publicações de mulheres com DPC.

Quadro 9.2 Condições não ginecológicas que podem causar ou exacerbar a DPC, por nível de evidência

Nível de evidência	Urológico	Gastrintestinal	Musculoesquelético	Outros
Nível A	Câncer de bexiga Cistite intersticial* Cistite actínica Síndrome uretral	Carcinoma de cólon Constipação intestinal Doença inflamatória intestinal Síndrome do intestino irritável*	Dor miofascial em parede abdominal (pontos-gatilho) Dor crônica coccígea e no dorso* Defeito ou má postura Fibromialgia Neuralgia dos nervos ílio-hipogástrico/ ilioinguinal/ genitofemoral Mialgia do assoalho pélvico (síndrome do piriforme ou do elevador do ânus) Síndrome da dor pélvica periparto	Aderência nervosa cutaneoabdominal em cicatriz cirúrgica Somatização
Nível B	Disinergia do detrusor (contrações vesicais não inibidas) Divertículo uretral	–	Núcleo pulposo herniado Dor no dorso baixa* Neoplasia da medula espinhal ou nervo sacral	Doença celíaca Disfunção neurológica Porfiria Herpes Transtornos do sono
Nível C	ITU crônica Cistite aguda recorrente Uretrite aguda recorrente Urolitíase Carúncula uretral	Colite Obstrução intestinal intermitente crônica Doença diverticular	Compressão de vértebras lombares Doença degenerativa articular Hérnias: ventral, inguinal, femoral, Spiegel Distensão e tensão muscular Distensão tendão do reto abdominal Espondilose	Epilepsia abdominal Enxaqueca abdominal Distúrbio bipolar Febre familiar mediterrânea

Nível A: evidência científica boa e consistente de relação causal com DPC.
Nível B: evidência científica limitada ou inconsistente de relação causal com DPC.
Nível C: relação causal com DPC baseada em opiniões de especialistas.

*Diagnóstico frequentemente relatado em publicações de mulheres com DPC.

histerectomias. Um recente estudo caso-controle sugere que a cesárea também pode ser um fator de risco para DPC (*odds ratio* de 3,7).[23]

Aproximadamente 18 a 35% de todas as mulheres com doença inflamatória pélvica aguda (DIPA) desenvolvem DPC.[24] O mecanismo atual pelo qual DPC resulta de DIPA não é conhecido, e nem todas as mulheres com dano secundário a órgão reprodutivo pela DIPA desenvolvem DPC.

Mulheres com DPC têm mais de uma doença que pode levar a dor; 25 a 50% das mulheres que recebem tratamento clínico em centros primários têm mais de um diagnóstico.[5,18,25] Mulheres com diagnósticos que envolvem mais de um sistema orgânico têm dor maior que aquelas com um único sistema envolvido. Por exemplo, 43% das pacientes com DPC sem sintomas gastrintestinais ou urológicos têm dor moderada ou grave (escore médio pela escala analógica visual: 3,8), enquanto 71% das mulheres com DPC e sintomas gastrintestinais e urológicos têm dor moderada a grave (escore médio pela escala analógica visual: 5,4); mulheres com DPC têm mais comumente (do que a população geral) dismenorreia (81% *versus* 58%) e dispareunia (41% *versus* 14%), e a gravidade da dor com a relação sexual e com as menstruações é maior em mulheres com DPC que tenham sintomas gastrintestinais e urológicos que naquelas sem esses sintomas.

Muitas mulheres com DPC podem ser acompanhadas em um centro primário, devendo-se considerar encaminhamento para centros mais avançados quando a dor não tiver sido explicada satisfatoriamente e se a dor estiver inadequadamente controlada. Mais de dois terços das mulheres com DPC não se submetem a testes diagnósticos, nunca recebem um diagnóstico e nunca são encaminhadas para um especialista para avaliação ou tratamento.[2,5]

DIAGNÓSTICO

Tempo adequado deveria ser dado para ouvir a mulher com DPC, a sua história deve ser valorizada. Isto pode ser terapêutico por si só e direcionará futuras avaliações, sendo a base para o diagnóstico diferencial. A natureza multifatorial da DPC deveria ser discutida e explorada desde o início. A meta deverá ser desenvolver uma relação de confiança/cumplicidade entre o médico e a paciente para planejar o programa de avaliação e tratamento.

Uma história inicial minuciosa deverá incluir questões como características da dor, fatores de melhora e piora, sua associação com outros problemas, como os sintomas psicológicos, vesicais e intestinais, e o efeito do movimento e da postura na dor, bem como sua relação com o ciclo menstrual. Completando, um diário da dor por dois a três ciclos menstruais pode ajudar a mulher e o médico a identificar fatores provocadores ou associações temporais. Avaliação dos fatores de risco, história obstétrica (partos traumáticos podem levar a DPC de origem musculoesquelética, principalmente em músculos do assoalho pélvico), cirurgias pélvicas anteriores, história de doença inflamatória pélvica e investigações anteriores já realizadas são também importantes para evitar procedimentos invasivos repetitivos e caros. Informações sobre os aparelhos gastrintestinal e urinário devem ser pesquisadas.

Sintomas específicos podem direcionar para determinadas doenças: dismenorreia grave pode estar associada à endometriose; dispareunia, além da endometriose, pode estar relacionada com disfunções do assoalho pélvico, cistite intersticial ou síndrome do intestino irritável; disúria, polaciúria, noctúria e história de infecções do trato urinário de repetição com culturas negativas podem ser indícios de cistite intersticial. Tem sido sugerido que cerca de 38 a 85% das mulheres em consultas ginecológicas por DPC podem ter cistite intersticial.

A síndrome do intestino irritável é uma desordem funcional comum do intestino de etiologia incerta, e o diagnóstico é eminentemente clínico,[28] utilizando-se os critérios de Roma II (Quadro 9.3).

História psicossocial de traumas, incluindo abuso sexual, faz parte do interrogatório. Associações entre abuso sexual especificamente e DPC foram encontradas em alguns

Capítulo 9 • Dor Pélvica Crônica **99**

Quadro 9.3 Critérios de Roma II para síndrome do intestino irritável

Pelo menos 12 semanas (não necessariamente consecutivas) precedendo 12 meses de dor ou desconforto abdominal que tem duas das três características:

1. Melhora com defecação
2. Começo associado a uma mudança na frequência da evacuação
3. Começo associado a uma mudança na forma ou na aparência das fezes

Os seguintes sintomas não são essenciais para o diagnóstico, mas sua presença aumenta a confiança diagnóstica e pode ser usada para identificar subgrupos de síndrome do intestino irritável:

- Frequência anormal das evacuações (mais que 3 por dia ou menos que 3 por semana).
- Forma anormal das fezes (pelota, dura ou solta, pálida).
- Passagem anormal das fezes (esforço, urgência ou sensação de evacuação incompleta) em mais que 25% das defecações.
- Passagem de muco em mais que 25% das defecações.
- Distensão ou sensação de distensão abdominal em mais que 25% dos dias.

estudos, mas não em outro. Especificamente, não está claro se abuso (físico ou sexual) causa DPC nem está estabelecido o mecanismo pelo qual o abuso poderia levar ao desenvolvimento de DPC. Mulheres com história de abuso sexual e altos escores de somatização apresentavam dor pélvica não somática, sugerindo que o elo entre abuso e DPC pode ser psicológico ou neurológico.

Se a história sugere que há um componente não ginecológico da dor, encaminhar para um profissional como gastroenterologista, urologista, fisioterapeuta ou psicólogo, de acordo com o caso considerado.

A mensuração clínica da dor pode ser realizada pela escala analógica visual, pela escala de categoria numérica ou também pelo questionário de dor de McGill.[33]

EXAME FÍSICO

Segundo a Sociedade Internacional de Dor Pélvica,[34] o exame físico deve começar com a paciente em posição ortostática, em busca de alterações posturais como lordoses, escolioses e hérnias inguinais, femorais, de Spiegel com ajuda da manobra de Valsalva. Na posição sentada, avaliar posição antálgica, palpar o dorso da paciente à procura de pontos dolorosos, a fim de descartar fibromialgia, síndrome miofascial e outros problemas posturais, bem como procurar pontos-gatilho da dor. Antes de iniciar o exame abdominal, devem-se realizar testes para avaliação da dor de origem musculoesquelética ou nervosa mediante manobras de flexão dos membros inferiores, sinal do obturador (rotação interna do quadril), elevação dos membros inferiores, o que pode levantar suspeita de hérnias de disco, pinçamentos nervosos, disfunções musculares e ortopédicas. Devem-se avaliar também hiperestesias ou hipersensibilidade da pele e avaliar os reflexos superficiais abdominais. O teste de Carnett é usado para diferenciar a dor abdominal de origem miofascial da de origem intra-abdominal. Nesse teste, quando o ponto doloroso abdominal é palpado, solicita-se à paciente que eleve a cabeça. Caso a dor aumente com essa manobra, considera-se origem miofascial e, se diminuir, origem intra-abdominal. Cicatrizes cirúrgicas devem ser procuradas e palpadas para detectar hérnias incisionais; a palpação da sínfise púbica pode mostrar osteítes. A exata localização da dor deverá ser mapeada para verificar se corresponde à distribuição dos nervos ilioinguinal ou genitofemoral. Uma avaliação da parede abdominal anterior deverá ser realizada para identificar pontos dolorosos (dor sob pressão) e os pontos-gatilho (áreas localizadas de dolorimento muscular profundo por espasmo muscular). Estes pontos (Figura 9.1) podem ser mapeados com uma caneta para injeção terapêutica de anestésicos locais (lidocaína ou bupivacaína), o que ajuda a melhorar a dor e confirma o diagnóstico de bloqueio nervoso.

O nervo ilioinguinal não é comumente bloqueado na incisão Pfannenstiel, mas a presença de DPC seguida de procedimento cirúrgico abdominopélvico pode sugerir síndrome miofascial, ou causas menos frequentes como endometriose em cicatriz cirúrgica e aderências. Posturas crônicas musculares seguidas de imobilizações prolongadas por acidentes ou cirurgias, ou repetidas no trabalho, falta de exercícios, postura viciosa e história de abuso sexual podem resultar em tensão nos músculos pélvicos e, com o tempo, aumentar a dor crônica vulvar, perineal ou pélvica.

Um exame pélvico deverá iniciar com inspeção da genitália externa. A vulva, o vestíbulo e a uretra deverão ser avaliados à procura de lesões ou pontos dolorosos (um teste sensorial básico deve ser feito para avaliar os reflexos bulbocavernosos e anal). Dor nessa região na ausência de mudanças físicas muitas vezes resulta de vulvodínea, condição que frequentemente pode ser encontrada em mulheres com DPC. A seguir, toque unidigital deverá ser realizado para avaliar os músculos do assoalho pélvico. Muitas pacientes têm espasmos dolorosos da musculatura do assoalho pélvico, incluindo os músculos elevadores do ânus (pubococcígeos, puborretais e iliococcígeos), coccígeos, piriforme e obturadores internos, e assim podem ser identificados pontos-gatilho. Durante o exame vaginal, um toque unidigital é usado para palpar o acometimento muscular ao longo do arco púbico e a inserção dos músculos elevadores do ânus e coccígeo à procura de áreas de traumatismo prévio ou de cicatriz, como em decorrência de episiotomia ou ruptura. Devem-se palpar a parede vaginal anterior e a base da bexiga, pois uma mulher com cistite intersticial muitas vezes tem bexiga dolorosa. Em pacientes com histerectomia prévia, a cúpula vaginal deverá ser avaliada em busca de áreas de dolorimento que podem representar pontos-gatilho, neu-

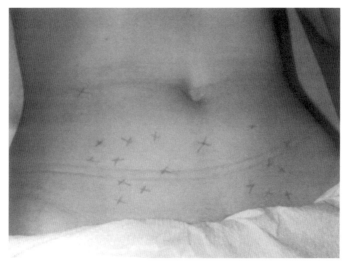

Figura 9.1 Pontos-gatilho abdominais.

romas ou reflexo de aderência visceral. Um exame bimanual é frequentemente realizado para avaliar o útero e os anexos. O exame especular deverá ser o próximo passo.

Na suspeita de lesão no nervo pudendo, procuram-se áreas de hipoestesia ou parestesias no períneo e avalia-se o tônus retal. Toque retal deverá ser realizado sempre que necessário, e, nesses casos, o septo retovaginal deve ser avaliado para afastar nodulações dolorosas sugestivas de endometriose, bem como a presença de desconforto muito intenso que pode estar associado a síndrome do intestino irritável.

EXAMES SUBSIDIÁRIOS

Exames subsidiários devem ser realizados de acordo com a história clínica e o exame físico. Amostras apropriadas para rastreamento de infecções, particularmente *Chlamydia* e gonorreia, devem ser coletadas se existe qualquer suspeita de doença inflamatória pélvica.

Devem ser feitas ultrassonografias transvaginal e da parede abdominal, particularmente de utilidade para avaliação da pelve, em especial para identificar a origem das massas pélvicas – se uterina, anexial, gastrintestinal ou da bexiga – e endometriose. Dopplervelocimetria pode ser útil na presunção do diagnóstico da síndrome da congestão pélvica, apesar de sua confirmação depender da venografia (D). Ultrassonografia transvaginal e ressonância nuclear magnética são testes de utilidade para diagnóstico de adenomiose. Ressonância nuclear magnética e tomografia computadorizada podem ser úteis nos raros casos em que achados ultrassonográficos anormais levantarem dúvida diagnóstica.

A dosagem sérica do CA-125 é útil na complementação diagnóstica para os casos com suspeita diagnóstica de endometriose grave (C).

Disfunções vesicais são investigadas, após afastar infecção do trato urinário, por estudos urodinâmicos ou videourodinâmicos e cistoscopia (D). O teste de sensibilidade ao cloreto de potássio tem sido proposto como teste diagnóstico com a premissa de que pacientes com cistite intersticial têm a permeabilidade epitelial aumentada. Mais de 85% das mulheres avaliadas por DPC ao teste da sensibilidade intravesical ao potássio podem ter teste positivo, sendo, portanto, sua utilização controversa (B); 72% das mulheres com um escore 5 ou mais no índice de sintomas da cistite intersticial e níveis significantes de dispareunia têm cistite intersticial identificada cistoscopicamente (B).

Uma vez que causas estruturais tenham sido excluídas, opiniões neurológica e psicológica devem ser solicitadas.

Laparoscopia diagnóstica foi considerada no passado como padrão-ouro no diagnóstico da DPC, e é indicação para pelo menos 40% de todas as laparoscopias ginecológicas. De 35 a 60% dos procedimentos laparoscópicos não revelam evidência de patologia pélvica, e muitas das patologias identificadas não necessariamente são a causa da dor (D). Talvez a laparoscopia deva ser realizada somente quando o índice de suspeição de doença aderencial ou endometriose for alta. Achados típicos na laparoscopia em mulheres investigadas por DPC: nenhuma patologia em 35%, endometriose em 33% e aderências em 24%.[9] Claramente, condições como síndrome do intestino irritável e adenomiose não são visíveis na laparoscopia.

Microlaparoscopia ou mapeamento consciente da dor têm sido propostos como uma alternativa à laparoscopia sob anestesia geral. Embora a técnica seja uma oportunidade para confirmar lesões particulares, não tem sido amplamente adotada e permanecem questões como aceitabilidade, reprodutibilidade e validade dessa técnica (D).

TRATAMENTO

Tratamento clínico da dor pélvica crônica

Como a fisiopatologia da DPC não é bem entendida, seu tratamento é frequentemente insatisfatório e limitado à melhora do sintoma. Depende da perspectiva do diagnóstico clínico e do entendimento da paciente a respeito do seu problema e os objetivos da terapêutica. Em particular, é essencial saber o desejo reprodutivo e a importância relativa para o controle de cada sintoma individual em função da tentativa de engravidar. Estratégias clínicas incluem: analgésicos, uso de agentes para dor neuropática, modulação de fatores hormonais com anticoncepcional hormonal oral, progestágenos ou agonistas do GnRH e utilização de terapias físicas, como relaxamento do assoalho pélvico guiado por fisioterapeuta. Proposição comportamental cognitiva pode atenuar as propensões psicológicas negativas capazes de ativação e manutenção da condição dolorosa.

Deve ser oferecida analgesia apropriada para o controle da dor. Os anti-inflamatórios não esteroides podem ser de muita utilidade neste contexto, incluindo os inibidores da COX-2, pois aliviam vários tipos de dor, incluindo dismenorreia (A) – com ou sem paracetamol. Analgésicos compostos como as co-dydramol podem ser apropriados. Muitos tratamentos para dor neuropática – tais como baixas doses de antidepressivo tricíclico (amitriptilina) e gabapentina – podem ser igualmente relevantes na DPC (D), mas não existe avaliação formal. De modo similar, modalidades não farmacológicas, como estimulação nervosa transcutânea, acupuntura e outras terapias complementares, podem também ser de ajuda para algumas mulheres com dor crônica em geral, existindo evidência que dá suporte ao benefício na dismenorreia, embora não haja ensaios randomizados para DPC. Fisioterapia do assoalho pélvico com foco no relaxamento dos músculos elevadores pode ser de utilidade, e de fato foi mostrado ser comparável ao benefício das injeções de toxina botulínica, ficando essa opção para casos refratários. Modificação da dieta pode também melhorar a dor, vitamina B_1 (100 mg/dia) e magnésio (doses variadas) foram significativamente mais efetivos que o placebo em inúmeros estudos, mas os dados foram insuficientes para recomendar como terapia para DPC (A), *trials* clínicos estão faltando para esclarecer tais terapias para dor não menstrual. Contraceptivos orais proporcionam alívio significativo da dismenorreia primária (A). Para mulheres com dor cíclica deve ser oferecido um teste terapêutico com pílula contraceptiva oral ou um agonista do GnRH por um período de 3 a 6 meses antes de realizar a investigação laparoscópica (A).

Resposta à supressão ovariana pode, portanto, ser útil como ferramenta diagnóstica. O efeito pode ser obtido com contraceptivo oral combinado, progestágenos, danazol ou agonistas do GnRH, todos com igual efetividade, mas com diferentes efeitos adversos. Supressão ovariana pode ser um tratamento efetivo para dor associada a endometriose.

Em uma revisão sistemática sobre tratamento clínico para DPC (A), os resultados são difíceis de comparar por causa dos diferentes indicadores de resultados utilizados, e somente alguns têm aplicabilidade prática. Progesterona (acetato de medroxiprogesterona [AMP]) foi efetiva após 4 meses de tratamento, como refletido nos escores de dor (OR 2,64, 95% IC 1,33-5,25, n = 146) e em uma escala de autoavaliação (OR 6,81, 95% IC 1,83-25,3, n = 44), mas o benefício não foi mantido 9 meses após o término do tratamento (A). AMP *versus* psicoterapia foi efetiva em termos dos escores da dor (OR 3,94, 95% IC 1,2-12,96, n = 43), mas não na escala de autoavaliação no final do tratamento. O benefício não foi mantido após tratamento. Escores de venografia, escores dos sintomas e do exame, humor e função sexual foram melhorados por mais de 1 ano após tratamento com goserelina, quando comparado com AMP (A).

Um ensaio clínico mostrou que agonistas do GnRH são mais efetivos que placebo e tão efetivos quanto danazol no alívio da dor pélvica associada a endometriose (A). O DIU de levonogestrel também pode ser considerado (D).

Sintomas da síndrome de congestão pélvica, síndrome do intestino irritável e cistite intersticial também variam com o ciclo menstrual e são bem controlados por supressão ovariana, respondendo ao tratamento com análogos do GnRH.

Com relação aos antidepressivos, nenhum aumento dos escores de dor foi observado em mulheres que usavam sertralina quando em comparação com placebo (A). Resultados com lofexidine hydrochloride não foram melhores que os do placebo (OR para redução da dor, escala analógica visual = 2,5, 95% IC = 0,6-10,3) (A).

TÉCNICAS MINIMAMENTE INVASIVAS

Várias técnicas minimamente invasivas, tais como injeções nos pontos-gatilho ou bloqueios nos nervos periféricos, são efetivas em pacientes selecionadas (C). Estimulação nervosa sacral parece ser efetiva no tratamento de síndromes dolorosas pélvicas resistentes a terapia associadas à disfunção do assoalho pélvico (B). Estudos não controlados de estimulação nervosa sacral em mulheres com DPC e nenhum distúrbio de esvaziamento sugerem que 60% das mulheres mostraram melhora significativa em seus níveis de dor (B).

Uma revisão sistemática recente das terapias existentes para problemas pélvicos musculoesqueléticos com discussão de técnicas manuais, estimulação elétrica ou terapias minimamente invasivas para dor crônica por espasmos de músculos do assoalho pélvico orienta que o tratamento pode ser feito por bloqueio anestésico local, injeção de toxina botulínica, fisioterapia ou eletroestimulação (B).

A aplicação de ímãs magnéticos nos pontos-gatilho abdominais parece melhorar a incapacidade e reduzir a dor quando em comparação com placebo (A),[73] entretanto apenas um ensaio clínico que avaliou essa terapia tinha metodologia adequada, e talvez seja mais uma curiosidade que um modo potencial de tratamento.

Tratamento cirúrgico

Estratégias cirúrgicas para DPC podem ser radicais ou conservadoras. Muitos procedimentos conservadores são frequentemente realizados por laparoscopia, pelo menor traumatismo tecidual, pela melhor visualização, por menos formação de aderências e pela recuperação mais rápida, e serão abordados nas patologias específicas, como é o caso do tratamento da endometriose.

NEURECTOMIA PRÉ-SACRAL E ABLAÇÃO LAPAROSCÓPICA DO NERVO UTERINO

Neurectomia pré-sacral (PSN) e ablação laparoscópica do nervo uterino (LUNA) são procedimentos cirúrgicos que envolvem a disrupção da sensibilidade nervosa aferente responsável pelo estímulo doloroso na pelve. Na LUNA, os ligamentos uterossacros são seccionados na sua inserção na cérvice, portanto interopendo parte do plexo nervoso de Lee-Franken-Hauser. Na PSN, o plexo nervoso pré-sacral é isolado e cortado proximal e distalmente. Complicações associadas à LUNA são raras – casos de prolapso uterino e disfunção vesical. Entretanto, PSN tem sido associada a complicações mais sérias – hematomas, lesão vascular maior, bem como constipação e disfunção vesical – embora sejam raras em mãos experientes. Muitos estudos não controlados têm referido LUNA e PSN como efetivas para dismenorreias primária e secundária (C), mas a última revisão sistemática Cochrane mostrou evidência insuficiente para recomendar o uso da interrupção nervosa para dismenorreia (A).

Aderências pélvicas

Estudos não randomizados têm mostrado que adesiólise na cirurgia é necessária no tratamento da DPC (B). Em termos de estudos retrospectivos, houve cura ou melhora em 67 e 83% após lise das aderências (C). Uma revisão da Cochrane concluiu que ainda existe incerteza com relação ao lugar da adesiólise entre essas pacientes, não havendo evidência de benefício (A).

Histerectomia

Não há evidência suficiente para recomendação da histerectomia para tratamento da DPC, principalmente em pacientes sem patologia uterina evidente que possa causar dor crônica. Dor associada a endometriose pode ser reduzida mediante remoção total das lesões em doença infiltrante profunda e grave. Se a histerectomia for realizada (por laparoscopia ou, mais comumente, por laparotomia), todos os focos visíveis de endometriose devem ser removidos no mesmo tempo. Salpingo-oforectomia bilateral pode resultar em melhora da dor e redução da necessidade de futura cirurgia. A histerectomia é particularmente usada para mulheres com prole definida e com dismenorreia secundária ou DPC relacionada com endometriose, patologia uterina (como a adenomiose) ou congestão pélvica. Em um estudo coorte prospectivo, a histerectomia para dor pélvica central em mulheres com dismenorreia, dispareunia e mobilização uterina dolorosa melhorou a dor em 74% dessas mulheres (B).

CONCLUSÃO

O objetivo do tratamento deve ser redução ou abolição da dor e a melhora da qualidade de vida. Tendo em vista a prevalência e os custos associados a DPC em mulheres, ensaios controlados randomizados de outras intervenções clínicas, cirúrgicas e psicológicas são urgentemente necessários. A maioria das conclusões é retirada a partir dos resultados de ensaios randomizados únicos, os quais têm pouco poder e necessitam de replicação.

LEITURA RECOMENDADA

Aboseif S, Tamaddon K, Chalfin S, Freedman S, Kaptein J. Sacral neuromodulation as on effective treatment for refractory pelvic floor dysfunction. *Urology* 2002; 60:52-6.

ACOG Committee on Practice Bulletin – Gynecology. ACOG Practice Bulletin nº 51: chronic pelvic pain. *Obstet Gynecol* 2004; 103:589-605.

Almeida EC, Nogueira AA, Candido dos Reis FJ, Rosa e Silva JC. Cesarean section as a cause of chronic pelvic pain. *Int J Gynaecol Obstet* 2002; 79:101-4.

Anpalagan A, Condous G. Is there a role for use of Levonorgestrel Intrauterine System in women with chronic pelvic pain? *J Min Inv Gynecol* 2008; 15:663-6.

Broder MS, Kanouse DE, Mittman BS, Bernstein SJ. The appropriateness of recommendations for hysterectomy. *Obstet Gynecol* 2000; 95(2):199-205.

Brown CS, Ling FW, Wan JY, Pilla AA. Efficacy of static magnetic field therapy in chronic pelvic pain: a double-blind pilot study. *Am J Obstet Gynecol* 2002; 187:1581-7.

Butrick CW. Interstitial cystitis and chronic pelvic pain: new insights in neuropathology, diagnosis, and treatment. *Clin Obstet Gynecol* 2003; 46(4):811-23.

Carter JE. Chronic pelvic pain: diagnosis and management. The International Pelvic Pain Society. Disponível em <http://www.pelvicpain.org. Ago/2004.

Cheong Y, William Stones R. Chronic pelvic pain: aetiology and therapy. *Best Pract Res Clin Obstet Gynaecol* 2006; 20(5):695-711.

Clemons JL, Arya LA, Myers DL. Diagnosing interstitial cystitis in women with chronic pelvic pain. *Obstet Gynecol* 2002; 100:337-41.

Clemons JL, Arya LA, Myers DL. Diagnosing interstitial cystitis in women with chronic pelvic pain. *Obstet Gynecol* 2002; 100:337-41.

Demco LA. Effect on negative laparoscopy rate in chronic pelvic pain patients using patient assisted laparoscopy. *JSLS* 1997; 1:319-21.

Edwards L, Mason M, Phillips M, Norton J, Boyle M. Childhood sexual and physical abuse: incidence in patients with vulvodynia. *J Reprod Med* 1997; 42:135-9.

Engel C, Walker E, Engel A *et al.* A randomised double-blind cross-over trial of sertraline in women with chronic pelvic pain. *J Psychos Res* 1998; 44:203-7.

Everaert K, Devulder J, De Muynck M *et al.* The pain cycle: implications for the diagnosis and treatment of pelvic pain syndromes. *Int Urogynecol J Pelvic Floor Dysfunct* 2001; 12:9-14.

Ewen S, Sutton C. A combined approach to painful heavy periods: laparoscopic laser uterine nerve ablation and endometrial resection. *Gynaecol Endoscopy* 1994; 3:167-8.

Farquhar CM, Rogers V, Franks S *et al.* A randomised controlled trial of medroxyprogesterone acetate and psychotherapy for the treatment of pelvic congestion. *British J Obstet Gynaecol* 1989; 96:1153-62.

Fishbain D. Evidence-based data on pain relief with antidepressants. *Ann Med* 2000; 32(5):305-16.

FitzGerald MP, Kotarinos R. Rehabilitation of the short pelvic floor. II: Treatment of the patient with the short pelvic floor. *Int Urogynecol J Pelvic Floor Dysfunct* 2003; 14(4):269-75.

Gajraj NM. Botulinum toxin a injection of the obturator internus muscle for chronic perineal pain. *J Pain* 2005; 6(5):333-7.

Gambone JC, Mittman BS, Munro MG *et al.* Consensus Statement for the management of chronic pelvic pain and endometriosis: proceedings of an expert-panel consensus process. *Fertil Steril* 2002; 78(5):961-72.

Gambone JC, Mittman BS, Munro MG, Scialli AR, Winkel CA. Chronic Pelvic Pain/Endometriosis Working Group. Consensus statement for the management of chronic pelvic pain and endometriosis: proceedings of an expert-panel consensus process. *Fertil Steril* 2002; 78:961-72.

Grace VM, Zondervan KT. Chronic pelvic pain in New Zealand: comparative well-being, comorbidity, and impact on work and other activities. *Health Care Women Int* 2006; 27:585-99.

Gregoire M, Liandier F, Naud A, Lacombe L, Fradet Y. Does the potassium stimulation test predict cystometric, cystoscopic outcome in interstital cystitis? *J Urol* 2002; 168:556-7.

Hatlebakk JG, Hatlebakk MV. Diagnostic approach to suspected irritable bowel syndrome. *Best Pract Res Clin Gastroenterol* 2004; 18(4):735-46.

Hillis SD, Marchbanks PA, Peterson HB. The effectiveness of hysterectomy for chronic pelvic pain. *Obstet Gynecol* 1995; 86:941-5.

Houghton LA, Lea R, Jackson N, Whorwell PJ. The menstrual cycle affects rectal sensitivity in patients with irritable bowel syndrome but not healthy volunteers. *Gut* 2002; 50:471-4.

Howard FM. Chronic pelvic pain. *Obstet Gynecol* 2003; 101:594-611.

Howard FW, El-Minawi AM, Sanchez RA. Conscious pain mapping by laparoscopy in women with chronic pelvic pain. *Obstet Gynecol* 2000; 96:934-39.

Howard FW. The role of laparoscopy in chronic pelvis pain: promise and pitfalls. Obstet Gynecol Surv 1993; 48:357-87.

Jamieson DJ, Steege JF. The prevalence of dysmenorrheal, dyspareunia, pelvic pain, and irritable bowel syndrome in primary care practices. *Obstet Gynecol* 1996; 87:55-8.

Jarvis SK, Abbott JA, Lenart MB, Steensma A, Vancaillie TG. Pilot study of botulinum toxin type A in the treatment of chronic pelvic pain associated with spasm of the levator ani muscle. *Aust N Z J Obstet Gynaecol* 2004; 44(1):46-50.

Kitawaki J, Ishihara H, Koshiba H *et al.* Usefulness and limits of CA-125 in diagnosis of endometriosis without associated ovarian endometriomas. *Hum Reprod* 2005; 20(7):1999-2003.

Kjerulff KH, Langenberg PW, Rhodes JC *et al.* Effectiveness of hysterectomy. *Obstet Gynecol* 2000; 95:319-26.

Lampe A, Solder E, Ennemoser A *et al.* Chronic pelvic pain and previous sexual abuse. *Obstet Gynecol* 2000; 96;929-33.

Langford CF, Nagy SU, Ghoniem GM. Levator ani trigger point injections: an underutilized treatment for chronic pelvic pain. *Neurol Urol* 2007; 26:59-62.

Lentz GM, Bavendam T, Stenchever MA, Miller JL, Smalldridge J. Hormonal manipulation in women with chronic, cyclic irritable bladder synptoms, and pelvic pain. *Am J Obstet Gynecol* 2002; 186:1268-71; discussion 1271-3.

Leo RJ. Chronic pain and comorbid depression. *Curr Treat Options Neurol* 2005; 7(5):303-12.

Ling FW, Slocumb JC. Use of trigger point injections in chronic pelvic pain. *Obstet Gynecol Clin North Am* 1993; 20:809-15.

Ling FW. Randomized controlled trial of depot leuprolide in patients with chronic pelvic pain and clinically suspected endometriosis. Pelvic Pain Study Group. *Obstet Gynecol* 1999; 93:51-8.

Marjoribanks J, Proctor ML, Farquhar C. Nonsteroidal anti-inflammatory drugs for primary dysmenorrhoea (Cochrane Review). *In*: The Cochrane Library, Issue 4, 2003. Chichester, UK: John Wiley & Son, Ltd. (Meta-analysis).

Marwell SJ. Physical therapy management of pelvi/perineal and perianal pain syndromes. *World J Urol* 2001; 19(3):194-9.

Mathias SD, Kuppermann M, Liberman RF, Lipschutz RC, Steege JF. Chronic pelvic pain: prevalence, health-related quality of life, and economic correlates. *Obstet Gynecol* 1996; 87:321-7.

McGrath PA. Psychological aspects of pain perception. *Arch Oral Biol* 1994; 39(S):55-62.

Mueller M, Tshudi J, Herrmann U, Klaiber C. An evaluation of laparoscopic adhesiolysis in patients with chronic abdominal pain. *Surg Endosc* 1995; 9:802-4.

Ness RB, Soper DE, Holley RL *et al.* Effectiveness of inpatient and outpatient treatment strategies for women with pelvic inflammatory disease: result from the Pelvic Inflamatory Disease Evaluation and Clinical Health (PEACH) Randomized Trial. *Am J Obstet Gynecol* 2002; 186:929-37.

Nezhat FR, Crystal RA, Nezhat CH, Nezhat CR. Laparoscopic adhesiolysis and relief of chronic pelvic pain. *JSLS* 2000; 4:281-5.

Ong KS, Seymour RA. Pain measurement in humans. *Surgeon* 2004; 2(1):15-27.

Parsons CL, Bullen M, Kahn BS, Stanford EJ, Willems JJ. Gynecologic presentation of interstitial cystitis as detected by intravesical potassium sensitivity. *Obstet Gynecol* 2001; 98:127-32.

Perez J. Laparoscopic presacral neurectomy. Results of the first 25 cases. *J Reprod Med* 1990; 35:625-30.

Peters AA, Trimbos-kemper GC, Admiraal C, Trimbos JB, Hermans J. A randomized clinical trial on the benefit of adhesiolysis in patients with intraperitoneal adhesions and chronic pelvic pain. *Br J Obstet Gynaecol* 1992; 99:59-62.

Poleshuck EL, Dworkin RH, Howard FM *et al.* Contributions of physical and sexual abuse to women's experiences with chronic pelvic pain. *J Reprod Med* 2005; 50:91-100.

Prendergast AS, Weis JM. Screening for musculoskeletal causes of pelvic pain. *Clin Obstet Gynecol* 2003; 46(4):773-82.

Prentice A, Deary AJ, Goldbeck-Wood S, Farquhar C, Smith SK. Gonadotrophin-releasing hormone analogues for pain associated with endometriosis (Cochrane Review). *In*: The Cochrane Library, Issue 4, 2003. Chichester, UK: John Wiley & Son, Ltd. (Meta-analysis).

Proctor ML, Latthe PM, Farquhar CM, Khan KS, Johnson NP. Surgical interruption of pelvic nerve pathways for primary and secondary dysmenorrhoea (Cochrane Review). *In*: The Cochrane Library, Issue 4, 2008. Oxford: Update software.

Proctor ML, Murphy PA. Herbal and dietary therapies for primary and secondary dysmenorrhoea (Cochrane Review). *In*: The Cochrane Library, Issue 4, 2003. Chichester, UK: John Wiley & Son, Ltd. (Meta-analysis).

Proctor ML, Roberts H, Farquhar CM. Combined oral contraceptive pill (OCP) as treatment for primary dysmenorrhoea (Cochrane Review). *In:* The Cochrane Library, Issue 4, 2003. Chichester, UK: John Wiley & Son, Ltd. (Meta-analysis).

Proctor ML, Smith CA, Farquhar C, Stones RW. Transcutaneous electrical nerve stimulation and acupuncture for primary dysmenorrhoea (Cochrane Review). *In:* The Cochrane Library, Issue 4, 2003. Chichester, UK: John Wiley & Son, Ltd. (Meta-analysis).

Rogers RM. Basic pelvic neuroanatomy. *In:* Steege JF, Metzger DA, Levy BS (eds.). *An integrated approach: chronic pelvic pain.* Philadelphia: WB Saunders, 1998.

Saravelos H, Li T, Cooke I. Adhesions and chronic pelvic pain. *Contemp Rev Obstet Gynaecol* 1995; 7:172-7.

Schietroma M, Carlei F, Altillia F *et al.* The role of laparoscopic adhesiolysis in chronic abdominal pain. *Minerva Chirurgica* 2001; 56:461-5.

Sharp HT. Myofascial pain syndrome of the abdominal wall for the busy clinician. *Clin Obstet Gynecol* 2003; 46(4):783-8.

Siegel S, Paszkiewicz E, Kirkpatrick C, Hinkel B, Oleson K. Sacral nerve stimulation in patients with chronic intractable pelvic pain. *J Urol* 2001; 166:1742-5.

Soysal ME, Soysal S, Vicdan K, Ozer S. A randomized controlled trial of goserelin and medroxyprogesterone acetato in the treatment of pelvic congestion. *Hum Reprod* 2001; 16:931-9.

Spaczynski RZ, Duleba AJ. Diagnosis of endometriosis. *Semin Reprod Med* 2003; 21:193-208.

Steege J, Stout A. Resolution of chronic pelvic pain after laparoscopic lysis of adhesions. *Am J Obstet Gynecol* 1991; 165:278-81.

Stones RW, Bradbury L, Anderson D. Randomised placebo controlled trial of lofexidine hydrochloride for chronic pelvic pain in women. *Hum Reprod* 2001; 16:1719-21.

Stones RW, Cheong YC, Howard FM. Interventions for treating chronic pelvic pain in women. The Cochrane Database of Systematic Reviews 2005(3):CD000387.

Stones RW. Pelvic vascular congestion-half a century later. *Clin Obstet Gynecol* 2003; 46(4):831-6.

Thompson WG, Longstreth GF, Drossman DA *et al.* Functional bowel disorders and functional abdominal pain. *Gut* 1999; 45(Suppl 2):1143-7.

Tu FF, As-Sanic S, Steege JF. Prevalence of pelvic musculoskeletal disorders in a female chronic pelvic pain clinic. *J Reprod Med* 2006; 51(3):185-9.

Tu FF, As-Sanie S, Steege JF. Musculoskeletal causes of chronic pelvic pain: a systematic review of diagnosis: part I and II. *Obstet Gynecol Surv* 2005; 60:379-85, 474-83.

Walton SM, Batra HK. The use of medroxyprogesterone acetate 50mg in the treatment of paiful pelvic conditions: preliminary results from a multicentre trial. *J Obstet Gynecol* 1992; 12(s2):50-3.

Wesselmann U. *In:* Turk DC, Melzack R (eds.). *Handbook of pain assessment.* 2 ed., New York: The Guilford Press, 2001.

Wiesenfeld-Hallin Z. Sex diffences in pain perception. *Gend Med* 2005; 2(3):137-45.

Xavier P, Beires J, Belo L *et al.* Are we employing the most effective CA 125 and CA 19-9 cut-off values to detect endometriosis? *Eur J Obstet Gynecol Reprod Biol* 2005; 123(2):254-5.

Zondervan K, Barlow DH. Epidemiology of chronic pelvic pain. *Bailliere's Best Pract Res Clin Obstet Gynecol* 2000; 14:403-14.

Zondervan KT, Vessey MP, Jenkinson CP *et al.* Chronic pelvic pain in the community – symptoms, investigations, and diagnoses. *Am J Obstet Gynecol* 2001; 184:1149-55.

Zondervan KT, Yudkin PL, Vessey MP *et al.* Patterns of diagnosis and referral in women consulting for chronic pelvic pain in UK primary care. *Br J Obstet Gynaecol* 1999; 106:1156-61.

Zondervan KT, Yudkin PL, Vessey MP *et al.* Prevalence and incidence of chronic pelvic pain in primary care: evidence from a national general practice database. *Br J Obstet Gynaecol* 1999; 106:1149-55.

CAPÍTULO 10

Distopias Genitais

Aurélio Antônio Ribeiro da Costa

CONCEITO

O prolapso genital, uma condição ginecológica que não ameaça a vida, mas é causa importante de morbidade, é doença comum que pode afetar intensamente a qualidade de vida das pacientes, causando impactos psicológico, social e financeiro (B). A distopia, ou prolapso genital, resulta do desequilíbrio das forças que mantêm o útero e os demais órgãos da pelve em suas posições adequadas. A manutenção da anatomia do assoalho pélvico depende de um mecanismo multifatorial em que estão envolvidas estruturas neuromusculares, ligamentares e as fáscias, condições que variam de paciente para paciente. O prolapso ainda pode ser considerado uma hérnia do conteúdo pélvico e/ou intraperitoneal no canal vaginal (B).

A International Continence Society (ICS), por sua vez, define como prolapso genital o descenço da parede vaginal anterior e/ou posterior assim como do ápice da vagina (cérvice/útero) ou da cúpula vaginal após histerectomia, constituindo achado relativamente comum (B).

Com o aumento da expectativa de vida da população feminina, cada vez mais ginecologistas se deparam com pacientes na menopausa, em que os sintomas urogenitais são frequentes. Apesar de ser reconhecida há séculos, a menopausa é considerada um fenômeno essencialmente moderno. O envelhecimento da população mundial constitui um processo relativamente recente na história da humanidade, e esse crescimento populacional de pessoas de mais idade é definido como retangularização da sociedade moderna. Esse processo de transição demográfica e epidemiológica trouxe um conceito novo: a expectativa de envelhecer com qualidade (D).

A mulher idosa representa hoje parcela significativa da população feminina. Na atualidade, 10% da população mundial atinge os 50 anos de idade.(D). No Brasil a expectativa

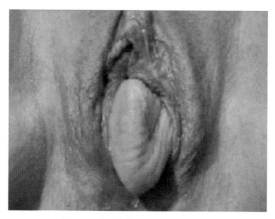

Figura 10.1 Prolapso genital.

de vida está em torno dos 75 anos de idade, apresentando uma estimativa de atingir os 80 em 2050, patamar já ultrapassado pelos países de primeiro mundo. Estima-se, portanto, que as mulheres passarão mais de um terço de suas vidas na pós-menopausa (Brasil, 2005) (D). Diante desses dados, os profissionais e o sistema de saúde precisam se preparar para o atendimento dessa importante parcela da população, uma vez que é clara a feminilização do envelhecimento (D).

EPIDEMIOLOGIA

As informações epidemiológicas dessa doença são difíceis de serem obtidas, porque a maioria das mulheres esconde o problema ou o aceita como consequência natural do envelhecimento ou de partos. A prevalência estimada é de 21,7% em mulheres de 18 a 83 anos de idade, podendo chegar a 30% nas pacientes entre 50 e 89 anos. Estima-se que quase metade das mulheres que tiveram filhos desenvolverá prolapso de órgãos pélvicos (A). Aos 80 anos de idade, 11,1% das mulheres têm ou tiveram indicação cirúrgica para a correção do prolapso genital ou de incontinência urinária. Nos EUA, o prolapso genital é responsável por cerca de 300 a 400 mil procedimentos cirúrgicos, com custo anual de 1 bilhão de dólares (B). Nos próximos 30 anos espera-se que a quantidade de mulheres que procurará cuidados médicos por desordens no assoalho pélvico dobre (B).

Na população em geral, aproximadamente 30% das mulheres apresentam sinais de prolapso, entretanto a maioria é assintomática. Estudos revelam que cerca de 9% dessas pacientes são sintomáticas (A), e apenas 10% das mulheres se submetem a procedimento cirúrgico para correção do prolapso genital em algum momento de suas vidas (A).

Com relação às recidivas, os ginecologistas consideram uma situação difícil de prever em virtude principalmente das condições multifatoriais de sua origem, sendo essa a maior dificuldade na cirurgia de reconstrução do assoalho pélvico. A literatura descreve taxas que variam entre 20 e 63%. Em um ensaio clínico que utilizou tela de propileno para o tratamento de prolapso uterino comparando grupos com e sem histerectomia associada encontrou taxas de recidiva de aproximadamente 55% para parede anterior e 6% para parede posterior, justificando esses resultados pela má qualidade do tecido fibromuscular da fáscia pubocervical, frequentemente encontrada em pacientes com prolapsos genitais acentuados (A).

Quadro 10.1 História e risco das distopias

Variáveis	Valor de p	OR (IC95%)
Presença de pelo menos um parto normal	0,005	7,22 (1,84-28,27)
Idade	0,020	1,05 (1,0-1,1)
IMC	0,025	1,08 (1,0-1,1)
Partos com fórcipe	0,82	1,0 (0,59-1,91)
Cesarianas	0,006	0,43 (0,24-0,78)
História familiar positiva	0,038	2,27 (1,04-4,9)
Peso do recém-nascido ≥ 4.000 g	0,014	2,9 (1,24-6,79)

OR = odds ratio; IC = intervalo de confiança; IMC = índice de massa corporal. (Rodrigues, 2009) (B).

Os principais fatores de risco para o aparecimento de prolapso genital estão listados no Quadro 10.1, com as respectivas avaliações de risco segundo estudo de caso-controle publicado na Unifesp em 2008.

A presença da distopia genital parece ser realmente uma condição multifatorial em que estão envolvidos alguns fatores de risco, como parto transpélvico, hipoestrogenismo, o uso de fórcipe ou vácuo-extrator, episiotomia, histerectomia e cirurgias prévias para correção de prolapso genital, além da presença de antecedentes familiares para distopias (B). No entanto, naquele estudo de caso-controle foi evidenciado risco com diferença significativa para a presença de pelo menos um parto normal, história familiar positiva e macrossomia (Rodrigues, 2009) (B).

Uma das possíveis explicações para a presença de prolapso genital após partos naturais seriam a compressão, o estiramento e a distensão da fibra do nervo pudendo, do músculo elevador do ânus e da própria fáscia endopélvica promovidos pela passagem da apresentação fetal através da pelve. Entretanto, o parto vaginal isolado não explicaria a presença de prolapso, pois aparece também em nulíparas, deixando transparecer que possam existir outros fatores envolvidos, como genéticos ou ambientais, expressando-se clinicamente como defeitos nesses tecidos de suporte (Feldner, 2008) (B) (Rodrigues, 2009) (B).

Segundo alguns estudos, a história familiar positiva aumentou 1,4 a 2,3 vezes a chance de desenvolver o prolapso. A transmissão da doença dentro das famílias parece ter um padrão de herança dominante com alta penetrância (Jack, 2006) (B) (Rodrigues, 2009) (B) (McLennan, 2008) (B).

Fatores de risco clássicos como obesidade, avaliados pelo índice de massa corpórea, parecem não ter tanta importância como situação isolada. Nesse estudo de caso-controle, no qual foi utilizada regressão múltipla, essa variável não permaneceu com diferenças estatísticas após o tratamento metodológico (Rodrigues, 2009) (B).

Outras situações parecem ter mais relevância na gênese da distopia, como o peso do recém-nascido, o número de partos e a assistência obstétrica. Além disso, defeitos intrísecos na integridade de tecidos de sustentação que possuem composição conjuntiva demonstram a necessidade de estudos mais aprofundados no campo da genética e da biologia molecular (B).

ETIOPATOGENIA

Conforme mencionado anteriormente, a etiologia das distopias é complexa e multifatorial. Pode ser desencadeada por qualquer situação que promova deslocamento das vísceras pélvicas no sentido caudal, em direção ao hiato genital decorrente do desequilíbrio entre as forças encarregadas de manter os órgãos pélvicos em sua posição normal, e aquelas que tendem a expeli-los para fora da pelve. (B)

Um fato que tem despertado interesse é a relação entre a matriz extracelular e a presença de prolapso genital. Alterações do sistema de sustentação podem levar ao seu enfraquecimento, podendo modificar-se na dependência do estado hormonal e de algumas enfermidades, o que contribui para as manifestações clínicas do prolapso genital (B).

A matriz extracelular é constituída, em proporções variáveis, por colágeno, fibras elásticas, proteoglicanos, glicosaminoglicanos e elementos celulares, que se organizam, formando uma rede em parte responsável pela grande diversidade morfológica e funcional (B).

Os múltiplos componentes da matriz dividem-se em dois tipos: as moléculas proteicas alongadas que se unem em estruturas fibrilares, como o colágeno e a elastina, e as estruturas não fibrilares como as glicoproteínas alongadas (fibronectina e laminina) e os glicosaminoglicanos e os proteoglicanos. O colágeno e a elastina são responsáveis pelo arcabouço estrutural e elástico. Já os glicosaminoglicanos e os proteoglicanos formam gel hidrófilo, semifluido, que permite a circulação de nutrientes, hormônios e outros mensageiros químicos (B). Alterações na composição dessas estruturas podem desencadear o aparecimento de prolapso genital em situações de concomitância com partos vaginais, anormalidades congênitas do tecido conjuntivo, debilidade do assoalho pélvico, idade avançada, menopausa, situações de pós-histerectomia e aumento crônico da pressão abdominal (A).

Como na geração do prolapso genital participam inúmeros fatores, o que dificulta o diagnóstico, o conhecimento de qual mecanismo está inadequado facilitará a escolha do melhor tratamento.

MECANISMOS DE SUPORTE

- Diafragma pélvico: formado por três pares de músculo estriado, o pubococcígeo, o íleo coccígeo e o coccígeo. Os dois primeiros fazem parte do músculo elevador do ânus. A inervação depende das fibras do plexo pélvico (segmentos sacrais 4 e 5), que promovem contração tônica, mantendo o tônus e a pressão intra-abdominal (B) (Figura 10.2A e B).
- Fáscia endopélvica: formada por uma matriz de elastina, colágeno e fibras musculares lisas que envolvem as vísceras pélvicas. A frente da parede anterior da vagina, a fáscia endopélvica, é denominada pubocervical, e por trás da parede vaginal posterior, fáscia retovaginal (Denonvilliers) (B). O tecido conjuntivo peritoneal, o peritônio pélvico, a fáscia endopélvica e as estruturas neurovasculares formam uma malha tridimensional que constitui um suporte elástico na proteção da pelve (B) (Figura 10.3).
- Vagina: funcionalmente a vagina é dividida em terços. O terço superior constitui o nível I, suspenso horizontalmente sobre o fundo de saco de Douglas pelos ligamentos uterossacros e cardinais. O terço médio nível II é fixado anterior e posteriormente pelas fáscias pubocervical e retovaginal, respectivamente. A primeira se insere nos arcos tendíneos e a segunda, no corpo perineal (distal) e no complexo uterossacrocardinal (proximal) (B). A fixação da parede lateral da vagina se faz pelos ligamentos paracolpos, mais densos e com maior quantidade de fibras musculares. As fáscias pubocervical e retovaginal são responsáveis por evitar a protrusão das paredes vaginais pelo canal vaginal (Figura 10.4).

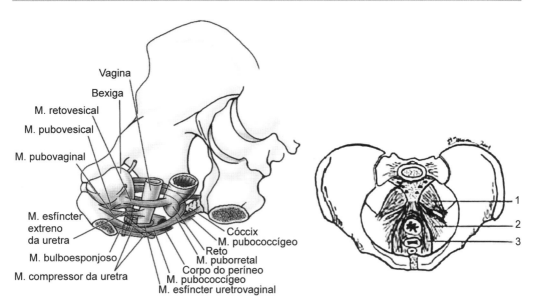

Figura 10.2A e **B**. Diafragma pélvico: (1) músculo coccígeo, (2) músculo iliococcígeo, (3) músculo pubococcígeo.

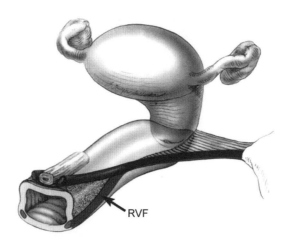

Figura 10.3 Plataformas superior e posterior, fáscias pubocervical e retovaginal.

O terço inferior (nível III) vai do introito até 3 cm do hímen. Nesse nível desaparecem os paracolpos e a vagina se funde com o corpo perineal, o elevador do ânus e a uretra (B).

Essa divisão da vagina em três níveis postulados por De Lancey facilitou a compreensão da fisiopatologia das distopias genitais. De acordo com o compartimento e o nível acometido, obtém-se um tipo de prolapso genital (C) (Figura 10.5).

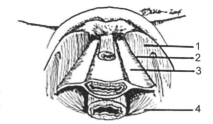

Figura 10.4 Arco tendíneo. 1 Músculo obturador, 2 Arco tendíneo fáscia pelvis, 3 fáscia pubocervical, 4 músculo elevador do ânus.

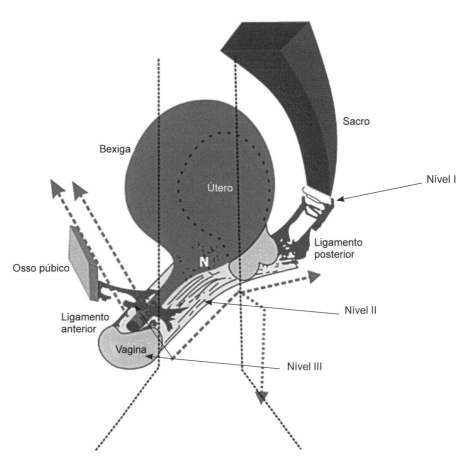

Figura 10.5 Nível I: complexo uterossacrocardinal. Nível II: elevador do ânus. Nível III: fáscia pubocervical e retovaginal.

DIAGNÓSTICO

O diagnóstico é feito pelo exame ginecológico, com a paciente na posição adequada para o exame (mesa ginecológica com inclinação de 45°) e solicitando-se que faça força. Pode-se utilizar espéculo bivalve para avaliar isoladamente os defeitos da parede anterior, da parede posterior e do ápice (B).

Apesar de a disfunção do assoalho pélvico ser uma entidade frequente, o diagnóstico é difícil em virtude da ausência de um sistema universalmente aceito, isento de interferência pela subjetividade como diferenças culturais ou de observação. Essa falta de subjetividade não permitia comparações entre os diversos serviços e até mesmo entre avaliadores do mesmo serviço (B). Até mesmo os estudos que tentavam comparar resultados pós-cirúrgicos não encontravam padrões de evidência científica para uma análise adequada (B).

Desse modo, percebe-se a clara necessidade de registro do exame físico em padrão reprodutível e inteligível, estabelecendo critérios para melhor alternativa terapêutica (B).

A classificação de Bader e Walker modificada é a mais usada em nosso meio. São utilizadas denominações distintas para os diferentes compartimentos. A distopia da bexiga, uretra e reto seria classificada como cistocele, uretrocele e retocele, respectivamente, recebendo ainda a graduação que varia de 0 a 4°, de acordo com a relação do prolapso com o plano das carúnculas himenais (B).

Em 1995, o Comitê Internacional Multidisciplinar composto por membros da ICS, da Sociedade Americana de Uroginecologia e da Sociedade dos Cirurgiões Ginecologistas elaborou protocolo de padronização. Em 1996, o documento foi validado formalmente pela ICS, pela Sociedade Americana de Urologinecologia e pela Sociedade dos Cirurgiões Ginecologistas (B).

Segundo a orientação da padronização proposta pela ICS, termos como cistocele, retocele, enetrocele etc. devem ser evitados. A nova terminologia inclui prolapso de parede anterior, prolapso de cípula vaginal ou de útero e prolapso de parede posterior (B).

O prolapso deve ser analisado por um sistema-padrão de referência que relaciona a carúncula himenal (ponto fixo) com a posição anatômica de seis pontos definidos: dois na parede vaginal anterior, dois no ápice vaginal e dois na parede vaginal posterior. Esses pontos são localizados em relação ao plano do hímen, sendo este definido como zero. Serão negativos aqueles que estiverem centímetros acima ou proximais ao hímen e positivos aqueles centímetros abaixo ou distais ao hímen (B).

Os pontos de referências são:

- Parede vaginal anterior
  - Ponto Aa: localizado na parede vaginal anterior, 3 cm proximal ao meato externo da uretra, correspondendo à localização aproximada da junção uretrovesical. Sua posição pode variar de −3 a +3 cm.
  - Ponto Ba: é o ponto mais distal de qualquer parte da parede vaginal anterior. Por definição, o ponto Ba está a −3 cm na ausência de prolapso.
- Ápice da vagina
  - Ponto C: representa o ponto mais distal da extremidade da cérvice ou do fundo de saco vaginal após histerectomia total.
  - Ponto D: representa a localização do fórnice posterior (fundo de saco de Douglas) na mulher com colo uterino. Corresponde à altura em que os ligamentos uterossacrais se ligam à cérvice proximal posterior. É omitido na ausência de cérvice.
- Parede vaginal posterior
  - Ponto Ap: localizado na parede vaginal posterior, 3 cm proximal ao hímen. Por definição, a variação da posição do ponto Ap em relação ao hímen é de −3 a +3 cm.
  - Ponto Bp: representa a posição mais distal de qualquer parte da parede vaginal posterior. Está a −3 cm na ausência de prolapso.

Durante a descrição do prolapso pélvico são realizadas outras três medidas:

- Hiato genital (HG): é a medida da linha média do meato externo da uretra à linha média posterior do hímen.
- Corpo perineal (CP): é a medida da margem posterior do hiato genital ao ponto médio do orifício anal.
- Comprimento vaginal total (CVT): é o ponto mais profundo da vagina quando os pontos C e D estão na sua posição normal. Todas as medidas, com exceção do CVT, são realizadas com a paciente fazendo manobra de Valsalva. As medidas podem ser assinaladas como uma sequência de números respectivamente para os pontos Aa, Ba, C, D, Bp, Ap, CVT, HG, CP, ou pode ser usada uma grade de barras 3 × 3 para organizá-las de maneira mais concisa (Figuras 10.6, 10.7, 10.8 e 10.9) (B).

Assim, o prolapso genital pode ser classificado quanto à localização como:

- Parede vaginal anterior.
- Parede vaginal posterior.
- Apical.

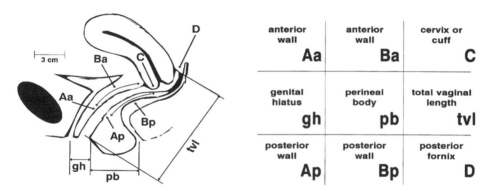

Figura 10.6 Pelvic Organ Prolapse Questionare System.

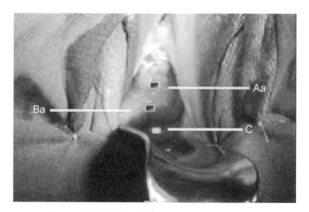

Figura 10.7 POP-Q System sem prolapso.

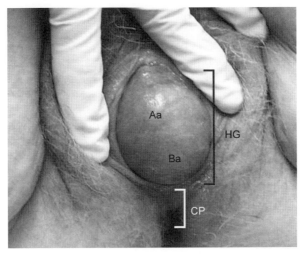

Figura 10.8 Hiato genital (HG) e corpo perineal (CP); Aa e Ba com prolaso.

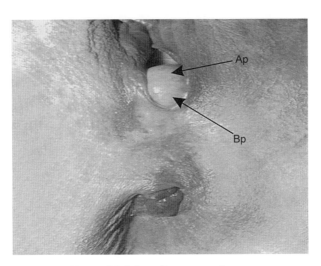

Figura 10.9 Ap e Bp com prolapso.

Pode ainda ser estadiado como:

- Estágio 0: não exixte prolapso. Os pontos Aa, Ap, Ba, Bp coincidem e estão com −3 cm de pontuação. Os pontos C e D estão entre o CVT e CVT −2 cm.
- Estágio I: o ponto de maior prolapso está localizado 1 cm acima do hímen (−1 cm).
- Estágio II: a porção mais distal do prolapso está entre 1 cm acima e 1cm abaixo do hímen (−1 cm a +1 cm).
- Estágio III: a porção mais distal do prolapso está mais que 1 cm abaixo do hímen (+1 cm), todavia não se desloca mais que o CVT −2 cm.

- Estágio IV: eversão completa, a porção mais distal do prolapso encontra-se , no mínimo, no CVT –2 cm (B) (A).

Alguns trabalhos tentaram demonstrar a concordância entre os dois diagnósticos e verificaram uma taxa de subjetividade alta para a classificação de Banden-Walker e um nível reduzido de concordância com a classificação sugerida pela ICS, conforme estudo comparativo com mais de 100 pacientes realizado na Unifesp e representado pelos Quadros 10.2 e 10.3 (B).

Comparação entre as classificações de Baden e Walker e ICS para o prolapso uterino e de cúpula vaginal.

- Estágio 0: 100% sem prolapso.
- Estágio I: 68,9% sem prolapso, 29,3% prolapso de 1º grau, 1,8% prolapso de 2º grau.
- Estágio II: 50% prolapso de 1º grau, 50% prolapso de 2º grau.
- Estágio III: 25% prolapso de 1º grau, 50% prolapso de 2º grau, 25% prolapso de 3º grau.
- Estágio IV: 33,3% prolapso de 2º grau e 66,7% prolapso de 3º grau.

Quadro 10.2 Comparação entre as classificações de Bander e Walker e ICS para o prolapso uterino e de parede vaginal anterior

Bander e Walker	ICS					Total
	Estágio 0	Estágio I	Estágio II	Estágio III	Estágio IV	
Grau 0	29	40				69
Grau I		17	2	1		20
Grau II		1	2	2	2	7
Grau III				1	4	5
Total	29	58	4	4	6	101

Quadro 10.3 Comparação entre as classificações de Bander e Walker e ICS para o prolapso uterino e de parede vaginal anterior

Bander e Walker	ICS					Total
	Estágio 0	Estágio I	Estágio II	Estágio III	Estágio IV	
Grau 0	6	1				7
Grau I	1	11	24	1		37
Grau II		1	35	1		37
Grau III			6	13	1	20
Total	7	13	65	15	1	101

Quadro 10.4 Comparação entre as classificações de Bander e Walker e ICS para o prolapso uterino e de parede vaginal anterior

Bander e Walker	ICS					Total
	Estágio 0	Estágio I	Estágio II	Estágio III	Estágio IV	
Ausência de retocele	12	3				15
Retocele leve	3	23	12			38
Retocele moderada		5	34	1		40
Retocele grave	2		4	1	1	8
Total	17	31	50	2	1	101

- Estágio 0: 85,7% sem prolapso, 14,3% prolapso de 1º grau.
- Estágio I: 7,6% sem prolapso, 84,8% prolapso de 1º grau, 7,6% prolapso de 2º grau.
- Estágio II: 36,9% prolapso de 1º grau, 53,8% prolapso de 2º grau, 9,3% prolapso de 3º grau.
- Estágio III: 6,6% prolapso de 1º grau, 6,6% prolapso de 2º grau, 86,8% prolapso de 3º grau.
- Estágio IV: 100% prolapso de 3º grau.

Comparação entre as classificações de Baden e Walker e ICS para o prolapso uterino e de parede vaginal posterior.

- Estágio 0: 70,5% sem prolapso, 17,6% prolapso de 1º grau, 11,9% prolapso de 3º grau.
- Estágio I: 9,6% sem prolapso, 74,2% prolapso de 1º grau, 16,2% prolapso de 2º grau.
- Estágio II: 24% prolapso de 1º grau, 68% prolapso de 2º grau, 8% prolapso de 3º grau.
- Estágio III: 50% prolapso de 2º grau, 50% prolapso de 3º grau.
- Estádio IV: 100% prolapso de 3º grau.

PROLAPSO DE PAREDE ANTERIOR

A maioria das pacientes com prolapso genital é assintomática e apenas 3% da população geral apresenta prolapso genital avançado (grau II ou IV) (Braun, 2004) (B).

Atualmente, considera-se que os prolapsos de parede vaginal anterior podem ocorrer por quatro tipos diferentes de defeitos, isolados ou de maneira combinada entre eles: defeitos transversos distal e proximal, lateral ou paravaginal e central (B).

- O defeito lateral ou paravaginal é promovido pela falha da inserção da fáscia endopélvica ao arco tendíneo, resultando em cistouretrocele com perda do ângulo uretrovesical e incontinência urinária de esforço (IUE).
- O defeito transverso proximal ocorre quando a fáscia pubocervical perde sua inserção ao redor da cérvice, produzindo cistocele sem uretrocele, com ângulo uretrovesical conservado.
- O defeito central existe quando ocorre lesão vertical localizada na linha média, estendendo-se da parte anterior à posterior. Pode ocorrer uretrocele, cistocele ou ambas, com ou sem IUE. Esses defeitos são os mais fáceis de reparar.

- O defeito transverso distal é menos comum, também designado defeito pubouretral. Ocorre em decorrência de ruptura do suporte fibromuscular antes da inserção na sínfise púbica. Caracteriza-se por protrusão uretral com parede vaginal anterior intacta. Há modificação do ângulo uretrovesical e presença de IUE (B) (Figuras 10.10, 10.11 e 10.12).

Kelly, em 1913, descreveu sua técnica de plicatura central da fáscia pubocervical para correção de cistocele, a qual se popularizou rapidamente. Richardson, em 1976, disseminou o conceito de defeitos paravaginais que adquiriu importância na atualidade, mudando o modo de diagnóstico e tratamento cirúrgico. Em pacientes com cistocele grave, os defeitos paravaginais ocorrem em torno de 90%, portanto a correção destas cistoceles mediande a colporrafia à Kelly não deveria obter sucesso na presença de feitos paravaginais. As recidivas giram em torno de 20% (B).

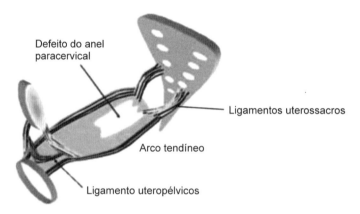

Figura 10.10 *Representação da ruptura da inserção da fáscia no anel anterior pubocervical.* (Palma P, Riccetto C, Hernández M, Olivares JM. Prolapsos urogenitales: Revisión de conceptos. *Actas Urol Esp* 2008; 32(6):618-23.)

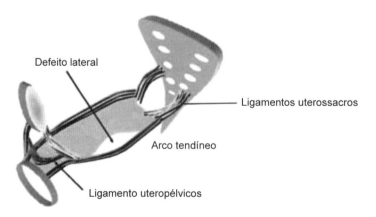

Figura 10.11 *Representação da ruptura da inserção da fáscia no arco tendíneo da fáscia pubocervical endopélvica.* (Palma P, Riccetto C, Hernández M, Olivares JM. Prolapsos urogenitales: revisión de conceptos. *Actas Urol Esp* 2008; 32(6):618-23.)

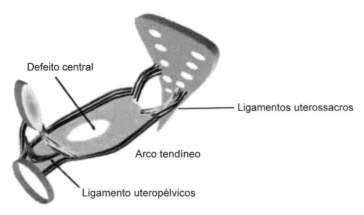

Figura 10.12 *Representação da lesão central da fáscia pubocervical endopélvica.* (Palma P, Riccetto C, Hernández M, Olivares JM. Prolapsos urogenitales: revisión de conceptos. *Actas Urol Esp* 2008; 32(6):618-23.)

Esse defeito é tratado por meio de suturas na fáscia do anel pericervical, associadas a colporrafia anterior ou implante de próteses. Quando ocorre lesão uni ou bilateral da fáscia vesicovaginal do arco tendíneo, verifica-se o desaparecimento do pregueamento vaginal anterior e o tratamento é realizado com plicaturas da borda lateral da fáscia desinserida até o arco tendíneo da fáscia endopélvica. A sutura central da fáscia pubocervical é empregada de modo associado às correções anteriores (B).

Pode ser realizado por via vaginal, abdominal ou laparoscópica. Independentemente da via, todas as técnicas visam reinserir a borda lateral da fáscia pubocervical ao arco tendíneo.

A abordagem abdominal e mais ainda a laparoscópica têm a vantagem teórica de realização com melhor visualização do defeito, permitindo reparação mais tranquila e evitando a dissecção profunda, que envolve risco de hemorragia e neuropatia secundária (B).

Uma alternativa é o uso de próteses (telas), devendo a escolha levar em consideração a gravidade do prolapso e as conduções do trofismo local das estruturas anatômicas (B).

Existe evidência de benefícios potenciais na utilização de reforço de malha da prótese tanto no reparo primário de cistocele como para os casos de reincidência. Possivelmente também é uma alternativa mais segura para correção do defeito paravaginal via vaginal. O material da prótese pode ser fixado à fáscia, lateralmente ao arco tendíneo, deixando livre de tensão o espaço de Retzius e fossa obturadora, seguindo os mesmos princípios da TVT (*tension fita livre vagynal*) (B). O principal material usado é a tela de propileno monofilamentosa, macroporosa do tipo I (A).

Apesar de alguns estudos revelarem bons resultados no tratamento cirúrgico para prolapso genital com telas sintéticas para defeitos de parede anterior, ainda não determinam com clareza os riscos e os benefícios desse tratamento, principalmente com relação às complicações a longo prazo (A).

PROLAPSO DE PAREDE POSTERIOR

O septo retovaginal localiza-se posteriormente ao colo uterino juntamente com os ligamentos uterossacros, cardinais e fáscia endopélvica, formando o anel pericervical. Lesões nessa estrutura levam ao aparecimento de retocele ou enterocele ou ambas (B) (Figura 10.13).

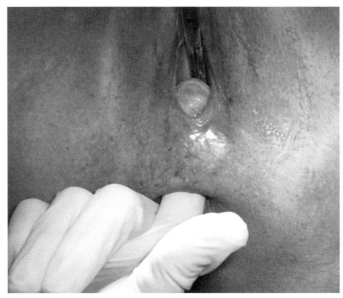

Figura 10.13 Retocele.

Durante muito tempo a miorrafia dos elevadores do ânus foi o tratamento cirúrgico mais empregado (B). No entanto, o longo período de recuperação pós-operatória em decorrência da dor promovida pela plicatura não fisiológica dos elevadores do ânus anteriormente ao reto e do alto índice de recidivas, deixa essa técnica em franco desuso (Palma, 2008) (B).

A desinserção do septo retovaginal do anel pericervical pode levar a entero e retocele proximal, considerada a principal causa fisiopatológica dos defeitos apicais e posteriores. O tratamento é fundamentado na reconstrução do anel pericervical mediante dissecação da parede vaginal posterior e identificação do septo retovaginal desinserido. Prontamente essa estrutura deve ser suturada aos ligamentos uterossacros e à face posterior do colo uterino. Em grandes prolapsos, nos quais o septo retovaginal está em condições precárias, podem-se utilizar próteses para a reconstrução do defeito de parede posterior associada à técnica de colpopexia transcoccígea, principalmente no tratamento combinado com os defeitos apicais (B). Deve-se considerar sempre a associação com vários graus de ruptura do corpo perineal. A perineorrafia englobando o septo retovaginal corrige a distopia e restitui o introito vaginal às suas dimensões normais (B) (Figura 10.14).

PROLAPSO DO COMPARTIMENTO APICAL

Os sintomas do prolapso apical são, na maioria das vezes, insidiosos, de longa duração e pioram com o avançar da idade, tendo relevância o período menopausal (B).

Os sintomas podem variar da sensação de peso vaginal, no início, progredir para protrusão pela vagina, evoluindo com o tempo para úlceras de colo uterino com a exposição crônica (A).

O tratamento leva em consideração a intensidade dos sintomas e o grau dos prolapsos. Nas pacientes assintomáticas ou que desejam gestar, pode-se indicar o tratamento

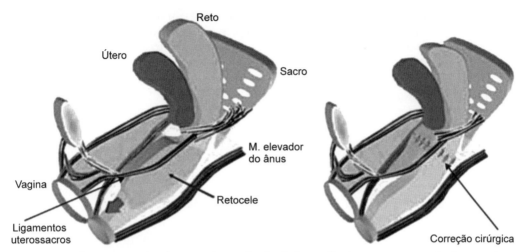

Figura 10.14 *Representação da retocele por lesão da inserção do septo retovaginal no anel pericervical e sua correção.* (Palma P, Riccetto C, Hernández M, Olivares JM. Prolapsos urogenitales: revisión de conceptos. *Actas Urol Esp* 2008; 32(6):618-23.)

conservador, pois muitas pacientes mantêm boa qualidade de vida e algumas podem não se beneficiar com tratamento cirúrgico. A fisioterapia é uma boa alternativa terapêutica (A).

Em uma revisão sistemática realizada em 2008, com três ensaios comparativos controlados, com o objetivo de comparar o efeito das medidas conservadoras específicas sobre a gravidade e os sintomas dos prolapsos, foi destacada a escassez de ensaios comparando as medidas conservadoras com outras modalidades de tratamento, inclusive o cirúrgico. Nessa revisão conseguiu-se apenas avaliar os efeitos em duas ocasiões, um grupo que se submeteu à intervenção com atividade física em comparação com grupo sem tratamento e grupos que associaram atividade física e mudança do estilo de vida em comparação com tratamento cirúrgico isoladamente. Concluíram que as provas disponíveis são limitadas e, desse modo, não proporcionam uma base segura para avaliar o tratamento conservador em mulheres com prolapso de órgãos pélvicos (A).

Normalmente, a mulher em posição anatômica mantém o terço superior da vagina em posição horizontalizada, repousando sobre a musculatura do diafragma pélvico. Os ligamentos cardinais e uterossacros mantêm o ápice vaginal em sua posição adequada. Os tratamentos cirúrgicos para correção das distopias devem tentar recolocar a vagina na posição mais fisiológica possível. As principais cirurgias para correção de prolapsos apicais são descritas a seguir (B).

Fixação da cúpula vaginal ao promontório

Consiste em fixar o ápice vaginal ou o colo uterino no promontório sacral, e geralmente se utiliza interposição de material sintético. O procedimento pode ser realizado por laparotomia ou via laparoscópica. É uma técnica padronizada e bem difundida com alto índice de êxito. Possui a desvantagem de eventualmente necessitar de acesso vaginal para corrigir outros defeitos associados.

A colpopexia sacral abdominal foi associada a menor taxa de recorrência do prolapso de cúpula vaginal e menor incidência de dispareunia que a fixação sacroespinhosa. Em contrapartida, apresentou recuperação mais lenta e custos mais elevados que a cirurgia vaginal. As evidências sobre taxas de sucesso e graus de satisfação, bem como o impacto da cirurgia na qualidade de vida, foram escassas (A). Nesse contexto, um estudo observacional se preocupou em descrever o impacto na vida sexual de pacientes submetidas às cirurgias para correção de distopias e evidenciou que não houve associação significativa entre a melhora da função sexual e a melhora do estágio clínico pós-operatório de modo geral, nem quando se avaliou, em particular, o comprimento total da vagina e o hiato genital (B).

Fixação da cúpula vaginal ao ligamento sacroespinhoso

Essa é a técnica cirúrgica mais utilizada no tratamento do prolapso apical. A grande vantagem é manter o eixo vaginal o mais próximo possível do fisiológico, demonstrando altas taxas de cura – em torno de 90%. Não é necessária a fixação bilateral da cúpula; realiza-se apenas a colpofixação no ligamento sacroespinhoso direito. O principal risco é a lesão inadvertida dos vasos e nervo pudendo interno durante a sutura. Este problema é solucionado realizando a sutura no sentido do ligamento e com o uso de material apropriado como agulhas de Deschamps e afastadores de Briesky com laminárias (B) (D).

Colpopexia transcoccígea

É baseada no emprego de próteses de polipropileno na forma de um cinto, aplicadas bilateralmente mediante punções cutâneas pela fossa isquiorretal e fixadas na cúpula vaginal no nível dos ligamentos sacroespinhosos. Reproduzem a fixação natural dos ligamentos uterossacros. Esse procedimento foi descrito recentemente e apresenta a vantagem da

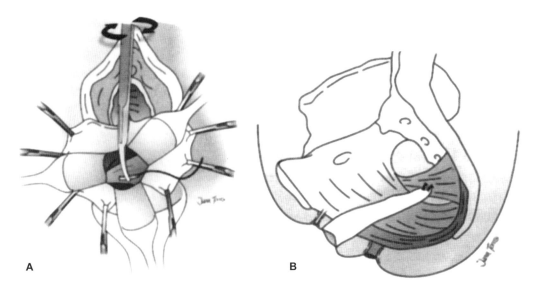

Figura 10.15A Passagem dos pontos no ligamento sacroespinhoso. **B** Reposicionamento da vagina sobre o diafragma pélvico. (Figueirêdo ON, Figueirêdo O, Pereira RMA. Complicações intra e pós-operatórias. *In:* Figueirêdo ON, Figueirêdo O. *Histerectomia vaginal novas perspectivas*. Paraná: Midiograf – Gráfica e Editora, 2004:209-234.)

facilidade técnica e também de manter o eixo fisiológico da vagina. Pode ser utilizado em conjunto com telas sintéticas para a correção de retocele e enteroceles (B).

Com relação ao uso de telas em prolapso de útero, um ensaio clínico avaliou o uso destas telas (propileno tipo I) no tratamento das distopias e concluiu que os resultados anatômicos pós-operatórios dessas pacientes portadoras de prolapso uterino tratadas por histerectomia vaginal ou preservação do útero seguidas da fixação da cúpula vaginal com tela posterior de polipropileno não apresentaram diferença estatisticamente significante entre eles. A correção cirúrgica do prolapso uterino acentuado, utilizando a tela de polipropileno tipo I para reconstrução do assoalho pélvico, preservando ou não o útero, mostrou-se eficaz (A).

LEITURA RECOMENDADA

Adams E, Thomson A, Maher C, Hagen S. Dispositivos mecânicos para o prolapso de órgãos pélvicos em Mulheres. *Biblioteca Cochrane Plus* 2008, nº 2.

Bezerra LPRS, Oliveira E, Bortolini MAT *et al*. Comparação entre as terminologias padronizadas por Baden e Walker e pela ICS para o prolapso pélvico feminino. *RBGO* 2004; 26(6):441-7.

Brasil. Ministério do Planejamento, Orçamento e Gestão. Instituto Brasileiro de Geografia e Estatística. Projeção para população do Brasil por sexo e idade para o período de 1980-2050. Coordenação de população e indicadores sociais, 2005.

Braun H, Rojas I, González F, Fernández M, Ortiz JAC. Prolapso genital severo: considerações clínicas, fisiopatológicas e de técnica cirúrgica no momento da correção. *Rev Chil Obstet Ginecol* 2004; 69(2):149-56.

Carramão S, Auge APF, Pacetta AM *et al*. Estudo randômico da correção cirúrgica do prolapso uterino através de tela sintética de polipropileno tipo I comparando histerectomia versus preservação uterina. *Rev Col Bras Cir* 2009; 36(1):65-72.

De Lancey JO. Anatomic aspects of vaginal eversion after hysterectomy. *Am J Obstet Gynecol* 1992; 166:1717-28.

Feldner PC, Kobayashi EY, Sartori MGF *et al*. Avaliação dos glicosaminoglicans do tecido periuretral de pacientes com e sem prolapso genital. *Rev Assoc Med Bras* 2008; 54(2):173-7.

Feldner PCJ, Bezerra LRPS, Oliveira E *et al*. Reprodutibilidade interobservador da classificação da distopia genital proposta pela Sociedade Internacional de Continência. *RBGO* 2003; 25(5):353-8.

Figueirêdo ON, Figueirêdo O, Pereira RMA. Complicações intra e pós-operatórias. *In:* Figueirêdo ON, Figueirêdo O. *Histerectomia vaginal – novas perspectivas*. Paraná: Midiograf – Gráfica e Editora, 2004:209-234.

Hagen S, Stark D, Maher C, Adams E. Tratamiento conservador para el prolapso de órganos pélvicos en mujeres (Revisión Cochrane traducida). En: *La Biblioteca Cochrane Plus*, 2008 nº 2. Oxford: Update Software Ltd. Disponible en: http://www.update-software.com. (Traducida de *The Cochrane Library*, 2008 Issue 2. Chichester, UK: John Wiley & Sons, Ltd.).

Jack GS, Nikolova G, Vilain E, Raz S, Rodríguez LV. Familial 21. Transmission of genitovaginal prolapse. *Int Urogynecol J Pelvic Floor Dysfunct* 2006; 17(5):498-501.

Maher C, Baessler K, Glazener CMA, Adams EJ, Hagen S. Surgical management of pelvic organ prolapse in women. *Cochrane Database Syst Rev.* 2008; nº 2.

McLennan MT, Harris JK, Kariuki B, Meyer S. Family history as a 10. Risk factor for pelvic organ prolapse. *Int Urogynecol J Pelvic Floor Dysfunct* 2008; 19(8):1063-9.

Palma P, Riccetto C, Hernández M, Olivares JM. Prolapsos urogenitales: Revisión de conceptos. *Acta Urol Esp* 2008; 32(6):618-23.

Pinto-Neto AM, Costa Paiva LHS, Fonsech-Carvasan GA. *In:* Fernandes CE. *Menopausa: diagnóstico e tratamento*. 1 ed., São Paulo: Ed Segmento, 2003:23-9.

Prado DS, Arruda RM, Figueiredo RCM *et al*. Avaliação do impacto da correção cirúrgica de distopias genitais sobre a função sexual feminina. *RBGO* 2007; 29(10):519-24.

Rodrigues AM, Oliveira LM, Martins KF *et al*. Fatores de risco para o prolapso genital em uma população brasileira. *RBGO* 2009; 31(1):17-21.

CAPÍTULO 11

Incontinência Urinária

Artur Eduardo de Oliveira Rangel

CONCEITO

Vários problemas de saúde levam a mulher a procurar o médico, entretanto a incontinência urinária (IU), em razão de grande desconforto higiênico, isolamento social, disfunção sexual, depressão e diminuição da qualidade de vida, reveste-se de grande importância na assistência integral à saúde da mulher. A IU é definida como toda perda involuntária de urina, clinicamente demonstrável, que cause problema higiênico ou social à mulher.

EPIDEMIOLOGIA

No estudo epidemiológico Medical Epidemiologic and Social Aspects of Aging (MESA), Diokno revelou que muitas mulheres apresentavam problemas higiênicos e sociais importantes, e tentavam solucionar ou amenizar as perdas urinárias da seguinte maneira: 55% delas utilizavam absorventes; 42% procuravam certificar-se da existência de banheiros nos locais a frequentar, 28% tentavam evitar as perdas urinárias modificando seu padrão miccional, 16% por modificação da dieta ou da diminuição da ingestão de líquidos, 12% pela realização de exercícios da musculatura perineal e 6% pelo uso de alguma medicação.

Nesse estudo observou-se que comunicaram o problema ao seu médico apenas 42% das entrevistadas com incontinência grave, 26% daquelas com incontinência moderada e 19% com incontinência leve. Muitas não haviam mencionado o problema por vergonha ou por achar que seu caso não teria solução, ou, por desconhecimento, conformavam-se com a situação.

A prevalência da IU na mulher varia de 4,5 a 53%, mas somente 25 a 50% das pacientes procuram atendimento médico. Explica-se a grande variação da prevalência nesses estudos pelo conceito de IU utilizado, pelos tipos de populações estudadas e pelo critério de seleção dessas pacientes. A prevalência da IU aumenta com a idade.

Hampel, em um estudo de meta-análise que avaliou 48 trabalhos com estudos epidemiológicos no período de 1954 a 1995, demonstrou que a prevalência da IU em mulheres jovens (com menos de 30 anos de idade) variou de 5 a 16%, em mulheres de meia-idade (30 a 60 anos de idade) de 4 a 41% e nas idosas (idade superior a 60 anos) de 14 a 44%. Em pacientes de clínicas/asilos para idosos a taxa variou de 22 a 90%.

Já está bem estabelecida a correlação entre a diminuição dos níveis séricos de estrógenos com os sinais de atrofia urogenital, o que, por outro lado, parece influenciar o aparecimento da incontinência urinária. Entretanto, como existe uma estreita relação entre o aumento da prevalência da incontinência urinária e o avançar da idade, fica difícil saber se a maior prevalência da IU é decorrente do hipoestrogenismo da menopausa ou apenas faz parte do processo de envelhecimento.

ETIOLOGIA

A etiologia da incontinência urinária é *multifatorial*, podendo ser causada por doenças do trato urinário baixo como anomalias estruturais, desordens da função muscular, do sistema nervoso ou do controle psicológico, como também por uma gama de fatores externos. Desse modo, o correto diagnóstico do tipo de incontinência, bem como o reconhecimento do(s) fator(es) etiológico(s) envolvido(s), constitui a chave do sucesso para o tratamento eficaz da incontinência urinária.

Inicialmente devemos afastar as perdas urinárias devidas a processos inflamatórios, infecciosos ou neoplásicos. Vários tipos de incontinência urinária são descritos, de acordo com a causa básica e a maneira pela qual se dá a perda urinária. Os principais tipos de incontinência urinária são descritos a seguir e estão listados no Quadro 11.1.

- *Incontinência urinária de esforço (IUE)*: perda urinária relacionada com esforço, tosse, espirro, pulos, subida de escadas ou caminhada etc. Também chamada de incontinência genuína, verdadeira ou de estresse, é definida como toda perda de urina pela uretra, quando a pressão vesical excede a pressão máxima de fechamento uretral, *na ausência de contração do músculo detrusor.*
- *Incontinência urinária de urgência ou urgeincontinência (IUU)*: hiperatividade detrusora, também chamada de bexiga hiperativa ou instabilidade vesical motora idiopática, é definida como a perda de urina que ocorre na fase de enchimento, resultante da contração vesical enquanto a paciente tenta inibir a micção, provocada pela instabilidade (contração involuntária) do músculo detrusor; sua causa é *desconhecida.*

Quadro 11.1

Tipos de incontinência

- Incontinência urinária de esforço
- Incontinência urinária de urgência
- Incontinência urinária reflexa
- Incontinência urinária mista
- Incontinência urinária por transbordamento
- Incontinência extrauretral
- Incontinência urinária psicogênica

- *Incontinência urinária reflexa (IUR)*: também chamada de hiper-reflexia do detrusor, é definida como a perda de urina que ocorre na fase de enchimento, resultante da contração vesical enquanto a paciente tenta inibir a micção, provocada por hiper-reflexia do detrusor de *causa neurológica*. Doenças neurológicas que levam frequentemente a IUR: acidente vascular cerebral (AVC), neuropatia diabética, doença de Parkinson, esclerose múltipla, demência senil, mielopatias etc.
- *Incontinência urinária mista (IUM)*: nesses casos, a paciente apresenta a associação dos dois tipos anteriores de incontinência com perdas urinárias relacionadas com manobras de esforço como tossir ou espirrar; associada a perdas involuntárias não relacionadas aos esforços, porém devidas às contrações vesicais não inibidas do músculo detrusor.
- *Incontinência urinária por transbordamento* (Over flow) *(IUT)*: esse tipo de IU basicamente ocorre em duas situações: lesões neurológicas que levam à hipotonia grave ou arreflexia vesical, como no diabetes e outras neuropatias – nesses casos encontramos uma bexiga com grande capacidade de armazenamento (grande volume) e baixa pressão de micção, antigamente chamada de bexiga neurogênica; ou nas patologias obstrutivas, em decorrência de um fator obstrutivo infravesical do colo vesical ou uretra, o que acarreta dificuldade de esvaziamento vesical, ocasionando a distensão da bexiga com retenção urinária até seu limite máximo, quando a pressão vesical suplanta a resistência uretral e ocorrem perdas de urina por transbordamento – nesse caso encontramos uma bexiga com capacidade normal ou aumentada, porém com pressão de micção elevada, também conhecida como incontinência paradoxal, pois a paciente tem um fator obstrutivo (pólipo, divertículo ou estenose uretal) que dificulta a micção, entretanto apresenta paradoxalmente IU por transbordamento.

  Outra situação em que também pode haver perda urinária por transbordamento ocorre naquelas pacientes que apresentam uma bexiga com a capacidade de armazenamento muito reduzida, com baixa complacência vesical, geralmente com bexigas fibrosadas, sequelas de múltiplos processos inflamatórios, como nas portadoras de cistite intersticial crônica ou radioterapia.
- *Incontinência extrauretral (IEU)*: nesses casos a perda urinária não se faz pela uretra e sim por uma comunicação anômala entre o aparelho urinário e o genital pelas chamadas *fístulas urogenitais*: uretrovaginal; vesicovaginal, ureterovaginal, vesicouterina (Youssef), ou ocorre ainda nos casos de malformações congênitas, como nas hipospádias, em que a uretra se abre na parede anterior da vagina, ou nos casos de implantação anômala do ureter que desemboca na vagina ou no períneo.
- *Incontinência urinária psicogênica (IUP)*: felizmente esse é um tipo raro de incontinência, difícil de ser definida. Ocorre em pacientes com distúrbios psiquiátricos ou neurológicos graves, ao nível encefálico como demência ou paralisia cerebral; esses pacientes urinam a qualquer hora e em local não apropriado.

TEORIA INTEGRAL DA CONTINÊNCIA

A teoria integral da continência foi concebida por Petros e Ulmsten, com o objetivo de explicar de maneira integrada os mecanismos fisiopatológicos envolvidos não somente na incontinência urinária de esforço, como também nos sintomas habitualmente coexistentes, como urgência miccional, noctúria, polaciúria, dor pélvica crônica, bem como alterações do esvaziamento vesical e intestinal. Segundo essa teoria, esses sintomas são interdependentes, sendo o centro de um processo fisiopatológico comum.

Quadro 11.2

Classificação dos defeitos

- Defeito do suporte suburetral (hammock)
- Síndrome da vagina fixa ou retração cicatricial da vagina (*tethered vaginal syndrome*)
- Distensão dos ligamentos pubouretrais
- Distensão dos ligamentos uterossacros e do suporte do ápice vaginal
- Lesão da inserção vaginal dos músculos pubococcígeos
- Lesão dos músculos estriados do assoalho pélvico:
  – Traumatismo do esfíncter externo do ânus
  – Distensão, paralisia ou ruptura das inserções do músculo elevador do ânus

A teoria integral da continência considera basicamente que a incontinência aos esforços, a urgência e as alterações do esvaziamento vesical decorrem das alterações teciduais dos elementos de suporte suburetral, dos ligamentos e dos músculos do assoalho pélvico. Conforme essa teoria, as alterações da tensão aplicada por músculos e ligamentos sobre as fáscias justapostas à parede vaginal determinam a abertura ou fechamento do colo vesical e da uretra. Alterações da tensão sobre a vagina determinariam também a ativação prematura do reflexo miccional, desencadeando contrações involuntárias do detrusor.

Com base na interpretação conjunta de conhecimentos anatômicos e funcionais obtidos por vários autores no século XX, a teoria integral propõe uma nova classificação para a incontinência urinária feminina, fundamentada em três zonas de disfunção e seis defeitos principais, que devem ser sistematicamente explorados e corrigidos simultaneamente durante o tratamento cirúrgico. Assim, as disfunções miccionais resultantes do tratamento cirúrgico da incontinência urinária resultariam da abordagem incompleta desses defeitos.

Dependendo do local da lesão musculofascial ou ligamentar e da sensibilidade das terminações nervosas locais, poderão desenvolver-se incontinência aos esforços, urgenincontinência, alterações do esvaziamento vesical ou várias combinações dessas três condições. De maneira geral, existem seis defeitos básicos que devem ser investigados sistematicamente (Quadro 11.2).

INCONTINÊNCIA URINÁRIA DE ESFORÇO

Conceito

A IUE é definida pela International Continence Society como toda perda de urina pelo meato externo da uretra quando a pressão vesical excede a pressão máxima de fechamento uretral *na ausência de contração do músculo detrusor.*

A etiologia da IUE é multifatorial. São fatores citados na gênese da IUE: alterações anatômicas levando a topografia extra-abdominal do colo vesical, provocada pela descida ou hipermobilidade do colo vesical, levando a junção uretrovesical (JUV) abaixo da borda inferior da sínfise púbica. Essa alteração pode ser preexistente ou agravada pelas manobras de esforço como a tosse ou o espirro; a descida rotacional da uretra; a uretra funcionalmente curta; lesão ou déficit dos mecanismos esfincterianos intrínsecos da uretra, congênito ou adquirido, levando a uma incompetência esfincteriana com perda do efeito selante da coaptação da mucosa, o que diminui a resistência e a força de fechamento uretral; o hipoestrogenismo levando a diminuição do trofismo da mucosa, do tecido conjuntivo, do colágeno, do coxim vascular periuretral e do tônus muscular.

Fisiopatologia

Existem ainda pontos a serem esclarecidos quanto à etiologia da IU e aos resultados das cirurgias, motivo frequente de controvérsias, objetivando a realização de novas pesquisas e de novas técnicas cirúrgicas.

Como visto anteriormente, IUE é a perda involuntária de urina que aparece como decorrente do aumento da pressão intra-abdominal, relacionada com o esforço durante as atividades desenvolvidas no cotidiano como andar, tossir, espirrar, sorrir, correr, subir escadas ou até nas relações sexuais.

Diversos são os fatores responsáveis pela IUE: congênitos, traumatismos vaginais durante o parto, deficiência de colágeno no tecido conjuntivo e déficits de elastina na matriz celular.

Os fatores obstétricos são considerados os mais importantes contribuintes para IUE, embora o papel da gravidez, da paridade, dos traumatismos obstétricos, o tempo do período expulsivo, o peso e a circunferência cefálica do recém-nascido sejam ainda investigados.

Groutz *et al.* estudaram 300 mulheres no 1º e 2º dias após o parto e as dividiram em três grupos: 100 nulíparas, 100 primíparas e 100 grandes multíparas (5 ou mais partos). Durante a gestação, os grupos tiveram pacientes que desenvolveram IUE com intensidades diferentes, porém a prevalência foi estatisticamente semelhante. Embora na maioria dos casos a IUE tenha sido transitória, a prevalência de IUE persistente após a gestação foi significativamente menor nas nulíparas (5%) que nas primíparas (11%) e nas grandes multíparas (21%).

Esses achados sugerem um provável fator cumulativo das gestações na gênese da IUE. Os autores não encontraram incidência maior da IUE nas puérperas submetidas a parto a fórcipe em relação às de parto vaginal normal nem em relação ao peso dos recém-nascidos, exceto quando o neonato tinha mais de 4 kg.

Não se conhece o mecanismo exato da lesão que acarreta IUE, sendo objeto de pesquisas com muitos pontos a serem esclarecidos. Recentes estudos morfológicos e eletrofisiológicos da uretra e do assoalho pélvico sugerem que o aparelho urinário inferior recebe inervação somática através do nervo pudendo, e autonômica através do nervo pélvico.

O nervo pudendo emite ramificações para os músculos do assoalho pélvico e para o esfíncter estriado uretral, que eram desconhecidos anteriormente. As lesões desses ramos durante o parto vaginal são produzidas por compressão do polo cefálico com isquemia pela passagem do bebê.

A duração do parto com tempo prolongado, principalmente no período expulsivo, é um importante fator na gênese da IUE, podendo causar denervação ou lesão muscular direta da uretra e do colo vesical.

Pelo mesmo raciocínio, aplicação do fórcipe de alívio protege, mais do que danifica, as estruturas pélvicas, uma vez que diminui o tempo de compressão durante o parto. Muitas mulheres apresentam IUE transitória após o parto imediato, o que ocorre provavelmente pela denervação e reinervação parcial, sendo essa a razão de essas mulheres desenvolverem IUE vários anos após terem tido partos vaginais, quando outros fatores como o hipoestrogenismo da menopausa ou outras neuropatias aparecem.

As cirurgias vaginais e pélvicas, quando realizadas com dissecções muito próximas da base da bexiga e da uretra, podem lesionar os nervos periféricos, produzindo disfunções miccionais e deficiência do esfíncter estriado uretral.

Essas lesões podem levar a uma deficiência intrínseca do esfíncter, que tem sua capacidade de resistir às pressões intravesicais/abdominais reduzida pela diminuição do tônus

Quadro 11.3 Fisiopatologia da IUE

- Topografia extra-abdominal do colo vesical
- Frouxidão da parede vaginal ou de seus ligamentos de suporte
- Lesões de nervos, fáscias e músculos
- Hipermobilidade do colo vesical e uretra
- Descida rotacional da uretra
- Uretra funcionalmente curta
- Hipoestrogenismo, alterações do colágeno e do coxim vascular periuretral
- Lesões do mecanismo esfincteriano uretral
- Neuropatias

pela denervação, bem como pela lesão das fibras musculares estriadas. Somem-se a isso as lesões obstétricas com perda de sustentação do colo vesical secundária à frouxidão dos músculos denervados ou lesionados do assoalho pélvico, o que acarreta hipermobilidade do colo vesical pela perda da estrutura de suporte sobre a qual a uretra se "apoia" durante o esforço.

Com o aumento da pressão intra-abdominal, a perda do "suporte" e/ou a diminuição da resistência uretral, ficam estabelecidas as condições para o aparecimento da IUE.

As duas teorias etiológicas mais aceitas atualmente para a IUE na mulher são: a hipermobilidade do colo vesical e/ou da uretra e a deficiência do mecanismo esfincteriano intrínseco uretral. Na verdade, a maioria das mulheres apresenta ambos os componentes, embora a deficiência intrínseca pura possa ser encontrada em casos neurológicos.

Diagnóstico

A maioria dos casos de IUE é facilmente diagnosticada nos consultórios pela história clínica e pelo exame ginecológico associado a testes simples de esforço. Entretanto, as pacientes jovens, nulíparas, já operadas anteriormente com recidiva da incontinência, com sintomas irritativos associados de urgência miccional, urgeincontinência, noctúria, enurese, na ausência de infecções urinárias, merecem especial atenção com uma história clínica cuidadosa e um exame físico apurado.

As informações subjetivas são coletadas na anamnese detalhada e em questionários aplicados, e os dados semiobjetivos são obtidos com o diário miccional e o teste do absorvente. Finalmente, os dados objetivos são obtidos por teste de esforço, exame urodinâmico ou videourodinâmico.

O correto diagnóstico da IUE é feito com base na história clínica com confecção do diário miccional, no questionário sobre a qualidade de vida e no exame uroginecológico.

No exame uroginecológico são realizados os testes de esforço (*stress-test*) para pesquisa da perda urinária, os testes do absorvente (*pad test*) e do cotonete (*Q-tip test*) para avaliar o desvio rotacional da uretra e a mobilidade do colo vesical.

Devem-se realizar rotineiramente o exame neurológico simplificado, a pesquisa de distopias urogenitais e ruptura perineal e a avaliação funcional do assoalho pélvico. Como exames subsidiários podem ser realizados: o estudo ou avaliação urodinâmica e a ultrassonografia (USG) transperineal da JUV.

HISTÓRIA CLÍNICA

A história miccional é de grande importância na determinação da etiologia das disfunções miccionais. Deve-se questionar sobre o tempo de início das queixas de IU, a utilização de absorventes, a quantidade de trocas diárias, os hábitos miccionais, a presença ou ausência de enurese, com que idade controlou a urina ou idade em que esse problema se resolveu.

Eventos que precederam ao aparecimento dos sintomas urinários como diminuição da força muscular nos membros inferiores, atrofia muscular, ou dificuldade de marcha, lombalgias, ciatalgias, doenças medulares ou neurológicas.

Antecedentes pessoais e familiares de diabetes melito, epilepsia, doenças degenerativas do sistema nervoso central e distrofia muscular. Antecedentes de cirurgias pélvicas ou perineais, bem como alteração dos hábitos intestinais como incontinência fecal ou constipação, que podem estar relacionadas com traumas na inervação, provocando distúrbios miccionais.

Pesquisar o uso de fármacos, pois muitos deles influenciam a atividade fisiológica da uretra e da bexiga, levando muitas mulheres a procurar o médico com queixas geniturinárias.

DIÁRIO MICCIONAL

A paciente que confecciona o diário miccional ou de "controle da bexiga" esclarece as queixas até então subjetivas e aproximadas, anotando os eventos miccionais no período de 3 dias. Anota a ingesta hídrica, bem como as micções, registrando horários dos episódios, volumes, perdas urinárias e sensações que as acompanham, bem como os fatores associados às perdas urinárias.

Pela análise dos dados é possível avaliar a ingestão líquida diária, a capacidade do reservatório vesical e o volume urinário diário, o que orienta o diagnóstico de diabetes melito ou insípido quando a diurese de 24 h é superior a 4 L.

São cuidadosamente analisadas as características dos episódios de IU, dando atenção especial às perdas provocadas exclusivamente pelo esforço (tosse, espirro, pular, andar etc.), diferenciando das perdas precedidas pela sensação de urgência miccional ou urgeincontinência, ou daquelas de incontinência "total" com perda involuntária e contínua de urina.

As perdas provocadas pelo esforço, devidas à elevação súbita da pressão abdominal, coincidente com a perda urinária, levam a pensar em IUE por hipermobilidade do colo vesical ou insuficiência esfincteriana uretral leve ou moderada.

As perdas precedidas por urgência miccional ou urgeincontinência fazem pensar em instabilidade vesical com perda urinária provocada por provável contração não inibida do detrusor, portanto IUU ou IUR.

Os casos de incontinência "total" com perdas urinárias independentes do esforço abdominal ou de sensações prévias de urgência miccional orientam a pesquisa de fístulas geniturinárias, implantação anômala do ureter, transbordamento por arreflexia do detrusor, incontinência paradoxal, baixa complacência vesical ou insuficiência esfincteriana uretral grave.

Com essas informações é possível comprovar as perdas urinárias, assim como determinar a sua gravidade e dos sintomas associados, pelos testes de esforço, ou estudo urodinâmico, sendo de grande utilidade na avaliação dos tratamentos clínicos ou cirúrgicos pela simples comparação dos dados antes e após a realização deles.

Solicita-se que a paciente assine o diário miccional e particularmente recomenda-se a sua guarda junto à ficha clínica ou ao prontuário da paciente, podendo ser útil para dirimir questionamentos no resguardo de futuras demandas judiciais.

QUESTIONÁRIO SOBRE A QUALIDADE DE VIDA

Um dado fundamental no diagnóstico e no tratamento da IU é avaliar a qualidade de vida da paciente, por estar relacionada intimamente com a percepção que o indivíduo tem sobre a sua condição ou doença, servindo para medir o impacto do tratamento na qualidade de vida dessa pessoa. A anamnese deve conter alguns aspectos, incluindo o início dos sintomas, sua duração, gravidade, condições associadas e descrição do impacto social e higiênico à mulher. Recentemente, o King's Health Questionnaire foi adaptado para o idioma português e validado em mulheres brasileiras com incontinência urinária por Tamanini *et al.* na Unicamp em 2003 e Escola Paulista de Medicina na Unifesp por Fonseca *et al.* em 2005.

EXAME FÍSICO UROGINECOLÓGICO

O exame uroginecológico objetiva constatar, reproduzir, quantificar e caracterizar a perda urinária, descartar problemas neurológicos, avaliar a integridade do assoalho pélvico, afastando distopias urogenitais, além de excluir outras patologias pélvicas.

PESQUISA DA PERDA URINÁRIA: TESTE DO ESFORÇO (*STRESS-TEST*)

As pacientes devem ser inicialmente examinadas na posição ginecológica, e sendo solicitado que façam manobras de esforço como tosse e Valsalva, constata-se a perda ou não da urina, sincronicamente às manobras provocativas de esforço. Se o teste for negativo, repete-se na posição ortostática (em pé), com a bexiga confortavelmente cheia, pedindo-se a paciente para tossir e dar pequenos saltos. Alguns preconizam instilar 250 mL de soro se a paciente encontra-se com a bexiga vazia, ou urinou pouco tempo antes da realização do exame.

EXAME NEUROLÓGICO SIMPLIFICADO

Deve ser obrigatoriamente avaliada a integridade neuromuscular do assoalho pélvico. A perda do controle vesical, levando a incontinência urinária, pode ser a manifestação inicial de algumas doenças neurológicas como doença de Parkinson, esclerose múltipla, paraparesia espástica tropical (HTLV-I e II), doença de Alzheimer, demência senil etc. Por esse motivo, o *exame neurológico simplificado* é iniciado com avaliação do estado mental, marcha e equilíbrio, força e reflexos dos membros inferiores e sensibilidade da região perineal.

A avaliação do arco reflexo sacral pode ser feita com três testes que atestam a integridade do componente motor do nervo pudendo:

- *Reflexo bulboclitoridiano:* a estimulação do clitóris com um cotonete provoca a contração do músculo bulbocavernoso, com contração do esfíncter anal.
- *Reflexo anocutâneo:* a estimulação da pele próxima do ânus provoca contração do esfíncter anal.
- *Reflexo da tosse:* a tosse provoca a contração espontânea da musculatura do assoalho pélvico, sincrônica com a mesma, visível na região perineal.

Convém lembrar que 20% das pessoas normais não apresentam resposta à pesquisa do reflexo sacral, entretanto, se esse reflexo está presente, afasta-se lesão sacral.

Pesquisa-se a força da contração muscular voluntária, pelo exame digital, ou instrumental com perineômetro. Nesse exame, a paciente é solicitada a contrair a musculatura perineal, enquanto o examinador faz o toque vaginal, avaliando a capacidade de contração dessa musculatura, e complementa o exame com o toque retal para avaliar o tônus do esfíncter anal; em outras palavras, faz a avaliação funcional neuromuscular do assoalho pélvico.

EXAMES COMPLEMENTARES SUBSIDIÁRIOS

O primeiro passo é afastar a infecção urinária, por meio do exame sumário de urina com análise do sedimento, e da urocultura.

Os sintomas da infecção do trato urinário (ITU) podem trazer confusão no diagnóstico da incontinência; pode ainda haver a necessidade de exames complementares com manipulação instrumental do trato urinário, como da avaliação urodinâmica ou videouretrocistoscopia.

AVALIAÇÃO URODINÂMICA

O exame urodinâmico é fundamental e tem um destacado papel, sendo indispensável nas pacientes com perdas urinárias, principalmente quando há queixas irritativas associadas como urgência miccional, urgeincontinência, frequência (polaciúria), noctúria, enurese, e também nas IUE recidivadas e nas perdas urinárias aos mínimos esforços.

Atualmente não se recomenda a realização de procedimentos cirúrgicos sem um prévio estudo urodinâmico para a avaliação funcional da micção.

Pode-se classificar a IU de várias maneiras: considerando-se a intensidade do esforço para que ocorra a perda urinária, a quantidade de urina perdida, ou até os ângulos de inclinação lateral e uretrovesical posterior. Qualquer tipo de classificação para a IUE será incompleta, porém a classificação de Blaivas tem o mérito de destacar a importância da lesão do sistema esfincteriano (insuficiência) uretral, além da hipermobilidade do colo vesical na gênese da IUE. Outro aspecto é poder considerar que pode haver casos onde coexistam a hipermobilidade com o defeito (insuficiência) esfinterino uretral.

EXAMES DE IMAGEM

A avaliação anatômica do trato urinário pode ser realizada pelo exame endoscópico de videouretrocistoscopia, e exames de imagens como: a USG; urografia excretora, tomografia computadorizada, ou urorressonância (ressonância magnética do aparelho urinário).

A videouretrocistoscopia está indicada nas pacientes com história de distúrbios miccionais associados a dispareunia, infecções urinárias de repetição, hematúria. A uretrocistoscopia dinâmica estuda o colo vesical da paciente em repouso e com manobras de esforço, dando uma ideia da competência esfincteriana uretral. Esse exame endoscópico é útil no diagnóstico das fístulas urogenitais, bem como nos processos inflamatórios e neoplásicos.

A USG do aparelho urinário (via abdominal) é indicada quando se deseja investigar o trato urinário alto, o parênquima renal, hidronefrose, cálculos, estimar o volume urinário e o resíduo pós-miccional, detectar e avaliar tumores vesicais e alterações da parede vesical por massas pélvicas e/ou outras lesões. A utilização da via transperineal ou vulvovaginal tem o objetivo de *avaliar a mobilidade do colo vesical* em mulheres incontinentes.

Considera-se *hipermobilidade* quando o colo vesical desce mais que 1 cm, tomando-se como referência a borda inferior da sínfise púbica. Portanto, a USG do colo vesical *não estabelece o diagnóstico da IUE* nem o diagnóstico diferencial entre a instabilidade vesical por hiperatividade detrusora e a IUE.

A associação dos métodos de imagens (USG/radioscopia) à urodinâmica constitui a videourodinâmica, considerada atualmente o padrão-ouro na investigação das IU.

Excepcionalmente são necessárias tomografia computadorizada e urorressonância, reservando-se esses exames para os casos suspeitos de anomalias congênitas como malformações, duplicação do sistema pielocalicial, hipospádia, implantação anômala de ureter na vagina e IU de difícil diagnóstico.

TRATAMENTO DA INCONTINÊNCIA URINÁRIA

Para o sucesso do tratamento, é fundamental a compreensão da fisiopatologia da IU para que se possa direcionar a terapêutica para a correção da causa básica da incontinência. Portanto, é importante conhecer a anatomia e a fisiologia aplicadas ao mecanismo da continência urinária.

Tratamento da incontinência urinária de esforço

A etiologia da IUE se dá basicamente pelo relaxamento da musculatura do assoalho pélvico (hipermobilidade) ou por deficiência do mecanismo esfincteriano uretal (insuficiência esfincteriana).

A frouxidão da parede vaginal ou de seus ligamentos de suporte provocada por lesões de nervos, fáscias e músculos, por sequelas do parto ou em decorrência de doenças neurológicas ou do colágeno compõe esse cenário.

Desse modo, com a perda do "suporte", acontece a descida do colo vesical, localizando-se em topografia extra-abdominal, com a descida rotacional da uretra. Essa hipermobilidade do colo vesical faz com que, durante o esforço, a pressão abdominal exercida sobre a bexiga não seja também transmitida para a uretra, havendo o desequilíbrio das pressões, o que leva à perda urinária por hipermobilidade do colo vesical.

Por outro lado, sabe-se hoje da importância desse "suporte" no terço médio da uretra como elemento fundamental para a manutenção do mecanismo esfincteriano uretral, com o aumento da resistência uretral durante as manobras de esforço para promover a continência urinária. A falha desse mecanismo de "suporte" leva a incontinência urinária por insuficiência esfincteriana uretral.

As alterações urogenitais do climatério, devidas ao hipoestrogenismo, levam a alterações do colágeno e do coxim vascular periuretral, diminuindo o pregueado mucoso, o efeito selante e a resistência uretral, o que favorece o aparecimento ou agrava uma IU preexistente.

Sempre que possível, principalmente nos casos de IUE leve ou moderada, deve-se iniciar o tratamento com algo menos agressivo ou invasivo, podendo-se oferecer o tratamento fisioterápico. Este é realizado utilizando-se varias técnicas e procedimentos associados, com

Capítulo 11 • Incontinência Urinária **137**

Quadro 11.4 Procedimentos cirúrgicos para IUE

Estabilização uretral	*Coaptação do esfíncter uretral*
Colporrafia anterior (Kelly-Kennedy)	Injeções intramurais na uretra
Colpossuspensão retropúbica (Burch, Marshall-Marchetti)	Esfíncter uretral artificial (apenas em homens)
Suspensões com agulhas (Pereyra, Stamey, Raz, Gittes)	
Slings suburetrais retropúbicos	
Slings suburetrais transobturatórios	
Minislings suburetrais	

os exercícios perineais para o fortalecimento da musculatura do assoalho pélvico, como o uso dos cones vaginais, o *biofeedback* com eletromiografia. Os resultados geralmente são satisfatórios a médio prazo, entretanto os benefícios a longo prazo dependem da motivação e da aderência da paciente ao tratamento.

Assim, o tratamento da IUE pode ser cirúrgico, associado ao fisioterápico coadjuvante e ainda ao uso de medicamentos quando a IUE se associa a uma instabilidade vesical com hiperatividade do detrusor, conforme o caso.

Desde o início do século XX, mais de 160 técnicas cirúrgicas foram descritas. Não existe uma técnica universalmente aceita e procedimentos novos têm surgido recentemente, indicando que ainda se busca um tratamento ideal (Quadro 11.4).

Os procedimentos cirúrgicos visam basicamente a mecanismos para a estabilização uretral e a coaptação do esfíncter uretral. A colporrafia anterior à Kelly-Kennedy, pelo alto índice de recidiva a médio prazo, tem sido desestimulada para correção da IUE. A colpossuspensão à Burch ainda é utilizada, apesar de maior morbidade, com abertura abdominal, porém com bons índices de cura.

Atualmente as técnicas mais utilizadas para o tratamento da IUE são os *slings* suburetrais por serem minimamente invasivos e com menor morbidade e índices satisfatórios de cura. Muitas técnicas cirúrgicas têm sido descritas para o tratamento da IUE, mas não há consenso sobre qual seja melhor. A qualidade dos estudos nesse aspecto é pobre e poucos trabalhos prospectivos e randomizados foram realizados.

Lapitan realizou uma revisão sistemática da literatura em 2007 sobre a colpossuspensão retropúbica (operação de Burch) para IU em mulheres, e concluiu que as provas disponíveis indicam que cirurgia de Burch é uma modalidade terapêutica eficaz para IUE, especialmente a longo prazo. Dentro do primeiro ano de tratamento (taxa de cura) é de aproximadamente 85 a 90%. Após 5 anos, cai para 70%. O Burch laparoscópico permite uma rápida recuperação, mas suas relativas segurança e eficácia ainda não são conhecidas, assim como os resultados a longo prazo.

Os dados relativos às cirurgias de *sling* suburetral são poucos para avaliar os efeitos desse tipo de tratamento cirúrgico. Poucos estudos são relatados pelos autores de modo completo, e muitas informações vieram de resumos apresentados nas reuniões anuais em congressos. Os resultados dos *slings* a longo prazo ainda não puderam ser estabelecidos, uma vez que não incluem ensaios adequados resultado medidas gerais tais como estado de saúde das paciente, custos, análise do tempo para voltar às atividades normais. Dados obtidos a partir de 13 ensaios não forneceram estimativas confiáveis em virtude das dimensões das amostras, da heterogeneidade dos desenhos e das populações estudadas e dos tipos de comparações realizadas.

Os novos procedimentos de *slings* (sem tensão) com telas macroporosas têm um futuro mais promissor, em comparação com a cirurgia de Burch, entretanto ainda não há dados de estudos com *slings* a longo prazo.

SÍNDROME DA BEXIGA HIPERATIVA (INSTABILIDADE VESICAL MOTORA IDIOPÁTICA)

Quadro clínico

No quadro clínico da bexiga hiperativa destacam-se: aumento da frequência, noctúria, urgência miccional, urgeincontinência urinária, enurese noturna e IU durante o coito. Os sintomas mais comuns, aumento da frequência e urgência miccional, ocorrem em aproximadamente 80% das pacientes.

Segundo a ICS, considera-se normal urinar até sete vezes por dia e até duas vezes à noite. Cabe lembrar muitas outras causas que levam ao aumento da frequência urinária, como infecção do trato urinário, lesão intravesical, cistite intersticial ou actínica, hipoestrogenismo, cistocele, tumor pélvico, obstrução e divertículo uretral, diabetes melito ou insípido, uso de diuréticos e gestação.

Diagnóstico

A história e o exame físico e uroginecológico cuidadoso, procurando alterações tróficas, vulvites e uretrites, são importantes. Devem ser obrigatoriamente pesquisados os reflexos bulboclitoridiano e anocutâneo, bem como devem ser feitas manobras para avaliação da IUE. O estudo urodinâmico, se disponível, deve ser efetuado, pois identifica, na maioria dos casos, as contrações não inibidas do detrusor. Cabe destacar que mulheres com sintomas de bexiga hiperativa podem apresentar IUE associada e vice-versa.

Tratamento

O tratamento da bexiga hiperativa pode ser dividido em farmacológico, fisioterápico e tratamentos alternativos na falha dos anteriores. No tratamento farmacológico são usados agentes anticolinérgicos/antimuscarínicos como oxibutinina, tolterodina, darifenacina; antidepressivos tricíclicos como imipramina; e relaxantes musculotrópicos como flavoxato e diclocimina.

O tratamento fisioterápico coadjuvante pode ser realizado com *biofeedback EMG* e exercícios pelvicoperineais, eletroestimulação intracavitária (vaginal) de baixa frequência, com estimulação aferente do nervo pudendo visando à inibição da atividade detrusora, e estimulação eferente do nervo pudendo visando à contração das musculaturas esfincteriana e pélvica estriada.

Nos casos mais graves e refratários aos tratamentos mencionados, pode-se lançar mão de tratamentos alternativos como as terapias intravesicais, especialmente o uso de toxina botulínica A, mediante infiltrações em 20 a 30 pontos na musculatura detrusora por via cistoscópica. Por fim, a neuromodulação sacral com implantação de marca-passo subcutâneo com eletrodos fixados nas raízes sacrais de S2-S3-S4 é a última alternativa nos caso graves e refratários, porém, pelo alto custo e poucos casos implantados e sem resultados a longo prazo na literatura, fica inviável sua utilização na maioria dos pacientes.

INCONTINÊNCIA EXTRAURETRAL

Incontinência extrauretral corresponde aos casos de incontinência urinária provocados por fístulas geniturinárias, vesicovaginal, ureterovaginal, vesicouterina, hipospádias e implantações anômalas do ureter na vagina.

Essas pacientes clinicamente apresentam perdas contínuas de urina (extrauretral), e o diagnóstico é geralmente confirmado com exames contrastados de imagens, como urografia excretora, tomografia computadorizada e urorressonância magnética. O tratamento desses casos é cirúrgico, porém esse tema não é objeto deste capítulo.

LEITURA RECOMENDADA

Bezerra CA, Wroclawski ER, Rios LAS. Fisiopatologia da incontinência urinária na mulher. Incontinência urinária na mulher. Clínicas Brasileiras de Urologia – SBU. São Paulo: Atheneu, 2001.

Bezerra CA. Traditional suburethral sling operations for urinary incontinence in women. Cochrane Review. The Cochrane Collaboration, 2007.

Bezerra CCB, Bruschini H, Cody JD. Traditional suburethral slings are surgical operations used to treat women with symptoms of stress urinary incontinence. Systematic Reviews 2009. The Cochrane Collaboration, 2009.

Blaivas J, Chancellor M. *Atlas of urodynamics*. Baltimore: Williams & Wilkins, 1997.

Diokno AC, Brock BM, Brown MB. Medical epidemiologic and social aspects of aging. *J Urol* 1986; 136.

Fonseca ESM, Camargo ALM, Castro RA *et al*. Validação do questionário de qualidade de vida (Kink's Health Questionnaire) em mulheres brasileiras com incontinência urinária. *RBGO* 2005; 25:235-42.

Groutz A, Gordon D, Keidar R *et al*. Stress urinary incontinence: Prevalence among nulliparous compared with primiparous and grand multiparous premenopausal women. *Neuroulol Urodynam* 1999; 18:419-25.

Hampel C, Wienhold D, Benken N, Eggersmann C. Prevalence and natural history of female incontinence. *Eur Urol* 1997; 32 (Suppl 2):3-12.

Herbison P, Dean N. Weighted vaginal cones for urinary incontinence. *Cochrane Systematic Reviews* 2009, The Cochrane Collaboration, 2009.

Hollabaugh Jr. RS, Steiner MS, Dmochowski RR. Neuroanatomy of the female continence complex: clinical implications. *Urology* 2001; 57:385-88.

Jármy-Di Bella ZIK, Girão MJBC, Sartoti MGF *et al*. Power Doppler of urethra in continent or incontinent, pre and postmenopausal women. *Int Urogynecol J* 2000; 11:148-55.

Lapitan MC. Open retropubic colposuspension for urinary incontinence in women. *Cochrane Rev Abstract*. The Cochrane Collaboration, 2007.

Nabi G, Cody JD, Ellis G, Herbison P, Hay-Smith J. Anticholinergic drugs versus placebo for overactive bladder syndrome in adults. Cochrane Review. The Cochrane Collaboration, 2005.

P. Abrams, JG, Blaivas SL, Stanton JT Andersen. The standardization of terminology of lower urinary tract function – Committee on Standardization of Terminology – International Continence Society – ICS. *Int. Urogynecol J* 1999.

Palma P, Netto Jr. NR. *Uroginecologia ilustrada*. São Paulo: Rocca, 2005.

Petros PE, Ulmsten U. An integral theory and its method for the diagnosis and management of female urinary incontinence. *Scand J Urol Nephrol* 1993; 27 (Suppl 153):1-93.

Rubinstein I. *Incontinência urinária na mulher*. Clínicas Brasileiras de Urologia – SBU. São Paulo: Atheneu, 2001.

Takahashi S, Homma Y, Fujishiro T *et al*. Electromyographic study in type 3 stress incontinence: evidence of myogenic-dominant damages. *Urology* 2000; 56:946-50.

Tamanini JTN, D'Ancona CAL, Netto-Junior NR. Validação do "King's Health Questionnaire" para o português em mulheres com incontinência urinária. *Rev Saúde Pub* 2003; 37(2):203-11.

CAPÍTULO 12

Infecção Urinária

Sônia Cristina Araújo Hinrichsen • Alex Sandro Rolland Souza
Cristina Maria Rocha Ferreira

INTRODUÇÃO

A infecção do trato urinário (ITU) é a segunda causa de entidade infecciosa depois das infecções respiratórias. Apresenta-se com incidência maior no sexo feminino e risco 10 a 20 vezes maior quando em comparação com o sexo masculino, principalmente pelas condições anatômicas, como o comprimento reduzido da uretra feminina e sua proximidade com a vagina[1,2] (D). Nas crianças, particularmente no primeiro ano de vida, a infecção urinária também é comum, predominando igualmente no sexo feminino, sendo mais frequente a pielonefrite recorrente pela presença de refluxo vesicoureteral[3] (A).

Determinar a prevalência das ITU na comunidade é tarefa difícil; muitas condições corroboram com essa dificuldade, entre elas a ausência de sintomas (assintomática) e a inobservância dos critérios para um diagnóstico adequado, principalmente nos pacientes que necessitam de cuidados residenciais e apresentam doenças crônicas associadas[4,5] (D).

As infecções do trato urinário acometem pelo menos uma vez metade das mulheres ao longo de suas vidas, representada, em sua grande maioria, por episódios de infecções baixas comunitárias, cistites não complicadas[4] (D). Esse tipo de infecção é responsável por mais de 7 milhões de visitas médicas e quase 1 milhão de hospitalizações por ano nos EUA, sendo considerada a infecção bacteriana mais comum em mulheres. Além disso, estão envolvidos gastos importantes de recursos públicos com internamentos e permanência hospitalar aumentada destas pacientes. A ITU nos pacientes hospitalizados leva ao prolongamento de seu internamento em torno de 4 dias[4,5] (D). O custo adicional por paciente associado à alta incidência leva esse tipo de infecção a ser um dos mais caros. Os gastos podem atingir cifras de 10.000 dólares por internamento, podendo aumentar para quase 38.000 dólares quando o agente é hospitalar e resistente aos antibióticos usuais[6] (C).

Seção III • Problemas Frequentes em Ginecologia

Assim, este capítulo tem como objetivo descrever a epidemiologia, o diagnóstico e o tratamento das ITU, segundo evidências e as recomendações atuais. Para isso, os principais bancos de dados disponíveis foram pesquisados (Medline/Pubmed, Lilacs/SciELO e biblioteca Cochrane) para assegurar evidências científicas disponíveis e publicadas nos últimos anos. Utilizaram-se os descritores na língua portuguesa e inglesa: infecção, urina, infecções urinárias. Para análise dos níveis de evidências e dos graus de recomendação, foram utilizados critérios do Oxford Center for Evidence-based Medicine (2001)[7] (D).

CONCEITO E CLASSIFICAÇÃO

A ITU caracteriza-se pela presença de agentes infecciosos e invasão tissular em qualquer parte do trato urinário (urina, bexiga e rim), sendo usualmente classificada de acordo com o seu local de infecção[1,8] (D). A infecção urinária pode comprometer somente o trato urinário baixo, o que especifica o diagnóstico de cistite, ou afetar simultaneamente o trato urinário superior, denominada infecção urinária alta ou pielonefrite. A infecção urinária baixa ou cistite pode ser acompanhada ou não de sintomas, sendo também classificada em sintomática ou assintomática[1,8] (D). Dessa maneira, a colonização bacteriana quando ocorre na urina é conhecida como bacteriúria[1,8] (D).

A bacteriúria assintomática é definida mais precisamente como o isolamento de bactérias na urina em quantidade maior ou igual a 10^5 unidades formadoras de colônia por mililitro (UFC/mL), mas sem sinal ou sintoma local ou sistêmico, em pelo menos duas amostras consecutivas de urina contendo o mesmo microrganismo[2,4,9] (D). A bacteriúria de baixa contagem pode significar contaminação, contudo a maioria dos microrganismos isolados é típica de infecção do trato urinário, como a *Echerichia coli,* outros gram-negativos ou *Staphylococcus saprophyticus.* Portanto, a baixa contagem de bactérias pode refletir uma fase inicial de ITU, diluição urinária por maior ingestão de líquidos, crescimento lento de certos uropatógenos, como *Staphylococcus saprophyticus,* ou ainda síndrome uretral[10] (D).

A ITU é classificada como não complicada quando ocorre em paciente com estrutura e função do trato urinário normais e é adquirida fora de ambiente hospitalar ou complicada quando incluem condições que se associam a causas obstrutivas (tumores, urolitíase, corpos estranhos, etc.), anatomofuncionais (bexiga neurogênica, refluxo vesicoureteral, rim espongiomedular, nefrocalcinose, cistos renais e divertículos vesicais) e metabólicas (insuficiência renal, diabetes melito e transplante renal) e ao uso de cateter de demora ou qualquer tipo de instrumentação. Tanto a infecção urinária baixa como a alta podem ainda ser agudas ou crônicas e ter sua origem comunitária ou hospitalar[4,5,7-11] (D).

DEFINIÇÕES DE TERMOS

Diante da variedade de termos utilizados quando se estuda sobre infecções do trato urinário, seguem algumas definições[1,4-6,8-11] (D):

- ITU: presença de microrganismos em alguma parte do sistema urinário, uretra, bexiga, próstata e rins. Quando surge no rim, chama-se pielonefrite; na bexiga, cistite; na próstata, prostatite; e na uretra, uretrite. A grande maioria é causada por bactérias, mas também podem ser provocada por vírus, fungos e outros microrganismos.
- Bacteriúria: indica a presença de bactéria na urina, independentemente do local acometido.

- Bacteriúria significativa: quando a cultura de urina apresenta crescimento bacteriano acima de 10^5 colônias/mL, apresentando alta probabilidade de se tratar de uma verdadeira infecção urinária.
- Bacteriúria não significativa: há crescimento de número inferior a 10^5 colônias/mL de bactérias, podendo significar contaminação ou estado inicial da infecção.
- Bacteriúria sintomática: quando há infecção com bacteriúria significativa, acompanhada de sintomas, como disúria, polaciúria, noctúria, urgência miccional e incontinência.
- Bacteriúria assintomática: quando há um quadro de bacteriuria significativa e ausente sintomatologia em pelo menos duas amostras consecutivas de urina.
- Cistites: inflamações ou infecções vesicais.
- Pielonefrite aguda: infecção bacteriana do trato urinário superior acompanhada de sintomas locais e sistêmicos de infecção.
- Pielonefrite crônica: quando apresenta achado, patológico ou radiológico, de cicatrizes corticais, lesões tubulointersticiais e deformidades caliciais. Às vezes esse termo é utilizado para evidências inequívocas de inflamação pielocalicial, com fibrose e deformidades anatômicas do rim.
- Reinfecção: é aquela em que, após o primeiro episódio e subsequente cura microbiológica, ocorre nova infecção por outro agente etiológico.
- ITU recidivante: quando, após tratamento e cura microbiológica, há um novo episódio determinado pelo mesmo agente microbiológico.
- ITU persistente: quando, apesar do tratamento, o microrganismo persiste.
- ITU recorrente: é aquela que reaparece após a cura aparente.
- Síndrome uretral aguda: há sintomas de polaciúria, disúria, urgência, desconforto suprapúbico e dificuldades miccionais de causas não infecciosas (urocultura negativa).

AGENTES ETIOLÓGICOS

Os agentes etiológicos mais frequentemente envolvidos na ITU adquirida na comunidade são, em ordem de frequência, *Escherichia coli*, *Klebsiella* spp., *Staphylococcus saprophyticus* e *Pseudomonas aeruginosa*. A *Escherichia coli* foi o agente etiológico mais frequente, estando presente em 75% das infecções comunitárias[12] (C). Nas infecções urinárias hospitalares a *Klebsiella* spp. é um importante agente etiológico, acometendo aproximadamente 50% dos pacientes[13] (B). Ressalta que na ITU adquirida no hospital, em paciente internado, os agentes etiológicos estão diversificados e variam dependendo do local, do tempo e de outros fatores associados como a sondagem vesical[13,14] (B).

Um estudo observou que o agente etiológico também varia segundo a idade do paciente. Encontrou-se que a *Klebsiella* spp. foi o microrganismo mais frequente em idades acima de 10 anos e a *Pseudômonas*, em menores de nove anos e em maiores de 60 anos[12] (C).

Autores vêm sugerindo ainda que nos últimos anos o perfil dos microrganismos responsáveis pela infecção urinária está apresentando uma tendência de mudança, particularmente nas infecções hospitalares, principalmente em virtude de alteração no perfil de sensibilidade e resistência dos agentes etiológicos aos antimicrobianos[15,16] (D).

No Instituto de Medicina Integral Professor Fernando Figueira (IMIP) observou-se que, após sondagem vesical de demora para realização de cirurgias ginecológicas, ou seja, pacientes classificadas com infecção urinária complicada, a *Klebsiella* spp. foi o principal microrganismo seguido de *Escherichia coli* e outros gram-negativos[13] (B).

SENSIBILIDADE AOS ANTIBIÓTICOS

Além de os agentes etiológicos mais frequentes mudarem segundo o tipo de infecção urinária, comunitária ou hospitalar, o perfil de sensibilidade aos antibióticos varia também de acordo com a unidade hospitalar e as diferentes regiões geográficas[15] (B). Desse modo, é importante que cada serviço monitore o perfil microbiano e sensibilidade antimicrobiana para as diversas infecções hospitalares e unidades de saúde[16,17] (D).

No IMIP, em estudo realizado após sondagem vesical de demora para realização de cirurgias ginecológicas, observou-se que amicacina, cefepima, ciprofloxacino, meropenem e ticarcilina-clavulanato foram os que apresentaram sensibilidade ≥ 75% para os principais microrganismos isolados. O antimicrobiano sulfametoxazol-trimetoprima não apresentou boa sensibilidade[13] (B).

Em outro estudo realizado com pacientes ambulatoriais as bactérias gram-negativas foram resistentes à amoxicilina em 74,6%, sendo sensíveis em maior índice a ceftazidima e gentamicina, enquanto as bactérias gram-positivas foram resistentes em maior índice à ampicilina (72,7%), sendo sensíveis a sulfametoxazol-trimetoprima, vancomicina e linezolida[18] (C).

FISIOPATOLOGIA E FATORES ASSOCIADOS

Conforme mencionado anteriormente, vários fatores influenciam as ITU, entre eles o sexo do paciente é um importante fator[19,20] (B). A maior suscetibilidade para infecção nas mulheres está relacionada com diferentes fatores fisiológicos e anatômicos. Em mulheres normais, além da proximidade da uretra com a vagina e o reto, a própria vagina tem flora bacteriana aeróbica e anaeróbica, que poderia favorecer a instalação da infecção. Todavia, mulheres com recorrência de ITU têm flora vaginal substituída por flora uropatogênica do reservatório retal[1] (D).

Os mecanismos de defesa contra essa suscetibilidade encontram-se no fluxo urinário e na própria micção, sendo estas as primeiras barreiras fisiológicas no combate à infecção. Outros efeitos protetores são o baixo pH e a osmolaridade da urina, que podem ser fatores inibidores do crescimento bacteriano. Acrescentem-se, ainda, a proteína Tamm-Horsfall e o muco vesical, constituído por mucopolissacarídeos, glicosaminoglicanas e secreção local de imunoglobulinas (Ig) A e G, protetores naturais[4,21] (D).

Vários fatores genéticos e do hospedeiro estão relacionados com suscetibilidade uropatogênica para bactéria, especificamente a *Escherichia coli*. Alguns estudos sugerem predisposição genética a mulheres com ITU recorrente. Essas mulheres têm um acréscimo no número de receptores epiteliais a *Escherichia coli* que aderem mais avidamente nas células epiteliais da vagina e bexiga que nas mulheres sem história de ITU recorrente. Outros elementos presentes na urina, como sal, ureia e ácidos orgânicos, também constituem barreiras fisiológicas na proteção contra infecção urinária. Esses elementos podem reduzir a sobrevida da bactéria no trato urinário. Da mesma forma, o açúcar de baixo peso molecular e a IgA podem também agir como fatores antiaderentes, agindo competitivamente, inibindo a aderência bacteriana na superfície da bexiga[4,21-23] (D).

Outros fatores do hospedeiro que protegem contra ITU incluem as características antibacterianas da mucosa da bexiga e da própria urina, pela presença de anticorpos locais, neutrófilos polimorfonucleares e interleucinas (IL) 6 e 8. A flora vaginal é uma importante defesa do hospedeiro contra ITU. Os lactobacilos constituem a maior parte da flora vaginal em mulheres saudáveis, antes da menopausa. A relação sexual, o uso de antibióticos intravaginais, incluindo os antimicóticos, e os espermicidas têm sido identificados como fatores que reduzem os lactobacilos dominantes da flora vaginal, aumentando a suscetibilidade do hospedeiro.[20,21,23]

Algumas situações inerentes à própria mulher, como a menopausa, por exemplo, favorecem maior frequência de ITU, em aproximadamente 10% das mulheres depois dos 60 anos, condição relacionada com depleção estrogênica. A queda estrogênica ocasiona diminuição do glicogênio nas células do epitélio vaginal, e como consequência ocorre uma mudança na flora bacteriana vaginal com diminuição progressiva dos lactobacilos glicogênio-dependentes, aumentando a colonização por *Escherichia coli* e outros germes gram-negativos da flora fecal. Os estrógenos atuam, ainda, sobre seus receptores específicos, presentes no epitélio escamoso vaginal, uretral e no uroendotélio do trígono vesical. A deficiência causa uma atrofia urogenital generalizada, facilitando a ITU[24,25] (D). Além disso, mulheres na pós-menopausa, com efeitos atróficos, podem apresentar predisposição genética e doenças associadas, como diabetes melito, o que aumenta a facilidade de desenvolver a infecção[26] (B). Revisão sistemática sugere que o uso do estrógeno vaginal diminui a quantidade de ITU em mulheres na pós-menopausa[27] (A).

O diabetes está associado a ITU, sendo sugerido que alguns fatores podem predizer infecções complicadas como idade superior a 60 anos (OR 1,74; IC95% 0,99-3,03), uso crônico de antibióticos (OR 5,50; IC95% 2,31-13,08), mais de seis consultas médicas ao ano (OR 3,60; IC95% 2,00-6,49), necessidade de internamento hospitalar no ano anterior (OR 1,36; IC95% 1,00-1,85), doença renal (OR 4,92; IC95% 1,59-15,18) e incontinência urinária (OR 3,78; IC95% 1,93-7,38)[26] (B).

Outro estudo evidenciou que fatores dietéticos foram relacionados com ITU. O consumo frequente de sucos frescos, especialmente de frutas, e de produtos lácteos fermentados com bactérias probióticas foi associado à diminuição do risco de ITU recorrente[22] (B).

A infecção do trato urinário hospitalar tem na cateterização vesical sua principal causa, o que repercute em prolongamento da internação e aumento dos custos hospitalares[13,14] (B). Aproximadamente 15 a 25% de todas as pacientes hospitalizadas têm necessidade de cateterização uretral, principalmente na assistência clínica para adequada monitorização urinária durante a doença aguda ou seguimento cirúrgico, tratamento da retenção urinária e apenas com propósito investigatório[28] (A). A cateterização associada à bacteriúria é comum e aumenta de 5 a 8% a cada dia durante o período do uso da sonda[29] (D).

No IMIP não foi observada associação significativa com ITU em mulheres submetidas à sondagem vesical de demora para realização de cirurgias ginecológicas. Destaca-se que o tempo de permanência com a sonda vesical foi curto, variando de 1 a 72 h[14] (B).

De modo geral, alguns fatores aumentam a chance de desenvolvimento de ITU por facilitarem a proliferação das bactérias e o acesso delas ao sistema urinário, como[1,2,4,5,8,10-12] (D):

- Sexo feminino.
- Gravidez: diminuição das defesas da mulher, além do aumento da progesterona, que causa um relaxamento maior da bexiga e favorece a estase urinária.
- Hábitos de higiene inadequados.
- Diabetes.
- Climatério e menopausa.
- Idade avançada.

- Obstrução urinária: fatores que impedem o fluxo constante de urina, como aumento da próstata (prostatismo), defeitos congênitos, cálculos urinários e tumores.
- Corpos estranhos: como cateterização urinária.
- Refluxo vesicouretral.
- Doenças neurológicas: favorecem a estase de urina.
- Relação sexual/métodos contraceptivos: há associação entre atividade sexual e cistite aguda, historicamente descrita como "cistite da lua de mel", em decorrência da bacteriúria após o coito. O uso do diafragma e geleia espermicida como métodos contraceptivos também tem sido considerado.
- Doenças sexualmente transmissíveis (DST).
- Infecções ginecológicas.
- Transplante renal.

DIAGNÓSTICO

Apresentação clínica

O ato de urinar é voluntário e indolor, e na presença de sintomatologia há suspeita de ITU. A infecção do trato urinário inferior pode ser totalmente assintomática ou cursar com sintomas urinários baixos, como[2,10] (D):

- Dor e dificuldade ao urinar.
- Disúria (ardor).
- Polaciúria (micções urinárias muito frequentes e de pequeno volume).
- Desconforto suprapúbico.
- Nictúria (micção que ocorre no período noturno, geralmente provocando a interrupção do sono).
- Urgência miccional.
- Urina turva com mau cheiro ou sanguinolenta.
- Febre baixa: pouco frequente.

A infecção do trato urinário superior é chamada de pielonefrite aguda ou crônica e cursa com febre alta, calafrios, cefaleia e dor lombar, podendo, algumas vezes, ocorrer cólicas abdominais, náuseas e vômitos. O sinal de Giordano, geralmente positivo, é descrito como punhopercussão do dorso na altura dos rins muito dolorosa. Destaca-se ainda que pode cursar com um quadro clínico dito completo com sinais e sintomas referentes a cistite e pielonefrite[2,10] (D).

O exame ginecológico deve ser realizado para o diagnóstico diferencial com vulvovaginites[2,10] (D).

Diagnóstico laboratorial

SUMÁRIO DE URINA

É necessário cuidado na coleta de urina pelo alto índice de contaminação das amostras. As fitas reagentes (*dipstick*) são especialmente úteis na triagem dos casos suspeitos de ITU, principalmente em ambulatório ou consultório. As fitas detectam esterase leucocitária, que sugere piúria ou atividade redutora de nitrato. O sedimento urinário é o exame microscópico feito após centrifugação da urina. A presença de leucocitúria, hematúria e bacteriúria associada à anamnese e quadro clínico praticamente confirma o diagnóstico de ITU. Destaca-se que os valores encontrados são, habitualmente, proporcionais à intensidade da infecção. Os principais parâmetros avaliados no sumário de urina para diagnóstico de ITU são[2,10] (D):

- Presença de nitritos: a redução de nitrato para nitrito é tempo-dependente e somente positiva em ITU causada por enterobactérias, pois apenas elas apresentam essa atividade. O valor negativo de nitrito na fita é o parâmetro mais importante, pois praticamente exclui o diagnóstico.
- pH urinário: maior que 7,5 sugere fortemente ITU e acima de 8,0, infecção por *Proteus*.
- Leucocitúria: são consideradas anormais contagens superiores a 10 leucócitos por campo ou 10.000 leucócitos/mL, independentemente da morfologia. Em laboratórios que se utilizam de tecnologia mais avançada, nos quais o exame microscópico de urina é realizado pela citometria de fluxo, a contagem de leucócitos de até 30.000/mL é considerada normal nas mulheres. No entanto, a presença de leucocitúria não faz o diagnóstico de ITU, pois há inúmeras causas como tuberculose, infecção por fungos, *Chlamydia, Gonoccocus, Leptospira, Haemphilus*, anaeróbios e vírus. Entre as causas de origem não infecciosa estão litíase, presença de corpo estranho, nefrite intersticial, neoplasias e outras.
- Bacteriúria: geralmente presente, mas necessita sempre ser confirmada por urocultura.
- Cilindros leucocitários: sugerem pielonefrite.
- Hematúria: eritrócitos e leucócitos são lisados na urina quando o pH é maior que 6,0. Quando presente, a hematúria é quase sempre discreta e pode estar mais relacionada com cálculo renal, neoplasias, tuberculose ou infecções fungicas do trato urinário.
- Proteinúria: costuma ser discreta e variável.

UROCULTURA

A cultura de urina poderá fornecer, na maioria dos casos, o agente etiológico causador da infecção e trazer subsídio para a conduta terapêutica. Diante de falha da terapia empírica, a urocultura possibilitará a realização do teste de sensibilidade *in vitro* (antibiograma) que orientará uma nova conduta terapêutica. Um fator limitante é a demora habitualmente exigida para o seu resultado, o que torna o exame inútil, além de dispendioso, quando a paciente foi tratada empiricamente para ITU não complicada, uma vez que o resultado do exame muitas vezes chega após a cura. Assim, reserva-se a realização do exame apenas em casos de ITU complicada, sintomas de cólica renal, persistência de febre por 72 h após início do tratamento, rápida recidiva, infecções recorrentes, gestantes, queixas mal caracterizadas, crianças, jovens e idosos com ITU[2,10] (D).

Nesse exame a quantidade estimada de bactérias na urina é mensurada, sendo considerada infecção quando superior a 10^5 UFC/mL de urina. No entanto, esse critério pode ser questionado, pois frequentemente se encontram pacientes sintomáticos com contagens inferiores, tornando difícil excluir ITU[10] (D).

Quanto aos aspectos técnicos para a coleta da urina, esta deve ser realizada pela própria paciente, dando-lhe instruções simples e precisas, sem utilização de antibióticos. A paciente deve ficar em posição sentada com as pernas entreabertas. Com uma das mãos deve abrir os lábios vulvares e com a outra realizar o asseio de frente para trás, com água e

148   Seção III • Problemas Frequentes em Ginecologia

sabão. Em seguida, deve enxaguar-se com água, também de frente para trás, e secar-se. Da mesma maneira, mantêm-se separados os lábios vulvares de modo que o jato de urina saia evitando tocar os genitais externos. O primeiro jato de urina é desprezado, coletando-se o restante em recipiente estéril[2,10] (D).

Apesar de a primeira urina da manhã conter potencialmente maior população de bactérias, em razão do maior tempo de incubação, a sintomatologia exuberante da ITU com elevada frequência urinária dificulta sua coleta. Desse modo, a urina de qualquer micção pode ser valorizada desde que obtida com um intervalo de no mínimo 2 h após a micção anterior, período que corresponde ao tempo de latência para o crescimento bacteriano, evitando resultados falso-negativos[2,10] (D).

TESTE DE SENSIBILIDADE *IN VITRO* A ANTIMICROBIANOS OU ANTIBIOGRAMA

Atua complementarmente à cultura de urina, sendo de utilidade limitada na rotina das cistites não complicadas, pois frequentemente apresenta resolutividade com terapia empírica. No entanto, nos casos complicados, como pielonefrites e infecções hospitalares, além dos quais ocorre falha da terapêutica instituída, a presença do antibiograma é de grande utilidade. O antibiograma fornecerá os antimicrobianos potencialmente úteis a serem prescritos, segundo um perfil de sensibilidade e resistência[2,5] (D).

OUTROS EXAMES

Alguns exames são sugeridos para realização do diagnóstico diferencial entre ITU baixa e alta[2,10] (D):

- Imunofluorescência do sedimento urinário ou ACB (*antibody-coated bacteria*).
- Teste de concentração urinária máxima.
- Elevação de enzimas urinárias: *β-glicuronidase, DHL-isoenzima 5* e *β$_2$-microglobulinúria*.
- Proteína C-reativa.
- Técnica de *washout*: coleta-se a urina por sondagem vesical. Autores sugerem que o exame possa ser realizado em crianças, as quais, na presença de cistite, apresentarão urina estéril após essa lavagem.
- Hemocultura: exame inespecífico para o diagnóstico de ITU, sem nenhum valor em pacientes com cistite. Entretanto, diante de quadros complicados de pielonefrite, pode tornar-se importante, indicando informações sobre o agente etiológico e potencial risco de sepse.

Exames de imagem

Os exames de imagem têm aplicação limitada nas ITU, sendo reservados aos casos não resolvidos com terapia empírica. Tais exames são de grande importância no diagnóstico principalmente de complicações, e também podem ajudar a evidenciar alterações estruturais e/ou funcionais do sistema urinário e no diagnóstico diferencial[2,10] (D). Os principais exames são[2,10] (D):

- Ultrassonografia (USG): indicada na suspeita de fatores obstrutivos, abscessos perinefríticos e intrarrenais. Em pacientes com pielonefrite podem-se encontrar aumento do tamanho renal e hiperecogenicidade.

- Tomografia computadorizada (TC): solicitada para esclarecer o diagnóstico diferencial de doenças intra-abdominais e retroperitoneais; pode ainda ajudar na caracterização de abscessos, cistos renais infectados, áreas extensas de infecções parenquimatosas e pielonefrite xantogranulomatosa.
- Urografia excretora: com o advento da USG e da TC seu uso ficou limitado aos casos de ITU recorrentes, abscessos renais e perinefrites.
- Uretrocistografia: exame de escolha para o diagnóstico de refluxo vesicouretral.
- Cintilografia renal: utilizada no diagnóstico de pielonefrites aguda e crônica e nos casos de diagnóstico duvidoso.
- Uretrocistoscopia: reservada quando os outros exames foram normais ou inconclusivos, ou nos casos com hematúria frequente e inexplicada, e nas suspeitas de válvulas, fístulas e ulcerações, entre outras alterações que podem simular ITU.

TRATAMENTO

Medidas gerais

No tratamento das ITU algumas medidas gerais são recomendadas[10] (D):

- Higiene perineal: orientações dos hábitos de higiene de forma a reduzir a contaminação nos reservatórios intestinais.
- Aumentar a ingestão de líquidos.
- Urinar sempre antes de deitar ou após o coito.
- Evitar banhos de espuma ou aditivos químicos na água do banho, para não modificar a flora vaginal.
- Identificar os fatores predisponentes: alteração da flora vaginal, principalmente nas pacientes com atrofia genital; prolapsos genitais que favoreçem o acúmulo de urina residual; e uso de espermicidas isolados ou associados ao preservativo ou ao diafragma, para não alterar o pH vaginal.
- Uso de sintomáticos: analgésicos, anti-inflamatórios, antipiréticos e antiespasmódicos podem ser utilizados nos primeiros dias, quando os sintomas são mais intensos, até a ação dos antimicrobianos.

Antibioticoterapia

A intensidade e o desconforto dos sintomas impõem, muitas vezes, uma terapêutica imediata de modo empírico em mulheres hígidas que apresentam episódios isolados. Nesses casos é de pouca utilidade a solicitação de exames complementares, como sedimento urinário ou urocultura, uma vez que terão pouco impacto na terapêutica[10] (D).

Bacteriúria assintomática

No tratamento da bacteriúria assintomática há um consenso para não utilização de tratamento antibiótico em crianças, jovens e pacientes de meia-idade saudáveis, por ocorrerem resoluções espontâneas. Todavia, em condições especiais associadas, como gestação, diabetes, transplante renal, pré-operatório e outros, depende do bom senso[10] (D).

Na gravidez existe um consenso em recomendar o tratamento por aumentar o risco de parto prematuro, abortamentos e pielonefrite. A gravidez é considerada a única condição de indicação absoluta para tratamento de bacteriúria assintomática. Em revisão sistemática disponibilizada na biblioteca Cochrane, a qual incluiu 14 ensaios clínicos, comparou-se o tratamento antibiótico ao placebo em gestantes com bacteriúria assintomática. Observou-se que o tratamento foi efetivo (RR 0,25; IC95% 0,14-0,48), além de redução na incidência de recém-nascidos de baixo peso (RR 0,66; IC95% 0,49-0,89)[30] (A). O tratamento por dose única não é recomendado, devendo ser mantido por no mínimo 7 dias, apesar de não haver evidência suficiente[31] (A). Os antimicrobianos que podem ser utilizados com segurança na gravidez são cefalexina, ampicilina, amoxicilina e nitrofurantoína (macrodantina). Em casos de pielonefrite, o tratamento é preferível por via parenteral em hospital[30,32] (A).

Cistite aguda não complicada

O tratamento das cistites não complicadas pode ser feito com vários antibióticos. A duração do tratamento geralmente é 3 dias, em virtude de menor custo, melhor adesão e menor efeito colateral, além de igual eficácia em relação aos outros tratamentos. Em revisão sistemática que incluiu 32 ensaios clínicos observou-se que o tratamento da cistite não complicada por 3 dias não apresentou diferenças significativas quanto à cura dos sintomas quando em comparação com o tratamento prolongado. Entretanto, o tratamento por 5 a 10 dias foi mais efetivo em obter a cura bacteriológica, apesar de maiores efeitos adversos[33] (A). Terapia de dose única é geralmente menos efetiva e com maior taxa de recorrência que os mesmos antimicrobianos usados por longo tempo ou até por 3 dias[34] (A).

Entre as sulfonamidas para tratamento de ITU, destaca-se a associação sulfametoxazol e trimetoprima na dose de 800/160 mg, a cada 12 h por 3 dias, nas ITU comunitárias[35] (D). Estudos recentes mostram aumento da resistência bacteriana, sugerindo que as quinolonas fossem indicadas atualmente como fármaco de primeira escolha[13,14] (B). Entretanto, é importante ressaltar a variação de sensibilidade aos antimicrobianos nos diferentes centros de saúde, sendo recomendada sulfametoxazol/trimetoprima nas infecções comunitárias no primeiro episódio de infecção, por ser de baixo custo e bem tolerada[13] (B). A Infectious Diseases Society of America (IDSA) recomenda sulfametoxazol/trimetoprima como fármaco de primeira linha em cistites não complicadas nas regiões em que a prevalência de resistência seja de 10 a 20%. Nas áreas em que a resistência a sulfametoxazol/trimetoprima é alta, devem ser consideradas as quinolonas como fármaco de escolha[35] (D).

As quinolonas podem ser utilizadas por 3 dias no tratamento das ITU, como ácido nalidíxico (500 mg, por via oral, de 8/8 h) e ácido pipemídico (400 mg, por via oral, de 12/12 h), além das novas quinolonas, como ofloxacino (200 mg, por via oral, de 12/12 h), norfloxacino (400 mg, por via oral, de 12/12 h), ciprofloxacino (250 mg, por via oral, de 12/12 h) e levofloxacino (250 mg, por via oral, uma vez ao dia)[36] (A). O uso das quinolonas tem sido a terapia alternativa, porém existem relatos de aumento da resistência em alguns países pelo seu uso indiscriminado, devendo sua utilização ser limitada a infecções mais graves[37] (D). Em uma revisão sistemática encontrada na biblioteca Cochrane com 11 ensaios clínicos não se observou diferença significativa entre as diversas quinolonas utilizadas no tratamento das infecções urinárias não complicadas[36] (A). Recomenda-se reservar as quinolonas de maior espectro, como ciprofloxacino, para pacientes com infecção por bactérias resistentes, evitando induzir maior resistência. O ciprofloxacino é ainda especialmente útil em pielonefrite de moderada gravidade, pois sua penetração tecidual é superior à do norfloxacino[37] (D).

As nitrofurantoínas, como macrodantina, na dose de 100 mg, por via oral, a cada 6 h, por 7 dias, podem também ser utilizadas para tratamento de ITU[10] (D). Entre as cefalosporinas, as de primeira geração, como a cefalexina (500 mg, por via oral, de 6/6 h), são as mais utilizadas. O cefaclor, uma cefalosporina de segunda geração, também pode ser utilizado. Ressalta-se que as cefalosporinas de segunda e terceira gerações atuam mais contra bactérias gram-negativas, exceto *Enterococcus* e *Pseudomonas*, o que é variável quando comparado às cefalosporinas de primeira geração[10] (D).

Betalactâmicos e fosfomicina (3 g, dose única, no tratamento de ITU por *Escherichia coli*) são considerados tratamento de segunda escolha para o tratamento empírico da cistite. Oxacilina, cloxacilina e dicloxacilina se reservam ao tratamento de infecções estafilocócicas por serem penicilinas resistentes à ação de germes produtores de penicilinase. Os anaeróbios podem ser tratados com metronidazol ou clindamicina. O grupo das tetraciclinas (tetraciclina, oxitetraciclina, doxiciclina e minociclina) é especialmente efetivo no tratamento de infecções por *Chlamydia trachomatis* (uretrite por *Chlamydia* deve ser tratada por 7 a 14 dias com tetraciclina ou sulfonamida), sendo, portanto, indicado na síndrome uretral[10] (D).

Cranberries, principalmente como suco, têm sido utilizados há décadas para o tratamento e a prevenção da infecção urinária. A biblioteca Cochrane disponibiliza uma revisão sistemática na qual não se encontrou nenhum ensaio clínico randomizado que preenchesse os critérios de inclusão. Sugere-se que novos estudos sejam realizados, com metodologia adequada, e até o momento não há evidências suficientes para a sua recomendação[38] (A).

Cistite complicada

No tratamento das ITU complicadas as fluorquinolonas estão indicadas, como ciprofloxacino (500 mg, por via oral, 12/12 h, por 10 a 14 dias) e levofloxacino (500 mg/dia, por via oral, por 10 a 14 dias). Quando a opção for pela via parenteral, está indicado o levofloxacino (500 mg/dia, por via intravenosa), a ceftriaxona (1 g/dia, por via intravenosa) ou os aminoglicosídeos, como tobramicina ou gentamicina (3 a 5 mg/kg/dia)[10] (D). Entretanto, não há evidências de que a via de administração parenteral seja superior à oral no tratamento de infecções urinárias graves. Os resultados sugerem que a via de administração não influencia no sucesso terapêutico[39] (A).

Pielonefrite aguda não complicada

O tratamento visa ao controle da doença e à prevenção do desenvolvimento de sepse e suas consequências[10] (D). A IDSA recomenda para o tratamento empírico da pielonefrite com sintomas leves e que não necessita de hospitalização o uso de fluorquinolona, amoxilina/clavulanato, cefalosporina ou sulfametoxazol/trimetoprima por via oral. Se a paciente requer hospitalização, é recomendado iniciar por via intravenosa e durante 14 dias fluorquinolona, aminoglicosídeo associado ou não a ampicilina ou cefalosporina de amplo espectro, como ceftriaxona (1 g/dia) com ou sem aminoglicosídeo[35] (D). Entretanto, não há evidência que sugira superioridade de um antibiótico sobre o outro[30,32,36] (A).

Pielonefrite complicada

Na pielonefrite complicada a padronização antibiótica torna-se difícil, pois os aspectos clínicos dessas infecções apresentam variações anatômicas e o tratamento dependerá

152 Seção III • Problemas Frequentes em Ginecologia

de condições associadas, como utilização de cateteres, obstrução do trato urinário, pós-transplante renal e diabetes, além do microrganismo identificado[10] (D).

Entretanto, de maneira geral as infecções graves com importante comprometimento sistêmico são tratadas inicialmente com as cefalosporinas de primeira geração (cefalotina), de segunda geração (cefoxitina e cefuroxima), de terceira geração (cefetamet pivoxil, ceftazidima e ceftriaxona) ou mesmo de quarta geração (cefepima), de acordo com o nível de gravidade. Os aminoglicosídeos, como amicacina e gentamicina, são bastante eficazes para os germes gram-negativos, mas deve-se tomar cuidado com seu efeito nefrotóxico. Quando bactérias gram-positivas encontram-se associadas, ampicilina e vancomicina são boas opções[10] (D).

Cistite recorrente

O tratamento da cistite recorrente será o mesmo para pielonefrite aguda, podendo ser oral ou parenteral de acordo com a gravidade do quadro clínico. Na reinfecção o tratamento deve ser realizado igual à cistite aguda. A urocultura de controle deverá ser realizada 2 a 4 semanas após o tratamento. Caso a bacteriúria permaneça, manter antibioticoterapia conforme antibiograma por 6 semanas[10] (D).

PROFILAXIA

A profilaxia deve ser realizada quando há presença de mais de duas infecções por ano ou na presença de fatores que predispõem a infecção (cálculos, distopias etc.). Medidas gerais devem ser inicialmente estimuladas, como limitar uso espermicidas/tampão vaginal, aumentar a ingestão de líquidos e estimular micção pós-coito[10] (D). A antibioticoprofilaxia deve ser realizada com subdose de nitrofurantoína, sulfametoxazol/trimetoprima, quinolonas, ácido pipemídico ou ácido nalidíxico (1 comprimido ao deitar ou 3 vezes na semana por 6 meses), sendo a maneira de prevenção mais estudada, o que reduz a taxa de recorrência em até 95%, quando comparada ao placebo. Em casos em que a ITU estiver relacionada com o coito pode-se prescrever 1 comprimido após cada relação sexual[40] (A).

Em revisão sistemática encontrada na Cochrane que incluiu 19 ensaios clínicos, observou-se que o uso dos antibióticos reduz a quantidade de recorrências clínicas e laboratoriais de ITU quando em comparação com placebo em mulheres na pré e na pós-menopausa e que a utilização dos antibióticos apenas após o coito foi mais eficaz do que placebo e tão eficaz quanto o seu uso contínuo[40] (A).

A utilização de estrógenos vaginais para prevenir ITU recorrente em mulheres na pós-menopausa deve ser recomendada[27] (A). Uma meta-análise disponibilizada pela Cochrane incluiu nove ensaios clínicos com 3.345 mulheres, comparando a utilização do estrógeno ao placebo. Não se observou nenhuma diferença significativa quanto à incidência de ITU recorrente quando utilizado o estrógeno oral (RR 1,08; IC95% 0,88-1,33). Entretanto, com a utilização dos estrógenos vaginais, foi encontrada redução significativa em dois pequenos estudos (RR 0,25; IC95% 0,13-0,50 e RR 0,64; IC95% 0,47-0,86)[27] (A).

O *cranberry* pode ser ingerido sob forma de frutas frescas, sucos, concentrado e em tabletes, possui alto teor de ácido benzoico e apresenta ação inibitória da adesividade bacteriana. Há décadas vem sendo utilizado no tratamento e na prevenção da ITU. Em revisão sistemática que incluiu 10 estudos com 1.049 mulheres observou-se que os produtos de *cranberry* utilizados na prevenção de ITU recorrente reduziram significativamente sua

Capítulo 12 • Infecção Urinária **153**

incidência em 12 meses (RR 0,65; IC95% 0,46-0,90), comparados ao grupo-controle, apresentando maior efetividade em mulheres do que em idosos (homens e mulheres) e pessoas que necessitaram de cateterismo vesical. O estudo foi inconclusivo quanto à dosagem e ao modo de administração, sendo recomendados novos ensaios clínicos[41] (A).

Outra maneira de prevenir a ITU recorrente é a utilização do sal hipurato. Em metaanálise encontrada na biblioteca Cochrane que incluiu 13 ensaios clínicos com 2.032 mulheres observou-se que a utilização da metenamina foi benéfica quanto à redução de ITU em mulheres sem anormalidades do sistema renal (ITU sintomática: RR 0,24; IC95% 0,07-0,89; bacteriúria: RR 0,56; IC95% 0,37-0,83), particularmente quando utilizada por curto período (RR 0,14; IC95% 0,05-0,38)[42] (A).

Ainda existem vacinas que podem ser utilizadas na prevenção de ITU recorrente. Essa vacina é um lisado bacteriano de *Escherichia coli* e outros microrganismos. No mercado existem duas formas de apresentação: vaginal (SolcoUrovac®), não disponível no Brasil e produzida para seis cepas *Escherichia coli*, uma cepa de *Proteus morganii*, *Proteus mirabillis* e *Enterococcus*; e oral (Uro Vaxom®), produzida para 18 cepas *Escherichia coli* uropatógenas. O modo de administração é um comprimido oral ao dia por 90 dias (três meses), com reforço nos primeiros 10 dias dos meses 7, 8 e 9 por 12 meses. Tem efeito imunoestimulador, exercendo aumento da imunoglobulina específica para a *Escherichia coli*, por ativação ao nível digestivo, estimulando os linfócitos da bexiga. Em meta-análise foi observada efetividade de ambas as vacinas, oral e vaginal, na prevenção de ITU recorrente, porém ainda são necessários novos ensaios clínicos[43,44] (A).

REFERÊNCIAS BIBLIOGRÁFICAS

1. Stamm WE. Scientific and Clinical challenges in the management of urinary tract infections. *Am J Med* 2002; 113:1S-4S.
2. Lopes HV, Tavares W. Medicina baseada em evidências. Diagnóstico das infecções do trato urinário. *Rev Assoc Med Bras* 2005; 51:306-8.
3. Le Saux N, Pham B, Moher D. Evaluating the benefits of antimicrobial prophylaxis to prevent urinary tract infections in children: a systematic review. *CMAJ* 2000; 163:523-9.
4. Foxman B. Epidemiology of urinary tract infection: incidence, morbidity, and economic cost. *Am J Med* 2002; 113:5S-13S.
5. Hooton TM, Stamm WE. Diagnosis and treatment of uncomplicated urinary tract infection. *Infect Dis Clin North Am* 1997; 11:551-81.
6. Evans HL, Lefrak SN, Lyman J et al. Cost of Gram-negative resistance. *Crit Care Med* 2007; 35:89-95.
7. Oxford Centre for Evidence-based Medicine. Levels of evidence. May 2001. Produzido por Phillips B, Ball C, Sackett D et al., desde novembro de 1998. Disponível em: http://www.cebm.net/index.aspx?o=1025. Fev, 2008.
8. McLaughlin SP, Carson CC. Urinary tract infection in women. *Med Clin N Am* 2004; 88:417-29.
9. National Committee for Clinical Laboratory Standards. Performance standards for antimicrobial disk susceptibility testing. Wayne, PA: NCCLS, 2004 [Fourteenth informational supplement (M100-S14)].
10. Heilberg IP, Schor N. Abordagem diagnóstica e terapêutica na infecção do trato urinário: ITU. *Rev Assoc Med Bras* 2003; 49:109-16.
11. Stamm WE, Norrby SR. Urinary tract infections: disease panorama and hallenges. *J Infect Dis* 2001; 183:1S-4S.
12. Farajnia S, Alikhani MY, Ghotaslou R, Naghili B, Nakhlband A. Causative agents and antimicrobial susceptibilities of urinary tract infections in the northwest of Iran. *Int J Infect Dis* 2009; 13:140-4.
13. Hinrichsen SC, Amorin MMR, Souza ASR et al. Perfil dos microrganismos isolados no trato urinário após sondagem vesical em cirurgia ginecológica. *Rev Bras Saúde Matern Infant* 2009; 9:77-84.

14. Hinrichsen SC, Souza ASR, Costa A *et al.* Fatores associados à bacteriúria após sondagem vesical na cirurgia ginecológica. *Rev Assoc Med Bras* 2009; 55:181-7.
15. Stratchounski LS, Rafalski VV. Antimicrobial susceptibility of pathogens isolated from adult patients with uncomplicated community-acquired urinary tract infections in the Russian Federation: two multicentre studies, UTIAP-1 and UTIAP-2. *Int J Antimicrob Agents* 2006; 28:4S-9S.
16. Gupta K, Hooton TM, Stamm WE. Increasing antimicrobial resistance and the management of uncomplicated community-acquired urinary tract infections. *Ann Intern Med* 2001; 135:41-50.
17. Liu H, Mulholland SG. Appropriate antibiotic treatment of genitourinary infections in hospitalized patients. *Am J Med* 2005; 118:14S-20S.
18. Poletto KQ, Reis C. Suscetibilidade antimicrobiana de uropatógenos em pacientes ambulatoriais na cidade de Goiânia, GO. *Rev Soc Bras Med Trop* 2005; 38:416-20.
19. Griebling TL. Urologic diseases in America Project: trends in resource use for urinary tract infections in women. *J Urol* 2005; 173:1281-7.
20. Griebling TL. Urologic diseases in America Project: trends in resource use for urinary tract infections in men. *J Urol* 2005; 173:1288-94.
21. Sobel JD. Pathogenesis of urinary tract infection: Role of host defenses. *Infect Dis Clin North Am* 1997; 11:531-49.
22. Kontiokari T, Laitinen J, Järvi L *et al.* Dietary factors protecting women from urinary tract infection. *Am J Clin Nutr* 2003; 77:600-4.
23. Mak RH, Kuo HJ. Pathogenesis of urinary tract infection: an update. *Curr Opin Pediatr* 2006; 18:148-52.
24. Bakey WM. Predicting UTI in symptomatic postmenopausal women: a review of the literature. *J Am Acad Physician Assist* 2006; 19:53-4.
25. Kelley C. Estrogen and its effect on vaginal atrophy in post-menopausal women. *Urol Nurs* 2007; 27:40-5.
26. Venmans LM, Sloof M, Hak E, Gorter KJ, Rutten GE. Prediction of complicated urinary tract infections in patients with type 2 diabetes: a questionnaire study in primary care. *Eur J Epidemiol* 2007; 22:49-54.
27. Perrotta C, Aznar M, Mejia R, Albert X, Ng CW. Oestrogens for preventing recurrent urinary tract infection in postmenopausal women (Cochrane Review). *In: The Cochrane Library,* Issue 1, 2009. Oxford: Update Software.
28. Griffiths R, Fernandez R. Strategies for the removal of short-term indwelling urethral catheters in adults (Cochrane Review). *In: The Cochrane Library,* Issue 1, 2009. Oxford: Update Software.
29. Sedor J, Mulholland SG. Hospital-acquired urinary tract infections associated with the indwelling catheter. *Urol Clin North Am* 1999; 26:821-8.
30. Smaill F, Vazquez JC. Antibiotics for asymptomatic bacteriuria in pregnancy (Cochrane Review). *In: The Cochrane Library,* Issue 1, 2009. Oxford: Update Software.
31. Villar J, Widmer M, Lydon-Rochelle MT, Gülmezoglu AM, Roganti A. Duration of treatment for asymptomatic bacteriuria during pregnancy (Cochrane Review). *In: The Cochrane Library,* Issue 1, 2009. Oxford: Update Software.
32. Vazquez JC, Villar J. Treatments for symptomatic urinary tract infections during pregnancy (Cochrane Review). *In: The Cochrane Library,* Issue 1, 2009. Oxford: Update Software.
33. Milo G, Katchman EA, Paul M *et al.* Duration of antibacterial treatment for uncomplicated urinary tract infection in women (Cochrane Review). *In: The Cochrane Library,* Issue 1, 2009. Oxford: Update Software.
34. Lutters M, Vogt-Ferrier NB. Antibiotic duration for treating uncomplicated, symptomatic lower urinary tract infections in elderly women (Cochrane Review). *In: The Cochrane Library,* Issue 1, 2009. Oxford: Update Software.
35. Warren JW, Abrutyn E, Hebel JR *et al.* Guidelines for antimicrobial treatment of uncomplicated acute bacterial cystitis and acute pyelonephritis in women. Infectious Diseases Society of America (IDSA). *Clin Infect Dis* 1999; 29:745-58.
36. Rafalsky V, Andreeva I, Rjabkova E. Quinolones for uncomplicated acute cystitis in women (Cochrane Review). *In: The Cochrane Library,* Issue 1, 2009. Oxford: Update Software.
37. Nicolle LE. Empirical treatment of acute cystitis in women. *Int J Antimicrob Agents* 2003; 22:1-6.

38. Jepson RG, Mihaljevic L, Craig JC. Cranberries for treating urinary tract infections (Cochrane Review). *In: The Cochrane Library,* Issue 1, 2009. Oxford: Update Software.
39. Pohl A. Modes of administration of antibiotics for symptomatic severe urinary tract infections (Cochrane Review). *In: The Cochrane Library,* Issue 1, 2009. Oxford: Update Software.
40. Albert X, Huertas I, Pereiro I *et al.* Antibiotics for preventing recurrent urinary tract infection in non-pregnant women (Cochrane Review). *In: The Cochrane Library,* Issue 1, 2009. Oxford: Update Software.
41. Jepson RG, Craig JC. Cranberries for preventing urinary tract infections (Cochrane Review). *In: The Cochrane Library,* Issue 1, 2009. Oxford: Update Software.
42. Lee BB, Simpson JM, Craig JC, Bhuta T. Methenamine hippurate for preventing urinary tract infections (Cochrane Review). *In: The Cochrane Library,* Issue 1, 2009. Oxford: Update Software.
43. Naber KG, Cho YH, Matsumoto T, Schaeffer AJ. Immunoactive prophylaxis of recurrent urinary tract infections: a meta-analysis. *Int J Antimicrob Agents* 2009; 33:111-9.
44. Bauer HW; Alloussi S; Egger G *et al.* A long-term, multicenter, double-blind study of an Escherichia coli extract (om-89) in female patients with recurrent urinary tract infections. *Eur Urol* 2005; 47:542-8.

CAPÍTULO 13

Corrimento Genital

Terezinha Tenório

INTRODUÇÃO

O corrimento genital é a principal queixa ginecológica entre as pacientes que procuram atendimento médico, seja no Serviço Único de Saúde (SUS) ou nas clínicas privadas, e resulta da observação subjetiva da paciente. O médico deve sempre valorizar o relato e identificar as causas, se fisiológicas ou não. Para tanto, é primordial o conhecimento da anatomia e da fisiologia das estruturas envolvidas nas diferentes fases evolutivas da mulher: infância, puberdade, menacme, climatério e senilidade. Nessa avaliação devem ser consideradas as características de cada fase evolutiva, relativas a fatores que podem influir nos mecanismos naturais de defesa como: produção ou uso de hormônios, uso de antimicrobianos, distúrbios metabólicos e até fatores comportamentais que podem elevar os riscos de adquirir infecções. Reveste-se ainda de importância solicitar que a paciente descreva os aspectos desse corrimento, no que tange a época de surgimento, odor, cor, sintomas associados, prurido, ardência, dor durante o ato sexual (dispareunia) e sangramento pós-coito (sinusiorragia). A presença de sangue no conteúdo que se exterioriza pela fenda vulvar distante do período menstrual, no climatério ou na menopausa e durante o ciclo gravídico-pueperal alerta para a presença de neoplasias benignas ou malignas ou complicações obstétricas.

A queixa de corrimento vaginal é um problema ginecológico comum na infância e em garotas na pré-menarca. Embora sua incidência seja desconhecida, pode ser causada por hábitos de higiene inadequados, focos infecciosos, doenças sistêmicas, doenças digestivas, urinárias, cutâneas, modificações anatômicas dos genitais, além de corpos estranhos intravaginais e possibilidade de abuso sexual.

A cervicite aguda, comum em jovens sexualmente ativas, frequentemente produzida por microrganismo transmitido durante o ato sexual, é considerada nos dias atuais etapa inicial da doença inflamatória pélvica aguda. O corrimento genital crônico, pelas modificações que impõe ao ecossistema vaginal e pelas microlacerações que produz, pode ainda facilitar a transmissão do HIV e contribuir como terreno favorável à persistência de microrganismos oncogênicos, facilitando a carcinogênese cervical. Saliente-se ainda que a avaliação morfológica da colpocitologia oncótica é extremamente prejudicada pelo processo inflamatório, devendo esse exame, indispensável na prevenção e diagnóstico das neoplasias cervicais, ser realizado após tratamento da infecção.

Feitas essas considerações que refletem a importância e a abrangência do tema, obedecendo às recomendações dos editores no que tange a praticidade do compêndio, apresentaremos os aspectos práticos no manejo adequado aos portadores de corrimento genital. As vulvovaginites ou processos inflamatórios e/ou infecciosos das estruturas genitais situadas abaixo do orifício cervical interno serão descritas neste capítulo, principalmente aquelas que epidemiologicamente são mais frequentes.

ASPECTOS FISIOLÓGICOS DO CONTEÚDO VAGINAL

O conteúdo vaginal normal que aflora a fenda vulvar tem aspecto mucoide, cor levemente esbranquiçada, odor característico e pH entre 3,8 e 4,5. A quantidade é mínima e não deve molhar as vestes íntimas, apesar de existirem pequenas variações quantitativas cíclicas sob influência hormonal ou estímulo sexual. Resulta em sua maior parte do transudato das paredes vaginais, das células vaginais descamativas, muco cervical, secreção das glândulas de Bartholin e de Skene, de pequeno conteúdo de origem tubária e endometrial, além de substâncias como ureia, ácidos graxos, proteínas, carboidratos, água e eletrólitos.

A flora vaginal é composta por milhares de espécies bacterianas que convivem em simbiose, graças à ação dos *Lactobacillus* de Döderlein, os chamados "guardiões da mucosa vaginal". Para a homeostase do ecossistema vaginal contribuem a produção de mucina pelo muco cervical, imunoglobulinas secretórias, polimorfonucleares e principalmente a transformação do glicogênio em ácido láctico por ação dos *Lactobacillus*, mantendo a acidez local. A justaposição das formações labiais, a distribuição normal dos pelos, higiene e vestuário adequados são fatores importantes para a normalidade. Para que uma infecção se instale, aguda ou cronicamente, as defesas do organismo devem ser transpostas. As barreiras físicas e químicas são fatores protetores naturais que impedem a invasão dos microrganismos. A pele e as mucosas são as primeiras defesas físicas; nelas estão presentes as células do sistema imune, que utilizam vários mecanismos de defesa celular e humoral para manter a integridade do local.

ETIOLOGIA E DIAGNÓSTICO DO CORRIMENTO GENITAL

As frequentes descargas do fluxo vaginal podem estar associadas a vários sintomas e decorrer de processos fisiológicos, infecciosos ou irritativos, alérgicos, traumáticos e neoplásicos. As principais causas do corrimento genital estão listadas no Quadro 13.1.

No dia a dia do profissional que cuida da atenção básica à saúde ou mesmo do tocoginecologista, o diagnóstico das vulvovaginites é, na maioria das vezes, fundamentado apenas nas queixas relatadas pelas pacientes. Há ainda aqueles que acreditam ser suficientes para o diagnóstico a realização do exame especular e a observação macroscópica do corrimento. Tal procedimento induz a elevado erro diagnóstico e consequentemente a insucesso terapêutico, propiciando à paciente frequentes trocas de médicos e uso abusivo de medi-

Quadro 13.1 Principais causas de corrimento genital

Fisiológicas	• Recém-nascida:como reflexo dos hormônios maternos pode surgir corrimento vaginal de aspecto mucoide e até sanguinolento. Regressão espontânea em 2 semanas • Durante a menacme: há variação cíclica, resulta principalmente do muco cervical e descamação de células vaginais sob ação dos hormônios ovarianos
Não infecciosas	• Ectopia cervical • Pólipo cervical • Corpo estranho vaginal • Líquen escleroso erosivo • Reações alérgicas • Fístulas e neoplasias malignas de vagina, colo de útero e endométrio
Infecciosas não sexualmente transmissíveis	• Vaginose bacteriana • Polimicrobiana • Candidíase vulvovaginal
Infecciosas sexualmente transmissíveis	• *Trichomonas vaginalis* • *Chlamydia trachomatis* • *Neisseria gonorrhoeae* • Infecção pelo vírus herpes simples • Papilomavírus

camentos. Durante a gravidez é maior a suscetibilidade às infecções em decorrência das alterações dos mecanismos de defesa ou das modificações das estruturas anatômicas. As grávidas têm imunidade celular reduzida, com queda dos linfócitos T, responsáveis diretos na formação de defesa e combate à proliferação exagerada de fungos, bactérias e vírus.

À luz dos conhecimentos atuais, a origem do corrimento genital é multifatorial – pode ocorrer associação de diferentes microrganismos e há evidências científicas de infecções assintomáticas. Sempre que possível, o diagnóstico das vulvovaginites deverá ser individualizado e embasado na identificação do agente etiológico, o que implica determinar medida do pH, exame do conteúdo vaginal, direto, a fresco e corado pelo método de Gram, culturas especiais e utilização de método de biologia molecular. Seguir tal recomendação como rotina em saúde pública é impraticável em todas as regiões de nosso país. Contudo, na impossibilidade de realizar propedêutica mínima, o que compreende exame especular, medida do pH vaginal, exame direto a fresco e corado pelo Gram do conteúdo vaginal, que se realize a abordagem sindrômica, recomendada pelo Ministério da Saúde.

Por outro lado, o diagnóstico precoce e o tratamento adequado dos processos infecciosos do trato genital inferior, situado abaixo do orifício cervical interno, revestem-se de importância na prevenção das doenças sexualmente transmissíveis, da transmissão vertical, das complicações obstétricas e perinatais, além da possibilidade de originar doença inflamatória pélvica, com todas as repercussões negativas para a reprodução.

MANEJO ADEQUADO NA CANDIDÍASE

Calcula-se que 75% das mulheres sexualmente ativas são acometidas de infecção genital por fungo do gênero *Candida* pelo menos uma vez na vida e que cerca de 5% delas apresentem três ou mais episódios agudos de candidíase vulvovaginal no período de um ano. Essas pacientes são reconhecidas como portadoras de candidíase vulvovaginal recorrente (CVVR). Recentes pesquisas identificaram que elevado número de mulheres rotuladas como portadoras de CVVR não tem evidência bacterioscópica do fungo na vagina e que essa doença não pode ser distinguida de outras apenas pela sintomatologia. Além disso, não existe uma relação direta entre a concentração da *Candida* na vagina e a expressão dos sintomas clínicos. Mesmo não sendo classificada como DST, a candidíase pode ser também adquirida por contágio sexual. Contudo, várias espécies do gênero *Candida*, entre as quais *albicans* e não *albicans*, fazem parte da flora intestinal e podem compor a microbiologia vaginal de mulheres assintomáticas.

Os sintomas mais comuns da candidíase são: prurido vulvar, ardor, corrimento, disúria e dispareunia. Os sinais clínicos frequentes são: eritema vulvar e/ou vaginal, edema vulvar, fissuras e escoriações vulvares, corrimento esbranquiçado de aspecto grumoso (Figura 13.1).

Para o diagnóstico de certeza de candidíase, principalmente na suspeita de CVVR, são essenciais a mensuração do pH vaginal, que deve ser ácido, e a identificação do fungo no conteúdo vaginal, seja pelo exame direto a fresco, cultura em meios Sabouraud ou de Nikerson ou ainda por PCR. Cabe salientar que espécies não *albicans* como *C. glabrata* não formam hifas, dificultando o diagnóstico por exame direto. Para o diagnóstico diferencial da CVVR, vale lembrar-se de: líquen escleroso, vulvovestibulite, dermatite vulvar, vulvodínea, vaginite citolítica, vaginite inflamatória descamativa, formas atípicas de herpes genital e reações de hipersensibilidade.

Os aspectos clínicos encontrados na candidíase resultam da resposta do organismo à penetração dos micélios na mucosa, com produção de prostaglandina E2 (PGE2) e bradicininas, que induzem resposta inflamatória e consequente ação inibitória sobre a imunidade celular. A PGE2 pode ser induzida pela resposta a uma variedade de alérgenos, contidos em produtos de higiene, medicamentos para uso vaginal, inclusive componentes do sêmen, justificando ocorrência maior de CVVR com relatos de frequentes intercursos sexuais.

O tratamento medicamentoso da candidíase é precedido de recomendações relativas a higiene e vestuário adequados, correção dos distúrbios metabólicos, como ocorre no diabetes melito, uso de banho com sabonete comum, reforçando a não utilização de sabão em barra para higiene genital. No tratamento da candidíase vulvovaginal aguda esporádi-

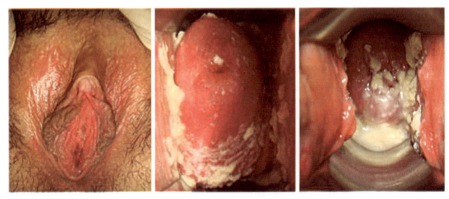

Figura 13.1 Vulvovaginite micótica. Observam-se hiperemia e lacerações vulvares (**A**), hiperemia de paredes vaginais e colo, corrimento branco grumoso recobrindo paredes vaginais e parte do colo de útero (**B** e **C**). (*Fonte:* Acervo pessoal da Dra. Terezinha Tenório.)

ca, recomenda-se utilização de compostos azólicos (fluconazol, itraconazol e cetoconazol), que possuem o mesmo mecanismo de ação, inibindo a síntese do ergosterol, modificando a permeabilidade da membrana citoplasmática fúngica. A via de administração é preferencialmente oral, podendo ser associados a nistatina ou derivados azólicos em forma de creme ou óvulos por via vaginal. O uso de derivados azólicos por via oral não é indicado durante a gestação. Nos casos agudos e clinicamente exuberantes, não estando a paciente grávida, a prescrição de dexametazona associada a azólicos em forma de creme para uso tópico vulvoperineal pode ser recomendada, contudo por tempo não superior a 7 dias, período suficiente para desaparecimento dos sintomas sem adelgaçamento do tegumento. Diagnosticada CVVR, recomenda-se o mesmo tratamento para os casos esporádicos agudos, seguido do esquema de manutenção, com doses programadas de fluconazol e utilização de anti-histamínicos, como demonstrado no Quadro 13.2. Salienta-se que os azólicos utilizados nas doses usuais não têm ação fungicida e sim fungitática, sendo compreensível que, passado o período de tratamento, as portadoras de CVVR permaneçam suscetíveis a novos episódios de proliferação dos fungos, a menos que os fatores facilitadores da proliferação dos fungos sejam regulados satisfatoriamente. A identificação de tais fatores não é fácil. Nos casos em que a própria *Candida* sp. se constitui o alérgeno, o uso de antifúngicos por via oral na fase pré-menstrual por período prolongado beneficia a paciente, o mesmo ocorrendo em relação ao uso de anti-histamínicos ou inibidores da síntese das prostaglandinas, quando o alérgeno vaginal não pode ser identificado. Considerando o estado atual do conhecimento dos fatores imunogenéticos envolvidos no determinismo da CVVR, as perspectivas indicam necessidade de individualização dos casos, com vistas à utilização de inibidores da imunidade celular, inibidores da síntese das prostaglandinas ou interferon por via vaginal, quando houver elevada produção das citocinas TH1. Do mesmo modo, quando a alteração da imunidade relaciona-se com redução das citocinas TH2, segundo pesquisas atuais, as pacientes se beneficiam com utilização de receptores de citocinas TH2 por via vaginal.

MANEJO ADEQUADO NA VAGINOSE BACTERIANA

A vaginose bacteriana é a mais frequente causa de corrimento genital. Atualmente é definida como síndrome clínica consequente à redução dos *Lactobacillus* produtores de peróxido de hidrogênio e elevada concentração de bactérias anaeróbicas, entre as quais *Gardnerella vaginalis*, *Mobiluncus*, *Mycoplasma hominis*, *Mycoplasma genitalium*, *Prevotella* sp., *Bacteroides* sp., *Peptococcus* sp., *Peptostreptococcus* sp. A proliferação exacerbada desses microrganismos induz decréscimo na concentração de *Lactobacillus* produtores de peroxidase, que, além de contribuírem como bactericida e viricida, impedem a ativação local do linfócito T CD4, favorecendo, assim, a suscetibilidade ao HIV.

Para o diagnóstico da vaginose bacteriana, a identificação laboratorial dos microrganismos por meio de culturas especiais e métodos de biologia molecular é utilizada apenas em pesquisas.

Salienta-se que para o diagnóstico clínico da vaginose bacteriana um dado importante na anamnese é o relato de odor genital desagradável, nem sempre associado a aumento do fluxo, mas que se exacerba após relações sexuais e menstruação. Tanto o sêmen quanto o fluxo menstrual produzem alcalinização do conteúdo vaginal, com liberação de aminas voláteis (putrecina e cadaverina) de odor fétido. O corrimento vaginal nesses casos costuma ser de pouca quantidade, aspecto homogêneo que recobre as paredes vaginais e por vezes

162 Seção III • Problemas Frequentes em Ginecologia

Quadro 13.2 Esquema de tratamento da candidíase vulvovaginal

Episódio Esporádico de Candidíase Medicação por via oral	Duração do tratamento	
Fluconazol 150 mg	Dose única ou	
Itraconazol 200 mg de 12/12 h	Um dia ou	
Cetoconazol 200 mg dois comprimidos/dia	Cinco dias	

Medicação por via vaginal	Apresentação	Duração do tratamento
Isoconazol	Creme 1% – 5 g Óvulos 600 mg	7 dias Dose única
Fenticonazol	Creme Óvulos	7 dias Dose única
Miconazol	Creme 2% – 5 g Óvulos	7 dias Dose única
Terconazol	Creme 0,8% – 5 g	5 dias
Clotrimazol	Creme 1% – 5 g Comprimido 0,5%	6 dias Dose única
Ciclopiroxolamina	Creme 1% – 5 g	6 dias
Tioconazol	Creme 6,5% – 5 g Óvulos 300 mg	Dose única Dose única
Nistatina	Creme 5% – 5 g	14 dias

Candidíase vulvovaginal recidivante
Tratamento inicial: Fluconazol, 150 mg, por via oral, dose única
A seguir: Fluconazol, 100 mg, por via oral, por semana, durante 2 meses
A seguir: Fluconazol, 100 mg, por via oral, mensalmente na fase pré-menstrual
Avaliar necessidade de associação com anti-histamínico de ação retardada
Controle semestral da função hepática

o colo de útero, sem acompanhar-se de aspecto inflamatório (Figura 13.2A). Pode apresentar coloração variada, esbranquiçada, acinzentada ou amarelada, e com aspecto bolhoso. Pode ocorrer vaginose bacteriana associada a infestação por *Trichomonas vaginalis*, quando, apesar do conteúdo homogêneo, observam-se colpite e colo uterino com aspecto de "framboesa" (Figura 13.2B). Compreende-se tal associação porque as bactérias e o protozoário *T. vaginalis* proliferam em pH alcalino.

A padronização do diagnóstico clínico e laboratorial da vaginose bacteriana está fundamentada em dois critérios: critérios de Amsel e critérios de Nugent descritos no Quadro 13.3. Diagnostica-se vaginose bacteriana quando são positivos três dos critérios de Amsel e/ou quando obtém-se escore maior que sete nos critérios de Nugent.

O tratamento da vaginose bacteriana visa fundamentalmente reduzir a população de bactérias anaeróbicas, estimular o crescimento dos *Lactobacillus* produtores de peróxido de hidrogênio e restabelecer o equilíbrio da flora vaginal. Entre os derivados

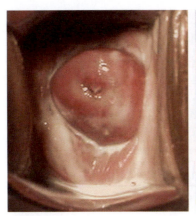 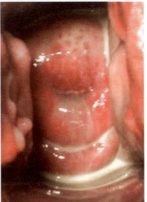

Figura 13.2A Vaginose bacteriana: corrimento homogêneo sem sinais inflamatórios. **B.** Vaginose bacteriana associada a tricomoníase. Observa-se corrimento homogêneo em presença de processo inflamatório cervicovaginal (colo em framboesa). (*Fonte:* Acervo pessoal da Dra. Terezinha Tenório.)

nitroimidazólicos, o metronidazol é a substância de escolha, na dose de 400 mg por via oral, de 12 em 12 h, durante 7 dias. Tal esquema terapêutico tem apresentado mais eficácia que a utilização de metronidazol em dose única (2 g) ou tinidazol ou secnidazol (2 g em dose única). Constata-se eficácia semelhante com a utilização de clindamicina 300 mg de 12 em 12 h, por via oral, durante três dias, ou tianfenicol 2,5 g dissolvidos em 50 mL de água, em dose única, repetida no dia seguinte. As gestantes portadoras de vaginose bacteriana devem ser tratadas com metronidazol, por via oral, como prevenção das complicações obstétricas, principalmente parto prematuro e infecção puerperal. Estudos de meta-análise já demonstraram que o metronidazol em doses usuais não tem ação teratogênica sobre o concepto. No pré-operatório de cirurgias ginecológicas devem ser tratadas as portadoras de vaginose bacteriana, mesmo assintomáticas. Reveste-se de importância assinalar a elevada frequência de vaginose bacteriana em portadoras de infecção HIV/AIDS, alertando sobre a interação medicamentosa com alguns antirretrovirais. A concomitante ingestão de metronidazol com ritonavir eleva a intensidade de náuseas e vômitos, reduzindo a adesão aos antirretrovirais. Para evitar tal ocorrência, recomenda-se intervalo de tempo de 2 h entre as ingestas de metronidazol e ritonavir.

Considerável quantidade de portadoras de vaginose bacteriana, mesmo tratadas adequadamente, não respondem de maneira favorável ou apresentam recidivas. Várias causas têm sido apontadas para justificar essa ocorrência: frequente atividade sexual sem uso de preservativos, duchas vaginais, utilização de DIU, deficiência de vitamina D, inadequada resposta imune ou resistência bacteriana aos imidazólicos. Cepas de *Atopobium vaginae* resistentes ao metronidazol são identificadas em várias portadoras de vaginose bacteriana recidivante, contudo esses bacilos são sensíveis a clindamicina e cefalosporinas. Recentes estudos têm sugerido que portadoras de vaginose recorrente poderiam ter expressões alteradas de genes polimórficos para *mannose-binding lectin* (MBL). Quantidades menores dessas proteínas, importantes na resposta imune inata, facilitariam a proliferação de alguns microrganismos prejudiciais à manutenção do ecossistema vaginal.

Quadro 13.3 Critérios para diagnóstico de vaginose bacteriana

Critérios de Amsel
• Corrimento vaginal branco-acinzentado em pequena quantidade
• pH vaginal > 4,5
• Teste das aminas positivo (*Whiff test*): ao se dispor amostra do conteúdo vaginal em lâmina e adicionar duas gotas de KOH 10%, há desprendimento de odor desagradável semelhante a peixe podre
• Presença de células indicadoras ou *clue cells*: células epiteliais superficiais recobertas por cocobacilos em esfregaço do conteúdo vaginal corado pelo método de Gram

Critérios de Nugent

Morfotipos Lactobacilos	E S C O R E	Morfotipos *Gardnerella* *Bacteroides*	E S C O R E	Bacilos gram-negativos curvos	E S C O R E	Quantificação 4+ > 30 bactérias/campo 3+ 6 a 30 bactérias/campo 2+ 1 a 5 bactérias/campo 1+ < 1 bactéria/campo 0 ausência de bactérias
4 + 3 + 2 + 1 + 0	0 1 2 3 4	4 + 3 + 2 + 1 + 0	4 3 2 1 0	3 a 4+ 1 a 2+ 0	2 1 0	Interpretação 0 a 3 Negativo para vaginose bacteriana 4 a 6 Flora alterada 7 a 10 Vaginose bacteriana
						Resultado

MANEJO ADEQUADO NA TRICOMONÍASE

A incidência mundial de tricomoníase, segundo a Organização Mundial da Saúde (OMS), é de 170 milhões de casos e a prevalência, de 27,4% e 5,6% em mulheres e homens, respectivamente. São descritas três formas clínicas dessa patologia: vaginite assintomática, vulvovaginite aguda ou crônica e uretrite. O *Trichomonas vaginalis*, agente etiológico da tricomoníase, parasita exclusivo da espécie humana, é um protozoário flagelado e anaeróbico facultativo que não possui a forma cística, frequente causa de corrimento genital na mulher e menor sintomatologia em homens. Apesar de a transmissão sexual ser preponderante, os trofozoítos do *T. vaginalis* sobrevivem em panos úmidos, fora do organismo, por cerca de 5 h, o que permite a contaminação ocasional. Pequenas variações do pH (entre 4,0 e 4,5), como as que ocorrem no conteúdo vaginal e na uretra masculina, são compatíveis com a sobrevida do protozoário, que se multiplica por divisão binária.

As manifestações clínicas da tricomoníase variam desde casos assintomáticos, citados na literatura em cerca de 50% das mulheres, chegando aos sintomas clássicos de corrimento de odor desagradável e prurido genital, acompanhados às vezes de dor hipogástrica e disúria. Os frequentes sinais na tricomoníase são: corrimento vaginal amarelo-esverdeado ou acinzentado e de aspecto bolhoso que recobre as paredes vaginais e o colo do útero, que se apresenta com pontos avermelhados consequentes a pequenos sangramentos (colo em framboesa) (Figura 13.2B). Poucos dias após o contágio os parasitas provocam descamação do epitélio vaginal e redução da acidez local e da população de *Lactobacillus*. Constatou-se ainda que os *Trichomonas* dispõem-se em grupos, abaixo dos quais há ulcerações do epitélio superficial, micro-hemorragias e infiltração da submucosa vaginal.

As manifestações clínicas da tricomoníase no homem são pouco caracterizadas; em alguns casos, a doença é autolimitada pela acidez decorrente da frequente passagem de urina, ou pela ação tricomonicida do zinco contido no sêmen. Em recentes publicações, a tricomoníase tem sido referida como importante causa de uretrite não gonocócica.

Cabe destacar que, mesmo em pacientes assintomáticas, os *Trichomonas* exercem atividade hemolítica e provocam resposta imune mediada por células com infiltração leucocitária. A patogenicidade de tais parasitas é facilitada pela presença de proteases em sua superfície, que lhes conferem a adesividade às células epiteliais do trato genitourinário. A lise dos eritrócitos é indispensável para a sobrevivência dos *T. vaginalis* pela obtenção de elementos que não produz, como ferro e lipídios. Os sintomas da tricomoníase são mais relatados durante ou logo após a menstruação, ocasião em que se elevam o pH e o ferro contido no fluxo menstrual, o que contribui para a proliferação dos parasitas e facilita sua adesão ao epitélio vaginal.

A rigor, os sinais e os sintomas descritos na tricomoníase, apesar de altamente sugestivos, não são, em sua totalidade, confiáveis para o diagnóstico de certeza da doença. A identificação microscópica do *T. vaginalis* no esfregaço a fresco, obtido do conteúdo vaginal, tem sido o método mais utilizado. Os aspectos morfológicos e os movimentos característicos do protozoário, sob objetiva de 400×, são procedimentos de fácil execução. Destaca-se que a sensibilidade de tal método depende da quantidade de *T. vaginalis* no material examinado e da experiência do examinador. Calcula-se concentração mínima de 10^4 parasitas no conteúdo vaginal para que o exame direto seja positivo. O meio de cultura para crescimento do *Trichomonas* deve ser enriquecido e específico como o proposto por Diamond, com elevada sensibilidade, porém requer 3 a 7 dias para obter o resultado. O protozoário pode ainda ser identificado no esfregaço cervicovaginal corado pelo método de Papanicolaou, com a desvantagem na demora do resultado. Os métodos de biologia molecular – PCR ou captura híbrida –, altamente sensíveis e específicos, têm pouca utilização na rotina em virtude do elevado custo operacional.

O medicamento de escolha para o tratamento da tricomoníase é o metronidazol, 400 mg por via oral, de 12 em 12 h, durante 7 dias, ou seu derivado tinidazol, 2 g por via oral em dose única. A dose única facilita a aceitação do tratamento pelo parceiro sexual, etapa indispensável na obtenção da cura e na prevenção das recidivas. Esses compostos imidazólicos a princípio são inativos, contudo penetram os *Trichomonas* por difusão passiva, sofrem processo de redução anaeróbica e formação de radical nitro com ação citotóxica. As taxas de cura obtidas são de 98 e 100% para metronidazol e tinidazol, respectivamente. Outros fármacos derivados do mesmo composto têm sido utilizados: ornidazol, nimorazol, carnidazol, secnidazol e flunidazol. O tinidazol tem vida média mais longa e eliminação renal mais lenta e consequente maior concentração nos tecidos genitourinários. Considera-se falha do tratamento quando após dois regimes de medicação subsequentes (metronidazol seguido de tinidazol ou tinidazol seguido de metronidazol) não há cura da parasitose. Vale salientar que a tricomoníase é uma doença sexualmente transmissível e que o não tratamento do parceiro sexual condiciona reinfecção. contudo, há relatos de *Trichomonas vaginalis* que apresentam resistência relativa ao metronidazol, ou seja, respondem favoravelmente com a repetição da dose. A real resistência do *T. vaginalis* ao metronidazol tem sido descrita em cepas identificadas recentemente na Europa. Trata-se de uma ameaça emergente pela frequência da tricomoníase e sua conhecida patogenicidade, possíveis efeitos tóxicos com doses elevadas dos imidazólicos e principalmente pela contribuição de tal doença na transmissão do

HIV. As vacinas comercializadas a partir de cepas selecionadas de *Lactobacillus acidothillus* (Solco-Trichovac® e Gynatren®) apresentam promissores resultados em ensaios clínicos ainda não conclusivos.

MANEJO ADEQUADO NA VAGINITE INFLAMATÓRIA DESCAMATIVA

Corrimento vaginal persistente, com aspecto purulento, associado a dispareunia e intenso processo inflamatório das paredes vaginais, em pacientes cuja propedêutica usual não identifica os microrganismos frequentes nas vulvovaginites, é classificado como vaginite inflamatória descamativa. Nesses casos, o pH vaginal situa-se acima de 4,5, o teste das aminas é negativo, a bacterioscopia apresenta reduzida quantidade de *Lactobacillus*, elevada quantidade de bactérias e de polimorfonucleares, várias células epiteliais parabasais descamadas, na ausência de elementos fúngicos. A vaginite inflamatória descamativa surge predominantemente após a quarta década de vida e apresenta boa resposta ao uso de creme vaginal de clindamina a 2% durante 2 semanas.

Existem causas de vulvovaginite menos frequentes, mas que igualmente produzem desconforto, enfatizando o desafio que representa para o tocoginecologista a identificação da etiologia e o manejo adequado. O líquen plano erosivo exemplifica tal pensamento e manifesta-se com corrimento genital, dispareunia, propedêutica mínima negativa e frequentes lesões de cavidade oral. É importante salientar o valor do exame histopatológico na elucidação do diagnóstico.

MANEJO ADEQUADO NA CERVICITE

Denomina-se cervicite a inflamação do epitélio colunar que reveste o canal cervical. Resulta de infecção por microrganismos sexualmente transmissíveis, entre os quais *Chlamydia trachomatis, Neisseria gonorrhoeae, Mycoplasma hominis, Mycoplasma genitalium,* vírus herpes simples e papilomavírus. A identificação desses agentes etiológicos requer recursos laboratoriais específicos como imunofluorescência direta, culturas em meios específicos e métodos de biologia molecular, entre os quais: PCR e captura híbrida. a identificação de cervicite mucopurulenta pelo simples exame especular requer tratamento imediato com antimicrobianos de amplo espectro, antes do resultado dos exames ou quando eles não podem ser realizados. No manejo da cervicite pela abordagem sindrômica, o Ministério da Saúde preconiza azitromicina 1 g, por via oral associada a ciprofloxacino 500 mg, por via oral em dose única; ou doxiciclina 100 mg, por via oral de 12 em 12 h durante 8 dias.

Estudos epidemiológicos identificam *C. trachomatis* e/ou *N. gonorrhoeae* como os principais microrganismos envolvidos nas cervicites, inclusive em assintomáticas. O rastreamento da infecção por essas bactérias é realizado em vários serviços de atenção básica, como prevenção das sequelas reprodutivas, principalmente nas jovens, em que os fatores de risco são mais frequentes. Na impossibilidade de rastreamento da cervicite, é válido ressaltar a importância da avaliação dos fatores de risco durante a anamnese e do teste do "cotonete" por ocasião do exame especular, ou durante a coleta de material para colpocitologia. Sangramento após delicada introdução do *swab* de algodão (cotonete) ou da escova *cytobrush* no canal cervical alerta para possível endocervicite e imediato tratamento estendido ao parceiro sexual.

LEITURA RECOMENDADA

Berkoff MC *et al.* Has this prepuberal girl been sexually abused? *JAMA* 2008; 300:2779-92.

Bodnar LM. Vitamin D deficiency linked to bacterial vaginosis. *J Nutri* 2009; 139:1157-61.

CDC. Chlamydia screening among sexually active young female enrollees of health plans. *MMWR* 2009; 58:362-5.

Costamagna SR, Figueroa MP. Sobre a ultrastrutura de Trichomonas vaginalis: citoesqueleto, endocitose e hidrogenossomos. *Parasitol Dia* 2001: 25:3-5.

Donders G *et al.* Individualized decreasing-dose maintenance fluconazol regimen for recurrent vulvovaginal candidiase. *A J Obstet Gynecol* 2008; 199:613-5.

Ehrström SM *et al.* Signs of chronic stress in women with recorrent candida vulvovaginits. *Am J Obste Gynecol* 2005; 193:1376-81.

Farrage MA *et al.* Determining the cause of vulvovaginal symptoms. *Obstet Gynecol Survey.* 2008; 63:445-63.

Ferrazza MHS *et al.* Caracterização de leveduras isoladas da vagina e sua associação com candidíase vulvovaginal em duas cidades do sul do Brasil. *Rev Bras Ginecol Obstet* 2005; 27:58-63.

Filipp E *et al.* Chlamydia trachomatis infection in sexually active teenagers. *Ginekol Pol* 2008; 264-70.

Holanda AAR *et al.* Candidiase vulvovaginal: uma revisão de literatura. *Femina* 2005; 33:347-51.

Jarasik GP. Identification of a Gardnerella vaginalis hemoglobin-binding protein. *Curr Mycrobiol* 2001; 42:49-52.

Johnson LF, Lewis DA. The effect of genital tract infections on HIV-1 shedding in the genital tract: a systematic review and meta-analysis. *Sex Transm Dis* 2008; 35:946-59.

Kummer S *et al.* Induction of human host cell apoptosis by Trichomonas vaginalis cysteine proteases is modulated by parasite exposure to iron. *Microbial Path* 2008; 44:197-203.

Ledjer W, Monif GR. A Growing concern: inability to diagnose vulvovaginal infections correctly. *Obstet Gyynecol* 2004; 103:782-4.

Linhares IA *et al.* Candidíase vulvovaginal recorrente: fisiopatogênese, diagnóstico e tratamento. Rev Cienc Med 2005; 14:373-8.

Murphy R *et al.* Descquamative inflammatory vaginitis: what is it? *J Reprod Med* 2008; 53:124-8.

Patel V *et al.* The psychological and social contexts of complaints of abnormal vaginal discharge. *J Psychosomatic Reseach* 2008; 64:255-62.

Sood S, Kapil A. An update on Trichomonas vaginalis. *Indian J Sex Transm Dis* 2008; 29:7-14.

Tasca T, Carli GA. Shape variation of Trichomonas vaginalis in presence of different substraes. *Parasitol Latinoam* 2002; 57:5-8.

Tebb KP. Clinical practice intervention may increase chlamydia screening in teen girls. *Arch Pediatr Adolesc Med* 2009; 163:559-64.

CAPÍTULO

14

Doenças Sexualmente Transmissíveis: Abordagem Sindrômica

Maria Luiza Bezerra Menezes

INTRODUÇÃO

Algumas doenças sexualmente transmissíveis (DST), quando não diagnosticadas e tratadas a tempo, podem evoluir para complicações graves, incluindo infertilidade, gravidez ectópica, câncer anogenital e até óbito. A *Chlamydia trachomatis* (CT) e a *Neisseria gonorrhoeae* (NG) são as duas infecções bacterianas sexualmente transmissíveis mais comuns e as mais prevalentes causas de infertilidade, dor pélvica crônica e gravidez ectópica (2B).

Resultados adversos para a gestante como ruptura prematura das membranas, corioamnionite e infecção puerperal são mais frequentes quando presentes as DST (3B). Outras podem ser transmitidas ao feto durante a gestação, o parto e o período pós-parto, causando-lhe importantes lesões como conjuntivite, bronquiolite e pneumonia se exposto a NG e CT, ou mesmo provocando a interrupção prematura espontânea da gravidez (3B).

Além disso, as DST são consideradas atualmente o principal fator de facilitação da transmissão do vírus da imunodeficiência humana (HIV), o vírus da síndrome da imunodeficiência adquirida (AIDS). Por outro lado, a infecção pelo HIV altera o curso natural de muitas DST e outras infecções do trato reprodutivo (ITR), quer seja prolongando sua duração, tornando-a mais resistente, persistente, ou mais recorrente, mantendo um verdadeiro sinergismo epidemiológico entre a infecção pelo HIV e outras DST ou ITR (2B).

Em Mwanza, Tanzânia (África), a incidência de infecção pelo HIV foi reduzida em 42% com o rastreamento e o tratamento de DST, utilizando-se a abordagem sindrômica, em serviços de saúde (2B). Por esse motivo, o atendimento adequado dos portadores de DST e de seus parceiros sexuais é, além de uma atividade assistencial individual da maior relevância, uma das mais importantes ações de prevenção primária da transmissão do HIV em populações com elevada taxa de DST em que a incidência de infecção pelo HIV é emergente, ou seja, baixa e lentamente crescente (B).

Os profissionais de saúde, quando atendem um possível caso de DST, adotam uma das seguintes abordagens diagnósticas: clínica ou etiológica. A abordagem diagnóstica etiológica é a ideal, por permitir que se saiba qual é o agente causal da doença e que seja indicado o tratamento mais adequado. Entretanto, a identificação etiológica de algumas DST requer profissionais especializados e equipamentos de laboratório sofisticados, nem sempre disponíveis.

A gonorreia nos homens e a tricomoníase nas mulheres podem ser diagnosticadas no momento da consulta, desde que estejam disponíveis um microscópio, insumos e um técnico treinado para a realização da bacterioscopia. O custo adicional do microscópio é compensado pela redução do gasto de tratamentos inapropriados (2B).

Entretanto, uma grande limitação das técnicas utilizadas para firmar o diagnóstico de outras DST como o cancro mole, o herpes e a cervicite por CT e NG, principalmente para países em desenvolvimento, é o custo, representado pela sofisticada técnica laboratorial e a necessidade de consulta de retorno para resultado e tratamento apropriado, quando não se utiliza teste rápido, uma vez que a elaboração dessas técnicas demanda certo tempo.

A abordagem clínica pode falhar, pois, por mais experiente que seja o profissional de saúde, infecções mistas, responsáveis pelo mesmo quadro clínico, são frequentes. Ao se tratar apenas uma das infecções, a(s) outra(s) pode(m) evoluir para complicações sérias, além de continuar(em) potencialmente sendo transmitida(s), ou seja, não se rompe a cadeia de transmissão. Além disso, em algumas situações, as similaridades na aparência clínica de várias etiologias e o aspecto atípico provocado pela evolução crônica de algumas doenças, uso prévio de medicamentos sistêmicos ou tópicos com ineficácia terapêutica ou a coinfecção com o HIV podem mascarar esse tipo de abordagem.

Tentando vencer essas dificuldades nas abordagens das DST, a Organização Mundial da Saúde (OMS) recomenda a abordagem sindrômica desde 1991. Essa abordagem utiliza fluxogramas constituídos de sintomas e sinais clínicos para determinar tratamentos antimicrobianos, escolhidos para dar cobertura aos principais patógenos responsáveis pelas síndromes em uma determinada área geográfica. No Brasil essa abordagem foi instituída desde 1993 com a utilização de quatro fluxogramas: corrimento uretral em homens, úlcera genital, dor ou desconforto pélvico e corrimento vaginal.

As vantagens de alguns fluxogramas de abordagem sindrômica incluem agilidade no atendimento, tratamento imediato, relação custo-benefício positiva por não adotar testes laboratoriais caros e satisfação da clientela. O tratamento imediato contribui para uma redução da falha de seguimento, comum quando se adota a abordagem etiológica em que há a necessidade de retorno, prévio ao tratamento, para receber resultados de exames laboratoriais. Isso favorece a quebra da cadeia de transmissão e redução do risco de complicações.

FLUXOGRAMA DE ÚLCERA GENITAL

Testes laboratoriais para determinar a etiologia da úlcera genital são caros e requerem técnicas sofisticadas. O teste mais simples e barato é a sorologia para o *Treponema pallidum*, mas na fase primária, justamente representada pela úlcera, apresenta-se falso-negativa em até 28% das vezes, quando se utilizam testes não treponêmicos e em até 15%, quando se utilizam testes treponêmicos (2A). Por outro lado, a positividade do teste sorológico não confirma que a lesão seja de origem treponêmica, principalmente em regiões de elevada prevalência de sífilis. Um exame relativamente simples e barato que poderia ser utilizado rotineiramente para a pesquisa de treponemas em úlceras genitais é a pesquisa em campo escuro. Entretanto, a não distribuição de condensadores apropriados e a falta de treinamento de profissionais na rede de saúde básica inviabilizam esse diagnóstico. Apesar dessa dificuldade diagnóstica, o fluxograma de úlcera genital adotado no Brasil oferece elevada taxa (96,3%) de cura ou melhora clínica (2B).

São necessários uma boa anamnese e exame físico para determinar a presença de úlcera genital ou outro sinal de DST. No homem, deve-se retrair o prepúcio, verificar a presença de úlcera ou de outros sinais de infecção genital, inspecionar períneo e ânus, palpar região inguinal. Na mulher, deve-se examinar a genitália externa, afastar os lábios vaginais, visualizar o introito vaginal, examinar a vagina, suas paredes, o fundo de saco e o colo uterino, inspecionar períneo e ânus, palpar região inguinal.

Se possível, deve-se coletar material para o diagnóstico etiológico, mediante pesquisa de treponema em campo escuro de linfa coletada em lâmina com aplicação de uma gota de soro, esfregaço em lâmina seca para coloração de Gram e citologia fixada em álcool a 70% para verificar efeito citopático do herpes.

Há necessidade de investigar a possibilidade de as ulcerações serem decorrentes de um episódio de herpes genital; a evidência ou história de vesículas agrupadas em "cacho" sobre base eritematosa, cujo aparecimento foi precedido de aumento de sensibilidade, ou ardência, prurido ou sintomas uretrais (dor ou ardência), especialmente com história de recorrência das lesões, é suficiente para o diagnóstico. Se não se confirma quadro de herpes, deve-se tratar sífilis e cancro mole (Figura 14.1).

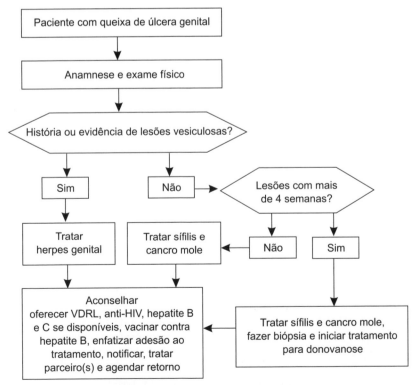

Figura 14.1 Fluxograma de úlcera genital

Se for diagnosticado herpes genital e sendo o primeiro episódio, iniciar o tratamento o mais precocemente possível do seguinte modo:

Tratamento do herpes – primoinfecção

- *Aciclovir:* 400 mg, por via oral, 8/8 h, por 7 dias ou
- *Valaciclovir:* 1 g, por via oral, 12/12 h, por 7 dias ou
- *Fanciclovir:* 250 mg, por via oral, 8/8 h, por 7 dias.

Em gestantes sempre tratar o primeiro episódio.

Advoga-se atualmente profilaxia periparto por 10 dias, a partir da 36ª semana com 400 mg 3×/dia se ocorreu a primoinfecção na gestação ou se recidivas foram frequentes no período gestacional (1B, grau de recomendação A).

Nas recorrências de herpes genital o tratamento deve ser iniciado de preferência no aparecimento dos primeiros pródromos (aumento de sensibilidade, ardor, dor, prurido) conforme mencionado a seguir.

Tratamento do herpes – recorrências

- *Aciclovir:* 400 mg, por via oral, 8/8 h, por 5 dias ou
- *Valaciclovir:* 500 mg, por via oral, 12/12 h, por 5 dias ou
- *Fanciclovir:* 125 mg, por via oral, 12/12 h, por 5 dias.

No caso de manifestações graves com lesões mais extensas, o tratamento deve ser injetável com aciclovir, 5 a 10 mg/kg de peso, de 8/8 h, por 5 a 7 dias, ou até resolução clínica.

Deve-se reavaliar em 7 dias. Casos recidivantes de herpes (seis ou mais episódios durante 1 ano) podem beneficiar-se com terapia supressiva, além de haver redução de risco de transmissão para o parceiro.

Tratamento do herpes – terapia de supressão diária

- *Aciclovir:* 400-800 mg, por via oral 2-3×/dia, por 6 meses ou
- *Valaciclovir:* 500-1.000 mg, por via oral, 1×/dia, por 6 meses ou
- *Fanciclovir:* 250-500 mg, por via oral, 2-3×/dia, por 6 meses.

Como o diagnóstico laboratorial imediato raramente está disponível, recomenda-se o tratamento presuntivo para duas causas frequentes de úlcera genital, a sífilis primária e o cancro mole, da seguinte forma:

Tratamento da sífilis

- *Penicilina G benzatina:* 2,4 milhões UI, por via intramuscular, em dose única (1,2 milhão UI em cada nádega) ou
- *Doxiciclina:* 100 mg, por via oral, de 12/12 h, por 14 dias ou até a cura clínica (contraindicada para gestantes e nutrizes) ou
- *Tetraciclina:* 500 mg, de 6/6 h, por 14 dias (contraindicada para gestantes, nutrizes) ou

Capítulo 14 • Doenças Sexualmente Transmissíveis: Abordagem Sindrômica **173**

- *Eritromicina (estearato):* 500 mg, por via oral, 6/6 h por 15 dias – nesse caso, sendo gestante não se considera o feto tratado intraútero (estas, se comprovadamente alérgicas, devem ser dessensibilizadas e tratadas sempre com penicilina benzatina).

Tratamento do cancro mole

- *Azitromicina:* 1 g, por via oral, em dose única ou
- *Ciprofloxacina:* 500 mg, por via oral, 12/12 h, por 3 dias (contraindicada para gestantes, nutrizes e menores de 18 anos de idade com menos de 45 kg) ou
- *Eritromicina (estearato):* 500 mg, por via oral, de 6/6 h, por 7 dias ou
- *Ceftriaxona:* 250 mg, por via intramuscular, dose única ou
- *Doxiciclina:* 100 mg, por via oral, de 12/12 h, por 10 dias ou até a cura clínica (contraindicada para gestantes e nutrizes) ou
- *Tetraciclina:* 500 mg, de 6/6 h, por 15 dias (contraindicada para gestantes, nutrizes) ou
- *Sulfametoxazol/trimetoprima (800 mg e 160 mg):* por via oral, de 12/12 h, por 10 dias.

Se as lesões tiverem mais de 4 semanas há hipótese de quadro crônico compatível com donovanose, linfogranuloma venéreo ou neoplasias. Nesse caso, encaminhar o paciente para serviço de referência ou, se houver condições, realizar biópsia para investigar. Ao mesmo tempo, iniciar tratamento para sífilis, cancro mole conforme descrito acima e para donovanose, conforme explicado a seguir.

Tratamento da donovanose

- *Azitromicina:* 1 g em dose única, seguido por 500 mg dia, por via oral, até cicatrizar as lesões ou
- *Doxiciclina:* 100 mg, por via oral, 12/12 h por, no mínimo, 3 semanas ou até a cura clínica (contraindicada para gestantes e nutrizes) ou
- *Eritromicina (estearato):* 500 mg, por via oral, de 6/6 h por, no mínimo, 3 semanas ou até a cura clínica ou
- *Tetraciclina:* 500 mg, por via oral, de 6/6 h, por 15 dias (contraindicada para gestantes e nutrizes) ou
- *Sulfametoxazol/trimetoprima (800 mg e 160 mg):* por via oral, 12/12 h por, no mínimo, 3 semanas, ou até a cura clínica ou
- *Tianfenicol granulado:* 2,5 g, por via oral, dose única, no 1º dia. A partir do 2º dia, 500 mg, por via oral de 12/12 h até a cura clínica.

Alertar o paciente para a longa duração do tratamento para donovanose e solicitar retornos semanais para avaliação da evolução clínica. Não havendo melhora do quadro e de posse do diagnóstico histopatológico, encaminhar o paciente para o tratamento adequado.

Uma limitação do fluxograma de úlcera genital é que as manifestações sistêmicas como algumas lesões bucais, alterações de linfonodos, manifestações cutaneomucosas, e até mesmo as lesões genitais que não se apresentam ulceradas, como as vegetantes, em relevo ou verrucosas, não são levadas em consideração. Desse modo, a sífilis com suas diversas formas clínicas, principalmente as da fase secundária da doença, mais frequente que o protossifiloma, principalmente em mulheres, deixam de ser contempladas. De acordo com

FLUXOGRAMA DE CORRIMENTO VAGINAL E CERVICITE

os fluxogramas, é necessária a presença de algum dos sintomas de entrada dos fluxogramas para a recomendação de se oferecer a sorologia não treponêmica para a sífilis, bem como para a infeção pelo HIV.

FLUXOGRAMA DE CORRIMENTO VAGINAL E CERVICITE

Entre as mulheres atendidas em serviços de DST, o corrimento vaginal é o principal sintoma relatado. Entre gestantes também atendidas em clínicas de DST o corrimento vaginal é o primeiro ou segundo motivo da consulta, após verruga genital.

A descrição subjetiva da paciente quanto às características do corrimento nem sempre é muito útil para o diagnóstico correto. Nenhum sintoma é único ou patognomônico de qualquer causa de corrimento vaginal. E o odor mencionado é o menos útil, pelas variações subjetivas dessa informação, que podem estar relacionadas com o tabu apresentado pelas mulheres em se identificarem como portadoras de algo que lhes cause mau cheiro diante do profissional de saúde e, muitas vezes, diante de seus parceiros sexuais. Por outro lado, a inferência do odor, diante de sua ausência, pode revelar que se sentem incomodadas com o odor fisiológico, interpretando-o como anormal.

Passos *et al.* alertam em sua casuística para o fato de que pacientes com infecções vaginais totalizaram quase o dobro das que se queixavam de corrimento. Portanto, o tocoginecologista consciente nunca deve tratar uma mulher com queixa de corrimento vaginal sem realizar, no mínimo, um cuidadoso exame ginecológico, de preferência associado a exames laboratoriais simples, rápidos e baratos, como reação do pH vaginal, exame a fresco e Gram do conteúdo vaginal, pois os sinais das vulvovaginites, assim como os sintomas, também são bastante inespecíficos e enganosos, independentemente da experiência do examinador. Ao realizar-se o diagnóstico baseando-se apenas nas características do corrimento, pode-se incorrer num erro em mais da metade das vezes (2B).

Quando presentes, os sinais e sintomas da cervicite por CT ou NG, em 60 a 80% das vezes, caracterizam-se por dor à manipulação do colo, muco cervical turvo ou amarelado e friabilidade cervical, mas o diagnóstico sindrômico de cervicite nem sempre é de fácil execução, porque a mulher pode ser assintomática em uma frequência que pode atingir cifras de até 93,3%. Outros sintomas como corrimento vaginal, febre, dor pélvica, dispareunia e disúria também podem estar associados e não são contemplados no fluxograma brasileiro.

Portanto, uma das grandes limitações da abordagem sindrômica é que não engloba os casos de DST assintomáticos ou oligossintomáticos, ou seja, leva a um subdiagnóstico. E as consequências negativas disto incluem as sérias sequelas de uma infecção "perdida" (não diagnosticada), como por exemplo, a infertilidade, além da permanência da cadeia de transmissão e dos possíveis sintomas.

Se analisarmos o modelo de manejo de DST de Piot-Fransen (Figura 14.2), observaremos que a abordagem sindrômica, com sua visão curativa, no máximo atingiria pequena quantidade de casos que se apresenta com sintomas.

Tão importante quanto diagnosticar e tratar o mais precocemente possível os portadores sintomáticos das DST é fazer a detecção dos portadores assintomáticos. O rastreamento de infecções assintomáticas por CT e NG em mulheres proporciona redução de até 56% na incidência de doença inflamatória pélvica (2B, grau de recomendação B).

Entre as estratégias que poderão suprir essa importante lacuna estão os rastreamentos de DST e ITR assintomáticas em serviços específicos, como aqueles que executam atendi-

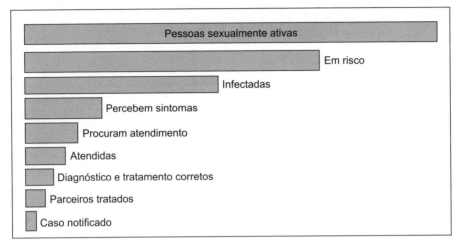

Figura 14.2 Diagrama de Piot-Fransen (modificado). (*Fonte*: ASD/WHO, modificado.)

mento ginecológico, em especial os de planejamento familiar, de atendimento pré-natal e os serviços de prevenção do câncer cervicouterino.

O Centers for Disease Control and Prevention (CDC) recomenda o rastreamento anual para CT em homens e mulheres sexualmente ativos com idade inferior a 25 anos e nos que tenham novo ou múltiplos parceiros ou cujo(s) parceiro(s) apresente(m) sintomas ou risco de estar(em) infectado(s). Adicionalmente, é importante estender esse rastreamento a todas as gestantes no 1º e 3º trimestres.

Entretanto, pela dificuldade técnico-financeira de se instituir essa recomendação em países em desenvolvimento, a OMS e outros autores desenvolveram escores de risco para a identificação da CT e NG em mulheres com queixa de corrimento vaginal.

No fluxograma de corrimento vaginal adotado no Brasil (Figura 14.3) foi incorporado o escore de risco (WHO. RTI 2005, modificado), que consiste na coleta de algumas informações: parceiro com sintoma (de corrimento uretral), paciente com múltiplos parceiros sem proteção, paciente que pensa ter sido exposta a uma DST (exposta a uma violência sexual, por exemplo), paciente proveniente de região de alta prevalência de gonococo e clamídia. Se alguma dessas informações estiver presente, a paciente é considerada portadora de cervicite e deve receber o tratamento concomitante para NG e CT, ainda que assintomática ou inexistentes os sinais sugestivos de cervicite – mácula friável, muco turvo e teste do cotonete positivo (muco purulento contrapondo em papel branco). Desse modo reduzem-se riscos de complicações resultantes da DIP, por vezes muito grave. Benzaken *et al.*, analisando escore de risco para cervicite, observaram que em clínicas de DST, o fato de ser a mulher parceira sexual de um homem com corrimento uretral aumenta em mais de oito vezes o risco de ter cervicite (RR = 8,5% – IC 95% = 2,1-40,5) (2B).

O exame ginecológico é parte essencial do fluxograma de conduta e deve ser realizado segundo os passos adiante:

- Examinar a genitália externa e a região anal.
- Separar os lábios vaginais para visualizar o introito vaginal integralmente.
- Introduzir o espéculo para examinar a vagina, suas paredes, fundo de saco e colo uterino.

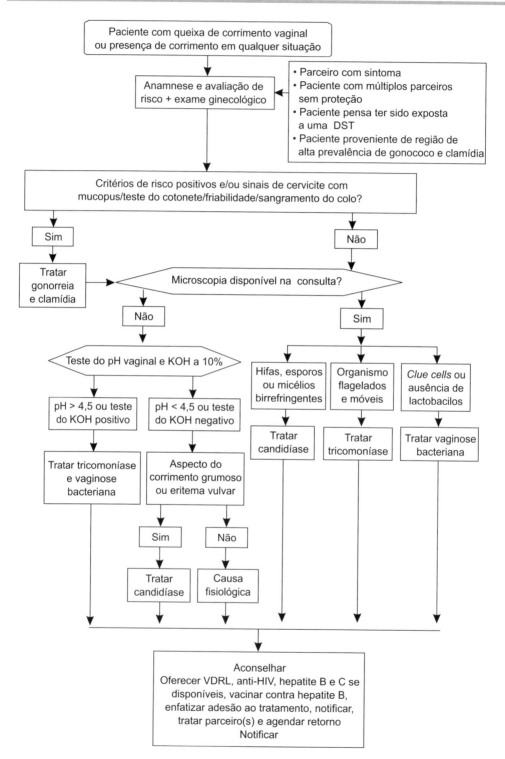

Figura 14.3 Fluxograma de corrimento vaginal e cervicite

Capítulo 14 • Doenças Sexualmente Transmissíveis: Abordagem Sindrômica

- Fazer o teste de pH vaginal, colocando, por um minuto, a fita de papel indicador na parede vaginal lateral (evitar tocar o colo).
- Coletar material para o teste de Whiff (teste das aminas ou do "cheiro" – em lâmina ou no chumaço de gase acrescentar uma gota de KOH a 10% sobre o conteúdo vaginal coletado, sendo positivo se presente cheiro de peixe podre) e para realização da bacterioscopia, quando disponível.
- Fazer teste do cotonete do conteúdo cervical (coletar *swab* endocervical com cotonete e observar se o muco é purulento contrapondo em papel branco).
- Havendo possibilidade de realização no local ou em referência, coletar material para cultura de gonococos e pesquisa de clamídia.

O tratamento para cada uma das infecções deve ser realizado conforme explicado a seguir.

Tratamento da clamídia

- *Azitromicina:* 1 g, por via oral, em dose única ou
- *Doxiciclina:* 100 mg, por via oral, de 12/12 h, durante 7 dias (contraindicada em gestantes e nutrizes) ou
- *Eritromicina (estearato):* 500 mg, por via oral, de 6/6 h, durante 7 dias ou
- *Amoxicilina:* 500 mg, por via oral, de 8/8 h, por 7 dias.

Tratamento da gonorreia*

- *Ofloxacina*:* 400 mg, por via oral, dose única (contraindicada em gestantes, nutrizes e menores de 18 anos) ou
- *Ciprofloxacina*:* 500 mg, por via oral, dose única (contraindicada em gestantes, nutrizes e menores de 18 anos) ou
- *Cefixima:* 400 mg, por via oral, dose única ou
- *Ceftriaxona:* 250 mg, por via intramuscular, dose única.

Tratamento da tricomoníase

- *Metronidazol*:* 2 g, por via oral, dose única ou
- *Metronidazol*:* 500 mg, por via oral, de 12/12 h, por 7 dias ou
- *Secnidazol*:* 2 g, por via oral, dose única ou
- *Tinidazol*:* 2 g, por via oral, dose única.

Tratamento da vaginose bacteriana

- *Metronidazol*:* 2 g, por via oral, dose única ou
- *Metronidazol*:* 400-500 mg, por via oral, de 12/12 h, por 7 dias ou

---

*Embora recomendado pelo Ministério da Saúde, no Brasil esquemas com flouroquinolonas não são mais recomendados para tratamento de infecção gonocócica nos EUA desde 2007, em virtude da alta resistência demonstrada por esse patógeno a essa classe de antimicrobianos (2B, grau de recomendação A).

178 Seção III • Problemas Frequentes em Ginecologia

- *Metronidazol gel 0,75%:* 1 aplicador vaginal (5 g), 2 vezes ao dia, por 5 dias ou
- *Clindamicina:* 300 mg, por via oral, de 12/12 h, por 7 dias ou
- *Clindamicina creme 2%:* 1 aplicador à noite, por 7 dias.

Tratamento da candidíase

- *Miconazol, creme a 2%:* 1 aplicação via vaginal à noite ao deitar-se, por 7 dias ou
- *Clotrimazol, creme vaginal a 1%:* 1 aplicação via vaginal, à noite ao deitar-se, durante 6 a 12 dias ou
- *Clotrimazol, óvulos de 100 mg:* 1 aplicação via vaginal, à noite ao deitar-se, por 7 dias ou
- *Tioconazol creme a 6,5%, ou óvulos de 300 mg:* aplicação única, via vaginal ao deitar-se ou
- *Nistatina:* 100.000 UI, 1 aplicação via vaginal, à noite ao deitar-se, por 14 dias.

OBSERVAÇÕES

1. Durante o tratamento com qualquer dos medicamentos sugeridos[*], deve-se evitar a ingestão de álcool (efeito antabuse, pela interação de derivados imidazólicos com álcool, caracterizado por mal-estar, náuseas, tonturas e "gosto metálico na boca").
2. Durante o tratamento devem ser suspensas as relações sexuais.
3. Manter o tratamento se a paciente menstruar.
4. No caso de tricomoníase:
   a. **Gestantes:** podem ser tratadas após completado o primeiro trimestre com metronidazol 2 g, por via oral, dose única.
   b. **Parceiros:** devem ser tratados, ao mesmo tempo que a paciente, e com o mesmo medicamento, em dose única.
   c. **Portadoras do HIV:** devem ser tratadas com os mesmos esquemas recomendados antes.
   d. A tricomoníase vaginal pode alterar a classe da citologia oncológica. Por isso, nos casos em que houver alterações morfológicas celulares e tricomoníase, deve-se realizar o tratamento e repetir a citologia após 3 meses, para avaliar se as alterações persistem.
5. **Diante de vaginose bacteriana:**
   a. **Gestantes:** o tratamento em dose única não é recomendado na gestação porque pode não ser efetivo em reduzir o risco de prematuridade. Tratar com metronidazol 250 mg, por via oral, de 8/8 h, por 7 dias (somente após completado o primeiro trimestre); ou clindamicina 300 mg, por via oral, de 12/12 h, por 7 dias.
   b. **Parceiros:** não precisam ser tratados.
6. Diante de **candidíase:**
   a. O tratamento sistêmico deve ser feito somente nos casos recorrentes ou de difícil controle. Nesses casos, devem-se investigar causas sistêmicas predisponentes (diabetes, imunodepressão, inclusive a infecção pelo HIV, uso de corticoides). Tratar com:
      i. **Fluconazol** 150 mg, por via oral, dose única ou
      ii. **Itraconazol** 200 mg, por via oral, de 12/12 h, só duas doses ou
      iii. **Cetoconazol** 400 mg, por via oral, por dia, por 5 dias.
   b. **Gestantes:** a candidíase vulvovaginal é muito comum no transcorrer da gravidez, podendo apresentar recidivas pelas condições propícias do pH vaginal que se estabelecem nesse período. Qualquer um dos tratamentos tópicos anteriormente relaciona-

dos pode ser usado em gestantes. Deve ser dada preferência a miconazol, terconazol ou clotrimazol, por um período de 7 dias. Não deve ser usado nenhum tratamento sistêmico.

c. **Parceiros:** não precisam ser tratados, exceto os sintomáticos. Alguns autores recomendam o tratamento por via oral de parceiros apenas para os casos recidivantes.

d. **Portadoras do HIV:** devem ser tratadas com os mesmos esquemas.

Vários estudos têm avaliado a *performance* do fluxograma de corrimento vaginal da OMS ou de versões modificadas comparando-os a diagnósticos "padrões-ouro" em clínicas de DST, de ginecologia, de pré-natal, de planejamento familiar e de atendimento a profissionais do sexo. Fluxogramas com várias combinações de fatores de risco, sinais físicos e testes laboratoriais simples foram analisados quanto às suas capacidades em detectar cervicite por NG ou CT e, em alguns estudos, vaginites e vaginoses. Em vários desses estudos a sensibilidade e a especificidade não se mostraram satisfatórias e o do fluxograma para identificar mulheres com cervicite foi extremamente baixo. Em geral, esses estudos mostraram elevada correlação do sintoma de corrimento vaginal com VB ou tricomoníase, e indicaram que riscos sociodemográficos e comportamentais não foram sensíveis ou específicos em identificar mulheres com cervicite em clínicas de pré-natal e de planejamento familiar.

Em gestantes brasileiras esse fluxograma revelou que o escore de risco não se mostrou estatisticamente associado às infecções cervicais por CT e NG, provando que não apresenta a mesma importância, em clínicas de pré-natal, daquela observada quando aplicado em clínicas de DST, e que a validação do fluxograma é ótima para candidíase, tricomoníase e VB, quando se emprega a microscopia; regular para VB, mas fraca para tricomoníase, quando se emprega a associação do corrimento vaginal presente ao teste das aminas; sofrível para tricomoníase e fraca para VB e candidíase ao adotar apenas o critério da presença do corrimento vaginal; e fraca para cervicite (2B).

A principal desvantagem de alguns fluxogramas da abordagem sindrômica das DST é o custo do hiperdiagnóstico e do hipertratamento quando múltiplos antimicrobianos são administrados a pacientes com apenas uma ou nenhuma infecção. Esse custo inclui o gasto com o medicamento em si, bem como o risco de efeitos colaterais, a alteração na flora vaginal e a possibilidade de violência doméstica em virtude de atritos conjugais ocasionados pela notificação de poderem estar portando uma DST. Muitos antimicrobianos podem também induzir a uma seleção de agentes multirresistentes na comunidade.

Diante disso, sugere-se que esforços sejam feitos para se incorporar à rotina da assistência à mulher o uso da microscopia a fresco do conteúdo vaginal, bem como atender à urgente necessidade de testes laboratoriais baratos, rápidos e simples para serem adotados, para o diagnóstico correto de infecção por CT ou NG, rotineiramente em mulheres jovens e gestantes, ainda que assintomáticas, independentemente de fatores de risco identificáveis, ou naquelas identificadas como possíveis portadoras de cervicite pela abordagem sindrômica.

FLUXOGRAMA DE DESCONFORTO OU DOR PÉLVICA

Este é o fluxograma mais impreciso dos quatro (Figura 14.4). Taxas de falso-positivos de doença inflamatória pélvica (DIP) variam de 16 a 45% (2B). Cinco por cento a 33% destas têm outras condições, incluindo gravidez ectópica, apendicite, cisto ovariano hemorrágico, endometrite puerperal, torção ovariana e aderências pélvicas. Laparoscopia e biópsia endometrial podem ajudar no diagnóstico, entretanto não estão disponíveis na maioria dos serviços de saúde.

Contudo, sabe-se que sequelas pélvicas com comprometimento da saúde reprodutiva são frequentes após quadros de DIP, mesmo leves a moderados, quando não diagnosticados e tratados em tempo hábil. Portanto, apesar do hipertratamento conhecido, recomenda-se a

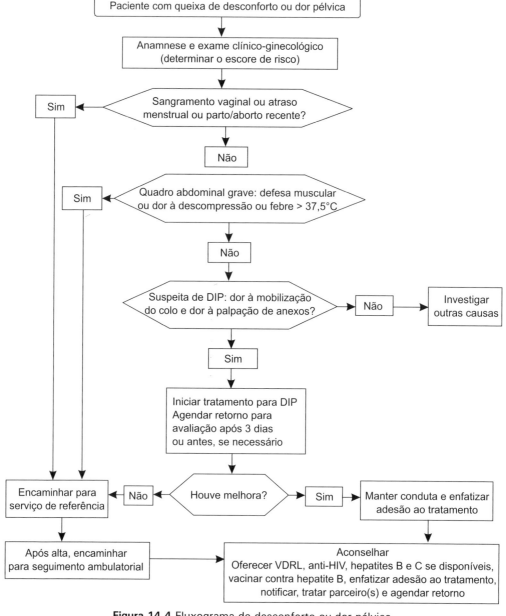

Figura 14.4 Fluxograma de desconforto ou dor pélvica

Quadro 14.1 Tratamento ambulatorial da DIP

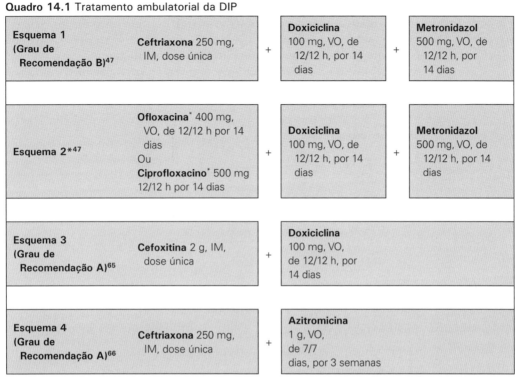

*Embora recomendado pelo Ministério da Saúde, no Brasil esquemas com Fluorquinolonas não são mais recomendados para tratamento de infecção gonocócica nos EUA desde 2007 em virtude da alta resistência demonstrada por esse patógeno a esta classe de antimicrobianos (2B, grau de recomendação A).

antibioticoterapia polimicrobiana diante de quadro de dor abdominal baixa, dor anexial ou dor à mobilização cervical, na ausência de outro diagnóstico que possa ser considerado.

Se a paciente for usuária de DIU, esse deve ser retirado (após pelo menos 6 h de cobertura com antibiótico). Passada a DIP, caso a mulher manifeste o interesse e não havendo maior risco para DST ou outras contraindicações ao método, o DIU poderá ser usado sem restrições. Algumas medidas gerais devem ser recomendadas, tais como repouso, abstinência sexual e o tratamento sintomático com analgésicos, antitérmicos e anti-inflamatórios não esteroides.

FLUXOGRAMA DE CORRIMENTO URETRAL EM HOMENS

Homens com uretrite podem ser assintomáticos, mas geralmente se apresentam com corrimento mucoide ou purulento e disúria. A alta frequência de coinfecção da CT e NG em diversos estudos levou à recomendação de terapia antimicrobiana para ambas as bactérias. Estudos internacionais e nacionais mostraram que o fluxograma de corrimento uretral em homens apresenta altas sensibilidade e especificidade e um aceitável VPP para uretrite por NG e CT (1C). A bacterioscopia corada pelo Gram é um exame rápido, barato e altamente sensível para o diagnóstico etiológico de NG em homens sintomáticos, podendo ser utilizada para confirmar ou excluir o diagnóstico de NG, reduzindo, assim, custos com antimicrobianos.

Se for realizar exame bacterioscópico durante a consulta, deve-se considerar a influência de utilização prévia de antibióticos ou micção imediatamente anterior à coleta do material, o que poderia comprometer sua qualidade (falso-negativo). Presença de cinco ou mais leucócitos por campo de grande aumento (× 1000) indica uretrite.

Como não se pode descartar a possibilidade de coinfecção pela clamídia, cujo diagnóstico laboratorial exige técnicas raramente disponíveis, recomenda-se, sempre, o tratamento concomitante para as duas infecções (D).

Se estiverem ausentes os diplococos intracelulares, deve-se tratar o paciente apenas para clamídia como indicado na Figura 14.5.

Tratamento da clamídia

- *Azitromicina:* 1 g, por via oral, em dose única ou
- *Doxicilina:* 100 mg, por via oral, de 12/12 h, durante 7 dias ou
- *Eritromicina (estearato):* 500 mg, por via oral, de 6/6 h, durante 7 dias ou
- *Amoxacilina:* 500 mg, de 8/8 h, por 7 dias.

Tratamento da gonorreia

- *Ceftriaxona:* 250 mg, por via intramuscular, dose única ou
- *Ciprofloxacino*:* 500 mg, por via oral, dose única (contraindicada em menores de 18 anos) ou

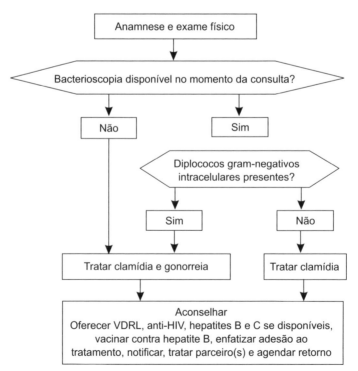

Figura 14.5 Fluxograma de corrimento uretral

- *Cefixima:* 400 mg, por via oral, dose única (contraindicada em menores de 18 anos) ou
- *Ofloxacina*[*]: 400 mg, VO, dose única (contraindicada em menores de 18 anos).

No retorno, em caso de existência do corrimento ou recidiva, oferecer tratamento para agentes menos frequentes (*Mycoplasma, Ureaplasma, T. vaginalis*).

Recidiva do corrimento uretral

- *Eritromicina (estearato):* 500 mg, por via oral, 6/6 h por 7 dias mais
- *Metronidazol:* 2 g, por via oral, dose única.

Aconselhamento

Em todas as situações de abordagem de portadores de DST, independentemente se sindrômica, clínica ou etiológica, não se deve esquecer das ações complementares essenciais: orientar para a prática de sexo seguro, oferecer testes anti-HIV, VDRL, sorologia para hepatites B e C, vacina contra a hepatite B, enfatizar adesão ao tratamento, notificar, convocar parceiros e agendar retorno.

LEITURA RECOMENDADA

Benzaken AS, Pedrosa V, Garcia EG, Dutra J, Sardinha JC. Utilidade do escore de risco padrão do Brasil na avaliação da infecção gonocócica em mulheres com corrimento vaginal. *DST – J Bras Doenças Sex Transm* 2001; 13:4-7.

Brasil. Ministério da Saúde. Secretaria de Vigilância em Saúde. Programa Nacional de DST e Aids. Manual de Controle das Doenças Sexualmente Transmissíveis/Ministério da Saúde, Secretaria de Vigilância em Saúde, Programa Nacional de DST e Aids. Brasília: Ministério da Saúde. 2006.

CDC. Sexually transmitted diseases treatment guidelines 2006. *MMWR* 2006; 55(RR-11):1-94.

CDC. Updated recommended treatment regimens for gonococcal infections and associated conditions — United States, Abril 2007.

Fleming DT, Wasserheit, J. From epidemiological synergy to public health policy and practice: the contribution of other sexually transmitted diseases to sexual transmission of HIV infection. *Sex Transm Infec* 1999; 75(1):3-17.

Gray R, Wawer M, Sewankambo NK *et al.* Relative risks and population attributable fraction of incident HIV associated with symptoms of sexually transmitted diseases and tratable symptomatic sexually transmitted diseases em Rakai District, Uganda. *AIDS* 1999; 13(15):2113-23.

Grosskurth H, Mosha F, Todd J *et al.* Impact of improved treatment of STD on HIV infection in rural Tanzania: randomized controlled trial. *Lancet* 1995; 346:530-6.

Mayaud P, Mwijarubi E, Gavyole A. Syndromic management of sexually transmitted diseases at primary health care level in Tanzania: effectiveness and impact. *DST – J Bras Doenças Sex Transm* 1999; 10(2):20-8.

Menezes MLB. Validação do fluxograma de corrimento vaginal em gestantes. Campinas, 2003. (Tese – Doutorado – Universidade de Campinas).

Moherdaui F, Vuysteke B, Goes LF *et al.* Validation of national algorithms for the diagnosis of sexually transmitted diseases in Brazil: results from a multicentre study. *Sex Transm Inf* 1998; 74:S38-S43.

Ness RB, Soper DE, Holley RL *et al.* Effectiveness of inpatient and outpatient treatment strategies for women with pelvic inflammatory disease: results from the Pelvic Inflammatory Disease Evaluation and Clinical Health (PEACH) Randomized Trial. *Am J Obstet Gynecol* 2002; 186(5):929-37.

Passos MRL, Appolinário MAO, Varella RQ *et al.* Atendimento de gestantes numa clínica de DST. *DST – J Bras Doenças Sex Transm* 2003; 15(1):23-9.

Savaris RF, Teixeira LM, Torres TG *et al.* Comparing ceftriaxone plus azithromycin or doxycycline for pelvic inflammatory disease: a randomized controlled trial. *Obstet Gynecol* 2007; 110(1):53-60.

Wasserheit JN. Epidemiological synergy: interrelationships between HIV infection and other STDs. *Sex Transm Dis* 1992; 19:61-77.

Watts DH, Brown ZA, Money D *et al.* A double-blind, randomized, placebo-controlled trial of acyclovir in late pregnancy in women for the reduction of herpes simplex virus shedding and cesarean delivery. *Am J Obstet Gynecol* 2003; 188:836-43.

Wawer MJ, Sewankambo NK, Serwadda D *et al.* Control of sexually transmitted diseases for AIDS prevention in Uganda: a randomized community trial. *Lancet* 1999; 353:525-35.

Wilkinson D, Rutherford G. Population-based interventions for reducing sexually transmitted infections, including HIV infection (Cochrane Review). *In*: The Cochrane Library, Issue 2, 2002. Oxford: Update Software.

World Health Organization. *Medical eligibility criteria for contraceptive use. Reproductive health and research.* 3 ed., Geneve: World Health Organization, 2004.

CAPÍTULO 15

Doença Inflamatória Pélvica (DIP)

Isabela Cristina Coutinho de Albuquerque Neiva Coêlho • Leila Katz

Raiane Maria Dutra Negreiros

DEFINIÇÃO

A doença inflamatória pélvica (DIP), uma condição clínica caracterizada por processo infeccioso e inflamatório que envolve todos ou alguns dos órgãos pélvicos não associada a gravidez ou cirurgia, afeta o trato genital superior pela provável ascensão de microrganismos presentes na cérvice ou na vagina para o endométrio, as trompas de Falópio e as estruturas adjacentes.[1] É a complicação mais frequente das doenças sexualmente transmissíveis (DST) bacterianas, principalmente *Chlamydia trachomatis* e *Neisseria gonorrhoeae*, apesar de sua relação com doenças não transmitidas sexualmente ser uma entidade bem estabelecida e reconhecida.

Representa o antecedente mais comumente associado à prenhez ectópica e é uma das mais importantes causas de esterilidade feminina, além de ser responsável, muitas vezes, pela ocorrência de dor pélvica crônica.

Acomete mulheres jovens, sexualmente ativas e em idade reprodutiva, sendo a vasta maioria representada pelas formas leves a moderadas.

A terminologia doença inflamatória pélvica, contudo, não é uniformemente utilizada, preferindo-se, muitas vezes descrever as diferentes manifestações da infecção pélvica:

- Endometrite.
- Salpingite.
- Ooforite.
- Parametrite.
- Peritonite.
- Abscesso tubo-ovariano (ATO). ⎫
- Peri-hepatite (síndrome de Fitz-Hugh-Curtis). ⎬ Complicações agudas

INCIDÊNCIA/MPORTÂNCIA

A DIP afeta mulheres jovens, sexualmente ativas e em idade reprodutiva[2] e causa sequelas reprodutivas imediatas e a longo prazo.

Aproximadamente 1 milhão de mulheres experimentam um episódio de DIP anualmente, sendo que 20% delas necessitam de hospitalização para o tratamento. O ATO é uma das maiores complicações da DIP aguda e ocorre em cerca de 15% dos casos.

A incidência da DIP aumentou entre os anos de 1970 e 1980, em parte pelo crescimento epidêmico das DST, em decorrência da "liberação sexual" tão propagada nesse período. Observou-se, entretanto, no início da década de 1980 um declínio no diagnóstico e na hospitalização atribuídos a DIP.

Estimativas mais recentes da incidência de DIP fornecidas pelo Centers for Disease Control and Prevention, baseadas nas altas hospitalares bem como nas pacientes tratadas ambulatorialmente, admitem que cerca de 780 mil casos de DIP aguda sejam diagnosticados por ano. Não está totalmente estabelecida essa redução da incidência, podendo ser atribuída a outros fatores, tais como a existência de uma maior quantidade de pacientes tratadas ambulatorialmente, uma variação na incidência de DST, ou até mesmo uma dificuldade na informação adquirida. Investigadores estimam que uma grande quantidade de casos de DIP possa apresentar-se de forma subclínica ou não seja reconhecida como tal.[11]

A DIP é responsável em todo o mundo por graves problemas clínicos, sociais e econômicos, principalmente por suas sequelas a longo prazo, como esterilidade, prenhez ectópica, DIP recorrente e dor pélvica crônica, uma vez que a necessidade de tratamento é comum e representa importante ônus financeiro para o sistema de saúde.

As mulheres infectadas com o HIV podem apresentar um comportamento clínico da DIP mais grave em relação às soronegativas, entretanto a resposta ao tratamento é semelhante (B).

Ressalta-se que tanto a DIP como as suas sequelas são passíveis de prevenção.

FATORES DE RISCO

Vários fatores de risco podem ser atribuídos à DIP:

- *Adolescentes:* a tenra idade oferece um risco aumentado à DIP em decorrência de fatores de risco ambientais, como comportamento sexual de risco, e biológicos. Adolescentes apresentam maior frequência de ectopia cervical, sendo o epitélio colunar exposto alvo para a infecção por *Chlamydia trachomatis* e *Neisseria gonorrhoeae*.[8] Outra alteração específica associada à idade é uma modificação do muco cervical ou dos mecanismos de defesa no canal endocervical, o que aumenta a vulnerabilidade da adolescente à DST e, consequentemente, à DIP.
- *Início precoce da atividade sexual:* justificado pela provável maior quantidade de parceiros e pela maior quantidade de intercursos sexuais, o que aumenta a probabilidade de sexo desprotegido.
- *Múltiplos parceiros sexuais:* além da justificativa anteriormente mencionada soma-se a maior probabilidade de parceiros portadores de DST. Mulheres com múltiplos parceiros sexuais, especialmente nos últimos 30 dias, apresentam um risco quatro a seis vezes mais elevado de adquirir DIP (B).
- *Doença Sexualmente Transmissível (*Chlamydia *e gonococos):* pela íntima relação da DST com a DIP (A).

- *História prévia de DIP:* as pacientes que experimentam um episódio de DIP têm um risco aumentado para recorrência tanto por fatores ambientais quanto biológicos. Estudos têm mostrado que pacientes com uma infecção tubária anterior apresentam uma chance aumentada em torno de 20% de desenvolver novo episódio de DIP. A teoria proposta para esse aumento no risco é a presença de alterações anatômicas e funcionais do epitélio tubário, decorrentes de infecção prévia, produzindo redução nos mecanismos de defesa e alteração da resposta imune, que resulta em maior suscetibilidade à infecção (B).
- *Intercurso sexual desprotegido:* a utilização de métodos de barreira pode promover decréscimo no risco de DST e, consequentemente, de DIP.
- *Contraceptivos hormonais:* não há relação significativa entre o aumento do desenvolvimento de DIP e o uso de contracepção hormonal oral ou injetável, embora as usuárias possam ter uma menor percepção sobre a necessidade do uso de preservativos e ficar mais expostas ao risco de adquirir uma DST (A).
- *Período menstrual:* os sintomas de DIP frequentemente se manifestam nos primeiros 7 dias do ciclo menstrual, particularmente em associação com *N. gonorrhoeae*, sugerindo que os organismos são transmitidos da cérvice para o trato genital superior no período menstrual. Os fatores que sugerem tal processo incluem (B):
  - O muco cervical que funciona como barreira orgânica, estando ausente no período menstrual, propicia a passagem da bactéria da cérvice para a cavidade endometrial.
  - O efeito bacteriostático do muco cervical encontra-se reduzido no período menstrual. Soma-se a isso a característica do muco cervical (dominado por estrogênios), em decorrência de ciclos anovulatórios, comuns na fase inicial pós-menarca, podendo facilitar a penetração das bactérias presentes na cérvice ou no esperma.
  - Com a menstruação retrógrada os organismos podem ser propelidos do endométrio para as trompas.
- *Vaginose bacteriana:* o canal endocervical e a rolha de muco presente na endocérvice representam as maiores barreiras protetoras do endométrio e dos demais órgãos do trato genital superior contra a flora vaginal. Modificações na composição dessa flora normal e a falha da função da barreira na interface cervicovaginal podem proporcionar a ascensão de microrganismos da vagina para a cavidade endometrial e as estruturas contíguas. A infecção pode, também, reduzir a ação "desobstrutiva" das células epiteliais ciliadas do útero e trompas de Falópio. Portanto, a vaginose bacteriana tem sido relacionada com achados clínicos de DIP e endometrite histológica em muitos estudos, quando associada a microrganismos no endométrio, entre mulheres com ou sem patógenos sexualmente transmissíveis. As mulheres com vaginose bacteriana são mais suscetíveis a infecção do trato genital superior que aquelas sem vaginose bacteriana. Do mesmo modo, mulheres com DIP apresentam mais vaginose bacteriana. Por outro lado, um estudo mais recente não mostrou aumento significativo de DIP em portadoras de vaginose bacteriana (B).
- *Uso de drogas ilícitas:* as mulheres usuárias de drogas ilícitas apresentam geralmente comportamentos social e sexual que aumentam o risco de adquirir DST e, por sua vez, DIP. Soma-se ainda a deficiência no seu sistema imunológico.
- *Duchas vaginais:* o risco de DIP aumenta em cerca de duas vezes entre as usuárias de duchas vaginais, parecendo até mesmo haver uma relação entre a frequência de sua utilização e o aumento do risco. A modificação da flora vaginal com a utilização da ducha e a teoria da ascensão bacteriana de organismos para o trato genital superior parecem explicar essa relação. Em outro estudo não houve aumento significativo desse risco,

embora o uso de duchas vaginais possa estar relacionado com menor probabilidade de gravidez (A).

- *Fases folicular e de ovulação (↓ IgA, IgG e citocinas):* pela redução dos fatores protetores do muco cervical.
- *Uso do DIU:* embora o uso do DIU tradicionalmente tenha sido associado, por muitos clínicos, a um aumento do risco para DIP, esse risco parece ser restrito aos primeiros três meses após a sua inserção. Provavelmente tal fato se deve à contaminação bacteriana no momento da inserção, devendo-se, assim, tomar os cuidados necessários na sua colocação. Portanto, esse aumento do risco está muito mais associado ao comportamento pessoal do que ao próprio DIU.
- *Tabagismo:* parece haver uma modificação na composição do muco cervical com redução dos seus fatores de defesa, o que propicia, entre as fumantes, risco aumentado para DIP.

ETIOPATOGENIA

Os patógenos transmitidos sexualmente comumente isolados e implicados nos casos de DIP incluem a *Chlamydia* e o gonococos, com uma possível mas improvável contribuição de micoplasmas e alguns vírus transmitidos sexualmente (herpes simples e citomegalovírus). Os microrganismos endógenos encontrados em níveis elevados nas mulheres com vaginose bacteriana também têm sido implicados na patogênese da DIP, como os anaeróbios, gram-negativos e gram-positivos, e os cocos. Estima-se que, entre todos os casos comprovados de DIP, dois terços envolvam *C. trachomatis* ou *N. gonorrhoeae*.

Bactérias anaeróbias incluem *Bacteroides* sp., *Peptostreptococcus* sp. e *Peptococcus* sp., e as bactérias facultativas como *Gardnerella vaginalis*, *Streptococcus* sp., *Escherichia coli* e *Haemophilus influenzae*. *M. hominis* e *U. urealyticum* também podem estar envolvidos, tendo sido isolados da endocérvice, sendo raramente encontrados nas trompas de Falópio.

Na maioria dos casos de DIP, organismos envolvidos com a vaginose bacteriana são encontrados no trato genital superior, o que assume uma importante implicação no diagnóstico, visto que a falha em isolar um agente sexualmente transmissível não descarta a possibilidade de DIP como a causa da sintomatologia apresentada.

A DIP tem início como uma infecção da cérvice com ascensão dos microrganismos envolvidos para o trato genital superior. A resposta inflamatória provocada pelos patógenos altera o pH da vagina, a flora vaginal normal e a barreira do muco cervical.

Aproximadamente 10 a 17% das mulheres com infecção cervical por *N. gonorrhoeae* e 10 a 30% com *C. trachomatis* desenvolvem DIP.[28] O papel desses organismos causando DIP subclínica ou assintomática (definida como endometrite histológica) merece consideração, já que *C. trachomatis* e *N. gonorrhoeae* endocervical têm sido associados em 27% e 26%, respectivamente, a casos de DIP subclínica. Parece existir uma relação temporal entre o início da menstruação e o agente causador da DIP. Quando o início dos sintomas se dá nos primeiros 7 dias da menstruação, *C. trachomatis* e *N. gonorrhoeae* são frequentemente os agentes etiológicos. Quando o início dos sintomas ocorre após 14 dias da menstruação, organismos aeróbios ou anaeróbios estão envolvidos.

SEQUELAS DA DOENÇA INFLAMATÓRIA PÉLVICA

As sequelas da DIP representam a maior causa de morbidade reprodutiva e podem ocorrer em 25% das mulheres acometidas.

A maior preocupação associada à DIP se deve predominantemente às sequelas reprodutivas a longo prazo decorrentes da infecção tubária: fator de esterilidade tubário, prenhez ectópica e aderências pélvicas, que se manifestam por dor pélvica crônica.

A infertilidade tubária chega a ocorrer em 50% das mulheres após o terceiro episódio de DIP (D).

Outras potenciais complicações são as agudas, que incluem dispareunia, piossalpinge, ATO e síndrome de Fitz-Hugh-Curtis.

O objetivo principal do tratamento da DIP não se restringe à melhora dos sintomas agudos conferidos pela doença, mas, e principalmente, à prevenção do risco para as suas sequelas.

Complicações agudas

O *ATO* é uma complicação séria da DIP, caracterizado por uma massa inflamatória que envolve trompas, ovários, podendo acometer estruturas adjacentes (intestino, peritônio pélvico). Ocorre em mais de um terço das pacientes hospitalizadas por DIP aguda, embora de modo geral apenas 5% das pacientes com DIP evoluam com ATO.

Hiperemia, isquemia e necrose das trompas de Falópio caracterizam o estágio inicial da DIP. Esse processo resulta na produção de material purulento, que pode atingir os ovários ou causar peritonite localizada. As trompas podem ficar edemaciadas e obstruídas, resultando, assim, em distensão do seu lúmen. O local de ovulação serve, presumivelmente, como porta de entrada dos microrganismos para o ovário, com subsequente invasão tecidual. Os ovários e as outras estruturas pélvicas podem ser envolvidos no processo inflamatório. Progressão posterior pode resultar em ATO, o qual pode permanecer localizado ou envolver outras estruturas pélvicas contíguas. Em qualquer estágio da progressão, pode ocorrer ruptura do abscesso.

Os agentes etiológicos envolvidos no ATO são os mesmos da DIP: organismos polimicrobianos com predominância de anaeróbios (isolados em 63 a 100% dos abscessos anexiais). Não é frequente o isolamento de *C. trachomatis* nem de *N. gonorrhoeae*, mas acredita-se que estejam diretamente relacionados com a ascensão dos vários microrganismos no trato genital superior. Os organismos mais comumente isolados são: *E. coli, Bacteroides fragilis* e outros *Bacteroides* sp., *Streptococcus, Peptococcus* e *Peptostreptococcus.*

A ocorrência de ATO consiste no achado clínico mais preditivo de falha terapêutica.

O seu diagnóstico fundamentado nos critérios clínicos é difícil e não tem acurácia, em virtude de os sintomas geralmente serem vagos e confusos. Deve ser suspeitado na presença de febre, desconforto pélvico e corrimento vaginal purulento. Em geral, os sintomas clínicos observados nas pacientes com salpingite não complicada e com ATO, são semelhantes. Em muitas pacientes, massa anexial palpável não é identificada no exame pélvico inicial.

Como as pacientes nem sempre se apresentam com sintomas clássicos, a USG tem desempenhado um importante papel por se revelar com boa acurácia e sensibilidade para o seu diagnóstico, além de ser uma técnica de imagem não invasiva, embora não seja realizada rotineiramente para todas as pacientes com DIP. Recomenda-se, portanto, a sua realização nas pacientes admitidas no hospital para tratamento da DIP. A detecção precoce do ATO permite a escolha do regime antibiótico mais efetivo (D).

A tomografia computadorizada pode ser utilizada para definir melhor o abscesso ou complementar o exame ultrassonográfico quando sua avaliação é inconclusiva. A cintigrafia leucocitária pode ter um papel no futuro, mas ainda faltam estudos mais consistentes para estabelecer a sua aplicabilidade na DIP.

A presença de massa inflamatória pélvica na mulher com DIP requer internamento para terapia antibiótica endovenosa (amplo espectro) e monitorização rigorosa para ruptura ou resposta insatisfatória ao antibiótico (indicando-se cirurgia para a drenagem nessas situações).

Todas as pacientes com ATO deverão ser internadas, ficando a escolha entre a conduta conservadora ou cirúrgica (drenagem do abscesso) a critério do médico-assistente. Inicialmente os antibióticos devem cobrir os anaeróbios e as bactérias sexualmente transmissíveis.

A *síndrome de Fitz-Hugh-Curtis* (peri-hepatite), caracterizada por processo inflamatório e formação de aderências na cápsula hepática e na parede abdominal anterior, está associada com DIP por gonococos ou *Chlamydia*.

A despeito das limitações existentes acerca do conhecimento dessa síndrome, ela parece ser composta por dois estágios. Na fase aguda, as pacientes experimentam dor pleurítica, lancinante em quadrante superior direito, podendo irradiar para o ombro. Na fase crônica, as aderências peritoneais causam dor abdominal crônica, tipicamente em quadrante superior direito. A infecção tubária pode ou não estar presente concomitantemente.

Clinicamente, a paciente apresenta dor em quadrante superior direito do abdome, o que pode causar confusão com sintomas hepáticos ou biliares. A paciente pode ou não apresentar sintomas associados à DIP. Elevações discretas nos testes de função hepática podem estar presentes.

Classicamente mimetiza colelitíase aguda, pneumonia e embolia pulmonar, mas pode também mimetizar a cólica renal, quando cursa com dor uni ou bilateral em flanco, ou até mesmo uma úlcera péptica perfurada pela dor intensa em epigástrio em alguns casos. As complicações associadas não são comuns, mas cabe lembrar o abscesso subdiafragmático e a obstrução de intestino delgado, além da realização de cirurgias realizadas desnecessariamente.

Aderências e ascite peri-hepática podem ser visualizadas pela ultrassonografia ou tomografia, mas se acredita que essas modalidades de exames de imagem não têm sido úteis para o estudo da síndrome de Fitz-Hugh-Curtis.

O diagnóstico é difícil de ser realizado, uma vez que o índice de suspeição precisa ser muito forte e pela carência de método-padrão para o seu diagnóstico. Deve ser considerado em pacientes com dor abdominal alta e rotina de investigação normal, especificamente testes de função hepática ou de vesícula biliar, associadas a culturas positivas para *C. trachomatis* e *N. gonorrhoeae*.

Embora a incidência de aderências varie entre 25 e 100%, o padrão diagnóstico corrente é a presença de aderências características em "cordas de violão" entre a cápsula hepática e a parede abdominal anterior observada à laparoscopia e cultura cervical e abdominal positivas.

O objetivo do tratamento é prevenir a dor abdominal crônica, consistindo em antibioticoterapia para a erradicação bacteriana e lise cirúrgica de aderências. As pacientes devem ser tratadas com antibióticos, quando apresentarem infecções genitais sintomáticas e dor em abdome superior ou, por outro lado, infecções genitais assintomáticas, dor em abdome superior e culturas positivas (D).

Não há recomendações formais para os antibióticos utilizados. Doxiciclina e penicilina (320.000 UI, por via intramuscular, em dose única) são as mais comumente relatadas, porém antes da resistência à penicilina se tornar comum. A duração da terapia com doxiciclina deve ser de 10 dias a 4 semanas. Uma outra opção terapêutica pode ser com doxiciclina oral por 14 dias mais ceftriaxona (250 mg, por via intramuscular, em dose única), ou ainda ofloxacino (400 mg 2 vezes ao dia) mais metronidazol (500 mg duas vezes ao dia) por 14 dias (D).

Complicações crônicas

A sequela mais importante da DIP é representada pelo *fator tubário de esterilidade*, associado fortemente a elevados custos financeiros e psicossociais. O risco de esterilidade parece dobrar a cada episódio de salpingite, variando de 8 a 11% após um episódio, 20 a 30% após dois episódios e 40 a 50% após três episódios. A gravidade da DIP parece ser preditor de risco para esterilidade, com taxas mais elevadas de esterilidade entre as mulheres com DIP mais grave.

DIP silente ou não diagnosticada pode resultar em atraso ou não utilização de tratamento com antibiótico, aumentando sobremaneira o risco de complicações e sequelas[45,46] (B). Para as mulheres com *C. trachomatis* ou *N. gonorrhoeae* associadas à DIP, tendo retardado o seu diagnóstico por três dias ou mais, aumenta em três vezes a probabilidade de comprometimento da fertilidade, quando em comparação com mulheres prontamente tratadas. Esse efeito foi mais pronunciado entre aquelas com *C. trachomatis*, por sua natureza mais insidiosa com sintomatologia mais leve por longos períodos, além de menor frequência febril do que a infecção pela *N. gonorrhoeae* (B).

A incidência de *prenhez ectópica* aumenta em sete a dez vezes entre as mulheres com história prévia de DIP. O risco para prenhez ectópica passa de 6% com um episódio de DIP para 22% após três episódios de salpingite (B).

Aproximadamente 20% das mulheres apresentam *dor pélvica crônica* após um episódio de DIP. De maneira semelhante ao que ocorre com o fator tubário de esterilidade e a prenhez ectópica, a incidência de dor pélvica crônica é proporcional à gravidade e à quantidade de episódios de DIP (B).

DIAGNÓSTICO

O diagnóstico clínico da DIP representa um desafio na prática clínica, apesar de o CDC (2006) divulgar que é o método mais apropriado para tal, com valor preditivo positivo de 65 a 90% (D).

A razão para a baixa acurácia do diagnóstico clínico é o fato de que os sistemas orgânicos adjacentes (por exemplo, urinário, gastrintestinal e musculoesquelético) podem produzir sintomas que mimetizam a DIP. Inúmeras desordens ginecológicas (cistos ovarianos, torção anexial, prenhez ectópica, endometriose) também se manifestam com sintomas e achados ao exame físico compatíveis com a DIP.

Nenhuma sintomatologia clínica ou achados do exame físico isolados, bem como exame de imagem ou marcadores sorológicos, apresenta elevada sensibilidade ou especificidade. Estima-se que aproximadamente 60% do total de DIP ocorrem de forma subclínica, 36% apresentam sintomatologia clínica de moderada a grave e o restante (4%), a forma grave da doença (C).

A DIP pode manifestar-se de várias formas, podendo a sua apresentação clínica variar de formas leves a graves, como a formação de ATO e peritonite.

Admitindo a possível falha no diagnóstico e instituição do tratamento adequado, em 2006 o CDC preconizou avaliação menos rigorosa no diagnóstico da DIP: "o trata-

192 Seção III • Problemas Frequentes em Ginecologia

mento empírico da DIP deverá ser iniciado em mulheres jovens sexualmente ativas ou naquelas com risco de DST que apresentem dor em abdome inferior, se os seguintes critérios mínimos estiverem presentes e nenhuma outra causa para a doença possa ser identificada" (B).

- Sensibilidade uterina e anexial.
- Sensibilidade à mobilização cervical.

Alguns critérios adicionais (ou menores) podem aumentar a especificidade:

- Temperatura >38,3°C (ou >37,5°C pelo Ministério da Saúde em 2006).
- Secreção cervical anormal.
- Presença de leucócitos na secreção vaginal.
- ↑ VSH e PCR.
- Confirmação laboratorial de *C. trachomatis* e *N. gonorrhoeae*.

Outros critérios mais elaborados incluem: evidência histopatológica de endometrite, presença de ATO ou de fundo de saco de Douglas em estudo de imagem (ultrassonografia pélvica) e laparoscopia com evidências de DIP.

Inicialmente, para o diagnóstico de DIP é necessária a realização de uma história clínica cuidadosa, na qual se verifica a presença dos sintomas "clássicos": dor abdominal, febre, corrimento vaginal, início dos sintomas após o período menstrual e sangramento vaginal anormal. A dor varia de intensidade e característica, sendo geralmente bilateral e tipicamente com evolução de menos de 3 semanas.

O exame especular é necessário para avaliar pacientes com suspeita de infecção vaginal ou cervical. Na realização do referido exame, amostras de secreção cervical são obtidas para a pesquisa de clamídia e gonococos, enquanto as amostras vaginais são coletadas para o diagnóstico a fresco de tricomonas, vaginose bacteriana e candidíase vulvovaginal.

Inúmeros exames laboratoriais têm sido investigados no seu papel de predição da DIP. A contagem de leucócitos é um marcador inespecífico. Encontra-se elevado em menos da metade das mulheres com DIP. Valores elevados de VSH e PCR parecem ter melhores sensibilidade (entre 74 e 93%) e especificidade (entre 25 e 90%), com a PCR sendo discretamente melhor que a VSH na predição da DIP (C). Apesar do seu papel no diagnóstico da DIP, muitas vezes esses testes são limitados na prática clínica, por não estarem disponíveis ou não chegar o resultado nas mãos do médico em tempo hábil.

Alguns investigadores têm ressaltado a elevada sensibilidade e o valor preditivo negativo de leucócitos polimorfonucleares na secreção vaginal. A presença de três ou mais células por campo tem sensibilidade de 87 a 91%, enquanto a sua ausência na secreção vaginal tem um elevado valor preditivo negativo (94,5%), prestando-se principalmente para descartar doenças em mulheres com diagnóstico incerto (B).

A ultrassonografia tem um papel pouco importante no diagnóstico de salpingite ou endometrite, uma vez que a presença de líquido livre em fundo de saco não é útil para a confirmação da DIP. Achados ultrassonográficos sugestivos de DIP incluem trompas de Falópio grandes e dilatadas ou a presença de ATO. Em decorrência, contudo, da limitação do diagnóstico clínico nesses casos, lançamos mão da ultrassonografia transvaginal (pela sua maior sensibilidade no ATO) (D).

A laparoscopia é o método mais específico para o diagnóstico da DIP na fase aguda. Os achados mais consistentes são a presença de edema e eritema tubário, exsudato purulento nas trompas de Falópio e aderências peritubárias. Entretanto, não é justificada a sua utilização em todos os casos suspeitos de DIP, além de frequentemente não estar disponível. Desse modo, a laparoscopia fica reservada para um diagnóstico mais acurado, nos casos atípicos (D).

A obtenção de biópsia endometrial para diagnosticar endometrite pode ser útil, mas não se trata de um procedimento de rotina (D).

DIAGNÓSTICO DIFERENCIAL

O diagnóstico da DIP pode ser de difícil realização. Uma extensa lista de possibilidades diagnósticas que envolve vários sistemas é frequentemente lembrada quando nos deparamos com pacientes em idade reprodutiva com dor abdominal aguda.

Gastrintestinal

- Apendicite.
- Colecistite.
- Constipação.
- Gastroenterite.
- Hérnia.
- Doença inflamatória intestinal.

Renal

- Uretrite.
- Cistite.
- Pielonefrite.
- Nefrolitíase.

Ginecológico

- Cisto do corpo lúteo.
- Dismenorreia.
- Prenhez ectopica.
- Endometriose.
- Ruptura de cisto ovariano.
- Torção ovariana ou anexial.
- Tumor ovariano.

TRATAMENTO

O tratamento apresenta dois objetivos principais: amenizar os sintomas agudos e inflamatórios experimentados pela paciente com DIP e, sobretudo, prevenir as sequelas a longo prazo associadas à doença. A infertilidade é menos observada quando a instituição do tratamento ocorre em uma fase inicial da doença (nas primeiras 48 horas após o aparecimento dos sintomas), enfatizando a importância do diagnóstico precoce e da pronta instituição do regime antibiótico apropriado (B).

O regime terapêutico indicado para a DIP é aquele capaz de dar cobertura para a flora polimicrobiana do trato genital, além de *C. trachomatis* e *N. gonorrhoeae* e das bactérias associadas à vaginose bacteriana (gram-negativos facultativos e anaeróbios) (D).

Uma vez realizado o diagnóstico da DIP, o clínico se vê diante da decisão a ser tomada quanto ao internamento da paciente para a antibioticoterapia endovenosa ou o tratamento ambulatorial. Algumas condições devem ser consideradas para que tal decisão seja tomada, tais como a gravidade da doença, a comparação da eficácia do tratamento hospitalar ou ambulatorial e a adesão do paciente, além da preocupação em prevenir as sequelas a longo prazo (D).

Nos casos de DIP leve e moderada (na ausência de ATO) não há diferença no resultado final se o tratamento instituído for ambulatorial ou hospitalar (A).

O CDC (2006), tomando como base estudos observacionais e opiniões de consensos, recomenda tratamento hospitalar por via parenteral para as mulheres que apresentam qualquer uma das seguintes características (D):

- Gravidez.
- Inabilidade no diagnóstico diferencial de emergências cirúrgicas (p. ex. apendicite).
- Falha na resposta ao tratamento oral nas pacientes inicialmente tratadas ambulatorialmente.
- Intolerância ao tratamento oral (náusea e/ou vômitos).
- Doença grave (peritonite, febre elevada).
- ATO.

O estadiamento da DIP segundo a Sociedade Internacional de Doenças Ginecológicas e Obstétricas (EUA) é realizado da seguinte maneira:

- Estágio 1: dor em baixo ventre, desconforto à mobilização cervical e dor em região anexial, associado a mais de um critério menor definido pelo CDC.
- Estágio 2: estágio 1 associado à peritonite.
- Estágio 3: ATO ao exame físico ou à ultrassonografia.
- Estágio 4: ruptura de ATO.

Sempre que possível, e após orientação e aconselhamento tanto da paciente quanto do parceiro, devem ser coletadas sorologias para sífilis, hepatites B e C e HIV (D).

ESQUEMAS RECOMENDADOS PELO CDC (2006) PARA O TRATAMENTO DA DIP (A)

Esquema parenteral (A)

A. Cefotetan 2 g por via endovenosa 12/12 h *ou* cefoxitina 2 g por via endovenosa 6/6 h + doxiciclina 100 mg por via oral ou por via endovenosa 12/12 h.
B. Clindamicina 900 mg por via endovenosa 8/8 h + gentamicina 1,5 mg/kg por via endovenosa ou por via intramuscular 8/8 h.

Esquema alternativo

C. Ofloxacino 400 mg por via endovenosa 12/12 h *ou* levofloxacino 500 mg por via endovenosa uma vez ao dia, com ou sem metronidazol 500 mg por via endovenosa 8/8 h.
D. Ampicilina/sulbactam 3 g por via endovenosa 6/6 h + doxiciclina 100 mg por via endovenosa ou por via oral 12/12 h.

Com o aparecimento da melhora clínica (após 24 h de início do tratamento parenteral), a terapia é continuada por via oral com doxiciclina 100 mg 12/12 h até completar 14 dias (esquemas A e D), ou clindamicina 450 mg 6/6 h (esquema B) também até completar 14 dias de tratamento. (B).
Para o esquema C, deve-se continuar com tratamento oral após melhora clínica durante 14 dias com quinolona.

Esquema oral (nível de evidência A)

A. Ofloxacino 400 mg por via oral 12/12 h por 14 dias *ou* levofloxacino 500 mg por via oral uma vez ao dia por 14 dias com ou sem metronidazol 500 mg por via oral 12/12 h por 14 dias.
B. Ceftriaxona 250 mg por via intramuscular (dose única) *ou* cefoxitina 2 g por via intramuscular (1 dose) e probenicida 1 g por via oral (1 dose) *ou* outra cefalosporina de ter-

---

Obs. (1) Se o tratamento escolhido for o ambulatorial, é obrigatório o seguimento da paciente com 48 a 72 h, para avaliar a melhora clínica. Caso esta não tenha ocorrido, o internamento para antibioticoterapia parenteral deverá ser realizado e outras patologias devem ser investigadas (D).

Obs. (2) Teoricamente, a administração parenteral de uma cefalosporina em paciente internada parece ser superior em relação a uma única dose parenteral realizada na paciente tratada ambulatorialmente, pelo maior nível tecidual alcançado contra as infecções intraperitoneais mistas e loculadas. Não há dados publicados que apoiem a efetividade das cefalosporinas por via oral como esquema alternativo de tratamento (D).

Obs. (3) Em ensaios clínicos observou-se que a melhora clínica e a taxa de cura microbiológica tem sido excelente para as pacientes internadas, quando se utiliza uma cefalosporina associada a doxiciclina (90% ou mais de cura). Contudo, tanto do ponto de vista teórico quanto tomando como base estudos de eficácia a curto prazo, há a necessidade de ensaios clínicos bem controlados para a comparação da superioridade de um regime em relação ao outro (D).

Obs. (4) Em virtude do aumento da morbidade materna e de trabalho de parto prematuro, o tratamento de gestante com suspeita de DIP deverá ser parenteral em esfera hospitalar (D). Há dados insuficientes para recomendar algum tratamento específico na gestação. A terapia empírica deve cobrir gonococos, clamídia e bactérias anaeróbias e pode variar de acordo com a sensibilidade da flora local ao antibiótico (por exemplo: cefalosporinas + macrolídeos com ou sem metronidazol) (D).

Obs. (5) Em usuárias de DIU com DIP deve ser considerada a retirada do contraceptivo, especialmente se os sintomas não se resolverem dentro de 72 h do início do tratamento (A).

Obs. (6) Nos casos mais graves ou de resposta inadequada, deve-se avaliar a necessidade de associar outro antibiótico, além de pensar na possibilidade (rara) de tromboflebite pélvica associada (D).

Obs. (7) Todos os parceiros sempre devem ser tratados. O Ministério da Saúde recomenda o uso de azitromicina 1 g, por via oral, dose única *mais* ciprofloxacino 500 mg, por via oral, também dose única (D).

Obs. (8) Em abril de 2007 foi publicada uma atualização pelo CDC, que orientou a não utilizar as fluoroquinolonas para o tratamento da DIP nos EUA, visto que o uso difundido na região aumentou a resistência bacteriana a essa medicação.

Seção III • Problemas Frequentes em Ginecologia

ceira geração por via intramuscular + doxiciclina 100 mg por via oral 12/12 h durante 14 dias com ou sem metronidazol 500 mg por via oral 12/12 h por 14 dias.

PREVENÇÃO

Por ter grande impacto social, financeiro e emocional, além das complicações a longo prazo, faz-se necessário adotar medidas de prevenção primárias e secundárias.[1] A estratégia ideal de prevenção primária seria retardar o início da atividade sexual entre as adolescentes. Quanto às mulheres já sexualmente ativas, devem ser orientadas a[17] (nível de evidência D):

- Usar preservativo de maneira correta e em toda relação sexual.
- Procurar serviço de saúde imediatamente ao aparecimento de sintomas genitais.
- Após o intercurso sexual desprotegido com parceiro suspeito de DST, realizar consulta médica.
- Mesmo na ausência de suspeita de DST, procurar realizar exames de rotina para controle de DST, no mínimo anualmente.

LEITURA RECOMENDADA

Altunyurt S, Demir N, Posaci C. A randomized controlled trial of coil removal prior to treatment of pelvic inflammatory disease. *Eur J Obstet Gynecol Reprod Biol* 2003; 107:81-4.

Banikarin C, Chacko MR. Pelvic inflamatory disease in adolescents. *Adolesc Med Clin* 2004; 15(2):273-85.

Bau A, Atri M. Acute female pelvic pain: ultrasound evaluation. *Semin Ultrasound CT MR* 2000; 21(1):79-93.

Beigi RH. Pelvic inflamatory disease: new diagnostic criteria and treatment. *Obstet Gynecol Clin North Am* 2003; 30(4):777-93.

Blake DR, Fletcher K, Joshi N, Emans SJ. Identification of symptoms that indicate a pelvic examination is necessary to exclude PID in adolescent women. *J Pediat Adolesc Gynecol 2003;* 16(1):25-30.

Brasil. Ministério da Saúde. Manual de Controle das Doenças Sexualmente Transmissíveis, 2006; 5:66-9.

Bukusi EA, Cohen CR, Stevens CE *et al.* Effects of human immunodeficiency virus 1 infection on microbial origins of pelvic inflammatory disease and on efficacy of ambulatory oral therapy. *Am J Obstet Gynecol* 1999; 181:1374-81.

Cohen CR, Manhart LE, Bukusi EA *et al.* Association between Mycoplasma genitalium and acute endometritis. *Lancet* 2002; 359:765-6.

Derchi LE, Serafini G, Gandolfo N *et al.* Ultrasound in gynecology. *Eur Radiol* 2001; 11:2137-55.

Dogan E, Altunyurt S, Altindag T, Onvural A. Tubo-ovarian abscess mimicking ovarian tumor in a sexually inactive girl. *J Pediatr Adolesc Gynecol* 2004; 17(5):351-2.

Eschenbach DA. Epidemiology and diagnosis of acute pelvic inflammatory disease. *Obstet Gynecol* 1980; 55:142-52.

Gaitan H, Angel E, Diaz R *et al.* Accuracy of five different diagnostic techniques in mild-to-moderate pelvic inflammatory disease. *Infect Dis Obstet Gynecol* 2002; 10:171-80.

Golden N, Cohen H, Gennari G *et al.* The use of pelvic ultrasonography in the evaluation of adolescents with pelvic inflammatory disease. *Am J Dis Child* 1987; 141:1235.

Haggerty CL, Ness RB *et al.* Endometritis does not predict reproductive morbidity after pelvic inflammatory disease. *Am J Obstet Gynecol* 2003; 188(1):141-8.

Hemila M, Henriksson L, Ylikorkala O. Serum CRP in the diagnosis and treatment of pelvic inflammatory disease. *Arch Gynecol Obstet* 1987; 241:177-82.

Hewitt GD, Brown RT. Acute and chronic pelvic pain in female adolescents. *Med Clin North Am* 2000; 84:1009-25.

Hillis SD, Joesoef R, Marchbanks PA *et al.* Delayed care of pelvic inflammatory disease as a risk factor for impaired fertility. *Am J Obstet Gynecol* 1993; 168:1503-9.

Holmes KK, Sparling PF, Mardh P (eds.). *Sexually transmitted diseases: pelvic inflammatory disease.* New York: McGraw Hill, 1999.

Jacobson L, Westrom L. Objectivized diagnosis of acute pelvic inflammatory disease. *Am J Obstet Gynecol* 1969; 105:1088-98.

James Drife, Magowan Brian A. *Clinical obstetrics and gynecology.* United Kingdom: Elsevier Health Sciences, 2004:119.

Joessens MO, Eskenazi B, Schachter J, Sweet RL. Risk factors for pelvic inflammatory disease: a case-control study. *Sex Transm Dis* 1996; 23:239-47.

Jossens MR, Schachter J, Sweet RL. Risk factors associated with pelvic inflammatory disease of differing microbial etiologies. *Obstet Gynecol* 1994; 83:989-97.

Landers DV, Sweet RL. Current trends in the diagnosis and treatment of tubo-ovarian abscess. *Am J Obstet Gynecol* 1985; 151:1098-110.

Lepine LA, Hillis SD, Marchbanks PA *et al.* Severity of pelvic inflammatory disease as a predictor of the probability of live birth. *Am J Obstet Gynecol* 1998; 178:977-81.

Mansuria SM, Sanfilippo JS. Laparoscopy in the pediatric and adolescent population. *Obstet Gynecol Clin North Am* 2004; 31(3):469-83, vii.

Miller KE, Ruiz DE, Graves JC. Update on the prevention and treatment of sexually transmitted diseases. *Am Fam Physician* 2003; 67(9):1915-22.

Ness RB, Hillier SL, Kip KE *et al.* Bacterial vaginosis and risk of pelvic inflammatory disease. *Obstet Gynecol* 2004; 104:761-9.

Ness RB, Soper DE, Holley RL *et al.* Douching and endometritis: Results from PID evaluation and clinical health (PEACH) study. *Sex Transm Dis* 2001; 28:240-5.

Ness RB, Soper DE, Holley RL *et al.* Effectiveness of inpatient and outpatient treatment strategies for women with pelvic inflammatory disease: results from the Pelvic Inflammatory Disease Evaluation and Clinical Health (PEACH) Randomized Trial. *Am J Obstet Gynecol* 2002; 186:929-37.

Ness RB, Soper DE, Holley RL *et al.* Hormonal and barrier contraception and risk of upper genital tract disease in the PID Evaluation and Clinical Health (PEACH) study. *Am J Obstet Gynecol* 2001; 185:121-7.

Newkirk G.R. Pelvic inflammatory disease: a contemporary approach. *Am Fam Physician* 1996; 53:1127-35.

Peralta L, Dukako SJ, Yong MA. Correlation between urine and cervical specimens for the detection of cervical *Chlamydia trachomatis* and *Neisseria gonorrhoeae* using ligase chain reaction in a cohort of HIV infected and uninfected adolescents. *J Adolesc Health* 2001; 29:S87.

Rein DB, Kassler WJ, Irwin KL *et al.* Direct medical cost of pelvic inflammatory disease and its sequelae: decreasing but still substantial. *Obstet Gynecol* 2000; 95:397-402.

Rice PA, Schachter J. Pathogenesis of pelvic inflammatory disease: what are the questions? *JAMA* 1991; 266:2587.

Ross J, Judlin P, Nilas L. European Guideline for the Management of Pelvic Inflammatory Disease. *Int J STD AIDS* 2007; 18(10):662-6.

Rothman KJ. Randomized field trial of vaginal douching, pelvic inflammatory disease and pregnancy. *Epidemiology* 2003; 14(3):340-8.

Royal College of Obstetricians and Gynaecologists. Standards in Gynaecology. Management of acute pelvic inflammatory disease. nº 32, November 2008.

Safrin S, Schachter J, Dahrouge D, Sweet RL. Long-term sequelae of acute pelvic inflammatory disease: a retrospective cohort study. *Am J Obstet Gynecol* 1992; 166:1300-5.

Schwebke JR. Bacterial vaginosis. *Curr Infect Dis Rep* 2000; 2:14-7.

Shrier LA, Bowman FP, Lin M, Crowley-Nowick PA. Mucosal immunity of the adolescent female genital tract. *J Adolesc Health* 2003; 32:183-6.

Slap GB, Forke CM, Cnaan A *et al.* Recognition of tubo-ovarian abscess in adolescents with pelvic inflammatory disease. *J Adolesc Health* 1996; 18:397.

Sweet RI, Blankfortdoyle MR. The occurrence of chlamydial and gonococcal salpingitis during the menstrual cycle. *JAMA* 1986; 255:2062-4.

Sweet RL. Gynecologic conditions and bacterial vaginosis: implications for the non-pregnant patient. *Infect Dis Obstet Gynecol* 2000; 8:184-90.

Sweet RL. Pelvic inflammatory disease and infertility in women. *Infect Dis Clin North Am* 1987; 1:199.

Sweet RL. Pelvic inflammatory disease. *In:* Sweet RL, Gibbs RS (eds.). *Infectious diseases of the female genital tract.* Philadelphia: Lippincott Williams & Wilkins, 2001:368-412.

US Centers for Disease Control. Sexually Transmitted Diseases Treatment Guidelines 2006. *MMWR* 2006; 55(RR-11):1-94.

US Centers for Disease Control. Sexually Transmitted Diseases Treatment Guidelines 2006. Updated recommended treatment regimens for gonococcal infections and associated conditions – United States, April 2007.

Walker CK, Workowski KA, Washington AE, Soper D, Sweet RL. Anaerobes in pelvic inflammatory disease: implications for the Centers for Disease Control and Prevention's guidelines for treatment of sexually transmitted diseases. *Clin Infect Dis* 1999; 28:S29-S36.

Webb EM, Green GE, Scoutt LM. Adnexal mass with pelvic pain. *Radiol Clin North Am* 2004; 42(2):329-48.

Westrom L, Eschenbach D. Pelvic inflammatory disease. *In:* Holmes KK, Sparling PF, Mardh P *et al.* (eds.). *Sexually transmitted diseases.* Colorado: McGraw-Hill Health Professions Division, 1999:783-9.

Westrom L. Incidence, prevalence, and trends of acute pelvic inflammatory disease and its consequences in industrialized countries. *Am J Obstet Gynecol* 1980; 138:880.

Westrom L. Sexually transmitted diseases and infertility. *Sex Transm Dis* 1994; 21(Suppl):S32-S37.

Westrom LV, Berger GS. Consequences of pelvic inflammatory disease. *In:* Berger GS, Westrom LV (eds.). *Pelvic inflammatory disease.* New York: Raven Press, 1992:101-14.

Wiesenfield HC, Hillier SL, Krohn MA *et al.* Lower genital tract infection and endometritis: insight into subclinical pelvic inflammatory disease. *Obstet Gynecol* 2002; 100:456-63.

Xu F, Schillinger JA, Aubin MR *et al.* Sexually transmitted diseases of older persons in Washington State. *Sex Transm Dis* 2001; 28:287-91.

Yudin MH, Hillier SL, Wiesenfeld HC *et al.* Vaginal polymorphonuclear leukocytes and bacterial vaginosis as markers for histologic endometritis among women without symptoms of pelvic inflammatory disease. *Am J Obstet Gynecol* 2003; 188:318-23.

Zeger W, Holt K. Gynecologic infections. *Emerg Med Clin North Am* 2003; 21(3):631-48.

CAPÍTULO 16

Alterações Fisiológicas Benignas da Mama

Josué Henrique Norões Viana • Isabella Sá Quental

CONSIDERAÇÕES INICIAIS

A Sociedade Brasileira de Mastologia, desde 1994, em reunião de consenso, preconiza o termo alterações fisiológicas benignas da mama (AFBM) para caracterizar uma série de alterações decorrentes dos processos de desenvolvimento e involução mamária que muitas vezes apresentam-se de forma exacerbada, além de manifestações clínicas provocadas por fatores hormonais que interagem com fatores emocionais e metabólicos na mama femini-na normal. Essa designação substituiu outros termos utilizados no passado como displasia mamária, mastopatia fibrocística ou doença fibrocística, os quais muitas vezes atribuíam conotação de doença a uma situação normal.

Vários fatores são considerados na etiologia das AFBM: retenção hídrica, ingestão excessiva de metilxantinas, relação alterada entre ácidos graxos saturados e insaturados, estresse emocional, liberação facilitada de prolactina, níveis elevados de gonadotrofina, estimulação estrogênica, entre outros. Entretanto, há uma dificuldade em se comprovar essa relação mediante estudos científicos.

As AFBM de natureza não proliferativa não apresentam risco adicional de câncer de mama. Por outro lado, as alterações proliferativas, sobretudo as atípicas, aumentam o risco em torno de cinco vezes. Caso estejam associadas à história familiar positiva para câncer, esse risco aumenta para oito a 11 vezes. Portanto, diante de um resultado de biópsia mamária benigna, é importante avaliar o risco histológico para câncer (Quadro 16.1).

As AFBM de importância clínica são a mastalgia, os adensamentos ou espessamentos mamários, os cistos e a descarga papilar, podendo ou não estar associados.

Quadro 16.1 Risco relativo para câncer fundamentado na histologia

Risco não aumentado
- Adenose (florida e esclorosante)
- Metaplasia apócrina
- Ectasia ductal
- Macro e microcistos
- Hiperplasia simples
- Mastite
- Fibrose
- Fibroadenoma
- Esteatonecrose
- Papiloma intraductal

Risco levemente aumentado (1,5-2× = alterações proliferativas sem atipias)
- Hiperplasia moderada ou florida

Risco moderadamente aumentado (5× = alterações proliferativas com atipia)
- Hiperplasia ductal atípica
- Hiperplasia lobular atípica

Alto risco (10×)
- Carcinoma lobular *in situ*
- Carcinoma ductal *in situ*

Fonte: Hutter, 1996.

MASTALGIA

A mastalgia, a principal queixa mamária, apresenta duas formas clínicas: cíclica e acíclica. A forma acíclica, muitas vezes, é decorrente de causas não mamárias.

A mastalgia cíclica é mais frequente, sendo de difícil mensuração. Está intimamente ligada ao ciclo menstrual, decorrente do ingurgitamento mamário que ocorre na fase lútea. Inicia-se geralmente 3 a 4 dias antes da menstruação, de intensidade variável, frequentemente bilateral, mas pode ser unilateral, sobretudo em mamas assimétricas. Apresenta localização difusa ou mais intensa nos quadrantes superiores externos (local de maior concentração de tecido glandular). É frequente a queixa de sensação de peso e aumento no volume das mamas. Eventualmente poderá irradiar-se para a face interna do braço. Tais sintomas tendem a desaparecer com a chegada da menstruação, mas podem persistir por mais alguns dias. Algumas vezes está associada a adensamentos e nodularidade difusa.

A forma acíclica não está relacionada com o ciclo menstrual, é menos frequente (20 a 30%), sendo mais observada na pós-menopausa, é mais bem localizada, apresentando-se em qualquer quadrante, geralmente é unilateral, de intensidade variável, podendo ser constante ou intermitente, com exacerbações. A causa da mastalgia acíclica é geralmente idiopática, mas o fator psicossomático deve ser sempre levado em consideração. Entre as causas mais frequentes estão: aumento abrupto de um cisto, mastite, ectasia ductal, abscesso subareolar recidivante, ingurgitamento e fissura na amamentação.

A mastalgia acíclica faz diagnóstico diferencial com causas de dor não mamária, como dor muscular, angina, nevralgia intercostal, radiculopatia cervical, síndrome de Mondor (tromboflebite superficial), síndrome de Tietze (inflamação na junção costo-esternal).

Diagnóstico

ANAMNESE E EXAME FÍSICO

O diagnóstico da mastalgia é eminentemente clínico. Durante a anamnese é importante avaliar os fatores desencadeantes, agravantes e atenuantes da dor. Determinar a localização exata da dor, se intra ou extramamária, e, no primeiro caso, se cíclica ou acíclica. Avaliar hábitos e costumes como tabagismo e uso de medicamentos, sobretudo contraceptivos hormonais e terapia hormonal (TH) na menopausa; se a dor interfere em vida familiar, profissional ou sexual, a fim de determinar a necessidade de medicação. Verificar o grau de temor e ansiedade provocado por este sintoma, sobretudo no que se refere ao câncer mamário.

EXAMES COMPLEMENTARES

A mamografia (MMG) e a ultrassonografia (USG) são solicitadas de acordo com a faixa etária da paciente para excluir o câncer. Ocasionalmente outros exames podem ser realizados para diagnóstico diferencial, como raios X da coluna cervical, raios X de tórax, eletrocardiograma, entre outros.

Tratamento

O tratamento da mastalgia acíclica de causa identificável, bem como o da dor de causa não mamária, é específico. No caso de mastalgia cíclica e acíclica idiopática, o tratamento é conservador (orientação verbal), com eficácia em torno de 80 a 85% dos casos. Após excluir o câncer, deve-se deixar claro à paciente o caráter benigno e fisiológico de seus sintomas, evitando-se termos que causem confusão e dúvida na paciente, como "displasia mamária"; orientá-la que nem sempre a mastalgia cíclica apresenta-se de modo uniforme, podendo alternar períodos de maior e menor intensidade ao longo dos meses; orientar o uso do sutiã adequado, sobretudo naquelas com mamas flácidas e hipertróficas; tranquilizar e medicar o mínimo possível.

No que se refere à TH discutir diminuição da dose, mudança da via de administração, troca de medicação ou em casos extremos suspensão da medicação. Os anticoncepcionais hormonais orais (ACHO) têm um comportamento paradoxal em relação à mastalgia; em algumas situações podem melhorar a dor, e em outras situações, piorá-la. A piora geralmente ocorre com os ACHO de alta dosagem e no início do uso, na fase de adaptação à pílula. Nesses casos, a conduta é semelhante à TH, ou seja, manter o uso aguardando o alívio espontâneo da dor, diminuir a dose, trocar a via de administração, mudar a medicação ou, em casos graves, substituir por um contraceptivo não hormonal.

No caso de mastalgia refratária, pode ser necessário o uso de medicação. As substâncias mais utilizadas são:

- Óleo de prímula: seu princípio ativo é o ácido gamalinoleico (240 mg de ácido gamalinoleico equivalem a 3 g de óleo de prímula – 1 g/3 g óleo de prímula manipulado por 4/6 meses ou apresentações comerciais). Não apresenta efeitos colaterais importantes.
- Vitaminas: as mais utilizadas são a associação de vitaminas A, B_6 e E e a E isolada por 2 a 6 meses. Entretanto, não há dados na literatura que justifiquem seu uso para essa finalidade.

- Anti-inflamatórios não esteroides (AINE) e analgésicos por via oral: utilizados geralmente na fase aguda da dor.
- AINE tópicos: aplicar três vezes ao dia por 6 meses. No Clinical Evidence de 2007, tais fármacos se mostraram efetivos no alívio da dor.
- Agonistas dopaminérgicos: bromocriptina 2,5 mg/dia por 3/6 meses. Os efeitos colaterais mais importantes são: náuseas, vômitos, cefaleia, constipação e hipotensão postural.
- Danazol: 100 a 200 mg/dia ou 200 mg/dia, apenas na fase lútea. A maioria dos estudos mostra que o danazol tem eficácia comprovada na mastalgia cíclica e acíclica, grave e moderada, entretanto deve-se ter em mente os efeitos colaterais sérios relacionados com esse fármaco, tais como: irregularidade menstrual, acne, aumento da oleosidade do cabelo, ganho de peso, hirsutismo, aumento das enzimas hepáticas, dislipidemia e engrossamento da voz (alteração permanente).
- Análogos de GnRH (goserelina): 3,6 mg/mês subcutâneos. Os efeitos colaterais mais importantes são: redução da massa óssea, secura vaginal, diminuição da libido, fogachos, depressão, irritabilidade, labilidade emocional e alterações menstruais.
- Tamoxifeno: 10 mg/dia. Estudos randomizados demonstram eficácia melhor que a do placebo e a do danazol. Os efeitos colaterais mais importantes são: fogachos, irregularidade menstrual, tromboembolismo, aumento da secreção vaginal, entre outros.
- *Vitex agnus castus:* 40 mg/dia em jejum. Planta nativa do Mediterrâneo e da Ásia Central que atua na inibição de prolactina por bloqueio do receptor da dopamina. São necessários mais estudos para avaliar sua real eficácia.

Vale salientar que os fármacos utilizados para tratamento da mastalgia não apresentam uma cura definitiva, apenas períodos de remissão mais ou menos longos, pois não apresentam mecanismo de ação que interfira diretamente na fisiopatologia da dor. Além disso, apenas o tamoxifeno, os análogos de GnRh e o danazol apresentam eficácia comprovada no tratamento da dor, mas com alto índice de recorrência e à custa de efeitos colaterais graves, por isso devem ser utilizados apenas em casos excepcionais (III/C).

ESPESSAMENTO/ADENSAMENTO

Em virtude da heterogeneidade do parênquima mamário, bem como da resposta diferenciada do tecido mamário a estímulos hormonais, poderão ocorrer áreas de espessamentos/adensamentos, além de pseudonódulos que podem confundir o médico-assistente durante a palpação das mamas. A importância dessas alterações é no diagnóstico diferencial com o câncer, sobretudo quando essas áreas de espessamento apresentam-se de forma assimétrica. Nesses casos são importantes a experiência do médico examinador e o uso de exames complementares como MMGG, USG e até mesmo a punção aspirativa com agulha fina (PAAF). Pode-se também repetir o exame físico em outra ocasião, principalmente fora do período menstrual. Caso a dúvida persista, pode-se recorrer à biópsia cirúrgica (VD).

Quadro 16.2 Bases gerais do tratamento

Excluir câncer
Orientar e tranquilizar
Medicar o mínimo necessário

CISTOS

Os cistos são alterações normais decorrentes do processo de involução mamária. Os macrocistos, por sua vez, são uma exacerbação desse processo de causa desconhecida, mas de provável etiologia hormonal. Os microcistos, muitas vezes diagnosticados por acaso ao se realizar uma USG de rotina, não têm importância clínica. Os macrocistos são a forma clínica mais frequente de nódulo mamário. Podem ocorrer em qualquer idade, porém são típicos da perimenopausa e tendem a desaparecer na pós-menopausa, exceto se a paciente estiver fazendo TH.

Fisiopatologia e relação com o câncer

Os cistos se formam principalmente por atrofia do epitélio lobular e metaplasia apócrina. Na primeira situação, à medida que a atrofia vai se intensificando, os ácinos coalescem. Com a distensão progressiva, o lóbulo oblitera-se e é substituído por um cisto.

Na metaplasia apócrina, verifica-se aumento da secreção das células que revestem os lóbulos. Esse aumento não é acompanhado de um aumento proporcional na reabsorção, provocando uma dilatação progressiva dos ácinos que são substituídos por pequenos cistos que podem coalescer, formando cistos maiores.

O carcinoma cístico é raro – 0,3 a 0,7% de todos os cânceres mamários –, e quando ocorre, geralmente é do tipo papilífero.

Diagnóstico

EXAME FÍSICO

Os microcistos, conforme mencionado, não têm importância clínica e não são palpáveis. Os macrocistos são nódulos bem delimitados, dolorosos ou não, podem ser únicos, mas geralmente são múltiplos. Têm consistência macia ou elástica, entretanto algumas vezes podem simular um nódulo sólido pela grande tensão do líquido em seu interior. Cistos grandes podem provocar assimetria mamária. Um sintoma bastante frequente é a dor localizada provocada pelo crescimento súbito de um cisto.

MAMOGRAFIA

O diagnóstico do cisto é essencialmente ecográfico, mas os cistos poderão aparecer na mamografia como imagens nodulares bem definidas, com margens circunscritas ou parcialmente obscurecidas, algumas vezes circundadas por um halo transparente. As paredes dos cistos poderão calcificar-se, apresentando calcificações do tipo "casca de ovo" ou "leite de cálcio" (aspecto arrendondado na incidência craniocaudal e semilunar com a concavidade voltada para cima na incidência lateral).

ULTRASSONOGRAFIA

É o exame mais importante no diagnóstico e condução dos cistos, com acurácia próxima a 100%, quando presentes as seguintes características: imagem anecoica oval, redonda ou lobular, bem delimitada, circunscrita, de contornos regulares e com reforço acústico posterior (Figura 16.1). O cisto complicado é aquele com a presença de ecos internos homogêneos associados às demais características de cisto. Os cistos complexos são aqueles

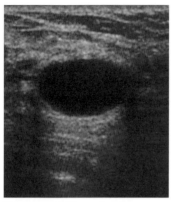 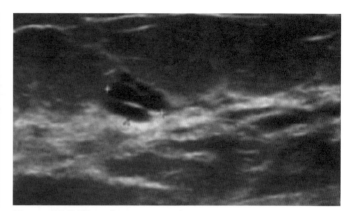

Figura 16.1 Cisto simples.   **Figura 16.2** Microcistos agrupados.

que apresentam critérios de suspeição, como massa intracística, septações grosseiras e paredes espessadas e irregulares (Figura. 16.2).

PAAF

Não há indicação de PAAF em microcistos, salvo no diagnóstico diferencial de um possível nódulo sólido. Nos macrocistos, a PAAF é diagnóstica e terapêutica e deve ser realizada para alívio da dor local. É importante observar a cor do líquido, que pode ser amarelo-citrino, verde-claro, verde-escuro ou amarelo-palha. Quando sanguinolento, a conduta será a excisão cirúrgica, assim como no tumor residual. A citologia do líquido aspirado não se mostrou um exame com um bom custo-benefício, pois o líquido não apresenta nenhuma particularidade, e, no caso do líquido sanguinolento, uma citologia negativa não afasta por completo um câncer intracístico.

CONDUTA

Quando provocam sintomas os macrocistos devem ser puncionados. No caso de tumor residual pós-punção ou líquido sanguinolento, proceder a excisão cirúrgica. Preferencialmente realizar punção guiada pela palpação apenas naqueles casos previamente diagnosticados pela ecografia como cistos simples ou quando não há acesso a este exame. No caso de cistos não palpáveis, a conduta será de acordo com o protocolo BI-RADS® (Breast Imaging and Reporting Data System) (Figura 16.3) (V/D).

DESCARGA PAPILAR

A descarga ou fluxo papilar, o terceiro sintoma mamário mais frequente, perdendo apenas para a mastalgia e o nódulo, representa aproximadamente 5% das queixas mamárias e é definido como fluxo papilar fora do ciclo gravídico-puerperal. Em sua grande maioria, é provocada por alterações benignas (90%), com destaque para ectasia ductal, mas ocasionalmente pode ser decorrente de carcinoma, sobretudo os derrames sanguinolentos ou cristalinos em pacientes com idade superior a 60 anos.

Quadro 16.3 Esquema de conduta

Categoria 2/achados benignos
- Cistos simples

Categoria 3/achados provavelmente benignos
- Cistos agrupados
- Cistos complicados

Categoria 4/achados provavelmente malignos
- Cistos complexos

```
                        ┌─────────────────────┐
                        │   Cisto palpável    │
                        └─────────────────────┘
                                  │
                        ┌─────────────────────┐
                        │ Avaliar indicação de PAAF │
                        └─────────────────────┘
                                  │
        ┌─────────────────────────┴──────────────────────┐
┌───────────────────────────┐          ┌───────────────────────────┐
│ Líquido amarelo, verde etc.│          │    Tumor pós-punção/      │
│   Esavaziamento completo   │          │   líquido sanguinolento   │
└───────────────────────────┘          └───────────────────────────┘
              │                                      │
      ┌───────────────┐                      ┌───────────────────┐
      │   Controle    │                      │ Excisão cirúrgica │
      └───────────────┘                      └───────────────────┘
```

```
                        ┌─────────────────────┐
                        │ Cistos não palpáveis│
                        └─────────────────────┘
                                  │
   ┌──────────────────────────────┼──────────────────────────────┐
┌───────────────┐     ┌───────────────────────────┐     ┌───────────────┐
│ Cistos simples│     │ Cistos agrupados e complicados │  │ Cistos complexos│
│   (cat. 2)    │     │          (cat. 3)          │     │   (cat. 4)    │
└───────────────┘     └───────────────────────────┘     └───────────────┘
      │                           │                             │
┌───────────────┐     ┌───────────────────┐         ┌───────────────────┐
│   Controle    │     │   USG semestral   │         │ Excisão cirúrgica*│
└───────────────┘     └───────────────────┘         └───────────────────┘
                                  │
                      ┌───────────────────────┐
                      │ Persistência da lesão │
                      └───────────────────────┘
                                  │
                      ┌───────────────────────┐
                      │         PAAF          │
                      └───────────────────────┘
                                  │
          ┌───────────────────────┴───────────────────────┐
┌───────────────────────┐              ┌───────────────────────────────┐
│  Regressão completa   │              │ Lesão residual/citologia suspeita │
└───────────────────────┘              └───────────────────────────────┘
            │                                          │
    ┌───────────────┐                          ┌───────────────────┐
    │   Controle    │                          │ Excisão cirúrgica │
    └───────────────┘                          └───────────────────┘
```

*Antes de proceder à excisão cirúrgica, pode-se realizar *core biopsy* ou mamotomia na massa intracística.

Ectasia ductal

É a causa mais comum de descarga papilar, caracteriza-se por uma dilatação dos ductos mamários, geralmente os retroareolares, de causa desconhecida, mas provavelmente decorrente do processo de involução normal, tanto que sua frequência aumenta com a idade. É também mais comum nas multíparas e naquelas que amamentaram por longo período. Algumas vezes pode ser apenas um achado de exame complementar, sem descarga papilar associada. A ectasia ductal poderá também provocar calcificações no interior dos ductos que são tipicamente grosseiras, cilíndricas, disseminadas, convergindo para a região do mamilo. Entretanto, em algumas situações tais características não são tão típicas, tornando-se indistinguíveis do câncer, necessitando investigação histopatológica.

O derrame geralmente tem as seguintes características: multiductal, frequentemente bilateral, espesso, sai à expressão, às vezes com dificuldade, de coloração amarelada, esverdeada ou acinzentada.

O tratamento é expectante, requerendo cirurgia (excisão dos ductos mamários principais), apenas em casos excepcionais (incômodo excessivo). Em algumas situações pode ocorrer extravasamento do fluxo para o espaço periductal, provocando uma reação inflamatória, situação conhecida como mastite plasmocitária ou mastite periductal. Nesse caso, após tratamento clínico (anti-inflamatório e antibiótico), a cirurgia poderá ser uma opção terapêutica, sobretudo após episódios repetidos.

Galactorreia

A galactorreia consiste na eliminação de secreção láctea aproximadamente um ano após a gravidez e lactação. Geralmente é de causa idiopática (30%), mas pode ser de causa endócrina (hiperprolactinemia ou hipotireoidismo) ou de causa iatrogênica (uso de fármacos, manipulação excessiva dos mamilos, cirurgias na parede torácica etc.). Entre as drogas que mais frequentemente provocam hiperprolactemia, encontram-se os antidepressivos tricíclicos, neurolépticos, antipsicóticos, opiáceos, cocaína, verapamil, reserpina, metildopa, estrogênios, metoclopramida e domperidona. Diante de galactorreia é importante dosar os níveis de prolactina e TSH. Uma vez afastado o uso de drogas, o tratamento deverá ser específico. Galactorreia discreta sem distúrbios hormonais não necessita de tratamento.

Pseudoderrames

Os pseudoderrames são falsos derrames produzidos por lesões nos mamilos, como eczemas, traumatismos, inversão do mamilo com maceração, adenoma de papila e secreção das glândulas de Montgomery. Entre estes, os mais importantes são os eczemas, em virtude do diagnóstico diferencial com a doença de Paget. O eczema geralmente é bilateral e ocorre em mulheres mais jovens, regredindo após o afastamento de fatores irritantes, sendo o mais frequente o sutiã de fibra sintética e após o uso de corticoide tópico. Na doença de Paget, geralmente há um nódulo associado (palpável ou não), ocorre em uma faixa etária mais elevada, são unilaterais e não regridem com o uso do corticoide. O diagnóstico definitivo é a biópsia do mamilo na variedade sem tumor, pois naquelas com tumor associado a propedêutica estará dirigida ao tumor.

Gestação

Durante a gravidez pode ocorrer descarga papilar sanguinolenta, provavelmente decorrente da proliferação ductal e do aumento da vascularização típicos deste período. Diante dessa situação, apesar de tratar-se de um quadro provavelmente benigno, é importante a realização de USG para pesquisa de tumores. A MMG não fornece maiores informações em virtude da hiperdensidade do parênquima mamário.

Papiloma solitário

O papiloma solitário é a causa mais frequente de descarga papilar sanguinolenta. Além de sanguinolento, o fluxo é geralmente uniductal, unilateral, fluido, espontâneo ou sai com facilidade (ver Capítulo 17).

Carcinoma

Geralmente quando o carcinoma invasor provoca descarga papilar há um nódulo associado. Por outro lado, o carcinoma *in situ* corresponde a 10% das descargas papilares patológicas. A descarga papilar mais relacionada com malignidade é a aquosa "água de rocha", seguida da sanguínea, serossanguinolenta e serosa. Quando há um tumor associado (palpável ou não), a propedêutica é dirigida ao tumor. Quando não, o diagnóstico definitivo é a biópsia cirúrgica (excisão de ductos).

Propedêutica na descarga papilar

- **Exame clínico**
  - Afastar pseudoderrame e galactorreia.
  - Avaliar presença de nódulo palpável.
  - Avaliar a cor da descarga papilar com gaze ou algodão.
  - Caracterizar a descarga papilar em benigna ou suspeita (Quadro 16-4).

- **Mamografia e ultrassonografia**
  - Afastar patologias associadas.

Quadro 16.4 Descarga capilar

Benigna	Suspeita
À expressão sai com dificuldade	Sai com facilidade espontaneamente
Espessa	Fluida
Bilateral	Unilateral
Multiductal:	Uniductal
<ul><li>amarelada</li><li>esverdeada</li><li>acinzentada</li><li>amarronzada</li></ul>	<ul><li>sanguinolenta</li><li>"água de rocha"</li><li>"água de carne"</li><li>cristalina</li></ul>

- **Citologia**
  - Só tem valor em caso positivo e não afasta carcinoma.
- **Ressonância nuclear magnética**
  - Poderá ser utilizada em casos de descarga papilar sanguinolenta, uniductal, sem tumor visível à MMG e USG.

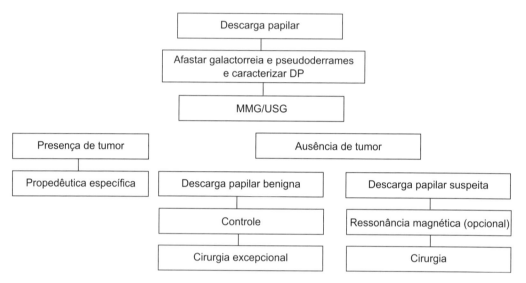

Figura 16.3 Conduta nível de evidência V/grau de recomendação D

LEITURA RECOMENDADA

Boff RA, Wisintainer F. Mastologia Moderna: abordagem multidisciplinar. Caxias do Sul: Mesa Redonda, 2006:301-7.

Calas MJG, Fonseca RCSP. Cistos mamários – qual seu significado? *Femina.* 2007; 35(11):707-12.

Carmichael AR. Can Vitex agnus castus be used for the treatment of Mastalgia? What is the current evidence? *Evid Based Complement Alternat Med* 2008; 5(3):247-50.

Dupont WD, Page DL. Risk factors for breast cancer in women with proliferative breast disease. *N Engl J Med* 1985; 312:146.

Griffin DW, Ross RT, Rudolph R. Intracystic breast carcinoma with giant axillary metastasis: a case report. *Breast J* 2000; 2(6):143-5.

Gulay H, Bora S, Kilicturgay S, Hamaloglu E, Goksel HA. Management of nipple discharge. *J Am Coll Surg* 1994; 175(5):471-4.

Gumm R, Cunnick GH, Mokbel K. Evidence for the management of mastalgia. *Curr Med Res Opin* 2004; 20(5):681-4.

Hutter RVP. Is fibrocystic of the precancerous? *Arch Pathol Lab Med* 1986; 110:171.

Kopans DB. *Imagem da mama.* 2 ed., Rio de Janeiro: MEDSI 2000:511-615.

Lafreniere R. Bloody nipple discharge during pregnancy: a rationale for conservative treatment. *J Surg Oncol* 1990; 43(4):228-30.

Murta EFC *et al.* Descarga papilar. *J Bras Ginecol* 1994; 104(11):403-7.

Norlock FE. Bening breast pain in women: a pratical approach to evaluation and treatment. *J Am Med Women Assoc* 2002; 57(2):85-90.

Ortiz-Mendoza CM, Olvera-Mancilla M. Efectividad del danazol em el controle de la mastalgia moderada a severa. *Cir Cir* 2004; 479-82.

Page DL, Dupont WD *et al.* Atypical hyperplastic lesions of the female breast. A long-term follow-up study. *Cancer* 1985; 55:2698.

Page DL, Dupont WD. Anatomic indicators (histologic and cytologic) of incresead breast cancer risk. *Breast Cancer Res Treat* 1993; 28(2):157-66.

Page DL, Dupont WD. Benign breast disease: indicators of increased breast cancer risk. *Cancer Detect Prev* 1992; 16(2):93-7.

Rosolowich V, Saetrler E, Szuck B *et al.* Mastalgia. J Obstet Gynaecol Can, 2006 Jan; 28(1): 49-71; quiz 58-60, 72-4.

Silva HMS, Coelho Júnior JL, Ferrari BL. *Condutas em mastologia.* Rio de Janeiro: MEDSI.

Silveira GPG. *Ginecologia baseada em evidências.* 2 ed. Porto Alegre: Editora Atheneu, 2008:513-518.

Sociedade Brasileira de Mastologia. *Manual de Doenças da Mama – Diretrizes da Regional de Minas Gerais da Sociedade Brasileira de Mastologia.* Rio de Janeiro: Revinter.

Srivastava A, Mansel RE, Arvind N *et al.* Evidence-based management of mastalgia: a meta-analysis of randomised trials. *Breast* 2007; 16(5):503-12. Epub 2007 May 16.

Veronese U. *Mastologia oncológica.* Rio de Janeiro: MEDSI, 2002.

CAPÍTULO 17

Nódulos Benignos da Mama

Josué Henrique Norões Viana • Ana Beatriz Medeiros Lins

FIBROADENOMA

No nódulo sólido mais frequente, o fibroadenoma (FDA) ocorre em cerca de 10% das mulheres. Corresponde a 90% das neoplasias encontradas no exame mamário. É mais visto entre os 25 e 30 anos, sendo relativamente comum na adolescência. Quando diagnosticado na menopausa é geralmente preexistente.

Fisiopatologia

O FDA é um tumor misto com um componente epitelial que se origina no lóbulo e ducto terminal e um componente conjuntivo que provém do estroma. É decorrente de uma hiperplasia do tecido estromal em torno do lóbulo. À medida que a proliferação estromal aumenta, os ácinos e os ductos terminais intralobular são estirados, alongados e envolvidos por esta proliferação.

É de provável etiologia hormonal, pois o fato de ser relativamente comum na adolescência sugere que tal lesão tenha início com o desenvolvimento mamário, sendo pouco frequente o surgimento de FDA na fase adulta tardia. Além disso, os fibroadenomas geralmente se estabilizam ou regridem parcialmente na menopausa e tendem a crescer na gravidez e em vigência de terapia hormonal (TH).

Relação com o câncer

O FDA é *per si* um nódulo benigno, sem nenhum potencial aumentado de malignização, mas, como apresenta tecido epitelial em sua formação, poderá surgir um carcinoma em seu interior, ductal ou lobular. Portanto, a coexistência entre FDA e câncer é rara, mas não impossível, pois ambas são patologias frequentes. O risco dessa associação aumenta acima dos 35 anos de idade.

Em um estudo de coorte retrospectivo publicado em 1994, Dupont *et al.* avaliaram o risco, a longo prazo, do desenvolvimento de câncer em mulheres que tiveram fibroadenoma. De acordo com os dados publicados nesse estudo, mulheres diagnosticadas com fibroadenoma apresentaram um risco relativo de 2,7 (intervalo de confiança de 95%, [1,5-3,2]) em relação à população geral no desenvolvimento de câncer de mama. Mostrou ainda, que este risco aumenta para 3,1 (intervalo de confiança de 95%, [2,1-7,3]) nas mulheres com diagnóstico de fibroadenoma complexo, ou seja, aquele que apresenta formações císticas, adenose esclerosante, alterações apócrinas papilares e/ou calcificações epiteliais em seu interior. Logo, conclui-se que, além dos fatores de risco já conhecidos para câncer de mama, como história familiar positiva e doenças proliferativas da mama, os FDA, sobretudo o complexo, também podem contribuir como fator de risco para o câncer. É importante salientar que o risco de desenvolvimento de câncer persiste mesmo com a ressecção do FDA complexo, pois, assim como ocorre na hiperplasia epitelial atípica, essa lesão funcionaria como indicador da instabilidade genética do tecido mamário mostrando uma propensão de malignização das células.

Diagnóstico

EXAME FÍSICO

São nódulos bem definidos, fibroelásticos, com superfície irregular, móveis, sobretudo quando superficiais, geralmente indolores, de crescimento relativamente lento, costumam estabilizar-se em torno de 3 a 4 cm no seu maior diâmetro, mas eventualmente podem apresentar grandes volumes, provocando abaulamento ou assimetria mamária. Na adolescência temos o chamado *FDA juvenil*, que apresenta crescimento rápido, muitas vezes ocupando toda a mama, fazendo diagnóstico diferencial com o tumor *phyllodes*. Os FDA são múltiplos em aproximadamente 20% dos casos. Sofrem variação de tamanho durante o ciclo menstrual.

MAMOGRAFIA

Em virtude da faixa etária em que esses nódulos se apresentam, a mamografia (MMG) nem sempre é suficiente por causa da densidade do parênquima. O FDA típico irá apresentar-se como um nódulo denso, bem definido, arredondado, ovoide, com contornos regulares, parcialmente obscurecidos pelo parênquima circundante ou lobulados com bordas planas (Figura 17.1). Na menopausa é frequente o aparecimento de calcificações, que no FDA geralmente têm crescimento centrípeto. Algumas vezes fica visível apenas uma parte residual do nódulo, outras vezes ele poderá calcificar-se por completo, apresentando uma imagem característica e patognomônima de um FDA em involução chamado de calcificação em "pipoca" (Figura 17.2).

ULTRASSONOGRAFIA

A ultrassonografia (USG) o exame complementar mais importante no diagnóstico do FDA. A imagem ecográfia desse tipo de nódulo é bastante variável, mas geralmente se apresenta como uma imagem nodular hipoecoica, de contornos lobulados, ovoide, circunscrita e de diâmetro longitudinal maior que o diâmetro anteroposterior (Figura 17.3).

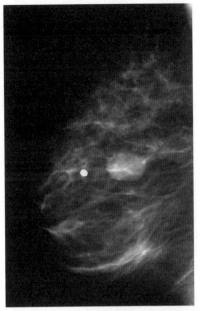

Figura 17.1 FDA visto em mamografia.

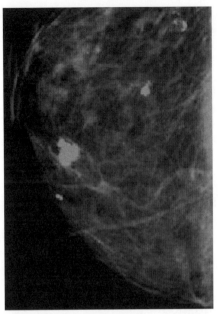

Figura 17.2 FDA com calcificação "em pipoca".

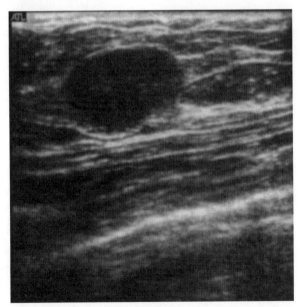

Figura 17.3 FDA visto na ultrassonografia.

PAAF

A PAAF é bastante útil no diagnóstico diferencial entre nódulo sólido e lesão cística na caracterização pré-operatória de nódulos e na avaliação de nódulos, provavelmente benignos, candidatos a seguimento clínico, tanto palpáveis como não palpáveis, sobretudo na impossibilidade técnica de se realizar uma *core biopsy* (nódulos pequenos ou profundos). O valor preditivo da citologia no FDA é próximo de 100%, embora seja importante salientar que tal exame depende muito da experiência do citopatologista.

CORE BIOPSY

Permite a avaliação histopatológica do nódulo, garantindo a certeza diagnóstica. É importante no diagnóstico diferencial com o câncer de mama e na avaliação de nódulos não candidatos à cirurgia. Entretanto, não pode ser realizada em lesões pequenas ou próximas à parede torácica.

Tratamento e conduta

O tratamento do FDA é cirúrgico, entretanto nódulos pequenos (< 2 cm), não palpáveis, sobretudo na adolescência, poderão ser acompanhados, mesmo porque outros nódulos podem vir a surgir. Sempre que optamos pelo seguimento de um nódulo sólido, provavelmente benigno, realizamos antes uma PAAF ou *core biopsy*, dependendo das características do nódulo, com preferência pela segunda, que permite o diagnóstico definitivo.

A exérese de um FDA é um procedimento relativamente simples. Nódulos pequenos e palpáveis podem ser retirados em ambulatório com anestesia local (Figuras 17.4 e 17.5). Nódulos volumosos, múltiplos ou não palpáveis requerem internação hospitalar e, muitas vezes, anestesia geral. Os nódulos não palpáveis necessitam de marcação prévia, que, em nosso meio, o método mais utilizado é o fio metálico ou agulhamento guiado pela USG ou estereotaxia.

Por se tratar de um nódulo benigno, a incisão para a ressecção de um FDA deverá ser a mais estética possível, sempre seguindo as linhas de força da mama (linhas de Langer), com preferência para a incisão periareolar. Para determinar a localização da incisão, é importante avaliar algumas características do nódulo, tais como tamanho, distância da aréola, mobilidade, profundidade, entre outras. No caso de fibroadenomas gigantes poderá ser feita uma incisão no sulco inframamário que permite uma boa abordagem do parênquima mamário com bom resultado estético.

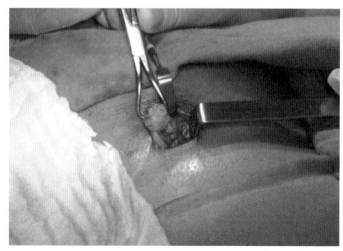

Figura 17.4 Ressecção ambulatorial de FDA.

O pós-operatório costuma ser bem tolerado. Entre as complicações mais frequentes está o hematoma. Recomenda-se boa hemostasia com bisturi elétrico. Não se realiza aproximação dos planos profundos para se evitar distorção do parênquima. Ressecção de nódulos pequenos geralmente não necessita de dreno, apenas de curativo compressivo. Nódulos maiores, múltiplos ou de difícil hemostasia requerem drenagem (V/D).

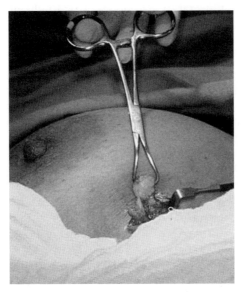

Figura 17.5 Ressecção ambulatorial de FDA.

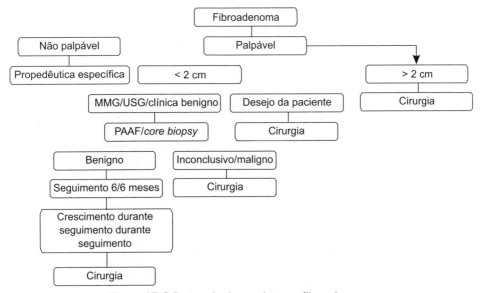

Figura 17.6 Protocolo de conduta no fibroadenoma.

TUMOR *PHYLLODES*

O tumor *phyllodes* representa cerca de 0,3 a 1% dos tumores da mama no sexo feminino, principalmente na faixa etária entre 35-55 anos. Podem ser classificados como benigno, *borderline* ou maligno, tomando como base celularidade do estroma, margens tumorais, número de mitoses e atipia celular. O tumor *phyllodes* benigno é aquele que possui margens bem delimitadas, raras mitoses (0 a 4 mitoses em 10 campos de grande aumento), pouco pleomorfismo e celularidade discreta. O *borderline* apresenta características intermediárias, com maior número de mitoses que o benigno (5 a 9 mitoses por 10 campos de grande aumento). O maligno, por sua vez, apresenta margens infiltrativas, intensa celularidade estromal, grande atipia celular e índice mitótico alto (acima de 10 mitoses em 10 campos de grande aumento). Neste capítulo, será abordada apenas a variedade benigna.

Fisiopatologia

O tumor *phyllodes* benigno é um nódulo com aumento da celularidade do estroma conjuntivo, bem delimitado e com projeções papilíferas em áreas císticas, podendo ser confundido ao exame físico com o FDA. Cresce rapidamente, atingindo grandes volumes, geralmente > 4 cm e alta taxa de recorrência local, em torno de 20%.

Diagnóstico

EXAME FÍSICO

Clinicamente é bastante semelhante aos FDA. Portanto, geralmente, é bem delimitado, fibroelástico e indolor. Sua principal característica é o crescimento rápido, podendo apresentar grandes proporções, provocando alterações no contorno das mamas (Figura 17.7). Ao contrário do carcinoma que, quando se apresenta de grande volume, provoca ulceração e retração da pele ou do complexo areolomamilar, o tumor *phyllodes* raramente infiltra-se, entretanto provoca estiramento da pele e abaulamento. Quando atinge grandes dimensões pode apresentar consistência heterogênica, alternando áreas fibrosas com

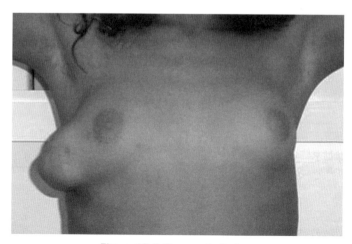

Figura 17.7 Tumor *phyllodes*.

conteúdo cístico ou gelatinoso. Adenopatia axilar pode estar associada, sendo geralmente decorrente de necrose ou infecção e raramente de metástase.

EXAMES COMPLEMENTARES

A MMG e a USG, geralmente, não conseguem diferenciar um FDA de um tumor *phyllodes,* exceto pelo tamanho do tumor. Entretanto, a imagem ecográfica de áreas císticas, dentro de um tumor predominantemente sólido, é bastante sugestiva de um tumor *phyllodes.*

BIÓPSIA CIRÚRGICA

Permite o diagnóstico definitivo. Muitas vezes o diagnóstico é acidental, após a ressecção de um suposto FDA.

Tratamento

O tratamento do tumor *phyllodes* é sempre cirúrgico e consiste em ampla ressecção da lesão com margens livres de 2 a 3 cm para reduzir o risco de recidiva local, que é em torno de 20%. Em algumas situações, em lesões muito grandes será necessária a mastectomia simples. A maioria das recorrências locais são histologicamente semelhantes à lesão original. Recomenda-se seguimento rigoroso no pós-operatório (IV/C).

PAPILOMA INTRADUCTAL SOLITÁRIO

É mais comum em mulheres entre 30-50 anos, sendo a causa mais frequente de descarga papilar sanguinolenta. A forma clínica mais usual é aquela que apresenta apenas descarga papilar, mas pode haver uma massa palpável próxima à aréola, ocorrendo centralmente nos grandes ductos subareolares. Um sinal clínico importante do papiloma solitário é o chamado "ponto-gatilho", que consiste na saída de secreção, muitas vezes em jato, após a compressão unidigital do ducto acometido ou do tumor. Em geral, não é visto em exames radiológicos, a menos que esteja relacionado com cistos. Não apresenta aumento do risco de câncer de mama, salvo se acompanhado de atipias.

O tratamento é a ressecção seletiva do ducto acometido nas mulheres jovens ou sem prole definida; e a excisão dos ductos principais, nas mais velhas ou com prole definida (IV/C).

GALACTOCELE

É um cisto de retenção contendo leite, ocorrendo principalmente durante a lactação e no primeiro mês após o fim desta. É raro na gravidez, mais frequente após os 30 anos de idade. Sua provável etiologia é a obstrução ductal. Clinicamente é idêntico a um cisto simples. O diagnóstico é feito com USG, em que é vista como uma massa cística, bem circunscrita, com ecos internos, podendo apresentar nível líquido/líquido pelas diferentes densidades do conteúdo em seu interior. Caso o conteúdo seja mais espesso, o diagnóstico diferencial com tumor sólido de baixa densidade torna-se impossível. A punção permite o diagnóstico definitivo e é também terapêutica (V/D).

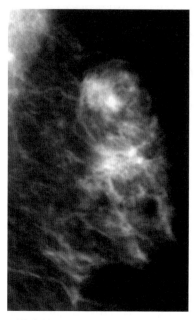

Figura 17.8 Hamartoma visto em mamografia.

HAMARTOMA

Também chamado de fibroadenolipoma, lipofibroadenoma ou adenolipofibroma, o hamartoma é um nódulo benigno pouco comum. Não está relacionado com malignidade e sua importância reside em sua aparência mamográfica típica (lesão circunscrita, encapsulada, com densidade mista em seu interior) (Figura 17.8), evitando-se uma cirurgia desnecessária. É formado por tecido mamário normal, gordura e elementos fibrosos dispostos de forma irregular e circundados por uma cápsula de tecido conjuntivo. Caso não seja encapsulado, pode passar despercebido ou ser diagnosticado erroneamente como FDA. Clinicamente, são nódulos de consistência macia, semelhantes a um lipoma, frequentemente grandes e retroareolares. Em algumas situações, nódulos com grandes dimensões podem ser impalpáveis. O tratamento é cirúrgico nos casos de lesões grandes palpáveis (V/D).

LIPOMA

É uma proliferação benigna de células gordurosas que leva a formação de uma massa macia, móvel, geralmente superficial e de limites nem sempre precisos. Pode assumir grandes proporções, provocando alterações na inspeção mamária. Caso ocorra esteatonecrose, esta massa pode assumir um aspecto endurecido, às vezes com calcificações, necessitando investigação cirúrgica para afastar o carcinoma. O lipoma simples (sem esteatonecrose) pode passar incólume à MMG e à USG em razão de sua densidade radiolúcida, sendo seu diagnóstico eminentemente clínico (Figura 17.9). O tratamento, assim como no hamartoma, será a excisão cirúrgica, apenas nos lipomas grandes que provocam alterações estéticas (V/D).

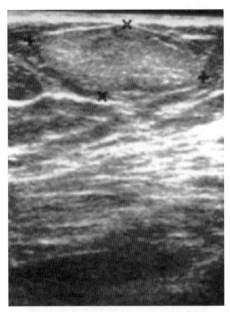

Figura 17.9 Lipoma visto em ultrassonografia.

LEITURA RECOMENDADA

Bouhafa T, Masbah O, Bekkouch I *et al.* Phyllodes tumors of the breast: analysis of 53 patientes. *Cancer Radiother* 2008:85-91.

Dupont WD, Page DL, Parl FF. Long-term risk of breast cancer in women with fibroadenoma. *N Engl J Med* 1994; 331:10. doi: 10.1056/NEJM199407073310103.

Greenberg R, Skornick Y, Kaplan O. Management of breast fibroadenomas. *J Gen Med* 1998.

José Angel Santos S, Jesús García A, Esther Bonal G, Rebeca Martín P, Martín Aparício M. Tumor filodes de la mama: características clínicas, em imagem y anatomopatologicas a propósito de 18 casos. *Rev Chil Radiol* 2007; 13(2):90-7.

Kasami M, Vnencak-Jones CL, Manning S *et al.* Monoclonality in fibroadenoma with complex histology and phyllodal features. *Breast Cancer Res Treat* 1998:185-91.

Kopans DB. *Imagem da mama.* 2 ed. Rio de Janeiro: MEDSI, 2000.

McGregor GI, Knowling MA, Este FA. Sarcoma and cystosarcoma phyllodes tmors of the breast – a retrospective review of 58 casos. *Am J Surg* 1994; 167(50): 477-80.

Menke CH, Biazús JV, Xavier NL. *Rotinas em mastologia.* 2 ed. Porto Alegre: Artmed, 2007.

Rodriguez J, Gómez A, Rennola A. Tumor filodes de la mama: revisión de 55 casos em el Hospital Oncológico Padre Machado. *Rev Venz Oncol* 2003:28-37.

Silva HMS, Coelho Júnior JL, Ferrari BL. *Condutas em mastologia.* Rio de Janeiro: MEDSI.

Silveira GPG. *Ginecologia baseada em evidências.* 2 ed. São Paulo: Atheneu, 2008.

Sociedade Brasileira de Mastologia. *Manual de Doenças da Mama – Diretrizes da Regional de Minas Gerais da Sociedade Brasileira de Mastologia.* Rio de Janeiro: Revinter.

Veronese U. *Mastologia oncológica.* Rio de Janeiro: MEDSI.

CAPÍTULO 18

Endometriose

Hélio de Lima Ferreira Fernandes Costa

CONCEITO

É a presença de tecido endometrial com estrutura e função de endométrio, situado, de maneira aberrante, fora da cavidade endometrial. Quando localizada no miométrio, é chamada de endometriose interna ou *adenomiose*, e, quando fora do útero, é denominada endometriose externa ou *endometriose* propriamente dita. Este capítulo tratará especificamente da endometriose propriamente dita.

É uma doença instigante, dado que sua etiologia é pouco esclarecida, tem características de invasão de órgãos adjacentes e seu diagnóstico de certeza somente pode ser firmado com método invasivo como a laparoscopia. Para as portadoras, é causa de sofrimento físico, como a dor crônica, e emocional, como a infertilidade e a perspectiva de procedimentos diagnósticos e terapêuticos invasivos.

EPIDEMIOLOGIA

A prevalência exata da endometriose é difícil de aquilatar, tendo em vista os casos assintomáticos ou oligossintomáticos que não se submetem à laparoscopia. Estima-se que acomete entre 6 e 10% das mulheres (C).[1] A média de idade no momento do diagnóstico é de 30 anos, embora o início da sintomatologia ocorra por volta dos 22 anos. A endometriose pode acometer mulheres com idade inferior a 20 anos, particularmente quando existe algum grau de obstrução ao fluxo menstrual no trato genital inferior.

Estudos com controles comparáveis sugerem maior incidência de endometriose em mulheres com melhor nível educacional, menor paridade, portadoras de mioma uterino, bem como com peso baixo, ciclos curtos e menstruações abundantes (B).[2] A endometriose tem prevalência sete vezes maior em parentes de primeiro grau de mulheres acometidas, sugerindo um fator hereditário, com provável herança poligênica.

ETIOPATOGENIA

A teoria mais aceita para o desenvolvimento da endometriose, preconizada por Sampson, postula que fragmentos do endométrio menstrual regurgitariam pelas trompas e se implantariam no peritônio pélvico (D).[3] Casos esporádicos de endometriose em regiões distantes da pelve não poderiam ser justificados pela teoria da regurgitação menstrual. Outras teorias sugerem a possibilidade de metaplasia do epitélio celômico em tecido endometrial, disseminação linfática ou hematogênica do endométrio e ainda a diferenciação de células sanguíneas originárias da medula óssea em tecido endometrial (D).[4]

A regurgitação menstrual é observada na maioria das mulheres, entretanto apenas 6 a 10% desenvolvem endometriose. Outros fatores de natureza molecular ou imunológica parecem contribuir para o desenvolvimento da doença. Foi identificado que o endométrio eutópico de portadoras de endometriose apresenta ativação de vias de transcrição de oncogenes (D),[5] além de elevação da ciclo-oxigenase 2 (COX-2), ativação da aromatase e inibição da 17 β-hidroxiesteroide desidrogenase 2, que resultam, em conjunto, em elevação da produção local de prostaglandinas, produção local e deficiência de metabolização de estradiol (D).[6] Produção elevada de citocinas e metaloproteinases também contribuiria para a adesão e a invasão do mesotélio peritoneal[7] (D) pelo endométrio ectópico.

FISIOPATOLOGIA

O tecido endometriótico regurgitado pelas trompas tem a capacidade de aderir e invadir o peritônio pélvico, determina reação inflamatória local, multiplica-se sob estímulo estrogênico e se dissemina para regiões e órgãos adjacentes. A reação inflamatória local induz a ocorrência de aderências entre os órgãos pélvicos e também com omento e alças intestinais. Em ligamentos e fáscias pélvicos pode determinar lesões nodulares profundas, e nos ovários pode assumir a forma cística denominada endometrioma. A localização mais frequente da endometriose pélvica são os ovários. A serosa uterina, os ligamentos uterossacros e o fundo de saco de Douglas vêm a seguir em ordem de frequência.

QUADRO CLÍNICO

A endometriose pode ser assintomática, sendo difícil precisar a incidência exata de cada sintoma porque os casos assintomáticos muitas vezes não são diagnosticados. Os sintomas mais frequentes e importantes são a dor pélvica e a infertilidade. Massas pélvicas, lesões arroxeadas visíveis e irregularidade menstrual também podem ser mencionadas.

A dor pélvica se manifesta de várias maneiras, sendo sintoma de apresentação mais comum na endometriose a dismenorreia (ocorre em 79% das vezes). A dismenorreia costuma ser secundária e progressiva. Mesmo nas portadoras de dismenorreia primária encontra-se relato de agravamento do sintoma no início do quadro. A dor pode preceder o início da menstruação e geralmente se prolonga além do primeiro dia de fluxo. Quando não tratada, pode tornar-se incapacitante. A dor pélvica crônica, não relacionada com o período menstrual, ocorre em 69% das mulheres e a dispareunia, em 45% (C).[8]

A produção exacerbada de prostaglandinas, a inflamação, a tração pelas aderências e a pressão dos endometriomas sobre os órgãos pélvicos são causas aventadas para explicar a dor. É bem conhecida a dissociação entre a intensidade da dor e o estadiamento da endometriose (C),[8] encontrando-se casos avançados assintomáticos e dores importantes em endometrioses mínimas. Lesões infiltrativas costumam estar associadas a quadros de dor intensa, assim como grandes endometriomas podem, caso venham a romper, determinar quadro de dor súbita e intensa, com irritação peritoneal, configurando um abdome agudo. A dispareunia denuncia um comprometimento do fundo de saco de Douglas, dos ligamentos uterossacros ou do septo retovaginal.

A infertilidade está presente em cerca de 50% dos casos de endometriose. Por outro lado, a endometriose pode responder por 25 a 50% dos casos de infertilidade. A fecundidade mensal da mulher com endometriose é de apenas 2 a 10%, bem abaixo da taxa de mulheres normais, em torno de 20 a 25% (A).[9] Uma meta-análise de estudos de reprodução assistida indica que a taxa de gravidez em mulheres com endometriose é cerca de metade da observada em obstrução tubária (A).[10] Um aumento do risco de abortamento em portadoras de endometriose, embora tenha sido sugerido, não foi comprovado em estudos de coorte prospectivos (B).[11]

Os mecanismos envolvidos no comprometimento da função reprodutiva parecem ser múltiplos e ainda não totalmente esclarecidos. Distorção da anatomia tubo-ovariana por aderências pélvicas, prejudicando a liberação, a captação e o transporte do óvulo/ovo são mecanismos de simples compreensão, entretanto não estão presentes em grande parte dos casos (D).[12] O fluido peritoneal de mulheres acometidas é rico em macrófagos ativados, além de exibir altas concentrações de citocinas, prostaglandinas, proteases, fatores de crescimento e um fator inibidor da interação cúmulus-fímbria, resultando, em conjunto, em um efeito adverso na função espermática e na sobrevida embrionária (C).[13] O endométrio eutópico, por sua vez, expressa de maneira aberrante produtos gênicos como a aromatase (D)[6] e de maneira deficiente moléculas de adesão como a αvβ integrina, que podem interferir na implantação e no desenvolvimento embrionário. Assim, essas disfunções endometriais podem, ao mesmo tempo, predispor à endometriose e prejudicar a implantação. Autoanticorpos contra o endométrio também são aventados como responsáveis por dificuldades na implantação.

Diversas alterações endócrinas, tais como alterações no desenvolvimento folicular, síndrome do folículo luteinizado não roto, *spotting* pré-menstrual, defeitos de fase lútea e hiperprolactinemia são aventadas como responsáveis pela infertilidade (D)[14] bem como por disfunções menstruais. Entretanto, esses achados não têm sido confirmados por alguns autores (B).[15]

Pacientes com quadros avançados, com invasão de órgãos adjacentes, podem apresentar sintomas típicos dos órgãos acometidos. Assim, podemos encontrar disúria, polaciúria, hematúria, dor retal, sangramentos à defecação, obstipação e tenesmo tanto urinário como retal. Há um risco aumentado de ocorrência de neoplasias ovarianas do tipo endometrioide, de células claras e mistas. O risco de malignização da endometriose ovariana estaria em torno de 2,5% (B).[16]

O exame físico em grande parte das mulheres com endometriose não traz qualquer subsídio ao diagnóstico. Podem ser encontrados: nodularidade ao toque do fundo de saco de Douglas, dos ligamentos uterossacros ou do septo retovaginal, retroversão uterina móvel ou fixa (por aderências pélvicas), massas anexiais (endometriomas) ou lesões arroxeadas visíveis em cicatriz de cesárea, na episiotomia ou no colo uterino. O exame costuma ser mais elucidativo quando realizado durante a menstruação, embora possa haver resistência da paciente nessa fase.

DIAGNÓSTICO

Na maioria dos casos, o diagnóstico de certeza não pode ser firmado apenas com os dados clínicos. O CA-125 é um antígeno de superfície que pode estar elevado em alguns casos de endometriose, em geral graves, bem como em tumores de ovário e mulheres normais. Sua sensibilidade para o diagnóstico da endometriose em todos os estágios é de apenas 28%, não se justificando, portanto, a sua utilização (A).[17] Embora tenha melhor desempenho nos casos graves e como rastreamento de recidiva, sua utilidade clínica, nessas circunstâncias, é questionável.

A ultrassonografia tem elevada acurácia no diagnóstico dos endometriomas (A),[18] que aparecem como áreas císticas únicas, podendo ser múltiplas, simulando septações. Em seu interior, visualizam-se ecos de baixa amplitude homogeneamente distribuídos (debris) com ou sem pequenos focos hiperecogênicos junto à cápsula (corpúsculos de Rokitanski). Não há indicação para a utilização rotineira da ressonância nuclear magnética.

Na suspeita clínica de endometriose profunda, com nódulos localizados em fundo de saco de Douglas, ligamentos uterossacros, septo retovaginal, retossigmoide, bexiga ou ureter, a ultrassonografia, particularmente por via transretal, pode ser útil no diagnóstico. Nesses casos excepcionais, deve-se individualizar a propedêutica, podendo ser utilizada a ressonância nuclear magnética, enema baritado e/ou colonoscopia.

LAPAROSCOPIA

É fundamental para o diagnóstico, estadiamento, tratamento e, em alguns casos, avaliação do tratamento (*second-look*). Tem sido considerada padrão-ouro para os casos em que a visualização direta não é possível. A biópsia das lesões deve ser realizada sempre que possível, embora a histologia negativa não exclua a doença (D).[19] Nos endometriomas e nas lesões infiltrativas a biópsia justifica-se ainda como forma de excluir uma rara possibilidade de malignidade. A microscopia da endometriose consiste em glândulas e estroma endometrial com ou sem macrófagos repletos de hemossiderina e uma quantidade variável de tecido fibrótico.

O procedimento laparoscópico deve envolver uma ampla e sistemática visualização da pelve e da cavidade abdominal, palpação dos órgãos e das lesões com sonda metálica para identificar nódulos profundos que podem passar despercebidos em lesões aparentemente superficiais. Sempre que possível, o tratamento laparoscópico deve ser empreendido na mesma ocasião do diagnóstico. A laparoscopia está associada a um risco de 3% de complicações menores tais como náuseas, dor supraescapular e um risco de 0,06 a 0,18% de complicações maiores, tais como perfuração intestinal e lesão vascular (A).[20]

A endometriose assume os aspectos laparoscópicos a seguir.

Endometriose peritoneal

- *Lesões sutis ou precoces (róseo-avermelhadas).* Costumam ser as mais ativas e, portanto, sintomáticas. São as pápulas ou excrescências glandulares, vesículas, lesões em chama, petéquias peritoneais, áreas de hipervascularização, máculas. Foram descritas mais recente-

mente e acometem preferencialmente mulheres mais jovens (C).[21]
- *Lesões típicas ou avançadas (azul-enegrecidas).* Relativamente inativas, podem corresponder a lesões invasivas subjacentes inaparentes. São as lesões em "pólvora queimada" e as lesões escuras pregueadas (Figura 18.1).
- *Lesões cicatriciais (esbranquiçadas).* São lesões inativas, fibróticas. Correspondem as máculas brancas em "pingo de vela", cistos e máculas amarronzadas (café-com-leite), aderências subovarianas, aderências entre os órgãos pélvicos, áreas de fibrose, falhas peritoneais de Allen-Masters circulares ou cribiformes (Figura 18.2).

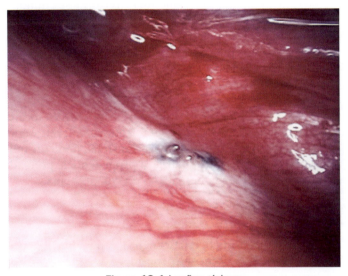

Figura 18.1 Lesões típicas.

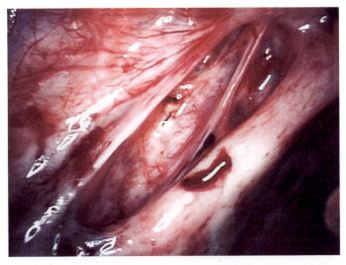

Figura 18.2 Lesões cicatriciais.

Endometriose ovariana

- *Lesões superficiais.* Semelhantes à endometriose peritoneal.
- *Lesões profundas.* São os endometriomas que consistem em cistos de conteúdo espesso e achocolatado, quase sempre aderidos à fosseta ovárica, únicos ou múltiplos, uni ou frequentemente bilaterais.

Endometriose dos tecidos de sustentação

- *Nódulos profundos infiltrativos.* São lesões que se infiltram mais de 5 mm da superfície peritoneal, acometendo preferencialmente ligamentos uterossacros, vagina, intestino, bexiga e ureteres. Costumam ser mais frequentes nos estágios mais tardios da doença e estão associados, em geral, a quadros de dor intensa.

Endometriose do septo retovaginal

Histologicamente difere das outras lesões de endometriose por apresentar agregados de musculatura lisa com glândulas endometriais, por isso também chamada de adenomiose externa.

ESTADIAMENTO

Não há um estadiamento ideal para endometriose, visto que os modelos propostos até então não conseguem boa correlação com a intensidade da dor, embora tenham valor na predição do prognóstico reprodutivo. Não obstante, o estadiamento mais utilizado continua sendo o da American Fertility Society (AFS) (Quadros 18.1 e 18.2) (D).[22]

CONDUTA

A endometriose é uma doença crônica cuja taxa de recorrência após as modalidades de tratamento conservador são bastante elevadas. Mais que a eliminação das lesões, o tratamento da endometriose visa principalmente resolver os sintomas de dor e infertilidade e evitar a recorrência.

Várias modalidades de tratamento podem ser utilizadas, tais como analgésicos, medicações hormonais, cirurgia e reprodução assistida. O direcionamento da conduta dependerá essencialmente de se o principal problema da paciente é a dor ou a infertilidade.

Tratamento da dor

A interrupção da menstruação por supressão da função ovariana reduz a dor associada à endometriose. Para tanto, os fármacos antiestrogênicos listados a seguir têm sido utilizados com eficácia semelhante, porém com efeitos colaterais e custos diferentes.

O tratamento clínico pode ser realizado com os seguintes fármacos:

- *Progestagênios.* Promovem uma decidualização seguida de atrofia do endométrio ectópico. Não há evidência de que qualquer progestagênio seja superior a outro, embora os mais estudados sejam a medroxiprogesterona na dose de 30 mg diários por via oral

Capítulo 18 • Endometriose   227

Quadro 18.1 Estadiamento (AFS)

Endometriose		< 1 cm	1 a 3 cm	> 3 cm
Peritônio	Superficial	1	2	4
	Profunda	2	4	6
Ovário	Direito: superficial	1	2	4
	Profunda	4	16	20
	Esquerdo: superficial	1	2	4
	Profunda	4	16	20
Obliteração do fundo de saco posterior		Parcial		Completa
		4		40
Aderências		**< 1/3 envolvido**	**1/3 a 2/3 envolvido**	**> 2/3 envolvido**
Ovário	Direito: Finas	1	2	4
	Densas	4	8	16
	Esquerdo: Finas	1	2	4
	Densas	4	8	16
Trompas	Direito: Finas	1	2	4
	Densas	4*	8*	16
	Esquerdo: Finas	1	2	4
	Densas	4*	8*	16

*Se o óstio das fímbrias estiver completamente envolvido por aderências, mudar a nota atribuída para 16.

Quadro 18.2 Estadiamento (AFS)

Lesões vermelhas	%	Estágio I (mínima): 1 a 5
Lesões escuras	%	Estágio II (leve): 6 a 15
Lesões claras	%	Estágio III (moderada): 16 a 40
Total	100%	Estágio IV (grave): > 40

ou 150 mg, por via intramuscular, a cada 3 meses, di-hidrogesterona na dose de 60 mg via oral por dia ou a noretisterona na dose oral de 2 mg/dia (A).[23] O levonorgestrel, utilizado sob a forma de dispositivo intrauterino, tem-se mostrado bastante eficaz para os sintomas dolorosos, com excelente taxa de satisfação (A).[24] Os progestagênios têm como efeitos colaterais mais importantes náuseas, ganho de peso, retenção hídrica, sangramento de escape e alterações do humor, particularmente sintomas depressivos e irritabilidade. Seu uso em longo prazo está associado à discreta desmineralização óssea, sem aumento do risco de fratura.

- *Anticoncepcionais orais combinados.* As pílulas de baixa dose estrogênica, que contêm 30 μg de etinilestradiol, conseguem uma expressiva redução da sintomatologia dolorosa na maioria das portadoras (A).[25] A adição de estrogênio ao progestagênio impede o desaparecimento dos receptores estrogênicos e diminui a incidência de sangramento de escape. O uso contínuo dos anticoncepcionais combinados, por bloquearem a função ovariana, parece ser mais efetivo, entretanto, mesmo utilizados de modo cíclico, podem contribuir para a prevenção da endometriose e reduzir a possibilidade de recorrência. Os efeitos colaterais mais marcantes dos anticoncepcionais são aumento do risco de tromboembolismo, cefaleia, mastalgia e náuseas. Os anticoncepcionais orais, pela reduzida incidência de efeitos a longo prazo e pelo baixo custo, provavelmente a melhor opção para tratamentos prolongados.

- *Danazol.* Fármaco de efeito antigonadotrófico, androgênico e progestacional atípico, além de efeito imunomodulador. Deve ser utilizada a menor dose capaz de induzir uma amenorréia, em geral obtida com 400 a 800 mg, por via oral, diariamente. Seu uso por um período mínimo de 6 meses obtém não apenas redução da sintomatologia dolorosa, como também redução dos escores laparoscópicos (A).[26] Apresenta efeitos colaterais associados a sua ação antiestrogênica e androgênica, os quais tendem a limitar o seu uso. Os mais importantes são ganho de peso, ondas de calor, redução do volume das mamas, atrofia vaginal, fadiga, câimbras, acne, oleosidade da pele, retenção hídrica e engrossamento irreversível da voz. Lesões hepáticas em pacientes predispostas também são descritas.
- *Gestrinona.* Substância antigonadotrófica, antiestrogênica, antiprogesterônica e androgênica. É usada na dose de 2,5 mg duas a três vezes por semana, com objetivo de obter amenorreia. Uma meta-análise de ensaios clínicos revela que sua eficácia no tratamento dos fenômenos dolorosos é semelhante à obtida com danazol e com análogos do GnRH (A).[23] Seus efeitos colaterais são semelhantes aos observados com o danazol.
- *Análogos de GnRH.* Promovem uma hipofisectomia química seletiva (envolvendo uma dessenssibilização exclusiva dos gonadotrofos) e temporária. São os fármacos de referência no tratamento da dor associada à endometriose, embora as meta-análises revelem que os tratamentos hormonais têm eficácia comparável (A).[27] Inativos por via oral, podem ser utilizados por via subcutânea, intramuscular ou intranasal. Os efeitos colaterais observados são atribuídos à sua ação antiestrogênica: ondas de calor, redução de mamas, atrofia vaginal, redução da libido e perda de massa óssea, cuja reversibilidade é questionável. Nos tratamentos prolongados, para evitar a perda de massa óssea e as ondas de calor, pode-se utilizar a associação (*add-back therapy*) com combinações estroprogestativas, danazol ou com tibolona, embora o *add-back* exclusivamente com progestagênio não seja suficiente para evitar a perda óssea (A).[28]
- *Inibidores da aromatase.* Estudos iniciais revelam que o letrozol pode ser um tratamento eficaz, porém com os efeitos colaterais antiestrogênicos semelhantes aos dos análogos do GnRH, inclusive em relação à perda de massa óssea. Novos estudos são necessários para estabelecer o papel desse grupo de fármacos na endometriose (C).[29]

O tratamento medicamentoso com anti-inflamatórios não esteroides não tem sido eficaz para o alívio da dor (A).[30]

Em mulheres jovens sem interesse imediato em concepção e com clínica evidente de endometriose, a primeira escolha é o teste terapêutico empírico com pílula combinada em uso contínuo. A laparoscopia será reservada para o momento em que houver interesse reprodutivo.

A endometriose diagnosticada em uma laparoscopia para dor pélvica crônica deve ser tratada laparoscopicamente, da forma mais completa possível. A cirurgia laparoscópica é eficaz no tratamento da dor associada à endometriose (A),[31] embora a recorrência aconteça em até 75% dos casos (referência). A ablação do ligamento uterossacro (LUNA) por

Capítulo 18 • Endometriose

ocasião da laparoscopia não parece acrescentar benefícios à paciente. As lesões profundas do septo retovaginal, quando não respondem ao tratamento hormonal, podem beneficiar-se do tratamento cirúrgico por equipe multidisciplinar, em centros terciários especializados, em razão de frequentemente envolver ressecções de intestino e outros órgãos. Essas pacientes, quando assintomáticas, não devem ser submetidas a tratamento cirúrgico, pois os riscos são elevados e não costuma haver surgimento tardio da dor.

O tratamento clínico complementar (pós-laparoscopia) não parece reduzir a recorrência da doença ou da sintomatologia dolorosa quando a cirurgia é exitosa, embora um ensaio clínico com reduzida casuística tenha sugerido redução do risco de recorrência da dor em casos graves e moderados com uso do DIU medicado com progestagênio (A).[32]

Nas mulheres com quadros graves e aderências extensas, a laparoscopia pode ser inexequível, sendo a melhor opção a histerectomia abdominal com ooforectomia bilateral. Quando esse procedimento é realizado em mulheres jovens, há necessidade de realizar terapia de reposição hormonal. Nesse caso o uso da progesterona associada ao estrogênio ou da tibolona pode reduzir o risco de recidiva (D).[19]

As pacientes com dor pélvica crônica deverão ter uma avaliação completa das outras causas de dor pélvica. Nesses casos, uma abordagem multidisciplinar, com assistência psicológica, é fundamental para um resultado satisfatório.

Tratamento da infertilidade

O tratamento clínico não deve ser utilizado no tratamento da infertilidade associada à endometriose, pois, além de não melhorar as taxas de gravidez, privam a mulher da oportunidade de tentar a gravidez e a expõe aos efeitos colaterais já mencionados (A).[33] De fato, ao inibir a ovulação por um período de tempo, o tratamento clínico retarda as tentativas de gravidez do casal.

O tratamento laparoscópico com ablação dos focos e lise de aderências parece melhorar as taxas de gravidez, embora o sucesso do tratamento se reduza nos estágios mais avançados da doença (A).[31] Após o tratamento clínico, o tratamento hormonal complementar não melhora as taxas de gravidez. A paciente deverá ser orientada a tentar a gravidez pelos métodos naturais logo após a laparoscopia, que parece ser o período de maior fertilidade.

O tratamento laparoscópico das diferentes lesões consiste em:

- *Implantes.* Excisão ou ablação, preferencialmente por cauterização com bisturi elétrico bipolar. Escolher área representativa para biópsia. Palpar as lesões antes da cauterização para descartar a possibilidade de um nódulo profundo. A Figura 18.3 revela aspecto de lesão após exérese e cauterização do leito cirúrgico.
- *Aderências.* Devem ser removidas e não apenas seccionadas, utilizando-se, para tal, tesouras e eletrocirurgia mono e bipolar.
- *Endometriomas.* O tratamento de escolha para os endometriomas maiores de 2 cm é a cistectomia laparoscópica, não havendo, em geral, necessidade de tratamento clínico prévio. O leito do endometrioma é cauterizado com bipolar e os bordos não são suturados. Existem evidências de que o procedimento de drenagem e cauterização da cápsula está associado a maiores taxas de recorrência da doença e da sintomatologia dolorosa e menores taxas de gravidez, em comparação com a excisão completa (A).[34]
- *Nódulos profundos.* Removidos por dissecção retroperitoneal.

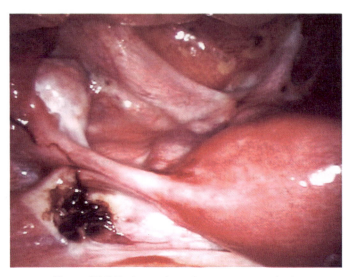

Figura 18.3 Endometriose de septo retovaginal.

- *Endometriose de septo retovaginal.* Exige preparo intestinal prévio, participação na equipe de cirurgião com experiência em coloproctologia e, frequentemente, exige a via laparotômica.

Nas pacientes com idade superior a 38 anos, ou com mais de 7 anos de esterilidade, comprometimento das trompas, aderências severas ou associação com infertilidade masculina, recomendam-se os procedimentos de reprodução assistida imediatamente após a laparoscopia. Os indutores de ovulação e a inseminação intraútero (IIU) podem melhorar os resultados em pacientes com trompas pérvias, podendo-se empregá-los após 6 a 12 meses de expectação. A fertilização *in vitro* (FIV) é o tratamento apropriado nos casos de obstrução tubária, associação com fator masculino e na falha dos tratamentos anteriores. Caso existam um ou mais endometriomas com diâmetro ≥ 4 cm em mulheres candidatas à FIV, a excisão laparoscópica está indicada para reduzir os riscos de infecção, melhorar o acesso aos folículos, melhorar a resposta ovariana, prevenir a evolução da endometriose e confirmar o diagnóstico histopatológico (D).[19] O tratamento clínico com análogos do GnRH prévio à laparoscopia pode melhorar a taxa de sucesso (A).[35]

REFERÊNCIAS BIBLIOGRÁFICAS

1. Houston DE, Noller KL, Melton 3rd LJ, Selwyn BJ, Hardy RJ. Incidence of pelvic endometriosis in Rochester, Minessota 1970-1979. *Am J Epidemiol* 1987; 125(6):959-69.
2. Matalliotakis IM, Cakmak H, Fragouli YG *et al.* Epidemiological characteristics in women with and without endometriosis in the Yale series. *Arch Gynecol Obstet* 2008; 277(5):389-93.
3. Sampson JA. Peritoneal endometriosis due to menstrual dissemination of endometrial tissue into the peritoneal cavity. *Am J Obstet Gynecol* 1927; 14:422-69.
4. Bulun SE. Endometriosis. *N Engl J Med* 2009; 360(3):268-79.
5. Wu Y, Kajdacsy-Balla A, Strawn E *et al.* Transcriptional characterizations of differences between eutopic and ectopic endometrium. *Endocrinology* 2006; 147(1):232-46.
6. Bulun SE, Lin Z, Imir G *et al.* Regulation of aromatase expression in estrogen-responsive breast and uterine disease: from bench to treatment. *Pharmacol Rev* 2005; 57(3):359-83.

7. Tseng JF, Ryan IP, Milam TD *et al.* Interleukin-6 secretion in vitro is up-regulated in ectopic and eutopic endometrial stromal cells from women with endometriosis. *J Clin Endocrinol Metab* 1996; 81(3):1118-22.
8. Sinaii N, Plumb K, Cotton L *et al.* Differences in characteristics among 1,000 women with endometriosis based on extent of disease. *Fertil Steril* 2008, 89(3):538-45.
9. Hughes EG, Fedorkow DM, Collins JA. A quantitative overview of controlled trials in endometriosis-associated infertility. *Fertil Steril* 1993; 59(5):963-70.
10. Barnhart KT, Dunsmoor-Su R, Coutifaris C. Effect of endometriosis on in-vitro fertilisation. *Fertil Steril* 2002; 77(6):1148-55.
11. Matorras R, Rodriguez F, Gutierrez de Teran G *et al.* Endometriosis and spontaneous abortion rate: a cohort study in infertile women. Eur *J Obstet Gynecol Reprod Biol* 1998; 77(1):101-5.
12. The Practice Committee of the American Society for Reproductive Medicine. Endometriosis and infertility. *Fertil Steril* 2006; 86(Suppl 4):S156-S160.
13. Aeby TC, T Huang, RT Nakayama. The effect of peritoneal fluid from patients with endometriosis on human sperm function in vitro. *Am J Obstet Gynecol* 1996; 174(6):1779-83.
14. Gupta S, Goldberg JM, Aziz N *et al.* Pathogenic mechanisms in endometriosis-associated infertility. *Fertil Steril* 2008; 90(2):247-57.
15. Matorras R, Rodriguez F, Perez C, Pijoan JI, Rodriguez-Escudero FJ. Infertile women with and without endometriosis: a case control study of luteal phase and other infertility conditions. *Acta Obstet Gynecol Scand* 1996; 75(9):826-31.
16. Vercellini P, Parazzini F, Bolis G *et al.* Endometriosis and ovarian cancer. *Am J Obstet Gynecol* 1993; 169(1):181-2.
17. Mol BW, Bayram N, Lijmer JG *et al.* The performance of CA-125 measurement in the detection of endometriosis: a meta-analysis. *Fertil Steril* 1998; 70(6):1101-18.
18. Moore J, Copley S, Morris J *et al.* A systematic review of the accuracy of ultrasound in the diagnosis of endometriosis. *Ultrasound Obstet Gynecol* 2002; 20(6):630-4.
19. Royal College of Obstetricians and Gynaecologists. The investigation and management of endometriosis. Green-top Guideline (24); 2006. Disponível em http://www.rcog.org.uk/files/rcog-corp/uploaded-files/GT24Investigation Endometriosis2006.pdf. Acessado em 25/2/2009.
20. Chapron C, Querleu D, Bruhat MA *et al.* Surgical complications of diagnostic and operative gynaecological laparoscopy: a series of 29,966 cases. *Hum Reprod* 1998; 13(4):867-72.
21. Jansen RPS, Russel P. Non-pigmented endometiosis. Clinical, laparoscopic and pathologic definition. *Am J Obstet Gynecol* 1986; 155(6):1154-9.
22. American Society for Reproductive Medicine. Revised American Society for Reproductive Medicine classification of endometriosis: 1996. *Fertil Steril* 1997; 67(5):817-21.
23. Prentice A, Deary AJ, Bland E. Progestagens and antiprogestagens for pain associated with endometriosis. *Cochrane Database Syst Rev.* 2000; (2).
24. Bahamondes L, Petta CA, Fernandes A, Monteiro I. Use of the levonorgestrel-releasing intrauterine system in women with endometriosis, chronic pelvic pain and dysmenorrhea. *Contraception* 2007; 75(6 Suppl):S134-S139.
25. Moore J, Kennedy SH, Prentice A. Modern combined oral contraceptives for pain associated with endometriosis. *Cochrane Database Syst Rev.* 2000; (2).
26. Selak V, Farquhar C, Prentice A, Singla A. Danazol for pelvic pain associated with endometriosis. *Cochrane Database Syst Rev.* 2001; (4).
27. Prentice A, Deary AJ, Goldbeck WS, Farquhar C, Smith SK. Gonadotrophin–releasing hormone analogues for pain associated with endometriosis. *Cochrane Database Syst Rev* 2000; (2).
28. Sagsveen M, Farmer JE, Prentice A, Breeze A. Gonadotrophin-releasing hormone analogues for endometriosis: bone mineral density. *Cochrane Database Syst Rev* 2003; (4).
29. Ailawadi RK, Jobanputra S, Kataria M, Gurates B, Bulun SE. Treatment of endometriosis and chronic pelvic pain with letrozole and norethindrone acetate: a pilot study. *Fertil Steril* 2004; 82(1):290-6.
30. Allen C, Hopewell S, Prentice A, Allen C. Non-steroidal anti-inflammatory drugs for pain in women with endometriosis. *Cochrane Database Syst Rev* 2005; (4).
31. Jacobson TZ, Barlow DH, Garry R, Koninckx P. Laparoscopic surgery for pelvic pain associated with endometriosis. *Cochrane Database Syst Rev* 2001; (4).

32. Vercellini P, Frontino G, De Giorgi O *et al.* Comparison of a levonorgestrel–releasing intrauterine device versus expectant management after conservative surgery for symptomatic endometriosis: a pilot study. *Fertil Steril* 2003; 80(2):305-9.
33. Hughes E, Fedorkow D, Collins J, Vandekerckhove P. Ovulation suppression for endometriosis. *Cochrane Database Syst Rev* 2003; (3).
34. Hart RJ, Hickey M, Maouris P, Buckett W, Garry R. Excisional surgery versus ablative surgery for ovarian endometriomata. *Cochrane Database Syst Rev* 2005; (3).
35. Sallam HN, Garcia-Velasco JA, Dias S, Arici A. Long-term pituitary down-regulation before in vitro fertilization (IVF) for women with endometriosis. *Cochrane Database Syst Rev* 2006; (1).

CAPÍTULO

19

Adenomiose

Carmem Lúcia de Souza Silva Dodô

INTRODUÇÃO

Adenomiose é uma condição anômala descrita inicialmente por Rokitansky em 1860. Desde então, pouco se tem acrescentado na compreensão dos seus mecanismos. Caracteriza-se pela presença de endométrio entre os feixes musculares do miométrio com hiperplasia de musculatura adjacente, sendo esse comprometimento difuso ou focal, também denominado nodular ou adenomioma.

A prevalência exata da adenomiose é desconhecida, pois se associa frequentemente a outras doenças como pólipos endometriais, miomas uterinos, câncer de endométrio e endometriose, fazendo com que os sintomas dessa alteração se sobreponham à sintomatologia da adenomiose. Assim, o diagnóstico de certeza é realizado tão somente por meio do estudo de peças de histerectomia, de material de ressecção endometrial ou de biópsia miometrial. Na literatura há referência de adenomiose em 8,8 a 61,5% das peças resultantes de histerectomia.

A adenomiose é mais frequente em mulheres a partir da quarta década de vida, predominantemente quando multíparas ou mulheres com menarca tardia, história de abortamentos provocados ou partos traumáticos.

FISIOPATOLOGIA

Três são as teorias nas quais se baseia a fisiopatologia da adenomiose. A primeira teoria e mais aceita é a metaplasia de elementos mesoteliais situados entre a camada basal do endométrio, os quais invaginariam entre as fibras musculares lisas do miométrio, possivelmente pela perda da coesão tecidual, causada pela ação de enzimas específicas. A segunda teoria advoga que a invaginação da camada basal do endométrio procederia do sistema linfático intramiometrial.

A terceira teoria admite que a adenomiose possa se originar ou se desenvolver a partir de uma metaplasia "de novo" do tecido endometrial ectópico intramiometrial, em virtude de o endométrio e o miométrio subjacente terem a mesma origem embriológica nos ductos müllerianos. A adenomiose apresenta a mesma conformação desses ductos, ou seja, filamentos de citoqueratina, típicos do tecido epitelial, e tecido mesenquimal de vimentina típica. Além disso, tem sido proposta também a ação de um fator genético, com base no aumento da prevalência de adenomiose em homozigóticas.

Vale salientar a importância de traumatismos como curetagens, ressecções endometriais, hiperestrogenismo, cuja expressão são a hiperplasia e a diminuição da resistência do miométrio, atuando, portanto, como fatores predisponentes à adenomiose. Por outro lado, tem-se comprovado em modelos animais o sinergismo entre prolactina e progesterona, que pode levar a uma degeneração do miométrio, facilitando a penetração endometrial. A presença desses fatores deve fazer com que, nos exames histopatológicos, seja direcionada maior atenção à presença de glândulas endometriais na intimidade do miométrio.

DIAGNÓSTICO

Os métodos diagnósticos da adenomiose incluem os achados clínicos, por imagem, por métodos invasivos, assim como a biópsia endometrial e o exame anatomopatológico de peças cirúrgicas obtidas por histerectomia. No entanto, vale ressaltar que 75% dos casos de adenomiose não são diagnosticados.

Diagnóstico clínico

Embora cerca de um terço das mulheres com adenomiose sejam assintomáticas, no restante dos casos os dois sintomas mais frequentes são sangramento uterino anormal, cuja expressão clínica pode ser menorragia, fluxo menstrual aumentado e prolongado, e metrorragia ou sangramento irregular que não se correlaciona com o ciclo menstrual, que ocorre em cerca de 20% das mulheres no período pré-menopáusico. Outros sintomas incluem dor pélvica pré-menstrual ou menstrual e dispareunia profunda no período intermenstrual.

Ao exame físico pode estar presente útero aumentado de volume, doloroso à mobilização, principalmente no período pré-menstrual, achado que pode estar relacionado com outras doenças uterinas como endometriose, pólipos e miomas.

Na gravidez, a adenomiose pode contribuir para rupturas uterinas, placenta prévia, acretismo placentário e hemorragias intraparto. Pode ainda levar à infertilidade pelo comprometimento tubário ou corneal uterino.

Diagnóstico por imagem

Os métodos de diagnóstico por imagem são ecografia e imagem por ressonância magnética.

A ecografia é um exame cuja sensibilidade depende muito do equipamento empregado e do examinador. Para aumentar a especificidade, indica-se a realização na segunda metade do ciclo menstrual. Os achados mais sugestivos nesse método são aumento uterino assimétrico difuso, borda endometrial/miometrial mal definida, espessamento do halo subendometrial, presença de pequenos halos anecoicos, ecotextura miometrial heterogênea e cistos subendometriais hipoecoicos. A ultrassonografia endovaginal apresenta sensibilidade de 82,5% e especificidade de 84,6%, além de índice de concordância com os achados histopatológicos de 62,1%.[3]

A imagem por ressonância magnética (IRM) é considerada padrão-ouro no diagnóstico da adenomiose, embora tenha seu uso limitado devido à indisponibilidade em alguns serviços e ao alto custo do exame. Nas formas localizadas de adenomiose, em T1 a imagem é normal, mas em T2, o sinal é mais intenso no miométrio adjacente. Os principais achados à IRM são: zona da junção endométrio/miométrio irregular e difusamente espessada, medindo 5 mm ou mais, indicando assim mudanças mais frequentes na musculatura lisa do que focos de epitélio glandular e estroma; assimetria de espessura entre paredes uterinas, predominantemente na parede posterior; forma uterina globosa e heterogeneidade da zona de adenomiose, que apresenta maior opacidade.

Diagnóstico por métodos invasivos

Para diagnóstico da adenomiose podem ser empregados métodos invasivos, incluindo histeroscopia e histerossalpingografia, apesar de não fornecerem sinais patognomônicos de adenomiose, e o mais fidedigno a biópsia guiada por laparoscopia.

A histeroscopia apresenta sensibilidade em torno de 76%, a qual pode ser incrementada ainda pela biópsia dirigida a sinais como: (a) orifícios diverticulares, principalmente no início do ciclo, quando o crescimento glandular ainda não os encobre; (b) hipervascularização da superfície, explicando assim os fenômenos hemorrágicos; (c) botões azulados ou enegrecidos submucosos.

À histerossalpingografia, podem ser observadas imagens diverticulares de extravasamento de contraste, perpendiculares à borda endometrial. Existem ainda sinais indiretos de adenomiose como: adição diverticular compostas por múltiplas espículas 1 mm a 4 mm, que se estendem do endométrio ao miométrio; imagem em guarda-chuva, sugerindo retroversão fixa do útero; imagem de angulação em baioneta e irredutível ao nível do istmo; imagem de tuba reta e rígida, além de ectasia difusa da cavidade, com bordas rígidas. No entanto, a sensibilidade dessa técnica é de 20%, portanto baixa para que se justifique na prática clínica.

O diagnóstico histológico por biópsia endometrial guiada por laparoscopia tem sensibilidade de 98%, especificidade de 100%, valor preditivo positivo de 100% e valor preditivo negativo de 80%, sendo atualmente o método mais indicado para diagnóstico da adenomiose difusa.

Estudos anatomopatológicos

Os estudos anatomopatológicos têm sido realizados em peças cirúrgicas. Macroscopicamente, o útero apresenta-se globalmente aumentado de volume, com ênfase na parede posterior, a qual geralmente é a mais acometida. Observam-se, na superfície do miométrio, trabéculas com focos hemorrágicos que podem apresentar lesões císticas ou achocolatadas, denominadas adenomas, as quais são nódulos formados por conglomerados de células musculares lisas, de glândulas e estroma endometrial. Esses nódulos podem localizar-se tanto no interior do endométrio como no miométrio, levando à formação de lesões polipoides que, algumas vezes, nada mais são que adenomiomas.

À microscopia, observa-se que a borda inferior do meio endométrio encontra-se irregular e mergulha na superfície do miométrio. O limite de profundidade mínima das lesões ultrapassa mais da metade de um campo microscópico óptico de pequeno aumento, correspondendo aproximadamente a 2,5 mm. Estão presentes hipertrofia e hiperplasia do miométrio circunjacente.

TRATAMENTO

O tratamento da adenomiose objetiva o controle do sangramento e da dor. É importante frisar que a opção de tratar deve estar restrita apenas à urgência de sintomas, escolhendo-se uma terapêutica que seja minimamente invasiva, sem esquecer-se da possibilidade de estarem presentes outras patologias que geralmente se relacionam com a adenomiose.

O tratamento clínico, à luz dos conhecimentos atuais, impõe-se sobre o cirúrgico. Pode-se lançar mão de tratamentos medicamentosos com moléculas de ação antiestrogênica, uma vez que compostos à base de estrogênios poderão agravar o processo.

Os progestágenos têm eficácia limitada, mas podem ser utilizados principalmente na vigência de desejo de anticoncepção. Nesse caso, deve-se dar preferência aos derivados da 19-norprogesterona, uma vez que não têm efeitos metabólicos e são também pouco androgênicos. Podem ser prescritos para uso ininterrupto ou sequencial, durante 20 dias ao mês.

O danazol, um derivado da 19-nortestosterona, tem efeito androgênico importante com ação maior no endométrio ectópico, por efeito imunológico e hormonal. É prescrito na dose de 200 mg/dia a 400 mg/dia, durante 20 dias ao mês.

Os análogos do GnRH atuam da seguinte maneira: promovem hipoestrogenia e, consequentemente, atrofia endometrial e vasoconstrição. Esses compostos podem ser utilizados para tratamento ou ainda no preparo pré-operatório, principalmente para cirurgias vídeo-histeroscópicas. Na posologia de uma dose/mês, podem ser prescritos: 3,6 mg de goserelina, por via subcutânea; 3,75 mg de triptorelina ou leuprolida, por via intramuscular; além de 400 µg, por via intranasal, diários, de nafarelina, em duas aplicações.

Na prescrição de análogos do GnRH, deve-se dar atenção especial aos casos de estenose cérvico-ístmica e de útero pequeno, pois poderá promover redução da permeabilidade do colo uterino, aumentando o risco de perfuração uterina.

O ácido mefenâmico, um inibidor da síntese de prostaglandinas, tem sido considerado fármaco de primeira escolha na Europa para tratamento de sangramento uterino disfuncional e dismenorreia, mas pode ser usado em casos leves a moderados de adenomiose.[4]

Os antifibrinolíticos podem ser utilizados em sangramento uterino disfuncional, entretanto são pouco divulgados em nosso meio.

Tratamento cirúrgico

O tratamento cirúrgico da adenomiose pode ser conservador ou cirúrgico radical convencional, que consiste na histerectomia, devendo a escolha sempre contemplar o desejo de procriação da paciente e a resolução dos sintomas mais urgentes.

Dentre os tratamentos cirúrgicos conservadores, na vigência da falha do tratamento clínico, a histeroscopia é a primeira escolha terapêutica, levando em consideração que o tamanho do útero não deve ultrapassar 160 cm³ ou 12 cm à histerometria, assim como devem estar ausentes quaisquer patologias que possam interferir no sucesso terapêutico do procedimento.

A histeroscopia laparoscópica ou vaginal pode constituir-se em uma boa opção terapêutica, uma vez que traz consigo todas as benesses da cirurgia endoscópica.

Outras opções cirúrgicas incluem: balão térmico, crioterapia e ressecção em bloco da mucosa uterina (endométrio). A neurectomia pré-sacral é a opção mais indicada quando o sintoma mais importante é a dor pélvica, pois a técnica consiste na ablação laparoscópica do plexo pré-sacral, um conjunto de nervos que conduzem o sinal de dor do útero ao cérebro. No entanto, as complicações vesicais e intestinais limitam sua escolha.

O tratamento conservador inclui ainda a ressecção dos nódulos, como na miomectomia, que pode ser empregada quando a paciente desejar ainda engravidar e a doença for considerada grave.

A histerectomia total, de preferência pela via vaginal, dada a sua menor morbidade, pode ser utilizada quando houver fracasso nos procedimentos menos invasivos.

LEITURA RECOMENDADA

Basak S, Saha A. Adenomyosis: still largely under-diagnosed. *J Obstet Gynaecol* 2009; 29(6):533-5.

Bergeron C, Amant F, Ferenczy A. Pathology and physiopathology of adenomyosis. *Best Pract Res Clin Obstet Gynaecol* 2006; 20(4):511-21.

Farquhar C, Brosens I. Medical and surgical management of adenomyosis. *Best Pract Res Clin Obstet Gynaecol* 2006; 20(4):603-16.

Fedele L, Bianchi S, Frontino G. Hormonal treatments for adenomyosis. *Best Pract Res Clin Obstet Gynaecol* 2008; 22(2):333-9.

Fernandez H, Donnadieu AC. Adénomyose. *J Gynecol Obstet Biol Reprod* 2007; 36:179-85.

Ficicioglu C, Tekin HI, Arioglu PF. A murine model of adenomyosis: the effects of hiperprolactinemia induced by fluoxetine hydrochloride, a selective serotonin reuptake inhibitor, on adenomyosis induction in Wistar albino rats. *Acta Eur Fertil* 1995; 26:75-9.

Goldblum JR, Clement PB, Hart WR. Adenomyosis with sparse glands: a potential mimic of low-grade endometrial stromal sarcoma. *Am J Clin Pathol* 1995; 103:218-23.

Istre O, Qvigstad E. Current treatment options for abnormal uterine bleeding: an evidence based approach. *Best Pract Res Clin Obstet Gynaecol* 2007; 21(6):905-13.

Jeng CJ, Huang SH, Shen J, Choss CH, Tzeng CH. Laparoscopy-guided myometrial biopsy in the definite diagnosis of diffuse adenomyosis. *Hum Reprod* 2007; 22(7):2016-9.

Juo SH, Wang TN, Lee JN *et al.* CYP 17, CYPA1 and COMT polymorphisms and the risk of adenomyosis and endometriosis in Taiwanese women. *Human Reprod* 2006; 21(6):1498-1502.

Meredith SM, Snachez-Ramos L, Keunitz AM. Diagnostic accuracy of transvaginal sonography for the diagnosis of adenomyosis: systematic review and metaanalysis. *Am J Obstet Gynecol* 2009; 201:107.e1-107.e6.

Molinas CR, Campo R. Office hysteroscopy and adenomyosis. *Best Pract Res Clin Obstet Gynaecol* 2006; 20(4):557-67.

Refaie AMNN, Anderson T, Cheah SS. Out-patient hysteroscopy: findings and decision making for treatment of abnormal uterine bleeding in pre- and post-menopausal women. *Middle East Soc J* 2005; 10(1):43-8.

Schneider SL, Craig M, Branning P. Improved sonographic accuracy in the presurgical diagnosis of diffuse adenomyosis: a case series review. *J Diagn Med Sonog* 2002; 18:71-7.

Taran FA, Weaver MS, Coddington CC, Stewart EA. Understanding adenomyosis: a case control study. *Fertil Steril* 2009; Article in Press:1-6.

Weiss G, Maseelall P, Schotl LL *et al.* Adenomyosis a variant, not a disease? Evidence from hysterectomized menopausal women in the Study of Women's Health across the Nation (SWAN). *Fertil Steril* 2009; 91(1):201-6.

CAPÍTULO 20

Mioma Uterino

Telma Cursino de Menezes

DESCRIÇÃO

Leiomioma uterino, comumente chamado de fibroma, apesar de vasta sinonímia, o termo leiomioma descreve com melhor acurácia sua natureza benigna e sua origem de células musculares lisas. São tumores monoclonais de células musculares lisas do miométrio. São compostos de grande quantidade de matriz extracelular contendo fibronectina, proteoglican e colágeno com fibras formadas anormalmente e com arranjo desordenado, assemelhando-se ao colágeno das cicatrizes queloidianas. Originam-se, na maioria das vezes, de uma única célula muscular lisa que sofreu mutação no fator do controle de crescimento. Apresentam-se como nódulos de tamanhos variados, bem delimitados, circunscritos, pseudoencapsulados, brancacentos e que podem ter alguns milímetros ou atingir grandes tamanhos, ocupando toda a pelve (C).

INCIDÊNCIA

É a neoplasia benigna mais comum na mulher em idade reprodutiva. Recentes estudos longitudinais estimam que o risco por toda a vida de apresentar mulheres com idade superior a 45 anos é superior a 60% (C). Os custos com assistência para tratamento de mioma, quer seja por histerectomias ou miomectomias, ultrapassaram 2 bilhões de dólares em 1997 (B).

ETIOLOGIA

Embora não se saiba a causa precisa da gênese dos miomas, muitos fatores estão envolvidos na sua formação, como hormonais, genéticos, de crescimento e biologia molecular. Os fatores responsáveis pelo início das alterações genéticas encontradas no mioma incluem as anomalias intrínsecas do miométrio, alterações hormonais ou a resposta a injúria isquêmica pertinente ao ciclo menstrual. Uma vez estabelecidas, as alterações genéticas são influenciadas pelos fatores promotores do mioma (os hormônios sexuais) e pelos fatores efetores (os fatores de crescimento).

Genética dos miomas

Podem ocorrer anomalias cromossômicas em 40% deles e incluem translocações, deleções, trissomias. Mais de 100 genes foram encontrados nas células dos miomas, tais como genes receptores α e β-estrogênicos, receptores A e B progestágenos, receptor do hormônio de crescimento, receptor de prolactina. Muitos desses genes podem estar envolvidos no crescimento, diferenciação, proliferação e mitogênese.

Genética dos sarcomas

As diferenças genéticas entre miomas e sarcomas indicam que eles têm origens diferentes e que os leiomiosarcomas não resultam da degeneração de miomas. A despeito de os miomas serem tumores proliferativos, as células permanecem diferenciadas e apresentam rearranjo cromossômico similar ao de outras lesões benignas. Por outro lado, os leiomiosarcomas são indiferenciados e apresentam rearranjo cromossômico complexo e cariótipo aneuploide (A).

Hormônios

Tanto estrógenos com pregestágenos estão associados ao aparecimento dos miomas. Os miomas são raramente observados antes da puberdade, são mais prevalentes na idade reprodutiva e regridem após a menopausa. Os fatores que aumentam a exposição aos estrógenos do decorrer da vida da mulher, tais como obesidade e menarca precoce, aumentam a incidência dos miomas. Opostamente, os fatores de redução da exposição estrogênica, como a atividade física e a alta paridade, são protetores do aparecimento dos miomas.

Embora os níveis séricos de mulheres portadoras e não portadoras de miomas sejam semelhantes, os níveis desse hormônio são mais elevados na intimidade dos miomas que no músculo uterino adjacente. Sugere-se que a produção estrogênica no interior dos miomas se deva a elevados níveis de aromatase, enzima que converte androgênios em estrogênios. Por outro lado, são encontrados níveis reduzidos da enzima que converte estradiol em estrona, no interior das células dos miomas, o que promove o acúmulo de estradiol no interior das células, levando a *up regulation* dos receptores de estrogênio e progesterona, hiper-responsividade ao estrogênio e crescimento do mioma.

Por outro lado, os receptores A e B da progesterona são encontrados em concentrações mais elevadas, comparadas com o miométrio normal.

Fatores de crescimento

Foram encontrados no interior das células dos miomas vários fatores de crescimento, entre eles se encontram fator de crescimento transformador β (TGF-β), fator de crescimento fibroblástico básico (bFGF), fator de crescimento epidérmico (EGF), fator de crescimento derivado da plaqueta (PDGF), fator de crescimento vascular endotelial (VEGF), fator de crescimento insulina-*like* (IGF) e prolactina. Muitos desses fatores alterados promovem a proliferação das células musculares (TGF-β, bFGF), aumentam a síntese de DNA (EGF, PDGF), estimulam a síntese da matriz extracelular (TGF-β), promovem mitogênese (TGF-β, EGF,IGF, prolactina) e promovem angiogênese (bFGF, VEGF).

Fatores de risco

IDADE

Há maior frequência de mioma entre as mulheres com idade superior a 40 anos, no entanto ainda não está claro se o que ocorre é o aumento da formação do mioma ou apenas o crescimento de mioma já existente, consequente às alterações hormonais nesse período. Por outro lado, outro fator que pode distorcer a incidência real dos miomas é a tendência dos ginecologistas em recomendar e das pacientes em aceitar a histerectomia após o período reprodutivo.

FATORES HORMONAIS ENDÓGENOS

Menarca precoce (< 10 anos) aumenta o risco de desenvolver mioma em torno de 25%, enquanto a menarca tardia (> 16 anos) diminui o risco em 30%.

HISTÓRIA FAMILIAR

Mulheres com história de parente em primeiro grau afetadas por mioma apresentam 2,5 vezes risco de apresentar mioma e as mulheres que têm duas parentes de primeiro grau afetadas por mioma apresentam risco de apresentarem o fator de crescimento do mioma VEGF-α em maior frequência que as portadoras de mioma sem história familiar da doença.

ETNIA

As mulheres de raça negra apresentam risco para desenvolver mioma três vezes maior que as mulheres brancas. Ainda não está claro se essas diferenças são decorrentes de questões hormonais, metabólicas, dietéticas ou ambientais. No entanto, foi identificada uma alteração do genótipo de uma enzima essencial no metabolismo estrogênico, a catecol-*O*-metiltransferase (COMT). As mulheres portadoras desse genótipo apresentam maior chance de desenvolver miomas. Esse genótipo é encontrado em 47% das mulheres negras e em apenas 19% das mulheres brancas, o que explica a maior prevalência em mulheres negras. É importante salientar que mioma e queloide são características gênicas semelhantes e são mais frequentes em mulheres negras.

MASSA CORPORAL

Em estudo de coorte foi encontrado que a cada 10 kg de aumento do peso corporal há um aumento de 21% no risco de desenvolver mioma. A obesidade incrementa a conversão periférica dos andrógenos em estrona e diminui a globulina carreadora de hormônios sexuais, o que resulta em estrogênios ativos disponíveis e, portanto, em maior prevalência de mioma.

DIETA

Até o momento não há estudos controlados que avaliem a associação entre dieta e presença ou crescimento de miomas. Um estudo encontrou associação entre consumo de carne vermelha e presunto e aumento da incidência de miomas, enquanto o consumo de vegetais verdes diminui essa incidência.

EXERCÍCIOS

Em estudo randomizado realizado com mulheres entre 35 a 49 anos de idade, avaliadas para presença de miomas por ultrassonografia. A atividade física foi avaliada e mulheres com maior atividade física apresentavam menor chance de desenvolverem mioma. No entanto, não está definido se representa um efeito direto do exercício ou diminuição da taxa de conversão de androgênios em estrógenos.

ANTICONCEPCIONAL HORMONAL ORAL

Os estudos são controversos com relação ao uso de anticoncepcional hormonal oral (ACHO) e a presença ou crescimento dos miomas, ora definindo haver aumento do risco, ora diminuição.

TERAPIA HORMONAL

Na maioria das mulheres portadoras de mioma na pós-menopausa usando terapia hormonal (TH) não há crescimento dos miomas e, quando ocorre, está mais relacionado com o uso dos progestágenos que com os estrógenos.

GESTAÇÃO

O aumento do número de gestações diminui o número de miomas sintomáticos. Os miomas compartilham das mesmas características do miométrio normal e, durante a gravidez, aumentam a produção de matriz extracelular e a expressão de receptores hormonais. No pós-parto o miométrio retorna ao peso, ao fluxo sanguíneo e ao tamanho celular normais em decorrência do processo de apoptose e de diferenciação. Essa remodelagem deve ser a responsável pela diminuição dos miomas ou talvez o processo se dê por regressão do suprimento vascular dos miomas resultando em deprivação da nutrição. A gravidez entre 20 e 30 anos de idade, promove a maior proteção contra o desenvolvimento do mioma, e as gestações após os 30 anos de idade devem ocorrer em mulheres já portadoras de miomas.

TABAGISMO

O tabagismo pode reduzir a incidência de miomas por redução da biodisponibilidade dos estrógenos nos tecidos-alvo, redução da conversão dos andrógenos em estrógenos consequente a redução da aromatase pela nicotina, aumento da hidroxilação do estradiol ou, ainda, por aumento da globulina carreadora de esteroides sexuais. Por outro lado, parece haver diminuição dos estrógenos mediada por ação de componente do cigarro, a exemplo da dioxina.

CLASSIFICAÇÃO DOS LEIOMIOMAS

Os miomas podem crescer inteiramente na parede miometrial originando o mioma intramural ou intersticial, protuberar na superfície serosa originando o mioma subseroso, ou, ainda, crescer em direção ao endométrio e se projetar na cavidade endometrial, originando o mioma submucoso. Apresentam-se preferencialmente no corpo uterino e sua ocorrência cervical e tubária é rara. Em poucos casos, os miomas crescem adentrando-se no ligamento largo e recebem nutrição de vasos peritoneais, dando origem aos miomas parasitos.

MANIFESTAÇÕES CLÍNICAS

Em virtude da alta prevalência do mioma e de a grande maioria das mulheres portadoras de mioma ser assintomática, é difícil especificar sintomatologia específica do mioma, no entanto a maioria das mulheres pode apresentar sangramento uterino anormal, dismenorreia, dor pélvica, sintomas compressivos, infertilidade e abortamento.

Sangramento uterino anormal

É o sintoma mais comumente encontrado nas pacientes portadoras de leiomioma e está presente em cerca de 30% delas. O ciclo menstrual é intenso e prolongado, principalmente nos casos do mioma submucoso. É comum o *spotting* pré-menstrual. Nos casos mais graves, a contínua perda sanguínea pode determinar anemia ou até mesmo hipovolemia. É possível que o mioma interfira na regulação local causando anormalidades vasculares e, desta forma, contribua no aparecimento da menorragia (C).

Sintomas compressivos

De acordo com a localização e o tamanho do mioma, pode haver compressão de várias estruturas. A compressão sobre a bexiga pode determinar sintomas urinários como

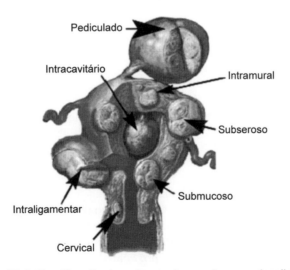

Figura 20.1 Classificação dos miomas de acordo com a localização.

urgência e retenção urinárias. Os tumores de grande tamanho podem resultar em constipação intestinal ou determinar edema nas extremidades consequente à diminuição do retorno venoso.

Infertilidade

Cerca de 10 a 20% das mulheres com mioma podem apresentar algum grau dificuldade para conceber. O papel do mioma como fator causal da infertilidade é controverso, no entanto tanto o mioma intramural quanto o submucoso podem resultar em distorção da cavidade uterina e interferir na fertilização *in vitro* (A).

Dor pélvica

As mulheres portadoras de miomas pequenos a dor parece ser menos frequente e pode estar mais frequente quanto maior o tamanho do tumor. Nos miomas de grandes dimensões pode haver desconforto pélvico.

ETIOPATOGENIA

O evento exato da transformação da célula muscular lisa em leiomioma ainda não está determinado, mas, em razão de seu crescimento estar fortemente relacionado com o período reprodutivo, tornando-o raro na pré-menarca e frequentemente regredindo na pós-menopausa, assinala o impacto dos esteroides sexuais no seu desenvolvimento. Aspecto importante é a elevada prevalência de miomas em mulheres de raça negra, quando comparadas a mulheres brancas. Por outro lado, parece haver maior intensidade nos sintomas relatados quando comparados com a intensidade relatada pelas mulheres de raça branca (A).

Recentemente vários fatores foram associados a menor risco para miomatose, entre eles paridade superior a cinco, pós-menopausa, uso prolongado de contraceptivos, especialmente o acetato de medroxiprogesteona, e tabagismo. Entre os fatores de maior risco podem ser mencionados: idade inferior a 40 anos, raça negra, história familiar de mioma uterino, nuliparidade, obesidade (Quadro 20.1).

ASPECTOS DIAGNÓSTICOS

É fundamental a realização de anamnese adequada que, associada ao exame ginecológico e exames complementares, possibilite o diagnóstico diferencial com outras morbidades do corpo uterino, como adenomiose, pólipos endometriais, câncer de endométrio.

Exame ginecológico

O toque bimanual deverá ser obrigatório, resguardando-se as suas contraindicações. Nesse exame é possível perceber o aumento do volume uterino, a modificação de sua consistência, a superfície uterina e o preenchimento do fundo de saco vaginal. Em algumas ocasiões que dificultam o exame pélvico, o toque vaginal pode ser inconclusivo. Podem estar associadas condições relacionadas com a perda, sanguínea (anemia e taquicardia).

Quadro 20.1 Fatores que alteram o risco de leiomioma

Diminuem o risco
Multiparidade
Menopausa
Uso prolongado de contraceptivos
Uso de medroxiprogesterona
Aumentam o risco
Idade > 40 anos
Raça negra
História familiar
Nuliparidade
Obesidade

Fonte: Weiss G, Kjerulff KH.

Ultrassonografia transabdominal e transvaginal

Exames não invasivos e que representam importante papel no diagnóstico da miomatose uterina. Embora de fácil execução, a ultrassonografia transabdominal (UTA) apresenta limitações na avaliação de estruturas menores como ovários e espessura endometrial, dando-se preferência a ultrassonografia transvaginal (UTV) (B). No entanto, UTA deve ser a via inicial de exame na avaliação dos tumores pélvicos (B).

Histerossonografia

Método que utiliza a infusão salina na cavidade endometrial com a UTV. A histerossonografia (HNG) tem utilidade no diagnóstico das lesões endometriais, principalmente o mioma submucoso, pois o localiza na cavidade endometrial (B). Os resultados do diagnóstico do mioma submucoso foram semelhantes em estudo comparando a HNG com a histeroscopia (A).

Histeroscopia

Exame fundamental na propedêutica do sangramento uterino anormal. Embora requisite instrumental especializado e treinamento para sua realização, os resultados obtidos são de grande importância, uma vez que possibilitam a visualização da cavidade endometrial e, por conseguinte, identificação da etiologia do sangramento ou, no mínimo, orientação para realização de biópsias (A).

Ressonância magnética

A ressonância magnética (RM) é um método diagnóstico de alto custo, mas oferece maior precisão quanto à dimensão correta dos miomas, especialmente nos úteros de maiores volumes e na miomatose, possibilitando mapeamento e localização dos miomas, principalmente quando a cirurgia requer precisão rigorosa da localização, como nos casos de cirurgias pela via endoscópica nas miólises (D).

TRATAMENTO

A maioria das mulheres portadoras de mioma é assintomática; logo, a observação e o seguimento são medidas recomendadas. No entanto, na presença de sintomas como sangramento uterino anormal, dor pélvica e/ou dismenorreia, fenômenos compressivos, infertilidade ou complicações obstétricas, há necessidade de algum tipo de medida terapêutica. A escolha do tratamento depende de múltiplos fatores, como idade da paciente, desejo reprodutivo e a discussão com a paciente. As opções terapêuticas inclui conduta meramente expectante, tratamento clínico e tratamento cirúrgico.

TRATAMENTO CLÍNICO

O tratamento das pacientes com miomas sintomáticos deve ser individualizado, levando-se em consideração a idade da paciente (proximidade da menopausa), o desejo de gestação, os sintomas provocados, o tamanho e a localização dos miomas. O objetivo do tratamento clínico é o alívio dos sintomas. Como a grande maioria das pacientes com miomatose torna-se assintomática após a menopausa, o tratamento medicamentoso pode tornar os sintomas aceitáveis até a chegada da menopausa, evitando-se os riscos associados aos tratamentos cirúrgicos.

Tratamento medicamentoso

ANTI-INFLAMATÓRIOS NÃO ESTEROIDES

Os anti-inflamatórios não esteroides (AINES) são fármacos usados para diminuir o sangramento uterino anormal e que apresentam diminuição em cerca de 30% dos casos. No entanto, não parecem ser eficazes no sangramento das mulheres portadoras de miomas (C).

ANTICONCEPCIONAIS HORMONAIS ORAIS

Os estudos são conflitantes quanto à utilização dos anticoncepcionais hormonais orais (ACHO) em mulheres portadoras de miomas por interferirem no seu crescimento (C); no entanto, são eficazes para correção do sangramento uterino anormal (B).

ANÁLOGOS DO GNRH

Os análogos do GnRH são medicações efetivas no tratamento clínico, levando à redução de 35 a 60% do volume dos miomas em 3 meses. Normalmente, são utilizados no preparo cirúrgico das pacientes, pois são eficazes na diminuição do sangramento transoperatório (A). Os efeitos colaterais, como perda de massa óssea, distúrbio do perfil lipídico e sintomas climatéricos, permitem seu uso por seis meses. O tratamento pré-operatório embora possibilite abordagem cirúrgica de menor morbidade, pode resultar em maior dificuldade cirúrgica para ressecção dos miomas (D).

PROGESTÁGENOS

São utilizados no tratamento do sangramento uterino anormal por vezes associados à miomatose. Os progestágenos não são utilizados para diminuir o volume dos miomas. Existem evidências, inclusive, de haver aumento na quantidade e no tamanho dos miomas com essa medicação.

ENDOCEPTIVO | SISTEMA LIBERADOR DE LEVONORGESTREL

Apresenta redução do sangramento anormal em mulheres portadoras de miomas com volume de até 12 semanas e com cavidade endometrial normal (A), e o grau de satisfação para a cura deste sintoma é semelhante as da histerectomia (A). Quando comparado o uso do endoceptivo com outras formas de progesterona, a aceitação das mulheres foi maior com o endoceptivo (A).

Tratamento alternativo

Em ensaio clínico utilizando Medicina Chinesa, terapia corporal e AINES, foi encontrada parada do crescimento dos miomas em 59% dos casos, comparados a 8% dos controles (C). A erva chinesa Kuei-chin-fu-ling-wan foi utilizada em 110 mulheres portadoras de miomas de até 10 cm por 12 meses. O controle sonográfico mostrou desaparecimento em 19% das mulheres, diminuição em 43%, nenhuma diferença em 34% e aumento em 4% das mulheres. Menorragia e dismenorreia diminuíram em 95 e 96%, respectivamente (C).

Tratamentos futuros

Os tratamentos futuros para os miomas deverão incluir componentes com ação bloqueadora dos fatores de crescimento que regulam a proliferação celular e a produção de colágeno. Expectativa em novos inibidores seletivos de aromatase, que permitam inibição da produção estrogênica apenas nos miomas, permitindo função ovariana normal e evitando os sintomas hipoestrogênicos. Na atualidade, os estudos com fármacos que reduzem a expressão do colágeno, atuam reduzindo apenas novos miomas e não atuam nos miomas já existentes.

Tratamento cirúrgico

O tratamento cirúrgico para os miomas sintomáticos disponíveis eram apenas a histerectomia e a miomectomia. Na última década, métodos diagnósticos sofisticados e procedimentos de alta tecnologia surgiram para o tratamento dos miomas. Os tratamentos modernos incluem: miomectomia pela vias laparoscópica, histeroscópica e vaginal, embolização das artérias uterinas (EAU), cirurgia ultrassônica guiada pela ressonância magnética (*magnetic ressonance-guided focused ultrasound surgery* [MRgFUS]), miólise por calor, por coagulação a frio e a *laser* e oclusão laparoscópica das artérias uterinas. No entanto, não há disponibilidade para todos esses tratamentos para mulheres que têm indicação cirúrgica, mesmo nos países desenvolvidos.

A escolha do tratamento deve estar de acordo com idade da paciente, desejo reprodutivo, escolha da paciente, visando obterem-se os melhores resultados quanto a eficácia, risco cirúrgico-anestésico, recorrência, manutenção da reprodução quando houver indicação, formação de aderência e complicações.

MIOMECTOMIA ABDOMINAL

Deve ser indicada para mulheres sintomáticas, portadoras de miomas subseroso e intramurais, com grande desejo de manter reprodução ou que não aceitem psicologicamente a histerectomia como o melhor tratamento. As complicações dessa cirurgia incluem sangramento transoperatório e lesão de bexiga e do intestino, no entanto apresentam menor risco quando comparadas à histerectomia (B). Para reduzir o sangramento no transoperatório podem ser usados recursos que incluem utilização de torniquetes paracervicais, fármacos como misoprostol, vasopressina, bupivacaína associada à epinefrina, ácido tranexâmico, mas não há evidências para recomendar seu uso por não haver estudos suficientes (A). Por outro lado, o uso de análogos do GnRH foi eficaz na redução sangramento intraoperatório (A). Em algumas situações há necessidade de conversão para histerctomia e essa situação deverá ser informada à paciente previamente à cirurgia (D). Cuidados transoperatórios tais como incisões cautelosas sobre o útero devem ser tomados a fim de evitar extensão para os vasos uterinos (C).

MIOMECTOMIA LAPAROSCÓPICA

A miomectomia por via laparoscópica é limitada pelo tamanho e pela localização dos miomas e para os miomas subserosos e intramurais. A miomectomia por via laparoscópica ou abdominal se mostrou semelhante quanto à perda sanguínea, porém, a via laparoscópica obteve menor tempo de internação (A).

MIÓLISE

É um procedimento que utiliza várias formas de energia, incluindo eletocirurgia bipolar, *laser*, e crioterapia por via laparoscópica para reduzir o tamanho dos miomas. Não se recomenda o procedimento para mulheres que desejam engravidar (D).

MIOMECTOMIA HISTEROSCÓPICA

Está indicada na presença de mioma submucoso quando associado a infertilidade e sangramento uterino anormal. Tem importância principalmente com a retirada do mioma por essa via aumenta substancialmente a chance de gravidez (A). É importante avaliação correta quanto às causas de sangramento, pois podem coexistir morbidades que sejam a real causa do sangramento anormal (D).

HISTERECTOMIA ABDOMINAL

Historicamente a histerectomia tem sido o tratamento invasivo mais comumente empregado, e mais de 80% das mulheres internadas para tratamento de mioma eram submetidas à histerectomia. Nos últimos anos, a via abdominal tem sido substituída por outras vias, e a distribuição de cirurgias para tratamento de miomas encontra-se 40% por via abdominal, 17% por via vaginal e 29% por via laparoscópica em estudos norte-americanos (B). A abordagem cirúrgica pode ser através de incisões mediana, para mediana e Pfannenstiel.

A histerectomia abdominal pode apresentar complicações dependentes do tamanho dos miomas, e em úteros maiores que 500 g há maior risco de transfusões (B). Ainda como complicações podem ser relatados ligadura de ureter, hematomas, infecção, embolia pulmonar, prolapso de cúpula vaginal.

HISTERECTOMIA LAPAROSCÓPICA

Está indicada para úteros de pequeno volume e necessita de material apropriado para sua realização. Quando comparada à histerctomia vaginal não há benefício da utilização dessa via, em virtude do aumento de tempo cirúrgico e anestésico e dos custos do procedimento (A). Em estudo comparativo das vias laparoscópica e abdominal, inclusive com histerectomias vaginais vídeo-assistidas, as complicações foram maiores com a via abdominal (C).

HISTERECTOMIA VAGINAL

Foi inicialmente indicada para úteros de pequeno volume, porém, com o aprimoramento de novas técnicas, cada vez mais é indicada para o tratamento dos miomas. As contraindicações para essa via incluem processos pélvicos infecciosos e pouca mobilidade uterina. Deve ser a via preferida, desde que exequível, quando comparada com a via laparoscópica (A). A indicação precisa para esta via reduz a conversão para a via abdominal (D).

RECIDIVA DOS MIOMAS

A recidiva dos miomas se deve a recorrência ou mesmo persistência de miomas não removidos totalmente e está associada à quantidade dos miomas e à quantidade de mioma retirados. A gravidez subsequente à miomectomia parece proteger o aparecimento de novos miomas, com taxa cumulativa em 10 anos de 16% para as mulheres que pariram em comparação com taxas de 28% das que não pariram(C). Quando a primeira cirurgia é realizada para tratamento de um só mioma, apenas 10% das mulheres requisitarão uma nova cirurgia. A maioria das mulheres não requer tratamento adicional a despeito de surgimento de novos miomas. Mulheres submetidas à miomectomia apresentaram aparecimento de miomas em 27% (A).

Embolização das artérias uterinas

A EAU é um método utilizado para tratamento dos miomas de mulheres que querem preservar a fertilidade. Seus efeitos sobre falência ovariana prematura, fertilidade e gravidez ainda não são claros. As contraindicações para o tratamento dos miomas por EAU incluem mulheres com infecção geniturinária, doença genital maligna, impossibilidade de acesso às artérias uterinas, assim como pacientes com insuficiência renal ou alergia ao contraste. Como contraindicações relativas podem ser citados o mioma submucoso, mioma pediculado e uso recente dos análogos do GnRH.

A técnica da EAU consiste em cateterização da artéria femoral e introdução de partículas de polivinilalcool, resultando em oclusão vascular ou redução do fluxo. O procedimento causa dor e necessita de internação.

Em mulheres submetidas à EAU, um estudo com 555 mulheres encontrou melhora do sangramento em 80%, da dor pélvica em 70%, alterações urinárias em 73% e em 43% das mulheres que se afastaram do trabalho pelos sintomas (A). O risco de falência ovariana precoce ainda não está estabelecido, e menos de 15% das mulheres relatam amenorreia transitória. O fluxo arterial ovariano avaliado ao Doppler diminuiu em 35% das mulheres após o procedimento e em 54% houve completa perda da perfusão (B). Os níveis de FSH, estrógenos e folículos ovarianos persistem normais na maioria das mulheres após o procedimento (B). Foram encontradas taxas de abortamento nas pacientes submetidas a EAU portadoras de miomas e que não receberam a intervenção (B). Os aspectos relacionados com a fertilidade ainda são pouco conhecidos, e embora o procedimento mantenha o útero, nas mulheres que desejam gestações, deve ser executado com cautela (A). A falha de tratamento com subsequente histerectomia foi maior nas mulheres submetidas somente a uma das artérias uterinas (B).

Cirurgia com ultrassom focalizado guiado pela ressonância magnética (RM)

É um procedimento não invasivo, ambulatorial, que usa altas doses de ondas de ultrassom focalizado para destruir os miomas uterinos, sem afetar nenhum dos outros tecidos ao seu redor. As vantagens desse procedimento são baixíssima morbidade, retorno precoce às atividade físicas e ao trabalho, além de ser procedimento ambulatorial. Até o momento, o procedimento não foi liberado para mulheres que desejam gestar, e seu uso ainda está limitado a pesquisas.

Manejo dos miomas

Em mulheres assintomáticas portadoras de miomas a avaliação da cavidade endometrial por histeroscopia, histerossonografia ou RM permite aquilatar a repercussão dos miomas na fertilidade. Não estando a cavidade endometrial distorcida, o tratamento dos miomas é desnecessário e a mulher deve tentar a gravidez. Nos casos em que a cavidade endometrial encontra-se deformada, a miomectomia, histeroscópica ou abdominal, deve ser considerada. A miomectomia laparoscópica deve ser realizada por laparoscopistas com habilidade em realizar suturas do miométrio.

Nas mulheres assintomáticas sem desejo reprodutivo, a observação deve ser considerada. A avaliação deve ser anual e incluir exames clínico e de imagem para avaliação do crescimento ou não dos miomas.

Em mulheres com sangramento uterino anormal com desejo reprodutivo, anemia deve ser investigada. O endométrio deverá ser avaliado dependendo da disponibilidade por dilatação e curetagem (D&C), histerossonografia, histeroscopia ou por RM. Nos casos de deformidade da cavidade endometrial, bem como nos casos de cavidade normal e presença de sintomas de dor e compressão, a miomectomia deve ser realizada por via histeroscópica ou abdominal.

Nas mulheres sintomáticas na perimenopausa, a conduta expectante pode ser tomada, uma vez que os sintomas diminuirão ao atingir a menopausa. Nos casos de compressão sobre o ureter e podem definir necessidade de tratamento. Em casos de sangramento anormal a avaliação do endométrio por D&C, histeroscopia, ou biópsia deve ser realizada. Estando o endométrio normal, a opção de tratamento do sangramento pode ser feita com endoceptivo, por miomectomia ou por histerctomia abdominal ou vaginal.

Capítulo 20 • Mioma Uterino

Quadro 20.2 Comparação entre as opções de tratamento de mulheres com mioma uterino

Tratamento	Descrição	Vantagens	Desvantagens	Fertilidade
Análogos do GnRH	Tratamento pré-operatório	Diminui perda sanguínea	Custo elevado Perda óssea Sintomas de menopausa	Depende do procedimento
Histerectomia	Retirada do útero (abdominal, vaginal,	Tratamento definitivo para mulheres sem reprodução HV < perda sanguínea, dor e febre > Satisfação que HTA	Riscos cirúrgicos	Não
Miólise	Destruição *in situ* do tumor por choque, *laser* ou crioterapia	Fácil e rápido Menor perda sanguínea Retorno rápido	Demora na diminuição do útero Risco de recorrência desconhecido Sangramento prolongado	Desconhecido
Miomectomia	Convencional ou histeroscópica	Resolução dos sintomas com preservação da fertilidade Morbidade similar à HT	Recorrência entre 15 e 30% Sucesso depende da quantidade de tumores	Sim
Embolização das artérias uterinas	Oclusão das artérias uterinas por radiologia intervencionista	Minimamente invasiva Evita cirurgia Permanência hospitalar curta	Recorrência dos sintomas > 17% em 30 meses Risco de hospitalização por dor	Não? (experiência limitada)

Adaptado de Evans *et al.*

LEITURA RECOMENDADA

Apgar B, Kaufman A, Uche G, Kittendorf A. Treatment of menorrhagia. *Am Fam Physician* 2007; 75(12):1813-9.

B.J. Quade, T.Y. Wang, K. Sornberger, P. Dal Cin, G.L. Mutter and C.C. Morton, Molecular pathogenesis of uterine smooth muscle tumors from transcriptional profiling. *Genes Chromosomes Cancer* **40** (2004), pp. 97–108. J Reprod Med. 1996 Jul;41(7):483-90.

Babalola EO, Bharucha AE, Schleck CD *et al.* Decreasing utilization of hysterectomy: a population-based study in Olmsted County, Minnesota, 1965-2002. *Am J Obstet Gynecol* 2007; 196:214.e1-214.e7.

Blake RE. Leiomyomata uteri: hormonal and molecular determinants of growth. *J Natl Med Assoc* 2007; 99(10):1170-84.

Cepni I, Ocal P, Erkan S *et al.* Comparison of transvaginal sonography, saline infusion sonography and hysteroscopy in the evaluation of uterine cavity pathologies. *Aust N Z J Obstet Gynaecol* 2005; 45(1):30-5.

Dubinsky TJ. Value of sonography in the diagnosis of abnormal vaginal bleeding. *J Clin Ultrasound* 2004; 32(7):348-53.

Dutton S, Hirst A, McPherson K, Nicholson T, Maresh A. UK multicentre retrospective cohort study comparing hysterectomy and uterine artery embolisation for the treatment of symptomatic uterine fibroids (HOPEFUL study): main results on medium-term safety and efficacy. *BJOG* 2007; 114(11):1340-51.

Evans P, Brunsell S. Uterine fibroid tumors: diagnosis and treatment. *Am Fam Physician* 2007; 75(10):1503-8.

Gabriel-Cox K, Jacobson GF, Armstrong MA *et al.* Predictors of hysterectomy after uterine artery embolization for leiomyoma. *Am J Obstet Gynecol* 2007; 196:588.e1-588.e6.

Hirst A, Dutton S, Wu O *et al.* A multi-centre retrospective cohort study comparing the efficacy, safety and cost-effectiveness of hysterectomy and uterine artery embolisation for the treatment of symptomatic uterine fibroids. The HOPEFUL study. *Health Technol Assess* 2008; 12(5):1-248, iii.

Jacobson GF, Shaber RE, Armstrong MA *et al.* Changes in rates of hysterectomy and uterus-conserving procedures for treatment of uterine leiomyoma. *Am J Obstet Gynecol* 2007; 196:601.e1-601.e6.

Jin C, Hu Y, Chen XC *et al.* Laparoscopic versus open myomectomy – a meta-analysis of randomized controlled trials. *Eur J Obstet Gynecol Reprod Biol* 2009; 145(1):14-21. Epub 2009 Apr 23.

Johnson N, Barlow D, Lethaby A *et al.* Surgical approach to hysterectomy for benign gynaecological disease. Cochrane Database Syst Rev 2009; (3):CD003677.

J-P. Bernard, H. Ezzanfari, F. Lecuru. Prise en charge des fibromes utérins. *J Gynecol Obsteét Biol Reprod* 1999; 28:719-23.

Ke LQ, Yang K, Li J, Li CM. Danazol for uterine fibroids. Cochrane Database Syst Rev. 2009; 8(3):CD007692.

Kjerulff KH, Langenberg P, Seidman JD, Stolley PD, Guzinski GM. Uterine leiomyomas. Racial differences in severity, symptoms and age at diagnosis. *J Reprod Med* 1996; 41(7):483-90.

Kongnyuy EJ, van den Broek N, Wiysonge CS. A systematic review of randomized controlled trials to reduce hemorrhage during myomectomy for uterine fibroids. *Int J Gynaecol Obstet* 2008; 100(1):4-9.

Kongnyuy EJ, Wiysonge CS. Interventions to reduce haemorrhage during myomectomy for fibroids. Child and Reproductive Health Group, Liverpool School of Tropical Medicine, Pembroke Place, Liverpool, UK, L3 5QA. Cochrane Database Syst Rev 2007; (1):CD005355.

Lethaby A, Irvine G, Cameron I. Cyclical progestogens for heavy menstrual bleeding. Cochrane Database Syst Rev 2008; 23(1):CD001016.

Lethaby A, Vollenhoven B, Sowter M. Pre-operative GnRH analogue therapy before hysterectomy or myomectomy for uterine fibroids. Cochrane Database Syst Rev 2001;(2):CD000547.

Lethaby AE. An evidence-based approach to hormonal therapies for premenopausal women with fibroids. *Vollenhoven B J Best Pract Res Clin Obstet Gynaecol* 2008; 22(2):307-31.

Levens ED, Wesley R, Premkumar A, Blocker W, Nieman LK. Magnetic resonance imaging and transvaginal ultrasound for determining fibroid burden: implications for research and clinical care. *Am J Obstet Gynecol* 2009; 200(5):537

Liu JP, Yang H, Xia Y, Cardini F. Herbal preparations for uterine fibroids. Cochrane Database Syst Rev 2009; 15(2):CD005292.

Marjoribanks J, Lethaby A, Farquhar C. Surgery versus medical therapy for heavy menstrual bleeding. Cochrane Database Syst Rev 2006; 19(2):CD003855.

Marshall LM. Variation in the incidence of uterine leiomyoma among premenopausal women by age and race. *Obstet Gynecol* 1997; 90(6):967-73.

Marshburn PB, Matthews ML, Hurst BS. Uterine artery embolization as a treatment option for uterine myomas. *Obstet Gynecol Clin North Am* 2006; 33(1):125-44.

Nieboer TE, Johnson N, Lethaby A *et al.* Surgical approach to hysterectomy for benign gynaecological disease. Cochrane Database Syst Rev 2009; 8(3):CD003677.

Okolo S. Best Incidence, aetiology and epidemiology of uterine fibroids. *Pract Res Clin Obstet Gynaecol* 2008; 22(4):571-88.

Parker WH. Etiology, symptomatology, and diagnosis of uterine myomas. *Fertil Steril* 2007; 87(4):725-36.

Parker WH. Uterine myomas: management. *Fertil Steril* 2007; 88(2):255-71.

Peddada SD, Laughlin SK, Miner K *et al.* Growth of uterine leiomyomata among premenopausal black and white women. *Proc Natl Acad Sci USA* 2008; 105(50):1987-72.

Qureshi IA, Ullah H, Akram MH, Ashfaq S, Nayyar S. Transvaginal versus transabdominal sonography in the evaluation of pelvic pathology. *J Coll Physicians Surg Pak* 2004; 14(7):390-3.

Ross RK, Pike MC, Vessey MP *et al.* Risk factors for uterine fibroids: reduced risk associated with oral contraceptives. *BMJ* 1986; 293:359-62.

Schwärzler P, Concin H, Bösch H *et al.* An evaluation of sonohysterography and diagnostic hysteroscopy for the assessment of intrauterine pathology. *Ultrasound Obstet Gynecol* 1998; 11(5):337-42.

US Dueholm M, Lundorf E, Hansen ES *et al.* Accuracy of magnetic resonance imaging and transvaginal ultrasonography inthe diagnosis, mapping, and measurement of uterine myomas. *Am J Obstet Gynecol* 2001; 186:409-15.

van Dongen H, de Kroon CD, Jacobi CE, Trimbos JB, Jansen FW. Diagnostic hysteroscopy in abnormal uterine bleeding: a systematic review and meta-analysis. *BJOG* 2007; 114(6):664-75.

Weiss G, Noorhasan D, Schott LL, Powell L, Randolph Jr. JF, Johnston JM. Racial differences in women who have a hysterectomy for benign conditions. *Women Health Issues* 2009; 19(3):202-10.

Wongsawaeng W. Transvaginal ultrasonography, sonohysterography and hysteroscopy for intrauterine pathology in patients with abnormal uterine bleeding. *J Med Assoc Thai* 2005; 88 (Suppl 3):S77-81.

Zupi E, Sbracia M, Marconi D, Munro MG. Myolysis of uterine fibroids: is there a role? *Clin Obstet Gynecol* 2006; 49(4):821-33. Review.

CAPÍTULO

21

Pólipos Endometriais

Fernanda Matos

CONSIDERAÇÕES GERAIS

Os pólipos endometriais são neoformações benignas que se projetam na mucosa uterina, revestidos por epitélio e contêm quantidade variável de glândulas, estroma e vasos sanguíneos.[1] É termo clínico aplicável a qualquer formação, séssil ou pediculada, que faça relevo na porção interna do útero e reproduza total ou parcialmente o endométrio.[2] O diagnóstico necessita do padrão estromal característico, vasos com paredes espessas e revestimento epitelial superficial em três de suas faces.[3] Os pólipos podem ser únicos ou múltiplos e podem medir desde alguns milímetros a vários centímetros e associam-se a miomas em 40% das vezes.[4] Podem estar localizados na porção cornual (29,4%), mas a grande maioria encontra-se na região fúndica (55,8%).[5,6] São redondos ou ovais,[4] geralmente de cor vermelho-amarronzado semelhante ao endométrio circunvizinho, embora, alguns de tamanho maior possam parecer ser de um vermelho mais escuro. Os pólipos pediculados são mais comuns do que os sésseis e podem projetar-se através da cérvice ou da vagina.[4,7]

HISTOLOGIA

Histologicamente, os pólipos endometriais podem ser benignos (hiperplásico, funcional e atrofico) ou malignos (adenomioma polipoide atípico).[1] O hiperplásico é o mais frequente e sensível ao estímulo estrogênico, sendo mais encontrado nas pacientes na menacme.[1] Já o atrófico é verificado em maior quantidade de vezes na mulher após a menopausa, sendo a forma regressiva do pólipo hiperplásico e funcional. O pólipo funcional, menos frequente, apresenta formas glandulares análogas às do endométrio que o circunda, dependendo do estímulo hormonal do ciclo menstrual. Os pólipos atróficos exibem epitélio colunar baixo, e o pólipo funcional constitui-se de epitélio glandular cuboide e acompanha a histofisiologia do endométrio.[8] Por fim, no pólipo hiperplásico o endométrio apresenta proliferação com intensidade variável, podendo até exibir atipias celulares; corresponde, em outras palavras, ao endométrio hiperplásico atípico (focal). Esses pólipos hiperplásicos, assim como o restante do endométrio, formam-se a expensas do estímulo estrogênico.[8] Pode ocorrer hiperplasia só no pólipo, estando o restante da mucosa com aspecto proliferativo simples ou até atrófico. Portanto, não há obrigatoriedade da consonância histológica entre pólipo e endométrio restante. Enquanto em alguns pólipos o tecido endometrial apresenta uma reação funcional cíclica semelhante ao endométrio adjacente, na maioria, entretanto, observa-se um tipo imaturo de endométrio, "fora de fase", com glândulas irregulares pouco responsivas à progesterona.[8,9] Os pólipos que surgem nas mulheres usuárias do tamoxifeno (TMX) são descritos como diferentes daqueles usualmente encontrados no endométrio por apresentar características histológicas peculiares, destacando-se a diferenciação epitelial aberrante, atividade proliferativa, condensação estromal focal periglandular, sugerindo ser lesões intermediárias entre hiperplasia endometrial simples e câncer de endométrio.[9] Segundo Tavassoli e Devilee (2003), os pólipos relacionados com o TMX diferem dos endometriais habituais por serem maiores, com base de implantação larga, geralmente no fundo uterino e frequentemente com aspecto em favo de mel.[10] As glândulas, em geral, apresentam aspecto estrelado com metaplasia epitelial e estromal frequentes.[10]

CLASSIFICAÇÃO

Quanto à classificação dos pólipos endometriais, ela ora segue o padrão histológico do epitélio de revestimento, ora do componente estromal, ora da localização do pólipo.[7] Essa classificação tem pouco significado clínico e praticamente não guarda relação com o quadro clínico da paciente e nem implica conduta ou prognóstico, como o que ocorre quando da classificação das hiperplasias endometriais.[11,12]

PREVALÊNCIA

A prevalência dos pólipos endometriais na população geral varia de 9% a 25%,[7] sendo raros em mulheres com idade inferior a 20 anos. Com a popularização da ultrassonografia e da histeroscopia, a quantidade de casos diagnosticados tem aumentado nos últimos anos.[13] Os pólipos endometriais são comuns na pós-menopausa e constituem fonte frequente de preocupação para os ginecologistas e para as pacientes.[13] A incidência aumenta diretamente com a idade. Incidem preferentemente em multíparas, com maior frequência na perimenopausa, por volta dos 40 e 50 anos, aumentando progressivamente com a idade.[7] Estima-se que os pólipos endometriais estejam presentes em 25% das mulheres com sangramento vaginal anormal.[4] Nas mulheres histerectomizadas ou em biópsia endometrial, a prevalência do pólipo é de 10 a 24%.[4] Nas mulheres usuárias de TMX, varia entre 8 e 36%.[12,13] Nas mulheres brasileiras usuárias de TMX, Feitosa *et al.* (2002) encontraram 26,6% de frequência de pólipos endometriais e faixa etária de prevalência de 53 anos.[10]

CAUSA E SINTOMAS

Os pólipos endometriais constituem achado frequente em patologia do endométrio, causando metrorragia e, ocasionalmente, infertilidade.[14] O sintoma mais comum entre as mulheres portadoras de pólipos endometriais é o sangramento uterino anormal, de intensidade variável, bem como o sangramento após a menopausa.[7] Em raras ocasiões estas lesões podem sofrer alterações isquêmicas pela eventual diminuição do suprimento sanguíneo, evoluindo com consequente corrimento de odor fétido, às vezes sanguinolento e até mesmo purulento.[7] Essas estruturas podem ser causa de dor em cólica, bem como de infertilidade por obstruírem os óstios tubáricos e dificultarem a implantação embrionária.[7] Se o pólipo projetar-se na vagina, através da cérvice uterina, pode ocorrer dismenorreia.[15] No entanto, as mulheres, em sua maioria, podem ser assintomáticas e a doença representar achado de exame ultrasonográfico.[7,15]

FATORES DE RISCO E PATOGÊNESE

Os fatores de risco incluem obesidade, diabetes, hipertensão e história anterior de pólipo endocervical.[2] Quanto à sua patogênese, uma hipótese levantada para explicar a patogenia dos pólipos seria uma alteração no nível dos receptores de estrógeno (RE) e de receptores de progesterona (RP).[8] O binômio ação humoral *versus* receptividade das mucosas glandulares uterinas parece ser a chave da etiopatogenia dos pólipos.[8] Na ação humoral destaca-se a hormonal, principalmente o esteroide ovariano, que pode ser alterada pelo predomínio de um hormônio sobre outro, em quantidade ou em tempo.[15] Na receptividade, sobressai a capacidade de reação dos receptores ao estrogênio e à progesterona. Acredita-se que o ambiente hormonal, pela presença de estrogênios, teria papel na etiologia dos pólipos.[14] É interessante observar que no climatério, com a diminuição da função ovariana, não ocorre a diminuição de sua incidência e sim aumento desta patologia.[16] Uma das teorias para a etiopatogenia considerada atualmente é aquela decorrente de alterações cromossômicas das porções gênicas p11, p21, q21, q22 e outras, envolvendo os pólipos endometriais, que têm sido descritas por vários autores, que avaliaram a imuno expressão da proteína p53 em mulheres na pós-menopausa com diagnóstico histopatológico de pólipo endometrial e verificaram se a proteína p53 seria um marcador biológico no prognóstico do pólipo endometrial.[10,14,16]

DIAGNÓSTICO

Os pólipos endometriais podem ser diagnosticados pela propedêutica subsidiária por métodos de imagem e métodos invasivos.[7] Estes incluem ultrassonografia (USG), histerossonografia, histerossalpingografia, biópsia endometrial, curetagem uterina e, principalmente, histeroscopia.[7] Ecograficamente, os pólipos endometriais caracterizam-se por espessamentos endometriais focais com aspecto hiperecogênico, sempre em continuidade com a camada basal do endométrio.[7] No entanto, podem também se apresentar com elevada frequência sob a forma de espessamento endometrial inespecífico e heterogêneo (contendo ou não áreas císticas), visto que estes tumores sofrem achatamento em decorrência da compressão exercida pelas paredes do útero.[7] Entretanto, essas lesões representam altos índices de falso-negativos quando da utilização dessa técnica propedêutica.[7,15] A utilização rotineira da USG transvaginal em mulheres assintomáticas na menacme e também após a menopausa tem resultado em diagnóstico cada vez mais frequente de pólipos endometriais, os quais, antigamente, não eram descobertos.[2] A biópsia do endométrio e a curetagem uterina foram consideradas durante longo tempo métodos invasivos de excelência utilizados na avaliação da cavidade uterina.[7] Tem-se comprovado, porém, que a realização desses procedimentos pode falhar na obtenção de amostras da região afetada, principalmente em casos de pólipos endometriais, o que é perfeitamente justificado pela característica fugidia dessas lesões.[7] A histeroscopia diagnóstica, por sua vez, provê visualização direta da cavidade endometrial e das lesões polipoides em seu interior, nos permite definir o tamanho, a localização, a quantidade e o aspecto destas lesões, além de admitir biópsia dirigida às áreas suspeitas.[6,7,17] No entanto, esse importante método propedêutico pode falhar no diagnóstico diferencial visual de lesões benignas em relação às pré-malignas e malignas.[6] A pesquisa realizada por Scavuzzi em 2003 evidenciou a importância da histeroscopia para diagnosticar o pólipo endometrial, método que eleva bastante a acurácia diagnóstica.[17] A grande vantagem é que a histeroscopia permite visão direta da cavidade uterina, diminuindo substancialmente falhas na identificação de lesões do endométrio, especialmente as focais, além de orientar a biópsia.[17] Na grande maioria dos casos, esse procedimento é realizado em ambulatório, sem necessidade de anestesia, o que, segundo alguns autores, reduz em cerca de 60% a quantidade de internações decorrentes de sangramento uterino anormal na pós-menopausa, com queda substancial dos custos hospitalares.[17,18] Guimarães (1998) observou que os resultados histopatológicos corresponderam aos achados histeroscópicos em praticamente todos os casos, excetuando-se três ocasiões (5,9%), nas quais se obteve material insuficiente, pela biópsia dirigida, para o diagnóstico histopatológico.[19] Alguns estudos publicados demonstraram casos em que lesões confirmadas histologicamente como hiperplasias e carcinomas endometriais não haviam sido reconhecidas visualmente à histeroscopia e é recomendada a avaliação histológica de toda a lesão polipoide para exclusão de malignidade, embora estas lesões possam apresentar aparência histeroscópica característica.[7] Mortakis e Mavrelos, em 1997, citaram a histeroscopia combinada com biópsia como padrão-ouro no diagnóstico de câncer de endométrio, com 100% de sensibilidade.[20]

TRATAMENTO

Embora sejam consideradas lesões benignas, não há consenso sobre a melhor forma de tratamento dessa doença.[2] Na decisão sobre a melhor forma de tratamento devem ser levados em consideração os sintomas (sangramento anormal, infertilidade), o período reprodutivo (menopausa ou não) e o uso de medicamentos (reposição hormonal, tamoxifeno).[2] Bakour (2000) sugere que os pólipos sejam vistos com certa desconfiança e, portanto, removidos.[6] Alguns estudos, por outro lado, propõem condutas mais conservadoras, sendo recomendada sua remoção somente no caso de apresentarem sintomas, tais como sangramento uterino anormal, infertilidade no menacme ou atipia no exame anatomopatológico na pós-menopausa.[2] Os pólipos podem ser removidos cirurgicamente usando-se a curetagem ou a histeroscopia. A curetagem uterina diagnóstica, embora possibilite retirada de amostras de endométrio para análise histológica e seja adequada para diagnóstico em lesões difusas, como mais frequentemente ocorrem nas pré-malignas ou malignas, falha nas lesões focais como as polipoides de qualquer etiologia, não possibilitando a retirada dos pólipos.[7,21] A histeroscopia cirúrgica, entretanto, mostrou-se um método seguro e eficaz no tratamento dos pólipos endometriais.[21] A polipectomia histeroscópica em lesões benignas, com a paciente hospitalizada e uso do ressectoscópio, é a opção de tratamento cirúrgico com melhores resultados para as mulheres sintomáticas.[2] As dúvidas ficam principalmente por conta dos custos envolvidos com a hospitalização e o uso do ressectoscópio.[2] Mesmo os pólipos endometriais assintomáticos, cujo único achado geralmente é espessamento endometrial focal, diagnosticado ocasionalmente por meio da ultrassonografia transvaginal, na pós-menopausa, podem constituir fator de risco para câncer de endométrio.[2] No entanto, considerando-se a baixa frequência de alterações prémalignas ou malignas nessas pacientes e o risco cirúrgico, a conduta expectante tende a ser adotada, principalmente após exclusão dessas alterações em pacientes com maior risco para câncer de endométrio.[2]

PROGNÓSTICO E COMPLICAÇÕES

A incidência de tumores malignos confinados a pólipos endometriais varia de 0 a 4,8%, na dependência dos critérios de seleção das pacientes e do método utilizado para fazer o diagnóstico,[13] embora persista ainda alguma controvérsia quanto ao risco de malignidade associado aos pólipos sintomáticos. Quanto mais idosa a mulher, maior a chance de um pólipo endometrial estar associado a tumor maligno.[13] A associação do pólipo com câncer de endométrio foi máxima após os 65 anos de idade. A presença de fatores de risco conhecidos para o câncer de endométrio, como a hipertensão arterial, também se associa a frequência maior de alterações pré-malignas e malignas nos pólipos endometriais.[13,22]

REFERÊNCIAS BIBLIOGRÁFICAS

1   Kurman RJ, Mazur MT. Benign disease of the endometrium. *In:* Kurman RJ. *Blaustein's pathology of the female genital tract.* 4 ed., New York: Springer Verlag, 1994:367-409.
2.   Nogueira A. Pólipos endometriais. *Rev Bras Ginecol Obstet* [serial on the Internet]. 2005 [citado em 2009 Abr 03]; 27(5):289-92.
3.   Crum CP, Hornstein MD, Stewart EA. Endometrial carcinoma and carcinosarcomas. *In:* Crum CP, Lee KR. *Diagnostic and obstetric pathology.* Philadelphia: Elsevier, 2006:476.
4.   Jure YR. Polipectomia endometrial facilitada con asistencia de histerisonografia y tridimension. *Rev Chil Obstet Ginecol* [periódico en la Internet]. 2004 [citado em 2009 Abr 03]; 69(6):424-8.
5.   Pace S, Grassi A, Franceschini C *et al.* Aspetti diagnostic terapeutic dei polipi endometriali. *Minerva Ginecol* 1992; 44:227-31.
6.   Bakour SH, Khan KS, Gupta JH. The risk of premalignant and malignant pathology in endometrial polyps. *Acta Obstet Gynecol Scand* 2002: 81:182-3.
7.   Campaner AB, Carvalho S, Lima SMR *et al.* Avaliação histológica de pólipos endometriais em mulheres após a menopausa e correlação com o risco de malignização. *Rev Bras Ginecol Obstet* 2006; 28(1):18-23.
8.   Vasconcellos A, Villagrán E, Astudillo M, Cabezas P. Estudio inmunocitoquímico de receptores de estrógeno fracción alfa y de progesterona en pólipos endometriales. *Int J Morphol* [periódico en la Internet]. 2005.
9.   Lima, GR. Pólipos uterinos. www.cean- antacasa.org.br/pdf/polipos%20uterin2.pdf
10.   Botogoski SR. Estudo imunoistoquímico e morfométrico comparativo da imunorreatividade das proteínas TGF-β, p53, p21 e p27 em pólipos e endométrio adjacente de mulheres após a menopausa usuárias de tamoxifeno Tese (Doutorado).
11.   Tavassoli FA, Devilee P (eds.). *World health organization classification of tumors: pathology and genetics of tumors of the breast and female genital organs.* Lyon: IARC Press, 2003.
12.   Almeida ECS, Nogueira AA, Reis FJC. Princípios para a conduta em pólipos endometriais. *Femina* 2003; 30(9):665-7.
13.   Reis FJC. A melhor conduta nos pólipos endometriais: um desafio para o ginecologista. *Rev Bras Ginecol Obstet* [periódico na Internet]. 2006 [citado em 2009 Abr 03]; 28(1):1-2.
14.   Abrão F. Estudo analítico dos pólipos endometriais: a importância da polipectomia. Dissertação (mestrado) – Universidade Estadual Paulista, Faculdade de Medicina de Botucatu, 2007.
15.   Oliveira MAP, Melki LAH, Crispi CP, Cará PR, Oliveira HC. Pólipos endometriais: diagnóstico e tratamento. *Femina* 2003; 31(10):885-90.

16. Albuquerque Neto LC. Análise da imuno-expressão da proteina p53 no pólipo endometrial de mulheres após a menopausa. [tese]. São Paulo: Escola Paulista de Medicina, Universidade Federal de São Paulo; 2004.
17. Scavuzzi A, Amorim M, Neto, JSP, Santos LC. Comparação entre os Achados ultra-sonográficos, histeroscópicos e histopatológicos no sangramento uterino da pós-menopausa. *RBGO* 2003; 25(4).
18. Sousa R, Silvestre M, Almeida e Sousa L *et al.* Transvaginal ultrasonography and hysteroscopy in postmenopusal bleeding: a prospective study. *Acta Obstet Gynecol Scand* 2000; 80:856-62.
19. Guimarães A. Acurácia da medida da espessura endometrial pela ultra-sonografia transvaginal, na detecção de lesões do endométrio em mulheres com sangramento uterino na pós-menopausa [dissertação]. Recife: Instituto Materno Infantil de Pernambuco, 1998.
20. Mortakis AE, Mavrelos K. Transvaginal ultrasonography and hysteroscopy in the diagnosis of endometrial abnormalities. *J Am Assoc Gynecol Laparosc* 1997; 4:449-52.
21. Costa HLFF, Alencar AV, Carvalho MSA, Menelau SR, Costa LOBF. Histeroscopia cirúrgica com ressectoscópio para polipectomia endometrial: eficácia e segurança. *RBGO* 2001; 23(6):371-6.
22. Alejandra Catalán B.1, Jaime Corvalán A.1, Valeria Pantoja C.a, Karen García A.a, María Godoy V. Polipos endometriales: manejo con histeroscopia quirúrgica y correlación histológica. *Rev Chil Obstet Ginecol* 2007; 72(2):116-9.

CAPÍTULO 22

Síndrome da Tensão Pré-Menstrual

Leila Katz • Isabela Cristina Coutinho de Albuquerque Neiva Coelho

Melânia Maria Ramos de Amorim • Luiz Carlos Santos

INTRODUÇÃO

Desde a Antiguidade, várias facetas da personalidade da mulher, suas capacidades e variações de humor têm sido atribuídas à menstruação e à "instabilidade" resultante dos seus ciclos reprodutivos. Em algumas ocasiões essas alterações têm sido usadas como justificativa para negar à mulher acesso igualitário à educação e à profissão. Como resultado dessa tendência de tornar patológico o ciclo menstrual, as alterações de humor relacionadas com esse ciclo permanecem um tema de intenso debate (D).

Apesar de alguns autores ainda advogarem a supressão rotineira da menstruação para prevenir os problemas com ela relacionados, outros argumentam que as variações de humor relacionadas com o período menstrual são socialmente construídas e não têm base biológica ou clínica (D).

A American Psychiatric Association, conforme publicado na quarta edição do *Diagnostic and Statistical Manual of Mental Disorders* (DSM-IV, 1994), reconhece as modificações de humor relacionadas com o ciclo menstrual como um significativo problema de saúde mental para algumas mulheres. Ao mesmo tempo, o rótulo de "distúrbio" deve ser reservado para problemas que realmente interfiram com o funcionamento social e ocupacional, especialmente sob a rubrica de distúrbio disfórico pré-menstrual (DDPM). Sintomas leves pré-menstruais afetam cerca de 70% das mulheres e não devem ser classificados como uma doença (D).

A síndrome pré-menstrual (SPM) caracteriza-se por sintomas clínicos recorrentes durante a fase lútea do ciclo menstrual, que diminuem rapidamente com a chegada da menstruação, afetando milhões de mulheres em idade reprodutiva. A maioria das mulheres experimenta modificações físicas e emocionais mínimas a cada mês relacionadas com o ciclo menstrual, mas o diagnóstico de SPM requer considerável ruptura no funcionamento ocupacional, familiar e pessoal. Duzentos sintomas ou mais já foram associados à SPM, sendo os mais importantes e comuns a irritabilidade, a tensão e a disforia (D).

Tipicamente os sintomas se iniciam entre 25 e 35 anos, existindo um pico de diagnóstico no final da década de 30 anos. Estudos apontam que a maioria das mulheres com o diagnóstico relata que os sintomas estavam presentes há cerca de 10 anos, o que implica início ainda na adolescência (D).

A prevalência estimada de SPM e DDPM é difícil de obter, já que seria necessária a aplicação de critérios rígidos. A maior parte dos estudos de prevalência se baseia em dados retrospectivos com definições variáveis e que incluem principalmente os quadros mais graves (D). Até 85% das mulheres que menstruam relatam pelo menos um sintoma menstrual e 2 a 10% têm queixas que atrapalham suas atividades diárias ou chegam a ser incapacitantes (B). A prevalência de DDPM é estimada em torno de 8% (D). O impacto negativo desses sintomas no funcionamento diário e na qualidade de vida já foi documentado, e os custos econômicos, especialmente considerando a diminuição da produtividade, já foram estabelecidos (D).

FISIOPATOLOGIA

Até o presente momento não existe um consenso sobre a causa da SPM. A etiologia parece ser complexa e multifatorial, envolvendo fatores biológicos, psicológicos, ambientais e sociais.

Apesar da relação entre os sintomas da SPM e do DDPM com as fases do ciclo menstrual, não é clara nem linear a relação entre os hormônios sexuais e a presença das síndromes. Mulheres com SPM e DDPM não têm alterações consistentes nos níveis basais dos hormônios ovarianos; no entanto, a supressão da função ovariana por farmacoterapia ou menopausa cirúrgica elimina os sintomas. A explicação mais provável parece ser a de que mulheres com SPM/DDPM são de algum modo mais vulneráveis às modificações cíclicas fisiológicas associadas ao ciclo menstrual. Outros hormônios, além do estrogênio e da progesterona, têm sido avaliados em mulheres com SPM/DDPM. O potencial papel da alopregnanolona, um metabólito ativo da progesterona, em nível central, foi investigado e, apesar de os resultados serem contraditórios, observa-se uma correlação entre níveis reduzidos desse metabólito e sintomas depressivos durante a fase lútea. Como as dosagens da concentração periférica de alopregnanolona não são confiáveis, tem-se procurado investigar seu local de ação periférica, o receptor $GABA_A$. Mulheres com SPM/DDPM parecem ter sensibilidade diferenciada a outros compostos com atividade $GABA_A$ (D).

Androgênios, cortisol, hormônios tireoidianos, prolactina, aldosterona e endorfinas também têm sido investigados como contribuintes na SPM/DDPM. Não existem, até o momento, no entanto, evidências consistentes com relação ao papel de cada uma dessas substâncias (D).

Fatores genéticos também parecem ser importantes. Observa-se tanto concordância do quadro entre mães e filhas como entre gêmeas homozigóticas. Influências genéticas mediadas fenotipicamente através de neurotransmissores e neurorreceptores parecem ter um papel significativo na etiologia. Estudos mais recentes sobre herança genética em gêmeas mostraram um alto grau de hereditariedade nas queixas pré-menstruais. Achados como a relação entre um polimorfismo no gene do transportador de serotonina e a gravidade dos sintomas de DDPM indicam que o DDPM pode ter um padrão de hereditariedade distinto das queixas pré-menstruais (D).

Poucos fatores demográficos são preditivos de SPM e DDPM. Idade mais jovem tem sido relacionada a sintomas mais graves de DDPM. Existem dados também que sugerem relação entre os níveis mais altos de educação e as queixas de sintomas pré-menstruais. Nenhuma outra variável demográfica se apresentou associada de modo consistente a SPM e DDPM (D).

Diversos estudos têm demonstrado que existe associação entre eventos estressantes e SPM/DDPM, particularmente o estresse diário. Estados e traços de ansiedade foram observados em pacientes com SPM (D).

A relação consistente entre os fatores estressantes da vida e SPM/DDPM levantou a suspeita de que os sintomas podem desenvolver-se como "uma maneira feminina aprendida e legítima de expressar frustração", em particular com o conflito entre os papéis produtivos e reprodutivos da mulher. Essa teoria encontra suporte nos resultados de um estudo que avaliou características da personalidade de mulheres que procuravam o serviço de saúde com queixas pré-menstruais, verificando uma pontuação anormalmente elevada na escala Minnesota Multiphasic Personality Inventory, que avalia a identificação com o papel social tradicional da mulher. Apesar de as pacientes da amostra terem um nível educacional elevado e trabalharem fora do lar, as queixas pré-menstruais estavam associadas a fortes tendências à dominação ou à repressão de sentimentos de raiva (D).

Abuso sexual no passado foi relatado por uma significativa proporção de mulheres que relatam tensão pré-menstrual: a prevalência de 40% foi relatada por pacientes que procuraram uma clínica para tratamento de SPM e 32% entre pacientes psiquiátricas com SPM (D).

Diversos estudos com modelos experimentais demonstraram de forma consistente o papel da serotonina na fisiopatologia do DDPM. A relação entre a função serotoninérgica e a secreção de hormônios ovarianos já foi estabelecida, delineando a complexa interação entre a secreção de serotonina e a flutuação hormonal. Pacientes com DDPM têm níveis mais reduzidos de serotonina e menor recaptação plaquetária de serotonina durante a fase pré-menstrual (D).

Estudos recentes sugerem que pode ainda existir diferença entre o padrão de flutuação da função serotoninérgica em mulheres com DDPM, sendo que as mulheres com DDPM apresentam níveis mais elevados de função serotoninérgica na fase folicular e mais reduzidos na fase lútea, quando comparadas com mulheres com SPM e controles (B).

Características do DDPM e dos distúrbios depressivos, especialmente a depressão atípica, se sobrepõem consideravelmente. Trinta a 76% das mulheres com diagnóstico de DDPM têm durante alguma fase da vida o diagnóstico de depressão. Apesar dessa significativa comorbidade, muitas pacientes com DDPM não têm sintomas depressivos. Dessa forma, o DDPM não deve ser considerado uma variante de um transtorno depressivo. A efetividade da administração de inibidores seletivos da recaptação da serotonina (ISRS) apenas na fase lútea do ciclo menstrual chama a atenção para a diferença das duas situações (depressão e DDPM). O tratamento agudo com ISRS aumenta a serotonina sináptica sem o fenômeno de *down regulation* dos receptores serotoninérgicos, necessário para a melhora dos sintomas de depressão. Essa observação sugere que a DDPM possivelmente é causada por sensibilidade alterada do sistema serotoninérgico em resposta à flutuação dos hormônios gonadais femininos. A fome de carboidratos, sintoma comum no DDPM, é mediada também pela deficiência de serotonina.

A manipulação endócrina do ciclo menstrual explica as modificações de humor em algumas, mas não em todas as pacientes com SPM/DDPM. Do mesmo modo, os fatores endócrinos que parecem desencadear SPM/DDPM não são causalmente suficientes, já que a maioria das mulheres não desenvolve sintomas graves.[22] Outros mecanismos potenciais para essa "resposta anormal" devem, portanto, ser considerados tanto biológicos como sociais.

QUADRO CLÍNICO E DIAGNÓSTICO

SPM/DDPM deve ser diagnosticado quando uma variedade de distúrbios físicos e psicológicos já tiver sido excluída (D). Esses distúrbios incluem transtornos afetivos (depressão, ansiedade, distimia, pânico etc.), anemia, anorexia ou bulimia, condições metabólicas crônicas (por exemplo, diabetes melito), dismenorreia, endometriose, hipotireoidismo, sintomas secundários ao uso de anticoncepcionais hormonais orais (ACHO), perimenopausa, transtornos de personalidade e uso de drogas ilícitas. A SPM deve, ainda, ser distinguida dos sintomas simples pré-menstruais, como edema e mastalgia, que são característicos de um ciclo ovulatório normal e não interferem no funcionamento diário da paciente. Os três elementos-chave para o diagnóstico de SPM são:

- Sintomas consistentes de SPM.
- Ocorrência dos sintomas apenas na fase lútea do ciclo menstrual.
- Impacto negativo dos sintomas no funcionamento socioafetivo da paciente e no estilo de vida.

O American College of Obstetrics and Gynecology (D) recomenda que o diagnóstico da SPM seja feito pelos critérios diagnósticos desenvolvidos pela Universidade da Califórnia e pelo National Institute of Mental Health (Quadro 22.2).

DDPM é uma forma grave de SPM diagnosticado pelos critérios listados no Quadro 22.3.

DIÁRIO DE SINTOMAS PRÉ-MENSTRUAIS

Quando se suspeita de SPM ou DDPM a paciente deve ser orientada a manter um diário de sintomas pré-menstruais por vários meses consecutivos para que a variabilidade ciclo a ciclo possa ser observada. Baseando-se no diário, muitas vezes se observa que o padrão de queixas da paciente não tem relação com a fase lútea do ciclo, excluindo-se SPM.

Atualmente, para que o diagnóstico de SPM ou DDPM seja estabelecido em uma mulher com suspeita diagnóstica, se requer que seja realizado um registro diário de sintomas de forma prospectiva por dois ciclos. O registro prospectivo é difícil de ser realizado

Quadro 22.1 Sintomas comuns da SPM

Sintomas comportamentais	Fadiga, insônia, tonturas, modificação no interesse sexual, perversões de apetite e excesso de apetite
Sintomas psicológicos	Irritabilidade, raiva, humor deprimido, choro fácil, ansiedade, tensão, labilidade emocional, dificuldade de concentração, confusão, esquecimento, sensação de desespero, solidão, baixa autoestima, tensão
Sintomas físicos	Cefaleia, mastalgia, edema, dor lombar, dor e edema abdominal, ganho de peso, edema de extremidades, retenção hídrica, náuseas, dores muscular e articular

Quadro 22.2 Critérios diagnósticos para SPM

National Institute of Mental Health

- Aumento em 30% na intensidade dos sintomas de síndrome pré-menstrual (avaliado por um instrumento padronizado) durante a fase lútea do ciclo menstrual (6 dias antes da menstruação) em relação aos dias 5 a 10 do ciclo menstrual

- Documentação destas modificações em um diário de sintomas por pelo menos dois ciclos consecutivos

Universidade da Califórnia em San Diego

Pelo menos um dos seguintes sintomas afetivos e somáticos durante os 5 dias que precedem a menstruação em cada um dos três últimos ciclos:

- Sintomas afetivos: depressão, explosões de raiva, irritabilidade, ansiedade, confusão e retração social

- Sintomas somáticos: mastalgia, edema abdominal, cefaleia, edema de extremidades

- Alívio dos sintomas do quarto ao décimo terceiro dia do ciclo menstrual

Quadro 22.3 Critérios diagnósticos para DDPM (DSM-IV)

Cinco ou mais sintomas, incluindo sintomas físicos e afetivos, presentes durante a semana pré-menstrual e ausentes na fase folicular

Um dos sintomas deve ser irritabilidade, humor deprimido, ansiedade ou labilidade emocional

Os sintomas devem interferir com a função social e ocupacional

Os sintomas não podem corresponder à exacerbação de outra doença

Todos os critérios anteriores devem ser confirmados por anotações diárias por pelo menos dois ciclos menstruais

Fonte: Ross e Steiner, 2003.

e geralmente não é levado a cabo. As avaliações retrospectivas são mais práticas, porém os métodos disponíveis atualmente são considerados de baixa especificidade e não confiáveis (D).

Alguns instrumentos têm sido desenvolvidos e são úteis no diagnóstico e no acompanhamento (avaliação de resposta ao tratamento) de SPM e DDPM. Entre esses temos o Daily Record of Severity of Problems (DRSP), o Premenstrual Record Impact and Severity of Menstruation (PRISM), o Calender of Menstrual Experiences (COPE), o Daily Symptom Report (DSR) e o uso de escalas visuais analógicas (D). O DSRP é um instrumento validado de registro diário utilizado para diagnóstico e acompanhamento de SPM ou DDPM, que inclui 21 itens agrupados em 11 domínios. Cada item é classificado em uma escala de 1 (nada) a 6 (extremo).

Com o intuito de facilitar o diagnóstico e seguimento de pacientes com SPM ou DDPM, foi avaliado o uso do DRSP no primeiro dia do ciclo menstrual, considerando que esse é um dia associado a picos dos sintomas; comparou-se então com o registro diário (B). Os autores encontraram que a realização do DRSP no primeiro dia do ciclo menstrual identifica mulheres com alta probabilidade de apresentar SPM ou DDPM. O valor preditivo negativo do DRSP no primeiro dia foi muito alto.

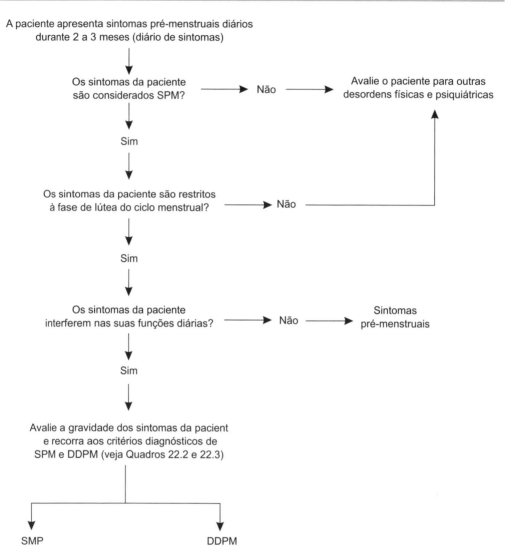

Figura 22.1 Algoritmo para o diagnóstico de sintomas pré-menstruais, SMP e DDPM.

TRATAMENTO

O tratamento da SPM é muitas vezes frustrante tanto para as pacientes como para os médicos. A SPM é uma condição cercada de ambiguidade. Com etiologia pouco clara ou não universal, e alguns fatores mais envolvidos na gênese da síndrome em algumas pacientes e outros fatores em outras, torna-se difícil estabelecer um tratamento único adequado. Todos os determinantes etiológicos implicam, outrossim, terapia integrada e individualizada, baseada nas circunstâncias particulares de cada paciente.

Uma abordagem escalonada, começando pelas terapias não medicamentosas, é recomendada como tratamento, refletindo o grau de comprometimento associado aos sintomas (D).

Os objetivos do tratamento da paciente com SPM e DDPM são:

- Redução dos sintomas.
- Melhora do funcionamento social e profissional.
- Melhora da qualidade de vida.

Tratamento não farmacológico

ESTILO DE VIDA SAUDÁVEL

Para mulheres com sintomas leves, educação sobre o distúrbio, terapia de apoio e um estilo de vida saudável, incluindo prática regular de exercícios e uma dieta saudável, podem ser suficientes para melhorar os sintomas. Modificações no estilo de vida devem ser sempre o primeiro passo para todas as mulheres com sintomas pré-menstruais (D).

Modificações dietéticas podem causar um impacto perceptível na gravidade dos sintomas: as mulheres devem ser encorajadas a reduzir ou eliminar a ingestão de sal, açúcar, cafeína (especialmente café), carnes vermelhas e álcool. Deve ser aumentado o consumo de frutas, verduras, legumes, grãos e água. Finalmente, realizar refeições menores, mais frequentes e ricas em carboidratos complexos pode reduzir os sintomas de tensão e depressão. Apesar de as evidências de que a prática de exercícios físicos regulares tenha efeito sobre a SPM e o DDPM serem fracas, um programa de exercícios regulares pode ser recomendado como parte de um estilo de vida saudável. É recomendável a realização de exercícios aeróbicos realizados por 20 a 30 min, três a quatro vezes por semana (D). Manutenção do peso corporal dentro de 20% do peso ideal é importante.

Para muitas mulheres, o DDPM é associado a irregularidades do sono. Para aliviar o estresse e o desconforto associados, a adoção de um padrão regular de sono é recomendável. A recomendação para evitar planejar atividades estressantes durante o período pré-menstrual pode ser útil. Isto pode ser facilitado com a utilização do registro diário e a comparação entre os períodos pré, durante e após o tratamento. Deve-se inclusive encorajar as mulheres a procurar fatores em suas atividades diárias que desencadeiam ou pioram os sintomas.

INTERVENÇÕES PSICOLÓGICAS

Um estudo randomizado avaliou a relativa eficácia de psicoterapia, especialmente da terapia comportamental *versus* farmacoterapia para o tratamento de DDPM (A). Analisando-se as primeiras 60 pacientes do estudo, a terapia comportamental foi tão efetiva quanto a fluoxetina (20 mg) para alívio dos sintomas de DDPM. Diferiram, no entanto, quanto à rapidez na melhora dos sintomas, que foi maior com a fluoxetina, e na continuidade da melhora após um ano do tratamento, que foi maior com a terapia comportamental. Não houve benefício na associação dos tratamentos (A).

Uma revisão sistemática com meta-análise foi conduzida para determinar a eficácia de intervenções psicológicas na SPM (A). Nove ensaios clínicos, cinco avaliando terapias cognitivas comportamentais, foram incluídos. Os resultados sugerem que terapias cognitivas comportamentais reduzem significativamente a ansiedade e a depressão em mulheres com SPM e parecem levar a modificações comportamentais, interferindo com a influência dos sintomas no dia a dia. Constatou-se, no entanto, que a qualidade de evidência é fraca, uma vez que existem problemas nos desenhos dos estudos, na condução dos ensaios e

268 Seção III • Problemas Frequentes em Ginecologia

possivelmente vieses relacionados à falta de informação. Os autores concluem que parece existir benefício de terapias comportamentais no manejo da SPM, porém mais estudos são necessários para o estabelecimento de evidências mais firmes sobre o assunto (A).

SUPLEMENTOS NUTRICIONAIS

Diversos são os compostos recomendados pela imprensa leiga para alívio dos sintomas de SPM. Infelizmente, com poucas exceções, pouca evidência científica dá suporte a essas recomendações. Entretanto, desde que em doses pequenas e seguras, o uso de alguns complementos não precisa ser desencorajado (D).

A suplementação com cálcio parece promissora no tratamento da SPM e do DDPM. Um grande estudo realizado estabeleceu que 1.200 mg de cálcio por dia podem reduzir sintomas de SPM e depressão. Esse estudo apresentou algumas limitações metodológicas, especialmente o fato de não ter excluído pacientes com queixas durante o período folicular. No entanto, como a ingestão de cálcio dentro das doses preconizadas possui outros benefícios, como, por exemplo, prevenção de osteoporose, ela deve ser recomendada (D).

Existem ainda evidências em relação à vitamina B_6 para o tratamento de SPM. Resultados de uma meta-análise sugerem que doses de até 100 mg/dia provavelmente são benéficas para alívio dos sintomas de SPM, inclusive dos sintomas depressivos. Doses mais altas estão associadas à neuropatia periférica (A).

Outros suplementos dietéticos com alguma evidência incluem vitamina E e magnésio, entretanto esses estudos não foram realizados com o adequado diagnóstico prospectivo de SPM e por isso devem ser interpretados com cuidado. Existem estudos sugerindo resultados positivos com utilização de bebidas ricas em carboidratos para alívio dos sintomas afetivos de SPM (D).

Manganês, combinação de suplementos, óleo de prímula vespertina (*Oenothera biennis*), chasteberry (*Vitex agnus-castus*), dong quai (*Angelica sinensis*), black cohosh (*Cimicifuga racemosa*), inhame selvagem (*Dioscorea villosa*), erva-de-são-joão Wort (*Hypericum perforatum*) e kava-kava (*Piper methirsticum*) têm sido recomendados para alívio dos sintomas de SPM, porém sem qualquer evidência sólida para justificar o uso e com potenciais efeitos deletérios e possível interação com fármacos (D).

Atualmente, estão registrados na Biblioteca Cochrane protocolos para avaliação de óleo de prímula vespertina, acupuntura, chasteberry e formulação herbal baseada na medicina chinesa para SPM e DDPM. Os resultados são aguardados para esclarecer o papel dessas terapias na SPM e no DDPM.

Farmacoterapia

FÁRMACOS SEROTONINÉRGICOS

Para mulheres que não respondem a terapias conservadoras, as medicações serotoninérgicas, especificamente os ISRS, representam a classe de fármacos de primeira escolha. Nos últimos anos a eficácia e a segurança dos ISRS no tratamento da SPM e do DDPM foram bem estabelecidas (D).

Uma recente atualização da revisão sistemática com meta-análise publicada na Biblioteca Cochrane dá suporte ao uso do ISRS no tratamento da SPM grave e DDPM (A). Dos 40 ensaios clínicos randomizados publicados na literatura, foram selecionados para análise quatro, incluindo um total de 2.294 mulheres com SPM. Os ISRS foram altamente efetivos no tratamento dos sintomas (p < 0,00001). Avaliando as queixas pré-menstruais separadamente, os ISRS foram eficazes tanto quanto aos sintomas físicos, quanto aos funcionais e comportamentais. Quanto ao esquema de administração, não foi encontrada diferença entre a utilização contínua ou apenas na fase lútea, em todos os ISRS avaliados (fluoxetina, paroxetina, sertralina, fluvoxamina, citalopram e clomipramina) foram igualmente eficientes na redução dos sintomas. Os autores concluem que existe evidência convincente de que os ISRS são efetivos e a primeira linha de tratamento para a SPM grave e sugerem que estudos futuros devem investigar a comparação entre o uso contínuo ou apenas na fase lútea, as doses utilizadas e questões de segurança, como a presença de efeitos colaterais (A).

Outra meta-análise recente avaliou os ISRS na SPM e no DDPM (A). Foram investigados os ensaios clínicos randomizados publicados que comparavam ISRS com placebo e que utilizavam escores pré-menstruais validados para avaliação da sintomatologia. Foram avaliados 29 estudos, incluindo 2.964 mulheres, e foi encontrada uma forte associação entre o uso de ISRS e a redução dos sintomas de SPM/DDPM (OR = 0,40 IC 95% 0,31-0,51). Foi encontrado que o uso intermitente dos ISRS (apenas na fase lútea) está relacionado a um efeito menor (OR = 0,55 IC 95% 0,45-0,68) do que a dosagem contínua (OR = 0,28 IC 95% 0,18-0,42). Apenas um estudo avaliou a utilização dos ISRS a partir do início das queixas, de modo que a pequena amostra não permitiu conclusões. Comparando-se o tipo de ISRS utilizado, não foi encontrada diferença entre os diversos fármacos no tamanho do efeito, exceto para a fluvoxamina, utilizada em apenas um ensaio clínico preenchendo os critérios de inclusão, e o pequeno número de pacientes não possibilitou análise adequada. Os autores concluem que os ISRS, mais especificamente fluoxetina, citalopram, paroxetina e sertralina, são efetivos no tratamento da SPM e do DDPM e que o regime contínuo parece ser mais efetivo. Comparando com estudos anteriores, porém, os autores verificaram que apesar de significativa, a força de associação, ou seja, o tamanho do efeito, parece ser menor do que se acreditava (A).

Os antidepressivos tricíclicos também são efetivos para o tratamento de DDPM (A). Todos esses compostos têm mínimos efeitos colaterais quando utilizados com essa indicação. Alguns ansiolíticos também foram testados em pacientes com DDPM (alprazolam e buspirona), mas a magnitude de seu efeito terapêutico é menor que a dos ISRS e os efeitos colaterais prováveis (incluindo potencial abuso) os tornam fármacos de última linha (D).

MANIPULAÇÃO DO CICLO MENSTRUAL

A próxima linha de tratamento reservada para casos graves de DDPM envolve a manipulação das flutuações hormonais normais associadas com o ciclo menstrual. Conhecendo-se o caráter cíclico da doença e sabendo-se que sua existência depende da flutuação hormonal existente, a supressão do ciclo ovariano poderia aliviar os sintomas (D).

A primeira maneira de manipulação do ciclo menstrual para tratamento de SPM e DDPM é feita com o uso de progesterona. Esse tratamento se baseia na hipótese de que as mulheres que sofrem de SPM apresentam uma proporção de progesterona e derivados menor que a usual. Na meta-análise atualizada na Biblioteca Cochrane, foram encontrados 17 ensaios clínicos randomizados placebo-controlados, que avaliavam o efeito da progesterona e de progestágenos na SPM. Após avaliação da qualidade dos estudos e dos critérios de inclusão para meta-análise, apenas dois estudos foram selecionados. Cada um dos estudos isoladamente mostrou melhora dos sintomas pré-menstruais, não sendo essa diferença, no entanto, estatisticamente significativa. Os dois estudos eram muito diferentes com relação às doses, aos esquemas utilizados e ao desenho do estudo, não possibilitando a análise conjunta. Os revisores afirmam que não se pode concluir que a progesterona é efetiva no tratamento de sintomas pré-menstruais, assim como não se pode concluir que não o seja. Novos ensaios clínicos randomizados avaliando a questão são necessários (, A).

ACHO são uma maneira segura de inibição da ovulação, por isso tem sido investigada a sua eficácia no tratamento da SPM e do DDPM (D).

Entre os ACHO, aqueles que contêm drosperinona na formulação têm sido utilizados com frequência no intuito de controlar os sintomas de SPM. A drosperinona é um progestágeno derivado da 17-espironolactona e tem um perfil farmacológico que se assemelha muito à progesterona natural. A drosperinona contrabalança a estimulação estrogênica do sistema renina-angiotensina-aldosterona, diminuindo sintomas de turgência mamária e edema (D).

Uma meta-análise da Biblioteca Cochrane publicada em 2007 avaliou ACHO com drosperinona e SPM (A). Dos ensaios clínicos randomizados disponíveis, cinco foram considerados elegíveis, incluindo um total de 1.600 mulheres. Os esquemas utilizados nos ensaio clínicos variaram e a qualidade dos estudos foi irregular e apenas dois dos ensaios puderam ser incluídos na meta-análise. Esses ensaios clínicos mostraram sintomas pré-menstruais mais leves em mulheres com DDPM após o tratamento por três meses com ACHO com drosperinona e 20 µg de etinilestradiol. Pouco efeito foi encontrado quando os sintomas eram mais leves, quando se comparou ACHO com doses mais altas de etinilestradiol em relação a outros ACHO. Os revisores concluem que ACHO com drosperinona e 20 µg de etinilestradiol podem ser úteis no tratamento de mulheres com SPM e DDPM. Chamam a atenção, todavia, para um poderoso efeito placebo encontrado. Não se sabe da efetividade após três ciclos, e a evidência de efeito sobre sintomas mais leves, ou superioridade de ACHO com drosperinona sobre outros contraceptivos ainda precisam ser estabelecidas (A).

Os agonistas do GnRH constituem outra classe de fármacos que podem ser utilizados para supressão da função ovariana, que se acredita ser o gatilho da SPM/DDPM. O agonista do GnRH, entretanto, pode acarretar efeitos colaterais importantes (semelhantes à menopausa) e desmineralização óssea, por isso seu uso tem sido restrito a curtos períodos (6 meses) (A).

Em uma meta-análise publicada em 2004, foram incluídos cinco ensaios clínicos, com um total de 71 mulheres efetivamente em tratamento. Analisando os cinco estudos em conjunto, foi positivo o efeito dos agonistas do GnRH sobre sintomas pré-menstruais em relação ao placebo (A). A eficácia individual de diferentes maneiras de administração (*spray* nasal, injeções subcutâneas e implantes) não pode ser analisada em razão do pequeno número de participantes de cada ensaio clínico. Três ensaios clínicos avaliaram a terapia de reposição em conjunto com o agonista de GnRH como forma de diminuição dos efeitos colaterais. Os resultados desses estudos, no entanto, foram conflitantes. Os autores concluem que os agonistas de GnRH são uma opção efetiva para reduzir sintomas físicos e psicológicos da SPM, sendo seu efeito comparável àquele dos ISRS. Apesar de eficaz, os efeitos colaterais de "menopausa induzida" e complicações do uso prolongado limitam a utilização a longo prazo. Há alguma evidência de que a reposição simultânea de hormônios pode diminuir os efeitos colaterais sem modificar sua eficácia, porém mais estudos são necessários (A).

O esteroide sintético danazol parece reduzir os sintomas físicos e afetivos da SPM e do DDPM. No entanto, seu uso é limitado na prática pela necessidade da utilização concomitante de um método contraceptivo confiável. Em baixas doses (200 mg/dia), a ovulação, e

Capítulo 22 • Síndrome da Tensão Pré-Menstrual **271**

Quadro 22.4 Resumo das recomendações

Todas as mulheres com SPM ou DDPM	Tratamento não farmacológico: educação, terapia de suporte, repouso, exercícios e modificações dietéticas Diário de sintomas
Tratamento específico de sintomas	Edema: espironolactona Cefaleia: analgésicos (paracetanol, ibuprofeno) Fadiga e insônia: orientação e restrição de cafeína Mastalgia: vitamina E, óleo de prímula vespertina, espironolactona na fase lútea
Tratamento de sintomas psicológicos	ISRS contínua ou intermitentemente
Falha do tratamento	Manipulação hormonal do ciclo menstrual

por isso também a concepção, ainda é possível e existe risco de virilização fetal. Doses suficientes para inibir a ovulação (600-800 mg/dia) estão associadas a efeitos colaterais como ganho de peso, alterações de humor e acne (D).

A opção final de tratamento para as mulheres com sintomas graves de DDPM e ausência de resposta a outras modalidades terapêuticas é a supressão da ovulação pela ooforectomia. A ooforectomia bilateral com histerectomia foi descrita como altamente efetiva na eliminação dos sintomas de SPM. Em razão da natureza radical deste tratamento, este obviamente não é recomendado, a não ser em casos extremos.

O resumo das recomendações para o tratamento da SPM e do DDPM é apresentado no Quadro 22.4.

LEITURA RECOMENDADA

ACOG Practice Bulletin. Clinical management guidelines for obstetrician-gynecologists. Premenstrual syndrome. *Obstet Gynecol* 2000; 95:1-9.

American Psychiatric Association. *Diagnostic and statistical manual of mental disorders.* 4 ed., Washington, DC: American Psychiatric Association, 1994.

Bhatia SC, Bhatia SK. Diagnosis and treatment of premenstrual dysphoric disorder. *Am Fam Physician* 2002; 66(7):1239-48.

Borenstein JE, Dean BB, Yonkers KA, Endicott J. Using the daily record of severity of problems as a screening instrument for premenstrual syndrome. *Obstet Gynecol* 2007; 109:1068-75.

Brown J, O'Brien PMS, Marjoribanks J, Wyatt K. Selective serotonin reuptake inhibitors for premenstrual syndrome (Cochrane Review). *In: The Cochrane Library,* Issue 4, 2008. Oxford: Update Software.

Busse JW, Montori VM, Krasnik C, Patelis-Siotis I, Guyatt GH. Psychological intervention for premenstrual syndrome: a meta-analysis of randomized controlled trials. *Psychother Psychosom* 2009; 78(1):6-15. Epub 2008 Oct 14.

Casper RF, Hearn MT. The effect of hysterectomy and bilateral oophorectomy in women with severe premenstrual syndrome. *Am J Obstet Gynecol* 1990; 162:105-9.

De Berardis D, Serroni N, Salerno RM, Ferro FM. Treatment of premenstrual dysphoric disorder (PMDD) with a novel formulation of drospirenone and ethinyl estradiol. *Ther Clin Risk Manag* 2007; 3:585-90.

Dean BB, Borenstein JE. A prospective assessment investigating the relationship between work productivity and impairment with premenstrual syndrome. *J Occup Environ Med* 2004; 46:649-56.

Endicott J, Nee J, Harrison W. Daily Record of Severity of Problems (DRSP): reliability and validity. *Arch Womens Mental Health* 2006; 9:41-9.

Ford O, Lethaby A, Mol B, Roberts H. Progesterone for premenstrual syndrome (Cochrane Review). *In: The Cochrane Library,* Issue 4, 2008. Oxford: Update Software.

Frackiewicz EJ, Shiovitz TM. Evaluation and management of premenstrual syndrome and premenstrual dysphoric disorder. *J Am Pharm Assoc* 2001; 41:437-47.

Futterman LA, Rapkin AJ. Diagnosis of premenstrual disorders. *J Reprod Med* 2006; 51:349-58.

Hunter MS, Ussher JM, Browne SJ *et al.* A randomized comparison of psychological (cognitive behavior therapy), medical (fluoxetine) and combined treatment for women with premenstrual dysphoric disorder. *J Psychosom Obstet Gynaecol* 2002; 23(3):193-9.

Inoue Y, Terao T, Iwata N *et al.* Fluctuating serotonergic function in premenstrual dysphoric disorder and premenstrual syndrome: findings from neuroendocrine challenge tests. *Psychopharmacology (Berl)* 2007; 190(2):213-9.

Lopez LM, Kaptein A, Helmerhorst FM. Oral contraceptives containing drospirenone for premenstrual syndrome (Cochrane Review). *In: The Cochrane Library*, Issue 4, 2008. Oxford: Update Software.

Macdougall M, Steiner M. Treatment of premenstrual dysphoria with selective serotonin re-uptake inhibitors: focus on safety. *Expert Opin Drug Safety* 2003; 2:161-6.

Mitwally MF, Kahn LS, Halbreich U. Pharmacotherapy of premenstrual syndromes and premenstrual dysphoric disorder: current practices. *Expert Opin Pharmacother* 2002; 3:1577-90.

O'Brien PMS, Abukhalil I. Randomised controlled trial of the management of premenstrual mastalgia using luteal phase only Danazol. *Am J Obstet Gynecol* 1999; 180:18-23.

Rapkin AJ, Mikacich JA. Premenstrual syndrome and premenstrual dysphoric disorder in adolescents. *Curr Opin Obstet Gynecol* 2008; 20:455-63.

Rapkin AJ. New treatment approaches for premenstrual disorders. *Am J Manag Care* 2005; 11(16 suppl):S480-S491.

Roca CA, Schmidt PJ, Bloch M, Rubinow DR. Implications of endocrine studies of premenstrual syndrome. *Psychiatr Ann* 1996; 26:576-80.

Ross LE, Steiner M. A biopsychosocial approach to premenstrual dysphoric disorder. *Psychiatr Clin North Am* 2003; 26:529-46.

Shah NR, Jones JB, Aperi J *et al.* Selective serotonin reuptake inhibitors for premenstrual syndrome and premenstrual dysphoric disorder: a meta-analysis. *Obstet Gynecol* 2008; 111:1175-82.

Shaw S, Wyatt K, Thompson Coon J, Campbell J, Ernst E. Vitex agnus castus for premenstrual syndrome (Protocol for a Cochrane Review). *In: The Cochrane Library*, Issue 4, 2008. Oxford: Update Software.

Silva CM, Gigante DP, Minten GC. Premenstrual symptoms and syndrome according to age at menarche in a 1982 birth cohort in southern Brazil. *Cad Saude Publ* 2008; 24(4):835-44.

Sundblad C, Hedberg MA, Eriksson E. Clomipramine administered during the luteal phase reduces the symptoms of premenstrual syndrome: a placebo-controlled trial. *Neuropsychopharmacology* 1993; 9:133-45.

Thys-Jacobs S, Starkey P, Bernstein D, Tian J. Calcium carbonate and the premenstrual syndrome: effects on premenstrual and menstrual symptoms. *Am J Obstet Gynecol* 1998; 179:444-52.

Wang W, Chen H, Liu J. Evening primrose oil or other essential fatty acids for the treatment of pre-menstrual syndrome (PMS) (Protocol for a Cochrane Review). *In: The Cochrane Library*, Issue 4, 2008. Oxford: Update Software.

Wyatt KM, Dimmock PW, Ismail KMK, Jones PW, O'Brien PMS. The effectiveness of GnRHa with and without "add-back" therapy in treating premenstrual syndrome: a meta analysis. *BJOG* 2004; 111:585-93.

Wyatt KM, Dimmock PW, Jones PW, O'Brien PMS. Efficacy of vitamin B_6 in the treatment of premenstrual syndrome: systematic review. *BMJ* 1999; 318:1375-81.

Yonkers KA, O'Brien PM, Eriksson E. Premenstrual syndrome. *Lancet* 2008; 371:1200-10.

Yonkers KA. The association between premenstrual dysphoric disorder and other mood disorders. *J Clin Psychiatry* 1997; 58(suppl 15):19-25.

Yu J, Robinson VA, Liu B, Liu Z, Wu T. Acupuncture for premenstrual syndrome (Protocol for a Cochrane Review). *In: The Cochrane Library*, Issue 4, 2008. Oxford: Update Software.

Zheng J, Chen XY, Ismail KK, Wu TX. Herbal treatment for premenstrual syndrome (Protocol for a Cochrane Review). *In: The Cochrane Library*, Issue 4, 2008. Oxford: Update Software.

CAPÍTULO 23

Dismenorreia

Euvaldo Angeline da Silva Filho • Eveline Valeriano Moura

CONCEITO

O vocábulo dismenorreia deriva das palavras gregas *dys*, que significa dificuldade/dor/anormalidade, *meno*, que quer dizer mensal, e *rrhea*, que significa fluxo.

Dismenorreia é conceituada como fluxo menstrual difícil, menstruação dolorosa ou ainda cólicas no baixo ventre ou na região lombar que se iniciam algumas horas antes da menstruação ou, mais frequentemente, nas primeiras 24 h.

PREVALÊNCIA

A determinação precisa da prevalência da dismenorreia e dos eventos com ela relacionados é difícil pela grande variação nas definições operacionais. Apesar disso, em estudos de diversos tipos, tem sido demonstrada alta prevalência ao longo da faixa etária em diferentes regiões do mundo (Quadro 23.1).

CLASSIFICAÇÃO E IMPACTO SOBRE A PRODUTIVIDADE

A classificação da dismenorreia pode ser feita quanto à intensidade (leve, moderada e grave) ou à etiologia (primária ou funcional, secundária ou orgânica ou membranosa). Classificar a dismenorreia tem importância clínica, porque esses tipos diferem quanto à fisiopatologia e a apresentação clínica, assim como exigem condutas distintas.

A dismenorreia primária se caracteriza por ocorrer em adolescentes ou adultas jovens, geralmente nos primeiros seis meses do início dos ciclos menstruais, e se caracteriza pela percepção de dor pélvica, na região caudal das costas ou na parte superior das pernas, com início

Quadro 23.1 Prevalência da dismenorreia em diversas faixas etárias e países

Autor(es)/ano	País	Amostra	Faixa etária (anos)	Prevalência (%)
Latthe *et al.* (2006)	Mundial	125.249	> 18	45 a 97
Julic *et al.* (2008)	Chicago (USA)	324	37 a 39	90,5
Polat *et al.* (2009)	Turquia	1.266	17 a 35	88,0
Wong *et al.* (2009)	Malásia	1.092	13 a 19	74,5
Fawole *et al.* (2009)	Ibadan (Nigéria)	1.213	9 a 23	72,7
Pitts *et al.* (2008)	Austrália	8.656	16 a 64	71,7
Passos *et al.* (2008)	Rio de Janeiro (Brasil)	156	> 18	65
Ozerdogan *et al.* (2009)	Turquia	857	17 a 32	55,5
Ortiz *et al.* (2009)	México	1.152	17 a 26	48,4
Lászió *et al.* (2008)	Hungria	2.772	18 a 55	15,5
Ohde *et al.* (2008)	Japão	823	18 a 51	15,8

antecedendo em até dois dias o fluxo menstrual. A dor tem duração de 1 a 3 dias e é descrita como espasmódica e superposta a uma dor abdominal constante, com irradiação para as faces posterior, anterior ou medial dos quadris. A dismenorreia primária está associada a sintomas gerais como fadiga (85%), náuseas e vômitos (89%), diarreia (60%), além de outros sintomas mais raros, como tontura, irritabilidade e colapso. Outras características da dismenorreia primária incluem ausência de doença pélvica e ciclos menstruais regulares.

A dismenorreia secundária tem início mais tardiamente, tipicamente após os 25 anos de idade, e se associa a algum tipo de alteração do sistema reprodutor, em consequência de doenças ou anormalidades anatômicas canaliculares congênitas ou adquiridas, que resultem em lesões nos órgãos pélvicos. As anormalidades pélvicas específicas incluem dor pélvica crônica, dispareunia, metrorragia, doença inflamatória pélvica, adenomiose, leiomiomas, malformação dos ductos müllerianos, cistos ovarianos, pólipos uterinos, aderências pélvicas e uso de dispositivo intrauterino.

A dismenorreia secundária também está associada a diversas condições viscerais dolorosas, como síndrome do cólon irritável, síndrome da bexiga dolorosa e endometriose. Em adolescentes, a endometriose é a causa mais comum de dismenorreia secundária e deve sempre ser cogitada e investigada.

No Quadro 23.2 estão resumidas as possíveis causas de dismenorreia secundária.

A dismenorreia membranosa consiste em uma subclassificação da dismenorreia primária ou secundária, na qual, além da dor, pode-se observar a eliminação vaginal de material elástico ou membranoso. Entre 1971 e 2009, houve o relato de apenas 20 casos na literatura, dos quais três foram diagnosticados no Brasil, acometendo mulheres em uso de anticoncepcional oral.

A dor na dismenorreia membranosa tem sido atribuída ao destacamento e à passagem do endométrio inteiro, sem dissolução, pelo canal cervical após a decidualização das células estromais, estimulada pelos hormônios exógenos.

A dismenorreia, especialmente a grave, associa-se com a restrição das atividades diárias e de ausência ao trabalho e à escola. Dez a 45% das mulheres jovens relatam redução do tem-

Quadro 23.2 Possíveis causas de dismenorreia secundária

Intrauterinas	Extrauterinas	Não ginecológicas
Adenomiose	Endometriose	Transtornos psicossomáticos
Menorragia ou metrorragia	Doença inflamatória pélvica	Depressão, especialmente associada a transtornos alimentares
Carcinoma endometrial	Carcinoma ovariano	Síndrome do cólon irritável
Mioma uterino	Aderências pélvicas	Constipação intestinal crônica
DIU	Gravidez ectópica	Doença diverticular inflamatória
Abortamento	Tampão retido	Dor musculoesquelética relatada
Hematometria de anomalias congênitas	Malformação congênita do sistema mülleriano	Cálculos renais e infecção do trato urinário
Estenose cervical	Cistos ovarianos	Síndrome da congestão pélvica
Nuliparidade	–	Tabagismo
–	–	Índice de massa corporal < 20 ou > 30 kg/m²

Fonte: Adaptado de Reddish, 2006; French, 2005.

po ou mesmo absenteísmo ao trabalho, à escola ou a outras atividades em decorrência da dor menstrual. Significa dizer que a dor menstrual exerce importante impacto na saúde como também na economia global. Um único estudo apresentou o impacto econômico da dismenorreia, estimando que nos EUA havia uma perda anual de 600 milhões de horas trabalhadas e 2 bilhões de dólares, em meados de 1980, montante que atualmente deve ser bem maior.

No passado, outro impacto relevante da dismenorreia foi a indicação inadequada de histerectomia. Nos EUA, 12% das 600.000 histerectomias foram realizadas em jovens devido à dismenorreia.

FISIOPATOLOGIA

A dor na dismenorreia primária classicamente está associada aos produtos do metabolismo de ácidos graxos poli-insaturados de cadeia longa (Figura 23.1), os quais se dividem em dois grandes grupos: os do grupo ômega 3 têm como metabólitos leucotrienos e prostaglandinas anti-inflamatórias, enquanto os do grupo ômega 6 exercem ação inflamatória.

Após a ovulação, há um acúmulo de ácidos graxos poli-insaturados ômega 6 nas membranas celulares e, sob a ação da liberação de progesterona que antecede a menstruação, o metabolismo desses ácidos leva ao aumento da concentração de ácido araquidônico, o qual inicia a cascata de produção de leucotrienos e prostaglandinas no útero, com ação inflamatória. Quando há uma proporção de 1:1 entre ácidos ômega 6 e ômega 3, os produtos metabólicos da via ômega 3 inibem a ação inflamatória dos produtos da via ômega 6. No entanto, se esse equilíbrio é rompido, com predomínio da via ômega 6, inflamatória, ocorre predomínio de tromboxano A_2, leucotrieno E_4 e prostaglandina $F_{2\alpha}$, o que promove aumento da atividade das fibras musculares uterinas, culminando com o aumento do tônus uterino e da pressão intramiometral, acarretando redução do fluxo sanguíneo e hipóxia tecidual e desencadeando a dor. Esse efeito inflamatório uterino pode ser exacerbado em pacientes com aumento da sensibilidade dolorosa abdominal.

Em adolescentes, a prevalência de dismenorreia primária é maior também em virtude do menor volume uterino. Esse pequeno volume, de cerca de 30 cm³ a 50 cm³, faz com que a concentração de prostaglandina $F_{2\alpha}$ seja proporcionalmente maior, gerando dismenorreia grave. Com o avançar da idade, o volume uterino aumenta gradualmente, atingindo

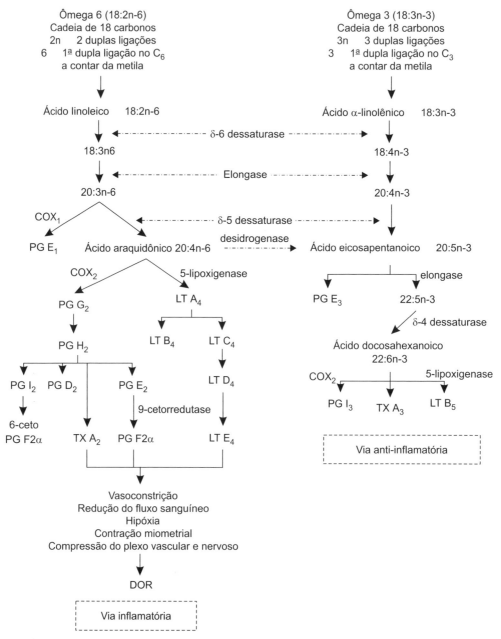

Figura 23.1 Fisiopatologia da dismenorreia com base no metabolismo dos ácidos graxos poli-insaturados essenciais (LT = leucotrienos, PG = prostaglandina, TX = tromboxano). (*Fonte:* Adaptado de Horrobin *et al.*, 1991; Harel, 2008.)

90 cm^3, reduzindo o efeito da prostaglandina $F_{2\alpha}$ sobre a musculatura. A gravidez ainda na adolescência precoce aumenta o volume uterino, e a dilatação do colo, por ocasião do parto, reduz definitivamente a concentração intrauterina de prostaglandina $F_{2\alpha}$, o que explica o adágio antigo de que "quando casar, passa".

DIAGNÓSTICO

Clínico

A história clínica e o exame físico são em geral suficientes para seu diagnóstico. Informações sobre localização, duração e características da dor, além de fatores de melhora e de agravamento, são dados essenciais a serem abordados.

Na investigação da dismenorreia, deve-se ter em mente como objetivo principal a obtenção de informações que permitam um diagnóstico acurado, análise de tratamentos prévios e o desejo da paciente de se submeter a um tratamento, porque a menstruação pode ter um significado especial para mulheres jovens, especialmente quando se dedicam a esportes. Esse questionamento visa a contemplar a qualidade de vida da mulher.

É importante, na anamnese, buscar a diferenciação entre dismenorreia primária e secundária, já que as condutas terapêuticas diferem entre si. Para isso, o exame pélvico é de grande valia e deve ser realizado cuidadosamente para permitir diagnóstico diferencial. O toque vaginal deve estar restrito a pacientes não virgens. O toque retal deve ser evitado nas dismenorreias primárias, pois a dor e o medo podem provocar trauma psíquico, especialmente em adolescentes, dificultando futuras visitas ao ginecologista. Ao toque retal, nas dismenorreias secundárias, é possível diagnosticar tumores uterinos (miomas ou carcinomas), endometriose ou malformações. No Quadro 23.3 estão resumidos os principais dados diferenciais clínicos entre dismenorreia primária e secundária.

Exames complementares e diagnósticos diferenciais

Na maior parte dos casos, não são necessários exames laboratoriais para investigação de dismenorreia primária, porque o diagnóstico se baseia nas características clínicas. No entanto, alguns exames complementares podem estar indicados para firmar diagnósticos diferenciais de enfermidades que se acompanham por dor pélvica com exacerbação menstrual (Quadro 23.4).

Na transição menopausal, os ciclos menstruais podem se tornar imprevisíveis e variáveis, criando um impacto significante na qualidade de vida da mulher, especialmente quando são mais curtos. Sintomas menopausais físicos ou psicológicos podem reduzir a tolerância à dor. Muitas mulheres podem aventar a possibilidade de morte e desencadear verdadeira cancerofobia, particularmente quando há história familiar de câncer. Por esse motivo, deve-se dar particular atenção à investigação de câncer e à tranquilização da paciente, melhorando assim a assistência. Modificações de fertilidade podem estar presentes nessas mulheres, sendo a gravidez não planejada e inesperada um evento a ser investigado.

CONDUTAS

O tratamento da dismenorreia primária deve estar direcionado à redução da dor pélvica e dos sintomas associados que habitualmente a acompanham e precedem o fluxo

Quadro 23.3 Diferença entre dismenorreia primária e secundária

Variáveis	Dismenorreia primária	Dismenorreia secundária
Idade de início	Após a menarca	Em qualquer idade
Ciclo menstrual	Antes ou durante a menstruação Usualmente piora no primeiro dia e dura até 72 h	Não está necessariamente relacionada com a menstruação Pode ocorrer em qualquer período e persiste por dias
Padrão da dor	Similar em cada período	Piora com o tempo Pode ser unilateral Pode estar associada à defecação ou à micção Pode irradiar-se para a porção inferior do dorso e reto
Sintomas associados	Sintomas físicos e emocionais: náuseas, vômitos, sangramento	Menorragia, ciclos irregulares, infertilidade, retenção urinária, hematúria cíclica, disúria, diarreia, dispareunia, descarga vaginal
História	Não relevante	Exposição à doença sexualmente transmissível, uso de DIU ou tampão, cirurgia prévia, disfunção sexual
Fatores	*Atenuantes:* atividade sexual ou orgasmo, exercícios físicos, banhos quentes, aplicação de calor na região abdominal, pélvica ou lombar	*Agravantes:* atividade sexual ou orgasmo, exercícios físicos
Tratamento prévio: ACHO ou AINES	Normalmente alivia a dor	Efeito mínimo ou nenhum
Exame pélvico	Normal	Pode ser normal, mas pode haver sensibilidade aumentada, massa anexial, útero retrovertido fixo, sensibilidade cervical

Fonte: Adaptado de Reddish, 2006; Durain, 2004.

menstrual. As opções terapêuticas são extensas e diversas, como apresentado no Quadro 23.5, segundo nível de evidência com base em resultados importantes para o paciente, tais como: morbidade, mortalidade, melhora dos sintomas, redução de custo e qualidade de vida (níveis A ou B), ou ainda com base na doença, isto é, capaz de promover alterações fisiológicas, que podem ou não se refletir em resultados favoráveis para o paciente. Muitas dessas modalidades não têm eficácia comprovada, mas, mesmo assim, ainda são utilizadas com sucesso.

Os inibidores da síntese de prostaglandinas, representados pelos anti-inflamatórios não hormonais orais, tradicionalmente são as drogas de primeira linha, dada sua eficácia em reduzir a intensidade dos sintomas associados a níveis elevados de prostaglandinas no fluido endometrial. Em geral, 70% das mulheres com dismenorreia primária ou secundária tem como resultado a redução moderada até completa da dor. Os esquemas mais utilizados na prática são: ibuprofeno (200-800 mg três ou duas vezes ao dia), ácido mefenâmico (500 mg inicialmente e 250 mg uma vez ao dia), naproxeno (250-500 mg, duas vezes ao dia), diclofenaco de sódio (50 mg, duas a três vezes ao dia ou 75 mg duas vezes ao dia), cetoprofeno (100 mg, duas vezes ao dia), piroxicam (20 mg, uma vez ao dia), inibidor da COX-2 (200 mg, duas vezes ao dia). Os efeitos adversos são mínimos e compreendem náuseas,

Quadro 23.4 Exames complementares e diagnósticos diferenciais firmados

Exames complementares	Diagnósticos diferenciais
Ultrassom transvaginal	Massas pélvicas, cistos ovarianos, fibrose uterina, pólipos, abscessos pélvicos, adenomiose, endometriomas, gravidez ectópica, dispositivos contraceptivos intrauterinos, mas não exclui diagnóstico de endometriose
Laparoscopia	Diagnóstica e terapêutica, particularmente no manejo da endometriose, quando a dor tem origem incerta
Histeroscopia e histerossalpinografia	Doenças uterinas, pólipos endometriais, leiomiomas e malformações congênitas uterinas Possibilita coleta de material para biópsia. Pode ser realizada em consultório, sem necessidade de anestesia ou internamento
Hemograma	Anemia ou processos infecciosos, especialmente quando se acompanha por aumento da velocidade de hemossedimentação
CA-125	Tem valor limitado em mulheres com dismenorreia pelo baixo valor preditivo negativo, mas pode estar aumentado na endometriose e nas neoplasias malignas de ovário
Swab vaginal ou cervical	Doença inflamatória pélvica e para escolha de antibioticoterapia nos processos infecciosos
Urinálise ou urocultura	Infecções do trato urinário
Hormônio coriônico gonadotrófico quantitativo	Gravidez tópica ou ectópica e abortamento
Imagem por ressonância magnética, tomografia computadorizada, radiografia abdominal plana	Obstrução intestinal, cálculos renais, massas pélvicas
Pielografia intravenosa	Malformação uterina que contribua para o quadro doloroso

Fonte: Adaptado de Reddish, 2006; Rosa-e-Silva et al., 2007; Calis & Popat, 2009.

vômitos, tontura, desconforto gastrintestinal, dispepsia, retenção de líquidos e diarreia. Em altas doses podem causar desde redução da taxa de filtração até insuficiência renal, particularmente em pacientes de alto risco, e usados por longos períodos em altas doses podem precipitar refluxo gastresofágico, formação de úlcera e hemorragia digestiva alta. Essa informação é importante porque, apesar dos conselhos médicos, a maior parte das mulheres faz uso desses medicamentos conforme ditam seus sintomas e as circunstâncias.

Os contraceptivos hormonais, orais ou injetáveis, pela supressão da ovulação e criação de um padrão cíclico previsível de aumento e redução de estrógeno e progesterona séricos, acarretam redução do espessamento endometrial e da síntese de prostaglandinas no fluido endometrial. São eficazes em cerca de 90% dos casos, mas uma revisão da Cochrane concluiu não haver evidência baseada na doença suficiente para considerar eficaz esse tratamento na dismenorreia primária. Enquanto no regime de uso contínuo as pacientes relatam bons resultados, no regime descontinuado de 3 meses por ano a eficácia do tratamento é menor, embora na atualidade esteja ganhando aceitação dos médicos e das pacientes.

Para mulheres com dismenorreia severa ou refratária a outros esquemas terapêuticos, que desejam supressão completa da menstruação, os análogos do GnRH estão indicados, após avaliação cuidadosa. No entanto, esses agentes promovem efeitos adversos, por indu-

Quadro 23.5 Exames complementares e diagnósticos diferenciais firmados

Opções terapêuticas para dismenorréia	Nível de recomendação
Eficazes	
AINES [inibidores da síntese de prostaglandinas]	A
Provavelmente eficazes	
ACHO de uso contínuo	B
Medicações hormonais alternativas (análogos de GnRH [danazol, leuprolida, goserelina]), acetato de medroxiprogesterona injetável, DIU medicado com levonorgestrel	B
Histerectomia	B
Calor tópico	B
Possivelmente eficazes	
Acupuntura, quiropraxia e estimulação nervosa elétrica transcutânea	B
Exercícios e intervenções comportamentais	B
Remédios culturalmente tradicionais (chás de plantas medicinais, bebidas alcoólicas aquecidas, relações sexuais e orgasmo ou outras incorporadas no cultura local)	B
Condutas nutricionais (suplemento de óleo de peixe, dieta vegetariana de baixo teor lipídico, suplementação de tiamina e piridoxina [B_1 e B_6], vitamina E)	B
ACHO descontinuado (durante 3 meses por ano)	B
Eficácia questionável	
Intervenções cirúrgicas (ablação laparoscópica do nervo uterino, neurectomia pré-sacral)	C
Medicações não hormonais (β-adrenérgicos [terbutalina], bloqueadores de canais de cálcio [nifedipina])	C
Adesivos hormonais transdérmicos	C
Ineficazes	
Manipulação espinal	B

Fonte: Adaptado de French, 2005; Morrow & Naumburg, 2009.
Nível A: consistente e com evidência de boa qualidade orientada pelo paciente. Nível B: inconsistente ou com evidência de qualidade limitada orientada pelo paciente. Nível C: evidência orientada pela doença, conforme consenso por prática usual, opinião de especialistas, séries de casos para estudos de diagnóstico, tratamento, prevenção ou triagem.

zirem menopausa medicamentosa, incluindo fogacho, redução da libido, ressecamento vaginal, mudanças de humor e cefaleia.

Quanto ao uso de calor úmido tópico na parede abdominal ou na região pélvica, uma prática disseminada pelo mundo todo, na atualidade não tem sido prescrito, provavelmente pela disseminação do uso de anti-inflamatórios não esteroides (AINES). Apesar disso, o emprego do calor tem assumido novas modalidades, incluindo almofadas térmicas e agasalhos de aquecimento, o que torna sua aplicação mais realística para mulheres ativas e para aquelas que apresentam intolerância gastrintestinal aos anti-inflamatórios não esteroides. É uma opção viável de tratamento que deve ser considerada.

O mecanismo de ação da acupuntura é complexo e envolve estimulação de fibras nervosas e receptores na complexa interação com endorfina, serotonina, outros neuromediadores e impulsos que bloqueiam a dor. A estimulação nervosa elétrica transcutânea, com frequências e intensidades variadas, permite redução da dor em 42 a 60% das pacientes, assim como enseja também a redução do uso de AINES, podendo ser uma opção terapêutica útil. A eficácia dos dois métodos foi comprovada em uma revisão sistemática da Cochrane, mas novas pesquisas são necessárias para se obter um nível de evidência A ou B.

Atividade física e alimentação equilibrada parecem ser opções terapêuticas favoráveis ao tratamento da dismenorreia. A alimentação com baixa ingestão de gordura permite manter em equilíbrio os processos pró- e anti-inflamatórios, e os ácidos poli-insaturados linoleico e α-linoleico atuam de forma favorável na produção de prostaglandinas, reduzindo a resposta inflamatória. No entanto, sua indicação necessita de mais estudos.

Atualmente, em mulheres com dismenorreia grave, durante a laparoscopia, a neurectomia pré-sacral tem sido realizada com o objetivo de interromper as fibras sensitivas nervosas cervicais para a diminuição da dor uterina, mas esse tratamento cirúrgico, até então, não conseguiu demonstrar efeito benéfico, o que sugere a necessidade de novas pesquisas da técnica.

As terapias medicamentosas podem ser úteis em pacientes cujos órgãos genitais internos atuam como alvos de sintomatologia de doenças e até de doenças de origem psicossomáticas, porém, em alguns casos, percebe-se a necessidade de um acompanhamento por uma equipe multidisciplinar especializada em dor crônica, e, se houver necessidade, fazer prescrição de antidepressivos tricíclicos, de psicoterapia, de massagem e de fisioterapia.

Além das condutas medicamentosas, é importante tranquilizar a paciente sobre a dor percebida ser real e comum em mulheres saudáveis no período menstrual, não devendo ser suportada ou simplesmente aceita, sem assistência médica, particularmente quando a intensidade compromete as atividades diárias e a qualidade de vida. É igualmente importante reiterar a existência de diversas opções terapêuticas eficazes. Esses aconselhamentos podem reduzir o impacto psicossocial que a dismenorreia exerce, principalmente no imaginário feminino.

LEITURA RECOMENDADA

Bettendorf B, Shay S, Tu F. Dysmenorrhea: contemporary perspectives. *Obstet Gynecol Surv* 2008; 63(9):597-603.

Calis KA, Popat V. Dysmenorrhea. *eMedicine Specialities* 2009; 1-10.

Dawood MY. Dysmenorrhea. *Clin Obstet Gynecol* 1990; 33:168-78.

Diegoli MSC, Diegoli CA. Dismenorréia. Moreira Jr Editora 2007; 64(3):81-87.

Durain D. Primary dysmenorrheal: assessment and management update. *J Mid Women's Health* 2004; 49(6):520-8.

Ebell MH, Siwek J, Weiss BD *et al.* Strength of recommendation taxonomy (SORT): a patient-centered approach to grading evidence in the medical literature. *Am Farm Physician* 2004; 64:549-57.

Fawole AO, Barbarinsa IA, Fawole OI, Obisesan KA, Ojengbede OA. Menstrual characteristics of secondary school girls in Ibadan, Nigeria. *West Afr J Med* 2009; 28(2):92-6.

French L. Dysmenorrhea. *Am Fam Physician* 2005; 71(2):285-91.

Harel Z. Dysmenorrhea in adolescents. *Ann NY Acad Sci* 2008; 1135:185-95.

Horrobin DF, Manku MS, Brush M *et al.* Abnormalities in plasma essential fatty acids levels in women with premenstrual syndrome and with non-malignant breast disease. *J Nutr Med* 1991; 2:259-64.

Julic AM, Weinberg CR, Baird DD, Hornsby PP, Wilcox AJ. Measuring menstrual discomfort: a comparison of interview and diary data. *Epidemiology* 2008; 19(6):846-50.

Klein J. Epidemiology of adolescent dysmenorrheal. *Pediatrics* 1981; 68:661.

Lászió KD, Gyorffy Z, Adam S, Csoboth C, Koop MS. Work-related stress factors and menstrual pain: a nation-wide representative survey. *J Psychosom Obstet Gynaecol* 2008; 29(2):133-8.

Latthe P, Latthe M, Say L, Gülmezoglu M, Khan KS. WHO systematic review of prevalence of chronic pelvic pain: a neglected reproductive health morbidity. *BMC Public Health* 2006; 6:177.

Morrow C, Naumburg EH. Dysmenorrhea. *Prim Care Clin Office* 2009; 36:19-32.

Ohde S, Tohuda Y, Takahashi O *et al.* Dusmenorrhea among japanese women. *Int J Gynecol Obstet* 2008; 100:13-7.

Oliveira PR, Eyng C, Zin RMA, Menegassi J. Membranous dysmenorrhea – a forgotten disease. *Rev Bras Cancerol Obstet* 2009; 31(6):305-10.

Ortiz MI, Rangel-Flores E, Carrillo-Alarcón LC, Veras-Godoy HA. Prevalence and impact of primary dysmanorrhea among Mexican high school students. *Int J Gynaecol Obstet* 2009; 107(3):240-3.

Ozerdogan N, Sayiner D, Ayranci U, Unsal A, Giray S. Prevalence and predictors of dysmenorrheal among students at a university in Turkey. *Int J Gynaecol Obstet* 2009; 107(1):39-43.

Passos RBF, Araújo DV, Ribeiro CP, Fernandes CE. Prevalence and productivity impact f primary dysmenorrheal in Brazilian women. Moreira Jr Editora 2008; 65(8):250-3.

Pitts MK, Ferris JA, Smith AM, Shelley JM, Ritchters J. Prevalence and correlates of three types of pelvic pain in a nationally representative sample of Australian women. *Med J Aust* 2008; 189(3):138-43.

Polat A, Celik H, Gurates B *et al.* Prevalence of primary dysmenorrhea in young adult female university students. *Arch Gynecol Obstet* 2009; 279(4):527-32.

Proctor ML, Murphy PA, Pattison HM, Suckling J, Farquhar CM. Behavioural interventions for primary and secondary dysmenorrhoea. Cochrane Database Syst Rev. 2007; 18(3):CD002248.

Proctor M, Farquhar C. Diagnosis and management of dysmenorrhea. *BMJ* 2006; 332:1134-8.

Reddish S. Dysmenorrhoea. *Aust Fam Physician* 2006; 35(11):842-4/846-9.

Romão APMS, Romão GS, Gorayeb R, Nogueira AA. The psychological and sexual functioning of women with chronic pelvic pain: an update. *Femina* 2009; 37(1):10-22.

Rosa e Silva JC, Lara LAS, Silva ACJSR *et al.* Dismenorréia. *Rev Bra Med* 2007; 64(12):86-90.

Sanfilippo J, Erb T. Evaluation and management of dysmenorrheal in adolescents. *Clin Obstetr Gynecol* 2008; 51(2):257-67.

Veldman J, Van Houdnhove B, Verguts J. Chronic fatigue syndrome: a hormonal origin? A care case of dysmenorrheal membranacea. *Arch Gynecol Obstet* 2009; 279:717-20.

Wong LP, Khoo EM. Dysmenorrhea in a multiethnic population of adolescent Asian girls. *Int J Gynaecol Obstet* 2009. [Epub ahead of print].

CAPÍTULO 24

Propedêutica da Mulher no Climatério

Maria do Perpétuo Socorro Costa e Alvim • Ana Laura Carneiro Gomes Ferreira

INTRODUÇÃO

O climatério e seus aspectos têm sido amplamente valorizados durante as últimas décadas em razão do aumento da expectativa média de vida da mulher.

No Brasil, hoje, a expectativa de vida da mulher é de 72,5 anos, podendo chegar a 75,9 anos em cidades da região Sul.

Sendo o ginecologista o médico de atenção primária à saúde da mulher, é grande sua responsabilidade no que se refere à prevenção, pois a paciente o identifica como seu médico generalista, e a orientação por ele dada determinará o seu futuro.

Rastrear e intervir precocemente nas neoplasias prevalentes na mulher (colo do útero, mama, pulmão, cólon retal, endométrio e ovário) na osteoporose, nas alterações dos metabolismos glicídico e lipídico e nas doenças cardiovasculares são prioridades no atendimento à mulher climatérica.

O climatério representa o término do período reprodutivo e o início do período não reprodutivo da vida da mulher.

A ausência de sangramento menstrual há pelo menos 1 ano em pacientes após os 40 anos de idade e associada a sintomas vasomotores ou não é bastante sugestiva de menopausa, cujo diagnóstico é, portanto, retrospectivo e essencialmente clínico.

A propedêutica da mulher no climatério segue as etapas básicas da anamnese, exame físico, geral e ginecológico, além da solicitação de exames complementares.

ANAMNESE

Além da pesquisa dos sintomas climatéricos, a idade da menopausa (última menstruação) é importante na cronologia dos sinais e sintomas.

Quadro 24.1 Fluxograma do atendimento inicial da paciente climatérica

Anamnese	Exame físico	Exames complementares
Sintomas climatéricos	Avaliação biométrica (IMC e CA)	Avaliação de risco cardiovascular
Fatores de risco para neoplasias	Exame físico geral	Avaliação hematológica
Fatores de risco para osteoporose	Exames físico, ginecológico e mamário	Avaliação de endocrinopatias associadas
Fatores de risco para doenças cardiovasculares		Rastreamento de neoplasias
Antecedentes pessoais que comprometam as funções renal e hepática		Avaliação do metabolismo ósseo

IMC: índice de massa corporal; CA: circunferência abdominal.

Quadro 24.2 Anamnese da mulher climatérica

Queixas e sintomas	Antecedentes pessoais
Menopausais	Doenças cardiovasculares – hipertensão, cardiopatia, acidente vascular cerebral
Ondas de calor, sudorese, nervosismo, irritabilidade, cefaleia, insônia, depressão	Diabetes e alterações metabólicas
Geniturinários	Osteoporose
Prurido e secura vaginal, disúria, polaciúria, incontinência urinária e sintomas do prolapso genital	Doenças tromboembólicas
Osteoarticulares	Hepatopatias
Mialgias, artralgias e lombalgias	Alergias e contraindicações a fármacos
Sexuais	Câncer: ginecológico e de outras localizações
Alterações na libido, no orgasmo e na frequência sexual, dispareunia	Medicações em uso
História alimentar	Conflitos pessoais ou familiares
Hábitos alimentares, ingestão de cálcio (laticínios, fibras e gorduras)	**Antecedentes ginecológicos/obstétricos**
Exercícios	Idade da menarca e características dos ciclos na menacme
Tipo, regularidade, frequência, duração e intensidade	Idade da menopausa
Hábitos	Atividade sexual (idade de início, quantidade de parceiros)
Etilismo	Métodos contraceptivos

(continua)

Quadro 24.2 Anamnese da mulher climatérica (*continuação*)

Queixas e sintomas	Antecedentes pessoais
Tabagismo	Idade na primeira gestação, quantidade de gestações e características dos partos
Uso de drogas ilícitas	Aleitamento
Antecedentes familiares	Realização de colpocitologia oncótica
Câncer, doenças cardiovasculares, diabetes e câncer de mama em parentes de primeiro grau	Mastopatias
	Doenças ginecológicas, DST
	Uso de hormônios

Exame físico geral e ginecológico

- *Exame físico geral:* peso e altura (calcular o índice de massa corporal [IMC]), pressão arterial, pulso, avaliação do estado geral e do trofismo da pele, dos anexos, ausculta cardiopulmonar e palpação abdominal.

$$IMC = \frac{peso}{(altura)^2}$$

Observa-se que o IMC e a medida da cintura abdominal estão significativamente associados à dislipidemia no climatério. O modo mais prático de avaliar a distribuição do tecido adiposo é por meio da medida da cintura abdominal, o que pode ser feito durante o exame físico geral.

A medida da cintura, ou circunferência abdominal, é aferida no meio da distância entre a crista ilíaca e o rebordo costal inferior. Por ser o índice antropométrico mais representativo da gordura intra-abdominal e de aferição mais simples e reprodutível, é a medida recomendada.

Medida igual ou superior a 80 cm é considerada elevada para mulher.

Quadro 24.3 Avaliação do IMC

Categoria	IMC
Baixo peso	< 18,5
Peso normal	18,5-24,9
Sobrepeso	≥ 25
Pré-obeso	25-29,9
Obesidade grau I	30-34,9
Obesidade grau II	35-39,9
Obesidade grau III	≥ 40

- *Inspeção de pelos e fâneros:*
  - Nos primeiros 5 anos após a menopausa ocorre uma queda de 15 a 30% do colágeno e observam-se envelhecimento cutâneo, ressecamento da pele e fissuras, rugas, manchas hipocrômicas, sardas e melanoses.
  - Diminuição dos pelos corporais, pubianos e axilares.
  - Diminuição das glândulas sudoríparas e sebáceas, embranquecimento e queda dos cabelos.
- *Exame ginecológico:*
  - Mamas: inspeção estática, dinâmica, palpação e expressão papilar, palpação dos linfonodos. Observam-se mamas flácidas, atróficas e com diminuição do volume. Deve-se palpar toda a mama, quadrante por quadrante, aréola, prolongamento axilares, oco axilar e fossetas supraclaviculares, além de realizar expressão papilar.
  - Vulva: inspeção cuidadosa, avaliação do trofismo e pilificação, pesquisa de lesões de pele (distrofias). Notam-se redução dos pelos pubianos, atrofia das glândulas de Bartholin e do clitóris.
  - Perfil vaginal: propedêutica das distopias – pesquisa de uretrocele, cistocele, prolapso uterino, enterocele, retocele e ruptura perineal, classificando-as em graus.
  - Vagina: avaliação de trofismo, encurtamento, atrofia, identificação de traumatismos (erosões, petéquias). Observam-se estreitamento do introito, diminuição das rugosidades e da distensibilidade e encurtamento vaginal. A mucosa apresenta-se de cor rosa-pálida, ressecada e adelgaçada. Em casos de hipoestrogenismo extremo é possível observar a exposição da carúncula uretral.
  - Colo uterino: tamanho, coloração, superfície, características de OCE (presença de mácula ou lesões traumáticas). O colo apresenta-se atrófico, retraído e apagado e, após teste de Schiller, com coloração amarelo-pálida (iodo-claro na pós-menopausa). A coloração marrom-escura deve ser encarada como suspeita de hiperestrogenismo.
  - Toque vaginal combinado: avaliar elasticidade vaginal, características cervicais e uterinas (posição, tamanho, superfície, consistência, mobilidade), palpação dos anexos (tamanho, consistência, mobilidade – os ovários geralmente não são palpáveis na pós-menopausa).
  - Toque retal: complementação da propedêutica das distopias e rastreamento do câncer retal.

EXAMES COMPLEMENTARES

Os exames complementares de rotina da mulher no climatério visam à detecção precoce e à prevenção de alterações dos metabolismos glicídico e lipídico, doenças cardiovasculares, câncer em geral (pulmão, cólon e reto) e ginecológico e da osteoporose. Consistem em exames laboratoriais, colpocitologia oncótica, ultrassonografia endovaginal, mamografia, ultrassonografia mamária, estando a densitometria óssea indicada em alguns casos.

- *Exames laboratoriais:* solicitados para o rastreamento de diabetes, dislipidemias e determinação do risco cardiometabólico.
- *Dosagens hormonais:* raros são os casos que necessitam de avaliação hormonal, visto que o diagnóstico da menopausa é clínico. Contudo, nos casos suspeitos de menopausa precoce é necessária maior investigação hormonal para estabelecer se a ausência de mens-

Quadro 24.4 Principais exames complementares na rotina do climatério

Indicações	Exames
Avaliação da função tireoidiana	TSH e T$_4$ livre
Avaliação hematológica da função da medula óssea	Mamografia e ultrassonografia mamária
Avaliação do risco de doença cardiovascular	Ultrassonografia pélvica e/ou transvaginal
Rastreamento de neoplasias	Ultrassonografia pélvica e/ou endovaginal, histeroscopia ou curetagem uterina
Mamas	Citologia oncótica e colposcopia
Ovários	Sangue oculto nas fezes e retossigmoidoscopia
Endométrio	Densitometria óssea
Colo uterino	
Cólon retal	
Avaliação da remodelação óssea	

truação é decorrente de falência ovariana precoce ou de outras etiologias (hiperprolactinemia, tumores hipotalâmicos, doenças autoimunes e doenças da tireoide).

A dosagem de FSH pode ser indicada em pacientes histerectomizadas ainda muito jovens, para avaliar a reserva folicular. Valores do FSH acima de 35 MUI/mL são fortemente sugestivos de menopausa.

A influência dos hormônios da tireoide sobre as gônadas bem como a influência dos esteroides sexuais na função tireoidiana devem ser aqui consideradas, verificando-se maior prevalência de doenças da tireoide nessa faixa etária.

O diagnóstico das doenças tireoidianas é feito classicamente através das alterações clínicas apresentadas pela paciente e comprovado pela dosagem de TSH ultrassensível e T$_4$ livre. Aumento do TSH com redução do T$_4$ livre caracteriza o hipotireoidismo, contrariamente a diminuição do TSH e aumento do T$_4$ livre, que caracterizam o hipertireoidismo.

- *Sumário de urina:* para rastreamento de infecção urinária.
- *Hemograma completo:* para diagnóstico laboratorial de anemia e alterações sanguíneas.
- *Glicemia de jejum.*
  - Normal: abaixo de 110 mg%.
  - 110 a 125 mg%: pesquisar intolerância aos carboidratos por meio da curva glicêmica. Qualquer amostra entre zero e 2 horas acima de 200 mg% indica diabetes; valores entre 140 e 200 mg% diagnosticam intolerância aos carboidratos.
  - A partir de 126 mg%: diabetes.
- *Triglicerídeos:* normais até 150 mg%.
- Colesterol total e frações (HDL, LDL, VLDL).
  - Risco elevado: qualquer uma das seguintes situações: colesterol total ≥ 240 mg% e/ou LDL-colesterol ≥ 160 mg%; colesterol total entre 200 e 239 mg% e/ou LDL-colesterol entre 130 e 159 mg% associado a outros fatores de risco.

Quadro 24.5 Valores de colesterol total e frações

Interpretação	Colesterol total	HDL	LDL
Valores desejáveis	< 200 mg%	> 65 mg%	< 130 mg%
Valores limítrofes	200 a 200 mg%	45 a 65 mg%	130 a 160 mg%
Valores anormais	≥ 240 mg%	< 45 mg%	≥ 160 mg%

Índices de risco

- Relação colesterol total/HDL deve ser menor que 4,5.
- Avaliação do risco cardiometabólico: a gordura corporal em excesso está ligada a distúrbios metabólicos como elevação dos lipídeos e da glicose circulante, favorecendo o desenvolvimento de doenças cardiovasculares.

A síndrome metabólica (SM) é representada por um conjunto de fatores de risco cardiovasculares relacionados com a deposição central de gordura e à resistência à insulina. É importante destacar a associação da SM com a doença cardiovascular, aumentando a mortalidade geral em cerca de 1,5 vez e a cardiovascular em cerca de 2,5 vezes. Seu rastreamento nessa etapa de vida da mulher é de grande importância.

As taxas de prevalência da SM são variáveis, atingindo de 10 a 40% das mulheres. Os critérios para o diagnóstico da SM são clínicos e não exigem a comprovação da resistência à insulina. Além da obesidade abdominal, deve haver no mínimo mais dois parâmetros alterados, como descrito no Quadro 24-6.

- *Rastreamento do câncer:* por se tratar da mulher em faixa etária na qual a incidência de neoplasias genitais e extragenitais aumenta muito, o exame da mulher menopausada constitui oportunidade ímpar de rastreamento e diagnóstico.

Quadro 24.6 Diagnóstico da síndrome metabólica

	Critério	Definição
	Obesidade abdominal (mulheres)	
	Brancas de origem europeia, negras, sul-asiáticas, ameríndias e chinesas	≥ 80 cm
	Japonesas	≥ 90 cm
Critérios diagnósticos para a síndrome metabólica*	TG	≥ 150 mg/dL ou tratamento para hipertrigliceridemia
	HDL-colesterol (mulheres)	≤ 50 mg/dL
	Pressão arterial sistêmica	
	Sistólica ou	≥ 130 mmHg ou tratamento para hipertensão arterial sistêmica
	Diastólica	≥ 85 mmHg ou tratamento para hipertensão arterial sistêmica
	Glicemia de jejum	≥ 100 mg/dL ou tratamento para diabetes melito

*O diagnóstico de síndrome metabólica inclui a presença de obesidade abdominal como condição essencial, e dois ou mais critérios acima.

- *Rastreamento do câncer genital:*
  - Vulva: interrogar sobre prurido crônico e realizar inspeção detalhada e pesquisa de lesões hipo ou hipercrômicas. Em casos positivos, indicar vulvoscopia e, se necessário, teste de Collins e biópsia.
  - Vagina: exame especular e teste de Shiller anuais – colposcopia e biópsia em casos específicos.
  - Colo uterino: realizar colpocitologia oncótica para rastreamento do carcinoma cervical e avaliação endócrina vaginal. A citologia oncótica com resultados normais durante 2 anos consecutivos só precisará ser repetida a cada 3 anos. A colposcopia estará indicada se a citologia oncótica for anormal, em caso de alterações cervicais e do teste de Schiller. Biópsia é indicada em situações específicas. Quando presente hipoestrogenismo acentuado, indica-se hormonioterapia tópica (vaginal) por 10 dias seguidos antes do exame citológico, caso não haja contraindicação.
  - Endométrio: a ultrassonografia endovaginal realizada para rastreamento de patologias uterina e ovariana tem como principal utilidade a medida da espessura do eco endometrial e deve ser feita anualmente. Uma revisão sistemática que incluiu 35 estudos, envolvendo 5.892 mulheres, com o objetivo de observar a acurácia da USG endovaginal na detecção de doença endometrial na pós-menopausa, encontrou sensibilidade de 95% e especificidade de 92% usando o ponto de corte de 5 mm na espessura, sem uso de terapia hormonal (A).

Em pacientes usuárias de terapia de reposição hormonal (TRH), o eco endometrial encontra-se normalmente mais espessado, e só está indicada a investigação de lesões endometriais com espessura maior que 10 mm.

Em casos de aumento da espessura endometrial, a histerossonografia tem sido empregada para diagnóstico diferencial com pólipos endometriais e miomas submucosos. A dopplerfluxometria para análise do fluxo do endométrio e nas artérias uterinas constitui, também, um recurso valioso. Lesões pré-malignas, em geral, cursam com aumento do fluxo e queda dos índices de resistência; lesões benignas apresentam padrão de fluxo característico da pós-menopausa (baixo fluxo e alta resistência).

Histeroscopia/curetagem uterina fracionada estão indicadas para avaliação do endométrio nas seguintes situações clínicas:

- Sangramento genital pós-menopausa espontâneo.
- Metrorragia/hipermenorreia em pré-menopáusicas.
- Aumento da espessura do eco endometrial (< 5 mm sem TRH e 10 mm com TRH).

Quadro 24.7 Eco encometrial

Interpretação da espessura do eco endometrial	
≤ 5 mm	Endométrio normal
6 a 19 mm	Suspeitar de: • Hiperplasia endometrial/câncer de endométrio • Pólipos endometriais
≥ 20 mm	Risco elevado de carcinoma de endométrio

A histeroscopia é um excelente método diagnóstico que permite a visualização direta do endométrio e a biópsia dirigida. No entanto, às vezes não pode ser realizada em decorrência de estenose do canal cervical na pós-menopausa, quando então é realizada a curetagem uterina.

- Ovário:
  - Exame ginecológico: a palpação anexial com o toque combinado deve ser realizada anualmente.
  - Ultrassonografias pélvica e endovaginal: devem ser realizadas em caráter anual, visando ao diagnóstico de massas anexiais.
  - CA-125: não tem sido empregado para rastreamento do carcinoma ovariano, uma vez que a maioria dos estudos evidencia baixas sensibilidade e especificidade. Pode ser realizado para melhor avaliação dos casos suspeitos.
- Mama
  - Autoexame das mamas: com o objetivo de diagnosticar lesões palpáveis, sem dúvida o autoexame das mamas é a principal arma de que dispõe a mulher para a detecção dessas lesões. Deve ser feito mensalmente pela paciente e semestralmente pelo ginecologista.
  - Mamografia bilateral: empregada com o propósito de detecção do câncer não palpável, é realizada anualmente em todas as mulheres a partir dos 40 anos de idade para detecção precoce do câncer de mama. Antes dessa idade, solicitar para elucidação diagnóstica dos casos suspeitos em mulheres de risco ou em pacientes que irão iniciar TRH. O rastreamento assintomático reduz a mortalidade em 30% em seguimentos durante 10 anos em mulheres entre 50 e 69 anos de idade, com menor morbidade e melhor qualidade de vida. Para mulheres entre 40 e 49 anos de idade essa redução da mortalidade não ultrapassa 10% nos primeiros 10 anos após o início do rastreamento. Após instituição da TRH, preconiza-se realização anual.
  - Ultrassonografia mamária: é muito útil nas mamas densas (pacientes jovens), nas mulheres portadoras de prótese de silicone e principalmente na diferenciação entre lesões císticas e sólidas. Solicitada também anualmente em especial nas pacientes usuárias de terapia hormonal.
- *Rastreamento do câncer extragenital:*
  - Pele: aproveitar a ocasião do exame ginecológico para mapear as lesões suspeitas e encaminhar a paciente ao especialista.
  - Câncer colorretal: a pesquisa de sangue oculto nas fezes e toque retal deve ser feita anualmente após os 40 anos de idade para identificação precoce de lesões cancerígenas, sendo de baixo custo e com resultados satisfatórios na detecção desses tumores. Diante de resultados anormais, o ginecologista deve encaminhar a paciente para investigação especializada, como, por exemplo, retossigmoidoscopia ou colonoscopia. A partir dos 50 anos como rotina a colonoscopia; caso tenha sido normal, repetir a cada 5 anos.
  - Avaliação da perda de massa óssea: essa perda deve ser investigada, pois corresponde a mais comum das doenças ósseas metabólicas, atingindo cerca de um terço das mulheres climatéricas. Representa doença esquelética sistêmica caracterizada por diminuição da massa óssea com consequente aumento no risco de fraturas.
  - Densitometria óssea: é o método mais utilizado para a quantificação da massa óssea, o que se relaciona com o risco de fraturas. Trata-se de exame preciso na quanti-

ficação da massa óssea avaliando osso trabecular do fêmur e coluna, constituindo parâmetro fundamental na estimativa de fraturas e seguimento do tratamento. A osteoporose é definida quando há densidade mineral óssea menor que $-2,5$ desvios-padrão, em relação aos adultos jovens (pontuação T); quando a densidade mineral óssea em adultos jovens (pontuação T) estiver entre $-1,0$ e $-2,5$ desvios-padrão, fica evidenciado diagnóstico de osteopenia.

Indica-se a investigação da massa óssea baseada no perfil de risco individual de cada paciente.

De acordo com a National Osteoporosis Foundation, a densitometria óssea deve ser realizada em (C):

1. Todas as mulheres pós-menopáusicas abaixo de 65 anos de idade que apresentem um ou mais fatores de risco para fraturas osteoporóticas.
2. Todas as mulheres de 65 anos ou mais de idade, independentemente dos fatores de risco.
3. Mulheres pós-menopáusicas com antecedentes de fraturas.

Quadro 24.8 Fatores de risco para osteoporose

Fatores inevitáveis
Sexo feminino
Idade avançada
História familiar (menor formação de pico de massa óssea)
Fatores aceleradores
Nutricionais   Pouca ingestão de cálcio e de vitamina D   Dieta hiperproteica (aminoácidos e fósforo), rica em fibras (fitatos)   Dieta hipersódica   Alimentos acidificados
Hábitos   Tabagismo   Cafeína   Colas (fosfatos)   Chás pretos (contêm fósforo e cafeína)   Inatividade física   Alcoolismo
Condições clínicas   Hipertireoidismo   Diabetes   Insuficiência renal crônica   Gastrectomias e anastomoses   Síndrome de má absorção
Uso de medicamentos   Anticonvulsivantes   Antiácidos   Hormônios da tireoide

O ginecologista deve encarregar-se da identificação das pacientes de risco para o desenvolvimento da osteoporose pós-menopáusica. O tratamento da osteoporose estabelecida deve ser feito conjuntamente com reumatologistas, endocrinologistas e ortopedistas que acompanham a paciente.

CONCLUSÃO

Os fatores de risco para muitas doenças e incapacidades físicas podem ser detectados precocemente. O tratamento adequado ou a sua prevenção podem diminuir a mortalidade, prolongar e melhorar a qualidade de vida. A identificação de um comportamento de risco não é fácil. Difícil e muitas vezes frustrante é a tentativa de modificá-los, tarefa que somente terá êxito se se estabelecer um forte vínculo na relação médico-paciente.

"A medicina climatérica representa uma importante parcela da medicina preventiva, pois permite às mulheres uma condição de vida mais digna no seu processo natural de envelhecimento."
Dr. José Mendes Aldrighi

LEITURA RECOMENDADA

Aldrighi JM. Climatério – Suplemento Especial. *Ars Curandi* 1995; 1:5-30.

American Cancer Society. Prevention & early detection. Facts and figures 2004. Atlanta (GA). American Cancer Society, 2004. Disponível em: http://www.cancer.org.br.

Chagas CR. Acompanhamento das pacientes de alto risco para câncer de mama. *Female* 2008; 2:13-5.

Christiansen C, Riss BJ. Hormonal replacement therapy and the skeletal system. *Maturitas* 1990; 12:247-57.

Cyryac S *et al.* Classic Sign of hipothyroidismo. *CMAJ* 2008; 179:387.

Fernando CE, Baracat EC, Lima GR. *Climatério – Manual Orientação – Febrasgo*. São Paulo: Ponto, 2004.

Fernando CE, Melo NR, Wehba S. *Climatério feminino: fisiopatologia, diagnóstico e tratamento*. São Paulo: Lemos Editorial, 1999.

Fernando CE. *Menopausa – diagnóstico e tratamento*. São Paulo. Editora Segmento, 2003.

Halbe HW, Fonseca AM, Bagnoli VR, Pinotti JA. *Ginecologia endócrina e climatério*. São Paulo: Sarvier, 1995.

I Diretriz Brasileira sobre Prevenção de Doenças Cardiovasculares em Mulheres Climatéricas e Influência da TRH. Sociedade Brasileira de Cardiologia e Sociedade Brasileira de Climatério. Arq Bras Cardiol (supl. 1), 2008.

Lima WA, Glaner MF. Topografia da gordura corporal como preditor do aumento dos lipídeos sanguíneos. *RBM* 2009; 1:3-9.

McGrogam A *et al.* The incidence of autoimune thyroid disease: a systematic review of the literature. *Clin Endocrinol (Oxf.)* 2008; 69:687-96.

Oliveira H. Carneiro, Lemgruber, Ivan. *Tratado de Ginecologia – Febrasgo*. Rio de Janeiro: Revinter, 2001.

Oliveira TR, Sampaio HAC, Carvalho FHC, Lima JWO. Fatores associados a dislipidemias na pós-menopausa. *RBGO* 2008; 12:594-601.

Pompei LM. Nova ferramenta clínica para avaliar a probabilidade de fratura osteoporóticas. *Female* 2008; 2:9-11.

Santos LC, Amorim MMR, Figueiredo SR, Guimarães V, Porto AM. *Ginecologia clínica – diagnóstico e tratamento*. Rio de Janeiro: MedBook, 2007.

Santos LC, Porto AM, Amorim M, Guimarães V. *Ginecologia e obstetrícia básica*. Recife, 2001.

Smith-Bindman R, Kerlikowske K, Feldstein VA *et al.* Endovaginal ultraound to exclude endometrial câncer and other endometrial abnormalities. *JAMA* 1998; 280:1510-7.

Sociedade Brasileira de Hipertensão. Diretriz brasileira de diagnóstico e tratamento da síndrome metabólica. *Hipertensão* 2004; 7:123-59.

CAPÍTULO 25

Assistência à Mulher no Climatério

João Sabino Pinho Neto • José Carlos de Lima

Segundo dados do IBGE (2005), a expectativa de vida da mulher brasileira atualmente gira em torno de 75 anos.

De acordo com a Organização Mundial de Saúde (OMS), em 2025 haverá mais de 3.350.000 mulheres octogenárias.

Hoje, o Brasil é um país que toma consciência de que o envelhecimento de sua população se dá a passos largos.

Com a maior expectativa de vida, há um aumento de doenças crônico-degenerativas e de outras condições que determinam limitações, como déficits visuais, auditivos, mentais (demências), de locomoção (artroses, osteoporose, distúrbios do equilíbrio), entre outros.

Atualmente, médicos e pesquisadores também estão diante de diversos desafios fenomenológicos, cuja luz do conhecimento atual não permite elucidar, em especial os mecanismos de algumas doenças crônico-degenerativas, assim como do próprio processo de envelhecimento em si.

Climatério, palavra derivada do grego *Klimacton*, que significa crise, é considerado o período de transição entre a fase reprodutiva e a não reprodutiva caracterizado por alterações funcionais, morfológicas e hormonais. Apesar de se tratar de um fenômeno fisiológico, suas manifestações acabam por comprometer a qualidade de vida das mulheres que o vivenciam.

É dividido, segundo orientação da Associação Brasileira de Climatério (SOBRAC – 2007), em três fases:

- Fase pré-menopáusica: final da menacme até o momento da menopausa.
- Fase pós-menopausa: inicia-se com a menopausa e finda na senectude. A pós-menopausa, por sua vez, pode ser subdividida em pós-menopausa recente (cinco primeiros anos

após a menopausa) e pós-menopausa tardia (dos cinco primeiros anos após a menopausa até a senectude). No entanto, a partir do Stages of Reproductive Aging Workshop (STRAW), publicado no Climateric (2001), alguns autores consideram que a pós-menopusa tardia continuaria até o final da vida das pacientes, uma vez que o quadro clínico não sofreria grandes alterações que caracterizassem a passagem da paciente para uma outra fase de sua vida biológica, evitando-se com isso eventuais confusões com o que vem a ser senectude e senilidade.

A senectude seria caracterizada pelo processo de envelhecimento saudável, enquanto a senilidade se caracterizaria por um envelhecimento acompanhado por processos patológicos determinantes de doenças e/ou limitações.

- Fase perimenopausa: período dos dois anos que antecedem e que sucedem a menopausa. Essa fase, sem dúvida, é caracterizada pelas alterações menstruais e pelos distúrbios vasomotores.

Embora a transição seja um processo biológico, as manifestações clínicas que emanam da falência ovariana não o são. Na presença dessas manifestações, estaria caracterizada a síndrome climatérica e, portanto, uma endocrinopatia.

Há divergências entre conceitos como no caso do emitido pela Organização Mundial da Saúde (OMS). Para a OMS, climatério é uma fase da vida biológica da mulher, não sendo considerado, em nenhuma situação, um processo patológico. O climatério, portanto, chegaria ao término um ano após a última menstruação (menopausa). A partir de então, a mulher não dispõe mais de patrimônio folicular para a gravidez. Para a OMS, a transição menopausal apresenta duas fases:

- Pré-menopausa: condição clínica que se caracteriza por amenorreia com 3 meses de duração em mulheres com idade superior a 45 anos, sem alterações prévias na regularidade dos ciclos menstruais.
- Perimenopausa: é particularizada por amenorreia entre 3 e 11 meses de duração em mulheres com idade superior a 45 anos.

Portanto, perimenopausa seria o período intermediário entre pré-menopausa e menopausa, cuja existência somente se justifica em ensaios clínicos de pesquisas científicas.

Esses períodos, em geral, são marcados pelos distúrbios menstruais e pela presença de sintomas vasomotores. Quando estes últimos se estendem além do término do climatério, a OMS recomenda usar o termo síndrome pós-climatérica.

Neste capítulo, será utilizado o conceito de perimenopausa estabelecido pela SOBRAC, como descrito anteriormente.

A menopausa é apenas o advento da última menstruação. Em geral, ocorre em torno dos 50 anos de idade. Apesar do aumento da expectativa de vida, a idade da menopausa tem permanecido constante. Hoje as mulheres já vivem mais de um terço das suas vidas nesse período, o que nos faz inferir que cada vez mais mulheres vão viver mais tempo de suas vidas na pós-menopausa.

ENDOCRINOLOGIA E FISIOLOGIA DA PERIMENOPAUSA

A involução do sistema endócrino reprodutivo origina-se no ovário. É o órgão que guarda toda função reprodutiva na mulher, estabelecendo a puberdade, controlando a menacme e, na sua falha, desencadeando o climatério. Com a crescente diminuição da quantidade de folículos (unidade funcional do ovário), observa-se uma gradual redução dos estrogênios e da inibina. Esta última, uma proteína sintetizada pela granulosa dos folículos, exerce suas funções inibindo a liberação do hormônio folículo-estimulante (FSH) hipofisário.

Tanto a inibina-A como a inibina-B podem estar envolvidas. Os níveis da inibina-A, na fase lútea, e os da inibina-B, na fase folicular, diminuem com o avançar da idade e podem anteceder a elevação dos níveis de FSH. São sensíveis marcadores da competência folicular ovariana.

A activina, outro peptídeo produzido pela granulosa, predomina na fase folicular inicial, porém, na fase avançada, inibe a esteroidogênese induzida pelo FSH, o que impede a sua luteinização precoce.

Com o declínio e depois ausência da retroalimentação negativa, é estabelecido um quadro clínico progressivo de hipogonadismo hipergonadotrófico. As pacientes, inicialmente, apresentam elevação dos níveis de FSH, no entanto persistem com níveis séricos normais de hormônio luteinizante (LH) e os de estradiol normais ou ligeiramente elevados, principalmente nas fases foliculares inicial e tardia. Os níveis de estradiol, em geral não declinam até 1 ano antes da menopausa. Surgem, a partir de então, os ciclos menstruais irregulares, com encurtamento da fase folicular, em geral, seguido pela insuficiência lútea e, posteriormente, a anovulação. Nesse período do climatério, apesar de o estroma ovariano assumir, de maneira indireta, uma função de produtor de hormônios pela aromatização periférica dos androgênios em estrogênios (hipertrofia do estroma ovariano sob estímulo do LH), os sintomas e as repercussões metabólicas evidenciam-se.

Em um estudo com ovários humanos, a perda acelerada de folículos parece iniciar-se quando a quantidade total é de aproximadamente 25.000, o que ocorre, em geral, entre mulheres com 37 e 38 anos de idade, período (2 a 8 anos) que antecede a menopausa até desaparecerem por completo. Acredita-se que a quantidade mínima de folículos necessários para a manutenção do ciclo menstrual seria em torno de 1.000 folículos, e abaixo dessa quantidade a paciente entraria em amenorreia.

A dosagem do FSH é o mais importante parâmetro de avaliação dos efeitos da inibina. Na perimenopausa, podem-se observar níveis pós-menopáusicos do FSH (> 20 UI/L) a despeito de a mulher menstruar ou não.

Ocasionalmente, podem ocorrer ovulação e possibilidade de gravidez, a menos que os níveis de LH também estejam elevados (> 30 UI/L). Por conta dessa variabilidade, é recomendável, em algumas situações, o uso de método contraceptivo até que a menopausa seja definitivamente estabelecida.

No estudo Massachusetts Women's Health, a média de idade das mulheres para início da perimenopausa foi de 47,5 anos. Apenas 10% delas não apresentaram períodos prolongados de irregularidades menstruais e a transição perimenopáusica foi de aproximadamente 4 anos, ratificando, assim, o conceito assumido pelo Consenso da SOBRAC (1997). Em outro estudo (TREOLAR, 1981), a média foi de 45,1 anos (com variação de 39 a 51 anos, em 95% dos casos) e a média da transição foi de 5 anos.

No ambulatório de Climatério da disciplina de Ginecologia da Universidade Federal de Pernambuco, com mais de 8.000 pacientes cadastradas desde 1986 em prontuário próprio, a idade média da menopausa é de 49,1 anos, não diferindo os nossos resultados da maioria dos outros estudos. Foi muito frequente a ocorrência de irregularidades menstruais por um período superior a 3 anos.

QUADRO CLÍNICO E DIAGNÓSTICO

A mulher passa por diversas modificações físicas e psíquicas no período do climatério.

Na pré-menopausa, a partir dos 40 anos de idade, podem surgir sintomas que determinam o quadro clínico inicial da síndrome climatérica que caracteriza o início da falência ovariana com a queda dos níveis hormonais (estrogênio em especial), ensejando o surgimento de distúrbios menstruais e sintomas climatéricos.

Sangramentos disfuncionais podem ocorrer após ciclos ovulatórios em fases mais precoces, e decorrem de insuficiência lútea, ou mais tardiamente em ciclos anovulatórios, nos quais o estímulo endometrial estrogênico, sem oposição da progesterona ou com níveis insuficientes desse hormônio, pode tornar o endométrio hiperplásico, com sangramentos menstruais abundantes ou insidiosos, persistentes.

Os sintomas climatérios vasomotores são fogachos (ondas de calor) e sudoreses.

Os fogachos e a sudorese são os distúrbios mais frequentes, estando presentes em mais de 80% das mulheres no climatério. Parecem ser produzidos por alterações no sistema termorregulador hipotalâmico, o que leva a vasodilatação e transpiração para dissipação do calor. Vários neurotransmissores, como as catecolaminas, além dos opioides, envolvidos na termorregulação, parecem sofrer modificações pela deficiência estrogênica, contribuindo para o aparecimento das ondas de calor.

Esses sintomas continuam, e muitas vezes se agravam, na perimenopausa. Nessa fase, as pacientes também se encontram mais vulneráveis a sintomas neuropsicológicos, tais como: irritabilidade, labilidade emocional, ansiedade, astenia ou desânimo, diminuição da atenção, insônia, sintomas depressivos e diminuição da libido.

A desordem disfórica pré-menstrual pode agravar-se gradualmente, tanto na intensidade como na duração dos sintomas, à medida que os níveis de estrogênios declinam. A perimenopausa é um período de maior suscetibilidade, uma vez que é caracterizado por uma flutuação hormonal quando comparado com a pós-menopausa. Entretanto, as manifestações neuropsíquicas podem manifestar-se em outros momentos da vida da mulher, sobretudo em situações de conflitos ou estresse. Portanto, essas manifestações parecem estar relacionadas não só com o hipoestrogenismo, mas também com fatores ambientais, socioculturais e individuais.

Na pós-menopausa recente predominam os fogachos e a sudorese. Nessa fase, as pacientes também podem apresentar os primeiros sinais de atrofias vaginal e da pele, perdas involuntárias de urina, dispareunia, assim como podem exibir maior vulnerabilidade às infecções genitais e urinárias.

Na pós-menopausa tardia uma quantidade bem menor de pacientes pode continuar a queixar-se de sintomas climatéricos. No entanto, nesse período, prevalecem os sinais e sintomas atróficos sobre pele, mucosas, vasos sanguíneos, glândulas, ossos, articulações, músculos, cérebro etc.

O estrogênio é um hormônio proliferativo e seus efeitos são mais evidentes no endométrio e nas mamas. No entanto, esse efeito proliferativo também é observado em diversos tecidos do organismo, dependendo da quantidade de receptores estrogênicos que o determinado tecido seja capaz de produzir, mesmo os que sofreram transformações malignas. Portanto, se o tecido tumoral apresentar receptores estrogênicos, a administração inadvertida desse hormônio para a paciente estará contribuindo para a proliferação indesejável do tumor e o agravamento da doença oncológica. Logicamente, o processo oncológico é muito mais complexo e outras substâncias também podem estar envolvidas em maior ou menor proporção, como hormônio de crescimento (GH), somatomedinas e outros. Sabe-se que é justamente no momento de sua divisão que a célula se encontra mais vulnerável para sofrer mutações que possam determinar o câncer. Essas mutações estão sempre ocorrendo; portanto, se faz necessária a existência de um sistema imunológico competente que reconheça aquela célula como anormal e promova a sua destruição. O próprio processo de envelhecimento compromete a eficácia do sistema imunológico, ensejando o surgimento de neoplasias.

ALTERAÇÕES DO SISTEMA NERVOSO CENTRAL

O hipoestrogenismo é capaz de comprometer diversos processos no sistema nervoso central, tais como:

- O crescimento e a densidade dendrítica das células gliais.
- A eficiência do sistema imunológico.
- A captação de glicose pelo sistema nervoso central (SNC).
- A circulação sanguínea.
- Curto prazo – sobre os vasos, uma vez que o estrogênio promove um efeito vasodilatador sobre os vasos sanguíneos.
- Longo prazo – alterando o processo de coagulação e fibrinólise, assim como favorecendo as dislipidemias e os distúrbios metabólicos dos carboidratos.
- O fluxo sanguíneo cerebral.
- As transmissões pré e pós-sináptica – mediante comprometimento da produção de neurotransmissores e receptores.
- A proteção contra os danos oxidativos dos radicais livres, da betatoxicidade e da toxicidade do glutamato, uma vez que o estrogênio apresenta efeito antioxidante.
- A produção de fatores de crescimento.
- A inibição da expressão de moléculas de adesão e citocinas.

O estrogênio também exerce efeitos anti-inflamatórios e favorece a reparação tecidual no SNC.

Em virtude das alterações descritas, as pacientes se tornam mais vulneráveis ao comprometimento de suas funções cognitivas, estando mais sujeitas a atrofia cerebral, o que as predispõem a demência e a doença de Parkinson.

ALTERAÇÕES DO SISTEMA UROGENITAL

As alterações urogenitais decorrentes da deficiência estrogênica que ocorrem após a menopausa surgem, em geral, a médio prazo, depois de decorridos alguns anos da última menstruação, tendo grande importância em razão de sua alta incidência e diminuição da qualidade de vida da mulher, o que proporciona grande impacto social, psicológico e econômico.

Os elementos da continência urinária são estrogênios-dependentes:

- Tônus e trofismo do assoalho pélvico.
- Tecido colágeno.
- Trofismo da mucosa uretral.
- Coxim vascular periuretral.

São observados receptores estrogênicos nos seguintes tecidos:

- Uretra: quantidade e sensibilidade de receptores alfa-adrenérgicos.
- Trígono vesical (origem embriológica comum com o trato genital).
- Colo vesical.
- Trato urinário inferior.
- Assoalho pélvico feminino (ligamentos e fáscias do diafragma pélvico e urogenital): deslocamento da junção uretrovesical (JUV) e do útero.

O hipoestrogenismo relaciona-se com vários sintomas urogenitais, tais como as alterações involutivas do trato genital, secura vaginal, dispareunia, prurido vulvar e corrimento, consequências da colpite atrófica. Observam-se, ainda, dificuldades de esvaziamento vesical, urgência e aumento da frequência miccional, noctúria, disúria e incontinência urinária, sendo esta última a mais frequente ente as alterações do trato urinário, sobretudo a incontinência urinária de esforço, seguida da infecção do trato urinário. Muito comuns também são os quadros de instabilidade do detrusor e urgeincontinência por alterações sensoriais.

A incontinência urinária ou perda involuntária de urina é um sério problema de saúde que afeta milhões de pessoas e pode ocorrer em qualquer faixa etária, tendendo a manifestar-se mais frequentemente com o avançar da idade, principalmente nas mulheres na pós-menopausa. Além do aspecto físico, afeta a esfera psicoemocional e a social da paciente.

A incontinência urinária decorre de diversos fatores como: enfraquecimento do assoalho pélvico, adelgaçamento do tecido periuretral, danos secundários a partos, cirurgias, radiação, tabagismo, obesidade, distúrbios neurológicos e outros. Decorre da perda da elasticidade e atrofia da mucosa e da musculatura uretral e colo vesical, do comprometimento do aporte sanguíneo periuretral e do colágeno, que, juntos, contribuem para a diminuição da pressão intrauretral, elemento fundamental na determinação da continência urinária. Estudo recente demonstrou, mediante dopplerfluxometria colorida, uma redução na quantidade de vasos, assim como na magnitude da vascularização periuretral. A involução das estruturas de sustentação do colo vesical determina seu deslocamento com rebaixamento da uretra proximal e redução da transmissão da pressão abdominal a este segmento uretral, o que também contribui para a ocorrência da incontinência urinária de esforço. A bexiga hiperativa caracteriza-se pela presença de contrações não inibidas do detrusor durante a fase de enchimento vesical, na ausência de doença neurológica clinicamente perceptível. Essas contrações involuntárias causam aumento da frequência miccional, forte e imperioso desejo de urinar, que não tem controle voluntário, a urgeincontinência. Também fazem parte do quadro clínico a noctúria e a enurese noturna. A síndrome uretral caracteriza-se por um conjunto de sinais de irritação uretrovesical, como disúria, polaciúria, urgência miccional, noctúria na ausência de infecção urinária. A etiologia, embora diversificada e indefinida, tem o hipoestrogenismo e os transtornos psicossomáticos como possíveis causas.

O hipoestrogenismo determina um aumento na taxas de infecções vaginais, esvaziamento vesical incompleto e aumento da aderência de agentes patogênicos ao urotélio. Além disso, essas pacientes também apresentam deficiência imunológica local. Esses fatores, conjuntamente, predispõem as pacientes climatéricas a episódios de infecção urinária.

Estas pacientes também se tornam mais vulneráveis às distopias genitais. A etiologia dos prolapsos genitais (distopias) é relacionada com muitos fatores, como a constituição estrutural óssea e muscular da pelve, a qualidade da assistência obstétrica, a paridade, os fatores raciais, o metabolismo do colágeno e o envelhecimento dos tecidos. A insuficiência estrogênica relativa que se inicia com o climatério desempenha papel relevante para o surgimento ou agravamento das distopias, devido à diminuição da elasticidade e hipo ou atrofia músculo ligamentar. No entanto, esse é um dos fatores responsáveis pelo adelgaçamento das estruturas, um processo catabólico geral do envelhecimento.

Entre as distopias, em seus variados graus, estão cistoceles, uretroceles, retoceles, prolapsos uterinos e da cúpula vaginal e enteroceles.

A ruptura perineal decorrente de lacerações de parto, embora não seja distopia, é importante no que se refere à manutenção da funcionalidade das estruturas do assoalho pélvico.

Contribuem para as distopias, os processos gradativos de atrofia muscular e da complexidade das estruturas musculares, ligamentares e nervosas envolvidas, responsáveis pela manutenção funcional e estética do aparelho genital feminino.

O estrogênio determina hipertrofia e hiperplasia das células vaginais mediante aumento no colágeno, no fluxo sanguíneo e na tonicidade e contratilidade da parede muscular da vagina (importante para a resposta psicossexual). Portanto, o hipoestrogenismo apresenta importante impacto sobre a secura vaginal e a dispareunia.

Na vulva, observa-se redução do colágeno, da espessura da pele e do tecido gorduroso subcutâneo dos grandes lábios, tomando-os menores e com enrugamento da pele; os pequenos lábios tomam-se proeminentes, as glândulas de Bartholin atrofiam, o que também contribui para o ressecamento vaginal e a retração do introito vaginal, esta mais acentuada nas mulheres sem vida sexual. A mucosa vaginal se adelgaça, perde a rugosidade e sua elasticidade, o que leva ao progressivo encurtamento e estreitamento do canal vaginal.

Além disso, a redução dos níveis de glicogênio e da produção de ácido lático e a consequente alcalinização do meio contribuem para a proliferação dos germes patógenos vaginais, quadros de infecções vaginais, corrimento, prurido, dispareunia e sangramento pós-coito. A atrofia endometrial predispõe a sangramento uterino, geralmente em pequenas quantidades.

ALTERAÇÕES DERMATOLÓGICAS

As pacientes climatéricas apresentam alteração do tegumento, uma vez que há receptores estrogênicos na pele.

Quando se estabelece o hipoestrogenismo há a diminuição da elasticidade da pele (através da redução das fibras elásticas), ocorrem alterações físico-químicas do colágeno, assim como também há alterações estruturais do colágeno (menor produção do colágeno tipo III), perda da hidratação (mediante diminuição do complexo glicosaminoglicano-colágeno), diminuição do brilho e da secreção sebácea (mudanças nos lipídios), diminuição no ritmo de diferenciação tecidual, alteração degenerativa do tecido elástico e do conjuntivo, diminuição da capacidade de reparo tecidual, diminuição da camada córnea e retificação da junção dermoepidérmica.

As alterações dos fâneros envolvem:

* Unhas: há diminuição da taxa de crescimento linear, com ressecamento, fragilidade e perda do brilho.

300 Seção III • Problemas Frequentes em Ginecologia

- Cabelos: há diminuição da capacidade de produzir cabelos longos (diminuição da fase anágena) e os cabelos se tornam mais finos e esparsos.

ALTERAÇÕES DO SISTEMA CARDIOVASCULAR

O hipoestrogenismo pode levar à diminuição do fluxo sanguíneo tecidual, por reduzir a luz dos vasos, seja por processo orgânico (placas de ateroma) ou funcional (vasoespasmo). Essas alterações vasculares são decorrentes de efeitos diretos do hipoestrogenismo sobre o vaso, como as alterações na produção de peptídeos vasoativos, prostaglandinas e colágeno e de efeitos mediados pelos receptores estrogênicos, assim como efeitos indiretos, como alterações no metabolismo de lipoproteínas, carboidratos e insulina e alterações na pressão sanguínea e no sistema hemostático.

ALTERAÇÕES NO METABOLISMO DAS LIPOPROTEÍNAS

Há uma tendência para o aumento do colesterol com o avançar da idade, bem mais evidente na mulher após a menopausa. Vários estudos têm tentado demonstrar se as alterações no perfil lipídico observado após a menopausa são relacionadas ao envelhecimento ou ao hipoestrogenismo especificamente.

Estudos prévios, incluindo o Framingham' Study, indicaram que os níveis de HDL colesterol na mulher modificam-se discretamente após a quinta década de vida, enquanto, os níveis de LDL aumentam abruptamente após os 50 a 55 anos. Outros estudos, entretanto, mostraram que os níveis de LDL e de HDL são significativamente maiores e menores, respectivamente, em mulheres na pós-menopausa, quando comparados aos níveis de mulheres na pré-menopausa, ajustadas pelas idades. Em estudo realizado em nosso meio, foi observado, 6 meses após a menopausa, um aumento de 6% nos níveis de colesterol total, de 11% nos níveis de triglicerídeos, de 10% nos níveis de LDL e uma redução de 6% nos níveis de HDL, após 2 anos de menopausa. Os possíveis mecanismos que relacionam o hipoestrogenismo com as modificações do perfil lipídico são: a redução do catabolismo e *clearance* do LDL, mediante redução da quantidade de receptores hepáticos ao LDL e um aumento dos receptores ao HDL, incrementando o catabolismo do HDL. Recentemente, a lipoproteína (a) tem sido reconhecida como um importante fator de risco para as coronariopatias, sendo estruturalmente muito semelhante ao plasminogênio. Sua relação com a pós-menopausa ainda não está totalmente definida. Alguns estudos têm demonstrado taxas significativamente maiores da lipoproteína (a) em mulheres na pós-menopausa.

ALTERAÇÕES NO METABOLISMO DE CARBOIDRATOS E INSULINA

As mulheres na pós-menopausa tendem a apresentar uma resistência periférica à insulina e intolerância à glicose em decorrência do hipoestrogenismo. A hiperinsulinemia compensatória pode provocar alterações vasculares que favoreçam a aterogênese, assim como pode afetar outros fatores de risco cardiovasculares, como a hipertensão arterial sistêmica, a dislipidemia, a angina microvascular e a diminuição da fibrinólise. A hiperinsulinemia pode cursar com aumento dos níveis tensionais sistêmicos por um incremento da reabsorção renal de sódio e da atividade do sistema nervoso simpático. Além disso, a hiperinsulinemia pode diminuir a fibrinólise por aumentar a síntese do inibidor do ativador do plasminogênio, em nível hepático, o que eleva o risco de trombose. Finalmente, o aumento da insulina pode promover a proliferação e migração das células musculares lisas da camada média para a íntima dos vasos sanguíneos, além da vacuolização dos macrófagos (transformação dos macrófagos em células ricas em colesterol – células espumosas), o que facilita a aterogênese.

ALTERAÇÕES NO SISTEMA HEMOSTÁTICO

Tem sido observado um aumento nos níveis de fibrinogênio na mulher menopausada que parece ser um efeito do hipoestrogenismo, independentemente da idade. Além disso, estudos prospectivos demonstraram aumento dos níveis de fator VII e da atividade da antitrombina III nas mulheres, na pós-menopausa.

EFEITOS DIRETOS DO HIPOESTROGENISMO SOBRE O ENDOTÉLIO

O estrogênio tem efeito direto sobre a parede dos vasos, modulando o tônus vasomotor e aumentando o fluxo sanguíneo arterial, pois existem receptores estrogênicos em todo o sistema cardiovascular. O hipoestrogenismo pode comprometer o fluxo de potássio para o interior das células, a produção de peptídeos vasodilatadores, como o óxido nítrico, o CGRP (peptídeo relacionado com o gene da calcitonina), a síntese das prostaciclinas, assim como promover o aumento da endotelina 1, um potente vasoconstritor. Todos esses efeitos induzem vasoconstrição e comprometimento do fluxo sanguíneo tecidual.

ALTERAÇÕES NO METABOLISMO ÓSSEO

O esqueleto humano é composto por osso trabecular (25%) e osso cortical (75%), embora o trabecular seja metabolicamente mais ativo que o cortical. O osso está em constante renovação mediante remodelação óssea, caracterizada pela formação e reabsorção ósseas. Durante a reabsorção, os osteoclastos tornam-se ativos, criando pequenas cavidades sobre a superfície óssea, chamadas lacunas de Howship. Na fase posterior, de formação óssea, os osteoblastos preenchem as lacunas de Howship, com deposição de colágeno ou osso novo. Posteriormente, ocorre a mineralização, e a superfície óssea se reconstitui integralmente. Inúmeros fatores afetam a remodelação óssea, como a idade, a dieta, a atividade física, doenças sistêmicas, uso de medicamentos e níveis hormonais. O pico de massa óssea é adquirido, aproximadamente, aos 30 anos de idade em ambos os sexos. Nos anos subsequentes, a perda óssea se inicia num ritmo de 0,5% ao ano. Nos primeiros 5 a 8 anos após a menopausa, ocorre uma perda óssea maior e mais acelerada, cerca de 2% de osso cortical e 5% de osso trabecular ao ano. Os estrogênios desempenham importante papel no metabolismo ósseo, atuando por intermédio de receptores estrogênicos identificados no tecido ósseo. Inúmeros estudos demonstraram a presença de receptor estrogênico em cultura de osteoblastos, célula que tem sido considerada o alvo da resposta estrogênica. Embora os receptores de estrogênio estejam predominantemente nos osteoblastos, a principal ação desse esteroide é a inibição da reabsorção óssea. Parece que os estrogênios, assim como os androgênios, estimulam a apoptose dos osteoclastos. Além disso, sabe-se que os estrogênios também atuam indiretamente na remodelação óssea, diminuindo a sensibilidade ao PTH e estimulando a síntese de calcitonina. Estudos atuais sugerem que a principal influência do estrogênio sobre a remodelação óssea se dá no controle da síntese de citocinas pelos osteoblastos e osteoclastos. A ligação das citocinas aos receptores osteoblásticos libera fatores que agem diretamente sobre a linhagem osteoclástica, regulando sua atividade.

ALTERAÇÕES DO SISTEMA DIGESTIVO

Recentemente, tem sido descrita uma síndrome denominada "síndrome da boca dolorosa", na qual a paciente se queixa de dor na boca em queimor, assim como uma sensação persistente de amargor. Essa síndrome se relaciona com distúrbios vasomotores e geniturinários, assim como com o tabagismo, e melhora com o uso de antidepressivos.

Doença do refluxo gastroesofágico

Essa doença está relacionada com a idade e o índice de massa corporal (IMC). Algumas pacientes climatéricas apresentam incompetência do esfíncter esofágico inferior, alteração do clareamento esofagiano, tempo de esvaziamento e salivação.

As pacientes climatéricas são mais suscetíveis a dispepsia funcional, úlcera péptica, colelitíase, esteatose hepática não alcoólica, síndrome do intestino irritável e disfunção do assoalho pélvico.

ALTERAÇÕES DO SISTEMA IMUNOLÓGICO

As pacientes climatéricas, muitas vezes, apresentam diminuição da atividade das células *natural killer*, dos linfócitos T (T CD4+, não em outros) e queda na produção do IFN-γ.

ALTERAÇÕES DO SISTEMA ENDÓCRINO

Alterações fisiológicas e metabólicas observadas com o envelhecimento lembram quadros clínicos característicos de deficiências hormonais, e tem sido proposto que tais mudanças contribuem para o envelhecimento.

Hipófise

Há uma diminuição de volume da hipófise – com áreas de fibrose, necrose, formações císticas, elevação da quantidade de lipofucina e de depósitos amiloides.

No entanto, observa-se conteúdo normal de prolactina, GH, TSH e hormônio adrenocorticotrófico, com elevação de LH e FSH.

O GH exibe uma diminuição em sua liberação (somatopausa?), assim como do IGF-1, o que proporciona:

- Aumento da massa adiposa.
- Diminuição das massas muscular e óssea.
- Intolerância à glicose.
- Piora dos níveis lipídicos.
- Diminuição da capacidade de realizar exercícios físicos.

Alguns autores propõem a reposição de GH, na dose de 0,5 a 1,0 UI/dia, por via subcutânea, até o IGF-1 normalizar.

A PRL apresenta papel controverso, uma vez que sofre influência de vários fatores, tais como:

- Hipotireoidismo.
- Insuficiência renal ou hepática.
- Tumores hipofisários.
- Medicamentos.

Os tumores secretores de prolactina podem ocorrer em qualquer fase da vida. Os mais comuns são os adenomas. No entanto, raramente são secretores nesta faixa etária.

O fator liberador de corticotrofina (CRF) e o ACTH encontram-se diminuídos, o que justifica uma menor tolerância dos idosos ao estresse.

O sulfato de deidroepiandrosterona (DHEA-S), um produto de síntese quase exclusivo das suprarrenais, apresenta declínio após os 30 anos de idade. Seus receptores ainda não foram identificados; parece que utilizam o receptor estrogênico e se comportam como um androgênio fraco. Também é capaz de antagonizar os efeitos do cortisol. Sua reposição é bastante controversa. No entanto, melhora a libido em idosas, sem maiores riscos para mamas e endométrio.

A deidroepiandrosterona (DHEA), na dose de 50 mg/dia, por via oral, foi aprovada pelo FDA americano como "suplemento vitamínico".

O paratormônio pode se elevar em casos de hiperparatireoidismo primário (HPP), pela presença de adenomas ou hiperplasia das glândulas paratireoides. A faixa etária das pacientes se superpõe à da menopausa.

Em sua história natural, as dosagens de cálcio sérico devem ser realizadas de rotina. As pacientes com hiperparatireoidismo apresentam hipercalcemia severa, litíase renal e lesões ósseas típicas.

No entanto, o HPP muitas vezes cursa de forma assintomática, mas as pacientes também podem apresentar: trasntornos psíquicos (fraqueza, fadiga, depressão), osteoporose, alterações cardiovasculares (hipertensão arterial sistêmica, arritmias) e sintomas gastrintestinais.

Hipertireoidismo

- Tiretoxicose
  - Bócio difuso tóxico (Basedow-Graves): 10 mulheres para cada homem
  - Adenoma tóxico (Plummer)
  - Tireoidite subaguda
  - Tireoidite silenciosa (linfocítica e pós-parto)
  - Iodo-induzida
  - Excesso de TSH ou doença trofoblástica
  - Ingestão excessiva de hormônio tireoidiano

Em idosas, a sintomatologia pode não ser exuberante, e na maioria das vezes é oligossintomática.

Hipertireoidismo subclínico

- TSH < 0,1 mUI/mL com valores normais de T_3 e T_4
- Afeta 20% das pessoas com idade superior a 60 anos
  - Pacientes em uso de hormônios tireoidianos

- Doenças nodulares
- Suprime TSH
- Perda óssea
- Hipertrofia cardíaca
- Fibrilação atrial
- Ajuste da dose ou antitireoidianos

Hipotireoidismo primário

- Depósitos de glicosaminoglicanos intracelulares (mixedema)
- 1 a 3% da população geral, mais frequente na pós-menopausa
- Causa mais comum: tireoidite crônica autoimune (Hashimoto)
  - Cirurgias da tireoide
  - Ablação com iodo radioativo
  - Irradiação externa
  - Deficiente organificação do iodo
  - Uso de substâncias (lítio, interferon)
  - Metástase de linfoma
- Hipotireoidismo secundário
- Decorrente de patologias hipotalâmico-hipofisárias

Diabetes tipo I

- Menopausa mais prematura (diminui em 17% os anos de vida reprodutiva)
  - Alterações microvasculares
  - Hiperinsulinemia e hiperandrogenemia (síndrome dos ovários policísticos [SOP])
  - Doença autoimune (20 a 40% das pacientes)
- Maior risco de doença cardiovascular – *per se* e menopausa precoce

Diabetes tipo II

- Parece não afetar a menopausa
  - Gordura abdominal
  - Hiperinsulinemia e hiperandrogenemia (SOP)

A terapêutica de reposição hormonal (TRH) melhora a glicemia de jejum e a pós-prandial, com diminuição da Hb1c (hemoglobina glicosilada). Melhora a sensibilidade hepática à insulina e promove redução do hiperandrogenismo.

Em pacientes não diabéticas, melhora a sensibilidade à insulina (TOTG) e o *clearance* hepático da insulina.

ALTERAÇÕES DA SEXUALIDADE

A sexualidade é considerada um dos pilares da qualidade de vida. A paciente climatérica experimenta mudanças sociais.

Faz-se necessário um melhor entendimento da farmacologia sexual para que se possa fazer uma predição da melhor terapêutica.

O climatério muda o tipo de resposta sexual. A fase de excitação torna-se mais lenta, menos intensa, mas nem por isso menos prazerosa ou satisfatória. O principal fator da senescência sexual é a diminuição da frequência de relações sexuais.

O interesse e a capacidade de resposta sexual (incluindo o orgasmo) não dependem de estrogênio.

Alterações na fase de excitação

- Resposta mais lenta.
- Redução da vasocongestão genital em virtude da diminuição do fluxo sanguíneo por queda de estrogênio.
- O aumento no tamanho das mamas torna-se mínimo ou ausente.
- Menor tensão sexual em virtude da diminuição da massa muscular.
- Menor expansão da vagina e menor lubrificação vaginal.
- Secura vaginal em razão de maior demora e menor lubrificação vaginal.
- O coito pode causar dor pela secura vaginal.

Alterações na fase do orgasmo

- Resposta clitoridiana intacta.
- Diminuição da duração do orgasmo.
- Menos contrações vaginais e mais fracas.

Alterações na fase de resolução

- Aumento do tempo de retorno ao estado pré-estimulatório.
- Redução da capacidade multiorgástica.
- Irritação fácil do clitóris em virtude da redução do tecido adiposo.
- Sintomas de cistite ou uretrite após o coito mais demorado ou repetido em intervalo curto de tempo, chamados de "cistites de lua-de-mel".

O climatério por si só não diminui o interesse da mulher por sexo nem seu potencial de reação sexual, se sua saúde geral for boa.

O diagnóstico do climatério é feito essencialmente pela história clínica da paciente (anamnese) e pelo exame físico geral realizado pelo médico, podendo-se, eventualmente, lançar mão de alguns exames laboratoriais e de imagem, onde se destacam as dosagens hormonais. A abordagem, quanto à propedêutica no climatério, é discutida em outro capítulo.

TRATAMENTO

A despeito de o climatério ser um tema multidisciplinar, a cada ano o ginecologista vem se firmando como o médico que presta atenção primária à saúde da mulher; muitas delas têm em seus ginecologistas os profissionais responsáveis por seus exames preventivos de rotina que inclusive as orientam, tratam e as encaminham para outros especialistas, quando necessário.

O tratamento é bastante amplo e envolve medidas que dizem respeito a mudanças comportamentais e de hábito de vida, como dieta saudável, evitar o tabagismo e o excesso de bebidas alcoólicas, assim como evitar o sedentarismo e a obesidade, estimulando atividades físicas regulares e adequadas para cada mulher.

TERAPÊUTICA DE REPOSIÇÃO HORMONAL (TERAPÊUTICA HORMONAL DO CLIMATÉRIO)

Quando necessário, deve-se instituir um suporte psicológico com apoio estruturado, além do controle e tratamento das comorbidades porventura existentes.

O tratamento hormonal, na ausência de contraindicações, deve ser instituído no início da falência ovariana. Utiliza-se estrogênio na ausência de útero e estrogênio associado a um progestagênio nas pacientes com útero, podendo ser prescritos por diferentes vias (oral e não oral), em diferentes esquemas e na menor dose efetiva, visando melhorar a qualidade de vida da mulher.

TERAPÊUTICA DE REPOSIÇÃO HORMONAL (TERAPÊUTICA HORMONAL DO CLIMATÉRIO)

Um crescente corpo de evidências demonstra efeitos benéficos da TRH sobre sintomas climatéricos, qualidade de vida (bem-estar) e prevenção das consequências da depravação estrogênica a longo prazo. Embora o uso de hormônios na pós-menopausa tenha aumentado na maioria dos países, as taxas de descontinuidade permanecem altas. Esse aspecto parece ser devido a uma combinação entre a ambivalência do médico, as incertezas da paciente e a ocorrência de efeitos colaterais indesejáveis, particularmente mastalgia e hemorragia genital. Apenas uma pequena quantidade de mulheres é usuária e a duração média do tratamento é de apenas 18 a 24 meses. Essa evidente relutância em prescrever e em usar a TRH é, sem dúvida, não apenas pela falta de entendimento quanto aos efeitos benéficos da TRH, mas também (e principalmente) pela discordância entre as expectativas e os diferentes tratamentos disponíveis, o que justifica a necessidade de se desenvolver uma nova forma de tratamento, que deve ser efetiva, mais bem tolerada, segura para os médicos e para as pacientes, conveniente, fácil de prescrever, fácil de usar e, também, feminina.

A TRH é complexa por vários motivos:

- O crescente entendimento da bioquímica e da fisiologia humana.
- A diversidade de doses, formulações e vias terapêuticas.
- A existência de dados disponíveis, muitas vezes contraditórios, no que diz respeito aos benefícios propostos e riscos, assim como a incerteza do papel dos androgênios nas mulheres.
- Modernas abordagens dos moduladores seletivos dos receptores estrogênicos (*selective estrogen receptor modulators* – SERM), esteroides "tecido-específicos" (como a tibolona) e, potencialmente, dos moduladores seletivos do receptor androgênico (*selective androgen receptor modulators* – SARM).

O avanço do conhecimento no que diz respeito ao mecanismo de ação dos esteroides gonadais tem sido de fundamental importância para fisiologia, patologia, diagnóstico, farmacologia clínica e tratamento.

Os antagonistas hormonais têm desempenhado um importante papel na elucidação dos mecanismos de ação dos esteroides. Qualquer agente que interfira nas ações dos hormônios esteroides pode atuar mediante algum dos seguintes mecanismos: (1) depleção (ou *down-regulation*) do receptor específico do hormônio esteroide; (2) inibição da ligação nuclear ou alteração da conformação do complexo DNA-receptor-hormônio esteroide; (3) interferência no acoplamento do receptor à proteína coativadora no sítio de ligação do gene-alvo; (4) perturbação do ciclo do receptor; e (5) inibição da transcrição do gene induzida pelo hormônio esteroide por mecanismo indireto.

PRINCÍPIOS QUE REGEM A TERAPIA HORMONAL EM MULHERES CLIMATÉRICAS

A terapia hormonal (TH) deve ser parte de uma estratégia global, que inclusive deve envolver recomendações de estilo de vida relativas a dieta, exercícios, tabagismo e consumo de álcool, com o objetivo de se manter a saúde das mulheres na pós-menopausa. A TH deve ser individualizada e ajustada de acordo com os sintomas, as necessidades de prevenção, assim como de acordo com a história pessoal e familiar, os resultados de investigações pertinentes, as preferências da mulher e suas expectativas.

A TH inclui uma extensa gama de produtos hormonais, com diferentes doses, empregada em diversos esquemas e vias de administração, com riscos e benefícios potencialmente diferentes que devem ser do conhecimento do médicos.

As mulheres que usam TH devem ter, pelo menos, uma consulta anual que deve incluir exame físico, atualização de história clínica, exame laboratorial pertinente e investigações de imagem, além de uma discussão quanto ao estilo de vida.

Roteiro para TH

1. A TH deve ser recomendada com uma indicação clara para seu uso.

Na verdade, a TH surgiu como tratamento dos distúrbios menstruais e dos sintomas climatéricos – distúrbios vasomotores, como fogachos e sudorese.

A partir de seu uso clínico, puderam ser observados benefícios secundários da terapêutica e suas indicações passaram a ser ampliadas a cada dia.

Antes do estudo World Health International (WHI) (2002) recomendava-se a TH para, além de tratar os sintomas climatéricos, conservar o trofismo urogenital, proteger contra a perda do colágeno e a atrofia da pele, conservar a massa óssea e reduzir o risco de fraturas, provável redução do risco da doença de Alzheimer (quando iniciada na perimenopausa ou em mulheres na pós-menopausa recente), melhora de dores musculares e articulares, da labilidade do humor e das alterações do sono, além de melhorar o bem-estar e a sexualidade, assim como promove uma provável redução do risco cardiovascular.

2. Fármacos empregados na TH

A dose empregada deve ser a mais baixa dose efetiva. Ainda há a necessidade de dados, a longo prazo, com doses mais baixas, quanto ao risco relativo de fraturas e implicações cardiovasculares.

Empregava-se inicialmente apenas o estrogênio isolado, mas observou-se uma relação inequívoca com o câncer de endométrio que se mostrou tanto dose como tempo-dependente. Portanto, na mulher com útero intacto, deve-se associar um progestagênio para antagonizar os efeitos proliferativos do estrogênio sobre o endométrio. No entanto, o progestagênio é capaz de atenuar outros efeitos benéficos do estrogênio. Quando a paciente não tem útero, deve-se empregar terapêutica estrogênica isolada, exceto nos casos de endometriose grave prévia, carcinoma endometrioide do ovário, adenocarcinoma de endométrio tratado há menos de 5 anos, em casos de ablação endometrial e quando a histerectomia não for total. Nessas circunstâncias, deve-se também associar o progestagênio.

Emprega-se o progestagênio mais seletivo possível, ou seja, aquele capaz de conferir proteção do endométrio contra hiperplasia e câncer sem alterar as ações benéficas dos estrogênios.

EVOLUÇÃO DA DEFINIÇÃO – "O QUE É UM ESTROGÊNIO?"

Os estrogênios manifestam suas atividades biológicas por intermédio de, pelo menos, dois receptores estrogênicos (RE) intranucleares distintos: o REα e o REβ – (mais recente). Sabe-se também que os domínios de ligação de ambos os RE são espaçosos e um tanto inespecíficos, de tal modo que uma grande variedade de compostos pode ligar-se a esses receptores e agir como agonistas, antagonistas ou mesmo promover respostas do tipo agonista/antagonista, o que tem sido atribuído à específica conformação tridimensional induzida pelo acoplamento do ligante ao RE, que, por sua vez, determina como o complexo irá se comportar. Esta biologia molecular complexa explica porque substâncias químicas extraídas de plantas (fitoestrogênios), substâncias químicas ambientais (xenoestrogênios) e a nova classe de compostos terapêuticos conhecidos como SERM podem ativar os RE. Além do mais, fatores de crescimento e outros fatores podem ativar o REα na região N-terminal do receptor (conhecida como região AF1) e determinar o surgimento de ações estrogênicas sem agir como ligantes tradicionais, portanto não seriam estrogênios no senso clássico.

Embora os estrogênios endógenos sejam agonistas dos RE clássicos, os compostos exógenos que se ligam ao RE podem determinar respostas diversas. A ativação dos RE pode conduzir a efeitos não genômicos imediatos ou a efeitos genômicos mais lentos.

Os receptores estrogênicos não se encontram apenas nos seus estágios ativo ou inativo, mas também podem apresentar-se em diferentes configurações, em estágios intermediários contínuos entre suas formas ativa e inativa.

No novo modelo para o mecanismo molecular de ação dos estrogênios, o composto ligante atravessaria a membrana celular, o citoplasma, e atingiria o núcleo celular, de modo semelhante ao descrito no modelo clássico, e formaria um complexo com o receptor estrogênico, determinando sua mudança de conformação. Diferentemente do descrito no modelo de mecanismo de ação clássico, em que o ligante interagiria diretamente com o gene-alvo, neste novo modelo, o complexo ligante-receptor deve estar ligado ou dimerizado antes de se engajar na região de controle do gene-alvo.

Os níveis circulantes de estrogênios em mulheres na pós-menopausa (e em homens) não são determinantes da ação estrogênica, mas refletem o aporte para a circulação sanguínea do estradiol que está sendo produzido pelos tecidos periféricos.

O estradiol micronizado oral e outras preparações estrogênicas orais podem resultar em níveis até dez vezes mais elevados de sulfato de estrona circulante, quando comparados ao estradiol administrado transdermicamente, mesmo em doses mais elevadas. Tecidos-alvo sensíveis ao estrogênio, tais como mama e endométrio, têm alta capacidade para metabolizar o sulfato de estrona em estradiol. Os estrogênios administrados oralmente aumentam a SHBG (*sex hormone hinding globulin*) mais do que os administrados por vias não orais e isso pode resultar em redução clinicamente significante da biodisponibilidade da testosterona (T).

Assim, parece que a prescrição da terapêutica estrogênica oral deveria ser na mais baixa dose possível para minimizar os efeitos sobre o sulfato de estrona circulante, assim como sobre o SHBG. Para corroborar com estes aspectos, as combinações com doses mais baixas de estradiol micronizado e acetato de noretisterona estão associadas com um alívio equivalente dos sintomas climatéricos, quando comparados aos observados com combinações contendo doses mais altas, embora com taxas mais baixas de mastalgia e hemorragia genital.

Os estrogênios utilizados em TH são:

- Via oral: Estrogênios conjugados (EC), nas doses de 0,3; 0,45; 0,625; 1,25 e 2,5 mg; 17β-estradiol (E_2), nas doses de 1,0 e 2,0 mg; valerato de estradiol (E_2), nas doses de 1,0 e 2,0 mg; hemisuccinato de estradiol (HE), na dose de 1,5mg/dia; e Estriol (E_3), nas doses de 1,0 e 2,0 mg.
- Vias não orais: Transdérmica (adesivo – 17β-E_2 – 25, 50 e 100 μg/dia), percutânea (gel – 17β-E_2 hemi-hidratado – 0,5; 1,0; 1,5 e 3,0 mg/dia), subcutânea (implante – 17β-E_2 – 25 mg = 50 μg/dia), nasal (*spray* – 17β-E_2 hemi-hidratado – 300 μg/dia) e vaginal (creme – ECE – 2,0 g = 1,25 mg/dia; estriol [E_3] 2,0 g = 2 mg/dia; 16-OH estrona 2,0 g = 2 mg/dia; promestrieno 2,0 g = 2 mg/dia).

O promestrieno (creme ou óvulos) apresenta apenas efeito local.

PROGESTERONA E PROGESTAGÊNIOS

Os receptores de progestagênio (RP), assim como os de estrogênio, também têm, pelo menos, duas formas, designadas receptores A e B – RPA e RPB. Cada forma está associada a proteínas adicionais, as quais são importantes na conformação do polipeptídeo em uma estrutura que possibilite a ligação hormonal e a atividade do receptor.

Agentes progestacionais podem promover uma grande variedade de respostas determinadas pela produção e atividade nos tecidos-alvo de duas diferentes formas de receptores pela dimerização do tipo AA ou BB (homodímeros) ou AB (heterodímero).

A especificidade tecidual ao receptor de progesterona é influenciada por qual receptor ou qual dímero é ativado e, além disso, as atividades transcricionais do RPA e do RPB dependem das propriedades da célula-alvo. Entretanto, na maioria das células, o RPB é o regulador positivo dos genes responsivos à progesterona, e o RPA inibe a atividade do RPB.

A ampla atividade do RPA em relação a todos os esteroides sugere que RPA regula a ação de hormônios esteroides onde quer que seja expresso. O RPA não forma heterodímero com RE, não evita a ligação do RE ao DNA, não muda a estrutura do RE e, também, compete com o RE por uma proteína crítica. Nesse caso, o RPA só inibiria o RE em células que contêm esse fator crítico. O alvo é uma proteína crítica, novamente um ativador essencial da transcrição.

A duração do uso dos progestagênios permanece uma fonte contínua de controvérsias, uma vez que muitas mulheres interrompem a TRH em decorrência dos seus efeitos colaterais ou do retorno dos sangramentos menstruais. Há controvérsia também quanto à via de administração e à dose a serem empregadas. A administração oral de progesterona é conveniente; porém, a forma oral micronizada é rapidamente metabolizada e inativada no fígado, então devem ser administradas doses mais altas para que se possam alcançar níveis sanguíneos circulantes adequados. Os progestagênios sintéticos são mais resistentes ao metabolismo hepático e podem ser usados em doses mais baixas para alcançar o efeito endometrial desejado. No entanto, há uma variação de até dez vezes na biodisponibilidade de vários progestagênios administrados por via oral.

A via vaginal determina bons níveis terapêuticos no endométrio. Óvulos, géis vaginais e tabletes de progesterona micronizada são comumente usados em protocolos de fertilização *in vitro*. Usada em regime de dias alternados (durante 12 dias), a progesterona transvaginal mostrou-se efetiva como parte de um regime para TRH cíclica. Contudo, a longo prazo, essa via de administração é inconveniente e insatisfatória para a maioria das mulheres. Dispositivo intrauterino e implante subdérmico, ambos contendo levonorgestrel, ou mesmo implantes contendo etonorgestrel, estão disponíveis em alguns países e, em circunstâncias apropriadas, podem ser opções excelentes para que os efeitos progestagênicos possam ser alcançados no endométrio com um mínimo de efeitos colaterais sistêmicos.

Os progestagênios também podem ser administrados por via transdérmica sob a forma de creme, adesivo ou gel. Recentes estudos indicam que se uma concentração suficiente for administrada, a progesterona transdérmica pode aliviar os sintomas vasomotores e fornecer proteção endometrial em curto prazo, mas os benefícios e segurança a longo prazo precisam ser estabelecidos. Não há nenhuma evidência de que a administração transdérmica de progesterona previna a perda de osso.

Enquanto os benefícios do uso dos progestagênios na TRH são bem reconhecidos, seus riscos e desvantagens têm gerado artigos controversos. Vários riscos são atribuídos aos progestagênios como relacionados às suas classes. Contudo, os progestagênios usados na TRH têm propriedades farmacológicas variáveis e não induzem os mesmos efeitos colaterais. A progesterona natural (P), a molécula nativa, é um antiandrogênio natural porque compete com a testosterona (T) ao nível da 5-α-redutase na pele. A Progesterona e alguns de seus derivados, tais como os derivados da 19-norprogesterona (nestorona, acetato de nomegestrol, trimegestona), não se ligam ao receptor androgênico e, consequentemente, não exercem efeitos colaterais androgênicos. Por outro lado, os derivados da 19-nor-testosterona e, inclusive, alguns da 17-hidroxi-progesterona exercem efeitos androgênicos parciais, os quais podem explicar alguns efeitos negativos observados sobre determinados marcadores de risco para doença cardiovascular. No entanto, o acetato de ciproterona, outro derivado da 17-hidroxiprogesterona, é um potente progestagênio antiandrogênico e que, portanto, não afeta negativamente o metabolismo lipídico ou glicídico. Moléculas sintéticas, tais como a drospirenona e o dienogest não apresentam efeitos androgênicos, mas apresentam efeito antiandrogênico parcial. A drospirenona deriva da espironolactona e se liga aos receptores mineralocorticoides. Essas suas propriedades conduzem a um decréscimo na retenção de sal e água e diminuem a pressão arterial.

Quando os fatores de risco cardiovasculares são considerados, algumas moléculas com potência androgênica mais elevada que outras atenuam os efeitos benéficos dos estrogênios sobre o perfil lipídico, desenvolvimento de ateroma, assim como sobre os sintomas vasomotores, o que não é observado com os outros progestagênios desprovidos de propriedades androgênicas. Os progestagênios não androgênicos, assim como a progesterona, parecem neutros quanto aos vasos sanguíneos. Os dados epidemiológicos não sugerem qualquer efeito negativo dos progestagênios administrados conjuntamente com os estrogênios sobre a morbidade ou mortalidade cardiovascular. Contudo, resultados recentes sugerem que, em mulheres com doença coronariana e cardíaca estabelecida, a TRH não protege contra ataques cardíacos adicionais quando o progestagênio selecionado possui propriedades androgênicas.

Os dados relacionados aos efeitos progestagênicos sobre o tecido mamário têm sido interpretados de forma diferente em diversos países. Contudo, admite-se que, de acordo com o tipo de progestagênio usado, a dose e a duração do tratamento, observa-se um efeito antiproliferativo predominante sobre células mamárias. Quando o risco de câncer de mama é considerado, a maioria dos estudos epidemiológicos não sugere qualquer diferença entre os estrogênios administrados isoladamente em comparação com os combinados aos progestagênios na TRH.

Os progestagênios com atividade antiandrogênica também têm a vantagem de evitar a acne e o crescimento de pelos em mulheres menopausadas.

Atualmente, dispomos de um grande número de progestagênios, cada um com suas peculiaridades quanto aos seus efeitos. Como se trata de moléculas derivadas de esteroides, são capazes de exercer ações cruzadas sobre outros receptores esteroides diferentes dos da progesterona, exercendo efeitos agonistas ou antagonistas sobre receptores estrogênicos, androgênicos, mineralo ou glicocorticoides. Há progestagênios capazes de aumentar o peso da paciente, o que pode ser ideal para aquelas muito magras, assim como progestagênios com efeitos antimineralocorticoides que determinam diminuição do peso. Há progestagênios antiandrogênicos que podem ser ideais para pacientes que se queixam de aumento de pelos, mas há também aqueles androgênicos que podem ser empregados para aquelas pacientes com diminuição da libido. Portanto, esses conhecimentos são fundamentais para a escolha do progestagênio mais adequado para cada paciente.

Os progestagênios usados em TH:

- Devem promover proteção endometrial.
- Podem produzir eventos adversos físicos, metabólicos e psicológicos.
- Existem diferentes progestagênios para serem utilizados em TH. Deve-se dar preferência aos com maior seletividade pelos receptores endometriais e com menos efeitos adversos.

Os progestagênios têm efeitos benéficos específicos que poderiam justificar o seu uso além das ações esperadas no endométrio. Os utilizados em TH são:

- Natural: progesterona micronizada na dose de 200 mg.
- O levonorgestrel pode ser administrado sob a forma de endoceptivo (DIU medicado) com liberação de 20 µg/dia.

REPOSIÇÃO DE ANDROGÊNIOS EM MULHERES

O mecanismo celular é mais complexo para os androgênios que podem atuar da seguinte maneira: (1) por conversão intracelular de testosterona à di-hidrotestosterona (DHT), atividade intrácrina; (2) por intermédio da testosterona, atividade endócrina, e (3) pela conversão intracelular da testosterona a estradiol (aromatização), atividade intrácrina.

Os tecidos que exclusivamente operam através da via da testosterona são derivados do ducto de Wolff, enquanto os folículos pilosos e derivados do seio urogenital e do tubérculo urogenital requerem a conversão de testosterona a DHT. O hipotálamo converte ativamente androgênio a estrogênio; consequentemente, a aromatização é necessária para certas mensagens de retroalimentação dos androgênios no cérebro.

Nas células que só respondem a DHT, apenas a DHT se encontra dentro do núcleo, ativando o mensageiro para a produção de RNA. A testosterona e a DHT se ligam ao mesmo receptor androgênico (RA) de alta afinidade, então por que seria necessário o mecanismo da DHT? Uma explicação é que esse é um mecanismo para amplificação da ação androgênica, porque o RA se ligará à DHT preferencialmente (maior afinidade). Os antiandrogênios, inclusive o acetato de ciproterona e a espironolactona, ligam-se ao RA com aproximadamente 20% da afinidade da testosterona. Essa fraca afinidade é característica nos casos de ligação sem que haja ativação da resposta biológica.

O RA existe como o B (RAB) de forma mais longa e um outro mais curto, a forma A (RAA). É provável que essas formas do RA tenham diferenças funcionais. Androgênios e

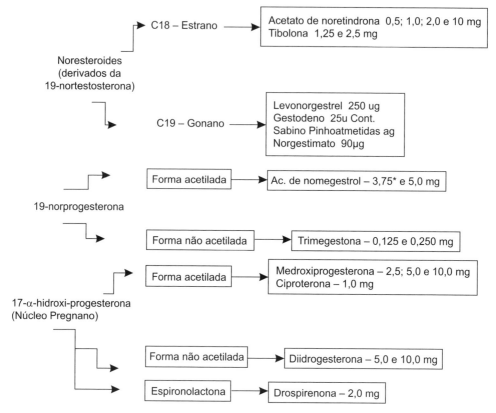

Figura 25.1 Progestagênios.

Quadro 25.1 Atividade biológica dos progestagênios

Progestagênio	Antigonadotrófica	Androgênica	Glicocorticoide	Antimineralocorticoide
Progesterona	+	–	+	+
17-α-Hidroxiprogesterona				
MPA	+	±	+	–
Ac. Ciproterona	+	–	+	–
Didrogesterona (Retroprogesterona)	–	–	–	±
Drospirenona (Espironolactona)	+	–	–	++
19-Nor-progesterona				
Ac. Nomegestrol	+	–	–	±
Trimegestona	+	–	–	±
19-Nor-Testosterona				
Núcleo Estrano				
Noretisterona	+	+	–	–
Núcleo Gonano				
Norgestimato	+	±	–	+
Gestodeno	+	±	+	+

progestagênios podem apresentar reação cruzada em nível de seus receptores, mas apenas quando em concentrações farmacológicas. Os progestagênios não só competem pelos RA, mas também competem para a utilização metabólica da enzima 5α-redutase. A diidroprogesterona produzida, por sua vez, também compete com a testosterona e a DHT pelo RA. Então, um progestagênio pode agir tanto como um antiandrogênio quanto como um antiestrogênio.

Vários estudos prévios indicavam que o ovário na pós-menopausa funcionava como uma glândula produtora de androgênio modulada por gonadotrofinas, resultando em níveis de T livre equivalentes aos observados em mulheres na pré-menopausa quando se procede ao ajuste para o IMC. Entretanto, estudos mais recentes indicam que os níveis de testosterona total e livre declinam com o avançar da idade desde o início do menacme até a pré-menopausa, permanecem estáveis ao longo da transição menopausal e então podem permanecer estáveis ou persistirem em declínio gradual juntamente com o da função adrenal, observado com o avançar da idade. O potencial esteroidogênico do ovário na pós-menopausa demonstra que este tecido não é uma fonte significante de androgênio na pós-menopausa.

Propõe-se que um grupo de sintomas surja em decorrência da deficiência de androgênio em mulheres. Estes incluem perda de desejo sexual, diminuição do bem-estar, redução do humor, perda de energia (ou senso de vitalidade), positividade diminuída (frequentemente associada a confiança diminuída) e, com o passar do tempo, diminuição da massa óssea e redução da força muscular. Contudo, até o presente momento, não há um consenso quanto à definição de deficiência clínica de androgênio em mulheres, nem quanto a um claro parâmetro de corte, como em que nível de testosterona livre abaixo do qual se poderia diagnosticar uma deficiência bioquímica de androgênio.

Os efeitos fisiológicos do androgênio nas mulheres são mediados por sua ação no receptor androgênico ou por conversão do androgênio para estrogênios. Ainda está por ser esclarecida a verdadeira importância desses mecanismos, mas claramente a conversão periférica desempenha um papel de destaque. Assim, a administração de baixas doses de T ou DHEA para mulheres na pós-menopausa não é, no sentido estrito, somente terapia androgênica, uma vez que esses esteroides também atuam como precursores para a biossíntese de estrogênio em tecidos periféricos tais como cérebro, osso, tecido gorduroso e musculatura lisa vascular. A adição de uma pequena quantidade de T na TRH clássica irá se contrapor aos efeitos que determinam a elevação das concentrações da SHBG induzidos pelo estrogênio oral, possibilitando uma redução na dose de estrogênio, uma vez que fornece precursor adicional para a biossíntese local de estrogênio nos tecidos, além de fornecer T para o provimento dos efeitos anabólicos. A T exógena está também associada à apoptose nas mamas quando sensibilizadas por hormônio e, consequentemente, esta abordagem pode minimizar a exposição desnecessária dos tecidos sensíveis aos altos níveis circulantes de estrona, como também pode exercer efeito direto antiproliferativo sobre o tecido mamário.

Apesar das limitações descritas anteriormente, na prática clínica atual, as medidas bioquímicas que deveriam ser executadas para ajudar no diagnóstico de insuficiência androgênica feminina incluem: T total, SHBG, índice de androgênio livre (*free androgen index* [FAI]; [T total nmol/L /SHBG × 100]). O sangue deve ser coletado antes do meio-dia, levando-se em conta a variação diurna da T. As medidas da T livre não são particularmente úteis na clínica, uma vez que não indicam a produção total de T, nem quanto estaria indisponível em virtude da alta taxa de ligação à SHBG.

O diagnóstico de deficiência androgênica feminina é, em síntese, um diagnóstico de exclusão de outras causas para a baixa libido, depressão do humor e fadiga. O diagnóstico não deveria ser feito com base apenas na bioquímica ou nas características clínicas, mas utilizando-se uma combinação destas.

Existe uma possibilidade de que a DHEA possa aumentar a expectativa de vida em humanos pelo retardo das alterações fisiológicas degenerativas e prevenção das desordens clínicas relacionadas com a idade.

Atualmente, as opções disponíveis para administração de T são limitadas. Uma grande variedade de novas formulações e vias de administração para as mulheres estão em desenvolvimento.

A reposição de androgênio deve ser indicada para mulheres com sinais clínicos e sintomas de insuficiência androgênica.

Algumas intervenções hormonais podem reduzir os níveis de testosterona livre circulante. É o que ocorre quando se administram os corticosteroides e estrogênios. Estes, quando administrados na pós-menopausa, podem elevar os níveis da proteína carreadora de esteroides sexuais (SHBG) e reduzir a biodisponibilidade dos androgênios para os tecidos-alvo.

Em mulheres ooforectomizadas bilateralmente ou com falência adrenal, a reposição de androgênio tem efeitos benéficos significantes, em particular quanto à qualidade de vida relacionada com a saúde e a função sexual.

A testosterona é primariamente responsável pela manutenção da motivação e do interesse sexual, e os níveis reduzidos desse hormônio estão associados com um declínio da motivação sexual nas mulheres. A administração de testosterona pode melhorar o desejo, a excitação e as fantasias sexuais em mulheres que vinham usando apenas estrogênios isoladamente. Dessa maneira, deve-se considerar a sua indicação em mulheres sob tratamento estrogênico em que persistam os sintomas de perda do desejo sexual, uma vez que não se conheça nenhum outro problema médico ou psicológico que possa oferecer uma boa explicação para o quadro.

Ainda que exista bastante plausibilidade para o emprego da testosterona nas indicações mencionadas, existe, no presente momento, da parte dos médicos e das pacientes, grande preocupação com o seu emprego clínico, medo que não é infundado. Não existem estudos controlados de longa duração que possam atestar a sua segurança, quando empregada dessa forma.

Todavia, os efeitos colaterais conhecidos parecem ser infrequentes, de pequena intensidade e absolutamente reversíveis se identificados a tempo. Incluem a acne, o ganho de peso e o hirsutismo facial e corporal. Alterações mais graves como aprofundamento da voz e alterações emocionais do tipo agressividade estão, em geral, associadas a doses mais altas. Em doses fisiológicas habitualmente não se observam alterações nos lipídios, nas lipoproteínas nem na função hepática.

Os androgênios podem ser empregados associados à terapêutica estrogênica ou estroprogestativa, especialmente em pacientes ooforectomizadas e nas que apresentam indícios de insuficiência androgênica, caracterizada por diminuição do desejo sexual, do bem-estar, do humor, da energia e da vitalidade.

Os androgênios utilizados são:

- Por via oral:
  - Metiltestosterona – 1,25 mg/dia ou 5 mg – 2 cápsulas/semana.
  - Undecanoato de testosterona – 40 mg/dia.

Tem-se observado, na prática clínica, uma redução da utilização dessa via para a reposição de androgênios.

- Por via intramuscular:
  - Propionato ou enantato de testosterona, na dose de 10 a 30 mg.
- Por via percutânea:
  - Propionato de testosterona 2 a 3% creme, gel ou petrolatum – deve ser utilizado 4 dias/semana.
- Por via transdérmica:
  - Adesivos – não disponíveis no Brasil.
- Por via subcutânea:
  - Implantes – que podem conter testosterona natural ou testosterona associada ao estradiol.

Não se deve fazer o tratamento com androgênios em pacientes na pós-menopausa que não estão recebendo estrogênios. Os níveis adequados de estrogênios plasmáticos são um pré-requisito para o diagnóstico da insuficiência androgênica e também para o tratamento com testosterona. Entre os sintomas da insuficiência androgênica é importante valorizar a persistência dos sintomas climatéricos, a fadiga, a insônia e o comprometimento da motivação e do interesse sexual.

O uso de androgênios em associação com os estrogênios para fins de TH em mulheres pós-menopáusicas não dispensa a adição de progestagênios para a adequada proteção endometrial.

Vias de administração

As vias de administração empregadas são: via oral e não oral – transdérmica (adesivo), subcutânea (implante), percutânea (gel), vaginal (óvulo, creme) e nasal (*spray*).

As vias de administração também envolvem alguns aspectos importantes, pois o fenômeno de primeira passagem observado quando da administração oral é capaz de induzir espessamento da bile, favorecendo o surgimento de doença biliar calculosa, assim como também induz a síntese de proteínas pró-coagulantes, favorecendo fenômenos tromboembólicos. As vias não orais parecem ser desprovidas destes efeitos.

A liberação direta de progestagênio na cavidade endometrial a partir da vagina ou por um sistema intrauterino é lógica e pode minimizar efeitos sistêmicos.

Dose

Muitos dos efeitos adversos dos hormônios são dose-dependentes. Deve-se optar por redução das doses dos hormônios nos esquemas de TH (redução dos riscos relacionados com seu uso); utilizar a mais baixa dose efetiva.

Por que as mais baixas doses de TRH?

- Manutenção da eficácia, com menos efeitos colaterais e, possivelmente, menos riscos.
- Potencial de maior aceitação por parte da paciente.
- Melhor adesão com o objetivo de se alcançar os benefícios potenciais para a saúde a longo prazo.
- A eficácia da prevenção de osteoporose não é comprometida.

No entanto, existem algumas exceções nas quais se deve optar por doses mais elevadas de estrogênio; são elas:

- Falência ovariana prematura.
- Osteoporose grave.
- Predominância de problemas psicológicos; por exemplo, depressão do climatério.

Principais contraindicações

As principais contraindicações da TH são: sangramento genital não esclarecido, câncer estrogênio-dependente, trombose venosa aguda e recorrente, porfiria e hepatopatia aguda ou grave.

Tempo de uso

Não há razão científica para limitações obrigatórias quanto à duração do tratamento.

A continuação ou não da terapia deve ser decidida pela usuária bem informada, juntamente com o seu profissional de saúde, na dependência de metas específicas e de uma estimativa objetiva quanto aos riscos e benefícios, além da possibilidade do aparecimento de efeitos adversos.

A continuação, ou não, da TH irá depender:

- Da manutenção dos benefícios para os quais ela foi iniciada.
- Do aparecimento de efeitos adversos.
- Do perfil de riscos e benefícios durante o tratamento.
- Da melhora da qualidade de vida.
- Da experiência e da consciência clínica de cada médico.
- Da preferência da mulher em continuar ou interromper a TH após ser suficientemente informada dos seus riscos e benefícios.

Esquemas terapêuticos

Para implementar a TRH, afastadas as contraindicações e observados os riscos, há que se considerar as diferentes vias de administração, analisando-se em função de sua eficácia, da sintomatologia apresentada, dos tipos de esteroides, da dose e esquema a serem empregados, da aceitação por parte da mulher, como também de efeitos colaterais, visando ao bem-estar da paciente. O principal objetivo nessa fase é corrigir os distúrbios menstruais e a sintomatologia vasomotora.

Há vários esquemas terapêuticos disponíveis. Os mais utilizados, dependendo de cada caso, são:

- Estrogênio isolado cíclico ou contínuo.
- Progestagênio isolado cíclico.
- Estrogênio cíclico e progestagênio cíclico.
- Estrogênio contínuo e progestagênio cíclico (mensal, bimensal e trimensal).
- Estrogênio contínuo sequencial e progestagênio cíclico mensal.
- Estrogênio e progestagênio combinados contínuos.

- Estrogênio e androgênio contínuos ou cíclicos e progestagênios cíclicos.
- Tibolona contínua.

Os estrogênios e progestagênios devem ser usados como terapia primária para pacientes climatéricas sintomáticas.

O padrão de sangramento da paciente irá depender do esquema utilizado. Na perimenopausa damos preferência aos esquemas combinados com estrogênio contínuo e progestagênio cíclico.

De modo geral, eles levam a sangramentos cíclicos programados.

O esquema combinado contínuo, em geral, é reservado para as mulheres na pós-menopausa.

O progestagênio isolado cíclico é indicado, transitoriamente, na fase da insuficiência lútea.

A tibolona contínua, apesar de ser um progestagênio 19-Nor, além da atividade progestagênica, apresenta uma ação androgênica e uma fraca ação estrogênica. Reserva-se o seu emprego para mulheres na pós-menopausa.

Na perimenopausa, é excepcional adicionar pequenas doses de androgênio (metiltestosterona – 1,5 a 2,5 mg). O seu emprego, ainda limitado, visa beneficiar mulheres apáticas, sem libido ou ainda quando persistem os sintomas climatéricos, após doses adequadas dos outros esteroides.

A duração da reposição hormonal é cada vez menos discutível e oscila de acordo com os objetivos a serem alcançados. A adesão da paciente à TRH ainda é baixa e depende, essencialmente, da relação médico-paciente, do padrão de sangramento, dos efeitos colaterais e da desmistificação de alguns tabus negativos. Cabe ao médico adequar o tratamento, baseado em evidências científicas, indicando a via de administração, o esquema preferencial e os esteroides que serão utilizados. A seguir serão analisados, com mais detalhes, os esquemas mais empregados na perimenopausa.

Progestagênio isolado cíclico

Objetiva, nesse período, corrigir a insuficiência lútea, sem outra sintomatologia climatérica e sem a preocupação com gestação.

Os ciclos proio ou polimenorreicos são corrigidos, até que se esgotem os receptores estrogênicos. Nessa condição, os ciclos, em geral, tornam-se longos (espanio ou opsomenorreicos), caracterizando o estado anovulatório. Esse é o momento de se adicionar o estrogênio, oferecendo a ciclicidade desejada.

A vantagem adicional da terapêutica progestagênica é de prevenir as hiperplasias e o adenocarcinoma de endométrio.

PROGESTERONA E PROGESTAGÊNIOS MAIS UTILIZADOS (ISOLADAMENTE) EM ESQUEMAS CÍCLICOS)

- Derivados 19-Noresteroides
  - Noretindrona (NET) – 0,35 mg
  - Acetato de noretindrona (NETA) – 2,0, 5,0 a 10,0 mg
  - Levonorgestrel – 0,30 mg
  - Linestrenol – 500 mg

- Derivado da 19-Nor-progesterona
  - Acetato de nomegestrol – 5,0 mg
- Derivado da 17α-hidroxi-progesterona
  - Forma acetilada: acetato de medroxiprogesterona (MPA) – 2,5, 5,0 e 10,0 mg
  - Forma não acetilada: didrogesterona – 5,0 e 10,0 mg
- Progesterona oral micronizada – 100-200 mg

Não se deve esquecer da bioequivalência endometrial entre os vários tipos e que há uma necessidade de doses mínimas efetivas para proteção endometrial.

Esses efeitos foram analisados por investigações histológicas e bioquímicas.

Em doses adequadas, após seis dias de administração, os progestagênios suprimem a síntese de DNA e a formação dos receptores nucleares de estradiol, demonstrando seus efeitos antimitótico e antiproliferativo. Também foi verificado o efeito secretor pela indução das enzimas 17β-desidrogenase e isocitrato desidrogenase.

A monitorização endometrial prévia e durante o tratamento é feita com ultrassonografia pélvica transvaginal.

O acetato de ciproterona e o NETA, em doses mais baixas, só são oferecidos nas preparações disponíveis comercialmente associados aos estrogênios.

Progestagênio isolado contínuo

TIBOLONA E ATIVAÇÃO ESTEROÍDICA

A tibolona é um esteroide sintético que exibe um perfil hormonal dependente de seu metabolismo e da sua ativação nos tecidos periféricos. Logo após sua ingestão, é metabolizada rapidamente no trato gastrointestinal em dois metabólitos estrogênicos, 3α e β, que circulam predominantemente em suas formas sulfatadas inativas e que apenas se transformam em suas formas estrogenicamente ativas quando são dessulfatados pela enzima sulfatase existentes nos tecidos-alvo. A tibolona e seu derivado 3β também podem ser convertidos a um isômero-Δ4 pela enzima 3β-hidroxiesteroide desidrogenase (HSD) isomerase que pode se ligar e transativar o RP e exercer efeitos progestagênicos no endométrio. Além disso, juntamente com seu isômero-Δ4, transativa o RA e exerce efeitos androgênicos diretos e diminui os níveis de SHBG, o que também corrobora com seus efeitos androgênicos. A tibolona alivia os sintomas vasomotores na pós-menopausa (MOORE, 1999) sem estimular o endométrio (TAX e cols., 1987); alivia a vaginite atrófica sintomática; tem efeitos positivos sobre o humor; parece melhorar a memória semântica; e está associada com a melhora da função sexual.

Diferentemente de suas ações em outros tecidos, na mama a tibolona inibe a enzima sulfatase, e a ativação dos metabólitos sulfatados não acontece no tecido mamário. Além disso, esta inibição da sulfatase específica desse tecido pode reduzir a dessulfatação do sulfato de estrona no tecido mamário. A proliferação de células mamárias humanas é inibida pela tibolona e a apoptose é estimulada. A incidência de sensibilidade dolorosa mamária é baixa e a densidade das mamas na mamografia não aumenta com a tibolona, diferentemente do que é observado com a TRH clássica.

A tibolona aumenta os parâmetros de fibrinólise sem alterar os parâmetros de coagulação, e nenhum aumento dos eventos tromboembólicos foi descrito nos ensaios clínicos.

Timmer & Houwing (2002) observaram que a bioequivalência da tibolona pôde ser estabelecida para as doses de 1,25 e 2,5 mg. No entanto, em estudo de análise dose-resposta, controlado com placebo, realizado por Landgren *et al.* (2002), utilizando as doses de 0,625; 1,25; 2,5 e 5,0mg, verificou-se que a dose diária de 2,5 mg é a dose clinicamente ótima.

Apesar de todos seus atributos, a tibolona não é a terapêutica ideal para todas as mulheres climatéricas. Algumas mulheres terão alívio insuficiente dos sintomas vasomotores e outras podem ter restauração inadequada do humor e da libido. Se essas variações refletem diferenças metabólicas interindividuais, ainda não se sabe. Contudo, a tibolona fornece uma abordagem terapêutica diferente. Estudos precisam ser realizados para demonstrar se os efeitos protetores teóricos da tibolona sobre as mamas apresentam significado clínico relevante e se a tibolona pode ser usada seguramente em mulheres que já tiveram câncer de mama (o que, teoricamente, também parece ser possível).

ESQUEMAS COM ESTROGÊNIO CÍCLICO OU CONTÍNUO ASSOCIADO A PROGESTAGÊNIO CÍCLICO

A. Estrogênio cíclico e progestagênio cíclico
B. Estrogênio contínuo e progestagênio cíclico (mensal, bimensal, trimensal)
C. Estrogênio contínuo sequencial e progestagênio cíclico mensal

Vários esquemas são propostos com a administração de estrogênios – de maneira cíclica ou contínua –, associando-se na segunda fase do tratamento, os progestagênios.

No esquema "A" são utilizados estrogênios nos primeiros 21 dias do ciclo, com os progestagênios sendo adicionados nos últimos 10 comprimidos. Um inconveniente, que de imediato se observa neste esquema, é o intervalo livre de medicação, período em que os sintomas podem retornar.

Os esquemas "B" e "C" merecem a nossa preferência no uso da TRH na perimenopausa por acharmos que têm sua melhor indicação, pois, de modo geral, nesse período, as mulheres desejam menstruar, desde que sem desvio de intervalo, duração e quantidade.

Há mais de 400 pacientes fazendo uso de estrogênios contínuos durante 2, 3 e até 4 meses, sendo adicionados progestagênios nos últimos 12 a 14 comprimidos – elas preferem menstruar apenas três a seis vezes por ano. Além da maior ação estrogênica, esse esquema neutraliza os efeitos metabólicos desfavoráveis dos progestagênios. O sangramento menstrual, quando ocorre na perimenopausa de modo regular, previsível, em geral é muito bem aceito, ofertando a tranquilidade desejada, sem sintomas, o que permite uma maior adesão ao tratamento. Em cerca de 20% dos casos, após alguns anos de tratamento o sangramento não ocorre, a despeito da continuidade da TRH.

A análise da proteção endometrial pelos progestagênios, na prática diária, deve ser individual, pois depende da maior ou menor presença de receptores estrogênicos (variações por possíveis diferenças de absorção entre as pacientes ou na sensibilidade endometrial).

As doses não dependem da via utilizada e do tipo de progestagênio empregado. O trabalho de Padwick *et al.* (1986), observando mulheres com, pelo menos, três meses de TRH, mostrou que endométrios proliferativos estão associados a sangramentos antes do décimo dia, enquanto os secretores ocorrem a partir do 11º dia.

O progestagênio utilizado neste estudo foi o acetato de medroxiprogesterona, em doses de 5,0 e 10,0 mg por dia. O NETA, em doses de 0,5 e 1,0 mg por dia, durante 12 dias, não mostrou endométrio proliferativo ou hiperplásico após 8 meses de tratamento, embora o início do sangramento tenha ocorrido entre os dias 9 e 11 da série progestagênica, quando utilizada a dose mais baixa.

Dois grandes estudos mostraram que há redução do câncer de endométrio com a TRH nos esquemas combinados cíclicos, quando comparados com o grupo de mulheres não tratadas.

O esquema terapêutico com estrogênio contínuo sequencial e progestagênio cíclico reproduz a produção hormonal que ocorre durante o ciclo menstrual natural das mulheres durante o período reprodutivo, ou seja, praticamente, apenas estrogênio (E_2) na primeira fase (12 dias) e estrogênio associado a progestagênio – NETA 1,0 mg – (10 dias) na segunda fase do ciclo menstrual. O período da tomada dos seis últimos comprimidos, com doses reduzidas do estradiol (1,0 mg), coincide, em geral, com o fluxo menstrual. Ora, quem reepiteliza a camada funcional do endométrio, à custa da basal, é o estrogênio. Esse esteroide, administrado de maneira contínua, leva a um sangramento de privação regular e de pequena intensidade, em 80% das pacientes. Por isso, o seu emprego tem a nossa preferência nos distúrbios menstruais da perimenopausa, além de aliviar outros sintomas de deficiência estrogênica.

Esse esquema para TRH promoveu a regularização do ciclo menstrual em 96% das mulheres com irregularidade prévia. Com esse esquema espera-se um sangramento de privação. Oitenta e três por cento das mulheres tratadas por um período de 3 a 18 meses apresentaram sangramento regular após o término dos comprimidos que continham 17β-estradiol associado ao NETA.

Por apresentar estradiol nos 28 comprimidos, nesse esquema de TRH não ocorre o reaparecimento dos sintomas menopausais em nenhuma fase do ciclo, além dos benefícios metabólicos e maior regularidade no fluxo.

Neste esquema, o progestagênio também é utilizado por apenas 10 a 14 dias do ciclo, diminuindo, assim, os seus efeitos colaterais e mantendo a proteção endometrial.

Trabalhos de Mettler (1982) e de Archer (1991) em mulheres pré- e pós-menopausadas após um ano de uso desse esquema trifásico, quando comparadas com o grupo controle nos mesmos períodos, mas sem qualquer modificação, mostraram que a associação em epígrafe tem ação protetora sobre o endométrio.

ESQUEMA COMBINADO CONTÍNUO

Embora seja esperado que com este esquema terapêutico as pacientes se mantenham em amenorreia, a maioria dos estudos relata que um terço à metade das pacientes apresenta sangramento vaginal acíclico, nos três primeiros meses de uso. O sangramento tende a ser de pequena intensidade, mas pode ser inaceitável para algumas pacientes, suficiente para o abandono dessa modalidade terapêutica. Em raros casos, o sangramento pode ser de maior intensidade, contribuindo para o mesmo desfecho. O sangramento tende a ser maior também nas pacientes mais próximas da menopausa.

Parece aconselhável, portanto, evitar esse esquema para as pacientes perimenopausadas, nas quais os esquemas cíclicos sequencial e o estrogênio contínuo sequencial com progestagênio cíclico parecem ser mais adequados e melhor aceitos. A indicação desse regime contínuo estaria reservada a pacientes menopausadas com alguns anos de amenorreia.

Acreditamos, porém, que em situações especiais quando o esquema precisa ser indicado, deve haver uma orientação prévia no início do tratamento, alertando para a possibilidade de sangramento. Isto pode contribuir para a aceitação do mesmo.

ANTICONCEPCIONAIS HORMONAIS COMBINADOS ORAIS

Apesar de não ser considerado um tratamento de reposição hormonal, em restritas situações, os anticoncepcionais hormonais combinados orais (AHCO) podem ser empregados com fins anticonceptivos.

Nas mulheres que se preocupam com gestação nesta fase da vida, podem ser administrados os AHCO de baixa dose, desde que não existam fatores de risco importantes para doenças cardiovasculares, como a obesidade e o tabagismo, por exemplo. Além de proporcionarem ação contraceptiva até a menopausa, representam uma forma de reposição hormonal, corrigindo as irregularidades menstruais, a sintomatologia climatérica vasomotora e oferecendo proteção endometrial, além de preparar a mulher para a reposição hormonal definitiva, com estrogênios naturais. Portanto, após a menopausa, devem ser substituídos pela reposição com estrogênios naturais, em virtude de conterem estrogênio semissintético (etinilestradiol [EE]), o qual é deletério do ponto de vista metabólico para a maior parte dos sistemas.

Em virtude de seu uso mascarar o aparecimento natural da menopausa, pela presença do fluxo menstrual, e não se saber se a mesma já ocorreu, antes que se interrompa o uso do AHCO, devem-se dosar o FSH plasmático e o LH nos últimos dias do intervalo livre da medicação. Em virtude de seus níveis ainda poderem ser flutuantes, o uso de AHCO poderá ser interrompido se os níveis de FSH estiverem acima de 20 UI/L e os de LH acima de 30 UI/L. Na nossa prática diária valorizamos apenas a dosagem do FSH.

Utilizamos, em geral, o etinilestradiol na dose de 20 µg associado a 75 µg do progestagênio gestodeno ou a 100 µg do levonorgestrel.

Em conclusão, não existe esquema de reposição hormonal que possa ser considerado definitivo e aplicável a todas as pacientes no climatério. Cada esquema apresenta vantagens e desvantagens, sendo aconselhável que se proponha um esquema inicial, individualizando a paciente. Também é razoável admitir-se que o esquema, inicialmente proposto, não seja considerado o definitivo. Mudanças poderão ser introduzidas no curso do tratamento, a depender de possíveis efeitos colaterais ou da baixa aderência da paciente ao esquema vigente.

O aconselhamento das pacientes quanto aos riscos e benefícios da TH deve ser feito com termos simples. Os riscos devem ser apresentados com números absolutos em vez de números relativos. Isto permite que a mulher e seu médico tomem uma decisão bem informada sobre a TH.

CONCEITOS EMERGENTES SOBRE TRH

- Momento adequado para o uso (janela de oportunidade)
  - Início precoce
  - Manutenção de benefícios estrogênicos

Parece haver um período oportuno para se iniciar a TH com finalidade preventiva sobre as consequências deletérias da deficiência estrogênica no risco cardiovascular.

Quando ultrapassada essa fase a TH não seria eficaz.

- Seleção da paciente
  - Evitando-se prescrições generalizadas (princípio da "individualização")

- Personalização
  - Dose adequada para cada paciente
  - Continuação e adequação da dose com a idade.

ALTERNATIVAS AO TRATAMENTO COM ESTEROIDES GONADAIS NO MANUSEIO DA MENOPAUSA

Como alternativas aos esteroides gonadais vários produtos têm sido estudados, tais como: ciclofenil (200 a 400 mg/dia), veraliprida (100 mg/dia), bromocriptina (2,5 a 5 mg/dia), lisurida (200 mg/dia), cabergolina (500 mg/semana), cinarizina (75 mg/dia), clonidina (200 mg/dia) e outros.

São também empregados alguns fármacos psicoativos, tais como: fluoxetina (20 mg/dia), sertralina (50 mg/dia), paroxetina (20 mg/dia), venlafaxina (37,5 mg) e gabapentina (400 mg/dia), sendo a paroxetina e a gabapentinas que apresentam melhores resultados no tratamento para os fogachos, quando não se podem administrar estrogênios.

No entanto, as alternativas que estão sendo mais divulgadas no momento são: fitoestrogênios, SERM e GH.

FITOESTROGÊNIOS COMO TERAPÊUTICA DE REPOSIÇÃO HORMONAL

As intervenções mais recentes questionam a validade dos benefícios propostos pela suplementação com fitoestrogênios, com poucos dados envolvendo mulheres na pós-menopausa que possam apoiar o uso dos fitoestrogênios como alternativa para a TRH convencional. Dois estudos controlados com placebo envolvendo preparações com isoflavonas nas doses de 40 mg/dia e 160 mg/dia não evidenciaram nenhum benefício maior que o placebo sobre os sintomas vasomotores ou outros sintomas da menopausa. Nenhum estudo mostrou qualquer efeito benéfico dos fitoestrogênios sobre qualquer outro sintoma climatérico.

A associação de fitoestrogênios e benefícios cardiovasculares se iniciou em 1995, quando uma meta-análise concluiu que a ingestão de uma média de 47 g de proteína de soja por dia era capaz de diminuir o colesterol total e o LDL-colesterol. Esses resultados foram corroborados pelos trabalhos do Prof. Clarkson em macacas que indicaram que a isoflavona aumentava o HDL-colesterol, melhorava a vasodilatação e diminuía a aterosclerose.

Apenas a proteína de soja intacta tem efeitos benéficos sobre os lipídios. A separação do componente proteico determina a perda destes efeitos, os quais dependem da inibição da absorção do colesterol pelas proteínas não isoflavonoides. O mecanismo envolve uma *up-regulation* dos receptores do LDL-colesterol e o catabolismo do LDL-colesterol, conduzindo a um aumento da excreção biliar. Os peptídeos da soja se ligam aos ácidos biliares e previnem a reabsorção. A extração com álcool remove as isoflavonas da proteína da soja e causa a perda dos efeitos benéficos sobre a aterosclerose em macacas. Desse modo, tanto a porção isoflavona quanto o componente proteico são necessários para se obter efeitos cardiovasculares. Os extratos não alcoólicos da proteína de soja têm sido bastante estudados em macacas. Essas preparações diminuem o colesterol total e LDL-colesterol e elevam o HDL-colesterol, produzem vasodilatação da artéria coronária, inibem a redução do fluxo coronariano após a agregação plaquetária induzida pelo colágeno a liberação de serotonina e além de inibir a aterosclerose, mas não de maneira tão importante quanto ao esquema com estrogênos.

Em mulheres, a proteína de soja reduz o colesterol total e o LDL-colesterol e não afeta os triglicerídeos ou o HDL-colesterol; os extratos de etanol da proteína de soja não têm efeitos. A dose mínima é de 60 mg de isoflavonas diariamente, as quais estão presentes em 25 g de proteína de soja por dia. O LDL-colesterol deve estar acima de 130 mg/dL para que se possa observar algum efeito. Vários estudos envolvendo mulheres saudáveis não identificaram efeitos dos fitoestrogênios (nas doses de 50 a 80 mg de isoflavona por dia) sobre os lipídios ou vasodilatação arterial.

Em um estudo de 12 semanas, com mulheres portadoras de diabetes melito do tipo 2, a suplementação dietética de 30 g de proteína de soja (132 mg de isoflavona), diariamente, melhorou a resistência à insulina e o controle glicêmico em adição à diminuição dos níveis de colesterol total e LDL-colesterol. Adicionalmente, a ingestão de soja previne a oxidação do LDL-colesterol em mulheres hiperlipidêmicas, mesmo quando os níveis de LDL-colesterol permanecem inalterados. Um estudo de 10 semanas com isoflavonas isoladas não apresentou efeitos sobre os lipídios, mas melhorou a complacência arterial.

Há fortes evidências que indicam efeitos cardioprotetores da soja, primariamente em razão do perfil lipoproteico favorável. Se os efeitos observados se devem ao componente da soja isoflavona ou a outras moléculas, ainda não está claro. Existem ainda poucos dados para corroborar com o efeito protetor contra a perda óssea, uma vez que os estudos publicados não controlaram possíveis fatores de confusão, como exercícios, e as intervenções foram realizadas relativamente por curtos períodos. Se os fitoestrogênios previnem câncer de mama ainda não foi esclarecido.

São necessários ensaios clínicos apropriados para determinar a eficácia, segurança e a dose correta. A padronização do uso não é simples, uma vez que pode ser afetada pelos sintomas gastrintestinais, alterações na dieta, grande variabilidade de concentrações nas plantas e uma grande diversidade de produtos (diferentes processamentos).

Em resumo, não há nenhuma evidência para apoiar a convicção de que até mesmo doses altas de fitoestrogênios possam aliviar de forma significativa os fogachos, suores noturnos e outros sintomas climatéricos como ressecamento vaginal, labilidade no humor e sintomas musculosesqueléticos.

Pesquisas adicionais são necessárias para estabelecer como os benefícios protetores sobre o sistema cardiovascular podem ser maximizados.

SERM – PRESENTE E FUTURO

Os SERM são uma classe de compostos que exibem atividade estrogênica e antiestrogênica seletiva como resultado de suas ligações com os RE, em diferentes tecidos. Até o momento, não está esclarecido quais fatores determinam que o SERM atue como agonista ou antagonista.

O raloxifeno, comercializado na dose de 60 mg para uso diário, é um modulador seletivo não esteroide de receptor estrogênico (SERM) que se liga ao receptor estrogênico, conduzindo a efeitos agonistas estrogênicos em alguns tecidos e antagonistas em outros. Uma combinação de ações (atividade antioxidante, efeitos benéficos sobre os lipídios e fibrinogênio e redução dos níveis de homocisteína) torna possível que essa substância possa exercer efeitos benéficos sobre o sistema cardiovascular.

Os efeitos favoráveis do raloxifeno sobre marcadores de risco cardiovascular, juntamente com evidências de estudos observacionais de que o tratamento com estrogênio estava associado a um risco reduzido de doença arterial coronariana (DAC) em mulheres na pós-menopausa, conduziram ao estudo RUTH (Raloxifene Use for The Heart) para determinar os efeitos do raloxifeno sobre eventos clínicos coronarianos.

Depois que o Estudo RUTH começou em 1998, os resultados dos Estudos HERS e WHI não demonstraram redução no risco de DAC depois do tratamento com estrogênio ou estrogênio associado a progestagênio. Uma análise secundária dos dados do Estudo MORE (Multiple Outcomes of Raloxifene Evaluation), um estudo para o tratamento de osteoporose, não demonstrou nenhum efeito global significante do raloxifeno sobre os eventos cardiovasculares, mas sugeriu a redução do risco para mulheres que apresentavam risco elevado para eventos cardiovasculares.

No Estudo RUTH foram randomizadas 10.101 mulheres na pós-menopausa (idade média de 67,5 anos) com DAC ou múltiplos fatores de risco para tal e que fizeram uso de 60 mg de raloxifeno diariamente ou placebo. As pacientes foram seguidas por um período médio de 5,6 anos. Os dois objetivos primários eram eventos coronários (morte de causas coronárias, infarto do miocárdio ou hospitalização por síndrome coronariana aguda) e câncer de mama invasivo.

Quando comparado com placebo, o raloxifeno não teve nenhum efeito significante sobre o risco de eventos coronarianos primários (533 *versus* 553 eventos; RR = 0,95; IC = 95%, 0,84-1.07). Não houve nenhuma diferença significante nas taxas de mortalidade por qualquer causa ou por acidente vascular cerebral total, mas o raloxifeno estava associado ao risco aumentado de AVC fatal (59 *versus* 39 eventos; RR = 1,49; IC = 95%, 1,00-2.24; com aumento do risco absoluto de 0,7 por 1.000 mulheres-anos) e tromboembolismo venoso (103 *versus* 71 eventos; RR = 1,44; IC = 95%, 1,06-1,95; com aumento de risco absoluto de 1,2 por 1,000 mulheres-anos).

Portanto, naquele estudo, o raloxifeno não afetou o risco de DAC significativamente. No entanto, a sua utilização deve levar em consideração os riscos aumentados para tromboembolismo venoso e AVC fatal.

Vários SERM novos estão sendo atualmente avaliados em ensaios clínicos. Uma alternativa futura que também está sendo estudada é a utilização de ambos, um estrogênio e um SERM de forma concomitante.

HORMÔNIO DE CRESCIMENTO

A administração de hormônio de crescimento (GH) em indivíduos idosos pode aumentar a massa magra (MMC) e diminuir a massa gorda corporal (MGC). Blackman *et al.* (2002) avaliaram os efeitos interativos do GH (dose inicial de 30 µg/kg, reduzindo-se para 20 µg/kg, via subcutânea, 3 vezes por semana) com os esteroides sexuais (17β-E_2 transdérmico – 100 µg/dia – associado ao AMP oral – 10 mg/dia) e suas influências sobre a força e a resistência de pacientes idosas e observaram que o GH, com ou sem TRH, em mulheres idosas saudáveis, aumenta a MMC e reduz a MGC. As pacientes submetidas a GH + TRH não apresentaram alterações significativas quanto a força ou resistência cardiovascular.

Christmas e cols. (2002) estudaram os efeitos do GH associado a TRH sobre o metabolismo ósseo e a densidade mineral óssea (DMO) de pacientes idosas saudáveis e verificaram que os benefícios da TRH sobre esses parâmetros não foram significativamente alterados pela coadministração do GH.

Em decorrência dos frequentes efeitos adversos (principalmente diabetes melito e intolerância à glicose), as intervenções com GH em pacientes idosas devem ser restritas a estudos controlados.

Decisões quanto à TRH para as pacientes que atingem a menopausa dependem, não apenas de sua sintomatologia e estado de saúde, mas, também, de seus fatores de risco para a saúde a longo prazo, tanto quanto de suas expectativas de vida pessoais. Embora a decisão de usar ou não a TRH, em última análise, pertença a paciente, as recomendações terapêuticas claras são indispensáveis.

LEITURA RECOMENDADA

Albertazzi P, Natale V, Barbolini C, Teglio L, Dimicco R. The effect of tibolone versus continuous combined norethisterone acetate and oestradiol on memory, libido and mood of postmenopausal women: a pilot study. *Maturitas* 2000; 36:223-229.

Anderson JW, Johnstone BM, Cook-Newell ME. Meta-analysis of the effects of soy protein intake on serum lipids. *New Engl J Med* 1995; 333:276-282.

Archer D. Endometrial morphology in asymptomatic postmenopausal women. *Am J Obstet Gynecol* 1991; 165:317.

Associação Brasileira de Climatério (SOBRAC). Consenso sobre os fundamentos e o manejo da terapia de reposição hormonal. São Paulo, 2004.

Baber RJ, Templeman C, Morton T, Kelly GE, West L. Randomized placebo controlled trial of an isoflavone supplement and menopausal symtoms in women. *Climacteric* 1999; 2:85-92.

Belsey EM, Pinol APY, Task Force on long-acting systemic agents for fertility regulation – Menstrual bleeding patterns in untreated women. *Contraception* 1997; 55:57.

Blackman MR, Sorkin JD, Munzer T *et al.* Growth hormone and sex steroid administration in health aged women and men: a randomized controlled trial. *JAMA* 2002; 288(18):2282-2292.

Borglin NE, Staland B. Oral treatment of menopausal symptoms with natural oestrogens. *Acta Obstet Gynaecol Scand* 1975; 43:3.

Burger HG, Dudley EC, Cui J, Dennerstein L, Hopper JL. A prospective longitudinal study of serum testosterone, dehydroepiandrosterone sulfate, and sex hormone-binding globulin levels through the menopause transition. *J Clin Endocrinol Metab* 2000; 85:2832-2838.

Canonico M, Oger E, Plu-Bureau G *et al.* Estrogen and Thromboembolism Risk (ESTHER) Study Group – Hormone therapy and venous thromboembolism among postmenopausal women: impact of the route of estrogen administration and progestogens: The ESTHER Study. *Circulation* 2007; 115:840-5.

Castelo-Branco C, Vicente JJ, Figueras F *et al.* Comparative effects of estrogens plus androgens and tibolone on bone, lipid pattem and sexuality in postmenopausal women. *Maturitas* 2000; 34:161-8.

Chapman JA, Disaia PJ, Osann K *et al.* Estrogen replacement in surgical stage I and II endometrial cancer survivors. *Am J Obstet Gynecol* 1996; 175:1195.

Christensen MS, Hagen C, Christiansen C, Transbol I. Dose-response evaluation of cyclic estrogen-gestagen in post-menopausal women: placebo-controlled trial of its gynecologic and metabolic actions. *Am J Obstet Gynecol* 1982; 144:873.

Christmas C, O'Connor KG, Harman SM *et al.* Growth hormone and sex steroid effects on bone methabolism and bone mineral density in health aged women and men. *J Gerontol A Biol Sci Med Sci* 2002; 57(1):M12-18.

Clarkson TB, Anthony MS, Morgan TM. Inhibition of post-menopausal atherosclerosis progression: a comparison of the effects of conjugated equine estrogens and soy phytoestrogens. *J Clin Endocrinol Metab* 2001; 86:41-7.

Couzinet B, Meduri G, Lecce MG *et al.* The post menopausal ovary is not a major androgen producing gland. *J Clin Endocrinol Metab* 2001; 86, 5060-6.

Creasman WT. Estrogen replacement therapy: is previously treated cancer a contraindication? *Obstet Gynecol* 1991; 77:308.

Danforth DR, Arbogast LK, Mroueh J *et al.* Dimeric inhibin: a direct marker of ovarian aging. *Fertil Steril* 1998; 70:119.

Daren M, Rubig A, Coelingh Bennink HJ, Holzgreve W. Differential effects of the androgen status of postmenopausal women treated with tibolone and continuous combined estradiol and norethindrone acetate replacement therapy. *Fertil Steril* 2001; 75(3):554-9.

Davis SR. Androgen replacement in women: a commentary. *J Clin Endocrinol Metab* 1999; 84:1886-91.

Davis SR, Daiais FS, Simpson ER, Murkies AL. Phytoestrogens in health and disease. *Rec Progr Horm Res* 1999; 54:185-212.

Davis SR. Androgens and female sexuality. *J Gender Specific Med* 2000; 3:36-40.

Egarter C, Huber J, Leikermoser R, Haidbauer R *et al.* Tibolone versos conjugated estrogens and sequential progestogen in the treatment of climacteric complaints. *Maturitas* 1996; 23:55-62.

Faddy MJ, Gosden RG, Gougeon A, Richardson SJ, Nelson JF. Accelerated disappearance of ovarian follicles in mid-life: implications for forecasting menopause. *Hum Reprod* 1992; 7:1342.

Genazzani AR, Bernardi F. Estrogen effects on neuroendocrine function: the new challenge of pulsed therapy. *Climacteric* 2001; 5(Suppl) 2:50-6.

Gompel A, Kandouz M, Siromachkova M *et al.* The effect oftibolone on proliferation, differentiation and apoptosis in nonnal breast cells. *Gynecol Endocrinol* 1997; 11(Suppl):77-9.

Gordon T, Kanel WB, Hjortland MC, Dawber TR. High density lipoprotein as a protective factor against coronary heart disease: The Framingham Study. *Am J Med* 1977; 62:707-14.

Hee J, Macnughton J, Bangah M, Burger HG. Perimenopausal patterns of gonadotrophins, immunoreactive inhibin, oestradiol and progesterone. *Maturitas* 1993; 18:9.

Hunter M, Battersby R, Whitehead M. Relationships between psychological symptoms, somatic complaints and menopausal status. *Maturitas* 2008; 61(1-2):95-106.

Istre O, Holm-Nielsen P, Boume T, Forman A. Hormone replacement therapy after transcervical resection of the endometrium. *Obstet Gynecol* 1996; 88:767.

Jayagopal V, Albertazzi P, Kilpatrick ES *et al.* Beneficial effects of soy phytoestrogen intake in postrnenopausal women with type 2 diabetes. *Diabetes Care* 2002; 25:1709.

Jenkens DJA, Kendall CW, Vidgen E *et al.* Effect of soy based breakfast cereal on blood lipids and oxidized low density lipoprotein. *Metabolism* 2000; 49:1496.

Judd HL, Judd G, Lucas WE, Yen SSC. Endocrine function of the postmenopausal ovary: concentrations of androgens and estrogens in ovarian and peripheral veio blood. *J Clin Endocrinol Metab* 1974; 39:1020-24.

Kloosterboer H. Intracrinology: the secret ofthe tissue-specificity oftibolone. *J Brit Men Soc* 2000; 6(Suppl):23-7.

Kloosterboer H. Tibolone: a steroid with tissue-specific mode of action. *J Ster Biochem Mol Biol* 2001; 76:231-8.

Knight D, Howes IB, Eden IA. The effect of Promensil, an isoflavone extract, on menopausal symptoms. *Climacteric* 1999; 2:79-84.

Labrie F, Belanger A, Cusan L, Gomez IL, Candas B. Marked decline in serum concentrations of adrenal C19 sex steroid precursors and conjugated andrgoen metaboliltes during aging. *J Clin Endocrinol Metab* 1997; 82:2396-2402.

Landgren MB, Bennink HJ, Helmond FA, Engelen S. Dose-response analysis of effects of tibolone on climacteric symptoms. *BJOG* 2002; 109(10):1109-14.

Laughlin GA, Barrett-Connor E, Kritz-Silverstein D, Von Muhlen D. Hysterectomy, oophorectomy, and endogenous sex hormone levels in older women: The Rancho Bernardo Study. *J Clin Endocrinol Metab* 2000; 85:645-51.

Leiserowitz GS, Gumbs JL, Oi R *et al.* Endometriosis-related malignancies, *Int J Gynecol Cancer* 2003; 13:466.

Machado LV. Endocrinologia ginecológica. 2 ed. Rio de Janeiro: Medbook, 2006.

Machado RB. Efeitos do acetato de nomegestrol sobre o endométrio e sobre o padrão menstrual em pacientes na perimenopausa com irregularidade menstrual. (Tese de Mestrado – Faculdade de Ciências Médicas da Santa Casa de São Paulo), São Paulo, 1999.

McMeekin DS, Burger RA, Manetta A, Disaia PJ, Berman M. Endometrioid adenocarcinoma of the ovary and its relationship to endometriosis. *Gynecol Oncol* 1995; 59:81.

McKinlay SM, Brambilla DJ, Posner JG. The normal menopause transition. *Maturitas* 1992; 14:103.

Metcalf MG, Livesay JH. Gonadotropin excretion in fertile women: effect of age and onset of the menopausal transition. J Endocrinol 1985; 105:357.

Mettler L. Endometrial changes during cyclical application of oestradiol, oestriol and norethisterone acetate in the pre- and post-menopause. *Gyn* 1982 (available from Novo Nordisk).

Moore R. Livial: a review of clinical studies. *Brit J Obstet Gynaecol* 1999; 106:1-21.

Morris E, Wilson P, Robinson J, Rymer J. Long term effects of tibolone on the genital tract in postrnenopausal women. *Brit J Obstet Gynaecol* 1999; 106:954-9.

Munster K, Schmidt L, Helm P. Length and variation in the menstrual cycle – a cross-sectional study from Danish county. *Br J Obstet Gynaecol* 1992; 99:422.

Namnoum AB, Hickman TN, Goodman SB, Gehlbach DL, Rock JA. Incidence of symptom recurrence after hysterectomy for endometriosis. *Fertil Steril* 1995; 64:898.

Notelovitz M. Exercise and health maintenance in menopausal women. *Ann N Y Acad Sci* 1990; 592:204-20.

Pasqualini JR. Progestins: present and future. *J Ster Biochem Mol Biol* 1996; 59:357-63.

Rannevik G, Jeppsson S, Johnell O, Bjerre B, Yaurell-Borulf Y, Svanberg L. Longitudinal study of the perimenopausal transmission: altered profiles of steroid and pituitary hormones, SHBG and bone mineral density. *Maturitas* 1995; 21:103.

Reyes FI, Winter JSD, Faiman C. Pituitary ovarian relationship preceding the menopause – a cross-sectional study of serum follicle-stimulating hormone, luteinizing hormone, prolactin, estradiol and progesterone levels. *Am J Obstet Gynecol* 1997; 129:557.

Richardson SJ, Senikas V, Nelson JF. Follicular depletion during the menopausal transition – evidence for accelerated loss and ultimate exhaustion. *J Clin Endocrinol Metab* 1987; 65:1231.

Rodrigues de Lima G, Baracat EC. Síndrome do climatério. *In*: (Eds.) *Ginecologia endócrina*. São Paulo: Atheneu, 1995; 271-93.

Sabino Pinho J, Lima JC, Pinho Sales FS. Perspectivas da terapêutica de reposição hormonal. *In*: Fernandes CE. (ed.) *Menopausa: diagnóstico e tratamento*. São Paulo: Editora Segmento, 2003; 167-77.

Sabino Pinho J, Lima JC. Bases da terapia hormonal em ginecologia. *In*: Souza Costa J. (ed.). *Endocrinologia ginecológica básica*. São Paulo: Editora Roca, 2006; 210-31.

Sabino Pinho J, Lima JC. I Diretriz Brasileira sobre Prevenção de Doenças Cardiovasculares em Mulheres Climatéricas e a Influência da Terapia de Reposição Hormonal (TRH) da Sociedade Brasileira de Cardiologia (SBC) e da Associação Brasileira do Climatério (SOBRAC). *Arq Bras Cardiol* 2008; 91(1 supl.1):1-23.

Sherwin BB, Gelfand MM. The role of androgen in the maintenance of sexual functioning in oophorectomized women. *Psychosom Med* 1987; 49:397-409.

Simpson E, Rubin G, Ciyne C *et al.* The role of local estrogen biosynthesis in males and females. *Trends Endocrinol Metab* 2000; 11:184-8.

Speroff L, Glass RH, Nathan GK. Menopause and perimenopausal transition. *In*: Speroff L, Glass RH, Nathan GK. (eds.) *Clinical gynecologic endocrinology and infertility*. 6 ed. Philadelphia: Lippincott Williams & Wilkins, 2005; 643-724.

Speroff L, Fritz M. Postmenopausal hormone therapy. In: Speroff L, Fritz M. (eds.). *Clinical gynecologic endocrinology and infertility*. 7 ed., Philadelphia: Lippincott Williams & Wilkins, 2005: 689-777.

Studd J. Estrogens as first-choice therapy for osteoporosis prevention and treatment in women under 60. *Climacteric* 2009; 12(3):206-9.

Tax L, Goorissen EM, Kicovic PM. Clinical profile of Org OD 14. Maturitas 1987; 1(Suppl.):3-13.

Timmer CJ, Houwing NS. Dose proportionality of three different doses of tibolone. *Pharmacotherapy* 2002; 22(1):6-13.

Tindall DJ, Chang CH, Lobl TJ, Cunningham GR. Androgen antagonists in androgen target tissues. *Pharmacol Ther* 1984; 24:367-73.

Torneycroft I. The relation of 17-OH-progesterone and estradiol-17-β-levels during the human menstrual cycle. *Am J Obstet Gynecol* 1971; 1:947.

Treloar AE, Boynton RE, Borghild GB, Brown BW. Variation of the human menstrual cycle through reproductive life. *Inter J Fertil* 1967; 12:77.

Utian WH. Current status of menopause and postmenopausal estrogen therapy. *Obstet Gynecol Surv* 1977; 32:193-204.

Valdivia L, Ortega D. Mammographic density in postmenopausal women treated with tibolone, estriol or conventional hormone replacement therapy. *Clin Drug Invest* 2000; 20:101-7.

Vollman RF. The menstrual cycle. *In*: Friedman E. (ed.) *Major problems in obstetrics and gynecology*. Philadelphia: Saunders, 1977.

Wilson CM, McPhaul MJ. A and B forms of the androgen receptor are present in human genital skin fibroblasts. *Proc Natl Acad Sci USA* 1994; 91:1234-42.

Winkler VH, Altkemper R, Kwee B, Helmond FA, Coelingh Bennink HJ. Effects of tibolone and continuous combined hormone replacement therapy on parameters in the clotting cascade: a multicenter, double blind, randomized study. *Fertil Steril* 2000; 74:10-9.

Zhou J, NG S, Adsanya-Famuiya O, Anderson K, Bondy CA. Testosterone inhibits estrogen-induced rnammary epithelial proliferation and suppresses estrogen receptor expression. *FASEB J* 2000; 14:1725-30.

Zumoff B, Strain GW, Miller LK, Rosner W. Twenty-four hour mean plasma testosterone concentration declines with age in normal premenopausal women. *J Clin Endocrinol Metab* 1995; 80:1429-30.

CAPÍTULO 26

Osteoporose Pós-Menopausa

Gustavo José Caldas Pinto Costa • Érico Higino de Carvalho

INTRODUÇÃO

O aumento da expectativa de vida da população tornou a osteoporose doença abrangente e uma questão de saúde pública. Esse fato é mais bem evidenciado nas mulheres pós-menopausadas, visto que metade delas tem perda da massa óssea (osteopenia e osteoporose) após uma década da menopausa.[1] A presença de fraturas osteoporóticas está relacionada com a prematura mortalidade, reduzindo a expectativa e a qualidade de vida. O risco de uma mulher durante toda a sua vida ter uma fratura osteoporótica pode chegar a 40%. Aquelas que já apresentaram uma fratura vertebral tem risco absoluto de mais de 50% de uma nova fratura em qualquer outro sítio nos próximos 15 anos.[2] Considerando-se que menos de um terço das mulheres norte-americanas com osteoporose tem o diagnóstico e, destas, apenas 15% recebem o tratamento, tende a ser um problema cada vez mais preocupante para os gestores de saúde a morbimortalidade e os gastos associados a fraturas osteoporóticas.[1] A situação brasileira é ainda pior, com mais casos sem diagnóstico e tratamento.

DEFINIÇÃO

A definição clássica da Organização Mundial da Saúde (OMS) é de uma doença caracterizada por baixa massa óssea e deteriorização da microarquitetura óssea que causa fragilidade e aumento do risco de fraturas, normalmente acarretadas por traumatismo de menor impacto. Essa definição é baseada na densitometria mineral óssea (DMO), que caracteriza como normal até −1,0 desvio-padrão (DP); osteopenia entre −1,0 e 2,4 DP e osteoporose menor que −2,5 DP.[3] Outros autores definem osteoporose como uma doença caracterizada por diminuição da *força óssea* devida à diminuição da *densidade e da qualidade do osso*, o

330 Seção III • Problemas Frequentes em Ginecologia

que acarreta aumento da fragilidade óssea, levando-se em consideração, além do critério densitométrico, a remodelação e a microarquitetura, conjunto que integra o conceito de qualidade óssea. Essa nova definição abrange outros elementos importantes além da densidade, pois a maioria das fraturas em mulheres pós-menopausadas acomete aquelas com osteopenia.[4]

EPIDEMIOLOGIA

A prevalência de osteoporose no Brasil foi estimada em torno de 40% em mulheres pós-menopausadas. Na população pernambucana com idade superior a 50 anos, foi encontrada prevalência de 28,8% em coluna lombar e 18,8% em fêmur.[5] A prevalência de baixa massa óssea nos EUA entre indivíduos com pelo menos 50 anos foi de aproximadamente 44 milhões em 2002, segundo a National Osteoporosis Foundation (NOF).[6] As mulheres são as mais afetadas, sendo estimados mais de 30 milhões com baixa massa óssea. A prevalência projetada de osteoporose em 2040 é o dobro da atual. Cerca de 1,3 milhão de fraturas por fragilidade ocorrem todos os anos nos EUA.[6] Na Europa, no ano de 2000, foram estimadas 620.000 fraturas de fêmur, 574.000 de antebraço, 250.000 em úmero proximal e 620.000 de coluna vertebral clinicamente evidente.[7] As fraturas osteoporóticas europeias corresponderam a 34,8% de todas as fraturas ocorridas em todo o mundo.[8] A presença de fratura dobra a mortalidade geral por qualquer causa, independentemente de doenças crônicas associadas, mesmo após longo período, até 10 anos após fratura de fêmur.[9]

FISIOPATOLOGIA

A doença resulta do desequilíbrio da reabsorção e da formação óssea, com predomínio da reabsorção, o que acarreta perda crônica da massa óssea. Esse processo de reparo e reforma é denominado remodelação óssea.[5]

Remodelação óssea

A remodelação começa pelo processo de reabsorção, que é mediado pelos osteoclastos, nas superfícies ósseas, em locais denominados unidades de remodelação. Segue uma ordem sequencial, iniciando com reabsorção seguida pela formação. O processo constitui-se basicamente da retirada de osso mineralizado e sua substituição por osteoides mineralizados. Todo o processo é coordenado por uma complexa inter-relação de hormônios, citocinas, prostaglandinas, força mecânica e fatores locais de crescimento. O sistema RANKL (ligante do ativador do receptor do fator nuclear Kβ) e Osteoprotegerina (OPG) têm papel fundamental no controle da reabsorção óssea. O RANKL é produzido por células estromais, ligam-se ao RANK presente nos precursores dos osteoclastos e os transforma em osteoclastos maduros, iniciando a reabsorção óssea. A OPG, produzida também pelos osteoblastos, atua como competidor com o RANKL pelo sítio do RANK, e faz papel inverso, inibindo a osteoclastogênese. Vários fatores atuam estimulando o RANK, entre eles o déficit estrogênico, marcante na menopausa. Outros como PTH, vitamina D, prostaglandina E, tiroxina e interleucinas também atuam estimulando a produção do RANK e do seu ligante, RANKL.[4,5]

Na menopausa, o número de unidades de remodelação está aumentado e predomina a reabsorção, em todo o esqueleto, mas especialmente no osso trabecular, metabolicamen-

Capítulo 26 • Osteoporose Pós-Menopausa **331**

te mais ativo. O osso trabecular está presente na extremidade distal dos ossos longos e nos ossos chatos como as vértebras. Ocorre maior perda provocada pelo hipoestrogenismo na primeira década pós-menopausa, chegando a 2% ao ano.[5] Depois ocorre lentificação, semelhante ao processo ocasionado pelo envelhecimento. Como na menopausa há maior remodelação no osso trabecular (25%) que no cortical (3%), os locais preferenciais para análise são aqueles com maior osso trabecular, como a coluna lombar.[1,3,5]

Densidade mineral óssea

Baixa massa óssea, o achado marcante da osteoporose, tem relação inversa com risco de fratura, e sua presença não está associada a sintomas, a não ser que haja fratura. O critério definidor de osteoporose é densitométrico, variando entre normal, osteopenia e osteoporose, numa gradação crescente de perda óssea.[3] Quanto maior a perda óssea, medida em DP em relação ao adulto jovem (escore T), maior o risco de fraturas.[3] Para cada 1 DP diminuído na DMO, o risco de fratura pode chegar a três vezes.[10] A técnica mais amplamente utilizada para avaliar a massa óssea é a medida da absorção de dupla emissão de raios X, com baixa radiação e custo mais acessível, além de ser a técnica-padrão para comparação. Outras técnicas, como a ultrassonografia de calcâneo, podem ser usadas como teste de triagem, antes da DMO, para pacientes com maior risco para osteoporose.[7]

Microarquitetura

A tomografia computadorizada quantitativa se assemelha à biópsia óssea para avaliação da arquitetura óssea por analisar a espessura e a conectividade das trabéculas, além da espessura da cortical. Pode estimar o risco de fraturas e indicar o melhor tratamento e acompanhar a resposta terapêutica.[7]

DIAGNÓSTICO

O diagnóstico é densitométrico.[3] Outras técnicas além da densitometria são utilizadas para complementar o diagnóstico, como a radiografia óssea para confirmar uma fratura ou deformidade associada.[1,7] O diagnóstico clínico pode ser feito para qualquer mulher na menopausa com fratura por traumatismo de baixa intensidade, mesmo sem o resultado da densitometria.[1] Se a DMO confirmar perda óssea maior que –2,5 DP e houver fratura, é considerada osteoporose grave ou estabelecida.[1,7] A história pessoal e familiar juntamente com exame físico detalhado é importante na análise de fatores de risco para perda óssea e para descartar causas secundárias de osteoporose[1,7] (Quadro 26.1).

Os objetivos do diagnóstico são descartar causas secundárias ou que mimetizam a osteoporose, identificar fatores de risco ou contribuintes para perda de massa óssea, estimar a gravidade da doença, estabelecer o prognóstico, selecionar e monitorizar tratamento.[1]

Na avaliação laboratorial de rotina para toda mulher menopausada recomendam-se dosagem do hemograma, bioquímica (cálcio, fósforo, albumina, enzimas hepáticas, creatinina, eletrólitos) e calciúria de 24 h. Outros exames adicionais podem ser solicitados individualmente dependendo do achado clínico e da história pessoal, como TSH, VSH, eletroforese de proteína, PTH, 25-OH vitamina D, marcadores de remodelação, cortisol livre urinário, antiendomísio, entre outros.[1,7] A interface entre osteoporose e osteomalacia é comum pela deficiência de vitamina D na população adulta.[11] A dosagem de 25-OH vitami-

Seção III • Problemas Frequentes em Ginecologia

Quadro 26.1 Causas secundárias de osteoporose

Endocrinopatias ou doenças metabólicas	Nutricionais	Fármacos	Doenças do colágeno	Outras
Hipogonadismo	Malabsorção	Fenitoína	Osteogênese imperfeita	Artrite reumatoide
Hiperparatireoidismo	Desnutrição	Corticóide	Homocistinúria	Mieloma
Hiperadrenocortismo	Doença hepática crônica	Fenobarbital	Síndrome de Ehlers-Danlos	Outros cânceres (metástase óssea)
Tireotoxicoses	Deficiência de vitamina D	Heparina	Síndrome de Marfan	Acidose tubular renal
Anorexia nervosa	Alcoolismo	Antagonista do GnRH		Hipercalciúria
Hiperprolactinemia	Deficiência de cálcio	Uso excessivo de levotiroxina		Doença hepática colestática
Porfiria	Cirurgia gástrica	IBP (> 7 anos) e BH_2		Transplantados
Diabetes melito		TZD em DM (> 18 meses)		Mastocitose
Acromegalia		Diurético de alça (> 3 anos)		Talassemia
Hipofosfatasia				DPOC
Gestação				Imobilização

Modificado de AACE Osteoporosis Guideline. *Endocr Pract*. 2003.
IBP: inibidor de bomba de prótons; BH_2: antagonista do receptor H_2; DM: diabetes melito; DPOC: doença pulmonar obstrutiva crônica; GnRH: hormônio liberador de gonadotrofinas; TZD: tiazolidinedionas.

na D e dos marcadores de remodelação (especialmente os de reabsorção – CTX ou NTX) é sugerida como rotina por alguns autores, para acompanhamento do tratamento.[1,12]

Marcadores de remodelação óssea

Usados para estimar o metabolismo (*turnover*) ósseo, os marcadores de remodelação óssea são divididos em marcadores de reabsorção e de formação. Entre vários, os produtos da formação e da degradação do colágeno são os principais marcadores de formação e reabsorção utilizados, respectivamente. O CTX e o NTX (telopeptídeos de reabsorção do colágeno) são muito usados na osteoporose pós-menopausa, pois refletem bem a reabsorção e podem ser dosados sericamente.[12]

Ainda não está estabelecido o papel dos marcadores de remodelação na condução da osteoporose. Está claro que não podem ser usados como diagnóstico de osteoporose, mas sabe-se que níveis elevados de marcadores de reabsorção, como CTX ou NTX, têm correlação com perda óssea mais rápida. Em associação com a DMO podem indicar quais pacientes merecem ser tratados. Entretanto, sua maior utilidade é no acompanhamento da terapia.[1,7,12]

Capítulo 26 • Osteoporose Pós-Menopausa **333**

Quadro 26.2 Seguimento densitométrico de acordo com a DMO basal e o tipo de tratamento da perda de massa óssea

DMO	Seguimento
DMO normal (escore T > –1,0 DP)	Cada 3 a 5 anos
Prevenção da osteoporose – osteopenia (–1,0 DP < escore T > –2,5 DP)	1 a 2 anos até estabilização da DMO; 2 a 3 anos após estabilização da DMO
Tratamento para osteoporose (escore T < –2,5 DP)	Anual por 2 anos ou até estabilização da DMO. Bianual após a estabilização da DMO

Com base no AACE Osteoporosis Guideline, *Endocr Pract.* 2003.

Avaliação do risco de osteoporose

O aumento da prevalência de osteoporose aliado ao desenvolvimento de terapias mais efetivas e atualmente mais disponíveis implica necessidade de identificação da maior quantidade de pacientes com indicação de tratamento. A disponibilidade e o custo da densitometria, exame-chave no diagnóstico, é um problema mesmo nos países desenvolvidos. O fato de a maioria das fraturas ocorrer em mulheres osteopênicas é outro dado a ser considerado. Nas mulheres com DMO na faixa osteoporótica, a chance de ocorrer fratura é maior, mas não é determinante, pois outros fatores associados à qualidade óssea têm grande relevância. Cada vez mais são valorizados outros fatores de risco para osteoporose na tentativa de selecionar quais pacientes de maior risco para fraturas, especialmente fatores relacionados com fármacos e outras patologias. Os Quadros 26.3 e 26.4 listam os principais fatores associados a perda de massa óssea e fraturas osteoporóticas. O objetivo da identificação dos fatores de risco é selecionar mulheres nas quais a densitometria óssea possa ser evitada sem aumento substancial no risco de não diagnosticar portadoras de osteopenia ou osteoporose.[13]

Vários instrumentos de avaliação (com base em pontos utilizando os fatores de risco) têm sido propostos na tentativa de identificar mulheres com maior risco para fraturas osteoporóticas. Em geral esses instrumentos mostram boa sensibilidade em identificar mu-

Quadro 26.3 Risco relativo (intervalo de confiança 95%) de fratura de fêmur e fatores de risco associados ajustados para idade e DMO

Fatores de risco	Risco relativo (IC 95%)
IMC (20 *vs.* 25 kg/m²)	1,42 (1,23-1,65)
Histórico familiar de fratura de fêmur	2,28 (1,48-3,51)
Fratura anterior após 50 anos de idade	1,62 (1,30-2,01)
Uso prévio ou atual de corticoide	2,25 (1,60-3,15)
Fumante ativo	1,60 (1,27-2,02)
Artrite reumatoide	1,73 (0,94-3,20)
Ingesta de álcool > 2 unidades/dia	1,70 (1,20-2,42)

Com base em Kanis JA et al. *Osteoporos Int.* 2005.

Quadro 26.4 Fatores de risco para osteoporose e fratura em mulheres pós-menopausadas brancas

Maiores
Baixo peso (< 58 kg)
Histórico familiar (primeiro grau) de fratura
Histórico de fratura anterior
Uso de corticoide (> 5 mg de prednisona/equivalente por pelo menos 3 meses)
Fumante ativa

Adicionais
Alteração visão
Menopausa precoce (< 45 anos de idade)
Demência
Saúde frágil
Quedas
Baixo consumo de cálcio (por toda a vida)
Sedentarismo
Ingesta de álcool > 2 unidades (drinque)/dia

Segundo a National Osteoporosis Foundation, 2003.

lheres com escore T < –2 DP, mas baixa especificidade. Mais recentemente, a OMS propôs o FRAX,[14] um questionário computadorizado para avaliação do risco de osteoporose que analisa vários parâmetros, entre eles os citados no Quadro 26.3, além da medida densitométrica do fêmur. Objetiva estimar o risco de fratura de homens e mulheres entre 40 e 90 anos.[14]

TRATAMENTO

Os princípios do tratamento para osteoporose são: prevenir fraturas e deformidades, estabilizar ou aumentar a massa óssea, aliviar os sintomas nos pacientes com fraturas e melhorar a funcionalidade física.[1,7]

O tratamento é indicado para todas as mulheres com osteoporose e para aquelas que tenham tido fraturas por traumatismo mínimo, mesmo sem a confirmação da DMO.[1,7] A NOF recomenda o tratamento para mulheres com osteopenia, com < –1,5 DP no escore T que tenham pelo menos um fator de risco (tabela) ou < –2,0 DP se não tiverem fator de risco.[6] A American Association of Clinical Endocrinologists (AACE) também indica o tratamento preventivo para mulheres osteopênicas que continuem a perder massa óssea mesmo com as medidas não farmacológicas ou que venham a sofrer fraturas.[1] Os tratamentos aprovados pelo Food and Drug Administration (FDA), órgão responsável pela aprovação de medicação no mercado norte-americano, foram seguidos como modelo nesta análise.

A decisão do tratamento não deve ser baseada apenas no resultado da DMO, pois a maioria das fraturas ocorre em pacientes sem osteoporose, já que a maioria das mulheres menopausadas tem osteopenia.[1,4,7] Outros fatores que compõem o conceito de qualidade óssea (remodelação óssea, microarquitetura e presença de microlesões) deverão ser considerados, além dos fatores de risco já estabelecidos[1,7] (ver Quadros 26.3 e 26.4).

Vários tratamentos estão disponíveis, sendo basicamente divididos em agentes antirreabsortivos e anabólicos. O tratamento deve ser individualizado, de acordo com as características de cada paciente, mas os agentes antirreabsortivos geralmente constituem o tratamento inicial.[1,7]

Antirreabsortivos

BISFOSFONATOS

Análogos dos pirofosfatos que se ligam à hidroxiapatita no osso, atuam inibindo a função e o recrutamento dos osteoclastos e aumentando sua apoptose. Aumentam discretamente a densidade mineral óssea e reduzem a incidência de fraturas vertebrais e não vertebrais. Têm baixíssima absorção oral e prolongada retenção esquelética. A via oral semanal é a maneira de administração mais usada para esse grupo de fármacos. Devem ser ingeridos em jejum, com água filtrada, e a paciente é orientada a manter-se de pé por pelo menos 30 min após a tomada, para tentar aumentar a absorção e evitar efeitos colaterais dispépticos. Entre os fármacos aprovados para tratamento de osteoporose, estão disponíveis em apresentação oral (alendronato e risendronato), venosa (pamidronato e zolendronato) ou ambas (ibandronato). O etidronato, o clodronato e o pamidronato não são aprovados pelo FDA para o tratamento da osteoporose.

Os efeitos colaterais dispépticos são os mais comuns, mas sintomas semelhantes a um quadro gripal, uveíte, hipercalcemia, edema nas pernas também são relatados.

Alendronato

O alendronato foi o primeiro bisfosfonato a ter eficácia comprovada para tratamento da osteoporose pós-menopausa. O Fracture Intervention Trial (FIT) mostrou redução de 55% em fraturas vertebrais e 51% em fraturas de quadril, com aumento da DMO em 8% na coluna lombar e 5% no quadril.[15] Diminuição semelhante em fraturas e benefícios na DMO foram observados em duas meta-análises com alendronato na pós-menopausa.[16,17] Seguimento com alendronato por 10 anos mostrou ganho expressivo na DMO na coluna lombar (13,7 %), no trocanter (10,3%), no colo femoral (5,4%) e no fêmur proximal (6,7%), a despeito de o benefício diminuir gradualmente anos depois da sua suspensão.[18]

No Brasil está disponível em comprimidos de 10 mg, para ser utilizado uma vez ao dia, ou de 70 mg, para ser utilizado uma vez na semana.

Risendronato

O risendronato demonstrou redução de 41 a 49% de fraturas vertebrais e de 30 a 36% de não vertebrais após 3 anos de uso,[19] mantido por até 7 anos de seguimento.[20] Em uma população de mulheres idosas, a redução de fraturas de colo de fêmur foi de 30%, com efeito maior naquelas com idade entre 70 e 79 anos (redução de 40%).[21] Está disponível no Brasil como comprimidos de 35 mg para ser usado uma vez na semana.

Ibandronato

Recentemente aprovado como terapêutica para osteoporose, o ibandronato apresentou redução de fraturas vertebrais em 50 a 60% dos casos.[22] A redução de fratura não vertebral foi encontrada em mulheres com escore T < −3,0 DP, em análise *post hoc*. Aprovado tanto para uso oral diário (2,5 mg) ou mensal (150 mg) quanto para uso venoso trimestral, é uma excelente opção pela melhora na adesão.

Está disponível no Brasil como comprimidos de 150 mg para ser utilizado uma vez ao mês.

Zolendronato

A infusão anual de 5 mg de zolendronato mostrou redução de 70% em fraturas vertebrais e de 40% em fraturas de fêmur no acompanhamento de 3 anos.[23] Único bisfosfonato a mostrar redução na mortalidade em geral,[23] é uma opção para os pacientes que não toleram ou não podem fazer uso do bisfosfonato oral e naqueles que precisam melhorar a adesão ao tratamento.

Disponível no Brasil como 5 mg/FA ou 4 mg/FA, por via endovenosa, direto ou diluído com SF 0,9% – 100 mL durante 15 a 30 minutos, uma vez ao ano.

Osteonecrose de mandíbula

Manifestação rara, descrita inicialmente em pacientes oncológicos que faziam uso dos bisfosfonato venoso adjuvante à quimioterapia e fizeram tratamento dentário concomitante. Foram descritos pouquíssimos casos com bisfosfonatos orais. Toda paciente menopausada em tratamento com bisfosfonato, mesmo que oral, deve receber orientação para postergar o tratamento dentário o quanto possível.[24]

CALCITONINA

Desde 1995 a calcitonina de salmão é aprovada pelo FDA para tratamento de osteoporose. Apesar de modesto efeito na densidade mineral óssea, tem eficácia demonstrada na redução de fraturas vertebrais e como potente efeito analgésico após a fratura estabelecida. O Estudo PROOF mostrou aumento de 1,2% na DMO em coluna lombar e 33% de redução de fraturas vertebrais com 200 UI de calcitonina intranasal, com seguimento por até 5 anos. Não houve redução de fraturas não vertebrais.[25]

Náusea, rinite, epistaxe e *flushing* (rubor facial) são os efeitos colaterais mais comuns em até 20% dos pacientes.

Está disponível no Brasil como calcitonina intranasal, 200 UI, *spray* para ser aplicado uma vez ao dia.

SERM | RALOXIFENO

O raloxifeno tem efeito agonista estrogênico no osso. O estudo MORE durou 3 anos e mostrou aumento da DMO na coluna lombar entre 2 e 3% e diminuição de fraturas vertebrais em mulheres com e sem fratura vertebral prévia de 50 e 30%, respectivamente. Não houve redução de fratura não vertebral, incluindo quadril. A eficácia do raloxifeno foi mantida ao longo dos 4 anos de tratamento.[26] Uma meta-análise de sete ensaios comparando raloxifeno com placebo mostrou aumento semelhante de DMO na coluna lombar e de 2% no quadril.[27] Outros benefícios potenciais são redução no risco de câncer de mama e melhoria no perfil lipídico, com provável benefício cardiovascular. Os efeitos colaterais principais são: aumento de fogachos, edema periférico, espessamento endometrial e risco de tromboembolismo venoso (até três vezes).

Disponível no Brasil como comprimidos de 60 mg para ser usado uma vez ao dia.

TERAPIA DE REPOSIÇÃO ESTROGÊNICA

A terapia de reposição estrogênica (TRE) foi usada como terapia inicial para osteoporose pós-menopausa até os resultados de alguns estudos, especialmente o Women Health Iniciative (WHI), que evidenciaram maior risco de câncer de mama, tromboembolismo e doença cardiovascular.[28] Como fármaco antirreabsortivo, a TRE é efetiva.[29] Uma meta-análise de 57 estudos randomizados que compararam pelo menos 1 ano de TRE em mulheres pós-menopausadas com controles mostrou tendência para redução de fraturas vertebrais e não vertebrais. A DMO aumentou em 6,76% na coluna lombar e 4,12% em fêmur após 2 anos.[30] O WHI mostrou diminuição de 34% de fraturas vertebral e do colo do fêmur e de 24% de fraturas em geral.[29] Entretanto, os dados do WHI sugerem que os riscos da terapia conjugada (estrógeno e medroxiprogesterona) podem sobrepor os benefícios. No braço de mulheres histerectomizadas, foi usado apenas estrogênio e não houve aumento do risco para câncer de mama ou doença cardiovascular, apenas para acidente vascular encefálico (AVC), sugerindo efeito deletério maior da medroxiprogesterona.[28]

Atualmente, a recomendação do uso de TRE é feita apenas no início do climatério para mulheres sintomáticas (fogachos, ressecamento vaginal, dispareunia) que não conseguem resolver os sintomas com outras terapias. Usar na menor dose efetiva como sintomático e pelo menor tempo possível, com limite de até 5 anos. Apesar de a taxa de remodelação óssea voltar aos níveis pré-tratamento quando a TRE é suspensa, dados mostram efeito benéfico na proteção contra fraturas por tempo mais prolongado. Não é considerada terapia de primeira escolha para o tratamento da osteoporose.[1]

Além dos efeitos já citados, a TRE aumenta os níveis de triglicerídeos, dobra o risco de colelitíase, triplica o risco de tromboembolismo, além de ganho de peso, mastalgia, cefaleia, *rash* (transdérmico). No entanto, diminui o risco para câncer de cólon.

No Brasil está disponível em várias apresentações – oral, gel, transdérmico e implantes.

Anabólicos

TERIPARATIDA

Único agente anabólico aprovado pelo FDA para tratamento de osteoporose pós-menopausa, a teriparatida é um análogo recombinante do paratormônio (PTH), fragmento 1-34 N-terminal. Quando administrada intermitentemente, atua estimulando a produção de osteoblastos pelo aumento da atividade osteoblástica, levando a um aumento de massa óssea e mudança na microarquitetura óssea, com aumento na conectividade e na espessura das trabéculas ósseas, evidenciado por biópsia e estudos com TC quantitativa.

O primeiro estudo foi o Fracture Prevention Trial (FPT), que mostrou redução de fraturas vertebrais em 65% e de não vertebrais em 53% na dose de 20 µg/dia, por via subcutânea. O aumento médio na DMO foi de 9% na coluna lombar e de 3% no fêmur.[31] O tratamento preconizado é de até 2 anos, com injeções diárias. O efeito benéfico da teriparatida na redução de fraturas não vertebrais é evidenciado por mais de 30 meses após sua suspensão.[32]

Os efeitos colaterais mais importantes são tontura, cefaleia, câimbras, hipercalcemia transitória. Aumento na incidência de osteossarcoma foi evidenciado em ratos quando administrada em altíssimas doses. Teriparatida deve ser evitada em pacientes que tiveram osteossarcoma e nos pacientes com doenças caracterizadas por aumento do *turnover* ósseo como doença de Paget, hiperpartireoidismo e hipercalcemia.

No Brasil está disponível como 20 µg para aplicação subcutânea uma vez ao dia.

Terapia combinada

Dados atuais sugerem que a terapia combinada de dois antirreabsortivos resulta em diminuição mais pronunciada em reabsorção óssea e melhora densitométrica, mas dados com redução de fraturas ainda não estão disponíveis. A associação de TRE e alendronato confirmou esse dado,[33] assim como a associação de alendronato e raloxifeno.[34]

Pacientes já tratados com antirreabsortivos que não obtiveram resposta terapêutica desejada são bons candidatos para tratamento consecutivo com teriparatida. Entretanto, quando a teriparatida foi utilizada juntamento com alendronato, não houve efeito sinérgico, pois a ação antirreabsortiva do alendronato impediu o ganho de massa óssea esperado com o agente anabólico.[33] Esses dados não podem ser extrapolados a outros bisfosfonatos e ao raloxifeno.

A utilização mais adequada seria iniciar o bisfosfonato logo após o uso da teriparatida por 2 anos, para minimizar a perda de massa óssea obtida com o PTH recombinante. A teriparatida pode ser usada após agentes antirreabsortivos, com um atraso de cerca de seis meses após uso do bisfosfonato, pelo efeito antirreabsortivo maior e mais prolongado. O uso de marcadores de reabsorção (CTX) pode indicar o melhor momento para iniciar a teriparatida, pois, se estiverem suprimidos, indicam ainda ação do bisfosfonato.

Outros

RANELATO DE ESTRÔNCIO

Recentemente aprovado como tratamento para osteoporose na Europa, o estrôncio atuaria como inibidor da reabsorção óssea e estimularia a formação óssea. Foi encontrada redução de fratura vertebral de 40% em mulheres com média de 80 anos de idade após 3 anos de avaliação. O Estudo TROPOS mostrou redução de fraturas de quadril em até 36% e de fratura vertebral em 39% (risco relativo).[35]

DESONUMAB

O desonumab é um anticorpo humano recombinante contra o RANKL desenvolvido que mimetiza a ação da osteoprotegerina. Sua ação é de inibição da diferenciação, da ativação e da função dos osteoclastos, e também de aumento de sua apoptose. Os estudos iniciais mostraram redução dos marcadores de reabsorção óssea (CTX) e aumento da DMO de coluna lombar e quadril maior quando comprado com alendronato e placebo.[36] Recentemente foram publicados dados que mostraram redução de fratura vertebral.

Ainda não está aprovado como terapêutica para osteoporose, mas parece ser uma terapia promissora, pois, além de efetiva, tem boa adesão, em virtude de o tratamento ser feito com aplicações a cada 6 meses.

PROTETORES DE QUADRIL

Tratamento não farmacológico que pode reduzir fraturas de quadril em mulheres de mais alto risco, mas de baixa adesão (40%), os protetores de quadril podem ser usados como adjuvantes ao tratamento medicamentoso.[37]

Tratamentos não aprovados

TIBOLONA

A tibolona é considerada um estrógeno sintético e tem efeitos semelhantes a TER na massa óssea. O Estudo LIFT mostrou ganho de massa óssea, no entanto os efeitos adversos como aumento do risco de AVC, foi o suficiente para não aprovação da droga como terapêutica para osteoporose pelo FDA.[38]

No Brasil está disponível nas doses de 1,25 a 2,5 mg/comprimido para uso uma vez ao dia.

FITOESTRÓGENOS | ISOFLAVONAS

Não há dados na literatura que deem suporte ao uso de fitoestrógenos como terapia para osteoporose na pós-menopausa.[1]

FLUORETO

Apesar de aumentar a DMO na coluna lombar, não há redução na incidência de fraturas com o uso de fluoreto. Não é considerado arsenal terapêutico para osteoporose.[39]

Medidas gerais

O Quadro 26.5 lista recomendações gerais com relação à osteoporose para mulheres menopausadas. É recomendado que as mulheres menopausadas façam a reposição de cálcio e vitamina D.[1,7,43]

Quadro 26.5 Medidas preventivas, para mulheres com alto risco de osteoporose

Para todas as mulheres

Praticar exercício regularmente de acordo com a capacidade física (caminhada, exercícios de resistência)

Estimular dieta rica em cálcio e pobre em cafeína e refrigerantes

Suplementação de cálcio para atingir um conteúdo de 1.200 a 1.500 mg/dia

Suplementação de vitamina D (400 a 800 U/dia) para manter níveis séricos > 25-30 ng/mL

Evitar ingesta abusiva de álcool (> 2 drinques/dia)

Suspender tabagismo

Identificar e tratar as causas secundárias de osteoporose (Quadro 26.3)

Identificar e tratar déficits visuais, auditivos, doenças neurológicas, artropatias e outras doenças que possam facilitar ou contribuir para a ocorrência de quedas

Evitar ou pelo menos ajustar doses de medicações que possam ter efeito sedativo, diminuir reflexos (anti-histamínicos), efeito hipotensor, induzir tontura ou efeito que possa facilitar ou contribuir para ocorrência de quedas

Evitar, trocar ou usar pelo menor tempo possível fármacos que estão associados à perda de massa óssea (corticoides, anticonvulsivantes, diuréticos de alça, inibidor de bomba de prótons, tiazolidinedionas)

Idosas

Higienizar o ambiente domiciliar para evitar quedas (retirar tapetes e equipamentos com fios; usar sandálias antiderrapantes; assento para banho; piso antiderrapante; corrimão em escadas, corredores e banheiro; iluminação noturna em todos os ambientes, inclusive o quarto; evitar animais domésticos e equipamentos pequenos que possam causar tropeços, entre outros)

Identificar quadros demenciais no início, para minimizar as sequelas

Uso de protetores de quadril para aquelas mulheres predispostas ou com histórico de quedas frequentes

Modificado de AACE Osteoporosis Guideline. *Endocr Pract.* 2003.

Monitorização da terapia

A DMO e os marcadores de remodelação têm papel fundamental no acompanhamento. O acompanhamento com a densitometria deve ser individualizado e adequado a cada situação, dependendo da DMO de base (ver Quadro 26.2). O tratamento não deve mudar se houver declínio de DMO depois de 1 ano, porque se observou que algumas pacientes que perdem osso depois de 1 ano tendem a ganhá-lo depois, como demonstrado em análise *pos hoc* dos estudos FIT e MORE.[40,41] Se a perda óssea persistir em DMO subsequentes, pode-se mudar o tratamento.[40]

Os marcadores de remodelação, especialmente os de reabsorção (CTX sérico e NTX urinário) são muito úteis na determinação da eficácia do tratamento e da adesão da paciente. Os marcadores de formação são menos utilizados, devendo-se priorizá-los no tratamento anabólico com teriparatida. A manutenção de valores reduzidos nos marcadores de reabsorção indica supressão adequada da remodelação e, provavelmente, uso adequado da medicação.[12,41]

A proteção de fraturas é o objetivo principal do tratamento e deve ser acompanhada com verificação anual da altura e de análise morfométrica (mediante radiografia) das vértebras no rastreamento de fraturas subclínicas. A ocorrência de fraturas durante o tratamento pode exigir mudança da terapia ou reavaliação de causas secundárias de osteoporose.[40] Mudança de altura com diminuição de mais de 2 cm em 3 anos mostrou especificidade de 94% para novas fraturas vertebrais.[42]

RESUMO DAS RECOMENDAÇÕES E CONCLUSÕES

As recomendações e conclusões a seguir são baseadas em evidência científica consistente (nível A):

- O risco de fraturas é quatro vezes maior nas mulheres com osteoporose e quase o dobro nas mulheres osteopênicas. Os fatores de risco mais importantes para osteoporose são idade, história de fratura, história familiar de fratura, uso de corticoide, tabagismo, magreza, artrite reumatoide, consumo de álcool (> 3 drinques/dia) e etnias europeia, asiática e hispânica.[6,7,9,13]
- Redução de altura (> 2 cm em 3 anos) pode ser usada como indicador de fraturas vertebrais, com 94% de especificidade.[42]
- Os bisfosfonatos são os fármacos antirreabsotivos de escolha para prevenção e tratamento de osteoporose pós-menopausa, pois são efetivos na redução de fraturas vertebrais e não vertebrais (exceto ibandronato), com poucos efeitos colaterais, apresentações oral e venosa e diversas posologias (diária, semanal, mensal, trimestral e anual).[48]
- O uso prolongado de bisfosfonatos (alendronato) está documentado por até 10 anos, demonstrando segurança e efetividade da substância em prevenção de fraturas vertebrais e não vertebrais.[18]
- O zolendronato mostrou redução de mortalidade geral, além da redução de fraturas em pacientes idosos, após 3 meses de fratura de fêmur.[23]
- Não parece haver diferenças significativas de efetividade e segurança entre os bisfosfonatos autorizados para o tratamento de osteoporose.[48]
- A ação dos bisfosfonatos (alendronato) e da teriparatida continua mesmo após a suspensão da medicação (15 e 18 meses, respectivamente), mas com diminuição progressiva da redução do risco de fraturas e da DMO.[18,32]

- A terapia combinada recomendada entre teriparatida (anabólica) e alendronato ou raloxifeno (antirreabsortivos) é feita com a introdução da teriparatida após o uso do antirreabsortivo. A utilização conjunta não mostrou benefício.[33]
- Não há dados de redução de fraturas nos usuários de terapia combinada entre dois antirreabsortivos (alendronato e estrógeno), mas existe maior ganho de massa óssea e maior redução dos marcadores de reabsorção óssea.[34]
- Comparação entre alendronato e teriparatida mostrou menor incidência de fraturas e maior ganho de massa óssea nas mulheres que usaram teriparatida.[33]
- Estrôncio mostrou redução de fraturas vertebrais e não vertebrais em mulheres menopausadas.[35]
- Calcitonina demonstrou redução apenas de fraturas vertebrais em mulheres menopausadas.[25]
- A reposição de cálcio e de cálcio e vitamina D mostrou ganho densitométrico e redução de fraturas vertebral e não vertebral em mulheres menopausadas.[43]
- Tibolona mostrou melhora na massa óssea e redução de fraturas vertebrais e não vertebrais semelhantes à reposição estrogênica, mas, pelo aumento de eventos tromboembólicos como AVE, o FDA não autoriza o uso como fármaco para prevenção e tratamento de osteoporose.[38]

As recomendações e conclusões a seguir são baseadas em evidência científica inconsistente ou limitada (nível B):

- Protetores de quadril para prevenção de fraturas podem ser usados em mulheres com fragilidade e tendência acentuada a quedas.[37]
- Desonumab parece ser uma terapêutica efetiva para osteoporose, mas sem dados relativos com a redução de fraturas.[36]
- O uso prolongado de outros fármacos como bloqueador de bomba de prótons,[44] bloqueador H_2,[44] tiazolidinedionas,[45] diuréticos de alça,[46] anticonvulsivantes[47] e heparina parece aumentar a perda de massa óssea e o risco de fraturas.
- O risco de osteonecrose de mandíbula com uso de bisfosfonatos parece estar limitado aos pacientes oncológicos que utilizam os bisfosfonatos venosos como adjuvante quimioterápico e que fizeram tratamento dentário recente.[24]
- Não existe efeito documentado de melhora de massa óssea e redução de fraturas com fitoestrógenos e fluoreto.[1,39]

As recomendações e conclusões a seguir são baseadas em consenso (nível C):

- A recomendação de seguimento densitométrico em mulheres menopausadas deve ser feita a cada ano até estabilização da densitometria. Após estabilização deverá ser feita a cada 2 ou 3 anos.[1,7,40]
- Os marcadores de remodelação passam a ter papel cada vez maior na monitorização do tratamento e na definição das pacientes mais predispostas a perder massa óssea, podendo se beneficiar com tratamento precoce.[12]

REFERÊNCIAS BIBLIOGRÁFICAS

1. AACE. AACE Osteoporosis Guideline. *Endocr Pract* 2003; 9(6).
2. Cauley JA *et al.* Long-term risk of incident of vertebral fractures *JAMA* 2007; 298(23):2761-7.

3. World Health Organization. Assessment of fracture risk and its application to screening for postmenopausal osteoporosis. WHO Technical Report Series 843. Geneva, 1994.
4. Khosla S, Melton LJ. Osteopenia. *N Engl J Med* 2007; 356:2293-30.
5. Bandeira F. Prevalência de osteoporose, fraturas vertebrais e deficiência de vitamina D em mulheres na pós-menopausa. Tese (Doutorado em Saúde Pública). Fundação Oswaldo Cruz. Recife: FIOCRUZ, 2003.
6. Siris E *et al.* Identification and fractures outcomes of undiagnosed low bone mineral density in postmenopausal women: results from National Osteoporosis Risk Assesment. *JAMA* 2001; 286:2815-22.
7. Kanis JA, Burlet N, Cooper C *et al.* European guidance for the diagnosis and management of osteoporosis in postmenopausal women. *Osteoporos Int* 2008, 19:399-428.
8. Johnell O, Kanis JA *et al.* Requirements for DXA for the management of osteoporosis in Europe. Committee of Scientific Advisors of the International Osteoporosis Foundation. *Osteoporos Int* 2005; 16:220-38.
9. Blink D *et al.* Mortality risk associated with low-trauma osteoporotic fracture and subsequent fracture in men and women. *JAMA* 2009; 301(5):513-21.
10. Hui SL *et al.* Age and bone mass as predictors of fracture in a prospective study. *J Clin Invest* 1988; 81:1804-9.
11. Holik MF. Vitamin D defficiency. *N Eng J Med* 2007; 357(3):266-81.
12. Johnell O *et al.* Biochemical indices of bone turnover and the assessment of fracture probability. *Osteoporos Int* 2002; 13:523-6.
13. Kanis JA, Borgstrom F *et al.* Assesment of fracture risk. *Osteoporos Int* 2005; 16:581-9.
14. World Health Organization Scientific Group. Assesment of osteoporosis at the primary health-care level. Technical Report. WHO Collaborating Centre, University of Sheffield. 2007. (http://www.shef.ac.uk/FRAX).
15. Black DM *et al.* Randomised trial of effect of alendronate on risk of fracture in women with existing vertebral fractures: Fracture Intervention Trial Research Group. *Lancet* 1996; 348:1535-41.
16. Cranney A *et al.* Meta-analysis of alendronate for the treatment of postmenopausal women. *Endocr Rev* 2002, 23:508-16.
17. Papapoulos S *et al.* Meta-analysis of the efficacy of alendronate for the prevention of hip fractures in postmenopausal. *Osteoporos Int* 2005; 16:468-74.
18. Bone H *et al.* Ten years' experience of alendronate for osteoporosis in postmenopausal women. *N Eng J Med* 2004; 350:1189-90.
19. Reginster U *et al.* Randomized Trial of the effects of risendronate on vertebral fractures in women with established postmenopausal osteoporosis: Vertebral Efficacy with Risendronate Therapy (VERT) Study Group. *Osteoporos Int* 2000; 11:83-91.
20. Mellstrom DD *et al.* Seven years of treatment with risendronate in women with post-menopausal osteoporosis. *Calcif Tissue Int* 2004; 75:462-8.
21. McClung MR *et al.* Effect of risendronate on the risk of hip fracture in elderly women: Hip Intenvention Program Study Group. *N Eng J Med* 2001; 344:333-40.
22. Miller P *et al.* Monthly oral ibandronate therapy in postmenopausal osteoporosis: 1-year results from the MOBILE study. *J Bone Miner Res* 2005; 20:1315-22.
23. Black DM, Delmas PD *et al.* Once-yearly zolendronic acid for treatment of postmenopausal oteoporosis. *N Eng J Med* 2007; 356:1809-22.
24. Ruggiero SL *et al.* Osteonecrosis of the jaws associated with the use of bisphosphonates: a review of 63 cases. *J Oral Maxillofac Surg* 2004; 62:527-34.
25. Chestnut CH *et al.* A randomized trial of nasal spray of calcitonin in postmenopausal women with established osteoporosis: The Prevent Recurrence of Osteoporotic Fractures (PROOF) Study. *Am J Med* 2000; 109:267-76.
26. Delmas PD *et al.* Efficacy of raloxifen on vertebral fracture risk reduction in postmenopausal women with osteoporosis: Four-year result from a randomized clinical trial. *J Clin Endocrinol Metab* 2002; 87:3609-17.
27. Cranney A *et al.* Meta-analysis of raloxifen for the prevention and treatment of postmenopausal osteoporosis. *Endocr Rev* 2002; 23:524-8.

28. Writing Group for the Women's Health Initiative Investigators. Risk and benefits of estrogen plus progestin in healthy postmenopausal women: Principal results from the Women's Health Initiative (WHI) randomized controlled trial. *JAMA* 2002; 288:321-33.
29. Cauley JA, Robbins J *et al.* Effects of estrogen plus progestin on risk of fracture and bone mineral density: Women's Health Initiative (WHI) randomized trial. *JAMA* 2003; 290:1729-38.
30. Wells G *et al.* Meta-analysis of the efficacy of hormone replacement therapy in the treating and preventing osteoporosis in postmenopausal women. *Endocr Rev* 2002; 23:529-39.
31. Neer RM *et al.* Effect of parathyroid hormone (1-34) on fractures and bone mineral density in postmenopausal women with osteoporosis. *N Eng J Med* 2001; 344:1434-41.
32. Prince R *et al.* Sustained nonvertebral fragility fracture risk reduction after discontinuation of teriparatide treatment. *J Bone Miner Res* 2005; 0:1507-13.
33. Black DM, Greespan SL *et al.* The effects of parathyroid hormone and alendronate alone or in combination in postmenopausal osteoporosis. *N Eng J Med* 2003; 349:1207-15.
34. Lindsay R *et al.* Addition of alendronate to ongoing hormone replacement therapy in the treatment of osteoporosis: a randomized, controlled clinical trial. *J Clin Endocrinol Metab* 1999; 84:3076-81.
35. Reginster J *et al.* Strontium ranelate reduces the risk of nonvertebral fractures in postmenopausal women with osteoporosis: Treatment of peripheral osteoporosis (TROPOS) study. *J Clin Endocrinol Metab* 2005; 90:2816-22.
36. McClung MR *et al.* AMG 162 Bone Loss Study Group. Denosumab in postmenopausal women with low bone mineral density. *N Eng J Med* 2006; 354:821-31.
37. Cameron ID *et al.* Hip protectors in aged-care facilities: A randomized trial of use by individual higher-risk residents. *Age Ageing* 2001; 330:477-81.
38. Cummings SR *et al.* Long-Term Intervention on Fractures with Tibolone (LIFT) Study. *N Eng J Med* 2008; 359:697-708.
39. Meunier PJ *et al.* Fluoride salts are not better at preventing new vertebral fractures than calcium-vitamin D in postmenopausal osteoporosis. The FAVO Study. *Osteoporos Int* 1998; 8:4-12.
40. Delmas PD *et al.* Relationship between changes in bone mineral density and fracture risk reduction with antiresorptive drugs: some issues with meta-analyses. *J Bone Miner Res* 2004; 19:330-7.
41. Cummings SR *et al.* Monitoring osteoporosis therapy with bone densitometry: misleding changes and regression to the mean – Fracture Intervention Trial Research Group. *JAMA* 2000; 283:1318-21.
42. Simioski K *et al.* Accuracy of height loss during prospective monitoring for detection of incident vertebral fractures. *Osteoporos Int* 2005; 16:403-10.
43. Papadimitropoulus E *et al.* Meta-analysis of the efficacy of vitamin D treatment in preventing osteoporosis in postmenopausal women. *Endocr Rev* 2002; 23:560-9.
44. Yuang YX *et al.* Long-term protein pump inhibitor theraphy and risk of hip fractures. *JAMA* 2006; 296:2947-53.
45. Loke YK *et al.* Long-term use of Thiazolidinediones and fractures in type 2 diabetes: a meta-analyses. *CMAJ* 2009; 180(1):32-9.
46. Carbone LD *et al.* Loop diuretic use and fractures in postmenopausal women: findings from the Women's Health Initiative. *Arch Intern Med* 2009; 169:132-40.
47. Rack A *et al.* Bone health in young women with epilepisy after one year of antiepileptic drug monotherapy. *Neurology* 2009; 70:1586.
48. MacLean C *et al.* Systematic Review: Comparative effectiveness of treatment to prevent fractures in men and women with low bone density or osteoporosis. *Arch Intern Med* 2008; 148(3):197-213.

CAPÍTULO 27

Sexualidade Feminina

Ana Laura Carneiro Gomes Ferreira

INTRODUÇÃO

A construção da sexualidade feminina permeia toda a trajetória da humanidade. Trata-se de uma construção histórica que envolve contextos políticos, culturais, religiosos, sociais e de identidade, sendo, por fim, retocada por tudo o que tangencia o subjetivismo humano.[1] Segundo Cavalcanti & Cavalcanti,[2] à medida que o indivíduo interage com o meio, as respostas orgânicas aos estímulos sexuais passam de puramente reflexas ou respondentes a respostas apreendidas, as quais se inovam à medida que os estímulos e as vivências se somam. Desse modo, grande parte da função sexual resulta da interseção de biológico, social e psicológico, o que torna sua investigação um tanto complexa.[3]

Uma adequada função sexual é importante para a longevidade das relações afetivas, a satisfação global e o bem-estar geral.[4] Mais do que uma mera função reprodutiva, o aspecto prazeroso, afetivo e íntimo do sexo tem sido valorizado.[5]

Como efeito da globalização, a informação veiculada pela mídia a todas as classes sociais tem aumentado a demanda feminina nos consultórios ginecológicos em busca de soluções para os problemas que interferem na sua qualidade de vida, em especial aqueles relacionados com a função sexual. Entretanto, menos de 10% dos médicos questionam sobre a vida sexual de suas pacientes.[6] É possível que dificuldades pessoais dos médicos em relação à sua própria sexualidade dificultem o questionamento acerca de queixas sexuais.

Logo, é o ginecologista que recebe a maior parte das queixas sexuais, e por isso precisa estar preparado para ouvir as queixas físicas, psíquicas e sociais dos casais que buscam melhorar a qualidade da sua vida sexual. Essa procura tem sido frequente em relacionamentos longos, desgastados pela rotina, mesclados por desavenças, estresse e falta de tempo.

Seção III • Problemas Frequentes em Ginecologia

Portanto, o ginecologista não pode esquivar-se dessa realidade. Tão logo diagnosticada alguma disfunção sexual, a mulher deverá ser encaminhada para o profissional com formação em sexologia. É preciso que o clínico esteja atento às disfunções sexuais provenientes da ignorância da fisiologia dos órgãos genitais e da resposta sexual, pois apenas o esclarecimento pode ser suficiente e resolver a queixa da mulher.[7]

As sensações sexuais femininas podem ser despertadas por vários estímulos (desde fantasias e pensamentos eróticos, carícias, toques sensuais até a penetração vaginal). Uma vez desencadeada, a resposta sexual feminina se expressa por intermédio de uma sequência de fases que se completam entre si.[5]

CICLO DA RESPOSTA SEXUAL FEMININA

Com base em amplas observações laboratoriais, nas décadas de 1950 e 1960, Masters e Johnson estabeleceram o conceito da resposta sexual humana. Estruturaram um modelo de quatro fases: desejo, excitação, orgasmo e resolução.[8]

As reações biológicas e anatômicas sequenciadas e específicas de cada fase da resposta sexual feminina são resultantes também da integridade dos sistemas nervoso, endócrino e vascular.[5]

Fase do desejo

É a primeira fase do ciclo da resposta sexual feminina. A interação entre os fatores cognitivos, emocionais e anatomofisiológicos é pré-requisito para o início do desejo. Os fatores cognitivos são representados por sensações e experiências prazerosas, subjetivismo, e os emocionais, pela atuação do sistema neural específico através dos centros sexuais encefálicos. A base hormonal do impulso sexual feminino está vinculada à testosterona, sendo inexistente ou hipoativa quando sua produção é insuficiente ou ausente.[9]

Fase da excitação

Essa fase é desencadeada quando o desejo está presente. Caracteriza-se por uma reação orgânica generalizada de miotonia, vasocongestão dos vasos tanto genitais locais como da pele e lubrificação vaginal.[5]

Após o estímulo sexual, verifica-se uma liberação neurogênica e endotelial do óxido nítrico, maior fluxo sanguíneo para as artérias clitoriana e vaginal, permitindo assim a sua turgescência, extravasamento de suas glândulas e aumento na sua sensibilidade.[10]

À semelhança do que ocorre com o clítoris, há um incremento no transudato vulvovaginal decorrente da vasocongestão, e as paredes do terço inicial da vagina contraem-se. O útero é deslocado para cima e o colo uterino é liberado do fundo vaginal, ampliando em cerca de um terço a profundidade vaginal.[7] Entre as reações extragenitais estão rubor facial, ereção e tumescência dos mamilos, aumento das pulsações e da pressão arterial, assim como a respiração da mulher torna-se mais ofegante.[5]

Fase do orgasmo

A resposta sexual feminina alcança seu clímax com o orgasmo, no qual podem ocorrer de três a dez contrações reflexas ritmadas e involuntárias dos músculos perivaginais e perineais, a intervalos de 0,8 s. Essas contrações são particularmente visíveis no terço inferior da vagina, formando assim a plataforma orgásmica, que consiste nos músculos e nos tecidos engrossados que circundam a entrada da vagina e também alguns dos músculos pélvicos.[5,7]

Resolução

A resolução corresponde a última fase descrita por Master e Johnson, na qual desfaz-se a vasocongestão e a musculatura retoma o seu tônus normal. Dessa maneira, todo o organismo volta às condições iniciais.[8]

DISFUNÇÕES SEXUAIS FEMININAS

Qualquer alteração ou bloqueio em alguma fase da resposta sexual pode levar ao aparecimento das disfunções sexuais femininas. Segundo a quarta edição do Manual Diagnóstico e Estatístico de Transtornos Mentais (DSM-IV), são definidos como transtornos do desejo sexual as alterações psicofisiológicas do ciclo da resposta sexual capazes de causar acentuado sofrimento ou dificuldade interpessoal. Essas disfunções sexuais compreendem: desejo sexual hipoativo (DSM-302.71), disfunção sexual por aversão sexual ou fobia sexual (DSM-302.79), disfunção da excitação (DSM-302.72), disfunção do orgasmo (DSM-302.73), dispareunia (DSM-302.76) e vaginismo (DSM-306.51).[11] Portanto, as disfunções sexuais femininas que resultam de angústias pessoais podem interferir na qualidade de vida da mulher.[10]

EPIDEMIOLOGIA E FATORES DE RISCO PARA DISFUNÇÕES SEXUAIS FEMININAS

Estima-se que 40 a 45% das mulheres mencionem alguma disfunção sexual.[12] Entre as mulheres com queixas sexuais, a prevalência do desejo sexual hipoativo (DSH) varia de 32 a 58%[13] e a disfunção da excitação e anorgasmia são de cerca de 30%.[14] A dispareunia tem incidência variável e aumenta com o avançar da idade.[14]

Em estudo realizado em Recife em clínica de planejamento familiar observou-se que 36% das mulheres entrevistadas relataram alguma disfunção sexual. A disfunção do orgasmo foi mancionada por 18%, enquanto 13 e 11%, respectivamente, relataram dispareunia e DSH no último mês de atividade sexual.[15]

Uma vez diagnosticada a disfunção sexual, sua etiologia deve ser esclarecida, podendo estar relacionada com fatores psicossociais, fisiopatológicos, condições ginecológicas e medicações.[16]

Fatores vasculares

Alterações vasculares que provocam diminuição no fluxo sanguíneo da vagina e do clitóris resultam numa perda da musculatura lisa com consequente substituição por tecido conjuntivo fibroso, com enrijecimento e esclerose das artérias cavernosas do clitóris, produzindo sintomas de ressecamento vaginal e dispareunia. Qualquer traumatismo nas artérias pudendas ou ileo-hipogástricas proveniente de fraturas pélvicas e cirúrgicas pode resultar em diminuição do fluxo sanguíneo vaginal e clitoridiano e ocasionar uma disfunção sexual feminina.[17]

Fatores hormonais/endócrinos

Castrações cirúrgicas ou medicamentosas, falência ovariana precoce, disfunção no eixo hipotálamo-hipófise, e os estados de hipoestrogenismo podem desencadear as disfunções sexuais femininas. A diminuição dos níveis hormonais característica do climatério resulta em ressecamento vaginal, disfunção da excitação e do desejo.[18]

Embora haja um aumento das disfunções sexuais femininas nas fases de pré- e pós-menopausa,[19] parece haver uma adaptação biológica da mulher, pois a angústia associada à perda do desejo sexual também diminui com o avançar da idade.[20]

Fatores neurogênicos

As lesões medulares e as doenças do sistema nervoso central ou periférico podem provocar alterações na resposta sexual da mulher. Em uma lesão medular incompleta, a capacidade psicológica de excitação e a lubrificação vaginal são preservadas.[17]

Uso de medicações

A maioria dos agentes farmacológicos atua negativamente sobre a resposta sexual.[5] Mulheres usuárias dos inibidores seletivos da recaptação de serotonina frequentemente relatam diminuição do desejo sexual, excitação e dificuldade em atingir o orgasmo.[21] Agentes anti-hipertensivos, quimioterápicos, substâncias que agem no sistema nervoso central e medicações que interferem no equilíbrio hormonal feminino são capazes de interferir na função sexual feminina.[17] Os anticoncepcionais hormonais orais (ACHO) causam um incremento nos níveis séricos de SHBG (*sex hormone binding globulin*), que se liga aos androgênios, diminuindo a testosterona livre.[22] Além disso, os ACHO podem diminuir a lubrificação vaginal, acarretando dispareunia e diminuição da excitação genital.[23] Por outro lado, Ferreira *et al.*, em estudo sobre prevalência das disfunções sexuais femininas em clínica de planejamento familiar em Recife, não encontraram associação entre disfunção sexual e uso de ACHO.[5]

Fatores emocionais e relacionais

Dificuldades de ordem pessoal ou relacional, ou seja, dificuldade de comunicação entre os parceiros, a luta pelo poder, conflitos conjugais e especialmente a rotina sexual desmotivam o desejo sexual.[24] A queixa clínica que a mulher traz ao consultório é a falta de vontade espontânea para a relação sexual, o que é interpretado como DSH.

Na última revisão sobre o modelo da resposta sexual feminina, é categorizada como sadia aquela mulher que, para engajar-se no ato sexual, necessita não apenas do componente puramente instintivo. Sua motivação pode estar vinculada ao estímulo corporal direto feito pelo parceiro ou ao subjetivismo da fantasia, intimidade e cumplicidade que reforçam o desejo.[25-27]

Disfunções sexuais do parceiro

Estima-se que 20 a 30% dos homens são portadores de alguma disfunção sexual.[12] A consequente menor frequência de procura masculina pela relação sexual pode ser vista como um sinal de desamor e de perda do poder de sedução feminino e repercutir negativamente em qualquer fase da resposta sexual feminina.[28]

Condições uroginecológicas e cirurgias

Incontinência urinária, cistites, infecções urinárias e vulvovaginites causam desconforto pélvico, o que pode levar à disfunção sexual. Câncer ginecológico, câncer da mama e cirurgias ginecológicas são capazes de comprometer física e psicologicamente os símbolos de feminilidade.[5]

DIAGNÓSTICO

É necessário esclarecer que a disfunção sexual se caracteriza pela alteração de qualquer etapa da resposta sexual, desde sua manifestação instintiva até a ausência de resposta ao estímulo, bem como alterações na fase do desejo, excitação e orgasmo.

A abordagem das disfunções sexuais pelo ginecologista sem formação em sexologia deve limitar-se às questões relacionadas com o desconhecimento da anatomia e da fisiologia da resposta sexual e causas fisiopatológicas, condições ginecológicas e medicações que possam estar desencadeando a disfunção sexual. Aquelas queixas sexuais relativas à outra etiologia devem ser encaminhadas ao terapeuta sexual.

A terapia sexual é uma terapia breve, focada na queixa principal do casal, em que se estabelece um contrato terapêutico prévio. O seu sucesso é diretamente proporcional à vontade do casal. A terapia sexual só se aplica quando cada elemento do par deseja encontrar adequação com aquele parceiro específico. Muitas vezes, a mulher procura ajuda por imposição do parceiro ou receio de separação, o que contribui para o insucesso do tratamento. Quando a paciente não tem parceiro fixo, o objetivo da terapia sexual deve ser adequar a mulher a ela mesma.[7]

O Quadro 27.1 sintetiza a anamnese estruturada usada no ambulatório de sexualidade do Centro de Atenção à Mulher do IMIP.

A investigação se inicia com a identificação cuidadosa da paciente, um dos pontos mais importantes da abordagem e gênese das queixas sexuais. O profissional deve ter equilíbrio ético, não emitir juízo de valor, manter um tom de voz ameno e acolhedor. Para que a entrevista flua, é necessário haver empatia, motivação e o objetivo do profissional deve ser a qualidade de vida da mulher.[7]

Dados relevantes da identificação merecem especial atenção. As fases do desejo e orgasmo podem estar comprometidas com o progredir da idade.[18] Algumas profissões e dificuldades financeiras que geram diferentes níveis de estresse podem interferir na relação sexual.[29]

É importante identificar a fase da resposta sexual comprometida, seu início, de que modo ocorre, associação com algum acontecimento ou situação. Entender o novo modelo da resposta sexual feminina pode auxiliar bastante na formulação diagnóstica.

Segundo Basson et al.,[12] a expressão sexual da mulher se caracteriza por sedução, envolvimento e entrega, sendo o desejo o ponto principal da resposta sexual. O desejo representa um marcador importante da satisfação sexual feminina. A mulher inicia a relação sexual por várias motivações: ou porque é receptiva e responsiva a um estímulo erótico que desencadeia a excitação subjetiva com resposta física ou porque tem excitação subjetiva que desencadeia a sensação consciente do desejo, que leva ao aumento progressivo da excitação e mais desejo. Esse fenômeno pode ou não resultar em orgasmo, porém resulta

350 Seção III • Problemas Frequentes em Ginecologia

Quadro 27.1 Anamnese sexual

Identificação da paciente:

Nome _____ Idade _____ Procedência _____

Profissão _____ Escolaridade _____ Religião _____

Estado civil _____ Situação econômica _____

Identificação do parceiro:

Nome _____ Idade _____ Procedência _____

Profissão _____ Escolaridade _____ Religião _____

Estado civil _____ Situação econômica _____

Antecedentes clínicos e sociocomportamentais importantes:

Atividade física

Hábitos

Medicação _____ Sono _____ Fumo _____

Álcool/drogas ilícitas _____

Antecedentes ginecológicos/obstétricos:

Menarca _____ DUM _____ G _____ P _____ A _____ C _____

Ciclos menstruais _____/_____ Iniciação sexual _____

Cirurgias pélvicas _____

Contracepção _____ Masturbação _____

Comportamento sexual _____

Idade da menopausa _____ Terapia hormonal _____

História sexual:

Coitarca _____ Número de parceiros _____

Frequência de relações sexuais/semana _____

História de jogos sexuais _____

Fantasias sexuais _____

em imensa sensação de satisfação tanto física como emocional, o que a torna receptiva a engajar-se em novas relações sexuais.

Dando continuidade à identificação, deve-se questionar sobre história sexual pregressa, uso de medicações, passado mórbido e cirúrgico, ou seja, condições que possam interferir na resposta sexual.[16]

O diagnóstico das disfunções sexuais é eminentemente clínico, porém as dosagens de prolactina, TSH (*thyreoid-stimulating hormone*) e testosterona livre se justificam nos casos de DSH, quando este não se relaciona com o uso de medicações ou fatores intrapsíquicos.[31]

A seguir serão abordados os distúrbios sexuais femininos, suas causas e tratamentos.

Dispareunia

A dispareunia, uma disfunção sexual difícil de ser avaliada e bastante relacionada com fatores orgânicos, compreende dor, ardor ou queimor vaginal. Sua principal causa é a excitação inadequada. Outras causas orgânicas podem levar à dispareunia: endometriose, vulvovaginites, cistites, aderências e congestão pélvica, deficiência estrogênica, lactação etc.[5]

A base do tratamento consiste na orientação para melhorar as condições de lubrificação e relaxamento vaginal mediante processo de dessensibilização *in vivo*, com dilatação vaginal progressiva e com o emprego dos exercícios de Kegel para a técnica de relaxamento.[7]

Vaginismo

Disfunção sexual caracterizada por espasmo involuntário e recorrente da musculatura pélvica que aumenta a intensidade diante da tentativa de penetração. Sua etiologia está relacionada com educação restritiva ou punitiva, vivências sexuais destrutivas, história de abuso sexual, culto à virgindade e conflito psíquico profundo.[32] Sua incidência é difícil de ser estimada, pois muitas mulheres não procuram os consultórios ou o fazem após anos de sofrimento.[7]

O diagnóstico diferencial entre dispareunia e vaginismo é relativamente difícil, visto que a dor, por si, pode impedir a penetração vaginal e causar contrações musculares vaginais involuntárias.[33]

O tratamento consiste em extinguir o espasmo condicionado da musculatura vaginal mediante dessensibilização lenta e progressiva, tocando a musculatura perineal, e, com ordem verbal, orientar o relaxamento dos músculos, palpados de maneira gradativa. Em virtude da predominância etiológica de fatores psíquicos a psicoterapia está indicada.[7,32]

Disfunção do desejo sexual

O desejo é a primeira fase da resposta sexual e impulsiona a busca pela excitação, pelo orgasmo e pela resolução. A diminuição primária do desejo pode estar associada a falta de confiança, intimidade, lutas pelo poder, pelo controle e perda da atração física.[33]

Outra causa comum da diminuição do desejo sexual é a presença de outra disfunção sexual, isto é, uma mulher anorgásmica pode sentir-se suficientemente frustrada com sua disfunção primária e desenvolver secundariamente uma perturbação do desejo sexual.[34] Diminuição ou perda da libido é uma disfunção sexual frequentemente encontrada em mulheres usuárias de progesterona, antidepressivos tricíclicos, inibidores seletivos da recaptação de serotonina, digoxina e anti-hipertensivos.[17] Mulheres climatéricas apresentam frequentemente queixas de ressecamento vaginal e disfunção da excitação e do desejo.[18]

A reposição estroprogestativa oral pode favorecer a resposta sexual das mulheres climatéricas, pois melhora os sintomas de irritabilidade, insônia e outros.[35] (A) A tibolona tem impacto positivo e parece ser efetiva para as queixas de DSH e para a disfunção do orgasmo.[36] (A)

A reposição de androgênio permanece controversa, tanto em relação à segurança quanto à eficácia.[37] (B) Alguns autores a preconizam nos casos de mulheres portadoras de deficiência androgênica e mulheres ooforectomizadas.[38] A reposição oral pode ser realizada e deve ser individualizada, podendo começar com 1,5 mg/dia de metiltestosterona. A dose não deve exceder 2,5 mg/dia.[39] Para o uso local, pode-se indicar o gel à base de testosterona (5 mg/mL) diariamente aplicado na pele ou óvulos (0,5 a 1 mg) duas a três vezes por semana. Os efeitos colaterais indesejáveis da terapia androgênica devem ser cuidadosamente observados: hirsutismo, acne, mudança da voz, alteração do perfil lipídico.[7]

Disfunção do orgasmo

A anorgasmia pode ser classificada em primária, quando a mulher nunca experimentou o orgasmo, independentemente das circunstâncias, e secundária, à medida que não atinge o orgasmo em determinadas situações. Um estudo conduzido por Abdo *et al.*[40] e Ferreira *et al.*[15] sobre a prevalência de disfunções sexuais constatou que 18 a 26% das mulheres estudadas relataram dificuldades em atingir o orgasmo. Em geral, as mulheres portadoras de disfunção do orgasmo desconhecem a anatomia feminina, apresentam dificuldade de concentração e entrega e ausência de autoerotismo.[32]

No tratamento recorre-se a automanipulação manual ou com vibradores (masturbação) associada à fantasia erótica, manipulação clitoridiana pelo parceiro, contração rítmica da musculatura pélvica e perivaginal.[7,41]

CONSIDERAÇÕES FINAIS

Inequivocamente as disfunções sexuais femininas têm alta prevalência em toda a faixa etária. A despeito de mudanças nas expectativas sexuais das mulheres, informações veiculadas pela mídia e avanços na farmacoterapia, as disfunções sexuais ainda são subdiagnosticadas. O médico persiste com algum grau de constrangimento ou mesmo desconhecimento da resposta sexual humana, contribuindo para dificultar a sua compreensão.

A abordagem das queixas sexuais pelo médico deve estar fundamentada no conhecimento da anatomia, da farmacologia e do comportamento humano. As medidas e as estratégias que o ginecologista pode lançar mão para intervir nas disfunções sexuais compreendem o esclarecimento da fisiologia e da anatomia da genitália feminina, bem como da resposta sexual. Prescrição de lubrificantes vaginais, terapia hormonal, substituição de medicamentos que interferem na resposta sexual, tratamentos de doenças infecciosas e outras patologias sistêmicas como diabetes, doenças da tireoide, hiperprolactinemias e depressão fazem parte do espectro de ação do ginecologista. Outras condições devem ser devidamente encaminhadas à terapia sexual, que muitas vezes se associa à psicoterapia.

Estudos futuros precisam ser realizados para refinar o entendimento e o manejo das disfunções sexuais femininas, usando amostras populacionais estratificadas e representativas e critérios diagnósticos claros, acurados e de consenso.

REFERÊNCIAS BIBLIOGRÁFICAS

1. Ferreira ALCGF. Sexualidade feminina. *In*: Santos LCS, Porto AM, Amorim MMR, Guimarães V. *Atualização – Ginecologia e obstetrícia básica*. Recife: Liceu, 2001; 147-49.
2. Cavalcanti R, Cavalcanti M. *Tratamento clínico das inadequações sexuais*. 2 ed., São Paulo: Rocca, 1996.
3. Bernhard LA. Sexuality and sexual health care for women. *Clin Obstet Gynecol* 2002; 45(4):1089-98. Review.
4. Studd J. A comparison of 19th century and current attitudes to female sexuality. *Gynecol Endocrinol* 2007; 23(12):673-81.
5. Ferreira ALCGF, Souza AI, Ardisson CL, Katz L. Disfunções Sexuais Femininas. *Femina* 2007; 35(11):689-95.
6. Martinez L. More education in the diagnosis and management of sexual dysfunction is needed. *Fertil Steril* 2008; 89(4):1035.
7. Aguiar MV, Lopes GP. Sexologia ambulatorial. In: Camargos AF, Melo VH, Carneiro MM, Reis FM. *Ginecologia ambulatorial baseada em evidências científicas*. 2 ed., Belo Horizonte: Coopmed, 2008: 723-37.
8. Masters WH, Johnson VE. *A resposta sexual humana*. São Paulo: Roca, 1984.

9. Nijland E, Davis S, Laan E, Schultz WW. Female sexual satisfaction and pharmaceutical intervention: a critical review of the drug intervention studies in female sexual dysfunction. *J Sex Med* 2006; 3(5):763-77.
10. Munarriz R, Noel K, Goldstein I *et al.* Biology of female sexual function. *Urol Clin North Am* 2003; 29:685-93.
11. American Psychiatric Association. *DSM-VI – Manual Diagnóstico e Estatístico de Transtornos Mentais.* 4 ed., Rio de Janeiro: ArtMed, 1994.
12. Lewis RW, Fugl-Meyer KS, Bosch R *et al.* Epidemiology/risk factors of sexual dysfunction. *J Sex Med* 2004; 1(1):35-9.
13. Hayes RD, Dennerstein L, Bennett CM, Fairley CK. What is the 19 "true" prevalence of female sexual dysfunctions and does the way we assess these conditions have an impact? *J Sex Med* 2008; 5(4):777-87.
14. Hayes RD, Dennerstein L, Bennett CM *et al.* Risk factors for female sexual dysfunction in the general population: exploring factors associated with low sexual function and sexual distress. *J Sex Med* 2008; 5(7):1681-93.
15. Ferreira ALCGF, Souza AI, Amorim MMR. Prevalência das disfunções sexuais femininas em clínica de planejamento familiar de um hospital escola no Recife, Pernambuco. *Rev Bras Saúde Mater Infant* 2007; 7(2):143-50.
16. Phillips NA. Female Sexual Dysfunction: Evaluation and Treatment. *Am Fam Phys* 2000; 62:27-36, 141-2.
17. Berman RJ, Goldstein I. Female sexual dysfunction. *Urol Clin of North Am* 2001; 28:405-16.
18. Garcia-Segura LM, Diz-Chaves Y, Perez-Martin M, Darnaudéry M. Estradiol, insulin-like growth factor-I and brain aging. *Psychoneuroendocrinology* 2007; 32 (Suppl 1):S57-S61.
19. Beutel ME, Stöbel-Richter Y, Brähler E. Sexual desire and sexual activity of men and women across their lifespans: results from a representative german community survey. *BJU Int* 2008; 101(1):76-82.
20. Graziottin A. Prevalence and evaluation of sexual health problems-HSDD in Europe. *J Sex Med* 2007; 4 Suppl 3:211-9.
21. Zemishlany Z, Weizman A. The impact of mental illness on sexual dysfunction. *Adv Psychosom Med* 2008; 29:89-106.
22. Graham CA, Bancroft J, Doll HA, Greco T, Tanner A. Does oralcontraceptive-induced reduction in free testosterone adversely affectthe sexuality or mood of women? *Psychoneuroendocrinology* 2007; 32(3):246-55.
23. Greenstein A, Ben-Aroya Z, Fass O *et al.* Vulvar vestibulitis syndrome and estrogen dose of oral contraceptive pills. *J Sex Med* 2007; 4(6):1679-83.
24. Fisher H, Aron A, Brown LL. Romantic love: an fMRI study of a neural mechanism for mate choice. *J Comp Neurol* 2005; 493(1):58-62.
25. Basson R. The complexities of female sexual arousal disorder: potential role of pharmacotherapy. *World J Urol* 2002; 20(2):119-26.
26. Basson R, Leiblum S, Brotto L *et al.* Revised definitions of women's sexual dysfunction. *J Sex Med* 2004; 1(1):40-8.
27. Basson R, Brotto LA, Laan E, Redmond G, Utian WH. Assessment and management of women's sexual dysfunctions: problematic desire and arousal. *J Sex Med* 2005; 2(3):291-300.
28. Leiblum SR, Koochaki PE, Rodenberg CA, Barton IP, Rosen RC. Hypoactive sexual desire disorder in postmenopausal women: US results from the Women's International Study of Health and Sexuality (WISHeS). *Menopause* 2006; 13(1):46-56.
29. DeLamater J, Friedrich WN. Human sexual development. *J Sex Res* 2002; 39(1):10-4.
30. Basson R, Althof S, Davis S *et al.* Summary of the recommendations on sexual dysfunctions in women. *J Sex Med* 2004; 1(1):24-34.
31. Goldstein I. Current management strategies of the postmenopausal patient with sexual health problems. *J Sex Med* 2007; 4(Suppl 3):235-53.
32. Lara LAS, Silva ACJSR, Romão APMS, Junqueira FRR. Abordagem das disfunções sexuais femininas. *Rev Bras Ginecol Obst* 2008; 30(6):312-21.
33. Anastasiadis AG, Davis AR, Ghafarm MA *et al.* The epidemiology and definition of female sexual disorders. *World J Urol* 2002; 20:74-78.

34. Clayton A. Sexual function and dysfunction in women. *Psych Clin of North Am* 2003; 26:202-19.
35. Nelson HD. Menopause. *Lancet* 2008; 371(9614):760-70.
36. Cayan F, Dilek U, Pata O, Dilek S. Comparison of the effects of hormone therapy regimens, oral and vaginal estradiol, estradiol + drospirenone and tibolone, on sexual function in healthy postmenopausal women. *J Sex Med* 2008; 5(1):132-8.
37. Braunstein GD. Management of female sexual dysfunction in postmenopausal women by testosterone administration: safety issues and controversies. *J Sex Med* 2007; 4(4 Pt 1):859-66.
38. North American Menopause Society. The role of local vaginal estrogen for treatment of vaginal atrophy in postmenopausal women: 2007 position statement of The North American Menopause Society. *Menopause* 2007; 14(3 Pt 1):355-69.
39. de Paula FJ, Soares Jr. JM, Haidar MA, de Lima GR, Baracat EC. The benefits of androgens combined with hormone replacement therapy regarding to patients with postmenopausal sexual symptoms. *Maturitas* 2007; 56(1):69-77.
40. Abdo CH, Oliveira WM, Moreira ED et al. Prevalence of sexual dysfunction and correlated conditions in a sample of brazilian women: results of the brazilian study on sexual behavior (BSSB). *Int J Impot Res* 2004; 16:160-6.
41. Meston CM, Levin RJ, Sipski ML, Hull EM, Heiman JR. Women's orgasm. *Annu Rev Sex Res* 2004; 15:173-257.

SEÇÃO IV

GINECOLOGIA ENDÓCRINA

CAPÍTULO

28

Sangramento Uterino Disfuncional

Melânia Maria Ramos de Amorim

INTRODUÇÃO

Define-se como sangramento uterino disfuncional (SUD) o sangramento excessivo, prolongado ou acíclico, de origem endometrial, não relacionado com lesão anatômica uterina. O diagnóstico é realizado pela exclusão das doenças orgânicas da genitália e das causas de sangramento no ciclo gravídico-puerperal.

É opinião de alguns autores que o termo deve incluir também os desvios menstruais para menos; na realidade, algumas alterações fisiopatológicas podem cursar tanto com aumento como diminuição de quantidade, duração e intervalo menstrual (inclusive com alternância de períodos de hemorragia e amenorreia). No entanto, a definição clássica restringe-se aos desvios para mais.

Como alguns desses desvios podem ocorrer esporadicamente na vida de qualquer mulher sem maior significado patológico, os diagnósticos de SUD devem ser aventados apenas quando o desvio se repete por um mínimo de três ciclos. Evidentemente, as manifestações hemorrágicas importantes que determinam comprometimento hemodinâmico devem ser valorizadas, mesmo em se constituindo o primeiro episódio. Do mesmo modo deve ser encarada a metrorragia, situação em que o sangramento é continuado e acíclico (HALBE *et al.*, 2000).

O diagnóstico é essencialmente sindrômico, e deve refletir alterações nos mecanismos de retrocontrole hipotálamo-hipófise-ovariano (HHO), ocasionando mudanças no padrão de descamação endometrial. Mais raramente, podem estar envolvidas alterações do próprio endométrio, o que inclui os sistemas de coagulação, fibrinólise e a biossíntese das prostaglandinas (mecanismos de controle local da menstruação). Quanto à importância de exclusão das causas anatômicas, leiomiomas subserosos de pequeno volume não precisam ser levados em consideração pela elevada frequência na população feminina, admitindo-se sua coexistência com o SUD.

Sendo o sangramento uterino anormal extremamente frequente em todas as fases da vida reprodutiva, nem todos os casos são sinônimos de SUD. O sangramento uterino anormal não é diagnóstico, é apenas *sintoma*, e o diagnóstico etiológico deve ser estabelecido a fim de permitir o tratamento apropriado. No Quadro 28.1 estão listados diagnósticos diferenciais das causas de sangramento uterino anormal. Sua importância varia de acordo

Quadro 28.1 Diagnóstico diferencial do SUD

Anovulação

Lesões anatômicas
- Pólipos cervicais/endometriais
- Leiomiomas
- Adenose vaginal
- Neoplasias malignas
- Traumatismo
- orpos estranhos
- Hemangioma

Distúrbios da coagulação
- Doença de von Willebrand
- Púrpura trombocitopênica
- Defeitos plaquetários
- Doenças do volume ou reserva plaquetária
- Talassemia *major*

Doenças malignas do sistema hematopoiético

Complicações gestacionais
- Abortamento provocado ou espontâneo
- Prenhez ectópica
- Doença trofoblástica gestacional

Infecções
- Cervicite/vaginite
- Doença inflamatória pélvica

Doenças sistêmicas
- Distúrbios adrenais
- Diabetes melito
- Disfunção hepática
- Disfunção renal
- Disfunção tireoidiana

Medicações
- Tranquilizantes
- Ácido acetilsalicílico
- Fármacos antineoplásicos
- Anticonvulsivantes
- Contraceptivos orais
- Anticoagulantes
- Hormônios exógenos

Fonte: Speroff L, Glass RH, Kase NG. Dysfunctional uterine bleeding. *In:* _____. *Clinical gynecologic endocrinology and infertility.* 6 ed., Baltimore: Lippincott Williams & Wilkins, 1999.

com a faixa etária de incidência, conforme será discutido a seguir; assim, no climatério é essencial o diagnóstico diferencial com as patologias malignas, enquanto na menacme o mais importante é excluir gestação e patologias benignas do corpo uterino e na adolescência, as discrasias sanguíneas e as complicações gravídicas.

CARACTERIZAÇÃO DOS DESVIOS MENSTRUAIS

Na caracterização da existência e do tipo do desvio, reveste-se de fundamental importância a história menstrual da mulher; sem esse dado da anamnese, é impossível definir um sangramento disfuncional.

O ciclo menstrual normal pode durar de 1 a 8 dias, sendo que a perda sanguínea na maioria das mulheres oscila entre 20 e 80 mL em cada ciclo. Como a variação é grande, e cada mulher tem um padrão próprio, considera-se o desvio em relação a esse padrão. Por exemplo, se determinada paciente menstruava 2 dias, e passa a menstruar 8, diagnostica-se hipermenorreia, enquanto uma outra mulher pode, durante sua vida menstrual, apresentar menstruação normal por 8 dias.

Infelizmente, os dados com relação à quantidade são ainda mais subjetivos: o critério de perda sanguínea superior a 80 mL não é útil para avaliação da queixa de menorragia. Para caracterizar, portanto, os desvios (para mais ou para menos) de quantidade, outras informações devem ser coletadas, como quantidade de absorventes utilizados antes e depois da instalação do distúrbio, coloração do sangue menstrual e presença de coágulos. O aumento da quantidade diária de absorventes, sangramento vermelho-vivo, rutilante e com coágulos, geralmente refletem menorragia. A avaliação da hemoglobina pode ser útil; estando presente anemia, provavelmente está ocorrendo perda excessiva de sangue. Também tem sido proposta a mensuração da hemoglobina em absorventes e tampões, bem como sua pesagem criteriosa, porém esses métodos não são habitualmente utilizados na prática clínica.

Com relação ao intervalo, este dura em média 28 dias, variando entre 21 e 35 dias. A informação da mulher também é essencial para se aquilatar da existência ou não de situação patológica (alargamento ou encurtamento dos ciclos são considerados em relação ao intervalo prévio).

A nomenclatura dos distúrbios menstruais varia bastante de autor para autor, com um único termo significando situações diferentes. A classificação atualmente utilizada no IMIP é a de Seitz-Medina, modificada por Halbe (2000), e exposta no Quadro 28.2.

INCIDÊNCIA

Estima-se que os distúrbios menstruais ocorram em até 20% das pacientes de ambulatório, sendo que o SUD responde possivelmente por 5 a 10% das consultas novas. Ao lado da dor pélvica e do corrimento, os desvios menstruais constituem a tríade sintomática mais comum em Ginecologia.

Entre as pacientes com SUD, 50% encontram-se no climatério, 30 a 40% na adolescência e o restante na menacme.

CLASSIFICAÇÃO DO SANGRAMENTO UTERINO DISFUNCIONAL

O SUD pode ser classificado de acordo com a faixa etária de incidência e com o estado de função ovariana, conforme exposto no Quadro 28.3.

Uma vez que tanto a abordagem diagnóstica como a terapêutica variam em função da faixa etária da paciente, consideraremos a seguir distintamente o SUD nos três diferentes períodos da vida reprodutiva: adolescência, menacme e climatério.

Quadro 28.2 Distúrbios menstruais*

Classificação de Seitz-Medina

Alterações de duração
- Hipermenorreia – diminuição da duração do fluxo menstrual
- Hipermenorreia – aumento da duração do fluxo menstrual

Alterações da quantidade
- Oligomenorreia – diminuição da intensidade do fluxo menstrual
- Menorragia – aumento da quantidade do fluxo menstrual

Alterações do intervalo
- Proiomenorreia – encurtamento do ciclo de 3 a 5 dias
- Polimenorreia – encurtamento maior que 5 dias, atingindo até 12 dias
- Opsomenorreia – alargamento dos ciclos, com intervalos de até 45 dias (atraso de 5 a 10 dias)
- Espaniomenorréia – intervalos alargados, de 46 a 60 dias

Menóstase ou menostasia
- Parada súbita da menstruação

Sangramento não relacionado com à época menstrual
- Metrorragia (sangramento profuso e acíclico)
- Sangramento do meio de ciclo (*Mittelschmerz*)

*Um ou mais distúrbios podem estar associados

Quadro 28.3 Classificação do SUD

De acordo com a idade da paciente

- SUD na adolescência (10 a 19 anos)
- SUD na menacme (20 a 35 anos)
- SUD no climatério (acima de 35 anos)

De acordo com o estado de função ovariana

- SUD ovulatório
  - Sem disfunção lútea
  - Fase folicular curta
  - Sangramento do meio de ciclo
  - Por distúrbio local da coagulação
  - Distúrbio local das prostaglandinas
  - Com disfunção lútea
  - Insuficiência lútea
  - Encurtamento da fase lútea
- SUD anovulatório – relacionado com a ação persistente dos estrógenos; pode cursar com alternância de ciclos de intervalo prolongado e hipermenorragia ou menometrorragia → metropatia hemorrágica de Schroeder

Adolescência

O SUD representa o problema ginecológico de urgência mais frequente na adolescência, estando relacionado, em 95% dos casos, com imaturidade do eixo hipotálamo-hipófise-ovariano (HHO).

FISIOPATOLOGIA

A elevada frequência de SUD na adolescência está ligada à lenta maturação do eixo HHO, determinando ciclos anovulatórios. O retrocontrole positivo somente se estabelece ao final da puberdade; até então, apesar do aumento dos níveis de estrógeno folicular, as adolescentes não apresentam esse mecanismo, necessário para o pico de hormônio luteinizante (LH) e posterior ovulação. Assim, embora a menarca ocorra em média aos 12 anos de idade, o estabelecimento de sangramento ovulatório *cíclico* pode demorar até cinco anos.

Ciclos irregulares e atrasos menstruais são mais frequentes no primeiro ano que se segue à menarca e em geral estão relacionados com falta de ovulação. O intervalo entre o início das menstruações e os ciclos ovulatórios parece estar associado à idade da menarca: se a menarca ocorre antes dos 12 anos de idade, 50% dos ciclos serão ovulatórios dentro de 1 ano; se a menarca ocorre entre 12 e 13 anos de idade, podem transcorrer até 3 anos antes que 50% dos ciclos sejam ovulatórios; e se a menarca ocorre depois dos 13 anos de idade, pode haver mais de 4 anos para se observar 50% dos ciclos ovulatórios. Apenas depois de 5 anos desde a menarca é que aproximadamente 80% dos ciclos já serão ovulatórios.

Na primeira fase do ciclo ovulatório normal, o hormônio folículo-estimulante (FSH) e o estradiol estimulam o crescimento folicular ovariano e o estradiol induz a proliferação endometrial; o pico de LH no meio do ciclo resulta da produção crescente de estradiol em níveis críticos, e acarreta a luteinização folicular, com elevação significativa da progesterona (característica da segunda fase do ciclo), a qual atua como estabilizadora da matriz endometrial.

Não ocorrendo a ovulação, deixa de ocorrer também a produção de progesterona, expondo-se o endométrio a um estado de estímulo estrogênico não contraposto pela ação progestacional. As arteríolas espiraladas que irrigam o endométrio se dilatam e este ganha uma espessura anormal e sem suporte estrutural, passível de sofrer fragmentação espontânea, com sangramento anovulatório aleatório.

Pode ocorrer, porém, SUD com ciclos ovulatórios (em pequena proporção), em que uma maior biodisponibilidade do ácido araquidônico altera a proporção entre as prostaglandinas vasoconstritoras e vasodilatadoras no endométrio: o ácido araquidônico em quantidades elevadas satura a via de $PGF_2\alpha$, aumentando a formação de PGE_2, e passam a predominar as prostaglandinas vasodilatadoras.

DIAGNÓSTICO

Aproximadamente 95% dos casos de sangramento anormal na adolescência são provocados por SUD, porém é importante lembrar que este é um diagnóstico de exclusão e, portanto, outras causas potenciais devem ser investigadas. Depois do SUD, a causa mais frequente de distúrbio menstrual nessa faixa etária é representada pelos distúrbios primários da coagulação. A probabilidade de distúrbios da coagulação é maior nos casos mais graves, com sangramento intenso, requerendo hospitalização. Requer-se, portanto, avaliação he-

362 Seção IV • Ginecologia Endócrina

matológica dessas pacientes. Em adolescentes com vida sexual ativa, considerar sempre a possibilidade de gravidez, bastante frequente em nosso meio (cerca de 20% dos partos no IMIP ocorrem em adolescentes).

O diagnóstico diferencial do sangramento uterino anormal já foi exposto anteriormente.

AVALIAÇÃO

Anamnese

Deve ser detalhada, confidencial, coletada em ambiente privativo e contada pela própria adolescente, devendo compreender, na história do problema atual:

- Época de início e a quantidade de perdas menstruais.
- Idade da menarca, frequência dos ciclos e duração do último período menstrual.

É interessante orientar a adolescente para realização do seu perfil menstrual, anotando em calendário período e quantidade de fluxo.

Com esses dados, é possível classificar o distúrbio em uma das seguintes categorias:

- *Sangramentos que ocorrem de maneira cíclica na época normal da menstruação ou então se iniciam a partir da menarca* – indicativos de distúrbios da coagulação. O mais frequente é a doença de von Willebrand, seguido pela púrpura trombocitopênica imune, mas eventualmente podem estar presentes outras condições, como leucemia, púrpura trombocitoplástica e aplasia medular.
- *Menstruações regulares cíclicas, intercaladas por períodos de sangramento intermenstrual* – podem incluir: pólipos, traumatismos, lesões cervicais ou infecção.
- *Intervalos intermenstruais prolongados* – podem representar imaturidade do eixo HHO, estresse, modificações do peso ou disfunção tireoidiana ou adrenal.

Ainda na anamnese, é preciso detalhar:

- História sexual: inclui início da atividade sexual, número de relações sexuais, número de parceiros, número de gestações e uso de contraceptivos.
- Existência de outras doenças, como diabetes melito, insuficiência hepática etc.
- Padrão nutricional, excesso de exercícios físicos e uso de drogas ilícitas.
- Uso de determinados medicamentos (especialmente hormônios, ácido acetilsalicílico, anti-inflamatórios não esteroides, anticoagulantes e compostos radioativos).

Caso a adolescente esteja fazendo uso de anticoncepcionais orais, perguntar sobre a forma de uso e as utilizações simultâneas de antibióticos e anticonvulsivantes, que podem reduzir a eficácia dos contraceptivos e dar origem a sangramentos irregulares.

- Antecedentes familiares relativos a problemas endócrinos, neoplasias malignas e distúrbios da coagulação.
- Sintomas sugestivos de anemia, doenças do sistema nervoso central (cefaleia, alterações visuais e náuseas), distúrbios hematológicos (epistaxe, sangramento gengival, formação fácil de equimoses) e distúrbios endócrinos (hirsutismo, galactorreia e sintomas tireoidianos).

Exame físico

- Verificação de peso, altura (calcular o IMC) e sinais vitais (pressão arterial e pulso).
- Avaliação do estado geral e pesquisa de sinais de hipovolemia (avaliar a magnitude da perda sanguínea).
- Avaliação geral do estágio de desenvolvimento dos caracteres sexuais secundários.
- Identificação de estigmas relacionados com endocrinopatias e distúrbios da coagulação.
- Exame minucioso das mamas com pesquisa de galactorreia.
- Exame da tireoide.
- Exame de abdome e pelve, visando afastar gravidez, trauma (abuso sexual, estupro ou mesmo a relação sexual consentida) processos inflamatórios (cervicites, doenças sexualmente transmissíveis) e processo neoplásico. Deve incluir: vulva, vagina, colo (exame especular) e toque para avaliação de útero e anexos. Quando a paciente nega atividade sexual, o exame especular e o toque vaginal devem ser evitados, salvo em situações de emergência.

Exames laboratoriais

Inicialmente devem ser solicitados:

- Hemograma com contagem de plaquetas.
- Teste sorológico para gravidez.

Essa avaliação inicial aquilata intensidade e cronicidade do sangramento, bem como afasta ou diagnostica gravidez. É preciso considerar a possibilidade de gestação em cada adolescente que apresenta sangramentos genitais anormais, independentemente da história sexual.

De acordo com o quadro clínico, são solicitados os demais exames laboratoriais:

- Sangramento recidivante/sangramento intenso no início da menarca – solicitar perfil da coagulação (testes de função hepática, tempo de protrombina, tempo de sangramento, tempo de tromboplastina parcial ativada, fibrinogênio, fator de von Willebrand, atividade do fator VIII, antígeno do fator XI, estudos de agregação plaquetária) e FSH.
- Irregularidade menstrual sugestiva de anovulação crônica (síndrome dos ovários policísticos) – dosagem de LH, FSH, prolactina sérica e testes tireoidianos. Caso exista hirsutismo intenso ou progressivo, incluir testosterona total e sulfato de deidroepiandrosterona (DHEA). Avaliação mais ampla de função adrenal pode ser necessária na suspeita de déficits enzimáticos da adrenal. Dosagens de glicemia de jejum e insulina podem ser indicadas em adolescentes obesas, com suspeita de diabetes ou hiperinsulinemia.
- Pesquisa de doenças sexualmente transmissíveis – exame a fresco, bacterioscopia, cultura, pesquisa de *Chlamydia* estão indicados em adolescentes com atividade sexual, em quem as infecções podem representar a causa do sangramento.
- Ultrassonografia pélvica/transvaginal – habitualmente não é necessária, mas em casos refratários ao tratamento ou suspeita de gravidez deve ser realizada. A via transperineal é uma alternativa em pacientes virgens. Na presença de malformações uterinas, pode ser necessário complementar com ressonância magnética.

TRATAMENTO

O tratamento do SUD na adolescência está fundamentado na intensidade das manifestações clínicas e tem dois objetivos: parar o sangramento e prevenir recidiva.

- *Casos leves* (sangramento irregular com intervalo a cada 20-60 dias, hematócrito acima de 30%):
  - Apoio tranquilizador.
  - Educação quanto a dieta adequada, exercícios físicos e controle do estresse.
  - Instrução para calendário menstrual correto.
  - Em geral esses casos se resolvem após 1 a 2 anos, época em que passa a ocorrer ovulação espontânea.
  - Caso haja necessidade de método contraceptivo, indicar a pílula combinada de baixa dosagem.
  - Anti-inflamatórios não esteroides podem ser indicados em alguns casos, especialmente se há associação com dismenorreia.
  - Reavaliação a cada 6 meses.
  - Não é necessário realizar avaliação hormonal ou ultrassonografia.
- *Casos graves e recidivantes* (adolescentes com algum grau de anemia, depois de superado o episódio agudo).

Deve ser realizado o tratamento hormonal, que pode ser feito de duas maneiras:

1. *Se não há desejo de contracepção:* usar acetato de medroxiprogesterona (AMP) – 10 mg/dia durante 10 dias no período de um mês (por exemplo, do 14º ao 24º dia do ciclo) A finalidade é induzir uma estabilidade estromal seguida por um fluxo de privação.
   - Esse esquema pode ser empregado de maneira cíclica por 3 a 6 meses, depois deve ser interrompido para acompanhamento do quadro.
   - Não deve ser utilizado se há hirsutismo ou diagnóstico de síndrome dos ovários policísticos (SOP), uma vez que não corrige o distúrbio básico (hiperandrogenismo LH-dependente).
   - Um esquema alternativo é representado pela progesterona micronizada por via oral ou vaginal (100 mg três vezes ao dia), também a cada 10 dias do mês.
2. *Se há desejo de contracepção:* anticoncepcionais hormonais orais (ACHO) devem ser utilizados, prescrevendo-se uma pílula combinada de baixa dosagem (10 a 30 µg de etinilestradiol com 60 a 75 µg de gestodeno ou 150 µg de desogestrel). O fluxo menstrual é reduzido em 80% dos casos.

Em ambos os tratamentos deve ser efetuada a reposição de ferro. O tratamento dos casos com hirsutismo é discutido em outro capítulo.

- *Sangramento agudo, anovulatório, porém com paciente estável:*
  - Pode ser utilizado um anticoncepcional hormonal oral (ACHO) contendo 50 µg de etinilestradiol a cada 6 horas (esquema de Speroff), até que o sangramento pare, o que geralmente ocorre dentro de 1 a 5 dias.
  - Também pode ser utilizada a associação de 10 µg de etinilestradiol com 2 mg de acetato de noretindrona – um comprimido a cada 6 a 8 h até que o sangramento pare, reduzindo-se depois progressivamente a dose e mantendo-se o uso por 21 dias.

Capítulo 28 • Sangramento Uterino Disfuncional

- Outra opção é o uso da associação de 2 mg de estradiol com 1 mg de acetato de noretindrona, na dose de três comprimidos diários, até cessar o sangramento.
- Caso o sangramento não diminua, deve ser considerada a possibilidade de outras causas de sangramento, como miomas, pólipos e distúrbios da coagulação, realizando-se os exames específicos.
- Caso o sangramento diminua significativamente, a pílula (ou qualquer outra associação empregada) deve ser reduzida do seguinte modo: um comprimido a cada 8 h por 3 dias, posteriormente um comprimido a cada 12 e, finalmente, um comprimido diariamente até completar 21 dias. Após esse período, a paciente deve ser orientada sobre a ocorrência do sangramento de privação.

O tratamento de manutenção deve utilizar uma pílula anticoncepcional de baixa dosagem (qualquer das apresentações já mencionadas) por 3 a 6 meses, devendo ser realizada concomitantemente a suplementação de ferro. Se não há desejo de contracepção, pode ser utilizado o AMP ou a progesterona micronizada nos esquemas já mencionados.

É comum que um sangramento intermitente esteja associado a baixos níveis de estrógeno, o que produz um sangramento de disrupção; neste caso, a progesterona não controla a hemorragia. Isto é comum em adolescentes que ficam muito tempo sem ovular, com descamação persistente e reserva endometrial mínima. Nesses casos, é necessário repor estrógenos antes da progesterona.

A persistência de oligomenorreia por 12-24 meses após a avaliação inicial exige a dosagem de LH e FSH para excluir SOP (com relação LH/FSH igual a 2:1 ou 3:1), prolactina e TSH.

- *Sangramento agudo, intenso, com hemoglobina menor que 7g%:*
  - Requer hospitalização, com medidas de ressuscitação, expansão com cristaloides, hemotransfusão (quando indicada, de acordo com as classes do choque) e tratamento hormonal
  - Devem ser utilizados os estrógenos equinos conjugados (20 mg) por via endovenosa a cada 4 a 6 h, até que o sangramento cesse, o que geralmente ocorre em 24 a 48 h. Esse tratamento é extremamente eficaz em adolescentes, obtendo-se resposta em 70 a 90% dos casos.
  - Cessando o sangramento, fazer a manutenção com pílula anticoncepcional no seguinte esquema: um comprimido a cada 6 h por 3 dias, um comprimido a cada 8 h por mais 3 dias e um comprimido a cada 12 h por duas semanas. Ao término, haverá sangramento de privação.
  - O tratamento de manutenção prosseguirá com anticoncepcional oral combinado de baixa dosagem por 3-6 meses.
  - Nos casos em que não ocorre resposta à terapia de reposição hormonal, deve ser feita reavaliação com pesquisa de coagulopatia, distúrbio anatômico e gravidez.
  - Como último recurso, nos casos rebeldes, em que o tratamento hormonal não consegue debelar o sangramento, pode ser realizada a curetagem uterina. No entanto, raramente é necessário se a avaliação é correta. Pode-se complementar também com a histeroscopia, porém essas opções geralmente não têm indicação em adolescentes.

Outras medidas

- Inibidores das prostaglandinas – podem ser utilizados em associação com o tratamento hormonal com a finalidade de também diminuir o sangramento. Os mais frequentemente utilizados são o naproxeno (500 mg a cada 6 h), o piroxicam (20 mg no primeiro dia, a seguir 10 a 20 mg/dia), o ácido mefenâmico (500 mg a cada 6 horas) e, mais recentemente, o acrécimo dos inibidores seletivos da COX-2 (ciclo-oxigenase-2), como o celecoxibe (dose inicial de 200 mg e, a seguir, 100 a 200 mg/dia) e o etoricoxib (120 mg/dia).
- Reposição de ferro – indicada para prevenção (casos leves) ou tratamento da anemia (casos moderados e graves).
- Tratamentos que eliminam o potencial reprodutivo (como histeroscopia com ablação endometrial) – raramente têm indicação na adolescência.

A maioria das adolescentes com SUD responde bem ao tratamento: em torno de 30 a 60% normalizam as menstruações 1 a 2 anos após o início do quadro, e cerca de metade das pacientes assume um padrão menstrual regular dentro de quatro anos depois da menarca. No entanto, se a anovulação persiste por mais de quatro anos, o risco de se manter o distúrbio menstrual é alto, e o prognóstico piorado, com elevada probabilidade de SOP. Em cerca de 5% dos casos a ovulação nunca ocorre, com elevada frequência de SUD recidivante e risco aumentado para neoplasia de endométrio e maior incidência de esterilidade.

Menacme

O sangramento uterino anormal também constitui uma queixa frequente na menacme, podendo representar um SUD, mas também distúrbios orgânicos uterinos (especialmente leiomioma) ou, frequentemente, complicações associadas à gestação ainda não diagnosticada.

FISIOPATOLOGIA

O SUD na menacme pode ser ovulatório ou anovulatório (Quadro 28.3).

A causa mais frequente de SUD anovulatório é a SOP, em que o endométrio é exposto ao estímulo estrogênico prolongado, sem contraposição da progesterona. Esse endométrio anovulatório caracteriza-se pelo quadro proliferativo exacerbado, sem o suporte estromático, passível de ruptura espontânea, o que pode determinar sangramento irregular e acíclico. O SUD associado à anovulação crônica pode seguir-se a períodos de amenorreia ou espaniomenorreia, e geralmente ocorre em pacientes com história de distúrbios menstruais desde a adolescência.

Em casos de SUD de longa duração, o endométrio pode apresentar um quadro típico de hiperplasia (simples ou cística). Em alguns casos podem surgir atipias, consideradas lesões precursoras do câncer de endométrio, o que ressalta a importância de diagnóstico e seguimento adequado das pacientes anovulatórias.

O SUD ovulatório está relacionado com fase lútea curta ou inadequada e, mais raramente, encurtamento da fase folicular. Nesses casos, o distúrbio básico é o encurtamento dos ciclos, com quadro de proio ou polimenorreia. Havendo insuficiência lútea, pode haver hipermenorreia (na realidade, ocorre sangramento no final da segunda fase do ciclo devido ao estímulo progestogênico insuficiente, continuando-se com a menstruação após a morte do corpo lúteo). Sangramento no início do ciclo geralmente relaciona-se com insuficiência estrogênica (fase folicular inadequada).

Sangramento de meio de ciclo

Constitui uma forma especial de sangramento uterino disfuncional (SUD) ovulatório que se relaciona com a queda dos níveis estrogênicos que precede a ovulação. Embora seja um evento fisiológico e, na maioria dos casos, autolimitado, essa privação estrogênica pode determinar quadro hemorrágico em algumas mulheres, durando em geral 2 a 3 dias (eventualmente o sangramento pode se estender até a próxima menstruação!).

Fatores locais

Podem estar envolvidos em 30% dos casos de SUD. O distúrbio fundamental é um desequilíbrio entre as prostaglandinas vasodilatadoras ($PGE_{2 e} PGF_2$) e vasoconstritoras (TXA_2), em que o predomínio das prostaglandinas vasodilatadoras dificulta a vasoconstrição arteriolar eficaz, ocasionando sangramento prolongado. Alterações locais nos mecanismos da coagulação ocasionalmente são encontradas, em geral ligadas à atividade fibrinolítica.

Ao contrário do que ocorre na adolescência, em que o SUD geralmente reflete um desequilíbrio "fisiológico", por imaturidade axial, o SUD na menacme tem pior prognóstico, não havendo lugar para a mera expectação; o sangramento anovulatório, particularmente, reflete um distúrbio HHO que se mantém em círculo vicioso (como na variante de ovários policísticos, síndrome da anovulação crônica [SAC]), com manutenção de níveis estrogênicos elevados isolados que, a longo prazo, podem funcionar como fator "promotor" para as neoplasias endometriais.

DIAGNÓSTICO

Anamnese

- História menstrual detalhada, incluindo idade da menarca, características dos ciclos anteriores, início e evolução dos distúrbios menstruais.
- História sexual – número de relações sexuais, número de parceiros, número de gestações e uso de contraceptivos.
- Antecedentes familiares de neoplasias malignas.
- História de doenças sistêmicas ou uso de drogas ilícitas.

Exame físico

- Peso, altura, calcular IMC.
- Sinais vitais: pressão arterial e pulso.
- Avaliação do estado geral e pesquisa de sinais e sintomas de hipovolemia.
- Exame das mamas, com pesquisa de galactorreia.
- Exame da tireóide.
- Exame de abdome e pelve, visando afastar gravidez, processos inflamatórios e processo neoplásico.
- Exame especular, toque vaginal combinado, avaliação de útero e anexos.

Exames complementares

- Hemograma (avaliar a magnitude das perdas sanguíneas).
- Testes sorológicos para gestação (diagnóstico diferencial do sangramento).
- Ultrassonografia pélvica/transvaginal – indicada para avaliação das doenças orgânicas que podem afetar útero e anexos, como mioma, (pólipos e tumores ovarianos), habitualmente recomendada em pacientes na menacme.
- Histerossonografia – tem maior acurácia que a USG para avaliação da cavidade uterina em pacientes com SUD, e sua associação com a biópsia de endométrio apresenta elevadas sensibilidade e especificidade (em torno de 95 e 88%, respectivamente) para a identificação de lesões endometriais.

O fundamental, em termos de exames complementares, é excluir gestação e doenças orgânicas. As discrasias sanguíneas raramente surgem pela primeira vez nessa faixa etária.

- Dosagens hormonais: PRL e TSH (LH e FSH raramente são necessários).
- Colpocitologia oncótica – faz parte da avaliação global da paciente e permite o diagnóstico de neoplasias que, embora raras nessa faixa etária, podem cursar com sangramento. Em razão da elevada frequência de alterações endometriais em pacientes com diagnóstico citológico de atipias glandulares de significado indeterminado, esta é uma indicação de biópsia endometrial.
- Propedêutica do hirsutismo.
- Coagulograma – não é necessário rotineiramente. Pode ser realizado se há suspeita específica de alguma coagulopatia.
- Histeroscopia/biópsia endometrial – em casos de anovulação crônica de longa duração (pesquisar hiperplasias que, embora incomuns na menacme, podem ocorrer mais frequentemente nessas pacientes) ou suspeita de patologia maligna (dados clínicos e ecográficos). Como o risco de câncer de endométrio aumenta com a idade, o American College of Obstetricians and Gynecologists (ACOG) recomenda a avaliação endometrial em todas as mulheres com 35 anos ou mais que apresentam sangramento uterino disfuncional (ACOG, 2001).
- Curetagem uterina fracionada (na vigência de hemorragia intensa, tanto para menostasia como para propedêutica) – muitas vezes é necessária nos sangramentos agudos, permitindo o diagnóstico diferencial (retrospectivo) com abortamento e outras patologias obstétricas. Entretanto, não constitui o método de escolha, salvo na urgência, porque o efeito terapêutico é restrito e é um procedimento realizado às cegas, não permitindo a correta avaliação cavitária. Lesões focais podem passar despercebidas. Atualmente, o procedimento foi substituído pela histeroscopia com biópsia dirigida e, em alguns casos, pela histerossonografia associada à biópsia endometrial.

CONDUTA

- Casos leves – ausência de anemia (hemoglobina > 12g%), não há fenômenos hemorrágicos de grande intensidade. Geralmente casos crônicos.
  - Sangramento de meio de ciclo – associação de estrógenos equinos conjugados 0,625-1,25 mg/dia, iniciando-se 3 dias antes do dia previsto para o início do sangramento e mantendo-se durante cinco dias. Caso seja necessária contracepção ou de acordo com o desejo da paciente, iniciar ACHO de baixa dosagem. Esses são também prefe-

ríveis nos casos mais intensos em que o sangramento periovulatório se continua com a menstruação.

- Sangramento na segunda fase do ciclo = encurtamento ou inadequação da fase lútea – suplementar progesterona, como AMP – 10 mg/dia, durante 10 dias, a partir do 15º dia do ciclo. Outra opção, particularmente se a contracepção é desejada, é a utilização dos anticoncepcionais orais de baixa dosagem, já mencionados. Para mais detalhes, ver Capítulo 36.
- Sangramento intermitente na primeira fase do ciclo = fase folicular inadequada. Iniciar estrógenos conjugados como no esquema preconizado para o sangramento de meio de ciclo. A opção são os ACHO de baixa dosagem.
- Proio ou polimenorreia – iniciar AMP a partir do 15º dia (10 mg/dia) por 10 dias ou optar pelos ACHO de baixa dosagem.

   Os anticoncepcionais representam a melhor escolha quando a contracepção é necessária.
- *Spottings* – refletem um sangramento de ruptura estrogênico, por estímulo estrogênico deficiente durante todo o ciclo. Iniciar estrógenos conjugados 1,25 mg/dia durante aproximadamente sete dias, iniciando 2 a 3 dias antes da data prevista para o início do sangramento. Geralmente esse tempo é o suficiente para rejuvenescer o endométrio. Esse tratamento também é realizado para os *spottings* relacionados ao uso dos anticoncepcionais orais.
- *Associação com outros distúrbios clínicos ou endócrinos* – tratar a hiperprolactinemia e o hipotireoidismo, bem como eventuais doenças sistêmicas associadas. A perda de peso é medida adjuvante importantíssima em pacientes obesas, que devem ser esclarecidas quanto ao risco aumentado de hiperplasias/câncer de endométrio. O tratamento do hirsutismo é descrito em outro capítulo.

   Em mulheres obesas com distúrbios menstruais, a perda de peso pode, *per se*, acarretar a regularidade menstrual, com o reinício dos ciclos ovulatórios.
- Casos moderados – menometrorragia de intensidade moderada, sem antecedentes de outros episódios hemorrágicos. Pode haver anemia (Hb < 11g%), mas não há sinais de hipovolemia. O hematócrito é superior a 25%.

Na vigência do sangramento

- Excluir possibilidade de gravidez e realizar a propedêutica mínima para detectar eventuais patologias orgânicas.
- Iniciar ACHO – de preferência de alta dosagem, contendo 50 µg de etinilestradiol a cada 6 h, até que o sangramento pare (dentro de 1 a 5 dias), ou utilizar 10 µg de etinilestradiol com 2 mg de acetato de noretindrona, no esquema já apresentado para o tratamento do SUD na adolescência.
- Uma opção razoável na menacme é empregar o acetato de noretindrona na dose de 20-30 mg/dia durante 21 dias. Desde que não exista insuficiência estrogênica (mais comum na adolescência), o sangramento em geral para depois de 2 a 4 dias.
- Caso o sangramento não diminua, reavaliar a possibilidade de associação com outras causas de sangramento, como miomas, pólipos e distúrbios da coagulação.
- Caso o sangramento diminua significativamente, reduzir a pílula para um comprimido a cada 8 horas por três dias, posteriormente um comprimido a cada 12 horas e finalmente um comprimido diariamente até completar 21 dias. Após esse período, aguardar o sangramento de privação. A pílula anticoncepcional deve ser mantida por no mínimo seis meses, concomitante à suplementação de ferro.

- A longo prazo:
  - Avaliar quadro clínico após suspensão dos ACHO.
  - Tratar distúrbios subjacentes associados.
  - Aconselhar a perda de peso nas pacientes obesas.
  - A indução da ovulação pode ser necessária em pacientes com anovulação crônica, desejosas de engravidar.
  - Episódios repetidos de menometrorragia ou anovulação crônicos de longa duração (com irregularidade menstrual ou amenorreia)
  - Avaliação endometrial – é obrigatória para se excluir hiperplasia ou câncer de endométrio, podendo ser realizada através de histeroscopia com biópsia dirigida ou histerossonografia com biópsia endometrial.
  - Hiperplasia de endométrio – discutido no Cap. 37.
  - Endométrio anovulatório não hiperplásico (proliferativo) – o tratamento é realizado com reposição de progesterona (AMP – 10 mg/dia) por 12 dias durante o mês. Se a contracepção for necessária, os ACHO podem ser utilizados (também protegem o endométrio, reduzindo o risco relativo para neoplasia endometrial). A indução da ovulação é realizada, se há desejo de engravidar, com citrato de clomifeno 50 mg/dia durante 5 dias.
  - Os estados anovulatórios primários geralmente se mantêm por toda a vida, porque o tratamento não é etiológico. Eventualmente, pode-se suspender a medicação hormonal e observar o quadro. As pacientes devem ser consideradas de risco para neoplasia endometrial e a reposição progestogênica ou ACHO reiniciados, se persistem as manifestações da anovulação.
- *Casos graves* – hemorragia aguda de grande intensidade; choque hipovolemico; hemoglobina inferior a 7g%.

  Em mulheres na menacme, a melhor opção para os casos graves, quando há hipovolemia, é a curetagem uterina, pelos seguintes motivos:
  - Permite a rápida menostasia, cessando a hemorragia que, inclusive, ameaça a vida.
  - Reduz a necessidade de hemotransfusão, porque a menostasia é imediata, permitindo aguardar a reposição volêmica tradicional, com soluções cristaloides.
  - Frequentemente é difícil o diagnóstico diferencial com complicações hemorrágicas da gestação (abortamento, doença trofoblástica gestacional), pois os dados do exame físico e mesmo ecográfico podem não ser esclarecedores – o exame histopatológico do material curetado sela o diagnóstico.
  - Constitui ainda método propedêutico valioso, permitindo a avaliação do endométrio anovulatório.

O tratamento de manutenção nos casos graves é absolutamente necessário, pois o efeito menostático da curetagem é apenas *imediato*; embora ocorra melhora durante alguns poucos meses, devido à ablação do endométrio proliferativo ou hiperplásico, a manutenção do estado anovulatório implica recidiva das manifestações clínicas. Os esquemas terapêuticos são os mesmos descritos para os casos moderados.

OUTRAS MEDIDAS TERAPÊUTICAS

Geralmente constituem medidas adjuvantes ao tratamento hormonal.
- Medidas gerais:
  - Repouso

Capítulo 28 • Sangramento Uterino Disfuncional

- – Hemotransfusão – restrita aos casos graves, com choque hipovolêmico, de acordo com sua classificação.
- – Suplementação de ferro e vitaminas.
- – Suspensão de medicamentos envolvidos com SUD. Evitar aspirina na semana anterior e nos dias da menstruação.
- – Perda de peso.
- – Avaliação emocional e psicoterapia (se necessário).
- Medicamentos inibidores das prostaglandinas – os anti-inflamatórios não esteroides (AINE) reduzem em aproximadamente 40 a 50% o sangramento em pacientes com menorragia. Na revisão sistemática da Biblioteca Cochrane (2004), os AINE reduziram significativamente a intensidade do sangramento em relação ao placebo, embora tenham sido menos efetivos que danazol e ácido tranexâmico. A frequência de efeitos colaterais, contudo, foi maior para o danazol. Em pequenos estudos, não houve diferenças na eficácia dos AINE quando comparados à progesterona, aos ACHO e ao DIU de levonorgestrel.
  - – O mecanismo básico é uma redução da prostaglandina vasodilatadora (PGI_2 ou prostaciclina), revertendo sua relação com a prostaglandina vasoconstritora (TXA_2 ou tromboxano).
  - – Apesar de os fármacos atualmente existentes não serem seletivos para a prostaciclina e também bloquearem o tromboxano, eles são efetivos na redução do fluxo menstrual, especialmente em mulheres com SUD ovulatório, nas quais constituem a medicação de primeira linha, particularmente quando não há defeitos da fase lútea ou folicular associados. O tratamento se inicia com o sangramento (ou, alternativamente, três dias antes da menstruação) e deve ser mantido por 3 a 4 dias.
  - – O efeito é melhor em mulheres com sangramento preexistente mais intenso.
  - – Algumas mulheres podem ter resposta paradoxal, com aumento do sangramento.
  - – Os efeitos colaterais são mínimos porque o tratamento é limitado.
  - – Apresentam efeito benéfico adicional, aliviando os sintomas do molime menstrual.
  - – Podem ser associados ao tratamento com anticoncepcionais para melhorar a resposta terapêutica nos casos de SUD ovulatório.
  - – Principais fármacos utilizados: ácido mefenâmico, piroxicam, naproxeno, nimesulida, celecoxibe, etocoxibe, nos esquemas apresentados anteriormente quando o SUD é tratado na adolescência.
- Uso do DIU de progesterona – a melhora é obtida, atingindo 96% em 12 meses.
  - – O DIU com levonorgestrel ou com progesterona constitui uma boa opção em pacientes com SUD rebelde, particularmente quando há associação com doenças sistêmicas, requerendo-se tratamento prolongado.
  - – De acordo com a revisão sistemática da Biblioteca Cochrane (2004), o DIU de levonorgestrel é mais efetivo do que a norestisterona cíclica para o tratamento do sangramento uterino anormal.
  - – O dispositivo medicado com progesterona não está comercialmente disponível no Brasil.
- Derivados do ergot – efetivos para promover a contração do útero depois do parto e reduzir o sangramento no puerpério, essas substâncias não parecem ter qualquer efeito em mulheres fora do ciclo gravídico-puerperal.
- Antifibrinolíticos – os antifibrinolíticos (como o ácido tranexâmico) são efetivos para redução da intensidade do sangramento em casos de SUD, tendo sido demonstrado me-

lhor efeito do que a norestisterona na fase lútea e do que o ácido mefenâmico em uma revisão sistemática da Biblioteca Cochrane. Entretanto, os dados foram insuficientes para avaliar adequadamente os riscos decorrentes do efeito trombogênico, que limitam sua utilização em larga escala.

- Agonistas do GnRH – podem ser utilizados o acetato de leuprolida (3,75 mg/mês) e a goserelina (3,6 mg/mês), bem como outros similares. Embora altamente eficaz, o tratamento é excessivamente caro e os efeitos colaterais em longo prazo são indesejáveis (osteoporose, manifestações de privação estrogênica). A indicação é limitada às mulheres com SUD grave que não respondem a outros tratamentos e ainda desejam manter a fertilidade. A supressão da função ovariana é obtida mesmo em casos refratários ao tratamento hormonal, alcançando-se a redução da perda sanguínea e, mais frequentemente, a amenorreia. A associação com anticoncepcionais hormonais é válida para reduzir os efeitos da carência estrogênica, depois que se obtém a supressão gonadal (2 a 4 semanas). Alternativamente, estradiol (1 mg/dia) ou estrógenos equinos conjugados (0,625 mg/dia) podem ser utilizados em associação com o acetato de medroxiprogesterona (2,5 mg/dia) ou com a noretindrona (0,35 mg/dia). Os análogos do GnRH também são usados para reduzir a espessura do endométrio antes do procedimento de ablação endometrial.
- Desmopressina – análogo da arginina-vasopressina, reduz o sangramento anormal em pacientes com distúrbios da coagulação, tanto por via nasal como por via endovenosa (0,3 µ/kg diluídos em solução salina e administrados em 20-30 min).
- Ablação endometrial – constitui alternativa válida à histerectomia, sobretudo em pacientes jovens ou naquelas com contraindicação à laparotomia, requerendo no entanto cirurgiões devidamente habilitados na cirurgia histeroscópica. Em relação à histerectomia, é menos invasiva, de menor custo e permite a preservação do útero.
  - A melhora da hipermenorragia ocorre em mais de 90% das pacientes; cerca de 50% se tornam amenorreicas.
  - A ablação pode realizada sob visão histeroscópica, com utilização de *laser*, fotovaporização, ressectoscópio ou eletrodo *roller ball*. Alternativamente, pode ser realizada às cegas com novas técnicas como crioablação, balão térmico, ablação por ondas curtas, termoterapia a *laser* e terapia fotodinâmica. Estas últimas são de mais fácil execução, e com resultados similares em termos de melhora do sangramento.
  - Os melhores resultados são obtidos quando se administra previamente análogo do GnRH (leuprolida ou goserelina) por 4 a 6 semanas. Danazol (600 a 800 mg/dia) ou AMP oral também podem ser utilizados para suprimir o crescimento endometrial, porém os resultados são inferiores aos dos análogos do GnRH.
  - Deve ser realizada preferentemente em mulheres com SUD rebelde ao tratamento convencional, ou naquelas que apresentam contraindicação ao tratamento clínico ou à histerectomia, quando já têm sua prole definida.
  - A biópsia endometrial é obrigatória para excluir neoplasia antes que seja realizada a ablação.
  - No dia do procedimento, deve-se administrar AMP na dose de 150 mg por via intramuscular, com a finalidade de manter um estado hipoestrogênico, que aumenta a formação de aderências.
  - O risco de recorrência do sangramento deve ser discutido com as pacientes. No estudo do Aberdeen Endometrial Ablation Trials Group, depois de 4 anos, um terço das mulheres tratadas com ablação endometrial havia requerido terapia cirúrgica

adicional, histerectomia ou uma nova ablação. Aproximadamente um quarto teve de submeter-se à histerectomia. Cerca de 5 anos depois da ablação, 40% já tinham sido submetidas a algum novo procedimento cirúrgico, tendo sido a histerectomia realizada em 30%. Resultados similares foram descritos em uma revisão sistemática da Biblioteca Cochrane (2004).

- Histerectomia – eventualmente pode estar indicada nos casos refratários às demais abordagens terapêuticas, sobretudo se há manifestações hemorrágicas agudas e graves, em mulheres que já definiram sua prole. A histerectomia na verdade é o único tratamento *definitivo* do SUD, porém deve ser restrita a casos selecionados, tendo em vista que sua morbidade não é desprezível. A histerectomia está associada a maior tempo cirúrgico, período de recuperação mais longo e maiores taxas de complicações pós-operatórias em relação às técnicas de ablação endometrial.

Climatério

O SUD no climatério associa-se geralmente ao estado de anovulação crônica característica dessa fase da vida reprodutiva; o estímulo estrogênico prolongado incrementa a proliferação endometrial e permite a evolução para hiperplasia. A insuficiência lútea pode preceder a instalação da anovulação, e a primeira manifestação pode ser o encurtamento dos ciclos.

No entanto, apesar de representar a causa mais frequente de metrorragia e outros distúrbios menstruais no climatério, cabe lembrar que SUD é diagnóstico de exclusão e que nessa faixa etária (idade superior a 35 anos) é essencial o diagnóstico diferencial principalmente com o câncer genital, mas também com distúrbios benignos, como adenomiose e leiomioma uterino. Outra grande preocupação deve ser o rastreamento de hiperplasia endometrial, que ocorre em aproximadamente 5% dos casos de sangramento anormal no climatério.

DIAGNÓSTICO

Anamnese

- História menstrual detalhada – idade da menarca, características dos ciclos anteriores, início e evolução dos distúrbios menstruais, progressão e intensidade das manifestações hemorrágicas.
- História sexual e obstétrica – número de parceiros, número de gestações e uso de contraceptivos. Realização de exames periódicos (Papanicolaou).
- Antecedentes pessoais/familiares de neoplasias malignas.
- História de doenças sistêmicas ou uso de drogas ilícitas.

Exame físico

- Peso, altura (calcular IMC), pressão arterial e pulso.
- Exame físico geral
- Exame das mamas
- Exame da tireoide
- Exame de abdome e pelve, visando afastar patologias orgânicas (sobretudo mioma) e processo neoplásico. Exame especular, toque vaginal combinado, avaliação de útero e anexos.

Exames complementares

- Hematimetria (hematócrito, hemoglobina)
- Ultrassonografia pélvica/transvaginal – constitui um dos primeiros exames que devem ser realizados na paciente climatérica com SUD. Em um estudo que utilizou a histeroscopia como padrão-ouro, a ultrassonografia transvaginal apresentou sensibilidade de 96%, especificidade de 91%, valor preditivo positivo de 91% e valor preditivo negativo de 94% no diagnóstico de anomalias intrauterinas.
- Histerossonografia – essa técnica, já discutida anteriormente, tem maior acurácia que a ultrassonografia nas pacientes com SUD, permitindo distinguir as pacientes com sangramento disfuncional sem alterações anatômicas daquelas com endométrio espessado e outras anomalias focais, como pólipos e miomas.
- Dosagens hormonais – a rigor não são necessárias, exceto se houver sinais ou sintomas clínicos sugestivos (PRL, TSH). A dosagem de FSH acima de 40 confirma os casos em que há dúvida sobre se a paciente já está no climatério.
- Colpocitologia oncótica – deve ser rotineiramente realizada, com a finalidade de rastrear tanto alterações cervicais como endometriais, apesar de sua baixa sensibilidade para o diagnóstico destas últimas.
- Histeroscopia – tem indicação precisa no SUD do climatério, visando ao diagnóstico de pólipos endometriais, miomas submucosos e outras alterações. Estudos já evidenciaram que a histeroscopia é superior à ultrassonografia na propedêutica das pacientes com SUD. Pode ser complementada por biópsia dirigida ou curetagem uterina fracionada. Uma vantagem adicional é que a histeroscopia cirúrgica permite a terapêutica imediata (ressecção) de determinadas alterações, como os miomas submucosos e os pólipos.
- Curetagem uterina – indicada na vigência de hemorragia aguda e intensa, para diagnóstico e menostasia, não é mais usada como método propedêutico nos casos crônicos, nos quais é possível a utilização de métodos mais acurados, como a histeroscopia.

CONDUTA

Casos leves/moderados

Na dependência do resultado do exame histopatológico do endométrio (biópsia histeroscópica ou curetagem) e do laudo histeroscópico:

- Hiperplasias – o tratamento é descrito no Cap. 37.
- Endométrio proliferativo – iniciar terapêutica de reposição com progestágenos (AMP na dose de 10 mg/dia por 12 dias). Se estiverem vigentes manifestações de privação estrogênica ou outros sintomas climatéricos, associar estrógenos por via oral ou transdérmica. Podem ser utilizados os estrógenos equinos conjugados ou o estradiol, administrados continuamente com a progesterona cíclica (bem aceito por mulheres que ainda menstruam, como é o caso do climatério pré-menopausa) ou no esquema combinado contínuo. Esses esquemas são discutidos em detalhes no Cap. 25.
- Histerectomia/ablação endometrial – os métodos cirúrgicos têm indicação mais liberal, na falha do tratamento clínico convencional, em pacientes com SUD recidivante e de difícil controle (pode haver adenomiose não diagnosticada associada). Estando vigente associação com hiperplasia, a histerectomia é o tratamento de escolha: a ressecção endometrial pode dificultar a detecção de um câncer endometrial, oculto entre as áreas de fibrose.

Casos graves (hemorragia aguda)

A curetagem uterina é o tratamento de escolha e permite a hemostasia rápida e eficaz. O material deve ser enviado para estudo histopatologico, a fim de orientar o seguimento (terapêutica clínica ou cirúrgica).

A opção por métodos radicais (ablação endometrial/histerectomia) deve sempre ser precedida pela avaliação anatomopatológica do endométrio, sendo imprescindível a estimativa da real gravidade do quadro antes de definir a cirurgia.

O prognóstico no climatério é menos favorável em razão da maior incidência de hiperplasia, da progressão do quadro de insuficiência ovariana, da associação com outras patologias orgânicas (adenomiose, miomatose uterina) e, eventualmente, da presença de outros fatores de risco para neoplasia endometrial.

LEITURA RECOMENDADA

Costa AAR, Amorim MMR, Cursino T. Vaginal hysterectomy versus abdominal hysterectomy in patients without uterine prolapse: a randomized clinical trial. *Rev Bras Ginecol Obstet* 2003; 25(3):169-176. (Cochrane Review). *In*: The Cochrane Library, Issue 1, 2004.

Coutinho EM, Segal SJ. Is menstruation obsolete? New York: Oxford University Press, 1999.

Delaney J, Lupton MJ, Toth E. The curse: a cultural history of menstruation. New York: E.P. Dutton, 1976.

Farquhar C, Ekeroma A, Furness S, Arroll B. A systematic review of transvaginal ultrasonography, sonohysterography and hysteroscopy for investigation of abnormal uterine bleeding in premenopausal women. *Acta Obstet Gynecol Scan* 2003; 493-504. (Cochrane Review). In: The Cochrane Library, Issue 4, 2004. Oxford: Update Software.

Faundes D, Bahamondes L, Faundes A *et al.* T-shaped IUDS move vertically with endometrial growth and involution during the menstrual cycle. *Contraception* 1998; 57:413-417. (Cochrane Review). *In*: The Cochrane Library, Issue 4, 2004. Oxford: Update Software.

CAPÍTULO

29

Anovulação Crônica

Laura Olinda Bregieiro Fernandes Costa

ANOVULAÇÃO HIPERANDROGÊNICA

A síndrome dos ovários policísticos (SOP) é uma doença complexa e heterogênea que afeta aproximadamente 5 a 10% das mulheres em idade reprodutiva, sendo a desordem endócrina mais comum nas mulheres pré-menopáusicas.[1] Caracteriza-se fundamentalmente por hiperandrogenismo, e está frequentemente associada a anovulação, infertilidade, obesidade e a resistência insulínica, bem como a outros fatores da síndrome metabólica, como dislipidemia, hipertensão e diabetes.[2]

A definição mais aceita atualmente foi sugerida pela Sociedade Europeia de Reprodução Humana e Embriologia e pela Sociedade Americana de Medicina Reprodutiva, em um *workshop* de consenso realizado em Rotterdam em 2003. Por esse consenso, a SOP pode ser diagnosticada pela presença de pelo menos dois dos critérios seguintes: ovários policísticos ao ultrassom pélvico (12 ou mais folículos periféricos e/ou volume ovariano superior a 10 cm^3), oligo/anovulação, traduzida clinicamente pelos distúrbios menstruais do tipo oligo/amenorreia, e por sinais clínicos e/ou laboratoriais de hiperandrogenismo[3]. O diagnóstico da SOP só pode ser firmado após a exclusão de outras síndromes hiperandrogênicas, como disfunções tireoidianas, hiperprolactinemia, hiperplasia adrenal congênita de início tardio e tumores secretores de androgênios. Outras definições têm sido sugeridas recentemente.[4]

Fisiopatologia

Até os dias atuais, a etiopatogênese da SOP não é bem compreendida, mas evidências indicam seu caráter multifatorial, com suscetibilidade individual determinada por fato-

378 Seção IV • Ginecologia Endócrina

res genéticos e ambientais. Nenhum fator etiológico único é suficiente para explicar a heterogeneidade da síndrome, que é complexa e possivelmente multigênica. As possíveis explicações para justificá-la decorrem de anormalidades no gerador de pulsos hipotalâmicos, de alterações na biossíntese de esteroides ovarianos e adrenais e da ação insulínica deteriorada.[5] Demonstrou-se nas pacientes com SOP uma resistência periférica à insulina consequente a uma alteração pós-receptor, provavelmente um defeito na autofosforilação do receptor da insulina decorrente de mutações genéticas que envolvem a secreção de insulina. Dessa maneira, a resistência à insulina resulta, compensatoriamente, em hiperinsulinemia que, por vários mecanismos independentes, causa elevação nos níveis de andrógenios ovarianos. A insulina parece estimular, em sinergia com o hormônio luteinizante (LH), as células da teca, potencializar o efeito do LH sobre essas células, reduzir os níveis plasmáticos de SHBG, aumentando a fração livre dos androgênios, e estimular a hipófise na secreção do LH.[5] Essa predisposição parece existir independentemente do peso corporal, podendo ser observada em mulheres magras. A resistência insulínica representa a base fisiopatológica por intermédio da qual a SOP compartilha com a síndrome metabólica reconhecidos fatores de risco cardiovascular.

Manifestações clínicas a curto e longo prazos

O hiperandrogenismo se constitui em uma das características definidoras da SOP e clinicamente se expressa por hirsutismo, recesso temporal/alopecia e acne. São manifestações clínicas que aparecem somente após a puberdade, quando a secreção de andrógenos é iniciada.

A disfunção menstrual da SOP inicia-se classicamente no período peripuberal e pode ser expressa por diversos padrões de irregularidades como amenorreia, oligomenorreia, polimenorreia ou mesmo oligomenorreia com hemorragias disfuncionais. As mulheres afetadas têm, habitualmente, menarca normal ou ligeiramente retardada, seguida por ciclos irregulares. Entretanto, algumas mulheres têm ciclos aparentemente regulares no início da puberdade, mas desenvolvem irregularidade posterior, geralmente associada ao ganho de peso. Há ainda uma quantidade menor de pacientes que têm prolongada amenorreia associada à atrofia endometrial, possivelmente causada pelos elevados níveis de androgênios endógenos. Entretanto, é importante salientar que cerca de 20% das mulheres com SOP podem apresentar ciclos menstruais regulares.

À luz dos conhecimentos atuais, os problemas de saúde da mulher relacionados com a fisiopatologia da SOP vão além dos distúrbios menstruais e sinais de hiperandrogenismo. Incluem também os distúrbios na função reprodutiva, como a infertilidade, as repercussões obstétricas como a perda fetal precoce de repetição, o diabetes gestacional e a hipertensão arterial na gravidez, e as consequências metabólicas, como as dislipidemias, diabetes melito tipo 2 e maior risco cardiovascular a longo prazo.[6]

Mulheres portadoras da SOP apresentam risco substancialmente elevado de desenvolver intolerância à glicose e diabetes melito tipo 2. A prevalência do comprometimento da tolerância à glicose na SOP situa-se entre 30 e 40%, fazendo com que as portadoras de SOP tenham 2 a 7 vezes mais chances de desenvolver diabetes tipo 2.[2]

A obesidade está presente em aproximadamente 50% das mulheres com SOP.[7] Quando presente, piora a apresentação clínica da SOP, aumentando a resistência insulínica, resultando em elevação dos androgênios ovarianos e adrenais e da testosterona livre. Em razão do hiperandrogenismo e da resistência insulínica, a obesidade da SOP é do tipo androide, o que resulta em aumentada relação cintura–quadril, um marcador associado ao diabetes e doença cardiovascular.[7]

Mulheres portadoras de SOP são frequentemente caracterizadas como portadoras de dislipidemia, ou seja, hipertrigliceridemia, níveis elevados de lipoproteína de muito baixa (VLDL) e baixa densidade (LDL) e redução da lipoproteína de alta densidade (HDL).[7] A elevação dos níveis de marcadores de risco para dano endotelial relacionados com hiperinsulinemia tem sido identificada nas portadoras da SOP (como o aumento dos ácidos graxos livres não esterificados, das citocinas inflamatórias, da proteína C-reativa ultrassensível, do ativador tecidual do plasminogênio, dos níveis de resistina nos RNAm dos adipócitos, entre outros), o que sugere um perfil metabólico desfavorável para as essas pacientes.[8] Entretanto, a ligação entre mortalidade por eventos cardiovasculares primários e SOP permanece ainda especulativa, havendo apenas uma tendência para demonstração dessa relação em estudos de corte transversal e prospectivos.[9]

Mulheres portadoras de SOP apresentam não somente dificuldade para engravidar, como também aumentada taxa de perda fetal precoce, com abortamentos que ocorrem caracteristicamente no primeiro trimestre. A hiperinsulinemia é considerada um fator independente de risco para abortamentos espontâneos, e tem-se observado que está associada a níveis reduzidos de glicodelina e IGFBP-1, proteínas que desempenham importante papel na receptividade endometrial durante o período de implantação e manutenção da gravidez.[10]

Na gestação há um incremento fisiológico da secreção de insulina e maior demanda das células beta pancreáticas. Nas mulheres que já apresentam previamente a gravidez um estado de resistência à insulina, o risco de desenvolver diabetes gestacional é maior que nas mulheres normais. Alguns estudos têm mostrado que as portadoras de SOP têm um risco significativamente superior de desenvolver diabetes gestacional, quando comparadas com mulheres normais.[10,11] Inúmeras evidências têm sugerido que a hipertensão induzida pela gravidez relaciona-se com várias situações clínicas que têm como base a resistência à insulina e com o aumento dos marcadores laboratoriais da resistência à insulina em maior grau que o observado em uma gravidez normal, o que sugere um aumento do risco para hipertensão nas pacientes com SOP.[10]

Avaliação laboratorial

A avaliação dos níveis de LH e FSH não tem sido mais reconhecida como um critério diagnóstico da SOP.[3] Os testes mais utilizados para a exclusão das outras síndromes hiperandrogênicas são as dosagens do TSH e T_4 livre, da prolactina, da testosterona total ou livre. Se for possível, a avaliação dos níveis da 17α-hidroxiprogesterona é um teste útil para descartar a hiperplasia adrenal de início tardio, cujo quadro clínico é muito semelhante ao da SOP. Se houver suspeita clínica de síndrome de Cushing, esta deve ser investigada pela dosagem de cortisol plasmático e por testes de supressão adrenal quando necessários.

Considerando o importante papel da hiperinsulinemia na fisiopatologia e suas implicações diagnósticas e terapêuticas na SOP, a avaliação da sensibilidade à insulina poderia ser útil na seleção das pacientes de maior risco metabólico e cardiovascular e que mais se beneficiariam com o uso de substâncias insulino-sensibilizantes. Entretanto, os testes de avaliação da sensibilidade à insulina simplificados aplicáveis na prática podem sofrer influência de inúmeros fatores como idade, raça, índice de massa corporal, estresse e não se correlacionam adequadamente com o teste padrão-ouro, o *clamp* euglicêmico, e não são capazes de predizer as respostas terapêuticas e efeitos a longo prazo. Inúmeros testes simplificados são preconizados, todos com limitações. A insulina de jejum tem significativa sobreposição de valores normais e anormais, além de haver grande variabilidade nos diferentes *kits* de insulina. Valores superiores a 20 UI/mL são sugestivos de resistência a insulina.[12] A relação glicose/insulina de jejum é facilmente calculada e tem boa acurácia com o *clamp* euglicêmico. Quando inferior a 4,5, apresenta sensibilidade de 95% para o diagnóstico de resistência à insulina.[13] O HOMA-IR (*Homeostatic Model Assessment*) tem boa correlação com o *clamp* euglicêmico. Pode ser calculado com a fórmula: insulina jejum × glicose jejum/405 e tem uma relação direta com a resistência à insulina. Valores superiores a 2,7 são compatíveis com a resistência à insulina.[14] A curva de tolerância à glicose também tem sido utilizada para avaliar a sensibilidade à insulina. Valores de insulina, aos 60 minutos, entre 150 e 300 mU/mL, ou pelo menos dois valores de insulina acima de 150 mU/mL são compatíveis com resistência à insulina.[12] Entretanto, é consenso que a realização dos testes não é necessária para o diagnóstico de resistência à insulina nem para a instituição do tratamento.[3] Tem sido recomendada, entretanto, a pesquisa da síndrome metabólica nas pacientes obesas e com história familiar de diabetes tipo 2.[3]

Tratamento

Os objetivos do tratamento na SOP englobam as medidas não farmacológicas, especialmente a orientação nutricional e a prática regular de exercício físico, e medidas medicamentosas para a abordagem terapêutica específica das manifestações clínicas da anovulação, do hiperandrogenismo e da hiperinsulinemia. Em linhas gerais, o tratamento tem como objetivos restaurar a função ovulatória, e consequentemente a regularidade dos ciclos menstruais e a fertilidade, reduzir a produção excessiva dos androgênios e diminuir a resistência periférica à insulina, além de ser direcionado também para, a longo prazo, prevenir as complicações cardiovasculares.

MUDANÇAS NO ESTILO DE VIDA

Observou-se que, após 6 meses de dieta e exercício físico, mulheres obesas com SOP apresentaram uma redução da circunferência da cintura, melhora da sensibilidade à insulina, diminuição da insulina basal, redução do nível de hormônio luteinizante (LH), diminuição na concentração de homocisteína plasmática, melhora no consumo máximo de oxigênio e melhores índices de ovulação e gravidez, mesmo após discreta perda da massa corporal total (2 a 5%). Entretanto, esses benefícios só foram observados nas pacientes que se tornaram ovulatórias no decorrer e/ou no final da pesquisa e desapareceram após a interrupção da atividade física.[15,16] Apesar das diferenças existentes em relação ao tipo, à intensidade e à frequência dos programas de exercícios físicos desenvolvidos pelas mulheres jovens com SOP, as evidências disponíveis indicam que a prática regular de exercício físico deve ser incentivada e mantida constantemente, tendo em vista que a interrupção da atividade física pode provocar anulação dos benefícios previamente alcançados.

ANTICONCEPCIONAIS HORMONAIS ORAIS COMBINADOS

Os anticoncepcionais hormonais são utilizados nas mulheres que não desejam engravidar com o objetivo de regular os ciclos menstruais, mediante sangramento de supressão hormonal, que ocorre após o término da cartela das pílulas. Além disso, podem ser utilizados com o objetivo de interromper o círculo vicioso que caracteriza a complexa fisiopatologia da SOP. Essa interrupção pode ser conseguida pelo bloqueio da esteroidogênese ovariana, o que depende de uma adequada supressão do LH. Benefício adicional pode ser alcançado com o uso dos anticoncepcionais hormonais, já que os estrógenos aumentam os níveis da proteína carreadora dos hormônios sexuais, o que resulta em maior capacidade de ligação e, consequentemente, redução na concentração de testosterona livre, a fração biologicamente ativa desse androgênio. Os anticoncepcionais costumam ser efetivos isoladamente ou associados a outras substâncias antiandrogênicas em 90% dos casos de hiperandrogenismo consequente à SOP. Entretanto, com a interrupção dos contraceptivos, a recidiva ocorre em cerca de 80% das pacientes, cerca de 6 meses após o término desse tratamento. Os níveis de testosterona podem ser reduzidos de modo eficaz com qualquer tipo de anticoncepcional hormonal, inclusive os de baixa dosagem. Recomenda-se não usar os progestágenos que contenham derivados da 19-nortestosterona, como o levonorgestrel, pela sua elevada atividade androgênica, quando comparada com a do desogestrel, do gestodeno ou do acetato de ciproterona.[17] Recentes estudos têm avaliado o efeito de um novo progestágeno com ação antimineralocorticoide, a drosperinona. Bons resultados foram observados apenas em relação ao controle do ciclo menstrual e à melhora da acne após 6 meses de tratamento.[18] Alguns estudos têm demonstrado que os anticoncepcionais orais podem reduzir a sensibilidade à insulina, com possível incremento do risco de diabetes tipo 2 em mulheres com SOP.[19] Entretanto, esses efeitos metabólicos dos anticoncepcionais orais carecem de confirmação.

ANTIANDROGÊNIOS

Acetato de ciproterona

Progestágeno com potente ação antiandrogênica e antigonadotrófica. Atua no hiperandrogenismo por suprimir a liberação hipofisária de LH, e a síntese ovariana de androgênios. Recomenda-se administrar o acetato de ciproterona em associação com os estrógenos, já que, isoladamente, pode causar atrofia endometrial e amenorreia. Alem disso, pode causar masculinização incompleta da genitália em fetos do sexo masculino, caso ocorra uma gestação. Assim, recomenda-se a dose de 50 a 100 mg/dia do 5º ao 14º dia do ciclo (esquema sequencial invertido), por pelo menos 1 ano, associado aos anticoncepcionais hormonais orais. Os resultados com os contraceptivos com 35 µg de etinilestradiol e 2 mg de acetato de ciproterona são comparáveis com os do tratamento com acetato de ciproterona isolado, mesmo com doses tão reduzidas. Os efeitos colaterais mais comuns são fadiga, ganho de peso, diminuição da libido. Parece representar uma das melhores substâncias antiandrogênicas, pois seus efeitos podem ser vistos nos primeiros 3 a 4 meses de tratamento,[20] embora esses dados mereçam maiores evidências.

Espironolactona

É um antagonista da aldosterona e seu efeito antiandrogênico é atribuido à inibição da síntese ovariana de androgênios pela inibição da citocromo P450, fundamental para a biossíntese dos esteroides sexuais, a competição com os receptores androgênicos na unidade pilossebácea, a inibição da 5α-redutase, enzima que converte a testosterona em diidrotestosterona no folículo piloso, e o aumento do *clearance* hepático da testosterona.

382 Seção IV • Ginecologia Endócrina

Recomendam-se doses de 100 a 200 mg/dia, podendo ser reduzidas para 25 a 50 mg/dia após algum resultado terapêutico, geralmente alcançado cerca de 6 meses após o início do tratamento. Aconselha-se usar a espironolactona associada aos contraceptivos orais, já que, quando usada isoladamente, pode acarretar irregularidade menstrual. Recente revisão sistemática mostrou que o uso de 100 mg/dia de espironolactona, por no mínimo 6 meses, pode melhorar significativamente o hirsutismo, mas sem evidências quanto à acne.[18] Efeitos colaterais como aumento da diurese ou hipotensão são pouco frequentes.

Finasterida

É um inibidor seletivo da 5α-redutase 2. Representa uma perspectiva nova para o tratamento do hirsutismo, porém mais indicada para os casos de hipersensibilidade da unidade pilossebácea. Em doses de 5 mg/dia parece promover uma redução de 80% nos níveis de diidrotestosterona, sem efeitos sobre a produção de estrogênios. Parece ser similar a outros antiandrogênicos, sem efeitos colaterais importantes. Recomenda-se cautela no uso dessa substância em mulheres durante o período fértil, sem práticas contraceptivas, pelo risco de masculinização imperfeita da genitália de fetos do sexo masculino.

Flutamida

É um antiandrogênico não esteroide puro, pois atua apenas no receptor dos androgênios, competindo com eles e bloqueando a ação desses esteroides circulantes no órgão-alvo. Alguns estudos mostram melhora do hirsutismo, mesmo em portadoras da SOP, podendo ser utilizado associado aos anticoncepcionais, com uma elevada relação custo-benefício. As doses recomendadas são de 500 mg/dia, porém há estudos que mostram boas respostas com doses menores (250 mg/dia). Em razão da hepatoxicidade requer uma rigorosa vigilância da função hepática.

Citrato de clomifeno

A despeito de um complexo mecanismo de ação, a indução da ovulação pelo citrato de clomifeno (CC) é atribuída, em grande parte, ao seu efeito antiestrogênico a nível do hipotálamo, o que resulta na liberação de GnRH, e consequentemente das gonadotrofinas. A elevação dos níveis periféricos de hormônio folículo-estimulante (FSH) induz o crescimento folicular, que é acompanhado de uma elevação dos níveis de estradiol que, como em um ciclo natural, ao alcançar um nível crítico, é capaz de desencadear o pico ovulatório de LH. O CC é disponível em comprimidos de 50 mg. A dose inicial é de 50 mg/dia, por 5 dias, iniciando habitualmente no 3º dia do ciclo. Alguns autores sugerem o início no 1º dia do ciclo e outros até o 5º dia. Acredita-se que, quanto mais tarde for o início do tratamento, maior será o efeito antiestrogênico do CC na produção de muco cervical e a nível de endométrio, o que poderia comprometer a fertilização e a implantação do embrião, respectivamente. A monitorização da resposta ovulatória pode ser feita mediante dosagem de progesterona 2 semanas após o último comprimido do CC, assim como pela monitorização ultrassonográfica do crescimento folicular. Essa monitorização inclui uma avaliação antes da indução da ovulação, sobretudo no 1º ciclo de tratamento, uma no 13º dia, com o objetivo de identificar o folículo pré-ovulatório, e uma após 48 a 72 h, para a identificação dos sinais ultrassonográficos da ovulação. Se não ocorrer a ovulação, a dose do CC pode ser aumentada, gradativamente, até 150 mg/dia, por 5 dias. Recentemente tem sido sugerido que a monitorização da resposta ao CC pelo ultrassom ou com a dosagem de progesterona não é mandatória para assegurar bons resultados terapêuticos. Recomenda-se apenas uma avaliação, como descrita anteriormente, no primeiro ciclo de tratamento para ajuste de dose[21]. A ovulação pode ser alcançada em mais de 70% das pacientes com a dose de 50 a 100 mg, embora em apenas 50% ocorra a gravidez.

Algumas medidas adicionais podem ser tomadas no sentido de melhorar as taxas de gravidez com o CC. Como uma das causas de insucesso do CC é seu efeito antiestrogênico no endométrio e no muco cervical, recente estudo controlado mostrou que a administração de estrógenos por 5 dias, a partir do último dia do CC, melhorou significativamente as taxas de gravidez.[22] Embora algumas pacientes com SOP apresentem uma hiperfunção adrenal, refletida por níveis ligeiramente elevados de sulfato de deidroepiandrosterona (S-DHEA), não existem evidências que comprovem o benefício adicional da associação do corticoide ao CC.

A gonadotrofina coriônica humana (hCG) ou recombinante tem sido utilizada para estimular a ruptura folicular, nos casos que não mostraram ruptura folicular espontânea. Recomenda-se administrar o hCG quando o folículo dominante alcançar pelo menos 18 mm de diâmetro e o endométrio, 8 mm de espessura. A ovulação pode acontecer entre 36 e 39 h após a injeção do hCG.

A associação do CC com os hipoglicemiantes orais será discutida posteriormente.

METFORMINA

A metformina é um agente anti-hiperglicêmico do grupo das biguanidas usado no tratamento do diabetes melito tipo 2, isolado ou associado a outros agentes hipoglicemiantes. O controle glicêmico em pacientes diabéticas parece relacionar-se, primariamente, com redução da neoglicogênese hepática e, em menor extensão, com incremento da captação periférica da glicose. Possivelmente, um dos maiores avanços nos conhecimentos da SOP foi o reconhecimento, na última década, de que a resistência periférica à insulina desempenha um importante papel na fisiopatologia dessa síndrome.

A eficácia da metformina em mulheres com a SOP tem sido amplamente estudada em inúmeros trabalhos. Vários estudos têm mostrado que em mulheres com SOP e hiperinsulinemia, a metformina melhora vários parâmetros metabólicos, relacionados com o risco cardiovascular, como o perfil lipídico, os níveis de insulina de jejum, a pressão arterial sistêmica, o LDL-colesterol,[21,23] a proteína C-reativa[24] e outros marcadores da função endotelial.[25] Não tem sido observado efeito significativo da metformina isolada na redução do peso corporal, e, portanto, é recomendável esclarecer as pacientes que esse medicamento não deve ser utilizado com o objetivo apenas de perder peso.[25] À luz dos conhecimentos atuais, embora a utilização da metformina na prevenção das complicações cardiovasculares seja promissora, ainda não deve ser rotineiramente prescrita até que outros estudos controlados sejam realizados.

Alguns estudos conseguiram demonstrar que a regularização dos ciclos menstruais, os índices de ovulação e gravidez aumentam significativamente com o uso da metformina, em comparação com o placebo,[26] embora tenha sido questionado se o efeito da metformina não foi superestimado, já que esse anti-hiperglicemiante foi utilizado por curto período nos ensaios clínicos analisados, tempo considerado pequeno para a melhora da resistência à insulina. O maior ensaio clínico desenvolvido com o objetivo de avaliar o efeito da metformina nas taxas de nascidos vivos, o The Pregnancy in PCOS (*PPCOS* Trial),[21] e outras metanálises mais recentes[27,29] mostraram que a metformina tem eficácia maior que o placebo, e menor que o CC em relação a resposta ovulatória, quando usados isoladamente. Entretanto, a associação dos dois medicamentos proporcionou melhores índices de ovulação, quando comparada ao CC isolado. Com relação aos índices de gravidez nas pacientes que nunca haviam sido submetidas à indução da ovulação, o estudo PPCOS Trial mostrou que o uso da metformina isolada não melhora os índices de gravidez nem de nascidos vivos e esses resultados foram significativamente melhores com o CC, usado isoladamente (22,5%), quando comparados com os da metformina isolada (7,2%).[21] No entanto, a associação da metformina ao CC não mostrou índices de gravidez ou de nascidos vivos superiores aos observados com o uso do CC isoladamente. Outras meta-análises observaram que a associação CC e metformina melhora as taxas de nascidos vivos nas pacientes resistentes ao CC.[27-29] Assim, à luz dos conhecimentos atuais, o CC continua sendo a primeira escolha na indução de pacientes com SOP que nunca foram tratadas e desejam engravidar. A associação do CC com a metformina pode ser indicada nas pacientes resistentes ao CC, antes de indicar a indução da ovulação com gonadotrofinas ou eletrocauterização laparoscópica dos ovários.[27,28]

Vários estudos observacionais mostraram que a metformina reduz o risco de perdas fetais nas pacientes com SOP que engravidam. Estudos controlados têm demonstrado taxas de abortamento similares em pacientes que usaram o CC isolado ou associado à metformina. Portanto, até o presente momento, não há evidências que comprovem o efeito benéfico da metformina na perda fetal.[28]

Recomenda-se iniciar com baixas doses, com incremento gradual da dose, a cada 3 a 4 semanas, já que os efeitos indesejáveis, como náuseas, flatulência e diarreia são dose-dependentes. A metformina de liberação prolongada parece ter menos efeitos colaterais. Assim, a maioria das pacientes tolera bem doses iniciais de 500 mg/dia, ingeridos após o jantar, procurando atingir, gradualmente, a dose de pelo menos 1.500 mg/dia, em três tomadas. Também tem sido recomendada a suplementação com vitamina B_{12} e ácido fólico em virtude do comprometimento da absorção intestinal com o uso da metformina. Se não houver resposta com a associação CC e metformina, considerar a possibilidade de introduzir as gonadotrofinas na indução da ovulação, ou indicar a eletrocauterização laparoscópica dos ovários.

GONADOTROFINAS

Para as pacientes com SOP não responsivas a medidas de perda de peso, CC com ou sem metformina, a indução da ovulação com gonadotrofinas injetáveis é uma opção terapêutica. Várias preparações disponíveis, derivadas de urina de mulheres menopausadas, contêm quantidades semelhantes de LH e FSH, assim como o FSH purificado ou a hCG. Mais recentemente surgiram no comércio as gonadotrofinas recombinantes, FSH, LH e hCG, aplicadas por via subcutânea, que parecem ter maior bioatividade, quando comparadas com as derivadas da urina de mulher menopausada, resultando em ciclos de tratamento mais curtos e com menores doses. Independentemente da preparação usada, a indução da ovulação, sobretudo das pacientes com SOP, requer monitorização rigorosa em virtude dos riscos de gravidez múltipla e da síndrome da hiperestimulação. Vários estudos têm mostrado que esquemas de indução da ovulação utilizando baixas doses de FSH, em doses crescentes (esquema *step-up*) ou em doses decrescentes (esquema *step-down*), podem reduzir a incidência daquelas complicações.[30]

ELETROCAUTERIZAÇÃO LAPAROSCÓPICA DOS OVÁRIOS

Esse procedimento é indicado especialmente para as pacientes que não respondem à indução da ovulação com as medidas já comentadas. Similar à clássica ressecção em cunha dos ovários, técnica atualmente abandonada, a eletrocauterização dos ovários resulta em importante declínio dos níveis plasmáticos de androgênios, em parte em virtude da destruição do estroma ovariano. Vários estudos têm demonstrado um aumento nas taxas de ovulação e gravidez, após o procedimento. Além disso, a incidência de abortamento espontâneo parece ser menor quando comparada com a de outros esquemas de indução, as taxas de gestações múltiplas, praticamente eliminadas, embora as taxas de ovulação e gravidez pareçam ser comparáveis com as observadas no tratamento com gonadotrofinas. Parece que o grau de aderências não compromete os índices de gestação.[31]

ANOVULAÇÃO CRÔNICA DE CAUSA CENTRAL

A anovulação crônica de causa central é uma das principais causas de distúrbios menstruais do tipo oligo/amenorreia. Decorre da incapacidade do eixo hipotálamo-hipofisário responder aos mecanismos de retroalimentação, seja por problemas anatômicos ou funcionais. As causas mais frequentes de anovulação crônica de origem central são descritas a seguir.

Causas psicogênicas

Distúrbios menstruais, principalmente do tipo oligomenorreico, em mulheres jovens sem nenhuma anormalidade anatômica ou funcional demonstrável no eixo hipotálamo-hipofisário ou outros setores endócrinos. Representam um dos tipos mais comuns de anovulação crônica, a chamada anovulação hipotalâmica psicogênica. Geralmente, no perfil das pacientes observa-se um envolvimento com atividades intelectuais, um nível de estresse elevado, baixo peso corporal, consumo de substâncias sedativas ou hipnóticas e distúrbios menstruais prévios. Na fisiopatologia, em função de uma ativação crônica do eixo hipotálamo-hipófise-adrenal e/ou supressão do eixo hipotálamo-hipófise-tireoidiano, observa-se uma disfunção na secreção de GnRH, o que determina uma alteração nos padrões de pulsatilidade do LH em graus variados.[32] O amplo espectro de anormalidades nesses padrões gonadotróficos faz a anovulação hipotalâmica psicogênica apresentar-se clinicamente desde uma forma leve, com pequenos atrasos menstruais, que se resolvem espontaneamente, até distúrbios mais intensos, com períodos de amenorreia mais longos e um quadro sistêmico mais complexo, exemplificado pela anorexia nervosa. As avaliações laboratoriais geralmente não revelam anormalidades, salvo nos casos mais graves, como na anorexia nervosa, em que se observa um hipogonadismo hipogonadotrófico, hipercortisolismo relativo e diminuição dos níveis de T_3 e T_4, sobretudo o T_3 reverso (inativo). A abordagem terapêutica da anovulação hipotalâmica psicogênica consiste no acompanhamento psicológico, como a terapia comportamental cognitiva, e, se não for observada uma restauração da função menstrual em 6 a 8 meses de seguimento, medidas como a reposição estroprogestativa devem ser avaliadas para prevenir os efeitos deletérios do hipoestrogenismo.

Exercício físico e disfunção menstrual

A participação de mulheres jovens em programas de atividade física e prática de esportes associados a restrição energética tem sido muito comum nos dias de hoje e pode ter um impacto importante na saúde global da mulher, ocasionando a anovulação crônica, e consequentemente amenorreia secundária, infertilidade e perda de massa óssea.

A prevalência da irregularidade menstrual em mulheres atletas varia em função da intensidade da atividade e da frequência do treinamento, sendo mais comum em atletas que têm um índice de massa corporal (IMC) abaixo da normalidade, como ginastas, corredoras de maratonas e bailarinas e que treinam regularmente para competições esportivas. As anormalidades reprodutivas nas mulheres atletas parecem estar relacionadas a um descontrole hipotalâmico na geração dos pulsos de GnRH, a despeito das funções hipofisária e ovariana normais. Fatores que podem influenciar a pulsatilidade do GnRH incluem alterações no balanço energético e redução da gordura corporal, níveis reduzidos de leptina e elevados níveis de ghrelina.[33] Outras alterações hormonais relacionadas com estresse e balanço energético negativo podem ser observadas nas atletas, como a diminuição dos níveis de T_3, da insulina e glicose e aumento do cortisol e hormônio de crescimento.[33] A anovulação crônica observada nas mulheres atletas, sobretudo as competidoras e com baixo IMC, compõe a chamada tríade da mulher atleta, definida pela presença de amenorreia, distúrbios alimentares e osteoporose.[34] A identificação das desordens alimentares e da diminuição da densidade mineral óssea em mulheres jovens atletas tem fundamental importância na condução dos casos de amenorreia relacionada com o exercício físico. Na abordagem terapêutica da anovulação crônica relacionada com exercício físico e perda de peso, recomenda-se sobretudo a restauração do balanço energético e dos parâmetros metabólicos mediante orientação nutricional adequada à mulher atleta, com suplementação adicional de cálcio e vitamina D.[35] A redução do gasto energético pela restrição da atividade física em pelo menos 10 a 20% também tem sido recomendada para as mulheres amenorreicas, o que nem sempre é bem aceito por elas.[36] Mais estudos são necessários para a avaliação de intervenções dietéticas e de programas de atividade física que sejam efetivos para a restauração da função ovariana, sem comprometer o desempenho e as aspirações das atletas. A reposição hormonal para o tratamento das disfunções menstruais e da perda de massa óssea relacionadas com o hipoestrogenismo apresenta resultados controversos. A TRH em doses usadas na mulher menopausada parece não ser suficiente para a manutenção ou recuperação da massa óssea, enquanto os anticoncepcionais hormonais parecem ser efetivos na prevenção, mas não na recuperação da densidade mineral óssea.[36] Enquanto os critérios para o início da terapia hormonal não estiverem definidos, recomenda-se considerar esse tratamento se a amenorreia tiver duração superior a 6 meses ou se a densitometria óssea já demonstrar sinais de osteopenia. Até o momento, não existem evidências para o uso sistemático de bifosfonatos nas pacientes com amenorreia relacionada ao exercício físico e, portanto, não está indicado.

Pseudociese

Caracterizada pela presença de sinais e sintomas gravídicos, a pseudociese tem como base um distúrbio psicológico ou uma síndrome depressiva desencadeados pelo imenso desejo de ter um filho, principalmente se a infertilidade é de longa data. Os níveis de LH e prolactina podem estar elevados o suficiente para manter a função do corpo lúteo e a galactorreia. Os níveis de FSH geralmente estão reduzidos. O tratamento consiste basicamente em esclarecimento e acompanhamento psicológico e/ou psiquiátrico.

Síndromes endócrinas pós-parto

As síndromes endócrinas pós-parto englobam a síndrome de Sheehan e a tireoidite e hipofisite linfocitária. Ocorrem até 1 ano após o parto e decorrem das alterações gravídicas vasculares e imunológicas, respectivamente. A síndrome de Sheehan tem como base uma necrose hipofisária consequente a um choque hipovolêmico após o parto.[37] Entretanto, manifestações clínicas e laboratoriais típicas do hipopituitarismo, observadas na síndrome de Sheehan, parecem ser consequências pouco comuns das hemorragias obstétricas nos dias de hoje.[38] O tratamento consiste em reposição hormonal para a prevenção dos efeitos relacionados com o hipoestrogenismo, e, se houver desejo de nova gravidez, indução da ovulação com gonadotrofinas.

Tumores hipotalâmicos e/ou hipofisários

Sinais e sintomas relacionados com lesão destrutiva ou expansiva, como cefaleia, tontura, perda de campo visual e outros sintomas visuais, podem ser observados em pacientes anovuladoras crônicas portadoras de tumores hipotálamo-hipofisários. Ressonância nuclear magnética de crânio deve ser solicitada em pacientes amenorreicas quando os níveis de gonadotrofinas estiverem reduzidos, para descartar tumores do sistema nervoso central. Nos casos de tumores não funcionantes, a abordagem terapêutica de primeira escolha é a cirúrgica e, posteriormente, reposição hormonal quando necessária.

Deficiência isolada de gonadotrofinas

A deficiência isolada de gonadotrofinas, representada pela síndrome de Kallmann (SK), é caracterizada pela associação de hipogonadismo e amenorreia primária e anosmia. O olfato das portadoras da SK pode estar totalmente ausente (anosmia) ou simplesmente reduzido (hiposmia), e elas também podem apresentar outras malformações, como fenda palatina, palato ogival, agenesia renal uni ou bilateral, sincinesia bimanual (movimentos em espelho), perda auditiva neurossensorial, daltonismo, pé cavo, déficit de aprendizagem, retardamento mental, agenesia dental e defeitos da movimentação ocular. O diagnóstico laboratorial do hipogonadismo hipogonadotrófico baseia-se na demonstração de níveis reduzidos de esteroides sexuais associados a níveis normais ou reduzidos de gonadotrofinas. A dosagem do estradiol sérico pode ser normal ou baixa, por isso a amenorreia é um dado mais confiável que essa dosagem no diagnóstico do hipogonadismo hipogonadotrófico.[39] O tratamento consiste na terapia estrogênica para estimulação dos caracteres sexuais e, em seguida, terapia combinada com progestágenos para manutenção dos caracteres sexuais. Se houver desejo de gravidez, a indução da ovulação pode ser obtida com administração de gonadotrofinas ou GnRH em bombas portáteis de autoinfusão.[39]

Síndromes hiperprolactinêmicas

Discutido em capítulo específico.

REFERÊNCIAS BIBLIOGRÁFICAS

1. Azziz R, Sanchez LA, Knochenhauer ES. Androgen excess in women: experience with over 1000 consecutive patients. *J Clin Endocrinol Metab* 2004; 89:453-62.

2. Legro RS, Gnatuk CL, Kunselman AR, Dunaif A. Changes in glucose tolerance over time in women with polycystic ovary syndrome: a controlled study. *J Clin Endocrinol Metab* 2005; 90:3236-42.
3. ESHRE/ASRM – Sponsored PCOS Consensus Workshop Group. Revised 2003 consensus on diagnostic criteria and long-term health risks related to polycystic ovary syndrome. *Fertil Steril* 2004; 81:19-25.
4. Azziz R, Carmina E, Dewailly D *et al.* The Androgen Excess and PCOS Society criteria for the polycystic ovary syndrome: the complete task force report. *Fertil Steril* 2009; 91(2):456-88.
5. Dunaif A. Insulin resistance and the polycystic ovary syndrome: mechanism and implications for pathogenesis. *Endocr Rev* 1997; 18:774-800.
6. Ehrmann DA, Barnes RB, Rosenfield RL, Cavaghan MK, Imperial J. Prevalence of impaired glucose tolerance and diabetes in women with polycystic ovary syndrome. *Diabetes Care* 1999; 22:141-6.
7. Balen A. The pathophysiology of polycystic ovary syndrome: trying to understand PCOS and its endocrinology. *Best Pract Res Clin Endocrinol Metab* 2004; 18(5):685-706.
8. Giallauria F, Orio F, Palomba S *et al.* Cardiovascular risk in women with polycystic ovary syndrome. *J Cardiovasc Med (Hagerstown)* 2008; 9(10):987-92.
9. Wild S, Pierpoint T, Jacobs H, McKeigue P. Long-term consequences of polycystic ovary syndrome: results of a 31 year follow-up study. *Hum Fertil (Camb)* 2000; 3:101-5.
10. Boomsma CM, Eijkemans MJ, Hughes EG *et al.* A meta-analysis of pregnancy outcomes in women with polycystic ovary syndrome. *Hum Reprod Update* 2006; 12(6):673-83.
11. Toulis KA, Goulis DG, Kolibianakis EM *et al.* Risk of gestational diabetes mellitus in women with polycystic ovary syndrome: a systematic review and a meta-analysis. *Fertil Steril* 2008; 16. [Epub ahead of print]
12. Legro RS, Castracane VD, Kauffman RP. Detecting insulin resistance in polycystic ovary syndrome: purposes and pitfalls. *Obstet Gynecol Survey* 2004; 59(2):141-54.
13. Ducluzeau PH, Cousin P, Malvoisin E. Glucose-to-insulin ratio rather than sex hormone-binding globulin and adiponectin levels is the best predictor of insulin resistance in nonobese women with polycystic ovary syndrome. *J Clin Endocrinol Metab* 2003; 88:3626-31.
14. Geloneze B, Geloneze SR, Ermetic MN *et al.* Valor de corte para o HOMA-IR na polpulação brasileira – "Brazilian Metabolic Syndrome Study". *Arq Bras Endocrinol Metab* 2005; 49:(S)878.
15. Randeva HS, Lewandowski KC, Drzewoski J *et al.* Exercise decreases plasma total homocysteine in overweight young women with polycystic ovary syndrome. *J Clin Endocrinol Metab* 2002; 87(10):4496-501.
16. Palomba S, Giallauria F, Falbo A, Russo T, Oppedisano R, Tolino A *et al.* Structured exercise training programme versus hypocaloric hyperproteic diet in obese polycystic ovary syndrome patients with anovulatory infertility: a 24-week pilot study. *Hum Reprod* 2008; 23(3):642-50.
17. Van der Spuy Z M, le Roux PA. Cyproterone acetate for hirsutism Cochrane Database Syst Rev 2003; (4):CD001125.
18. Swiglo BA, Cosma M, Flynn DN *et al.* Antiandrogens for the treatment of hirsutism: a systematic review and metaanalyses of randomized controlled trials. *J Clin Endocrinol Metab* 2008; 93(4):1153-60.
19. Jing Z, Liang-Zhi X, Tai-Xiang W, Ying T, Yu-Jian J. The effects of Diane-35 and metformin in treatment of polycystic ovary syndrome: an updated systematic review. *Gynecol Endocrinol* 2008; 24(10):590-6.
20. Franks S, Layton A, Glasier A. Cyproterone acetate/ethinyl estradiol for acne and hirsutism: time to revise prescribing policy. *Hum Reprod* 2008; 3 (2):231-2.
21. Legro RS, Barnhart HX, Schlaff WD *et al.* Clomiphene, metformin, or both for infertility in the polycystic ovary syndrome. *N Engl J Med* 2007; 356:551-566.
22. Gerli S, Gholami H, Manna C. Use of ethinyl estradiol to reverse the antiestrogenic effects of clomiphene citrate in patients undergoing intrauterine insemination: a comparative, randomized study (published erratum appears in Fertil Steril 74:424, 2000). *Fertil Steril* 2000; 73:85-89.
23. Salpeter SR, Buckley NS, Kahn JA, Salpeter EE. Meta-analysis: metformin treatment in persons at risk for diabetes mellitus. *Am J Med* 2008; 121:149-57.
24. Diamanti-Kandarakis E, Paterakis T, Alexandraki K. Indices of low-grade chronic inflammation in polycystic ovary syndrome and the beneficial effect of metformin. *Hum Reprod* 2006; 21:1426-31.
25. Costello M, Shrestha B, Eden J, Sjoblom P, Johnson N. Insulin-sensitizing drugs versus the combined oral contraceptive pill for hirsutism, acne and risk of diabetes, cardiovascular disease, and endometrial cancer in polycystic ovary syndrome. Cochrane Database Syst Rev 2007;1:CD005552.

26. Lord JM, Flight IH, Norman RJ. Insulin-sensitizing drugs (metformin, troglitazone, roglitazone, pioglitazone, D-chiro-inositol) for polycystic ovary syndrome. Cochrane Database Syst Rev 2003; 3:CD003053.
27. Creanga AA, Bradley HM, McCormick C, Witkop CT: Use of metformin in polycystic ovary syndrome: a meta-analysis. *Obstet Gynecol* 2008; 111(4):959-68.
28. Moll E, Bossuyt PMM, Korevaar JC, Lambalk CB, van der Veen F. Effect of clomifene citrate plus metformin and clomifene citrate plus placebo on induction of ovulation in women with newly diagnosed polycystic ovary syndrome: randomized double blind clinical trial. *BMJ* 2006; 332:1461-2.
29. Palomba S, Falbo A, Zullo F, Orio Jr. F. Evidence-based and potential benefits of metformin in the polycystic ovary syndrome: a comprehensive review. *Endocr Rev* 2009; 30(1):1-50.
30. Hugues JN, Cedrin-Durnerin I, Howles CM *et al.* The use of a decremental dose regimen in patients treated with a chronic low-dose step-up protocol for WHO Group II anovulation: a prospective randomized multicentre study. *Hum Reprod* 2006; 21:2817-22.
31. Farquhar C, Lilford RJ, Marjoribanks J, Vandekerckhove P. Laparoscopic 'drilling' by diathermy or laser for ovulation induction in anovulatory polycystic ovary syndrome. Cochrane Database Syst Rev 2007; CD001122.
32. Berga SL, Loucks TL. Use of cognitive behavior therapy for functional hypothalamic amenorrhea. *Ann N Y Acad Sci* 2006; 1092:114-29.
33. Leanne M. Redman and Anne B. Loucks: Menstrual disorders in Athletes. *Sports Med* 2005; 35(9):747-55.
34. Warren MP, Chua AT. Exercise-induced amenorrhea and bone health in the adolescent athlete. *Ann N Y Acad Sci* 2008; 1135:244-52.
35. Fenichel RM, Warren MP. Anorexia, bulimia, and the athletic triad: evaluation and management. *Curr Osteoporos Rep* 2007; 5(4):160-4.
36. Stafford DEJ. Altered hypothalamic-pituitary-ovarian axis function in young female athletes. Implications and recommendations for management. *Treat Endocrinol* 2005; 4(3):147-54
37. Ducarme G, Châtel P, Luton D. Postpartum endocrine syndrome. *J Gynecol Obstet Biol Reprod (Paris)* 2008; 37(3):223-8.
38. Feinberg EC, Molitch ME, Endres LK, Peaceman AM. The incidence of Sheehan's syndrome after obstetric hemorrhage. *Fertil Steril* 2005; 84(4):975-9.
39. Fechner A, Fong S, McGovern P. A review of Kallmann syndrome: genetics, pathophysiology, and clinical management. *Obstet Gynecol Surv* 2008; 63(3):189-94.

CAPÍTULO 30

Amenorreia

Eduardo José Campos Leite

INTRODUÇÃO

Embora apresentem grande variedade em sua etiologia, quatro condições são as maiores responsáveis pelo surgimento das amenorreias: síndrome dos ovários policísticos (SOP), alterações hipotalâmicas, hiperprolactinemias e falência ovariana. História clínica e exame físico bem feitos, assim como a avaliação inicial dos níveis de hormônio folículo-estimulante (FSH), hormônio luteinizante (LH) e prolactina (PRL), permitem um bom encaminhamento da investigação clínica das possíveis causas da amenorreia. Em casos de amenorreia primária, a conduta terapêutica é determinada pelo diagnóstico etiológico e tem como finalidade favorecer o desenvolvimento sexual normal. Em casos de amenor-reia secundária, o restabelecimento da fertilidade e o tratamento das consequências do hipoestrogenismo, quando presente, constituem os pilares da conduta a ser prontamente estabelecida.

CONCEITO

Amenorreia é a ausência ou interrupção anormal da menstruação.

A amenorreia primária se caracteriza pela ausência de sangramento uterino aos 14 anos de idade, se ainda não surgiram caracteres sexuais secundários, e aos 16 anos de ida-de, mesmo em presença desses caracteres.[1]

Na amenorreia secundária ocorre interrupção dos sangramentos periódicos pelo pe-ríodo equivalente a três ciclos menstruais em pacientes que menstruavam de modo regular anteriormente, ou por um período igual ou superior a 6 meses, em mulheres com ciclos irregulares.[2] Intervalos de tempo inferiores são denominados atraso menstrual.

Criptomenorreia significa falsa amenorreia e ocorre quando não há exteriorização do fluxo menstrual por alterações do sistema canalicular, tais como: hímen imperfurado, septo vaginal transverso, agenesia cervical.

A fisiologia do sistema reprodutor feminino é regulada por fatores que controlam o amadurecimento e ruptura do folículo ovariano, a função do corpo lúteo, e a descamação endometrial na ausência de concepção. A amenorreia é apenas um sinal que denuncia alterações patológicas dos órgãos efetores e/ou de fatores reguladores da função reprodutiva.

A prevalência das amenorreias primárias é de 0,48 a 1,2% e de aproximadamente 3 a 4%[3,4] das secundárias, excluindo-se gravidez, lactação e pós-menopausa.

ETIOLOGIA

Embora apresente etiologia variada, quatro são as condições responsáveis pela maioria dos casos de amenorreia: síndrome dos ovários policísticos, amenorreia hipotalâmica, hiperprolactinemia e disfunção ovariana.

A Organização Mundial da Saúde (OMS) classificou as amenorreias por grupos, de acordo com as causas: no grupo I não há evidência de produção estrogênica, os níveis de FSH são normais ou baixos, os de prolactina são normais e não há evidência de lesão hipotalâmica ou hipofisária; no grupo II há evidência de produção estrogênica, sendo os níveis de FSH e de prolactina, normais; no grupo III os níveis de FSH são elevados, denunciando falência gonadal.[5]

As amenorreias são classificadas de acordo com as causas (Quadro 30.1)

Os casos em que a amenorreia apresenta-se associada à genitália ambígua ou a sinais de virilização em geral não têm a falta da menstruação como a queixa principal e devem ser investigados como entidades distintas, embora a amenorreia seja componente importante do quadro clínico.[6]

A possibilidade de gravidez deverá ser sempre excluída, principalmente em pacientes portadoras de amenorreia secundária ou primária com desenvolvimento puberal normal.

AVALIAÇÃO CLÍNICA

O diagnóstico etiológico preciso depende da interpretação correta dos dados da anamnese, do exame físico e dos exames complementares.

O arsenal propedêutico disponível para a avaliação dos casos de amenorreia é amplo e o diagnóstico, um desafio a ser enfrentado, por conta da multiplicidade de possíveis fatores causais. Uma abordagem sistematizada torna-se muito importante para que procedimentos desnecessários e por vezes onerosos sejam evitados.[7]

A anamnese e o exame clínico/ginecológico complementados pelas dosagens de FSH, hormônio estimulante da tireoide (TSH), PRL e a ultrassonografia pélvica, transvaginal, se possível, podem identificar as causas mais comuns de amenorreia.

A presença de desenvolvimento mamário implica ação prévia de estrogênios, enquanto níveis aumentados de testosterona causam hirsutismo e raramente aumento de massa muscular ou sinais de virilização.

Nas amenorreias primárias, é importante valorizar não só a presença mas a cronologia do desenvolvimento dos caracteres sexuais secundários (mamas, pelos pubianos e axilares) (Fig. 30-1), além do desenvolvimento ponderoestatural, antecedentes de cirurgias prévias,

Quadro 30.1 Causas de amenorreia

Uterovaginais	Agenesia uterina (síndrome de Mayer-Rokitansky-Küster-Hauser) Síndrome de insensibilidade periférica aos androgênios Hímen imperfurado Septos vaginais e malformações uterovaginais Síndrome de Asherman Radioterapia
Ovarianas	Disgenesias gonadais Agenesia gonadal Deficiência enzimática Falência ovariana prematura Síndrome do ovário resistente às gonadotrofinas (síndrome de Savage)
Hipofisárias	Tumores: prolactinomas, outros tumores secretores de ACTH, TSH, GH, gonadotrofinas Síndrome de Sheehan Doença autoimune Galactosemia Após radioterapia e cirurgia do SNC
Hipotalâmicas	Congênitas: síndrome de Kallmann, hipogonadismo hipogonadotrófico idiopático Disfuncionais: estresse, perda de peso, exercício físico, dieta, má nutrição, anorexia nervosa, bulimia, pseudociese Infecciosas: tuberculose, sífilis, meningite, sarcoidose Tumores: craniofaringioma, germinoma, hamartoma, tumor do seio endodérmico
Outras endocrinopatias	Doenças da suprarrenal Tireoidopatias Tumores funcionantes do ovário Doença sistêmica grave
Multifatorial	SOP

traumatismos, presença de dor cíclica no baixo ventre, radioterapia, quimioterapia e história de nódulos inguinais. O exame ginecológico é anormal em aproximadamente 15% das mulheres com amenorreia primária. No exame físico deverão ser avaliados os seguintes parâmetros: altura, envergadura, estigmas da síndrome de Turner, presença de mamas, de pelos pubianos, de nódulos inguinais, presença de hirsutismo ou virilização, permeabilidade himenal, septos vaginais e de útero.[8]

A síndrome de Mayer-Rokitansky-Küster-Hauser é a malformação genital mais comumente associada à amenorreia primária. Ocorre por conta de desenvolvimento anormal dos ductos de Müller, com consequente agenesia uterina e presença apenas do terço inferior da vagina.[9] É responsável por aproximadamente 10% dos casos de amenorreia primária e está associada a malformações urogenitais tais como: rim pélvico, agenesia renal unilateral, duplicação de ureter, hidronefrose, escoliose e defeitos cardíacos, raramente.[10] Embora seja patologia em geral esporádica, várias etiologias genéticas têm sido descritas mais recentemente.[11,12]

Outros defeitos anatômicos incluem septo vaginal transverso (1:80.000 mulheres), hímen imperfurado (1:1.000 mulheres) e ausência isolada de vagina ou colo uterino.[13] Nessas pacientes ocorre presença de dor pélvica cíclica e acúmulo de sangue na cavidade peritoneal, favorecendo o surgimento de endometriose e aderências pélvicas.

Quando a presença de mamas e de genitália externa normal está associada à ausência de vagina ou vagina em fundo cego, alterações do desenvolvimento dos ductos müllerianos devem ser distinguidas da síndrome de insensibilidade androgênica (síndrome de Morris, na forma completa). A maneira mais simples de definir o diagnóstico é avaliar os níveis de testosterona circulante, que são semelhantes aos encontrados em homens normais.[8,14] Essa patologia resulta de mutações no receptor de androgênio de vários tipos e intensidade, com correspondente repercussão no quadro clínico. Nessas pacientes, a história familiar, a presença de nódulos inguinais e a ausência de pelos pubianos sugerem o diagnóstico, que deve ser confirmado pela presença de cariótipo 46XY. A incidência de malignização das gônadas é de 22% após os 20 anos, e de 3,6%[16] antes dessa idade.[15] A síndrome de insensibilidade completa aos androgênios é rara, ocorre em 1:60.000 nascimentos,[17] e é responsável por 5% dos casos de amenorreia primária. Quando o exame ginecológico não pode ser realizado adequadamente nessas pacientes, a ultrassonografia pélvica pode confirmar ou não a presença do útero.

A ausência de função gonadal cursa com níveis elevados circulantes de FSH; portanto, pacientes com amenorreia primária que apresentam caracteres sexuais secundários ausentes ou pouco desenvolvidos devem ter os níveis de FSH avaliados. Se elevados, traduzem comprometimento ovariano, muito provavelmente disgenesia gonadal (gônadas em fita). A disfunção gonadal ou falência ovariana pode ocorrer em qualquer idade, mesmo durante a vida intrauterina, resultando em agenesia gonadal ou disgenesia gonadal. O cariótipo mais encontrado é o 45X0 (síndrome de Turner). Nessas pacientes ocorre uma perda exacerbada de oócitos após 18 semanas de vida intrauterina.[18] O diagnóstico, em geral, é estabelecido na infância pelo reconhecimento de alterações fenotípicas como baixa estatura, pescoço alado, baixa implantação dos cabelos e orelhas, entre outras. Aproximadamente 30% das pacientes apresentam defeitos cardíacos congênitos (válvula aórtica bicúspide e coarctação da aorta), e 30% têm malformações renais.[19] Anomalias do cromossomo X e mosaicismos também podem estar presentes.

Quando o padrão genético é XX e a falência ovariana ocorre antes do início da maturação sexual, ocorre amenorreia primária e desenvolvimento incompleto das mamas. Essa patologia é rara, pode ter herança autossômica recessiva e não apresenta os estigmas da síndrome de Turner, sendo também denominada disgenesia gonadal pura; pode estar associada à baixa estatura.

Os indivíduos XY com disgenesia gonadal (síndrome de Swyer) apresentam genitálias interna e externa femininas, porque o fator inibidor do desenvolvimento ductos de Müller e a testosterona não são produzidos pelas gônadas.

Outras causas pouco frequentes de falência ovariana incluem mutações dos receptores de FSH e LH,[20,21] galactosemia, deficiência da 17α-hidroxilase ou da 17,20 liase, e deficiência de aromatase.[22-24]

A causa mais comum de amenorreia primária associada a hiperandrogenismo é a hiperplasia adrenal, com predomínio do tipo deficiência da 21-hidroxilase. A frequência é variável e dependente da origem étnica. Pode apresentar-se, ao nascimento, com genitália ambígua ou pode ter surgimento tardio, especialmente na forma não perdedora de sal. Na infância, surgem aceleração do crescimento e da maturação óssea concomitante aos sinais de hiperandrogenismo (acne, hirsutismo, aumento da musculatura e alopecia). Em casos não tratados, são observadas amenorreia e baixa estatura, por conta da soldadura precoce das epífises ósseas secundária ao estímulo androgênico. O diagnóstico é feito mediante níveis elevados de 17-OH-progesterona basal ou após estímulo com hormônio adreno-

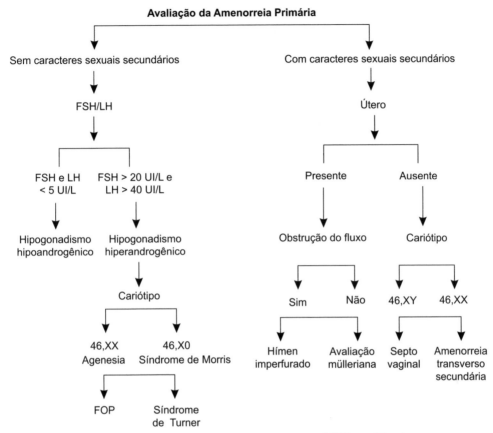

Figura 30.1 Avaliação da amenorreia primária,[8,33,39] modificada.

corticotrófico (ACTH). A avaliação genética confirma a existência de várias mutações do gene CYP21 no cromossomo 6.[25] Outros bloqueios enzimáticos menos comuns causando hiperplasia das adrenais incluem deficiência da 11-hidroxilase, que cursa com amenorreia, hiperandrogenismo, hipertensão e hipopotassemia; deficiência da 3β-hidroxiesteroide-desidrogenase que causa hiperandrogenismo e deficiência da 17-hidroxilase, que ocorre com infantilismo sexual.

Alterações hipotalâmicas e/ou hipofisárias devem ser excluídas em pacientes com amenorreia primária e níveis de FSH reduzidos. O retardo constitucional da puberdade e as doenças crônicas são processos comuns, que podem alterar o desenvolvimento puberal. A síndrome de Kallmann, deficiência do hormônio liberador de gonadotrofinas (GnRH) associada a anosmia por defeitos do desenvolvimento do bulbo olfatório, e a deficiência isolada de GnRH são causas bem mais raras. Foram descritas várias mutações no gene KAL que causam migração anormal das células produtoras de GnRH.[26] Deficiência de gonadotrofinas também pode ter como origem traumatismos cranianos, doenças inflamatórias do sistema nervoso central (SNC) e neoplasias.

A avaliação clínica de pacientes com amenorreia secundária inclui anamnese, exame físico, exames de laboratório e radiológicos.[27] A causa mais comum de amenorreia secundária é a gestação. As demais causas são ovarianas (40%), hipotalâmicas (35%), hipofisárias

(19%), uterinas (5%) e outras (1%).[27] Na história clínica, devem ser investigados atividade sexual, perda de peso, prática de exercícios, uso de medicamentos (causa comum de hiperprolactinemias), antecedentes obstétricos (abortamentos, curetagens, sangramentos pós-parto, endometrites), radioterapia pélvica, quimioterapia, galactorreia, sintomas vasomotores, cefaleia e distúrbios visuais.[28-31]

Ao exame físico, devem ser observados peso, altura, distribuição de gordura, sinais de hiperandrogenismo (hirsutismo e acne), acantose *nigricans* (marcador periférico da hiperinsulinemia), presença de galactorreia, trofismos vulvar e vaginal, volume uterino e dos ovários e exame da tireoide (presença ou não de bócio).[27,28]

O primeiro passo na investigação de pacientes com amenorreia secundária é afastar a possibilidade de gravidez, mediante a dosagem de β-gonadotrofinas coriônicas (β-HCG).[29] Em seguida, solicita-se a dosagem de PRL[27] e faz-se o teste dos progestagênios (Figura 30.2).

O teste dos progestagênios tem como finalidade avaliar indiretamente os níveis circulantes de estrogênios e a responsividade do trato genital (endométrio) aos estímulos hormonais. Apenas pacientes com níveis de estradiol acima de 35 pg/mL, portanto proliferação endometrial adequada, podem ter a transformação secretora endometrial assegurada pelo referido teste e apresentar sangramento de privação hormonal, com a interrupção da administração do progestagênio. O teste consiste na administração de 10 mg de acetato de medroxiprogesterona durante 7 a 10 dias e é considerado positivo quando ocorre san-

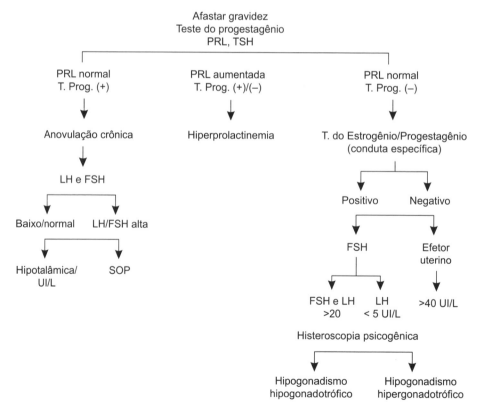

Figura 30.2 Avaliação da amenorreia secundária,[1,32] modificada.

gramento no período de 2 a 7 dias após a interrupção da medicação, o que significa trato genital competente[28,32] e presença de anovulação crônica estrogênica.

Nem sempre o teste dos progestagênios é elucidativo, sendo que em até 20% dos casos em que níveis adequados de estrogênios estão presentes as pacientes não apresentam sangramento.[33] Em 40% dos casos, o sangramento ocorre em pacientes com amenorreia por estresse, exercícios, perda de peso, hiperprolactinemia, situações nas quais os níveis de estrogênios estão geralmente baixos,[34] e em até 50% das pacientes com falência ovariana.[35]

Quando não há sangramento após o teste do progestagênio, administra-se estrogênio mais progestagênio (estrogênios conjugados 0,625 mg/dia durante 21 dias e acetato de medroxiprogesterona, 10mg/dia nos últimos 10 dias).[28,36] Outros esquemas de estrogênio isolado seguido de estrogênio mais progestagênio podem ser utilizados.[37] Se não ocorrer o sangramento por supressão hormonal, a irresponsividade uterina é a causa da amenorreia, provavelmente adquirida (sinéquias).[38] Cicatrizes e aderências intrauterinas, que caracterizam a síndrome de Asherman, ocorrem geralmente como consequência de curetagem uterina excessiva ou infecção endometrial[28] e correspondem a 5% das causas de amenorreia secundária, excluindo-se gravidez.[27] A avaliação mais adequada é feita por intermédio de métodos de imagem, tais como histerossalpingografia, ecografia pélvica transvaginal ou realizando-se uma histeroscopia.[32,29]

Quando há sangramento após o teste do estrogênio mais progestagênio, conclui-se que o endométrio é responsivo, e que existe hipoestrogenismo. A próxima etapa consiste na investigação da origem da má função ovariana, solicitando a dosagem de gonadotrofinas que somente deve ser realizada pelo menos duas semanas após o teste, de modo a evitar os efeitos do *feedback* negativo do estrogênio e progestagênio administrados, sobre o eixo endócrino-sexual.[38] Se os níveis de FSH estão elevados, isso indica falência ovariana.[39,41] História prévia de quimio ou radioterapia, cirurgia sobre os ovários e história familiar de falência ovariana devem ser investigadas. Do ponto de vista clínico, a queixa de irregularidade menstrual é o sintoma mais comumente relatado pelas pacientes.[39]

Pacientes com falência ovariana prematura (FOP) nas quais amenorreia, níveis reduzidos de estrogênio e níveis elevados de FSH ocorrem antes dos 40 anos respondem por 1 a 5% dos casos de amenorreia secundária.[41,42] Antes da falência completa das gônadas ocorre irregularidade menstrual associada a flutuações dos níveis de FSH, o que torna uma aferição isolada desse hormônio de baixa acuidade diagnóstica.[45] Em 50% dos casos de FOP, ocorre função ovariana intermitente com chance de concepção natural em torno de 5 a 10% dos casos.[45] Um estudo que envolveu 19.000 mulheres verificou que falência ovariana antes dos 40 anos estava associada a aumento de mortalidade por doença cardíaca, acidente vascular cerebral, câncer e todas as outras causas de morte.[44]

Em mais de 40% dos casos de FOP, doenças autoimunes estão presentes, mais comumente tireoidite autoimune.[32,45,46] Em pacientes com idade inferior a 30 anos o cariótipo deve ser solicitado para afastar a possibilidade de alteração comossômica, incluindo a presença de cromossomo Y, que pode ser encontrado na síndrome de Turner (mosaicos) e na síndrome de Swyer (disgenesia gonadal pura, XY).

A FOP tem prevalência um pouco maior em pacientes com diabetes mellitus insulinodependente, miastenia grave e doença da paratireoide, do que em pacientes normais.[47] Ooforite linfocítica autoimune pode ser encontrada em pacientes com doença de Addison, das quais 10 a 60% podem apresentar falência ovariana, embora seja condição rara (1:1.000.000 de mulheres). Biópsia ovariana não tem indicação na prática clínica, mas, visto que a FOP autoimune pode ser parte do quadro da síndrome pluriglandular, deve ser assegurada a essas pacientes a investigação de outras patologias com dosagem do TSH, cortisol, glicemia de jejum, pesquisa de anticorpos antitireoidianos e ionograma. Ainda não está disponível no momento um anticorpo marcador sérico capaz de confirmar o diagnóstico clínico de FOP autoimune, assim como também não existe terapia comprovadamente efetiva para pacientes inférteis nestes casos.

Níveis de prolactina elevados causam inibição da secreção de GnRH diretamente ou por meio de aumento do tônus opióide via dopamina. Inúmeros fatores interferem nos níveis de prolactina: sono, alimentação, exercícios físicos, ato sexual, estímulo dos mamilos e inúmeras substâncias que interferem nos níveis de dopamina, entre elas metoclopramida, risperidona, verapamil, fenotiazidas (clorpromazina), butirofenonas (haloperidol), inibidores da monoaminoxidase e antridepressivos tricíclicos.[50] Nesses casos os níveis de prolactina raramente excedem 100 ng/mL. Níveis superiores a esse patamar sugerem presença de prolactinoma,[28] o que requer a realização de exames de imagem que irão possibilitar a visualização da sela túrcica, hipófise e regiões parasselares. Embora a radiografia simples da sela e a tomografia computadorizada também estejam indicadas, a ressonância magnética contrastada do crânio é o exame que fornece uma melhor visão das regiões hipotalâmica e hipofisária, tendo mais acuidade na detecção de microadenomas (tumores < 10mm) e na avaliação da extensão de tumores maiores.[29] A prevalência de tumores hipofisários em pacientes com hiperprolactinemia é de 50 a 60%.[49]

Doença tireoidiana (hipotireoidismo) e insuficiência renal são causas conhecidas de hiperprolactinemia e também devem ser descartadas.[29,48,50]

Casos de pacientes amenorreicas que apresentam níveis baixos ou normais de FSH e anovulação crônica são frequentemente de etiologia desconhecida.[32] As causas mais comuns são hipotalâmicas e a SOP, embora outras causas menos frequentes devam ser excluídas. Quando a origem é hipotalâmica ocorre liberação irregular de GnRH, enquanto em casos de SOP os pulsos de GnRH estão aumentados em frequência e/ou amplitude, ocasionando excesso de liberação de LH, hiperandrogenismo e distúrbio do crescimento folicular. Os níveis circulantes de estrogênios não fazem diagnóstico diferencial entre as duas patologias. Embora sejam esperados níveis de estrogênios reduzidos na amenorreia de causa hipotalâmica e normais em casos de SOP, eles tendem a flutuar, de modo que níveis reduzidos ou normais são encontrados em ambas as condições. O tempo de duração da amenorreia e os achados clínicos são mais importantes na avaliação dos níveis de estrogênio[32] do que a aferição dos níveis de estradiol circulante, teste dos progestagênios ou presença de muco cervical.

As alterações funcionais córtico-hipotalâmicas são as causas mais comuns de anovulação crônica e amenorreia secundária em pacientes com estruturas pélvicas e níveis de prolactina e androgênios normais. Embora perda de peso, estresse psicogênico, subnutrição e exercícios em excesso estejam frequentemente associados à amenorreia hipotalâmica, a fisiopatologia destas associações ainda permanece obscura. Há mais casos de amenorreia associados à perda de peso do que à anorexia nervosa, condição rara (15:100.000 mulheres/ano), embora os casos de amenorreia associados à anorexia sejam mais graves. Quando o exercício físico implica competição, o risco de amenorreia primária ou secundária é três vezes maior do que em outros casos, sendo a maior prevalência entre corredoras de longa distância.[30] Atletas que apresentam distúrbios do apetite, amenorreia e osteoporose podem ser enquadradas como portadoras da tríade da mulher atleta, cuja prevalência ainda é desconhecida.[52] Em casos nos quais a amenorreia se torna persistente, as pacientes se tornam de risco para perda óssea e osteoporose. Essa perda pode não ser reversível, quando acontece no momento em que o pico de massa óssea deveria ocorrer naturalmente.[51,52]

Disfunção hipotalâmica também pode estar presente, mas raramente antes da menarca, cursando com amenorreia primária em 3% das adolescentes.[53]

Pacientes com hipogonadismo hipogonadotrófico sem causa determinada, ou com propedêutica normal e queixas como cefaleia, distúrbios visuais ou outros sintomas sugestivos de alteração hipotálamo-hipofisária, devem ser submetidas à ressonância magnética de crânio, melhor procedimento de imagem disponível.[54]

A SOP é a patologia mais frequentemente encontrada quando a amenorreia está associada a sinais de hiperandrogenismo. É caracterizada por níveis elevados de LH, androgênios e insulina. Causas menos comuns são a forma não clássica da hiperplasia adrenal, síndrome de Cushing e tumores adrenais ou ovarianos, produtores de androgênios.[55] A SOP se caracteriza, na clínica, por alterações menstruais (amenorreia ou oligomenorreia), sinais de hiperandrogenismo e infertilidade. Na América do Norte, 75% das mulheres com SOP são obesas.[56] A presença de obesidade aumenta a resistência à insulina e consequentemente a hiperinsulinemia, fator este associado a maiores níveis de androgênios circulantes.[57] Amenorreia está presente em 76% e oligomenorreia em 24% dos casos de SOP.[57,58]

Os critérios que devem ser empregados no diagnóstico da SOP ainda permanecem controversos. Em 1990, o National Institute of Health/National Institute of Child Health and Human Development (NIH/NICHHD) estabeleceu um critério diagnóstico para casos de SOP que inclui presença de: (1) disfunção ovulatória, (2) evidência clínica de hiperandrogenismo e/ou hiperandrogenemia, (3) exclusão de outras causas tais como doença tireoidiana, hiperprolactinemia, hiperplasia adrenal forma não clássica.[59] Em 2003, o Consenso de Rotterdan estabeleceu que a síndrome compreendia um conjunto de sinais e sintomas de disfunção ovariana ainda mais amplo e estabeleceu a necessidade, para o diagnóstico da SOP, da presença de duas das três seguintes condições: (1) oligo-amenorreia e/ou anovulação, (2) sinais clínicos de hiperandrogenismo e/ou hiperandrogenemia, (3) presença de ovários policísticos à ultrassonografia.[60] Também devem ser excluídas, de acordo com esse consenso, outras etiologias como hiperplasia adrenal congênita, tumores funcionantes secretores de androgênios e síndrome de Cushing. É importante observar, entretanto, que 20% das mulheres com períodos regulares apresentam ovários policísticos à ultrassonografia[61] e que mesmo em presença de hiperandrogenismo, pacientes com SOP podem apresentar ciclos menstruais regulares. Embora não exista uma definição universalmente aceita baseada no perfil hormonal, várias alterações endócrinas estão associadas à síndrome. Os níveis de androgênios chegam a ser duas vezes maiores do que os encontrados em pacientes normais nos casos de SOP, e a prolactina encontra-se um pouco elevada em 10 a 25% das mulheres portadoras da síndrome. A relação LH/FSH tende a ser maior que 2, embora os níveis de gonadotrofinas não sejam relevantes no diagnóstico desta patologia.[56,59-61]

Pacientes com SOP também tendem a ser resistentes à insulina[62] e apresentar redução da sensibilidade à insulina em 30 a 40% dos casos. Distúrbio da tolerância à glicose aparece em 31% das pacientes com SOP, embora a glicemia de jejum esteja alterada em apenas 7,5% dos casos. Seria recomendável, portanto, que pacientes com SOP fossem submetidas à avaliação para diabetes tipo II,[62,63] com o teste de tolerância à glicose (75 g), por ocasião do diagnóstico e anualmente,[29] bem como tivessem os seus níveis de colesterol total, frações e triglicerídeos avaliados.[29,30,64] Mulheres com SOP apresentam, frequentemente, risco aumentado de desenvolverem dislipidemia, diabetes tipo II e doença cardiovascular, por isso sua atual associação à síndrome metabólica.

Estudos preliminares sugerem que níveis aumentados de *prostate-specific antigen* (PSA) podem ajudar na identificação de pacientes com SOP. Os níveis de PSA aumentam em presença de excesso de androgênios e progestagênios circulantes, e têm sido encontrados elevados em pacientes com hiperandrogenismo e SOP.[65,66]

A esteatose hepática não alcoólica tem sido condição recentemente associada a pacientes portadoras de SOP. Essas duas patologias apresentam como ponto em comum a resistência à insulina e, embora uma relação causa-efeito não tenha sido estabelecida, frequência aumentada de esteatose hepática não alcoólica tem sido observada em pacientes com SOP *versus* pacientes, controle.[67]

Um mecanismo central estaria implicado em casos de amenorreia em pacientes com doenças crônicas debilitantes, síndrome paraneoplásica, diabetes juvenil descompensada, doença renal terminal, síndrome de imunodeficiência adquirida, síndrome de má absorção, dentre outras. Alterações hipofisárias que causam anovulação crônica incluem síndrome de Sheehan, necrose hipofisária e síndrome da sela vazia.[68]

TRATAMENTO

O tratamento das amenorreias é dirigido ao fator etiológico envolvido em cada caso e pode suscitar a participação de outros especialistas como pediatras, urologistas, neurologistas, endocrinologistas etc. Pode ser muito simples, com hormonoterapia em pacientes portadoras de SOP não desejosas de gravidez, ou complexo, por método cirúrgico para tratamento de adenomas hipofisários.

Nas amenorreias primárias o objetivo principal seria assegurar um desenvolvimento puberal normal. O tratamento da infertilidade, quando possível, e a prevenção das complicações do hipoestrogenismo também seriam contemplados por ocasião da abordagem terapêutica. Em casos de agenesia dos ductos de Müller o método da dilatação progressiva de Frank ou a neovaginoplastia devem ser indicados, quando houver interesse no início de atividade sexual.[69] Apoio psicológico para a paciente e membros da família deve estar incluído no planejamento da terapia.

A conduta em casos de aderências intrauterinas (sinéquias) é a ressecção das mesmas por histeroscopia, seguindo-se terapia hormonal com estrogênios para estimular a proliferação endometrial.[29]

Em casos de disgenesia gonadal, a presença de cromossomo Y ou fragmento implica gonadectomia no momento do diagnóstico, visto que essas gônadas malignizam em até 25% dos casos e não apresentam função hormonal.[16]

Na síndrome de insensibilidade androgênica a gonadectomia pode ser adiada até imediatamente após o surgimento dos caracteres sexuais, porque o risco de malignização parece baixo até depois da puberdade.[16] Psicoterapia também é quase sempre necessária para pacientes com disgenesia gonadal e insensibilidade androgênica.

O tratamento dos casos com síndrome de Turner é multidisciplinar e dependerá das anomalias encontradas em cada caso. O risco de morte por aneurisma da aorta é elevado (risco relativo RR = 63,23), sendo importante avaliação periódica com ecografia e acompanhamento com cardiologista.[19,70] Os níveis de TSH devem ser avaliados a cada 1 a 2 anos ou se surgirem sintomas sugestivos de disfunção tireoidiana, visto que até 30% destes pacientes desenvolvem doenças da tireoide. O uso precoce do hormônio do crescimento pode melhorar de modo significativo a tendência à baixa estatura presente nessas pacientes e deve ser levado em consideração principalmente se a altura for menor que o 5º percentil.[71,72] Esse início precoce deve permitir a administração de estrogênios entre os 12 e 13 anos de idade, sem comprometimento da altura final,[73] bem como permitir algum benefício na função motora e não verbal em pacientes com síndrome de Turner.[74] A monitorização da idade óssea deve ser feita periodicamente.[19] Pacientes com síndrome de Turner, principalmente portadoras de mosaicismo, detêm algum potencial para gravidez, embora esse potencial não aumente com tratamento médico.[75] A reposição hormonal cíclica está justificada em literatura recente, que sugere preservação da idade óssea e diminuição do risco de fraturas nessas pacientes.[76,77]

A maioria dos prolactinomas responde bem ao tratamento clínico com agonistas dopaminérgicos, enquanto tumores hipofisários podem ter indicação cirúrgica.

Os agonistas dopaminérgicos mais utilizados são a bromoergocriptina e a cabergolina. A dose de bromoergocriptina varia de 5-7,5 mg/dia em doses divididas, às refeições.[78] As doses diárias devem aumentar gradualmente, no sentido de minimizar os efeitos colaterais como náuseas, tonturas e epigastralgias.[79,80] A cabergolina tem meia-vida longa, deve ser administrada duas vezes por semana, na dose de 0,5 mg, e se constitui atualmente no fármaco de escolha para o tratamento das hiperprolactinemias pela maior eficácia e maior tolerabilidade.[79,80]

O tratamento das pacientes com SOP dependerá dos achados clínicos e do desejo ou não, de concepção. Em pacientes obesas, mudanças do estilo de vida com dieta e atividade física adequadas devem ser estimuladas. A perda de peso reduz os níveis de insulina e de androgênios, com tendência à normalização dos ciclos menstruais e consequente efeito benéfico nos parâmetros cardiovasculares e reprodutivos.[81,82]

Em pacientes com SOP que não desejam engravidar, o uso dos anticoncepcionais orais combinados (AOC) representa a forma mais efetiva e economicamente viável de restabelecer a regularidade menstrual ao mesmo tempo em que reduz os níveis de LH e de androgênios circulantes.[86,87] Se o principal objetivo é o tratamento do hirsutismo, podemos ainda associar ao AOC um fármaco antiandrogênico como espironolactona (100 mg/dia), ciproterona (50 mg/dia), flutamida (250 mg/dia), finasteride (5 a 7,5 mg/dia).[85-88] Ainda não há definição quanto ao anticoncepcional mais adequado nem quanto ao antiandrogênio mais efetivo em combinação ao AOC no tratamento do hirsutismo em pacientes com SOP.

Quando a paciente portadora de SOP tem como queixa principal infertilidade, o tratamento da disfunção ovulatória se faz necessário. A droga mais comumente usada é o citrato de clomifeno[83] por ser de baixo custo, fácil manuseio e por apresentar baixíssimos índices de hiperestimulação ovariana. O risco de gestação múltipla, maioria gemelar, está aumentado em aproximadamente 8%.[90] A dose incial é de 50 mgdia, do terceiro ao sétimo dias do ciclo, podendo ser aumentada em até 150 mg/dia. Essa substância aumenta o recrutamento folicular e apresenta índices de ovulação em torno de 70%. Se a paciente não ovula com 150 mg/dia, é considerada resistente ao citrato de clomifeno[89] e outros medicamentos podem ser usados em associação ao clomifeno. Glicocorticoides, metformina e gonadotrofinas exógenas podem ser úteis quando ocorre falha do uso do clomifeno isoladamente.[90] Uma revisão sistemática demonstrou melhora nas taxas de ovulação e de gestação em mulheres com SOP que foram submetidas à associação citrato de clomifeno e metformina, independentemente de serem resistentes ou não ao clomifeno.[91] Embora o esquema clássico seja a administração do citrato de clomifeno do terceiro ao sétimo dias do ciclo, um estudo publicado em 2006 relata maiores índices de gestação com a ingestão do primeiro ao quinto dias do ciclo.[92] Outros agentes farmacológicos que atuam aumentando a sensibilidade periférica à insulina como biguanidas (metformina) e glitazonas também vêm sendo investigados quanto aos efeitos metabólicos e hormonais na SOP.[93-95] Vários estudos clínicos têm demonstrado que a metformina melhora a resistência à insulina, reduz os androgênios circulantes, corrige a irregularidade menstrual e recupera a função ovulatória.[87,89,95] Os efeitos benéficos do uso da metformina em pacientes portadoras de SOP ocorrem tanto em obesas quanto em pacientes com índice de massa corporal (IMC) normal.[83] Embora existam benefícios claros do uso da metformina, tanto reprodutivos quanto metabólicos, seu uso não deve substituir a prática de exercícios físicos regulares nem hábitos alimentares adequados. A metformina deverá ser usada como adjuvante do tratamento[96] em busca de resultados satisfatórios. Não há dados conclusivos sobre a segurança do uso da metformina a longo prazo em pacientes jovens e apenas dados limitados sobre a segurança no primeiro trimestre da gestação.[96] Nos casos de hiperandrogenismo a dose inicial de metformina é de 850 mg, aumentando-se até três vezes ao dia.[97-100] Outras opções são a administração de 500 mg duas ou três vezes ao dia, ou 1.000 mg duas vezes ao dia, se tolerados.[83,84]

O tratamento da hiperplasia adrenal é instituído com reposição com glicocorticoides para reduzir os níveis de ACTH e então a produção de androgênios, evitando assim níveis elevados de esteroides circulantes.

Pacientes com disfunção hipotalâmica e alterações do IMC se beneficiam de alterações no regime alimentar e na intensidade das atividades físicas.[101] A terapia cognitivo-comportamental pode ser de valia em pacientes portadoras de amenorreia hipotalâmica funcional.[102] Pacientes que não conseguem modificar os hábitos alimentares e a intensidade das atividades físicas podem ser beneficiadas se tratadas da amenorreia e hipoestrogenismo com anovulatórios. Apenas pequenos estudos não controlados examinaram os efeitos dos anovulatórios sobre a massa óssea. Embora os resultados desses estudos se mostrem inconsistentes,[103] o uso de anovulatórios parece prevenir perdas futuras, mas não recupera de modo significativo a perda óssea já existente nessas pacientes.[52] Outros agentes (bifosfonados, moduladores seletivos dos receptores de estrogênios) usados no tratamento da osteoporose na pós-menopausa ainda não foram estudados em mulheres em fase reprodutiva por conta do potencial teratogênico dessas substâncias.[104]

REFERÊNCIAS BIBLIOGRÁFICAS

1. Speroff L, Glass RG, Kase NG. *Clinical gynecologic endocrinology and infertility*. 7 ed., Philadelphia: Lippincott Williams & Wilkins, 2005.
2. Chabbert BN, Djakoure C, Maitre SC, Bouchard P. Regulation of the human menstrual cycle. *Front Neuroendocrinol* 1998; 19:151-86.
3. Pettersson F, Fries H, Nillius SJ. Epedemiology of secondary amenorrhea.I. Incidence and prevalence rates. *Am J Obst Gynecol* 1973; 117:80-6.
4. Bachman G, Kemmann E. Prevalence of oligomenorrhea and amenorrhea in a college population. *Am J Obstet Gynecol* 1982; 144:98-102.
5. Insler V. Gonadotrophin therapy: new trends and insights. *Int J Fertil* 1988; 33:85-97.
6. Doody KM, Carr BR. Amenorrhea. *Obstet Gynecol Clin North Am* 1990; 17:361-87.
7. Malo JW, Bezdicek BJ. Secondary amenorrhea. A protocol for pinpointing the underlying cause. *Postgrad Med* 1986; 15:86-95.
8. Pletcher JR, Slap GB. Menstrual disorders. Amenorrhea. *Pediatr Clin North Am* 1999; 46:505-18.
9. Griffin JE, Edwards C, Madden JD *et al.* Congenital absence of the vagina. The Mayer-Rokitansky-Küster-Hauser syndrome. *Ann Int Med* 1976; 85:224-36.
10. Pittock ST et al. Mayer-Rokitansky-Küster-Hauser anomaly and its associated malformations. *Am J Med Genet A* 2005; 135:314-6.

Capítulo 30 • Amenorreia **403**

11. Zenteno JC *et al.* Molecular analysis of the anti-mullërian hormone, the anti-müllerian hormone receptor, and galactose-1-phosphate uridyl transferase genes in patients with the Mayer-Rokitansky-Küster-Hauser syndrome. *Arch Gynecol Obstet* 2004; 269:270-3.

12. Biason-Lauber A *et al.* A WNT4 mutation associated with müllerian-duct regression and virilization in a 46,XX woman. *N Engl J Med* 2004; 351:792-8.

13. Reid RL. Amenorrhea. *In:* Copeland LJ (ed.). *Textbook of gynecology.* Philadelphia: WB Saunders, 1996.

14. Wilson JS. Syndromes of androgen resistance. *Biol Reprod* 1992; 46:168-73.

15. Lobo RA. Primary and secondary amenorrhea. *In:* Fraser IS, Jansen R, Lobo RA, Whitehead M (eds.). *Estrogens and progestogens in clinical practice.* London: Churchill Livingstone, 1998.

16. Manuel M, Katayama PK, Jones Jr. HW. The age of occurrence of gonadal tumors in intersex patients with a Y chromosome. *Am J Obstet Gynecol* 1976; 124:293-300.

17. Jagiello G. Prevalence of testicular feminization. *Lancet* 1962; 1:329.

18. Turner HH. A syndrome of infantilism, congenital webbed neck, and cubitus valgus. *Endocrinology* 1938; 23:566.

19. Saenger P *et al.* Recommendations for the diagnosis and management of Turner syndrome: Fifth International Symposium on Turner Syndrome. *J Clin Endocrinol Metab* 2001; 86:3061-9.

20. Toledo SP, Brunner HG, Kraaij R *et al.* An inactivating mutation of the luteinizing hormone receptor causes amenorrhea in a 46 XX female. *J Clin Endocrinol Metab* 1996; 81:3850-4.

21. Aittomaki K, Lucena JL, Pakarinen P *et al.* Mutation in the follicle-stimulating hormone receptor gene causes hereditary hypergonadotropic ovarian failure. *Cell* 1995; 82:959-68.

22. Allingham-Hawkins DJ, Babul-Hirji R, Chitayat D *et al.* Fragile X premutation is a significant risk factor for premature ovarian failure: the International Collaborative POF in Fragile X study-preliminary data. *Am J Med Genet* 1999; 83:322-5.

23. Laml T, Preyer O, Umek W, Hengstschlager M, Hanzal H. Genetic disorders in premature ovarian failure. *Hum Reprod Update* 2002; 8:483-91.

24. Morishima A, Grumbach MM, Simpson ER, Fisher C, Qin K. Aromatase deficiency in male and female siblings caused by a novel mutation and the physiological role of estrogens. *J Clin Endocrinol Metab* 1995; 80:3689-98.

25. Dolzan V, et al. Mutational spectrum of steroid 21-hydroxylase and genotype-phenotype association in Middle european patients with congenital adrenal hyperplasia. *Eur J Endocrinol* 2005; 153:99-106.

26. Quinton R *et al.* Idiopathic gonadotropin deficiency: Genetic questions addressed through phenotypic characterization. *Clin Endocrinol* 2001; 55:163-174.

27. Reindollar RH, Novak M, Tho SP, McDonough PG. Adult-onset amenorrhea: a study of 262 patients. *Am J Obstet Gynecol* 1986; 155:531-43.

28. Master-Hunter T, Heiman DL. Amenorrhea: evaluation and treatment. *Am Fam Physician* 2006; 73:1374-82.

29. Welt C, Barbieri R. Etiology, diagnosis and treatment of secondary amenorrhea. UpToDate: http// www.uptodate.com, acessado em 20/02/2009.

30. Warren MP, Goodman LR. Exercise-induced endocrine pathologies. *J Endocrinol Invest* 2003; 26:873-8.

31. Facchinetti F, Fava M, Fiorini L, Genazaani AD. Genazzani AR. Stressful life events and affective disorders inhibit pulsatile LH secretion in hypothalamic amenorrhea. *Psychoneuroendocrinology* 1993; 18:397-44.

32. The Practice Committee of the American Society for Reproductive Medicine. Current evaluation of amenorrhea. *Fertil Steril* 2004; 83:266-72.

33. Rarick LD, Shangold MM, Ahmed SW. Cervical mucus and serum esradiol as predictors of response to progestin challenge. *Fertil Steril* 1990; 54:353-5.

34. Nakamura S, Douchi T, Oki T, Ijuin H, Yamamoto S, Nagata Y. Relationship between sonographic endometrial thickness and progestin-induced withdrawal bleeding. *Obstet Gynecol* 1996; 87:722-5.

35. Rebar RW, Connolly HV. Clinical features of young women with hypergonadotropic amenorhea. *Fertil Steril* 1990; 53:804-10.

36. Heiman DL. Amenorrhea. *Prim Care Clin Office Pract* 2009; 36:1-17.

37. Meiver B, Romanski S, Nippoldt TB. Evaluation and management of amenorrhea. *Mayo Clin Proc* 1997; 72:1161-69.

38. Freitas F, Menke CH, Rivoire WA, Passos EP. *Amenorreias. Rotinas em Ginecologia*. 5 ed., Artmedica, 2006:504-9.
39. Alzubaidi NH, Chapin HL, Vanderhoof VH, Calis KA, Nelson LM. Meeting the needs of young women with secondary amenorrhea and spontaneous premature ovarian failure. *Obstet Gynecol* 2002; 99:720-5.
40. Aiman J, Smentek C. Premature ovarian failure. *Obstet Gynecol* 1985; 66:09-14.
41. Jones GS, De Moraes-Ruehsen M. A new syndrome of amenorrhea in association with hypergonadotropism and apparently normal ovarian follicular appartus. *Am J Obstet Gynecol* 1969; 104:597-600.
42. Van Copenhout J, Vauclair R, Maraghi K. Gonadotopin-resistant ovaries in primary amenorrhea. *Obstet Gynecol* 1972; 40:6-12.
43. Conway GS, Kaltsas G, Patel A, Davies MC, Jacobs HS. Characterization of idiopathic premature ovarian failure. *Fertil Steril* 1996; 65:337-41.
44. Kalantaridou S, Naka KK, Papanikolaou E *et al.* Impaired endothelial function in young women with premature ovarian failure: normalization with hormone therapy. *J Clin Endocrinol Metabol* 2004; 89:3907-13.
45. LaBarbera AR, Miller MM, Ober C, Rebat RW. Autoimmune etiology in premature ovrian failure. *Am J Reprod Immunol Microbiol* 1988; 16:115-22.
46. Hoek A, Schoemaker J, Drexhage HA. Premature ovarian failure and ovarian autoimmunity. *Endocr Rev* 1997; 18:107-34.
47. Nelson LM, Anasti JN, Flack MR. Premature ovarian failure. *In*: Adashi EY, Rock JA, Rosenwaks Z (eds.). *Reproductive endocrinology, surgery, and technology*. Philadelphia: Lippincott-Raven, 1996: 1393-1410.
48. Schlechte J. Prolactinoma [Clinical practice]. *New Engl J Med* 2003; 349:2035-41.
49. Brenner SH, Lessing JB, Quagliarello J, Weiss G. Hyperprolactinemia and associated pituitary prolactinomas. *Obstet Gynecol* 1985; 65:661-4.
50. Grubb MR, Chakeres D, Malarkey WB. Patients with primary hypothyroidism presenting as prolactinomas. *Am J Med* 1987; 83:765-9.
51. Drinkwater BL, Nilson K, Chesnut CH *et al.* Bone mineral contents of amenorrheic and eumenorrheic athletes. *N Engl J Med* 1984; 311:278-81.
52. Robinson TL, Snow-Harter C, Taaffe DR *et al.* Gymnasts exhibit higher bone mass than runners despite similar prevalence of amenorrhea and oligomenorrhea. *J Bone Miner Res* 1995; 10:26-35.
53. Rosenfield RL. Clinical review 6: diagnosis and management of delayed puberty. *J Clin Endcrinol Metabol* 1990; 70:559-62.
54. Snyder P. Causes, presentation, and evaluation of sellar masses. UpToDate:http://www.uptodate.com, acessado em 12/03/2009.
55. Moran C, Azziz R, Carmina E *et al.* 21-Hydroxylase-deficient nonclassic adrenal hyperplasia is a progressive disorder: a multicenter study. *Am J Obstet Gynecol* 2000; 183:1468-74.
56. Legro RS. Polycystic ovary syndrome: the new millennium. *Mol Cell Endocrinol* 2001; 184:87-93.
57. Imani B, Eijkemans MJ, te Velde ER, Habbema JD, Fauser BC. A nomogram to predict the probability of live birh after clomiphene citrate induction of ovulation in normogonadotropic oligoamenorrheic infertility. *Fertil Steril* 2002; 77:91-7.
58. Bili H, Laven J, Imani B, Eijkemans MJ, Fauser BC. Age-related differences in features associated with polycystic ovary syndrome in normogonadotrophic oligo-amenorrhoeic infertile women of reproductive years. *Eur J Endocrinol* 2001; 145:749-55.
59. Zawadski JK, Dunaif A. Diagnostic criteria for polycystic ovary syndrome: towards a rational approach. *In*: Dunaif A, Givens JR, Haseltine FP Merriam GM (eds.). *Polycystic ovary syndrome*. Boston: Blackwell, 1992: 377-84.
60. Rotterdam ESHRE/ASRM-Sponsored PCOS Consensus Workshop Group. Revised 2003 consensus and diagnostic criteria and long-term health risks related to polycystic ovary syndrome. *Fertil Steril* 2004; 81:19-25.
61. Dunaif A, Thomas A. Current concepts in the polycystic ovary syndrome. *Annu Rev Med* 2001; 52:401-19.

62. Legro RS, Kunselman AR, Dodson WC, Dunaif A. Prevalence and predictors of risk for type 2 diabetes mellitus and impaired glucose tolerance in polycystic ovary syndrome: a prospective, controlled study in 254 affected women. *J Clin Endocrinol Metab* 1999; 84:165-9.
63. Dunaif A, Finegood DT. Beta-cell dysfunction independent of obesity and glucose intolerance in the polycystic ovary syndrome. *J Clin Endocrinol Metab* 1996; 81:942-7.
64. Crosignani PG, Vegetti W. A practical guide to the diagnosis and management of amenorrhea. *Drugs* 1986; 52:671-81.
65. Vural B, Özkan S, Bodur H. Is prostate-specific antigen a potential new marker of androgen excess in polycystic ovaty syndrome? *J Obstet Gynecol Res* 2007; 33:166-73.
66. Burelli A, Cionini R, Rinaldi E *et al.* Serum PSA level are not affected by the menstrual cycle or the menopause, but are increased in subjects with polycystic ovary syndrome. *J Endocrinol Invest* 2006; 29:308-12.
67. Cerda C, Pérez-Ayuso RM. Riquelme A *et al.* Nonalcoholic fatty liver disease in women with polycystic ovary syndrome. *J Hepatol* 2007; 47:412-17.
68. Sheehan HL. Simmond's disease due to post-partum necrosis of the anterior pituitary. *Q J Med* 1939; 8:277.
69. Folch M, Pigem I, Konje JC. Müllerian agenesis: etiology, diagnosis, and management. *Obstet Gynecol Surv* 2000; 55:644-9.
70. Swerdlow AJ et al. Mortality and cancer incidence in persons with numerical sex chromosome abnormalities: a cohort study. *Ann Hum Genet* 2001; 65:177-88.
71. King JA, Wisniewski AB, Bankowski BJ *et al.* Long term corticosteroid replacement and bone mineral density in adult women with classical congenital adrenal hyperplasia. *J Clin Endocrinol Metab* 2006; 91:865-69.
72. Sas TC *et al.* Normalization of height in girls with Turner Syndrome after long-term growth hormone treatment: results of a randomized dose-response trial. *J Clin Endocrinol Metab* 1999; 84:4607-712.
73. Reiter EO *et al.* Early initiation of growth hormone treatment allows age-appropriate estrogen use in Turner's syndrome. *J Clin Endocrinol Metab* 2001; 86:1936-41.
74. Ross JL *et al.* Effects of estrogen on nonverbal processing speed and motor function in girls with Turner's syndrome. *J Clin Endocrinol Metab* 1998; 83:3198-204.
75. van Kasteren YM *et al.* Premature ovarian failure: A systematic review on therapeutic interventions to restore ovarian function and achieve pregnancy. *Hum Reprod Update* 1999; 5:483-92.
76. Hogler W *et al.* Importance of estrogen on bone health in Turner syndrome: a cross-sectional and longitudinal study using dual-energy X-ray absorptiometry. *J Clin Endocrinol Metab* 2004; 89:193-99.
77. Benetti-Pinto CL *et al.* Factors associated with the reduction of bone density in patients with gonadal dysgenesia. *Fertil Steril* 2002; 77:571-75.
78. Ehrmann DA, Barnes RB, Rosenfield RL, Cavaghan MK, Imperial J. Prevalence of impaired glucose tolerance and diabetes in women with polycystic ovary syndrome. *Diabetes Care* 1999; 22:141-46.
79. Sabuncu T, Arikan S, Tasan E *et al.* Comparison of the effects of cabergoline and bromocriptine on prolactin levels in hyperprolactinemic patients. *Intern Med* 2001; 40:857-61.
80. Fideleff HL, Holland ME, Chervin A *et al.* Treatment of hyperprolactinemic amenorrhea with cabergoline. *Medicina (Buenos Aires)* 1997; 57:657-61.
81. Gambineri A, Pelusi C, Genghini S *et al.* Effect of flutamide and metformin administered alone or in combination in dieting obese women with polycystic ovary syndrome. *Clin Endocrinol (Oxf)* 2004; 60:241-9.
82. Moran LJ, Noakes M, Clifton PM *et al.* Short-term meal replacement followed by dietary macronutrient restriction enhance weight loss in polycystic ovary syndrome. *Am J Clin Nutr* 2006; 84:77-87.
83. Morin-Papunen LC, Vauhkonen I, Koivunen RM *et al.* Endocrine and metabolic effects of metformin versus ethinyl estradiol-cyproterone acetate in obese women with polycystic ovary syndrome: a randomized study. *J Clin Endocrinol Metab* 2000; 85:3161-8.
84. Morin-Papunen LC, Vauhkonen I, Koivunen RM *et al.* Metformin versus ethinyl estradiol-cyproterone acetate in the treatment of nonobese women with polycystic ovary syndrome: a randomized study. *J Clin Endocrinol Metabol* 2003; 88:148-56.

85. Sahin I, Serter R, Karakurt F *et al.* Metformin versus flutamide in the treatment of metabolic consequences non-obese young women with polycystic ovary syndrome: a randomized prospective study. *Gynecol Endocrinol* 2004; 19:115-24.

86. Spritzer PM, Lisboa KO, Mattielo S *et al.* Spironolactona as a single agent for long-term therapy of hirsute platients. *Clin Endocrinol (Oxf)* 2001; 54:587-94.

87. Tartagni M, Schonauer LM, De Salvia MA *et al.* Comparison of Diane 35 and Diane 35 plus finasteride in the management of hirsutism. *Fertil Steril* 2000; 73:718-23.

88. Ganie MA, Khurana ML, Eunice M *et al.* Comparison of efficacy of spironolactone with metformin in the management of polycystic ovaty syndrome: an open-labeled study. *J Clin Encocrinol Metab* 2004; 89:2756-62.

89. Palomba S, Orio Jr. F, Falbo A *et al.* Prospective parallel randomized, double-blind, double dummy controlled clinical trial comparing clomiphene citrate and metformin as the first-line treatment for ovulation induction in non-obese anovulatory women with polycystic ovary syndrome. *J Clin Endocrinol Metab* 2005; 90(7):4068-74.

90. National Guideline Clearinghouse. http://www.guideline.gov/summary. Use of clomiphene citrate in women. Acessado em 10/3/2009.

91. Costello M, Eden J. A systematic review of the reproductive system effects of metformin in patients with polycystic ovary syndrome. *Fertil Steril* 2003; 79:1-13.

92. Dehbashi S, Vafaei H, Parsanezhad MD *et al.* Time of initiation of clomifene citrate and prgnancy rate in polycystic ovary syndrome. *Int J Gynaecol Obstet* 2006; 93(1):44-8.

93. Glintborg D, Hermann AP, Andersen M *et al.* Effect of pioglitazone on glucose metabolism and luteinizing hormone secretion in women with polycystic ovary syndrome. *Fertil Steril* 2006; 86(2):385-97.

94. Lord J, Thomas T, Fox B *et al.* The effect of metformin on fat distribution and the metabolic syndrome in women with polycystic ovary syndrome – a randomized, double-blind, placebo-controlled trial. *BJOG* 2006; 113(7):817-24.

95. Eisenhardt S, Schwarzmann N, Henschel V *et al.* Early effects of metformin in women with polycystic ovary syndrome: a prospective randomized, double-blind, pacebo-controlled trial. *J Clin Endocrinol Metab* 2006; 91(3):946-52.

96. Lord J, Flight I, Norman R. Metformin in polycystic ovary syndrome: systematic review and meta-analysis. *Brit Med J* 2003;327:1-6.

67. Gambieri A, Patton L, Vaccina A *et al.* Treatment with flutamide, metformin, and their combination added to a hypocaloric diet in overweight-obese women with polycystic ovary syndrome: a randomized, 12 month, placebo-controlled study. *J Clin Endocrinol Metab* 2006; 91(10):3970-80.

98. Tang T, Glanville J, Orsi N *et al.* The use of metformin in women with PCOS endergoing IVF treatment. *Hum Reprod* 2006; 21(6):1416-25.

99. Tang T, Glanville J, Hayden CJ *et al.* Combined lifestyle modification and metformin in obese patients with polycystic ovaty syndrome. A randomized, placebo-controlled, double-blind multicentre study. *Hum Reprod* 2006; 21(1):80-9.

100. Cibula D, Fanta M, Vrbikova J *et al.* The effect of combination therapy with metformin and combined oral contraceptives (COC) versus COC alone on insulin sensitivity, hyperandrogenemia, SHBG and lipids in PCOS patients. *Hum Reprod* 2005; 20(1):180-184.

101. Miller KK *et al.* Preservation of neuroendocrine control of reproductive function despite severe undernutrition. *J Clin Endocrinol Metab* 2004; 89:4434-38.

102. Berga SI, Marcus MD, Loucks TL *et al.* Recovery of ovarian activity in women with functional hypothalamic amenorrhea who were treated with cognitive behaviour therapy. *Fertil Steril* 2003;80 (4):976-81.

103. Grinspoon S *et al.* Effects of recombinant human IGF-1 and oral contraceptive administration on bone density in anorexia nervosa. *J Clin Endocrinol Metab* 2002; 87:2883-91.

104. Camacho PM, Gharib H, Sizemore GW. *Endocrinologia baseada em evidências.* 2 ed., Porto Alegre: Artmed, 2008.

CAPÍTULO

31

Hiperprolactinemia

Altina Castelo Branco Almeida Barros

CONCEITO E EPIDEMIOLOGIA

A hiperprolactinemia é uma das causas do hipogonadismo adquirido de origem hipotalâmico-hipofisária. Atinge cerca de 1 a 1,5% da população adulta e responde por 20 a 25% dos casos de anovulação. Essa patologia cursa com alteração na pulsatilidade do GnRH, resultando em ciclos menstruais com disovulia ou até mesmo anovulação a depender da intensidade dos níveis séricos da prolactina (PRL), podendo ainda acarretar infertilidade e galactorreia nas mulheres e perda da libido e impotência nos homens.

Entre as causas de hiperprolactinemia podem ser citadas as farmacológicas (Quadro 31.1), os adenomas da hipófise, a macroprolactinemia, algumas doenças clínicas, além de traumatismos na região torácica ou craniana.

FATORES ETIOLÓGICOS

Causas farmacológicas

Principal etiologia, é responsável por 30 a 60% dos casos de hiperprolactinemia (Quadro 31.1).

Adenoma da hipófise

Os adenomas hipofisários são a segunda causa mais comum de hiperprolactinemia, sendo superados apenas pelas causas farmacológicas.

Quadro 31.1 Fatores etiológicos

Neurolépticos (antidopaminérgicos):
- Clorpromazina
- Domperidona
- Butirofenonas

Antidepressivos:
- Tricíclicos
- Inibidor específico da recaptura dos serotoninérgicos

Opiáceos

Tranquilizantes:
- Benzodiazepínicos
- Carbamatos

Antiepiléptico:
- Fenobarbital
- Tegretol

Anti-hipertensivos:
- Aldomet
- Contendo reserpina

Antiulcerosos
- Anti-H_2

Estroprogestativo

Níveis de PRL sérica superiores a 200 ng/mL são bastante sugestivos de adenoma. Cerca de 70% dos adenomas são secretores de PRL. Sua prevalência é estimada em torno de 0,008 a 0,012% e a incidência é de cerca de 2,7/100.000/ano.

Os adenomas podem ser classificados em micro ou macroadenomas e secretores ou não de prolactina. Os microprolactinomas medem menos de 1 cm e na ressonância magnética os adenomas são hipodensos, ou seja, não captam o gadolínio, contrariamente à hipófise sadia. Já os macroprolactinomas medem mais de 1 cm e são mais frequentes em homens que em mulheres. Os microprolactinomas representam 65 a 70% de todos prolactinomas e são mais frequentemente diagnosticados em mulheres que em homens (20:1), enquanto a frequência de macroprolactinomas é equivante para homens e mulheres. A média de idade para os microprolactinomas é de 21 a 30 anos e para os macroprolactinomas, de 41 a 50 anos.

Nos macroprolactinomas não secretantes, os níveis séricos de PRL são em geral inferiores a 100 ng/mL e esse aumento deve-se à desconexão do hipotálamo. Suas manifestações clínicas são secundárias ao crescimento tumoral, que acaba por comprimir órgãos adjacentes, apresentando sintomas decorrentes do mau funcionamento dessas estruturas. Como exemplo pode ser citada a hemianopsia bitemporal secundária à compressão do quiasma óptico.

Nos adenomas secretantes devem-se investigar os níveis aumentados do hormônio do crescimento (GH) que podem acarretar acromegalia. Esses adenomas somatotropes, ou seja, produtores do hormônio do crescimento, são em sua maioria microadenomas.

Macroprolactinemia

A presença dessa macromolécula deve ser cogitada sempre que seus níveis séricos estiverem elevados, porém ainda inferiores a 100 ng/mL e diante de ressonância magnética normal, com ausência de medicamentos que induzam hiperprolactinemia. Ela decorre da presença de formas de PRL chamadas de big-big prolactina, as quais induzem a um artefato de dosagem, isto é, a prolactina de alto peso molecular é medida em excesso pelas dosagens de radioimunoensaio, aumentando assim o seu nível sérico.

A cromatografia permite identificar essa forma anômala e, portanto, eliminar a hipótese de secreção excessiva da prolactina. Sua incidência nas pacientes com hiperprolactinemias é de 6%. Essa causa de hiperprolactinemia, diferentemente de todas as outras causas, não pode ser considerada como um fator de infertilidade no casal, pois na macroprolactinemia não há produção de prolactina em excesso.

Doenças clínicas

- Hipotireoidismo.
- Insuficiência renal.
- Patologia hepática: cirrose, encefalopia hepática.
- Síndrome da sela túrcica vazia.
- Síndrome de ovários policísticos.
- Tumores hipotalâmicos: craniofaringioma, pinealoma, gliomas.
- Doenças sistêmicas que afetam a hipófise: tuberculose, sarcoidose, histiocitose ligada ao X.

Traumatismos

Os traumatismos cranianos ou torácicos podem levar a hiperprolactinemia. Traumatismos obstétricos na hora da expulsão do recém-nascido ou acidentes na via púbica podem acarretar lesão na hipófise, o que leva a hipogonadismo hipotalâmico-hipofisário, que apresenta, entre seus sintomas, a hiperprolactinemia. Queimaduras extensas que envolvem a região torácica pode também evoluir com hiperprolactinemia.

FISIOPATOLOGIA

A síntese e a secreção da prolactina ocorrem nos lactotrofos da hipófise anterior. Diferentemente dos demais hormônios hipofisários cuja secreção é estimulada pelos neuro-hormônios hipotalâmicos, a secreção da PRL é principalmente controlada sob o efeito inibitório da dopamina. Desse modo, qualquer processo que interfira na síntese e/ou liberação da dopamina pelos neurônios dopaminérgicos, do seu transporte da eminência média para a hipófise, ou tenha ação ao nível do lactotrofo é capaz de determinar hipersecreção de PRL.

DIAGNÓSTICO

Para o correto diagnóstico uma boa anamnese da paciente é o primeiro passo. Assim, em mulheres em período de menacme que cursam com ciclos menstruais irregulares ou até mesmo amenorreia secundária, associados a fogachos, galactorreia e troficidade vaginal pre-

Seção IV • Ginecologia Endócrina

judicada, é imperativo investigar a hiperprolactinemia como possível causa etiológica. Nessa investigação devem-se solicitar as dosagens de FSH, estradiol, LH e progesterona, além da PRL, que deverão apresentar valores entre normais e reduzidos, dependendo do aumento dos níveis séricos da prolactina. Ou seja, quanto mais intensa for a hiperprolactinemia, mais bloqueada será a hipófise, que resulta em hipogonadismo hipogonadotrófico.

Estando os níveis séricos superiores ou iguais a 200 ng/mL, recomenda-se a realização da ressonância magnética para o diagnóstico de micro ou macroadenoma. Ao contrário, quando esses níveis de prolactina são inferiores a 200 ng/mL deve-se de início ter como hipótese diagnóstica o uso de medicamentos que possam causar alteração nos seus níveis. Outro diagnóstico diferencial a ser feito é com a macromolécula desse hormônio, devendo-se solicitar a cromatografia.

TRATAMENTO

O tratamento dependerá do fator etiológico da hiperprolactinemia. Naqueles casos em que o fator causal for identificado como sendo farmacológico ou decorrente de uma doença clínica ou, ainda, de um traumatismo, a normalização dos níveis séricos da PRL será obtida, respectivamente, com a retirada de tal medicamento, cura da doença clínica e tratamento do traumatismo. Pode-se ainda fazer uso da bromoergocriptina na dose inicial de 1,25 a 2,5 mg/dia, principalmente nos casos de pacientes sob uso de neurolépticos que não podem ser retirados de imediato. A dose da bromoergocriptina pode ser aumentada progressivamente até alcançar o controle dos níveis da PRL, raramente ultrapassando doses superiores a 10 mg/dia.

Outra opção terapêutica é a cabergolina na dose inicial de 0,5 a 2 mg por semana. Apesar do maior custo, a cabergolina apresenta maior eficácia, tolerabilidade e comodidade posológica, surgindo como importante alternativa no tratamento clínico dos micro ou macroprolactinomas. Sua eficácia nos micro e macroprolactinomas é de 90 e 82% *versus* 56 e 46% com o uso da bromoergocriptina. Outras opções terapêuticas são a cirurgia hipofisária indicada nos macroadenomas não responsivos aos agonistas dopaminérgicos (bromoergocriptina ou cabergolina) e a radioterapia.

LEITURA RECOMENDADA

Arq Bras Endocrinol Metab 2000; 44(2):139-43.

Christin-Maitre S, Bouchard P. Hypogonadisme acquis d'origine hypothalamo-hypophysaire. *In: Assistance médicale à la procréation.* 2 ed. 2002:60-67.

Costa LOBF, Costa HLFF. *In: Ginecologia & obstetrícia da UPE.* 1 ed., 2006:78-80.

Di Samo A *et al. J Clin Endocrinol Metab* 2001; 86:5256-61.

Jeffcoate *et al. Clin Endocrinol* 1996; 45:229.

Knoepfelmacher M. Síndrome hiperprolactinêmica e prolactinomas. *In: Manual de tocoginecologia da USP.* 4 ed., 2008.

Molitche *et al. Endocrinol Metab Clin North Am* 2001; 3:585.

The Practice Committee of American Society for Reproductive Medicine Fertilite Sterilite *Fertil Steril* 2004; 82:33-39.

CAPÍTULO 32

Propedêutica do Casal Infértil

Eduardo Alves Moreira • Cláudio Barros Leal Ribeiro

INTRODUÇÃO

A definição de casal infértil é caracterizada pela não obtenção de gravidez após um relacionamento sexual de 1 ano sem o emprego de qualquer método de anticoncepção. Por outro lado, em alguns casos, 1 ano pode ser um tempo demasiado longo para caracterizar uma infertilidade, como diante de uma idade materna avançada ou diagnóstico prévio de alguma enfermidade impeditiva de concepção. A pesquisa básica tem como objetivo individualizar, mediante anamnese, exames físico e complementares, o fator responsável pela ausência de gravidez. Entretanto, diversos fatores gerais como a faixa etária, os hábitos e o meio ambiente também poderiam influenciar o sucesso do tratamento em infertilidade, além dos aspectos aspectos emocionais, comumente não valorizados, lembrando que, para muitos, os filhos concretizam a fantasia da imortalidade e são sinônimo de futuro.

A faixa etária da paciente infértil é uma das variáveis mais importantes. A fertilidade natural da mulher parece decrescer com o tempo, iniciando uma queda aos 30 anos de idade, que se acentua aos 35 e praticamente desaparece aos 45 anos. A idade da paciente é aceita como um fator prognóstico na taxa de gestações. Por isso, o ginecologista geral poderá, em menor velocidade, investigar e tratar um casal infértil cuja paciente esteja na faixa etária inferior a 30 anos, mas tal procedimento será incorreto naquelas com idade superior a 35 anos.

Com relação aos hábitos, estilo de vida e meio ambiente, estudos têm demonstrado que o tabagismo pode dificultar a fertilidade, apresentando efeitos adversos em vários aspectos do processo biológico necessários para a reprodução, desde a oogênese até a implantação, assim como na qualidade da espermatogênse. A obesidade está associada a irregularidade menstrual e infertilidade, assim como uma baixa relação do peso e altura,

Quadro 32.1 Distribuição dos diversos fatores envolvidos na infertilidade conjugal

Fatores	% de casos
Masculino	35
Tuboperitoneal	35
Ovulatório	15
Infertilidade sem causa aparente	10
Fatores diversos e pouco frequentes	5

Fonte: Speroff & Fritz, 2005

Quadro 32.2 Frequência das relações × taxa de gestação

Frequência de relações por semana	Concepção em menos de 6 meses (%)
Menos que uma vez	17
Uma vez	32
Duas vezes	46
Três vezes	51

Fonte: Contraceptive technology, 2005

encontrada em algumas mulheres (atletas, manequins etc.) está relacionada com disfunção ovulatória.

Outro fator a ser observado seria a frequência sexual.

Didaticamente, a propedêutica será dividida em masculina e feminina.

PROPEDÊUTICA MASCULINA

A análise do sêmen é o principal aspecto na investigação do fator masculino. Evidências sugerem que, com o avançar da idade, ocorrem alterações na motilidade e na morfologia dos espermatozoides sem modificações significativas na concentração espermática.

Na consulta andrológica, a história clínica e o exame físico são de fundamental importância. Doenças na infância como criptorquidia, hérnias inguinais, orquites pós-caxumba e torções testiculares podem deixar sequelas para toda a vida.

Medicamentos ingeridos pela mãe do homem infértil durante a gestação podem causar alterações no desenvolvimento testicular intrauterino. A exposição a fatores ocupacionais e ambientais como toxinas, calor, radiação, o tabagismo e o etilismo devem ser avaliados.

Doenças como a neuropatia diabética ou procedimentos cirúrgicos sobre a próstata ou extração de linfonodos retroperitoneais podem levar a ejaculação retrógrada ou ausente. De modo geral, qualquer enfermidade ou febre pode causar alterações na espermatogênese, afetando a qualidade do sêmen após 3 meses, visto que o processo de formação dos espermatozoides dura aproximadamente 74 dias.

Portadores de fibrose cística podem apresentar alterações nos ductos ejaculatórios ou mesmo a ausência deles. Outro fator importante é a varicocele, dilatação das veias escrotais, a qual pode causar alterações na qualidade do sêmen.

Capítulo 32 • Propedêutica do Casal Infértil

Quadro 32.3 Critérios no espermograma

Análise seminal	Valor de referência
Volume da amostra	1,5 a 5 mL
pH	> 7,2
Concentração espermática	> 20 milhões/mL
Porcentagem de espermatozoides movéis	> 25% (grau A)*
	50% (soma de A + B)*
Vitalidade	> 50% de espematozoides vivos
Morfologia normal	> 30% normal**
	14% normal***
Leucócitos	< 1 milhão/cc

*Grau A: progressão linear rápida; grau B: progressão linear lenta ou não linear; grau C: motilidade não progressiva; grau D: imóveis.
**Critério da OMS, 1992.
***Critério de Kruger, 1999; com menos de 4% o prognostico é ruim, entre 4 e 14% é bom e acima de 14% é excelente (I Consenso Brasileiro de Infertilidade Masculina da Sociedade Brasileira de Urologia, 1999).

Para uma melhor avaliação prognóstica do espermograma são necessárias, pelo menos, duas amostras com intervalo mínimo de 4 semanas. A padronização do exame deve seguir as normas vigentes do The Male Infertility Committee – AUA/ASRM (2004) e da Organização Mundial da Saúde (1999). Tais critérios estão listados no Quadro 32.3.

As alterações podem se expressar no espermograma sob várias formas, frequentemente associadas; entretanto, para fins práticos, distribuem-se os achados patológicos em:

- Azoospermia excretora: ausência de espermatozoides no ejaculado em decorrência de um fator obstrutivo no canal excretor.
- Azoospermia secretora: a ausência de espermatozoides no ejaculado tem como sede uma causa testicular, como, por exemplo, lesões causadas pelo vírus da caxumba, criptorquidia e rádio/quimioterapia.
- Oligozoospermia: redução do número de espermatozoides no ejaculado.
- Astenozoospermia: redução na motilidade espermática.
- Teratozoospermia: aumento do percentual de formas anormais dos espermatozoides.
- Necrozoospermia: aumento do percentual de espermatozoides mortos.

PROPEDÊUTICA FEMININA

A propedêutica básica poderá ser dividida em geral e específica. A geral consiste em anamnese, exame físico geral, exame ginecológico e exames complementares. Na propedêutica específica estariam reservados os exames direcionados à infertilidade, como histerossalpingografia, histerossonografia, histeroscopia, laparoscopia e dosagens hormonais específicas.

A anamnese deve seguir a rotina habitual. Nos antecedentes familiares deverá ser avaliada a presença de tuberculose, epilepsia, diabetes, malformações fetais, casamentos consanguíneos e fecundidade familiar.

Quanto aos exames laboratorias, destacam-se hemograma, glicemia de jejum e pós-prandial, hemoglobina glicosilada, classificação sanguínea, colesterol total e frações, triglicerídeos, sumário e cultura de urina, cultura de secreção vaginal, pesquisa de clamídia e sorologias relacionadas a seguir.

Sorologias a Serem pesquisadas

SÍFILIS

O VDRL ou RPR deve sempre ser confirmado com provas específicas, seja o FTA-Abs ou micro-hemaglutinação. Caso a paciente seja considerada como portadora de sífilis, realizar tratamento específico com penicilina benzatina na dose total de 7.200.000 UI divididas em três doses semanais de 2.400.000 UI (metade em cada nádega). Tratar o parceiro com o mesmo esquema.

TOXOPLASMOSE

- Sorologia positiva (IgG): paciente imune, nada a fazer.
- Sorologia negativa (IgG): orientações higieno-dietéticas, tais como evitar manuseio de terra e de carne crua; ingestão de carne e ovos malcozidos, fritos ou assados; vegetais crus ou com higienização inadequada; e contato com felinos domésticos ou silvestres.

RUBÉOLA

- Sorologia positiva (IgG): nada a fazer. Paciente imune.
- Sorologia negativa (IgG): paciente suscetível. Encaminhá-la para imunização adequada. Suspender qualquer técnica de reprodução assistida por 30 a 50 dias a partir da vacinação. Avaliar necessidade de medidas anticonceptivas nesse período.

HEPATITE B

O HBsAg é o exame inicial a ser realizado. Em caso de sorologia negativa, não há nada a se fazer. Em caso de sorologia positiva, a paciente é portadora do vírus da hepatite B (VHB) e deve ser orientada sobre sua condição de portadora desse vírus. Nesse caso devem ser solicitados os outros marcadores da infecção por esse vírus:

- HbeAg positivo: paciente portadora do VHB na forma replicante. Nessa situação, o risco de transmissão vertical é de 80% se não forem tomadas as medidas de imunoprofilaxia.
- Anti-HbcAg positivo: indica que a paciente já esteve em contato com o vírus mas não indica imunidade.
- Anti-HbeAg positivo: indica que a paciente conseguiu elaborar uma resposta imune contra o antígeno "e" do VHB.
- Anti-HbsAg positivo: paciente já apresenta reação imune contra o antígeno "s" do VHB. Significa que a paciente já teve contato com o vírus ou já foi vacinada.

Nas pacientes portadoras do VHB, orientar imunoprofilaxia ativa e passiva no recém-nascido em suas primeiras 12 h de vida.

HEPATITE C

No caso da sorologia ser negativa, não há nada a se fazer, além de orientar sobre as formas de transmissão desse vírus e como prevenir a doença.

No caso da sorologia positiva, a paciente já teve contato com o vírus da hepatite C (VHC). No entanto, o exame sérico positivo não indica que a paciente seja portadora do vírus. Nesses casos é necessário solicitar a reação em cadeia da polimerase (PCR). A PCR qualitativa positiva indica que o vírus está presente na amostra testada. A PCR quantitativa deve ser solicitada para avaliar a carga viral, o que é feito para determinar início e controle do tratamento. Não existem imunoglobulina nem vacina específicas para o VHC.

ANTI-HIV

No caso da sorologia negativa, nada a se fazer além de orientar sobre as formas de transmissão desse vírus e como prevenir a doença.

No caso da sorologia positiva (dois exames ELISA e um confirmatório positivos), encaminhar a paciente para setor específico de doenças infecciosas para avaliação complementar. A sorologia positiva não é contraindicação para procedimentos de reprodução assistida. Entretanto, cada caso deverá ser discutido individualmente quanto a riscos de transmissão vertical e agravamento do quadro, entre outras variáveis.

Avaliação do fator cervical

O muco cervical deverá ser avaliado em relação a propriedades físicas. A cristalização ou arborização do tipo samambaia mostrou ser dependente dos níveis estrogênicos circulantes, assim como da concentração de eletrólitos. As alterações do muco cervical podem ser provocadas pelo uso de fármacos, especialmente compostos contraceptivos e hormônios, o que pode ocasionar alterações na sua condutividade elétrica. As vaginites, as cervicites e principalmente as endocervicites devem ser diagnosticadas e tratadas, pois dificultam a migração espermática e a sua capacitação que ocorre nas criptas cervicais.

Avaliação do fator uterino

A avaliação clínica e o exame físico são importantes para o diagnóstico de grande parte das patologias relacionadas como fatores uterinos na infertilidade. Alterações no ciclo menstrual para mais ou para menos estão relacionadas com a maioria das doenças uterinas. A amenorreia deve ser investigada em suas múltiplas causas e particularmente as relacionadas com curetagens e cirurgias intrauterinas (sinéquias uterinas). O sangramento uterino anormal (*spots* intermenstruais, metrorragias, menometrorragias e polimenorreias) está com muita frequência associado a pólipos, miomas submucosos, anomalias müllerianas e infecções crônicas do útero.

Na investigação do fator uterino, a propedêutica deverá incluir ultrassonografia, histerossalpingografia e histeroscopia.

ULTRASSONOGRAFIA

Trata-se de um exame consagrado, de fácil realização (porém examinador-dependente), não invasivo e de relativo baixo custo. A ultrassonografia transvaginal é exame de ótimas sensibilidade e especificidade (99% e 91%, respectivamente), com papel fundamental na investigação inicial para avaliação das morfologias uterina e ovariana com objetivo de identificar anomalias que possam levar a infertilidade do casal como miomas, pólipos, tumores ovarianos, endometriose e adenomiose. Outra aplicação seria a visualização da perfusão vascular mediante recurso Doppler.

HISTEROSSALPINGOGRAFIA

A histerossalpingografia (HSG) é um método propedêutico que permite a avaliação do canal cervical, da cavidade uterina, da luz tubária e da dispersão do meio de contraste na cavidade pélvica, porém suas sensibilidade e especificidade estão diminuídas em relação à histeroscopia (HSC) pela presença de bolhas de ar, muco, sangue ou debris durante o exame. A confirmação de achados histerossalpingográficos anormais por HSC subsequente varia de 43 a 66% em diversos estudos que comparam essas duas técnicas.

A HSG anormal parece ser a principal indicação de histeroscopia em pacientes inférteis. Uma falha de enchimento na cavidade pode ser certificada, biópsias de lesões suspeitas podem ser obtidas, bem como lesões podem ser removidas por via transcervical sob controle histeroscópico. Pólipos, miomas submucosos, septos uterinos e sinéquias intrauterinas podem ser diagnosticados e tratados.

Histeroscopia

A histeroscopia consiste em exame que permite o estudo da superfície endometrial nas várias fases do ciclo sob visão direta. O histeroscópio é um excelente instrumento para se avaliar a cavidade uterina. As principais indicações de histeroscopia em pacientes inférteis submetidas à reprodução assistida são:

- Avaliação da endocérvice e da cavidade uterina para o diagnóstico de patologias ou lesões que podem ser confundidas na histerossalpingografia.
- Avaliação das falhas repetitivas de implantação nos programas de fertilização *in vitro* com transferência de embriões.

Avaliação do fator tuboperitoneal

A confirmação de danos tubários e peritoneais identificados no exame radiológico, assim como lesões espansivas ovarianas reveladas pela ultrassonografia, é realizada com precisão pela videolaparoscopia. Esse procedimento assume especial relevância nas suspeitas de patologias pélvicas por representar um recurso de elevado valor diagnóstico e, sobretudo, terapêutico em diversas situações. Permite ainda a prova de cromotubagem translaparoscópica que afere a informação da histerossalpingografia quanto à permeabilidade tubária.

Avaliação do fator ovariano

A normalidade ovulatória poderá ser comprovada pela anamnese em mais de 80% com ciclos regulares, dispensando, na maioria das vezes, a investigação laboratorial com dosagem de progesterona entre o 20° e 24° dia do ciclo menstrual (teores ≥ 10 ng/mL são indicativos de ovulação). A avaliação da função lútea com dosagem isolada, ou mesmo seriada, de progesterona, assim como a realização de biópsia endometrial, tem valor controverso em razão de baixa sensibilidade e pouca especificidade, o que limita a utilização desses recursos.

A avaliação da reserva ovariana poderá ser feita mediante dosagem dos marcadores bioquímicos, métodos de imagem e testes dinâmicos. Os marcadores bioquímicos empregados são FSH basal, estradiol, inibina B e fator de inibição mülleriana. Os marcadores de imagem são contagem dos folículos antrais, volume ovariano total e análise do fluxo das artérias uterinas. Os testes dinâmicos, por sua vez, são teste após estímulo com clomifeno e resposta de estradiol e inibina após estímulo com FSH ou agonista do GnRH (hormônio liberador de gonadotrofinas).

O mais empregado é o FSH basal, dosado do 2º ao 4º dia do ciclo, com os seguintes valores prognósticos: FSH < 10 mIU/mL, boa reserva; 10 a 14 mIU/mL, reserva intermediária; > 15 mIU/mL, baixa reserva. Se o estradiol no 3º dia do ciclo < 45 pg/mL, indica bom prognóstico, se entre 45 e 80 pg/mL, o prognóstico é intermediário, e se > 80 pg/mL, sugere má reserva ovariana.

LEITURA RECOMENDADA

Badalotti M, Petracco A. Idade e fertilidade. *In*: Badalotti M, Teloken C, Petracco A (ed.). *Fertilidade e infertilidade humana*. Rio de Janeiro: MEDSI; 1997:101-113.

Balmaceda JP, Ciuffard I. Hysteroscopy and assisted reproductive technology. *Obstet Gynecol Clin North Am* 1995, 22(3):507-186. American Fertilty Society. *Investigation of the infertile couple*. San Francisco: American Fertility Society, 2008.

ESHRE Capri Workshop Group. Optimal use of infertility diagnostic tests and treatments. *Hum Reprod* 2000; 15:753.

The Male Infertility Best Practice Policy Committee of the American Urological Association, The Practice Committee of American Society for Reproductive Medicine. Reporton optimal evaluation of infertile male. *Fertil Steril* 2004; 82(Suppl 1):S123.

WHO Study-Comparative trial of tubal insufflation, hysterosalpingography and laparoscopy with dye hydrotubation for assessment of tubal patency. *Fertil Steril* 1986; 46:1101-7.

CAPÍTULO

33

Indução da Ovulação no Consultório

Cláudio Barros Leal Ribeiro • Eduardo Alves Moreira

INTRODUÇÃO

A indução da ovulação é uma das etapas mais importantes no tratamento dos casais com infertilidade. Pode ser utilizada em pacientes com anovulação, oligovulação ou com infertilidade sem causa aparente.

Um passo importante seria avaliar a classificação da OMS das desordens ovulatórias para indicar o melhor esquema de indução.

Reconhecem-se cinco etiologias da infertilidade (OMS): hipogonadismo hipergonadotrópico, hipogonadismo hipogonadotrópico, hiperprolactinemia, anovulação normogonadotrópica e miscelânea. A escolha e o sucesso do tratamento dependem do diagnóstico da causa da infertilidade.

HIPOGONADISMO HIPOGONADOTRÓPICO (GRUPO I DA OMS)

Há insuficiência da secreção de FSH e LH em virtude da perda de peso ou do estresse emocional. A perda de peso pode ser modesta, em torno de 10% do peso corporal. O estresse emocional pode decorrer da existência de conflito intrapsíquico ou de ameaça à integridade pessoal. O mecanismo da diminuição da secreção gonadotrópica é a diminuição da secreção do GnRH.

ANOVULAÇÃO NORMOGONADOTRÓPICA (GRUPO 2 DA OMS)

Representa cerca de 50% das mulheres com infertilidade de causa endócrina e compreende principalmente as pacientes com a síndrome dos ovários policísticos (SOP). A etiologia da síndrome é desconhecida, mas apresenta um componente genético com mutações em genes relacionados com homeostase metabólica.

HIPOGONADISMO HIPERGONADOTRÓPICO (GRUPO 3 DA OMS)

Caracteriza-se por níveis elevados de FSH e LH e reduzidos de estradiol, indicativos de insuficiência ovariana primária. Frequentemente há diminuição significativa dos oócitos; em algumas vezes há resistência dos ovários à ação das gonadotropinas em virtude de defeito ou bloqueio do receptor gonadotrópico.

HIPERPROLACTINEMIA (GRUPOS 5 E 6 DA OMS)

Associa-se à diminuição da secreção das gonadotropinas e por isso ocorre a insuficiência lútea ou a anovulação na dependência da amplitude do nível de PRL. Em, aproximadamente 50% dos casos de hiperprolactinemia pode ser identificado um adenoma hipofisário (grupo 6 da OMS).

MISCELÂNEA

Compreende vários quadros endócrinos, como, por exemplo, a síndrome do folículo luteinizado não roto, embora a base endócrina dessa condição não esteja esclarecida. Muitas pacientes com a síndrome relatam a ingestão de medicamentos anti-inflamatórios não esteroides que poderiam interferir nas prostaglandinas envolvidas com o mecanismo da ruptura folicular.

A indução tem com objetivo principal recrutar, selecionar e maturar folículos de maneira sincrônica, determinando a formação de oócitos adequados à fertilização.

O indutor ideal deveria reunir as seguintes características: eficácia, boa tolerabilidade, baixo custo, baixo risco de hiperestimulação ovariana, baixa incidência de abortamentos e gestações múltiplas, monitorização simplificada, fácil aplicabilidade e baixa mortalidade.

Os indutores são utilizados nas mulheres que ovulam irregularmente ou não ovulam. Será sempre importante fazer o diagnóstico da disfunção ovulatória mediante história clínica, dosagens hormonais, monitorização ultrassonográfica e biópsia de endométrio (método com pouco uso por ser invasivo). As causas de anovulação são variadas. Um diagnóstico preciso deverá ser realizado antes de se administrar a medicação, e, sempre que possível, o tratamento deverá ser direcionado à correção de causas subjacentes.

Várias são as causas que determinam a anovulação: ovário policístico, insuficiente produção de FSH e LH pela hipófise, doença da tireoide, alterações na prolactina, obesidade, distúrbios alimentares, ou extrema perda de peso.

Os indutores da ovulação promovem hiperestimulação ovariana controlada ou superovulação. As vias de administração são oral ou injetável. O objetivo é desenvolver vários folículos para que pelo menos um óvulo maduro seja captado pela trompa, fertilizado e resulte em gravidez.

Os fármacos prescritos para indução da ovulação são:

- Citrato de clomifeno.
- Gonadotrofina da mulher menopausada (hMG).
- Gonadotrofina coriônica humana (hCG).

Capítulo 33 • Indução da Ovulação no Consultório **421**

- FSH recombinante.
- LH recombinante.
- Análogos do GnRH – agonistas e/ou antagonistas.
- Bromocriptina, cabergolina.
- Corticoides.
- Agentes sensibilizantes da insulina.

Inibidores da aromatase

CITRATO DE CLOMIFENO

O fármaco mais comumente prescrito para indução da ovulação é citrato de clomifeno (CC), um agente não esteroide com propriedades estrogênicas e antiestrogênicas que pode induzir a ovulação em certas mulheres que não ovulam.

Compete com o estrogênio endógeno nos receptores estrogênicos hipotalâmicos, produzindo aumento da secreção de GnRH e dos níveis de LH e FSH, o que resulta em estimulação ovariana, com consequentes maturação do folículo ovariano e desenvolvimento do corpo lúteo.

O citrato de clomifeno é utilizado na dose de 100 mg/dia (50 mg 12/12 hs), começando entre o 2º e o 5º dia do ciclo menstrual, durante 5 dias. O esquema mais utilizado é do 3º ao 7º dia, sendo que, quanto mais precoce, maior o número de folículos recrutados. Se a mulher não menstrua, será necessário induzir o sangramento com progestínicos. Se a ovulação não ocorrer com uso de 50 mg duas vezes ao dia durante 5 dias, a dose pode ser aumentada por incrementos de 50 mg nos ciclos subsequentes até que ovulação seja alcançada, embora as doses superiores a 100 mg não apresentem melhores resultados. Nesses casos a associação com gonadotrofinas seria a melhor opção.

O tempo de uso deverá ser de pelo menos quatro a seis ciclos para que se possa avaliar sua resposta. O citrato de clomifeno vai induzir ovulação em cerca de 80% das pacientes selecionadas, e cerca de 40% das mulheres que usaram citrato de clomifeno (CC) conseguem engravidar no prazo de seis ciclos. Estudos sugerem que o citrato de clomifeno não deve ser administrado por mais de seis ciclos porque a chance de sucesso é muito menor após esse período. Cabe lembrar que mulheres que apresentam níveis de estrogênio muito reduzidos geralmente não respondem bem a esse fármaco.

Mulheres obesas devem ser orientadas a perder peso, o que aumenta sua chances de sucesso.

Geralmente bem tolerado, alguns efeitos colaterais são atribuídos ao citrato de clomifeno e normalmente esses efeitos desaparecem logo após o tratamento, como labilidade emocional, "flushes" vasomotores ou "fogachos" (ocorrem em cerca de 10% dos casos) aumento do volume dos ovários, náuseas, vômitos, sensibilidade nas mamas; porém, os mais importantes são os efeitos antiestrogênicos periféricos, que levariam a alteração no muco cervical e no desenvolvimento endometrial, com consequente prejuízo nos índices de gravidez. No muco cervical essas alterações dificultariam a ascensão dos espermatozoides, tornando-se uma barreira para eles (apesar da evidente ação antiestrogênica do citrato de clomifeno, essas modificações significativas no muco cervical ocorrem em apenas 15% dos casos), e no endométrio a diminuição da sua espessura prejudicaria a implantação embrionária.

Um defeito na fase lútea também pode ocorrer. Efeitos colaterais são mais frequentes com doses mais elevadas.

Raramente o emprego isolado do citrato de clomifeno pode provocar hiperestimulação ovariana, exceto na ausência de controle do processo de desenvolvimento folicular pelo ultrassom. A taxa de gestação múltipla é de 10%.

GONADOTROFINAS

As gonadotrofinas são medicamentos extraídos e purificados a partir de urina de mulheres na pós-menopausa que têm alto níveis desses hormônios (gonadotrofina menopausal humana [hMG]); nessa preparação existe uma mistura de doses equivalentes de FSH e LH. Há uma variedade de produtos disponíveis no comércio.

Gonadotrofinas são frequentemente prescritas para as pacientes com problemas de infertilidade classificadas no grupo 2 da OMS (níveis de gonadotrofinas normais ou diminuídos e valores de estradiol normais), especialmente as resistentes ao tratamento com uso de gonadotropinas pode envolver certa quantidade de risco, custo, e inconveniente. As aplicações de hMG começam no dia 2 ou 3 do ciclo menstrual, com dose habitual de 75 a 150 unidades diárias.

Injeções geralmente são administradas durante um período de 7 a 12 dias, o qual pode ser prorrogado se os ovários são lentos para responder.

Em 1980 surgiu uma nova preparação farmacêutica de FSH urinário, porém com atividade mínima de LH. Em 1993, com uma nova metodologia de extração do FSH urinário, obteve-se o chamado FSH-HP, ou seja, o hormônio folículo-estimulante altamente purificado.

Com a tecnologia do DNA recombinante foi possível produzir FSH humano para emprego terapêutico sem necessidade de extração de fluidos humanos.

Os resultados gerais com o uso de gonadotrofinas são de difícil avaliação, já que as populações selecionadas para o processo de estimulação ovariano poderiam variar quanto a idade, peso, paridade e resistência prévia ao citrato de clomifeno.

ANÁLOGOS DO GNRH – AGONISTAS E ANTAGONISTAS

Embora seja considerado seguro, simples e efetivo, apresentando vantagens quando comparado com as gonadotrofinas, o uso de análogos do GnRH fica limitado para as induções nas técnicas de alta complexidade.

Ocasionalmente, associações podem ocorrer com corticoides em casos de hiperfunção da suprarrenal, agonistas dopaminérgicos nas situações de hiperprolactinemia e em pacientes com hirsutismo e níveis séricos de sulfato de deidroepiandrosterona (S-DHEA) superiores a 3 ng/mL no soro, está indicado a associação de dexametasona 0,5 mg/dia ou prednisona 5 mg, à noite ou outros corticoides equivalentes (microambiente androgênico × estrogênico), por um intervalo de 14 dias antes do uso de citrato de clomifeno. Na hiperprolactinemia, são indicadas o uso da bromoergocriptina (iniciar com 2,5 mg à noite; aumentar para 5 mg) ou cabergolina (iniciar com 0,25 mg duas vezes por semana [dose máxima de 2 mg por semana]).

AGENTES SENSIBILIZANTES DA INSULINA

Substâncias como a metformina, a roziglitazona, a glimepirida e a glibenclamida, as quais reduzem a resistência à insulina, parecem ser um tratamento eficaz para a anovulação em mulheres com SOP. A resistência à insulina e a hiperinsulinemia são comumente observadas em mulheres com essa síndrome. Embora a maioria das mulheres com SOP ovulem com citrato de clomifeno, muitas são resistentes e se beneficiam com essa associação. A sua escolha como um agente de primeira linha parece justificar-se, e há algumas evidências de benefícios sobre os parâmetros da síndrome metabólica. As taxas de ovulação quando esses agentes são combinados com citrato de clomifeno são de 76% *versus* 46%, quando utilizados isoladamente, porém não há provas que indiquem se há um aumento da taxa de gravidez múltipla com este esquema. Também não há dados quanto à sua segurança a longo prazo em mulheres jovens. Os principais efeitos colaterais são gastrintestinais, incluindo náuseas, vômitos e diarreia.

INIBIDORES DA AROMATASE

Inibidores da aromatase são moléculas que atuam inibindo a enzima (aromatase) responsável pela conversão periférica dos androgênios androstenodiona e testosterona a estrona e estradiol, o que provoca uma diminuição nos níveis de estrogênios circulantes e do *feedback* negativo produzido por esses hormônios na hipófise e no hipotálamo. Portanto, há aumento na secreção de gonadotrofinas e maior estimulação ovariana. Embora esses medicamentos sejam atualmente aprovados pela FDA para o tratamento em pacientes que tiveram câncer de mama, estudos mostram a eficácia do letrozol e do anastrozol na indução da ovulação de maneira eficaz nas pacientes com SOP, sem os efeitos antiestrogênicos observados com o uso do citrato de clomifeno. O esquema utilizado é de 2,5 mg/dia durante 5 dias a partir do terceiro dia do ciclo. Estudos indicam que as taxas de gravidez são comparáveis a obtida com o citrato de clomifeno. Dados recentes suscitaram a preocupação de que o letrozol possa estar associado a um risco aumentado de anormalidades congênitas.

MONITORIZAÇÃO DA OVULAÇÃO

Várias maneiras podem ser utilizadas para o diagnóstico da ovulação, porém todas com elementos indiretos, pois somente a laparoscopia pode visualizá-la.

No consultório é possível observar a ação dos estrógenos no colo uterino – escore cervical –, visualizando-se o muco cervical e suas alterações hormonais com avaliação de quantidade, filância, abertura do colo e ramificações em folhas de samambaia (o muco cervical forma cristais com aspecto de folhas de samambaia em decorrência do aumento de mucina e NaCl; essa alteração é mais bem observada no período pré-ovulatório). Esse padrão em forma de "folhas de samambaia" também pode ser visto quando a saliva é seca e observada com uma lente especial.

Outra opção seria o uso da ultrassonografia para avaliar o número e o crescimento dos folículos ovarianos, assim como a espessura endometrial. A monitorização cuidadosa evitará o desenvolvimento de muitos óvulos, desse modo reduzindo as probabilidades de uma gravidez múltipla e o desenvolvimento da "síndrome de hiperestimulação ovariana".

O objetivo seria a produção de dois a quatro folículos sincrônicos entre 17 e 22 mm e um endométrio trilaminar com espessura superior a 7 mm.

A ultrassonografia transvaginal tornou possível a medida dos folículos com acompanhamento de seu crescimento e da espessura endometrial, o que tem permitido não só a verificação da ovulação, como também a previsão mais acurada do período em que ela vai ocorrer.

Nas últimas décadas tem havido um grande avanço, desde a introdução do citrato de clomifeno na prática clínica aos indutores de tecnologia recombinante, um processo para a produção de hormônios que usa ácido desoxirribonucleico (DNA), passando pela evolução no diagnóstico da ovulação com os aparelhos ultrassonográficos.

Vale lembrar que, mesmo com o advento das atuais e com as futuras descobertas, os casais inférteis devem ser tratados com bom senso, evitando um diagnóstico incorreto, o que determina um tratamento inadequado e inoportuno.

LEITURA RECOMENDADA

American Fertilty Society. Ovarian Stimulation. American Fertility Society, San Francisco CA, USA, 2008.

Baird DT. Amenorrhoea. *Lancet* 1997; 350:275-9.

Clomiphene citrate for ovulation induction in women with oligo-amenorrhoea (Archive) E Hughes, J Collins, P Vandekerckhove *The Cochrane Database of Systematic Reviews* 2004 Issue 2 Copyright © 2004 The Cochrane Collaboration. Published by John Wiley & Sons, Ltd.

Franks S. Polycystic ovary syndrome. *N Engl J Med* 1995; 333:853-861.

Halbe HW, Fonseca AM, Borato MG. *Indução da ovulação*. São Paulo: Moreira Junior, 2003 (Sinopse de Ginecologia e Obstetrícia 2).

Insulin-sensitising drugs (metformin, troglitazone, rosiglitazone, pioglitazone, D-chiro-inositol) for polycystic ovary syndrome Thomas Tang, Robert J Norman, Adam H Balen, Jonathan M Lord Year: 2003

Long versus short course treatment with Metformin and Clomiphene Citrate for ovulation induction in women with PCOS Supat Sinawat1, Pranom Buppasiri2, Pisake Lumbiganon2, Porjai Pattanittum3

Peter Platteau, Anders Nyboe Andersen, Adam Balen, Paul Devroey, Per Sørensen, Lisbeth Helmgaard, and Joan-Carles Arce for the Menopur Ovulation Induction (MOI) Study Group Similar ovulation rates, but different follicular development with highly purified menotrophin compared with recombinant FSH in WHO Group II anovulatory infertility: a randomized controlled study Hum. Reprod. Advance Access published on March 29, 2006 Hum. Reprod. 2006 21: 1798-1804; doi:10.1093/humrep/del085

Rev. Bras. Ginecol. Obstet. vol.28 no.6 Rio de Janeiro June 2006.

Weil S, Vendola K. Androgen and follicle-stimulating hormone interacions in primate follicle development. *J Clin Endocrinol Metab* 1999; 84:2951-6.

SEÇÃO V

CÂNCER E LESÕES PRECURSORAS

CAPÍTULO 34

Câncer de Vulva

Angelina Farias Maia • Aldejane Gurgel Rodrigues

INTRODUÇÃO

A neoplasia pré-invasiva da vulva é reconhecida há mais de 80 anos, embora sua terminologia tenha sido sempre muito confusa. Entre as doenças consideradas precursoras do câncer da vulva, incluíam-se: doença da Bowen, papulose bowenoide, distrofia hiperplásica com atipia e carcinoma *in situ* de células escamosas. Todas essas doenças apresentam duas características em comum: um certo potencial para evoluir para um câncer invasivo e atipias intraepiteliais que mantêm a membrana basal íntegra.

Em 1986, a expressão neoplasia intraepitelial vulvar (NIV) foi adotada, em substituição aos termos antes mencionados, pela Sociedade Internacional para o Estudo da Doença Vulvovaginal (ISSVD). A partir de então, todas as doenças escamosas e não escamosas com potenciais neoplásicos foram denominadas NIV. Essa grande simplificação teve a vantagem de mostrar, facilmente, para os médicos e para as pacientes as lesões com risco de desenvolver câncer.

TERMINOLOGIA PARA NEOPLASIA INTRAEPITELIAL VULVAR SEGUNDO A ISSVD 1986

- NIV escamosa
  - A. NIV 1 (terço inferior do epitélio envolvido com células atípicas).
  - B. NIV 2 (dois terços inferiores do epitélio envolvidos com células atípicas).
  - C. NIV 3 (todo o epitélio envolvido com células atípicas).
- NIV não escamosa
  - A. Doença de Paget vulvar.
  - B. Melanoma *in situ.*

NIV escamosa

Os estudos posteriores mostraram que há dois tipos de cânceres vulvares: um relacionado com o papilomavírus humano (HPV) e outro não. Esses dois tipos de carcinoma de células escamosas (CEC) da vulva diferem em epidemiologia, apresentação clínica, histologia e perfil molecular.

CEC vulvar relacionado ao HPV ocorre em mulheres mais jovens e está associado, de forma sincrônica ou metacrônica, a doenças induzidas pelo HPV no trato anogenital e ao uso do tabaco.

O outro tipo de CEC vulvar não associado a HPV ou tabagismo ocorre em mulheres mais velhas e está relacionado a doenças dermatológicas crônicas. Na maioria dos casos ocorrem em áreas de hiperplasia de células escamosas presentes no líquen escleroso ou no líquen plano.

Diante dessas diferenças sobre o CEC, em 2004 a ISSVD sugeriu nova classificação para a NIV escamosa.

TERMINOLOGIA PARA NEOPLASIA INTRAEPITELIAL VULVAR SEGUNDO A ISSVD 2004

- NIV tipo usual
  1. NIV tipo verrucosa.
  2. NIV tipo basaloide.
  3. NIV mista (tipo verrucosa/basaloide).
- NIV, tipo diferenciada

O termo NIV tipo usual deve ser aplicado apenas para a correspondência histopatológica de lesão escamosa de alto grau (NIV 2 e NIV 3). O termo NIV 1 não deverá mais ser usado. NIV 1, simplesmente, representa uma infecção pelo HPV transitório.

NIV tipo usual verrucosa mostra mais frequentemente o DNA do HPV em análises de biologia molecular. Ocorre em idade mais nova, tem uma distinta aparência clínica e, na maioria da vezes, mostra aspecto condilomatoso, frequentemente de ocorrência multifocal (Figura 34.1).

NIV tipo usual basalóide ocorre em mulheres mais velhas e com maior frequência apresenta-se como um lesão única e bem demarcada (Figura 34.2).

Ambas as NIV tipo usual apresentam capacidade de evolução para a invasão, mesmo que a NIV verrucosa seja menos propensa à oncogênese.

A NIV tipo diferenciada é uma lesão rara, frequentemente observada adjacente a um carcinoma escamoso invasivo associado a líquen escleroso vulvar. O termo "diferenciado" corresponde a uma rara lesão que mostra "atipia da basal" em um contexto de um epitélio vulvar completamente diferenciado. Essa lesão apresenta o mais alto potencial oncogênico entre as NIV. Aproximadamente dois terços dos CEC não estão relacionados com infecção pelo HPV. O líquen escleroso é a mais frequente condição dermatológica associada ao CEC e essa dermatose pode ser considerada um local típico onde se desenvolve uma NIV diferenciada em um contexto de uma inflamação crônica, imunidade enfraquecida e hiperplasia epitelial (Figura 34.3). Entretanto, é importante ressaltar que são poucas as pacientes (3 a 4%) com líquen escleroso que correm o risco de desenvolver câncer, mas pacientes com essa doença necessitam de seguimento e tratamento quando necessário. Infelizmen-

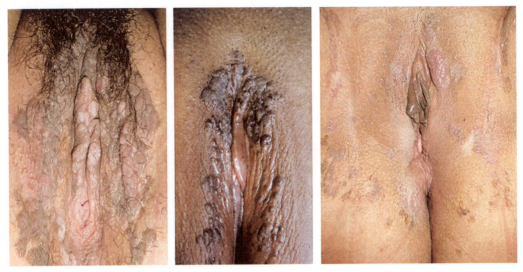

Figura 34.1 Aspectos da NIV tipo usual, verrucosa: lesões multifocais, de aspecto condilomatoso em mulheres mais novas.

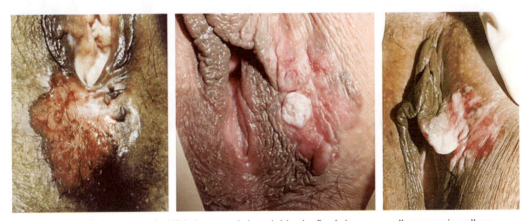

Figura 34.2 Aspectos da NIV tipo usual, basaloide: lesão única em mulheres mais velhas.

te a lesão da "NIV diferenciada" não é facilmente reconhecida macroscopicamente ou por histopalogia (Figura 34.4). Uma procura por "NIV diferenciada" é obrigatória em pacientes com líquen escleroso associado a hiperplasia de células escamosas (líquen simples crônico). Como a NIV diferenciada tem atipias apenas na basal, é importante que não seja confundida com o antigo diagnóstico da NIV 1, tipo usual (indiferenciada).

APRESENTAÇÃO CLÍNICA DAS NIV

Na paciente assintomática, o diagnóstico torna-se difícil em virtude de vulva ainda representar um órgão de pouco interesse para muitos ginecologistas que não fazem o exame vulvar de rotina. Também muitas mulheres não prestam atenção em sua vulva, o que

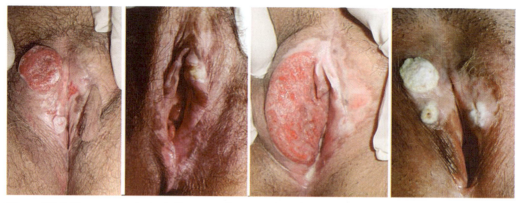

Figura 34.3 Observe os sinais de líquen escleroso vulvar. Três a quatro por cento dos líquens esclerosos vão apresentar um carcinoma escamoso invasivo caso não haja prevenção.

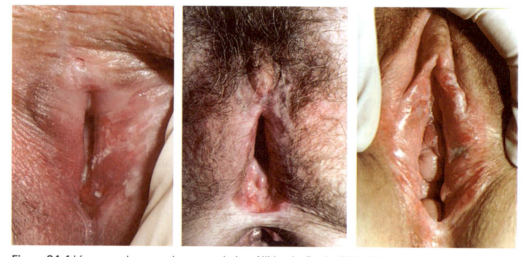

Figura 34.4 Líquen escleroso vulvar associado a NIV: a lesão da "NIV diferenciada" não é facilmente reconhecida macroscopicamente.

retarda o diagnóstico. Mesmo sendo uma lesão geralmente sintomática, apresentando um prurido localizado e tendo uma alteração visível na maioria das vezes, muitas mulheres, por pudor, negligenciam a procurar por ajuda médica.

A NIV apresenta-se clinicamente com diferentes lesões. Em geral, na apresentação clínica a NIV relacionada com a infecção pelo HPV difere daquela não associada ao HPV.

Na NIV tipo usual, em especial do tipo verrucoide, valorizar dados da história como tabagismo, infecção genital prévia, em especial por HPV, tratamentos anteriores de neoplasia intraepitelial ou câncer do trato anogenital. É comum identificar as lesões quando a paciente apresenta-se para um exame ginecológico após receber um teste de Papanicolaou (colpocitologia oncótica) com alterações ou por estar com verrugas na genitália. O HPV 16 é o mais encontrado (75%) e, depois, o HPV 18 (10%). É grande a associação com neoplasia intraepitelial vulvar (NIC), neoplasia intraepitelial vaginal (NIVA), neoplasia intraepitelial perianal (NIPA), neoplasia intraepitelial anal (NIA).

É mais frequente em mulheres imunocomprometidas: fumantes, em uso de corticoide, HIV-positivas, lúpicas, com depressão, transplantadas renais etc. Nestas, faz-se necessário um cuidadoso exame macroscópico vulvar semestral com vulvoscopia quando possível.

Alguns autores mostram que 60 a 80% das pacientes com NIV são tabagistas. São comumente sintomáticas, com prurido localizado em 50 a 70% das vezes.

A maioria das NIV apresenta lesões visíveis, de aspecto pleomórfico, muitas vezes confundida com condiloma, inclusive com frequência há verdadeiros condilomas entremeados a NIV. São geralmente pápulas ou placas, quase sempre múltiplas e pigmentadas. A vulvoscopia vai ajudar nesse diagnóstico diferencial.

As lesões podem localizar-se em qualquer parte da vulva, periuretral, perineal ou perianal, geralmente com margens delimitadas. A cor pode ser marrom, branca, cinza ou vermelha. Quanto à espessura, geralmente são elevadas com superfície rugosa, muitas vezes lembrando verrugas aplanadas, porém lesões planas também são observadas. Com relação à focalidade, a maioria das NIV associadas ao HPV é multifocal, assim uma avaliação de toda a região anogenital é importante. Também é essencial um exame de colposcopia e citologia da cérvice e da vagina. A multicentricidade das lesões na NIV está relacionada com a idade, decrescendo de 59% em mulheres entre 20 e 34 anos para 10% em pacientes com idade superior a 50 anos.

Tem sido observado um aumento da incidência dessa NIV nos últimos 30 anos. O pico da incidência acontece em mulheres jovens (35 anos de idade).

A regressão espontânea é possível ou após biópsia. Em muitas ocasiões, melhorando a condição da imunidade (abandono do tabagismo, após gestação), a lesão pode regredir espontaneamente. Algumas NIV regridem após biópsias, possivelmente, por estimular resposta imune e/ou inflamatória.

A evolução para a invasão geralmente é lenta, em 5 a 20 anos. Em mulheres com idade inferior a 40 anos é mais frequentemente observada em pacientes imunodeficientes e imunodeprimidas.

As lesões respondem a vários tipos de tratamentos (excisionais, destrutivos e medicamentoso).

Vale salientar que a NIV tipo usual verrucosa mostra com maior facilidade sua relação com a infecção pelo HPV, ocorre em mulheres mais jovens, tem aspecto condilomatoso e, frequentemente, é multifocal. Quando a NIV tipo usual é basaloide a lesão aparece, comumente, em mulheres mais velhas como uma lesão única e bem demarcada.

A colposcopia da vulva, conhecida como vulvoscopia, com aplicação de ácido acético a 5%, ajuda muito no diagnóstico da NIV quando realizada por médicos com boa experiência. Infelizmente, poucos ginecologistas fazem um bom treinamento com vulvoscopia, não aprendendo a diferenciar a acetorreatividade inespecífica não significativa da acetorreatividade significativa das lesões NIV. Assim, profissionais inexperientes em vulvoscopia podem indicar muitas biópsias desnecessárias. A vulvoscopia também pode avaliar o padrão vascular, pontilhado e mosaico. Biópsia deve ser realizada nos locais suspeitos. Havendo lesões diferentes em locais diversos da vulva, os fragmentos devem ser colocados em recipientes separados. Essa conduta pode ajudar no momento do tratamento, orientando diferentes métodos terapêuticos de acordo com os diversos diagnósticos.

Uma biópsia deve ser realizada nos locais suspeitos. Mais adiante o método da vulvoscopia como diagnóstico complementar das lesões vulvares será abordado.

Quadro 34.1 Diferenças básicas entre as NIV

NIV relacionada com o HPV	NIV não relacionada com o HPV
É o tipo mais frequente	É um tipo menos frequente
Acomete mulheres mais jovens	Acomete mulheres mais velhas
Comumente lesões multifocais	Geralmente são lesões únicas
A evolução para invasão é lenta	Considerável evolução para a invasão. Regressão espontânea é possível ou após biópsia
Responde a vários tipos de tratamentos nunca por métodos destrutivos	Tratar sempre por excisão, (excisionais, destrutivos e medicamentoso)

A NIV tipo diferenciada ocorre, geralmente, nas mulheres mais velhas e quase sempre em áreas de líquen escleroso ou líquen plano. Pacientes com esse tipo de NIV são em geral sintomáticas com longa história de prurido e ardor. Não raro, o sintoma de prurido crônico determinado pelo líquen escleroso é confundido e tratado pelo médico como candidíase de repetição. É recomendada intensa atenção ao controle de pacientes com líquen escleroso. Qualquer área com hiperqueratose, aspereza e superfície irregular em um líquen escleroso deve ser biopsiada. Geralmente são lesões em placas e únicas. A vulvoscopia também pode ser muito útil no acompanhamento do líquen escleroso e plano, ajudando a identificar as lesões atípicas iniciais.

EXAMES COMPLEMENTARES PARA ESTUDAR NIV

Para ajudar no diagnóstico diferencial das lesões que sugerem NIV, pode-se lançar mão de vulvoscopia, teste do ácido acético a 5% e teste de Collins.

Vulvoscopia

Tem como objetivo a "prevenção do câncer de vulva" com a proposta de:

- Ajudar a fazer o diagnóstico diferencial das lesões que mimetizam NIV.
- Indicar os melhores locais para realizar as biópsias.
- Demarcar as NIV no momento do tratamento. Apesar de a maioria das NIV serem lesões macroscópicas, não raro existem lesões subclínicas nas margens ou algumas NIV são subclínicas. Usando-se os critérios da vulvoscopia (acetobranqueamento) durante o tratamento, seja este cirúrgico ou destrutivo, toda a lesão é visualizada e evita-se deixar lesões residuais não tratadas.

TÉCNICA DA VULVOSCOPIA

- Prévia observação macroscópica da vulva, corpo perineal e região perianal.
- Observação colposcópica de todas essas regiões.
- Aplicação do ácido acético a 5% "borrifando" (3 a 5 min).
- Nova observação colposcópica, interpretando as mudanças geradas pelo ácido acético a 5%.

Capítulo 34 • Câncer de Vulva

- O principal critério de avaliação da vulvoscopia é a acetorreatividade. O acetobranqueamento do epitélio vulvar é extremamente comum e inespecífico, embora seja possível agrupar alguns aspectos relacionados com diferentes significados.

Os principais achados da vulvoscopia diante das NIV 2 e NIV 3 segundo Michael J. Campion, Daron G. Ferris, Frederico M. di Paola, Richard Reid e Albert Singer são:

A aplicação do ácido acético a 5%, durante 3 a 5 minutos, na vulva, produz um proeminente acetobranqueamento (denso) espessado, bem demarcado e de margens mais regulares, que pode ser visto a olho nu, embora seja melhor avaliado pela vulvoscopia. Essa reação acetobranca é mais bem percebida nas lesões não pigmentadas ou eritematosas. As lesões pigmentadas (marrons) desenvolverão pelo menos uma leve acetorreatividade.

A atipia vascular definida acontece muito tarde no processo neoplásico da vulva, embora um pontilhado ou mosaico possa ser visto em algumas lesões. Os capilares dilatados, bizarros ou um epitélio amarelado e friável aparecem nas lesões de maior suspeita. Lesões nodulares ou ulceradas sugerem doença invasiva.

Os principais achados da vulvoscopia diante das infecções pelo HPV e NIV 1, segundo os mesmo autores são descritos a seguir.

Um certo grau de acetobranqueamento pode ocorrer no epitélio infectado pelo HPV, devendo-se à queratina anormal e ao aumento da densidade celular. Esse acetobranqueamento que ocorre em algumas lesões induzidas pelo HPV não é específico do HPV. Também ocorre em traumas, infecções agudas (candidíase, herpes), áreas de tratamentos prévios com cáusticos (ácido tricloroacético [ATA]) ou destruição física (eletrocautério ou *laser*). O aspecto do acetobranqueamento é leve ou moderado, geralmente em pequenas lesões focais satélites, múltiplas e de bordas irregulares.

Há 20 anos, é realizada vulvoscopia na Clínica Vulvar Multidisciplinar da UFPE praticamente em todos os nossos atendimentos, respeitando as contraindicações. Assim, foi desenvolvida experiência no método, de tal modo que hoje é possível afirmar que esse exame permite um melhor estudo das lesões vulvares no sentido de realizar o diagnóstico diferencial das lesões que mimetizam as NIV. Mediante vulvoscopia são reconhecidas as lesões que sugerem NIV 2 ou NIV 3 e são escolhidos os melhores locais para realizar as biópsias.

Nossa experiência reúne mais de 200 casos de NIV confirmadas por diagnóstico histopatológico por meio de biópsias múltiplas. Tomamos como rotina fotografar a grande maioria dos casos, descrevendo os diferentes achados e colocando em diferentes recipientes, permitindo catalogar as imagens quanto à histopatologia. A ausência de uma termino-

Quadro 34.2 Nossa proposta para classificação dos aspectos da vulvoscopia

Classificação dos aspectos da vulvoscopia	Maia, 2004
Acetobranqueamento inespecífico	
Acetobranqueamento significativo	
Estudo do padrão vascular	
Valorização da hiperqueratose, lesões nodulares e ulceradas	
Ausência de acetorreatividade	Destaque: doença de Paget e melanoma *in situ*

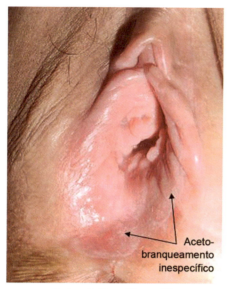
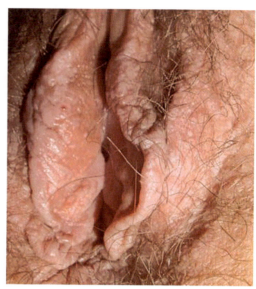

Após o ácido acético a 5% — Após o ácido acético a 5%

Figura 34.5 Vulvoscopia: acetobranqueamento inespecífico (tênue, simétrico e não demarcado). Não sugere NIV, não precisa biopsiar.

logia oficial para a vulvoscopia nos permitiu elaborar uma proposta para classificação dos aspectos da vulvoscopia.

- Acetobranqueamento inespecífico: tênue ou moderado, de bordas irregulares, não demarcadas, com focos satélites, alguns confluentes, geralmente simétricos e múltiplos (Figura 34.5). Não sugere NIV e, após um adequado reconhecimento desse aspecto, não será necessária uma investigação por biópsia.

  Exceção: as lesões hipercrômicas, mesmo com acetobranqueamento inespecífico (tênue e não demarcado), podem ser NIV 2 ou NIV 3. Por isso, nesses casos, recomenda-se investigação por biópsia para um diagnóstico de certeza.

  Quando o acetobranqueamento inespecífico (tênue ou moderado, simétrico, com focos múltiplos e não demarcados) se apresenta mais sobrelevado, pode-se pensar, além da infecção por fungo, também em infecção subclínica pelo HPV. Aconselha-se tratar o processo infeccioso e repetir a vulvoscopia. Desaparecendo os focos acetobrancos inespecíficos, a hipótese da candidíase é a mais provável. Persistindo as imagens, a infecção subclínica pelo HPV será possível. Como a maioria dos protocolos recomenda não tratar a infecção subclínica pelo HPV, alguns autores sugerem não levantar essa hipótese diagnóstica, para evitar biópsias e tratamentos desnecessários.

- Acetobranqueamento significativo: acentuado, espessado, demarcado e assimétrico.
  - O acetobranqueamento significativo é bem observado nas NIV 2 e NIV 3 de lesões eritematosas. É preciso biopsiar sempre (Figura 34.6).
  - O acetobranqueamento significativo de lesões hiperpigmentadas também apresenta uma alta correlação com NIV 2 e NIV 3. Biopsiar sempre (Figura 34.7).

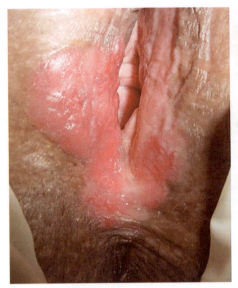 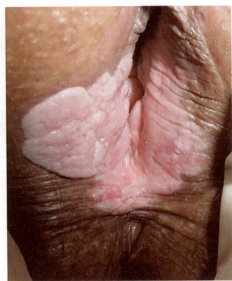

Antes do ácido acético   Após o ácido acético

Figura 34.6 Vulvoscopia: acetobranqueamento significativo: acentuado, assimétrico e demarcado. Sugere NIV, deve ser feita a biópsia.

- Qualquer grau de acetobranqueamento da lesão hipercrômica (mesmo que seja inespecífico, leve e não demarcado) deve ser investigado por biópsia, pois poderá ser NIV 2 ou NIV 3.
- Estudo do padrão vascular: mosaico, pontilhado e vasos atípicos (aparecem tardiamente no processo neoplásico da vulva e nas lesões de maior suspeita).

O mosaico e o pontilhado, quando presentes, aparecem nas lesões do vestíbulo e nas lesões eritematosas.

- Valorização da hiperqueratose, lesões nodulares e ulceradas:
  - Hiperqueratose localizada, principalmente se em líquen escleroso vulvar, é sempre uma lesão que merece biópsia profunda, cuja profundidade permita obter a derme. Se possível, realizar a retirada de toda lesão hiperqueratótica para o estudo histopatológico. Muitas vezes, oculta um carcinoma escamoso invasivo ou NIV. Vale lembrar que a hiperqueratose é uma lesão branca e não se modifica com a aplicação do ácido acético a 5% (Figura 34.8).
  - Quando o líquen escleroso vulvar apresenta uma acentuada hiperqueratose difusa, recomendamos que seja feito corticosteroide tópico de alta potência (propionato de clobetasol a 0,5%) e, em seguida, uma nova avaliação por vulvoscopia (Figura 34.9). O uso de uma pequena quantidade do propionato de clobetasol sobre a hiperquertose difusa, à noite, por 30 a 60 dias, será suficiente para fazer desaparecer a hiperqueratose. Nesse momento deverá ser repetida a vulvoscopia, e focos de neoplasia antes ocultos pela hiperqueratose poderão ser visualizados e biopsiados.
  - Lesões nodulares ou ulceradas sugerem doença invasiva, devendo sempre ser biopsiadas.

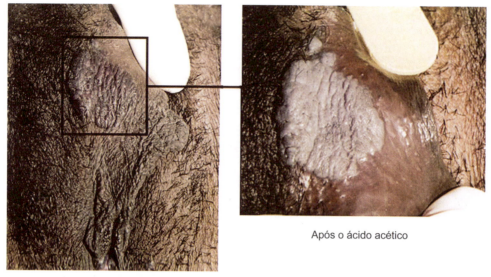

Após o ácido acético

Antes do ácido acético

Figura 34.7 Vulvoscopia: acetobranqueamento significativo: acentuado, assimétrico e demarcado. Sugere NIV, deve ser feita a biópsia.

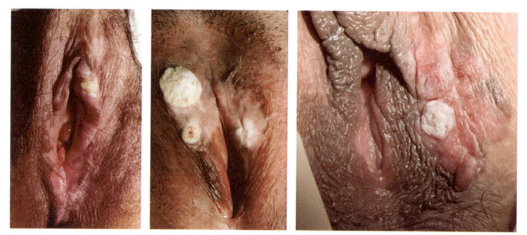

Figura 34.8 Hiperqueratose localizada, principalmente se em líquen escleroso vulvar, é sempre uma lesão que merece biópsia profunda ou retirada de toda lesão hiperqueratótic

O líquen escleroso é uma importante via carcinogênica na vulva. Para alguns autores, o fator irritativo crônico gerado pelo prurido pode ter papel significativo na carcinogênese, por isso a importância de se realizar um adequado seguimento das pacientes com líquen escleroso, preferencialmente por uma vulvoscopia anual que auxilia a identificar a NIV, muitas vezes de difícil identificação macroscópica. O diagnóstico feito na fase de NIV permite tratamento e uma verdadeira prevenção do câncer vulvar (Figura 34.10).

- Ausência de acetorreatividade: cabe destacar a doença de Paget e o melanoma *in situ*.

Capítulo 34 • Câncer de Vulva 437

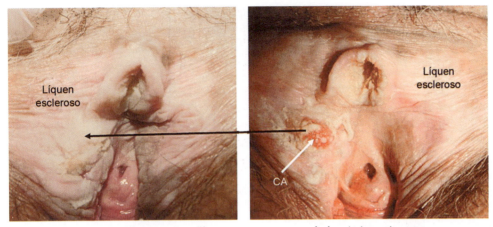

Antes do tratamento: hiperqueratosedifusa encobrindo a eoplasia

Após o tratamento como propionato declobetasol

Figura 34.9 Após o uso do propionato de clobetasol (tópico), a hiperqueratose regrediu e foi possível visualizar o carcinoma escamoso **invasivo** (nódulo eritematoso).

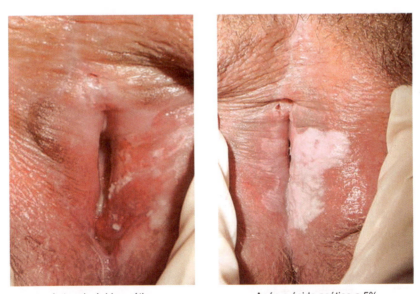

Antes do ácido acético

Após o ácido acético a 5%

Figura 34.10 Destacamento da NIV pela vulvoscopia, mostrando acetobranqueamento significativo, em paciente com líquen escleroso vulvar.

Doenças também importantes para a prevenção do câncer vulvar, como a doença de Paget e o melanoma *in situ*, não vão apresentar acetorreatividade ao ácido acético a 5%, pelo menos nos poucos casos com que trabalhamos. Como essas duas doenças são infrequentes na vulva, é oportuno destacar que nossa observação de ausência de acetobranqueamento na doença de Paget e melanoma está baseada em poucos casos (doença de Paget em cinco casos e melanoma em dois casos). Não foram encontradas referências na literatura sobre acetorreatividade na lesão da doença de Paget e melanoma.

Teste de Schiller

O teste de Schiller é útil apenas no vestíbulo vulvar, seguindo os mesmos critérios usados para a colposcopia da vagina.

Linha de Hart é a divisória entre a pele dos pequenos lábios e a mucosa glicogenada do vestíbulo.

Teste do ácido acético a 5%

- Prévia observação macroscópica da vulva, do corpo perineal e da região perianal.
- Aplicação do ácido acético a 5% "borrifando" (deixar o efeito por 3 a 5 min).
- Nova avaliação macroscópica, interpretando as mudanças geradas pelo ácido acético a 5%.

Para aqueles que não usam o colposcópio, esse teste será de grande valia para ajudar a definir o diagnóstico. Sem dúvida, a avaliação da acetorreatividade e outros detalhes serão mais bem analisados por visão colposcópica. Alguns autores também sugerem que a reação acetobranca seja avaliada por lupas (Figura 34.11).

Teste de Collins

Em 1966, Collins relatou sua experiência com o teste do azul de toluidina na Clínica de Vulva de Tulane, para o rastreamento de doenças da vulva. O azul de toluidina é um corante vital que se fixa no núcleo das células. Quanto maior for o conteúdo de cromatina nuclear e a sua atividade mitótica, maior será a impregnação pelo azul. Desde então, o tes-

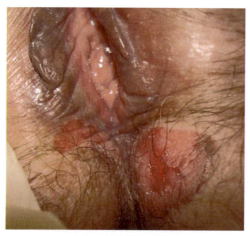
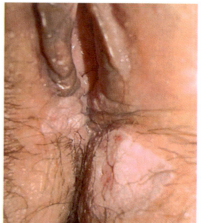

Antes do ácido acético   Após o ácido acético

Figura 34.11 Teste do ácido acético (reação acetobranca vista a olho nu): acetobranqueamento significativo: acentuado, assimétrico e demarcado. Sugere NIV, deve ser feita a biópsia.

te de Collins foi aplicado para orientar os melhores locais para realizar a biópsia da lesão suspeita.

Alguns profissionais querem agregar o teste de Collins à vulvoscopia como se fosse o teste de Schiller para a colposcopia do colo e da vagina. Na realidade, o teste de Collins e a vulvoscopia são dois exames complementares distintos com vistas a estudar a lesão suspeita de malignidade, tendo como maior objetivo orientar os melhores locais para a biópsia. Caso o médico queira lançar mão de ambos, deve sempre iniciar pela vulvoscopia.

Na nossa prática, a vulvoscopia é um melhor indicador de locais para biópsia do que o teste de Collins. Por muitos anos, utilizamos ambos, e, à medida que avançamos na interpretação dos achados da vulvoscopia, deixamos de realizar o teste de Collins de rotina.

- Técnica: aplica-se o azul de toluidina a 1% sobre a lesão e deixa-se por 3 a 5 min, lavando em seguida com ácido acético a 1%.
- Achado: no epitélio com atipia, ocorre hipercelularidade com núcleos aumentados de volume, proporcionando uma coloração azul-rei nas áreas de maior concentração nuclear.
- Falso-positivo: nas escoriações e ulcerações benignas, pela exposição das células basais que têm núcleo grande, embora sem malignidade.
- Falso-negativo: nas áreas de hiperqueratose, o corante não consegue penetrar nas células malignas que podem estar por baixo da camada córnea.

TRATAMENTO DA NIV

Cirúrgico

No passado a NIV era tratada por vulvectomia, que não deve mais ser realizada, exceto em raros casos quando as lesões forem extensas e em pacientes de risco para desenvolver câncer. A excisão simples da lesão é o tratamento de eleição, principalmente porque proporciona material para o estudo histopatológico. Uma atenção especial deve ser dada para evitar mutilação da vulva, o que pode provocar transtornos na autoestima e de a sexualidade feminina. A cirurgia pode ser feita com bisturi a frio, eletrocirurgia e cirurgia a *laser*. O importante é que a excisão determine margens livres. Entretanto, caso a peça cirúrgica acuse margem comprometida e o exame atencioso após a cirurgia não mostre lesões residuais, pode ser feito apenas um acompanhamento rigoroso.

A cirurgia pode ser feita, inclusive, sob anestesia local se o tamanho da lesão permitir. Uma atenção especial deve ser dada a profundidade da remoção. Vários estudos demonstram que a espessura da lesão não ultrapassa 2 mm quando em áreas sem pelos. Nas áreas com pelos a lesão pode estar mais profunda, porém não mais do que 4 mm.

O prepúcio do clitóris pode ser removido, mas o clitóris deve ser preservado. Caso a lesão atinja o clitóris, a possibilidade de tratamento com fulguração superficial ou vaporização a *laser* deve ser avaliada.

Em casos de NIV tipo usual, relacionada ao HPV, comumente multifocais, pode ser feita uma terapia combinada com excisão das lesões maiores e utilização de métodos destrutivos para tratar as demais pápulas ou placas. Quando as lesões forem únicas, em placas, optar sempre por tratamento excisional para proporcionar um estudo histopatológico.

Nas NIV tipo diferenciada, relacionadas com líquen escleroso e líquen plano, geralmente com as lesões em placas, a excisão cirúrgica será a única escolha terapêutica, pois é muito importante avaliar a possibilidade de invasão inicial na peça, já que esse tipo de NIV apresenta maior progressão para o câncer. Sem dúvida o objetivo é retirar as lesões, mas sempre com respeito pela anatomia da vulva.

Métodos destrutivos

O tratamento destrutivo é sempre uma boa opção nas lesões pequenas e multicêntricas, tipo NIV indiferenciada (relacionada com o HPV) quando foi realizado um diagnóstico de certeza, excluindo possibilidades de haver focos de invasões. Nesta modalidade não haverá peça cirúrgica para estudo histopatológico, então não deve ser realizada quando as lesões forem em placas, tipo NIV diferenciada (relacionada com o líquen esceroso e líquen plano), por apresentar um maior risco de estar associada a focos de invasões.

Os métodos destrutivos podem ser: ácido tricloroacético de 80 a 90%, eletrocautério, fulguração a *laser*.

Medicamentoso

O primeiro resultado do tratamento de NIV com imiquimode, constando de 4 casos, foi publicado em 2000. E, desde então, muitos outros estudos foram publicados mostrando uma boa resposta terapêutica para a NIV indiferenciada (realacionada com o HPV). Nunca deve ser feita para tratar a NIV diferenciada (relacionada com o líquen esceroso e líquen plano). Apesar dos bons resultados do Imiquimode para tratar esse tipo de NIV relacionada com infecção pelo HPV, confirmados por inúmeras séries de estudos publicados, este fármaco ainda não está liberado para essa finalidade nas bulas desses medicamentos. O imiquimode é um modificador da resposta imune para aplicação tópica, com propriedades antivirais e antitumorais, lançado para tratamento de verrugas localizadas nos genitais externos femininos e masculinos. O tratamento é tópico, deve ser aplicado em casa pela paciente três noites alternadas por semana e pode durar de 1 a 4 meses. Quando usado para o tratamento da NIV tipo indiferenciada (relacionada com o HPV) segue as mesmas recomendações para o tratamento dos condilomas da genitália externa.

A vacina contra HPV é uma boa recomendação e pode prevenir os tipos de NIV indiferenciada, relacionada com o HPV em até 80%. A maior efetividade dessa vacina vai acontecer quando aplicada antes do início da atividade sexual.

Recorrência e progressão da doença

São conhecidos vários fatores de risco para a progressão da NIV 3 unifocal: idade, lesões elevadas, radioterapia +e imunossupressão. O tipo do HPV oncogênico não tem um papel maior na progressão. Há apenas uma revisão sistemática de Van Seters que descreve recorrências e progressões da NIV tratadas em 3.322 pacientes. Mesmo que a média da duração do seguimento tenha sido relativamente curta (39 meses) para avaliar o risco de desenvolver câncer invasivo, algumas observações podem ser feitas. Recorrência foi significativamente mais baixa quando as margens cirúrgicas estavam livres do que quando estas estavam envolvidas (17% *vs.* 47%, $p < 0,001$), mas a taxa foi independente da extensão da cirurgia. Uma similar taxa de recorrência foi observada após vulvectomia (19%), vulvectomia parcial (18%), excisão local (22%) e vaporização a *laser* (23%). Um total de 215 cânceres invasivos foi encontrado em pacientes tratadas de NIV (6,5%). Carcinomas ocultos foram encontrados em 3,2% das pacientes, e 3,3% dos carcinomas foram diagnosticados durante o seguimento. A média da idade do diagnóstico do carcinoma foi 52 anos (21 a 87 anos). Oito dessas pacientes eram imunossuprimidas e 9 pacientes previamente tratadas por radioterapia no trato genital inferior (TGI). A taxa de progressão não foi afetada pela extensão cirúrgica (52% após vulvectomia e 48% após excisão local). A média de tempo para progressão foi de 55 meses. A profundidade de invasão foi conhecida apenas em 91 das 215 pacientes; a profundidade da invasão foi mais do que 1 mm em apenas 26 pacientes (29%). O envolvimento da unidade pilossebácea completamente separada da epiderme e no corte tangencial dá um erro de interpretação como carcinoma invasivo. Não foi possível estabelecer se margens livres diminuíram a progressão da doença. Entretanto, esse estudo de base na população da Noruega mostrou que margens de ressecção livres não previnem a ocorrência de carcinoma vulvar invasivo. Nesse grande estudo, 50% das pacientes que desenvolveram um carcinoma vulvar após ressecção de NIV 3 tinham margens cirúrgicas livres. Novamente, esses achados indicam que a taxa de cura da NIV 3 não é dependente de margens cirúrgicas livres, mas sim da biologia da doença. Assim, a taxa de cura não tem expectativa de aumentar se excisões mais amplas forem executadas. Finalmente, 8 de 88 (9%) das pacientes não tratadas (seguimento médio de 33 meses) progrediram em 12 a 96 meses para o carcinoma invasivo, metade delas tinha sido previamente tratada com radioterapia e uma delas era imunossuprimida.

Segundo Renzo Barrasso, a progressão da NIV para o câncer invasivo tem como critério mais significativo a idade. Considerando todas as idades, a progressão é de 2 a 4%; em mulheres mais velhas, é de 30%. Em mulheres abaixo de 40 anos, é mais frequentemente observada em pacientes imunossuprimidas.

CONCLUSÃO

Devemos estimular o ginecologista para aprimorar seu atendimento ginecológico dando uma boa atenção ao exame macroscópico da vulva. Se assim acontecer, a grande maioria das NIV vai ser diagnosticada, já que comumente essas lesões são visíveis a olho nu. Também é importante que o médico dê atenção ao sintoma de prurido crônico e localizado. A biópsia de vulva deve sempre ser feita nas lesões suspeitas ou quando o ginecologista não definir clinicamente o diagnóstico. Encaminhar o material retirado para patologistas experientes em patologia vulvar ou dermatológica. Tratar na medida certa para não deixar lesões residuais, mas também ficar atento para não causar mutilações nas mulheres, independentemente da idade. O seguimento será sempre a melhor forma de se certificar da eficácia da escolha terapêutica.

NIV não escamosa

Segundo a classificação da ISSVD, no grupo das neoplasias intraepiteliais vulvares não escamosas (NIV não escamosa) serão abordadas a doença de Paget e o melanoma *in situ*.

DOENÇA DE PAGET VULVAR

A doença de Paget foi originalmente descrita como neoplasia cutânea maligna localizada na mama associada a adenocarcinoma intraductal subjacente *in situ* ou invasivo. Posteriormente foi classificada de acordo com sua localização em doença de Paget mamária e doença de Paget extramamária. A doença de Paget extramamária é uma condição rara que frequentemente envolve a região anogenital, especialmente a vulva e a área perineal, correspondendo a 2% das neoplasias malignas da vulva. A doença de Paget extramamária não apresenta uma histogênese uniforme, sendo descritas diferentes formas com base na origem das células neoplásicas:

- A doença cutânea primária é a forma mais comum de apresentação, com envolvimento exclusivamente intraepitelial sem existência de neoplasia subjacente. Acredita-se que as células neoplásicas se originem das glândulas apócrinas intraepiteliais ou das células pluripotenciais da epiderme. A neoplasia pode invadir a derme e metastatizar pela disseminação linfática.
- A doença cutânea secundária é mais rara. Nesses casos observa-se associação com carcinoma apócrino subjacente ou malignidade interna. O envolvimento cutâneo ocorre por propagação epidermotrópica das células malignas do tumor subjacente. Aproximadamente 15% dos casos estão associados a neoplasia visceral interna, comumente adenocarcinoma de ânus, reto, bexiga, uretra, cérvice e próstata.

Achados clínicos

A doença de Paget extramamária acomete preferencialmente mulheres entre a 5ª e a 7ª década de vida. A vulva é o local mais frequentemente envolvido, podendo, entretanto, ocorrer no períneo, na região perianal, inguinal, no escroto e nas axilas. A lesão apresenta-se como uma placa eritematosa, bem demarcada, descamativa, de aspecto eczematoso e expansão lenta. Áreas de hipo ou hiperpigmentação podem ocorrer (Figura 34.12).

A lesão usualmente é pruriginosa ou é acompanhada de ardor, embora possa ser assintomática em alguns casos.

Diversas condições dermatológicas devem ser diferenciadas da doença de Paget vulvar. Entre elas citamos a candidíase e a *tinea cruris* (podem ser diagnosticadas pelo exame micológico e pela resposta aos antifúngicos), a dermatite de contato por irritante primário ou alérgica (é importante o levantamento da história clínica com afastamento do agente

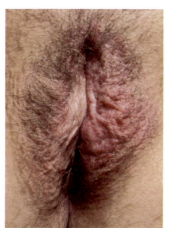
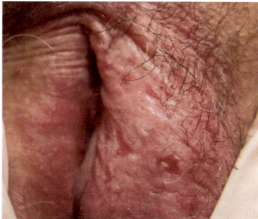

Figura 34.12 Lesão da doença de Paget: placa eritematoescamosa, de aspecto eczematoso com áreas de erosões.

causal, sendo observada regressão da lesão com o uso de corticóides tópicos), a dermatite seborreica e a psoríase invertida (sendo importante a procura de lesões nas áreas classicamente acometidas por essas doenças) e a NIV escamosa tipo usual basaloide (usualmente apresenta acetorreatividade significativa).

Diagnóstico

A confirmação diagnóstica da doença de Paget deve sempre ser feita por meio de biópsia e estudo histopatológico, que mostram presença de células atípicas na epiderme, pálidas, com citoplasma abundante e núcleo lobulado, conhecidas como "células de Paget". Essas células podem ser vistas em todas as camadas da epiderme bem como podem se estender ao epitélio do folículo piloso e ducto das glândulas sudoríparas. Acantose, hiperqueratose e paraqueratose podem estar presentes. Estudos imuno-histoquímicos são úteis não apenas na confirmação diagnóstica, mas também na diferenciação das formas primária e secundária. Os principais marcadores para a doença de Paget são a citoqueratina 7 (CK7) e a anticitoqueratina (CAM 5.2), por estarem presentes em mais de 90% das células de Paget e não reagirem com os queratinócitos epidérmicos. Positividade da citoqueratina 20 (CK20) tem sido encontrada mais frequentemente nos casos de doença de Paget secundária. As formas primárias usualmente são CK7+/CK20–, enquanto as formas secundárias de origem anorretal apresentam fenótipo CK7–/CK20+.

Exames especiais

Na doença de Paget extramamária deve-se sempre realizar investigação dirigida a fim de afastar a existência de neoplasia geniturinária ou gastrintestinal. Exame de imagenas abdominal e pélvica, colonoscopia, citoscopia, citologia cervicovaginal e colposcopia são obrigatórios na avaliação dessas pacientes. Nos casos invasivos a tomografia computadorizada pode ser útil para avaliar o envolvimento dos linfonodos e a existência de metástases.

Vulvoscopia

Não foram encontradas referências na literatura sobre acetorreatividade na lesão da doença de Paget. Nos cinco casos que acompanhamos na Clínica de Doenças da Vulva da UFPE (sendo três de localização vulvar e dois de localização mamária) não observamos acetorreatividade das lesões. Essa ausência de acetorreatividade nos faz recomendar que, diante de lesões crônicas eritematosas ou eritemato-hipercrômicas, mesmo quando não se observa acetorreatividade, deve-se proceder investigação por biópsia (Figura 34.13).

Tratamento

Embora sejam citadas na literatura uma grande variedade de modalidades terapêuticas para a doença de Paget extramamária, como: radioterapia, quimioterapia tópica com 5-fluorouracila, imunoterapia tópica com imiquimode, terapia fotodinâmica com ácido aminolevulínico, eletrocirurgia e lasercirurgia, a excisão cirúrgica ampla com margem de segurança de 2 a 3 cm é considerada o tratamento de escolha. As recidivas são comuns, ocorrendo em torno de 44% das pacientes, o que provavelmente decorre da natureza multifocal e do envolvimento subclínico da pele aparentemente poupada. O mapeamento prévio da área afetada, com realização de múltiplas biópsias, pode ser útil para delinear a

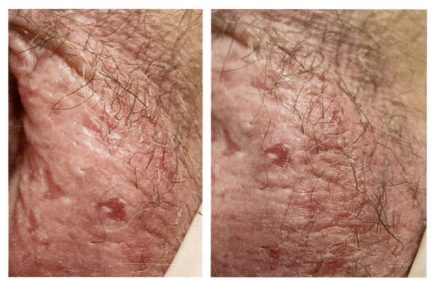

Antes do ácido acético a 5%   Após o ácido acético a 5%

Figura 34.13 Vulvoscopia: a lesão eritematosa da doença de Paget não apresentou acetobranqueamento significativo.

extensão da lesão antes da programação cirúrgica. A cirurgia micrográfica de Mohs pode ser empregada, melhorando o índice de cura com redução da taxa de recidiva para 16%.

Prognóstico

A doença de Paget extramamária primária, confinada a epiderme, apresenta bom prognóstico, sendo entretanto importante a monitorização cuidadosa para detecção precoce das recorrências. O envolvimento do clitóris geralmente está relacionado com pior prognóstico quando comparado ao envolvimento de outras áreas da vulva. A forma invasiva apresenta pior prognóstico com elevado risco de metástases. Nos casos secundários o prognóstico está relacionado com o carcinoma de base.

MELANOMA IN SITU

O melanoma é definido como um tumor maligno que se caracteriza pela proliferação atípica dos melanócitos geralmente ao nível da junção dermo-epidérmica, decorrente da interação de fatores genéticos, constitucionais e ambientais. É considerado o câncer de pele de maiores morbidade e mortalidade, sendo responsável por 79% dos óbitos por tumores cutâneos. Embora possa ocorrer em qualquer idade, é raro antes da puberdade, sendo mais frequente entre a 4ª e a 6ª década de vida. Predomina em pacientes da raça branca, com maior incidência entre mulheres. A existência de história familiar positiva é reconhecida como importante fator de risco. O principal fator ambiental de risco é a exposição à radiação ultravioleta, especialmente nos indivíduos com história de queimaduras na infância por hiperexposição solar. Ocorre em qualquer área do corpo, sendo rara a localização vulvar. Apenas 2 a 5% dos melanomas ocorrem na área genital. Nesta região os dois principais fatores envolvidos na patogênese do melanoma (exposição solar e existência de nevo melanocítico) parecem ter pouca participação. Os aspectos morfológicos da lesão anogenital são semelhantes aos do melanoma cutâneo, porém o diagnóstico usualmente ocorre em estágios mais tardios, o que em parte explica o pior prognóstico dessas lesões.

Classificação

O melanoma pode ser classificados em quatro principais tipos: (1) melanoma disseminativo superficial, (2) melanoma nodular, (3) melanoma acral lentiginoso, (4) lentigo maligno melanoma, além de outras formas menos frequentes, como o melanoma amelanótico e o melanoma desmoplásico.

O melanoma disseminativo superficial é a forma de apresentação mais comum, correspondendo a cerca de 70% de todos os melanomas cutâneos. Apresenta uma fase inicial de crescimento radial ou horizontal confinada somente à epiderme, sendo referido como *in situ*. Após tempo variável pode apresentar uma fase de invasão com crescimento vertical. Nessa fase pode dar origem a metástases tanto por via linfática como sanguínea. Clinicamente a lesão do melanoma superficial apresenta-se como uma mácula *A*ssimétrica, de *B*ordas irregulares, *C*oloração variável (desde marrom, preta, rosa, cinza e branca) e *D*iâmetro geralmente maior que 6 mm, sendo esta regra do ABCD um método eficaz de orientação na suspeição diagnóstica. Esta forma clínica de melanoma é a que mais fequentemente se associa a um nevo melanocítico preexistente, devendo-se, portanto, valorizar sinais e sintomas como prurido, ulceração, sangramento e mudanças bruscas no aspecto das lesões névicas.

O melanoma nodular é a segunda forma mais frequente de apresentação, correspondendo de 15 a 30% de todos os melanomas. Caracteriza-se por uma evolução rápida, sem crescimento radial detectável, com invasão da derme desde o início. Surge mais frequentemente em pele sã do que a partir de nevos melanocíticos preexistentes. Clinicamente caracteriza-se por lesão elevada de coloração enegrecida, que pode ulcerar, constituindo este um sinal de pior prognóstico.

O melanoma lentiginoso acral é o tipo mais comum nos indivíduos de pele escura. Caracteriza-se por lesões de coloração preto-azulada ou marrom-escura, localizadas nas regiões palmares, plantares e subungueais, podendo apresentar uma fase inicial pré-invasiva.

O lentigo maligno melanoma se diferencia por sua aparência clínica, localização anatômica e evolução particular. Ocorre em indivíduos com idade superior a 70 anos, em áreas fotoexpostas como face, pescoço e antebraços. Apresenta-se como mancha parda de tonalidades que variam do marrom-claro ao marrom-escuro, que cresce lentamente durante anos, podendo chegar a medir de 1 a 10 cm de tamanho. O lentigo maligno é considerado a lesão precursora do lentigo maligno melanoma.

DIAGNÓSTICO DIFERENCIAL

Os principais diagnósticos diferenciais do melanoma devem ser feitos com o nevo melanocítico, o lentigo simples, NIV usual tipo verrucoso, o carcinoma basocelular pigmentado, o hemangioma trombosado e a ceratose seborréica.

DIAGNÓSTICO

A detecção precoce é de grande importância no prognóstico do melanoma. A observação da regra do ABCD deve ser considerada para suspeição clínica, porém, sempre que houver suspeita clínica de melanoma, a biópsia torna-se obrigatória, dando-se preferência à biópsia excisional sempre que possível. O exame histopatológico deve sempre considerar a espessura do tumor em milímetros (índice de Breslow), o nível de invasão (índice de Clark), as margens, o subtipo histológico, o índice mitótico, a reação inflamatória e a presença ou ausência de ulceração. Uma avaliação clínica e laboratorial ampla e minuciosa deve ser realizada, possibilitando o estadiamento do tumor, procedimento fundamental no prognóstico da doença e na determinação da conduta a ser adotada.

PROGNÓSTICO E TRATAMENTO

O prognóstico dos pacientes com melanoma depende basicamente da espessura do tumor e do estadiamento da doença. Pacientes com lesões de até 0,76 mm de espessura e estágio I devem ser acompanhados a cada 6 meses no primeiro ano e a cada 12 meses nos anos subsequentes. Aqueles com lesões de 0,76 mm a 1,49 mm com estágio II devem ser acompanhados a cada 4 meses nos 3 primeiros anos e a cada 12 meses nos anos subsequentes. Os pacientes com lesões de 1,5 mm a 4,0 mm em estágios III e IV necessitam de controle trimestral durante os 5 primeiros anos e anual após este período. É fundamental recordar que o diagnóstico precoce e a excisão adequada da lesão são a melhor conduta terapêutica.

LEITURA RECOMENDADA

Bodén E, Rylander E *et al.* Papiloma virus infeccion of the vulva. *Acta Obstet.Gynecol. Scand* 1989; 68:179-84.

Broen EM, Ostergard DR. Toluidine blue and colposcopy for screening and delineating vulvar neoplasia. *Obstet Gynecol* 1971; 38(5):775.

Campion MJ, Ferris DG, Paola FM, Reid R. Colposcopy of the vulva. *In: Modern colposcopy: a practical approach.* Augusta, Georgia: Educational Systems, 1991:1-13.

Caschetto S *et al.* Screening strategies for vulvar preneoplastic and neoplastic lesions. *Minerva Ginecol* 2000; 52(12):491-5.

De Palo, G. *Colposcopia e Patologia do Trato Genital Inferior.* Rio de Janeiro: Medsi, 1993.

Fallani MG *et al.* Human papillomavirus infections in the lower genital tract of women. *Minerva Ginecol* 1993; 45(4):149-58.

Fischer G, Spurrett B, Fischer A. The chronically symptomatic vulva: aetiology and management. *Br J Obstet Gynaecol* 1995; 102(10):773-9.

Herrera G *et al.* Vulvoscopía y biopsia dirigida en infección vulvar por papiloma virus humano. *Ginecol Obstet* 1997; 43(2):116-120.

Jayne CJ, Kaufman RH. Treatment of Vulvar Intraepithelial Neoplasia 2/3 with Imiquimod. *J Reprod Med* 2002; 47(5):395-398.

Jones RW, Park JS *et al.* Human papilomavirus in women with vulvar intraepithelial neoplasia III. *J Reprod Med* 1990; 35(12):1224-1226.

Joura EA, Zeisler H, Lösch A, Sator MO, Müllauer-Ertl S. Differentiating vulvar intraepithelial neoplasia from nonneoplastic epithelial disorders. The toluidine blue test. J Reprod Med 1998; 43(8):671-4.

Kûrzl RG. Paget disease. *Semin Dermatol* 1996; 15(1):60-6.

Maia AF, Campello T, Rodrigues AG. *Atlas de Vulvoscopia.* Recife: Corisco Design, 2004.

Martel A *et al.* Vulvoscopia en el diagnóstico de la patología vulvar. *Rev Obstet Ginecol Venezuela* 1999; 59(1): 29-34.

Oliveira HC. *Biópsia da vulva: orientação pelo teste de Collins, teste do ácido acético e vulvoscopia.* 1992. Tese (Concurso de provimento do cargo de professor titular da Disciplina de Ginecologia) – Faculdade de Ciências Médicas, Universidade do Estado do Rio de Janeiro, Rio de Janeiro.

Origoni M, Rossi M, Ferrari D, Lillo F, Ferrari AG. Human papillomavirus with co-existing vulvar vestibulitis syndrome and vestibular papillomatosis. *Int J Gynaecol Obstet* 1999; 64(3): 259-63.

Preti M, Seters MV, Sideri M, Beurden MV. Squamous Vulvar Intraepithelial Neoplasia. *Clin Obstet Gynecol* 2005; 48(4).

Ritter J *et al.* Colposcopy of the vulva. *J Gynecol Obstet Biol Reprod (Paris)* 1991; 20(4):511-8.

Seter MV, Fons G, Beurden MV. Imiquimod in treatment of multifocal vulvar intraepitelial neoplasia 2/3. *J Reprod Med* 2002; 47(9).

Singer A, Monaghan JM. *Colposcopia, patologia e tratamento do trato genital inferior.* Porto Alegre: Artes Médicas, 1995.

Speck NMG, Ribalta JCL. Imiquimode tópico para tratamento da doença de Paget da vulva. *Rev Bras Genitoscopia* 2008; 3(1).

Stefanon B, De Palo G. Is vulvoscopy a reliable diagnostic technique for high grade vulvar intraepithelial neoplasia? *Eur J Gynaecol* 1997; 18(3):211.

Todd RW, Etherington IJ, Luesley DM. The effects of 5% imiquimod cream on high-grade vulvar intraepithelial neoplasia. *Gynecol Oncol* 2002; 85:67-70.

Van Beurden M, Van Der Vange N, de Craen AJ *et al.* Normal findings in vulvar examination and vulvoscopy. *Br J Obstet Gynaecol* 1997; 4(3):320-4.

Wright VC, Chapman WB. Colposcopia da neoplasia intra-epitelial da vulva e de locais adjacentes. *In*: _____. *Colposcopia.* São Paulo: Interlivros, 1993.

CAPÍTULO

35

Câncer de Vagina

Carla Eneida de Oliveira Queiroz

INTRODUÇÃO

A neoplasia primária de vagina foi identificada como entidade por Graham e Meigs em 1952, os quais reportaram o caso de três pacientes com neoplasias de vagina, uma invasiva e duas intraepiteliais que ocorreram em 10, 6 e 7 anos após histerectomia total por carcinoma *in situ* de colo.

Câncer primário de vagina é uma patologia rara e representa de 1 a 3% das neoplasias malignas do trato genital feminino. Acomete predominantemente mulheres com idade avançada (na 6ª e 7ª décadas de vida). O carcinoma epidermoide é o tipo histológico mais frequente (80% dos casos). A causa para seu aparecimento ainda é desconhecida mas está associada aos mesmos fatores de risco para carcinoma de colo uterino.

NEOPLASIA INTRAEPITELIAL DE VAGINA

A neoplasia intraepitelial de vagina (NIVA) caracteriza-se por alterações do epitélio escamoso vaginal, que incluem pleomorfismo nuclear, figuras de mitoses anormais, e perda da polaridade celular. As lesões de NIVA são classificadas nos graus de 1 a 3, com base na porcentagem das células não diferenciadas existentes entre a membrana basal e a superfície do epitélio. Quando as células que ocupam um terço desta distância são indiferenciadas, a lesão é chamada NIVA 1; dois terços, NIVA 2; e quando ocupam toda a espessura, NIVA 3 ou carcinoma *in situ*.

A NIVA é uma condição rara que acomete 4% das neoplasias intraepiteliais do trato genital inferior. O risco de progressão para carcinoma invasivo é de 5%, e se a lesão for NIVA 3 é de 20%.

449

Fatores de risco para NIVA e câncer invasivo

- Colpocitologia oncótica anormal prévia.
- Histerectomia por neoplasia (incidência média de 7,4%).
- Radioterapia.
- Imunossupressão.
- Concomitância com NIC, NIV ou câncer cervical invasivo.
- Início precoce da atividade sexual.
- Tabagismo.
- Infecção por papilomavírus humano (HPV) (18, 33 e principalmente o 16).
- Exposição intrauterina ao dietilestilbestrol.

Diagnóstico de NIVA

A NIVA é geralmente assintomática, mas algumas mulheres podem apresentar descarga vaginal e sangramento vaginal anormal. A maioria das lesões é multifocal e se apresenta habitualmente no terço superior da vagina. O diagnóstico é feito por alterações da colpocitologia oncótica. A paciente com lesão suspeita deve ser encaminhada para a realização de colposcopia, na qual será feita a identificação de áreas alteradas por meio da aplicação de ácido acético a 5%, e solução de lugol a 1% com biópsia de todas as lesões suspeitas.

Tratamento da NIVA

EXCISÃO LOCAL (BIÓPSIA OU MICROFRAGMENTAÇÃO DA LESÃO)

Autores sugerem que as subsequentes inflamação e esfoliação da área de epitélio anormal após excisão ou biópsia contribuem para o desaparecimento da NIVA com taxa de remissão de 64 a 67% de acordo com diferentes estudos.

VAGINECTOMIA PARCIAL

Indica-se a vaginectomia parcial, com ou sem histerectomia, para aquelas pacientes com lesões no ápice da vagina e cujas margens são bem distintas, especialmente nos casos de possibilidade de invasão (remissão de 68 a 88%). Como complicações, poderá haver lesão de bexiga e reto, hemorragia e encurtamento vaginal.

EXCISÃO COM ALÇA (CIRURGIA DE ALTA FREQUÊNCIA [CAF])

Indicado para pacientes com lesão em ápice vaginal com menores riscos do que a vaginectomia parcial.

VAPORIZAÇÃO COM LASER DE CO_2

O método consiste na destruição ou vaporização das lesões intraepiteliais em toda sua extensão mucosa e submucosa, com profundidade mínima de 1,5 mm e máxima de 2,5 mm.

Tem excelente resultado cosmético e funcional, com preservação da função sexual e o segmento colposcópico não é prejudicado, porém apresenta taxa de recorrência de 42 a 57%.

RADIOTERAPIA

Modalidade excelente quando se suspeita de invasão ou se houver contraindicação cirúrgica.

A taxa de sucesso é de 86 a 100%, mas com complicações de até 36% (estenose vaginal, retal e de bexiga e falência prematura dos ovários).

APLICAÇÃO INTRAVAGINAL DE 5-FLUOROURACIL

Indicada principalmente em lesões multifocais e recidivas. O tratamento pode causar dor local, queimaduras e ulcerações. A taxa de remissão observada nos estudos realizados foi de 70 a 87% dos casos.

USO TÓPICO DE IMIQUIMOD A 5%

Provoca uma modificação da resposta ao agente etiológico da NIVA, com a produção de citocinas, induzindo o organismo a combater o HPV.

VACINAS PARA PAPILOMAVÍRUS HUMANO

Estudos mostraram a diminuição da incidência de NIVA 2-3 no grupo de pacientes que utilizou vacina para HPV 16 e 18.

HISTÓRIA NATURAL E ESTADIAMENTO DO CÂNCER DE VAGINA

Na maioria das vezes, o tumor ocorre no terço superior da vagina, de tamanho variado, podendo ter aspecto achatado de coloração esbranquiçada ou rósea, aspecto de couve-flor ou lesão ulcerada. A paciente pode ser assintomática ou apresentar sangramento vaginal. Deve-se realizar biópsia da lesão para diagnóstico histopatológico.

A disseminação do tumor ocorre pela via linfática com envolvimento inicialmente de linfonodos. Os carcinomas localizados no terço superior da vagina propagam-se para os linfonodos das cadeias ilíacas e hipogástricas e os situados no terço inferior, para os linfonodos das cadeias inguinais.

Quadro 35-1 Estadiamento câncer de vagina

Estágio 0	Tumor intraepitelial ou *in situ*
Estágio I	Tumor limitado à mucosa da vagina
Estágio II	Tumor envolvendo tecido subvaginal, mas não se estende até a parede pélvica
Estágio III	Tumor estendendo-se até a parede pélvica
Estágio IV A	Tumor invadindo a mucosa da bexiga* e/ou do reto* ou estendendo-se para fora da pelve verdadeira, podendo estender-se a linfonodos inguinais, se se tratar de tumor com origem no terço inferior da vagina
Estágio IV B	Metástases a distância

*Edema bolhoso ou saliência por compressão da parede da bexiga ou do reto não são evidências aceitáveis de invasão.

TRATAMENTO DO CÂNCER DE VAGINA

Estágios I e II

Dois tratamentos são usados com semelhante efetividade:

- Cirúrgico: histerectomia radical com parametrectomia e colpectomia, com linfadenectomia pélvica, nos tumores próximos ao colo uterino, e vulvectomia com linfadenectomia inguinocrural para tumores próximos da vulva.
- Radioterapia intracavitária e externa, especialmente indicada em tumores nos terços médio e inferior da vagina e nos estágios II.

Estágios III e IV

O tratamento padrão é a radioterapia. Casos especiais poderão beneficiar-se de cirurgia radical e exenteração, além de radioterapia e tratamento antiblástico sistêmico.

OUTRAS RARAS NEOPLASIAS DE VAGINA

Adenocarcinoma de células claras

O adenocarcinoma de células claras está associado a exposição intrauterina de etilestilbestrol com o aparecimento desse câncer em mulheres jovens.

Sarcoma botrioide

As lesões do sarcoma botrioide são usualmente multicêntricas e tendem a surgir na parede anterior e no ápice da vagina. Entretanto, a cérvice pode também estar envolvida. Esse câncer ocorre geralmente em crianças e tem uma semelhança grotesca com um cacho de uvas. Após o tratamento com excisão local acompanhada de quimioterapia, a taxa de sobrevida é de 90% dos casos em 5 anos.

Melanoma

O melanoma representa menos de 1% das lesões malignas da vagina e menos de 1% dos melanomas malignos na mulher. Aparece geralmente após a menopausa. A lesão pode ser única ou múltipla, pigmentada ou não. A terapia primária é a cirurgia, podendo requerer exenteração.

PROGNÓSTICO

Mulheres em estágio inicial que receberam cirurgia e radioterapia apresentam pior fator prognóstico quando têm margens positivas ou metástase para linfonodos pélvicos.

A sobrevida em cinco anos, comparando-se a tipos histológicos, é maior para carcinoma epidermoide e adenocarcinoma do que para melanoma.

Tomando como base em Kaplan-Meir a sobrevida em 5 anos pós-tratamento é de 84% para pacientes no estágio I, 75% para pacientes no estágio II do tumor e 57% para pacientes em estágios avançados.

LEITURA RECOMENDADA

Creasman WT.Vaginal cancers. *Curr Opin Obstet Gynecol* 2005; 17:71-6.

Greca LM. Neoplasia intraepitelial vaginal. *Femina* 2004; 32:831-6.

Hampl MMD *et al.* Effect of human papillomavirus vaccines on vulvar, vaginal, and anal intraepithelial lesions and vulvar cancer. *Obstet Gynecol* 2006; 108(6):1361-8.

Schockaert Silke MD *et al.* Incidence of vaginal intraepithelial neoplasia after hysterectomy for cervical intraeptelial neoplasia: a retrospective study. 2008; 199(2): 113e1-113e5.

Shah Chirag A *et al.* Factors affecting risk of mortality in women with vaginal cancer. *Obstet Gynecol* 2009; 113(5):1038-45.

Smith JS *et al.* Human papillomavirus type – distribution in vulvar and vaginal cancers and their associated precursors. *Obstet Gynecol* 2009; 113(4):917-24.

Vedate A. Treatment of vaginal intraepithelial neoplasia. *Cancer Therapy* 2007; 5:19-28.

CAPÍTULO

36

Lesões Precursoras e Câncer do Colo do Útero

Vilma Guimarães de Mendonça • Jefferson Elias Cordeido Valença

Pollyanna Maciel

INTRODUÇÃO

A classificação citológica mais atual do esfregaço cervical é o sistema de Bethesda, Maryland, EUA. Essa classificação incorporou vários conceitos e conhecimentos adquiridos que, resumidamente, são: o diagnóstico citológico deve ser diferenciado para as células escamosas e glandulares; inclusão do diagnóstico citomorfológico sugestivo da infecção por HPV em decorrência de fortes evidências do envolvimento desse vírus na carcinogênese dessas lesões, dividindo-as em lesões intraepiteliais de baixo e alto graus, ressaltando o conceito de possibilidade de evolução para neoplasia invasora.

PERIODICIDADE DE REALIZAÇÃO DO EXAME CITOPATOLÓGICO

Em 1988, o Ministério da Saúde, por meio do Instituto Nacional de Câncer, realizou uma reunião de consenso com a participação de diversos *experts* internacionais, representantes das sociedades científicas e das diversas instâncias ministeriais e definiu que, no Brasil, o exame colpocitopatológico deveria ser realizado em mulheres de 25 a 60 anos de idade uma vez por ano e, após dois exames anuais consecutivos negativos, a cada 3 anos.

Ensaio clínico randomizado comparando o rastreamento com citologia oncótica convencional e teste para DNA de papilomavírus humano (HPV) mostrou que o teste de DNA HPV é mais sensível para o rastreamento de lesões precursoras do câncer cervical e permite com segurança o prolongamento do intervalo de rastreamento. Diminui complicações clínicas, psicológicas e custos (A).

Outro ensaio clínico randomizado duplo-cego realizado em um programa de rastreamento na Suécia, demonstrou que a adição do teste de DNA HPV para rastreamento de mulheres em torno de 30 anos ou mais para câncer cervical reduziu a incidência de neoplasia intraepitelial grau 2-3 ou câncer. Esse resultado indicou uma melhor sensibilidade para o diagnóstico da lesão precursora e não um excesso de diagnóstico, levando-se em consideração que grande parte das infecções por HPV em torno de 20 anos é transitória (A).

A implementação do teste de DNA HPV em rastreamento para câncer cervical levou a detecção mais precoce de neoplasia intraepitelial grau 2-3 ou câncer, permitindo desse modo um maior intervalo entre os testes (A).

Apenas o teste de citologia oncótica faz parte do rol atual de procedimentos cobertos pelo SUS. Decisões acerca da cobertura e do uso do teste de DNA HPV podem ser auxiliadas por outros estudos voltados para a eficiência comparativa desses métodos, em termos do custo-efetividade medido sob a perspectiva social.

TIPOS DA AMOSTRA

Citologia

- Convencional: foi observada uma taxa de citologia insatisfatória menor quando utilizado o meio líquido, porém em muitos países a taxa de citologia insatisfatória é mais baixa que 3%, não justificando o capital de investimento. Muitos citotécnicos e patologistas preferem a citologia em meio líquido, porque as células espalham-se melhor em camada mais fina (A).
- Em meio líquido: a citologia cervical em meio líquido não é nem mais sensível nem mais específica para a detecção de neoplasia intraepitelial de alto grau, quando comparada com a citologia convencional (A).

A recomendação a seguir foi baseada na nomenclatura brasileira para laudos cervicais e condutas preconizadas para profissionais de saúde (INCA, 2006).

Avaliação pré-analítica

Amostra rejeitada por: (a causa deverá sempre ser identificada)

- Ausência ou erro de identificação da lâmina e/ou do frasco.
- Identificação da lâmina e/ou do frasco não coincidente com a do formulário.
- Lâmina danificada ou ausente.
- Causas alheias ao laboratório.

Adequabilidade da amostra

- **Satisfatória**
- **Insatisfatória para avaliação oncótica em razão de:**
  - Material acelular ou hipocelular (< 10% do esfregaço)
  - Leitura prejudicada (> 75% do esfregaço) por presença de sangue, piócitos, artefatos de dessecamento, contaminantes externos e intensa superposição celular.

Quando a amostra é insatisfatória, o exame deve ser repetido de imediato.

Capítulo 36 • Lesões Precursoras e Câncer do Colo do Útero

- **Epitélios representados na amostra:**
  - Escamoso.
  - Glandular.
  - Metaplásico.

A presença de células metaplásicas ou células endocervicais representativas da junção escamocolunar (JEC) tem sido considerada como indicador da qualidade do exame.

Diagnóstico descritivo

- Dentro dos limites da normalidade.
- Alterações celulares benignas.
- Atipias celulares.

ALTERAÇÕES CELULARES BENIGNAS (ATIVAS OU REPARATIVAS)

- Inflamação: podem ser agentes radioativos, mecânicos, térmicos ou químicos. Diante da queixa de leucorreia, investigar vaginites e cervicites.
- Reparação: é geralmente a fase final do processo inflamatório.
- Metaplasia escamosa imatura: é considerada como do tipo inflamatório e o epitélio está vulnerável à ação dos agentes microbianos, em especial o HPV.
- Atrofia com inflamação: podem ser usados cremes vaginais contendo estrogênios.
- Radiação: quando existe lesão, a conduta deve ser seguida de acordo com seu grau.

ATIPIAS CELULARES

Células atípicas de significado indeterminado

- Escamosas:
  - Possivelmente não neoplásicas.
  - Não se pode afastar lesão intraepitelial de alto grau.
- Glandulares:
  - Possivelmente não neoplásicas.
  - Não se pode afastar lesão intraepitelial de alto grau.
- De origem indefinida:
  - Possivelmente não neoplásicas.
  - Não se pode afastar lesão intraepitelial de alto grau.

Em células escamosas

- Lesão intraepitelial de baixo grau (compreendendo efeito citopático pelo HPV e neoplasia intraepitelial cervical grau I).
- Lesão intraepitelial de alto grau (compreendendo neoplasias intraepiteliais cervicais graus II e III).
- Lesão intraepitelial de alto grau, não podendo excluir microinvasão.
- Carcinoma epidermóide invasor.

Em células glandulares

- Adenocarcinoma *in situ*.
- Adenocarcinoma invasor: cervical.
- Endometrial.
- Sem outras especificações.

Outras neoplasias malignas

- Presença de células endometriais (na pós-menopausa ou idade superior a 40 anos, fora do período menstrual).

Microbiologia

- *Lactobacillus* sp.
- Bacilos supracitoplasmáticos (sugestivos de *Gardnerella/Mobiluncus*).
- Outros bacilos.
- Cocos.
- *Candida* sp.
- *Trichomonas vaginalis*.
- Sugestivo de *Chlamydia* sp.
- *Actinomyces* sp.
- Efeito citopático compatível com vírus do grupo herpes.
- Outros.

Lactobacillus sp. cocos e outros bacilos são considerados normais.

CONDUTA APÓS CITOLOGIA ANORMAL

Células escamosas atípicas de significado indeterminado, possivelmente não neoplásicas

Na maior parte dos casos trata-se de processos benignos decorrentes de alterações inflamatórias ou atróficas. Cerca de 5 a 17% das mulheres apresentam o diagnóstico de neoplasia intraepitelial graus 2 e 3. A necessidade de exames complementares é discutida, dependendo do custo e da acessibilidade. Várias opções são possíveis:

- Colposcopia: informa rapidamente a situação, mas implica sobrecarga assistencial; um número muito elevado de mulheres farão o exame desnecessariamente (D).
- Repetir citologia: no período de 4 a 6 meses, se normal, repetir citologia conforme rastreamento preconizado. Se citologia igual ou mais grave, realizar colposcopia e tratar conforme resultado da histologia (D).
- Teste HPV: se positivo realizar colposcopia; caso seja negativo, repetir citologia com 1 ano. A associação com o teste HPV aumenta o valor preditivo negativo (D).
- Nas mulheres grávidas e imunodeprimidas, uma citologia com células escamosas atípicas de significado indeterminado, possivelmente não neoplásicas, requer sempre avaliação colposcópica, e na mulher menopausada, com evidência de atrofia, está indicado tratamento estrogênico prévio antes de repetir a citologia (D).

Células escamosas atípicas de significado indeterminado, quando não se pode afastar lesão intraepitelial de alto grau

O risco de lesão de alto grau (NIC 2 e 3) é alto, varia de 24 a 94%, portanto todas as pacientes devem realizar colposcopia (D).

Células glandulares atípicas de significado indeterminado, tanto para as possivelmente não neoplásicas quanto para aquelas em que não se pode afastar lesão intraepitelial de alto grau e adenocarcinoma *in situ*

As mulheres com atipias glandulares apresentam de 9 a 54% de NIC 2 e 3, em torno de 8% de adenocarcinoma *in situ* e 1 a 9% de adenocarcinoma invasor, portanto todas devem realizar colposcopia e, quando a lesão for visível, devem submeter-se à biópsia.

Quando a lesão não é visível ou o resultado anatomopatológico da biópsia é negativo, deve-se realizar um estudo do canal endocervical (citologia com escova ou curetagem endocervical). A citologia endocervical com escova tem mais sensibilidade e especificidade do que a curetagem endocervical.

Em mulheres com idade superior a 40 anos, mesmo sem irregularidade menstrual, ou mais jovem, com sangramento anormal, recomenda-se a investigação endometrial e anexial (D).

Lesão intraepitelial de baixo grau (compreendendo efeito citopático pelo HPV e neoplasia intraepitelial cervical grau I)

A interpretação citológica de lesão intraepitelial de baixo grau é mais reprodutível do que a de células escamosas atípicas de significado indeterminado provavelmente não neoplásica, e representa 15 a 30% de possibilidade de biópsia compatível com NIC 2 e 3 (D).

No caso de lesão presente, pode ser realizada a colposcopia com biópsia. Na ausência, pode-se repetir a citologia com 6 meses ou fazer o teste HPV (D).

A conduta preconizada pelo Ministério da Saúde – Instituto Nacional de Câncer é a repetição do exame citológico em 6 meses, já que na maioria das pacientes há regressão espontânea. Se a citologia de repetição for negativa em dois exames consecutivos, a paciente deve retornar à rotina de rastreamento citológico. Se a citologia de repetição persistir com lesão intraepitelial de baixo grau, fazer colposcopia e, se mostrar lesão, realizar biópsia (D).

Lesão intraepitelial de alto grau (compreendendo neoplasias intraepiteliais cervicais graus II e III)

As mulheres com citologia de lesão intraepitelial de alto grau devem ser submetidas à colposcopia com biópsia, uma vez que 70 a 75% apresentam confirmação histológica e 1 a 2% terão diagnóstico histológico de carcinoma invasor (D).

A terminologia colposcópica recomendada é a que foi ratificada pelo Comitê de Nomenclatura da Federação Internacional de Patologia Cervical e Colposcopia no Congresso de Barcelona de 2002.

Achados colposcópicos normais

- Epitélio escamoso original.
- Epitélio colunar.
- Zona de transformação.

Achados colposcópicos anormais

- Epitélio acetobranco.
- Mosaico.
- Pontilhado.
- Epitélio iodo-positivo parcial.
- Epitélio iodo-negativo.
- Vasos atípicos.

Achados colposcópicos sugestivos de câncer invasivo

Colposcopia insatisfatória

- Junção escamocolunar não visível.
- Inflamação grave.
- Atrofia.
- Traumatismo grave.
- Colo não visível.

Miscelânea

- Condiloma.
- Queratose.
- Erosão.
- Inflamação.
- Atrofia.
- Deciduose.
- Pólipo.

ACHADOS COLPOSCÓPICOS NORMAIS

Epitélio escamoso original

Epitélio escamoso original é liso e não existem remanescentes de epitélio glandulares ou cistos de Naboth. O epitélio não se torna esbranquiçado após a aplicação de uma solução de ácido acético, e cora em marrom após a aplicação do lugol.

Epitélio colunar

Epitélio colunar é uma camada única do tipo mucossecretor que se localiza entre o epitélio escamoso original e o escamoso metaplásico caudal. Após a aplicação de acido acético tem aparência de cacho de uva. O epitélio colunar normalmente está presente na ectocérvice (ectopia) ou, em raras ocasiões, na vagina.

Zona de transformação

A zona de transformação é a área entre o epitélio escamoso original e o colunar em que podem ser identificados diversos estágios de maturidade.

O epitélio metaplásico pode adquirir coloração esbranquiçada após a aplicação de ácido acético e parcialmente marrom após a aplicação de lugol.

Entre os componentes de uma zona de transformação normal podem-se encontrar ilhas de epitélio colunar cercadas por epitélio escamoso metaplásico, orifícios glandulares e cistos de Naboth.

Existem três tipos de zonas de transformação:

- Tipo 1: a zona de transformação é completamente ectocervical e visível.
- Tipo 2: a zona de transformação tem um componente endocervical, totalmente visível.
- Tipo 3: a zona de transformação tem um componente endocervical que não é totalmente visível e pode ter um componente ectocervical.

Em uma pequena porcentagem de mulheres a zona de transformação pode estender-se caudalmente para a parte superior da vagina usualmente como um triângulo anterior e posteriormente como uma lingueta. Pode conter vascularização que apresenta um padrão mosaiciforme fino e regular podendo corar irregularmente, parcialmente ou ficar completamente negativa depois da aplicação do iodo. Constitui a chamada área de adenose congênita.

ACHADOS COLPOSCÓPICOS ANORMAIS

Epitélio acetobranco

É o epitélio que se torna esbranquiçado após a aplicação da solução de ácido acético pela alta densidade nuclear que apresenta. Embora isso possa ocorrer em casos de metaplasia imatura, geralmente quanto mais denso é o acetobranqueamento, mais rápida a alteração acontece, e quanto maior o tempo de duração, mais grave é a lesão. Acetobranqueamento denso no epitélio colunar pode indicar doença glandular.

Pontilhado

Aspecto colposcópico focal, no qual os capilares aparecem em um padrão pontilhado. Quanto mais fino e regular é a aparência do pontilhado e com distância intercapilar pequena, mais provável é que a lesão seja de baixo grau ou metaplasia.

Quanto mais grosseiro for o pontilhado, mais provável é que a lesão seja de alto grau.

Mosaico

Alteração colposcópica aparentemente focal na qual a neoformação vascular tem um padrão retangular como um mosaico. Quanto mais fino e regular é o mosaico, mais provável é que a lesão seja de baixo grau ou metaplasia. Quanto mais grosseiro for o mosaico e quanto maior a distância intercapilar, mais provável é que a lesão seja de alto grau.

Epitélio iodo parcialmente positivo/epitélio iodo-negativo

Depois da aplicação da solução de iodo, o epitélio maduro que contém glicogênio fica com uma cor marrom-escura. Áreas iodo-negativas podem representar metaplasia imatura, neoplasia intraepitelial cervical ou baixa taxa de estrogênio (atrofia).

Uma aparência de salpicado marrom-iodo malhado em uma área com alteração acetobranca leve pode representar metaplasia imatura ou neoplasia intraepitelial de baixo grau. Completa negatividade ao iodo (uma coloração amarelo-mostarda em uma área acetobranca) é altamente sugestiva de neoplasia intraepitelial de alto grau.

Vasos atípicos

Aspecto colposcópico focal anormal no qual o padrão vascular apresenta-se com vasos irregulares com um curso interrompido abruptamente e com aparência de vírgula, vasos capilares espiralados, grampos ou com formas variadas.

ALTERAÇÕES COLPOSCÓPICAS SUGESTIVAS DE CÂNCER INVASIVO

A presença de uma superfície irregular como cadeia de montanhas em áreas de acetobranqueamento denso e alterações vasculares extremamente bizarras falam a favor de invasão tecidual. Essas lesões geralmente são sobrelevadas, sendo o sangramento de contato frequente.

COLPOSCOPIA INSATISFATÓRIA

O exame colposcópico é considerado insatisfatório quando a junção escamocolunar não pode ser visualizada, o que também pode ocorrer se houver traumatismo associado, inflamação ou atrofia que impeçam uma avaliação colposcópica completa ou quando o colo não é visível.

MISCELÂNEA
Condiloma

Pode ocorrer dentro ou fora da zona de transformação e indica infecção pelo papilomavírus humano. A colposcopia mostra um grupamento de pequenas papilas de base única, nas quais o epitélio superficial recobre alças vasculares. A aplicação de ácido acético produz acetobranqueamento e ao iodo se cora parcial ou irregularmente.

Queratose

Alteração colposcópica focal na qual a hiperqueratose está presente e se parece com uma placa branca elevada. A alteração branca está presente antes da aplicação de ácido acético, podendo impedir a visualização adequada da zona de transformação subjacente.

Erosão

Uma verdadeira erosão representa uma área de epitélio desnudo. Pode ser causada por traumatismos.

Inflamação

Alteração geralmente difusa caracterizada por congestão vascular e edema de mucosa quase sempre cora parcialmente ao iodo.

Atrofia

Alteração epitelial decorrente de um baixo estado de estrogênio, representada por uma mucosa pouco espessa que deixa transparecer uma fina rede vascular.

As petéquias são frequentes e coram pouco ao lugol.

Deciduose

Fenômeno conjuntivo vascular e edema estromal induzido pela gestação.

Pólipos

Podem apresentar características de epitélio colunar e/ou zona de transformação, dependendo da metaplasia que possa ocorrer em sua superfície.

CARACTERÍSTICAS COLPOSCÓPICAS SUGESTIVAS DE ALTERAÇÕES METAPLÁSICAS

- Superfície lisa com vasos de calibre uniforme.
- Alteração acetobranca moderada.
- Iodo-negativa ou parcialmente positiva.

CARACTERÍSTICAS COLPOSCÓPICAS SUGESTIVAS DE ALTERAÇÕES DE BAIXO GRAU (ALTERAÇÕES MENORES)

- Superfície lisa com borda externa irregular.
- Alteração acetobranca leve, que aparece tardiamente e desaparece rapidamente.
- Iodo negativamente moderado, frequentemente iodo malhado com positividade parcial.
- Pontilhado fino e mosaico regular.

CARACTERÍSTICAS COLPOSCÓPICAS SUGESTIVAS DE ALTERAÇÕES DE ALTO GRAU (ALTERAÇÕES MAIORES)

- Superfície geralmente lisa com borda externa aguda e bem marcada.
- Alteração acetobranca que aparece precocemente e desaparece lentamente, podendo apresentar um branco nacarado que lembra o branco da ostra.
- Negatividade ao iodo em epitélio densamente branco previamente existente.
- Pontilhado grosseiro e mosaico de campos irregulares e de tamanhos discrepantes.
- Acetobranqueamento denso no epitélio colunar pode indicar doença glandular.

CARACTERÍSTICAS COLPOSCÓPICAS SUGESTIVAS DE CÂNCER INVASIVO

- Superfície irregular, erosão ou ulceração.
- Acetobranqueamento denso.
- Pontilhado irregular extenso e mosaico grosseiro.
- Vasos atípicos.

INDICAÇÕES PARA BIÓPSIA DIRIGIDA

- Todas as colposcopias anormais com alterações maiores.
- Colposcopias anormais com alterações menores com atipias celulares.

INDICAÇÕES PARA ESTUDO DA ENDOCÉRVICE

Três técnicas diferentes usados para o estudo: microcolpo-histeroscopia, citologia com escova ou curetagem endocervical.

- Colposcopia com zona de transformação anormal que penetra o canal.
- Citologia com lesão intraepitelial de baixo e alto graus com colposcopia insatisfatória.
- Citologia com células glandulares atípicas ou adenocarcinoma.
- Antes de indicar um tratamento destrutivo.
- Após realizar conização (opcional).

INDICAÇÕES PARA CONIZAÇÃO DIAGNÓSTICA

- Lesões endocervicais.
- Estudo da endocérvice com diagnóstico de lesão intraepitelial de baixo grau.
- Citologia com lesão intraepitelial de baixo grau persistente, com colposcopia e estudo do canal normal.
- Citologia com lesão intraepitelial de alto grau ou microinvasão com colposcopia normal ou anormal e biópsia não concordante.
- Microinvasão em pequena biópsia.
- Citologia com atipia de células glandulares ou adenocarcinoma (na ausência de câncer invasor). Nesse caso, é preferível conização com bisturi clássico, seguida de curetagem do canal.

TRATAMENTO DAS NEOPLASIAS INTRAEPITELIAIS

É importante ressaltar que a expressão lesão intraepitelial (LIE) se aplica à citologia e que neoplasia intraepitelial cervical (NIC) diz respeito à histologia, não sendo, portanto, equivalentes. Quando uma conduta é preconizada, devem-se considerar a citologia, a colposcopia e o resultado da biópsia, apesar da existência de protocolos para o tratamento, em muitos casos é necessária a individualização.

São preconizadas duas formas de tratamento: métodos ablativos, em que o tecido é destruído, e métodos excisionais, em que o tecido é removido e o espécime pode ser examinado pela patologia.

Constituem métodos ablativos: crioterapia, ablação a *laser* e eletrofulguração e métodos excisionais, a cirurgia de alta frequência e o cone com bisturi frio. Este é reconhecido

Capítulo 36 • Lesões Precursoras e Câncer do Colo do Útero **465**

por aumentar o risco para parto prematuro, recém-ascido de baixo peso e parto cesáreo. Não é aceito tratamento não cirúrgico para NIC. Casos devem ser particularizados de acordo com idade, paridade, desejo de gestação futura, preferência, citologia anterior, falha de seguimento, experiência do cirurgião e visualização ou não da zona de transformação.

CONDUTA RECOMENDADA PARA MULHERES COM NIC 1

No Brasil, o INCA recomenda, diante de um resultado de biópsia com alterações compatíveis com HPV/NIC 1, acompanhamento citológico e/ou colposcópico semestral por 2 anos, indicando-se a exérese da zona de transformação, caso haja persistência das alterações citológicas ou colposcópicas.

NIC 1 precedida por citologia com células escamosas atípicas de significado indeterminado possivelmente não neoplásicas (ASC-US), células escamosas atípicas de significado indeterminado em que não se pode afastar lesão intraepitelial de alto grau (ASC-H), ou com lesão intraepitelial de baixo grau (LIEBG)

A conduta recomendada inicialmente é o seguimento sem tratamento, ou mediante a citologia a cada 6 a 12 meses ou pelo teste DNA-HPV para os tipos de alto risco oncogênico a cada 12 meses (B). Caso o teste seja positivo ou a citologia mostre células escamosas atípicas de significado indeterminado possivelmente não neoplásicas ou atipia maior, recomenda-se a colposcopia. Se o teste é negativo ou se duas citologias consecutivas são negativas, recomenda-se retornar ao rastreamento de rotina mediante citologia. (A)

Se a NIC 1 persiste por 2 anos, aceita-se tanto a continuação do seguimento quanto o tratamento. (C) Optando-se pelo tratamento e a colposcopia sendo satisfatória, com a JEC visualizada e a lesão completamente visível, aceita-se tanto o tratamento excisional quanto o destrutivo (A), no entanto, se a colposcopia é insatisfatória, a amostra endocervical contém neoplasia ou a paciente já se submeteu previamente a tratamento, a excisão é recomendada. (A)

A modalidade de tratamento deve ser determinada pelo julgamento clínico do médico, guiado por sua experiência, recursos disponíveis e individualização de cada paciente.(A)

Os tratamentos destrutivos da NIC 1 são inaceitáveis em caso de colposcopia insatisfatória.(D) São também inaceitáveis a aplicação de podofilina ou derivados no colo ou na vagina, bem como a histerectomia como tratamento preliminar ou principal para NIC 1.(D)

NIC 1 precedida por citologia com lesão intraepitelial de alto grau (LIEAG) ou de atipia de células glandulares (ACG) – não especificada

Para mulheres com NIC 1 precedida de citologia com LIEAG ou ACG não especificada são aceitáveis tanto o tratamento por excisão, quanto uma conduta observadora, realizando-se colposcopia e citologia a cada 6 meses durante 1 ano, contanto que a colposcopia seja satisfatória e a amostra endocervical negativa; caso contrário, a excisão se impõe (B). Nessas circunstâncias são aceitáveis também a revisão da citologia, da histologia e dos achados colposcópicos que poderão mudar o diagnóstico e, consequentemente, a conduta (B). Durante o período de observação, se a citologia do 6º ou 12º mês repetir o diagnóstico de LIEAG ou ACG não especificada, recomenda-se a excisão (C). Ao contrário, após 1 ano de observação, com duas citologias consecutivas negativas, pode-se retornar para o rastreamento citológico de rotina (B). O procedimento diagnóstico excisional é recomendado para mulheres com NIC 1 precedida de citologia com LIEAG ou ACG não especificada, em quem a colposcopia seja insatisfatória, exceto em mulheres grávidas (B).

NIC 1 em populações especiais

- Mulheres adolescentes: em mulheres adolescentes que já se submeteram a biópsia com diagnóstico de NIC 1, a avaliação citológica anual é recomendada (A) somente nos casos em que na repetição da citologia no 12º mês mostre LIEAG ou atipia maior ou na citologia no 24º mês mostre células escamosas atípicas de significado indeterminado possivelmente não neoplásicas ou atipia maior, serão encaminhados para a colposcopia. (A) Na adolescente a infecção pelo HPV é transitória, com elevada taxa de regressão, o seguimento pelo teste DNA-HPV é inaceitável na adolescente.(D)
- Mulheres grávidas: a conduta recomendada para mulheres grávidas que apresentaram biópsia com NIC 1 é o seguimento sem tratamento.(B)

NIC 1 – razões para acompanhar

- Potencial de complicações terapêuticas maior que o risco de morrer de câncer.
- Risco de sobretratamento, a taxa de falso-positivo chega até 50%.
- Apenas uma pequena proporção evolui para NIC 2,3.
- Baixo risco de progressão para câncer invasivo.

Como acompanhar

- A lesão deve ser totalmente visível.
- Realizar citologia e colposcopia de 6 em 6 meses.
- Ocorrendo progressão ou persistência após 12 a 24 meses, proceder à excisão.

Medidas auxiliares incluem abandono do tabagismo, anticoncepcional de baixa dose e melhora da qualidade de vida e da alimentação.

Conduta intervencionista

- Dificuldade para o seguimento.
- Pacientes com imunossupressão (HIV-positiva, transplantada, em uso de imunossupressores)
- Colposcopia insatisfatória (JEC não visível).
- Lesão adentrando o canal.
- Discrepância entre a citologia e histopatologia.
- Progressão.

Conduta recomendada para mulheres com NIC 2,3

Tanto a excisão quanto a ablação são modalidades aceitáveis para o tratamento de mulheres com diagnóstico histológico de NIC 2,3 e colposcopia satisfatória, exceto em circunstâncias especiais.(A) Para mulheres com NIC 2,3 recorrentes e/ou colposcopia insatisfatória, a excisão diagnóstica é o procedimento recomendado e a ablação é inaceitável. (A) É inaceitável ficar acompanhando NIC 2,3 mediante exames de citologia e colposcopia, exceto em circunstâncias especiais. É também inaceitável a histerectomia como terapia preliminar.(D) No Brasil, o INCA recomenda, diante de um resultado de biópsia com NIC 2,3, métodos terapêuticos excisionais.

SEGUIMENTO APÓS O TRATAMENTO

São opções aceitáveis no acompanhamento pós-tratamento de mulheres com NIC 2,3, a realização do teste DNA-HPV em 6 a 12 meses (B) ou o seguimento semestral apenas pela citologia ou acrescentando a colposcopia.(B) A colposcopia com a coleta de amostra para citologia oncótica é recomendada para mulheres com teste DNA de HPV positivo ou apresentando citologia com células escamosas atípicas de significado indeterminado possivelmente não neoplásicas ou de maior grau (B). Se o teste DNA HPV é negativo ou se duas citologias consecutivas são negativas para lesão intraepitelial ou câncer, é recomendado rastreamento de rotina anual por no mínimo 20 anos (A). Repetir o tratamento ou realizar histerectomia com base em teste positivo do DNA de HPV é inaceitável.(D) Após o tratamento, se NIC 2,3 foi identificado nas margens de um procedimento diagnóstico excisional ou dentro de uma amostra endocervical obtida imediatamente após o procedimento, é preferível reavaliações usando a citologia com amostragem endocervical em cada 4 a 6 meses.(B) No entanto, repetir um novo procedimento diagnóstico excisional é aceitável.(C) Para mulheres com diagnóstico histológico recorrente ou persistente de NIC 2,3, repetir a excisão diagnóstica e, em caso de não ser praticável, uma histerectomia é aceitável.(B)

NIC 2,3 EM POPULAÇÃO ESPECIAL

Mulheres adolescentes e jovens

Para adolescentes e mulheres jovens com diagnóstico histológico de NIC 2 com colposcopia satisfatória, aceita-se tanto o tratamento quanto a observação por até 24 meses, realizando colposcopia e citologia a cada 6 meses.(B) Quando o diagnóstico histológico de NIC 3 é especificado ou quando a colposcopia é insatisfatória, o tratamento é recomendado.(B) Se a aparência colposcópica da lesão piora ou se citologia mostra LIEAG ou a lesão colposcópica de alto grau persiste por 1 ano, é recomendado repetir a biópsia.(B) Adolescentes e mulheres jovens com colposcopia normal podem retornar para os exames de rastreamento citológicos de rotina após dois resultados consecutivos negativos para lesão intraepitelial.

Mulheres grávidas

Na ausência de doença invasiva, os exames colposcópico e citológico são aceitáveis em mulheres grávidas com o diagnóstico histológico de NIC 2,3, em intervalos não inferiores a 12 semanas (B). A repetição da biópsia é recomendada somente se a aparência da lesão piorar ou se a citologia sugerir câncer invasivo (B). É aceitável adiar a reavaliação por citologia e colposcopia para até no máximo 6 semanas após o parto (B). A excisão diagnóstica é recomendada somente na suspeita de invasão (B).

Mulheres na pós-menopausa

A atrofia pós-menopausa aumenta a incidência de falso-positivo da citologia oncótica, portanto é indicada a estrogenização, por via oral ou tópica, por 7 a 10 dias, e deve-se realizar a citologia oncótica entre o terceiro e o sétimo dia.

Mulheres imunodeprimidas

Portadoras de HIV, usuárias de corticoide e transplantadas têm risco aumentado para a doença, maior risco de progressão e maior risco de recidiva. Devem ser investigados todo o trato genital inferior e ânus, iniciar nas mulheres HIV-positivas a terapia antirretroviral, ter controle mais rigoroso e fazer acompanhamento por toda a vida.

Adenocarcinoma *in situ*

A histerectomia é a conduta preferida nas mulheres de prole definida, após a confirmação com a realização do cone (C). Conduta conservadora é aceita até que se defina a paridade da mulher (A), é necessário que a margem endocervical esteja livre da doença. Reavaliação deve ser realizada a cada 6 meses com colposcopia, citologia oncótica e teste de DNA HPV se disponível.

CÂNCER DE COLO DO ÚTERO

O câncer de colo do útero é o segundo tipo de câncer ginecológico mais prevalente em mulheres. As suas incidência e mortalidade estão relacionadas com o nível socioeconômico dos países, dependeendo da detecção das lesões precursoras e do seu tratamento precoce (B). O coeficiente de mortalidade, em Recife, nos anos 2000 a 2004, foi de 8,2/100.000 (B).

A detecção precoce do câncer cervical e de suas lesões precursoras é suficiente para diminuir a mortalidade pela doença, uma vez que o estado pré-invasivo desse câncer é longo e o tratamento das lesões precursoras é eficaz.

Fatores de risco

Os fatores de risco estão relacionados com a atividade sexual, pela exposição a agentes patológicos envolvidos diretamente na patogênese do câncer cervical, como HPV, e com agentes cofatores dessa patogênese, como herpesvírus e *Chlamydia trachomatis*.

Evidenciam-se então os seguintes fatores de risco: primeira relação sexual ainda na adolescência, múltiplos parceiros sexuais, primiparidade precoce multiparidade, como também tabagismo, uso de anticoncepcionais orais e baixa condição socioeconômica (B), outras infecções sexualmente transmissíveis, nutrição, genética/hospedeiro: polimorfismo HLA e a genética viral: genótipo, variante molecular.

Diagnóstico

O aparecimento dos sintomas é tardio, razão pela qual estão indicados e o custo-benefício dos exames de rastreamento para uma detecção precoce das lesões precursoras e do câncer cervical, porque, quando os sintomas se manifestam, a doença encontra-se em estágio avançado.

O sintoma mais frequente é o sangramento sem causa aparente, fora do ciclo menstrual ou na pós-menopausa; pode ser provocado pelo coito, mas pode também se manifestar por corrimento genital de odor fétido (D). Associados ou não a esses sintomas, pode haver emagrecimento ou uropatia obstrutiva, na doença com metástases. O diagnóstico também pode ser suspeitado pelo exame especular com e sem aplicação do lugol, complementado pelo exame digital vaginal e retal.

A biópsia é o padrão-ouro de diagnóstico do câncer cervical invasor, e pode ser realizada em exame ginecológico desarmado quando se visualiza lesão cervical, ou pode ser realizada por colposcopia, se achados anormais indicarem sua realização.

Estadiamento (FIGO, 2009)

- Estágio 0 – Carcinoma *in situ.*
- Estágio I – Carcinoma cervical estritamente confinado ao colo (extensão ao corpo deve ser desconsiderada).
  - IA – Carcinoma invasivo diagnosticado somente por microscopia, com profundidade de invasão < 5 mm e largura > 7 mm.
    - IA1 – Invasão estromal < 3,0 mm em profundidade e < 7,0 mm de largura.
    - IA2 – Invasão estromal mede entre 3,0 mm e 5,0 mm com um extensão > 7,0 mm.
  - IB Lesão clinicamente visível limitada ao colo do útero ou câncer pré-clínico maior do estágio IA.
    - IB1 Lesão visível clinicamente ≤ 4,0 cm na maior dimensão.
    - IB2 Lesão visível clinicamente > 4,0 cm na maior dimensão.
- Estágio II: Carcinoma cervical invade além do útero, mas não a parede pélvica ou o terço inferior da vagina.
  - IIA – Sem invasão parametrial.
    - IIA1 – Lesão visível clinicamente ≤ 4,0 cm na maior dimensão.
    - IIA2 – Lesão visível clinicamente > 4,0 cm na maior dimensão.
  - IIB – Com óbvia invasão parametrial.
- Estágio III – O tumor estende-se para a parede pélvica e/ou envolve o terço inferior da vagina e/ou causa hidronefrose ou não funcionamento renal.
  - IIIA – Tumor envolve o terço inferior da vagina, sem extensão a parede pélvica.
  - IIIB – Extensão para a parede pélvica e/ou hidronefrose ou não funcionamento renal estágio.
- Estágio IV – O carcinoma tem extensão além da pelve verdadeira ou tem envolvimento da mucosa do reto e bexiga (biópsia). Edema bolhoso não alocar o caso em estágio IV.
  - IVA – Extensão ou crescimento a órgãos adjacentes.
  - IVB – Extensão a órgãos distantes.

O estadiamento da FIGO é clínico, realizado pelo exame ginecológico complementado com exame retal, aplicado a todos os tipos histológicos de câncer cervical e não pode ser modificado após instituição de tratamento. Tendo-se dúvidas na classificação, opta-se pelo estágio anterior. Exames como linfangiografia, tomografia computadorizada (TC), ultrassonografia, ressonância magnética (RM) e tomografia por emissão de pósitrons (PET) têm pouca sensibilidade e muitos falso-negativos, podendo ser usados para avaliação de metástases a partir do estágio IIA, mas sem a intenção de modificar o estadiamento clínico estabelecido, dando-se preferência à RM e TC, que são menos invasivas (A). A RM é mais sensível que a TC, mas tem especificidade equivalente (A), sendo então escolha para avaliação de tamanho do tumor, de metástase linfonodal e local do tumor. A FIGO recomenda cistoscopia e retossigmoidoscopia, com biópsia das lesões suspeitas. A urografia excretora pode ser utilizada para identificar exclusão renal (estágio IIIA).

O câncer cervical se dissemina por invasão direta contígua, por metástase linfática, hematogênica e por implantação peritoneal. É comum o acometimento da vagina, por extensão direta, linfática ou por doença multifocal e também o câncer cervical pode ser foco de metástase de endométrio, bexiga, cólon, mama, estômago e rim.

PATOLOGIA

O carcinoma de células escamosas é o tipo mais comum de câncer invasivo do colo do útero e se apresenta histologicamente como tumores de células grandes queratinizadas, tumores de células grandes não queratinizadas e carcinoma de pequenas células, que se divide em mal diferenciado e anaplásico. O carcinoma de células grandes tem melhor prognóstico que o carcinoma de pequenas células, e os mal diferenciados têm melhor prognóstico do que os anaplásicos. Tipos mais raros de carcinoma escamoso são o verrucoso e o papilar.

O adenocarcinoma pode ser puro, com evidência de vários tipos celulares, sendo 80% deles formados predominantemente pelo tipo endocervical, mas podem ser compostos de células endometrioides, claras, intestinais. Quando o adenocarcinoma é misto com células escamosas recebe o nome de carcinoma adenoescamoso e oferece um pior prognóstico em relação ao adenocarcinoma puro ou ao carcinoma escamoso.

O sarcoma apresenta-se sob a forma de rabdomiossarcoma embrionário, tumores mesodérmicos mistos e o adenossarcoma cervical.

Tratamento

O tratamento do câncer cervical depende do estadiamento, com avaliação da disseminação do câncer. O tratamento pode ser realizado por cirurgia e/ou radioterapia e/ou quimioterapia. Atualmente se discute qual a melhor forma de tratamento e se preconiza utilizar apenas uma forma de tratamento, cirúrgico ou radioterapia, para diminuir a morbidade das duas modalidades associadas. E a radioterapia acomete ovários, bexiga, intestino e vagina, com fibrose e diminuição da vascularização tecidual, levando a insuficiência ovariana e maior disfunção sexual. Tanto a radioterapia quanto a cirurgia radical têm resultados semelhantes quanto à sobrevida (83% para cirurgia e 74% para radioterapia) nos estágios IA2 e IB1 (A). Estudo baseado na intenção de tratar mostra que resultados de sobrevida pela cirurgia são superiores aos obtidos pela radioterapia nos estágios IB1, IB2 e IIA (B).

ESTÁGIO IA1

O risco de metástase para linfonodos é menor que 1% nos cânceres em estágio IA1, então não é necessário realizar linfadenectomia. Há duas opções de tratamento para esse estágio, considerando-se a fertilidade:

Capítulo 36 • Lesões Precursoras e Câncer do Colo do Útero **471**

- Cone de colo, para pacientes que desejam engravidar. As margens cirúrgicas e a curetagem endocervical após a conização devem estar livres para o sucesso terapêutico.
- Histerectomia simples para pacientes que não desejam engravidar. Pode ser usada a via vaginal para pacientes que apresentam prolapso genital.

Em razão da dificuldade do diagnóstico patológico de microinvasão no adenocarcinoma cervical nesse estágio, há falta de consenso nas condutas, se histerectomia extrafascial ou conização, sendo a primeira o tratamento-padrão no estágio IA1 (B).

ESTÁGIOS IA2 E IB1

O risco de metástase para linfonodos é de até 8% no estágio IA2, sendo necessária a linfadenectomia. Tem-se preconizado para mulheres que desejam preservar o útero a traquelectomia radical, que pode ser por via vaginal ou abdominal, acompanhada da linfadenectomia pélvica, por laparoscopia ou laparotomia aberta. Entretanto, a primeira escolha cirúrgica é a histerectomia radical tipo II ou III. Restringe-se a traquelectomia radical às pacientes com doença de baixo risco, ausência de invasão do espaço vascular linfático e tumor menor que 2 cm.

A histerectomia radical tipo II descrita por Meigs consiste na retirada da maior parte dos ligamentos uterossacros e cardinais do terço superior da vagina e na dissecção dos linfonodos pélvicos (ilíacos e obturadores).

Histerectomia radical tipo III descrita por Wertheim é menos extensa, removendo a metade medial dos ligamentos uterossacros e cardinais e uma porção menor da vagina, com remoção seletiva de linfonodos aumentados.

Os linfonodos aórticos laterais também devem ser examinados. Se houver suspeita de doença macroscópica devem ser ressecados e pode-se interromper a cirurgia para tratamento quimiorradioterápico. Se não há evidência de doença metastática, inicia-se a linfadenectomia pélvica, segundo Meigs ou Wertheim.

ESTÁGIOS IB2 E IIA

Nesses estágios é possível realizar o tratamento com intenção de cura por meio da cirurgia, seguidas de radioterapia caso as margens cirúrgicas estejam comprometidas, exista invasão parametrial ou metástases para gânglios pélvicos. Radioterapia exclusiva ou neoadjuvante, quando a resposta for incompleta ou não puder ser realizada a complementação da braquiterapia ou quimiorradioterapia exclusiva ou neoadjuvante. A cirurgia preconizada para esse estágio é a histerectomia tipo III, com linfadenectomia.

Para a radioterapia primária, levam-se em conta os estudos que mostraram taxas de sobrevida semelhantes comparando histerectomia radical ou radioterapia (A), e que a radioterapia pós-operatória tem maior índice de morbidade intestinal e urinária, comparada ao uso de apenas uma modalidade de tratamento.

Se forem identificados fatores de risco na avaliação da peça cirúrgica, como comprometimento ganglionar, doença parametrial residual ou margens cirúrgicas comprometidas, recomenda-se radioterapia ou quimioterapia adjuvante. Para pacientes no estágio IB com invasão estromal extensa, envolvimento dos espaços vascular e linfático e com grande diâmetro do tumor, o emprego da radioterapia adjuvante reduziu o índice de recorrências, com uma taxa de complicações graus 3 e 4 três vezes maior (A). Pode-se usar também a radioterapia externa e intracavitária exclusiva em pacientes sem condições de cirurgia.

ESTÁGIOS IIB IIIA E IIIB (CÂNCER DE COLO LOCALMENTE AVANÇADO)

Quimiorradioterapia primária, quando há acometimento de paramétrios não havendo mais indicação cirúrgica. Tem-se como opção preferencial a quimiorradioterapia, já que a radioterapia primária não controla o progresso da doença, sendo a cisplatina o fármaco de escolha. O risco de morte por câncer de colo pós-tratamento apresenta redução entre 30 e 50% (A). Essa modalidade de tratamento é o de escolha para os estágios IIb a IVa.

Radioterapia primária é associada a teleterapia externa para tratar os linfonodos regionais e diminuir o volume do tumor com braquiterapia. Há um método novo, a radioterapia de intensidade modulada, que permite maior precisão de tratamento de tecido cancerígeno, com maior preservação de tecido normal, oferecendo maior chance curativa.

A radioterapia (RT) adjuvante pós-cirúrgica é indicada quando há metástase para linfonodos pélvicos, invasão do tecido paracervical, invasão cervical profunda ou margens cirúrgicas positivas, doença localmente avançada. É preconizada em pacientes sem condições clínicas para o uso dos esquemas de quimiossensibilização ou de quimioterapia neoadjuvante (D). Estudos mostram que a RT pós-operatória nos linfonodos pélvicos positivos reduz a recorrência pélvica, mas não aumenta a sobrevida em 5 anos, e um estudo multi-institucional mostrou parecer haver benefício na RT em doença com mais de três linfonodos positivos.

A quimiorradioterapia adjuvante em 20 a 65% dos cânceres cervicais avançados. A radioterapia não controla a doença e a quimiorradioterapia associará as vantagens da quimioterapia (QT) sistêmica com a RT regional, inclusive com a QT sensibilizando as células à RT. Nos estágios IA2, Ib e IIA, a quimiorradioterapia é o tratamento de escolha após histerectomia radical, em que se verificam margens positivas ou próximas, linfonodos positivos e acometimento microscópico do paramétrio.

A quimioterapia neoadjuvante pode ser usada antes da cirurgia, com ou sem o uso da radioterapia entre uma modalidade e outra de tratamento, com o intuito de fornecer parâmetros de eliminação de doença local. Um estudo randomizado comparou os resultados em termos de sobrevida em pacientes com tumores IB2, com vantagem para o grupo tratado com quimioterapia neoadjuvante (A).

ESTÁGIOS IVA E IVB

Podem-se realizar quimioterapia e radioterapia como conduta paliativa, e buscar o controle dos sintomas.

Seguimento

- Realizar exame pélvico, observando-se no pós-RT a retração do colo e possível estenose do orifício cervical e da parte superior da vagina.
- Realizar exame retal, procurando nodularidades.
- Realizar exame dos linfonodos supraclaviculares e inguinais.
- Citologia oncótica cervical ou vaginal a cada 3 meses, por 2 anos e a cada 6 meses nos 3 anos subsequentes.
- Pode-se realizar curetagem endocervical.
- Realizar raios X de tórax anualmente.

CÂNCER CERVICAL NA GRAVIDEZ

Se a citologia oncótica for positiva e não se conseguir diagnosticar o câncer cervical com biópsia, será necessária a conização, que só deverá ser realizada no 2º trimestre de gravidez, pela alta incidência de abortamento (33%) com o procedimento no 1º trimestre.

No estágio Ia, parece não haver prejuízo adiar o tratamento em prol de atingir maturidade fetal que pode ser acompanhada até o termo, quando se toma uma conduta após o parto, podendo ser uma traquelectomia ou uma histerectomia radical. Uma análise estudou a via de parto em pacientes gestantes com câncer cervical e concluiu que o parto vaginal é o previsor mais importante de recorrência e, portanto, deve-se considerar a operação cesariana em qualquer estágio de câncer cervical. Nas pacientes com doença avançada, parece que a gravidez piora o prognóstico.

Nos estágios IA2 a IIA, o tratamento dependerá da idade gestacional. Nos estágios IA2, IB1 ou IB2, pode-se adiar o tratamento por 6 a 15 semanas, para ganhar maturidade fetal, realizar cesárea e cirurgia oncológica preconizada. Nos estágios IB2 e IIA, faz-se a histerectomia radical em útero gravídico no início da gravidez. Nos estágios IIB, IIIA e IIIB, faz-se radioterapia em útero gravídico no início da gravidez. Nos estágios IV, individualiza-se a conduta.

LEITURA RECOMENDADA

Arbyn M, Bergeron C, Klinkhamer P *et al.* Liquid compared with conventional cervical cytology. A systematic review and meta-analysis. *Obstet Gynecol* 2008; 3:167-177.

Brasil. Ministério da Saúde. Secretária de Atenção à Saúde, Instituto Nacional de Câncer. Coordenação de Prevenção e Vigilância. Nomenclatura Brasileira para Laudos Cervicais e Condutas Preconizadas: recomendações para profissionais de saúde. 2 ed., Rio de Janeiro: INCA, 2006

Bulkmans NWJ *et al.* Human papillomavirus DNA testing for the detection of cervical intraepitelial neoplasia grade 3 e câncer: 5 year follow up of a randomised controlled implementation trial. *Lancet* 2007.

Caetano R, Vianna CMM, Thuler LCS, Girianelli VR. Custo-efetividade no diagnóstico precoce do câncer de colo uterino no Brasil. *Rev Saúde Coletiva* 2006; 1:99-118.

Mayrand MH, Duarte-Franco E. Rodrigues I *et al.* Human papillomavirus DNA versus Papanicolaou screening tests for cervical cancer. *New Engl J Med* 2007; 16:1579-88.

Mendonça VG, Lorenzato FRB, Mendonça JG, Menezes TC, Guimarães MJB. Mortalidade por câncer do colo do útero: características sociodemográficas das mulheres residentes na cidade de Recife, Pernambuco. *Rev Bras Ginecol Obstet* 2008; 30:248-55.

Naucler P *et al.* Human papillomavirus and Papanicolaou tests to screen for cervical cancer. *New Engl J Med* 2007; 16:1589-97.

Sergio Pecorelli, Chairman, FIGO Committee on Gynecologic Oncology, European Institute of Oncology, Milan, Italy. Revised FIGO staging for carcinoma of the vulva, cervix, and endometrium. *Intern J Gynecol Obstet* 2009; 105:103-4.

CAPÍTULO 37

Lesões Precursoras e Câncer do Endométrio

Roberto Rinaldo de Oliveira Santos • Juliana Araújo de Carvalho Schettini
João Alberto de Oliveira Barros

INTRODUÇÃO

A identificação das lesões precursoras do câncer do endométrio é da maior relevância, uma vez que podem ser tratadas adequadamente, propiciando assim uma diminuição importante das formas invasoras e, por conseguinte, redução significativa da morbimortalidade.

HIPERPLASIA ENDOMETRIAL

Entre as lesões precursoras destaca-se a hiperplasia endometrial, que se caracteriza por uma proliferação anormal de glândulas e estroma, com predominância do componente glandular, o que determina aumento do volume endometrial com alterações glandulares, arquiteturais e citológicas.

Ocorre com mais frequência na 5ª e 6ª décadas de vida.

Etiologia

A hiperplasia resulta do estímulo estrogênico endógeno ou exógeno persistente e prolongado, sem a habitual ação antagonista da progesterona, ou de uma incapacidade de resposta endometrial focal ou difusa a esses esteroides.

Importância

Além da sua relativa frequência (120.000 novos casos/ano na Europa, 2005), sua importância clínica se expressa no fato de que pode causar sangramento uterino anor-

Quadro 37.1 Importância clínica das hiperplasias

Lesões precursoras e concomitantes de carcinoma

Causa de hemorragia uterina anormal

Indicadores de hiperestrogenismo
- Associado a tumores ovarianos
- Por anovulação
- Iatrogênico

Motivo de confusão no diagnóstico de patologia endometrial
- Citológica
- Anatomopatológica

Causa frequente de cirurgia ginecológica

Fonte: Tratado y Atlas de Histeroscopia.

mal, resultar de estrogenioterapia isolada, estar associada a tumores funcionantes do ovário (produtores de estrógenos), em mulheres que têm anovulação crônica, e preceder o câncer do endométrio ou mesmo ocorrer simultaneamente com ele (Quadro 37.1).

Classificação

Inúmeras classificações foram propostas para as hiperplasias endometriais, porém nenhuma foi amplamente aceita pela maioria dos ginecologistas e patologistas, o que tem dificultado a avaliação do significado prognóstico dos diferentes tipos de hiperplasia, assim como a escolha do tratamento adequado.

A Organização Mundial da Saúde (OMS), em 1994, tomando como base os estudos de Kurman e Norris, estabeleceu uma classificação mundial que é a atualmente mais aceita, baseada em dois critérios: a complexidade glandular e a atipia citológica.

Essa classificação resultou em quatro categorias:

- Hiperplasia endometrial simples.
- Hiperplasia endometrial complexa.
- Hiperplasia endometrial simples atípica.
- Hiperplasia endometrial complexa atípica.

Os termos "simples" e "complexa" relacionam-se com o grau de desarranjo arquitetural, enquanto "atipia" significa alteração citológica e constitui-se no achado histológico mais importante na predição de risco para carcinoma do endométrio.

Risco oncogênico

O processo de progressão de uma hiperplasia para câncer do endométrio é em geral lento, podendo levar cinco anos ou mais.

Estudos de Kurman *et al.*, com 170 pacientes portadoras de hiperplasia endometrial não tratada e acompanhadas por uma média de 13,4 anos, demonstraram que a progressão para carcinoma ocorreu em 1% das pacientes com hiperplasia simples sem atipia, em 3%

Quadro 37.2 Risco oncogênico

Hiperplasia sem atipia	
Simples	1%
Complexa	3%
Hiperplasia com atipia	
Simples	8%
Complexa	29%

Fonte: Kurman et al., 1985.

nas quais era complexa sem atipia, em 8% se a hiperplasia era simples com atipia e em 29% quando complexa e com atipia (Quadro 37.2).

Portanto, quanto mais complexa e atípica for a hiperplasia, maior a possibilidade de transformação em carcinoma. Assim, a maneira mais correta de evitar o carcinoma endometrial é tratar adequadamente as lesões precursoras, em especial a hiperplasia complexa atípica.

Diagnóstico

CLÍNICO

O principal sintoma da hiperplasia é o sangramento uterino anormal. Nas pacientes assintomáticas, deve ser suspeitada e investigada em mulheres anovuladoras crônicas, obesas, usuárias de terapia de reposição hormonal (TRH) ou de medicações com ação estrogênica sobre o endométrio.

COMPLEMENTAR

A ultrassonografia pélvica transvaginal é um exame não invasivo de fácil reprodução e acessibilidade e constiui-se em exame de grande valia na triagem das pacientes que deverão ser submetidas à biópsia do endométrio. Em uma meta-análise realizada por Smith-Binman *et al.*, constatou-se que a espessura do endométrio (eco) deve estar em um limiar de 5 mm na maioria das pacientes pós-menopáusicas com sangramento uterino anormal, independentemente do uso de terapêutica hormonal. Quando o eco está acima de 5 mm existe a suspeita de endométrio ativo (proliferado) e a paciente necessita de estudo histológico do endométrio. A ultrassonografia é método diagnóstico de alta sensibilidade para o câncer endometrial (96%), porém de baixa especificidade (61%).

A histeroscopia apresenta alta sensibilidade para patologia endometrial, constituindo-se exame importante para orientar e/ou dirigir a biópsia do endométrio (BE), sendo considerada muito superior a dilatação e curetagem, procedimento às cegas.

Finalmente, o exame histológico é o chamado exame "padrão-ouro" por revelar os diversos achados hiperplásicos com e sem atipias.

Tratamento

O tratamento depende da idade da paciente, do desejo de engravidar, do tipo histológico e da presença ou ausência de atipia citológica.

As medicações de escolha sugeridas para o tratamento das hiperplasias são os progestágenos, de preferência os derivados do C19 (noretrindona), porque promovem uma maior atrofia sobre o endométrio em comparação com os derivados do C21 (medroxiprogesterona), os quais teriam ação semelhante à decidualização.

Com a combinação e as variações particularizadas desses fatores, podem-se estabelecer os seguintes roteiros terapêuticos:

HIPERPLASIA TÍPICA

- Acetato de medroxiprogesterona – 10 a 20 mg/dia, 14 dias/mês por 6 meses ou contínuos por três meses ou
- Acetato de noretinedrona – 20 a 30 mg/dia, 14 dias/mês por 6 meses ou contínuos por três meses ou
- Acetato de megestrol – 20 a 40 mg/dia contínuos por 3 meses ou
- Acetato de ciproterona – 50 mg/dia contínuos por 3 meses.

Após o término do tratamento inicial, deve-se realizar a vídeo-histeroscopia com biópsia do endométrio para se ter certeza de que não há mais hiperplasia.

HIPERPLASIA ATÍPICA

Em qualquer idade o melhor tratamento é a histerectomia total (abdominal ou vaginal) com ou sem ooforectomia (sempre com salpingectomia).

Em pacientes jovens, desejosas de preservar a fertilidade ou naquelas que não reúnem condições para a cirurgia, alguns autores sugerem a possibilidade do tratamento conservador com progestagênios em altas doses por via intramuscular (acetato de medroxiprogesterona), por via oral ou local (SIU).

Entre os diversos esquemas existentes podem ser citados:

- Acetato de medroxiprogesterona – 100 a 200 mg por via intramuscular seguidos de 100 mg a cada 2 semanas por 30 dias e 100 mg/mês por 6 meses).
- SIU endoceptivo que libera 20 μg/24 h de levonorgestrel com ação direta sobre a mucosa uterina, restabelecendo a sua morfologia e promovendo, em muitos casos, atrofia do endométrio.

O grande problema constitui-se na recidiva da hiperplasia ao interromper a terapêutica, pois sabe-se que o tratamento progestínico é muito eficaz nas reversões das hiperplasias sem atipia, contudo é menos efetivo nos casos que apresentam atipia citológica.

Nas recidivas em pacientes com prole constituída, a histerectomia é a opção mais lógica.

Além das hiperplasias, devemos nos preocupar com os pólipos endometriais.

PÓLIPO ENDOMETRIAL

O pólipo endometrial é uma hiperplasia localizada da mucosa uterina em resposta aos efeitos proliferativos dos estrogênios, crescimento que não é revertido com o uso dos progestagênios.

Apresentam um eixo conjuntivo vascular recoberto por epitélio; o estroma é fibroso e os vasos são espessados e variam em quantidade.

O epitélio de revestimento pode ser atrófico, funcionante ou hiperplásico.

Geralmente os pólipos são pediculados, localizando-se de preferência no fundo do útero. No mais das vezes são únicos, mas podem ser múltiplos e de volume variável.

São mais comuns entre 40 e 49 anos de idade, com incidência de cerca de 24%.

Etiopatogenia

Apesar de a etiopatogenia não estar totalmente esclarecida, alguns fatores são considerados de risco para o seu desenvolvimento: idosas, pacientes na pós-menopausa com ou sem terapia de reposição hormonal e hipertensão arterial.

O desenvolvimento de pólipos endometriais é também um importante efeito colateral em usuárias de tamoxifeno como terapia adjuvante para o câncer de mama, embora os mecanismos pelos quais os estrogênios promovam o seu crescimento não estejam bem entendidos.

Estudos têm demonstrado que pacientes menopausadas em uso de reposição hormonal apresentam uma incidência elevada de pólipos endometriais como causa de sangramento. Esses pólipos geralmente são insensíveis aos efeitos dos progestagênios. Os pólipos preexistentes no endométrio crescem em resposta aos estrogênios e este efeito não é bloqueado pela progesterona.

Pode ocorrer hiperplasia apenas no pólipo, estando o resto da mucosa com aspecto proliferativo simples ou até atrófico.

Portanto, não existe obrigatoriedade da consonância histológica entre pólipo e endométrio restante. Tais lesões focais podem ser imputadas a modificações dos receptores de esteroides.

A prevalência de maior expressão de receptores hormonais nas glândulas dos pólipos do que no endométrio adjacente sugere maior sensibilidade dessas estruturas a hormônios esteroides, em particular de estrogênio, podendo determinar seu desenvolvimento sem níveis sistêmicos de estrogênio elevados e com atrofia endometrial adjacente.

Risco oncogênico

O pólipo pode sofrer transformação carcinomatosa, em geral, os pólipos com hiperplasia adenomatosa atípica. Existem estudos que mostram que o pólipo se associa ao câncer.

Um estudo controlado de Pettersen *et al.* mostrou que os pólipos endometriais estavam presentes com mais frequência em pacientes que posteriormente desenvolveram carcinoma do endométrio do que nos controles. Esses resultados sugerem que os pólipos endometriais podem ser lesões precursoras para algumas formas de câncer do endométrio em pacientes menopausadas.

Confirmam esse estudo os achados anteriores de Armênia, em que o autor observou 482 pacientes com pólipos durante 12,6 anos após retirá-los. Foi verificado que 17 (3%) desenvolveram câncer, enquanto se esperava que apenas dois o fizessem, funcionando, portanto, os pólipos como marcadores de futuro câncer endometrial ou como verdadeiras lesões sentinelas.

Maia *et al.*, realizando ressecção histeroscópica de pólipos em 66 pacientes na pós-menopausa, encontraram apenas um caso (1,5%) de adenocarcinoma. Em suma, os estudos demonstram que é baixa a possibilidade de transformação maligna.

Diagnóstico

CLÍNICO

O sintoma mais comum é o sangramento uterino anormal, que pode ser de pequeno ou grande vulto. Um estudo realizado por Giusa-Chiferi mostrou que 28,5% das metrorragias da pós-menopausa são devidas a pólipos.

COMPLEMENTAR

Os pólipos endometriais podem ser diagnosticados por ultrassonografia pélvica endovaginal, histerossonografia, histerossalpingografia, histeroscopia diagnóstica e, em menor número, por biópsia endometrial e/ou curetagem uterina de prova.

- Ultrassonografia pélvica endovaginal: realizada como rotina diagnóstica na maioria dos casos. Os pólipos apresentam imagens ecogênicas arredondadas, com limites definidos, deformando a cavidade uterina e o eco endometrial.
- Histerossonografia: a infusão líquida de solução salina para distender a cavidade uterina pode ajudar no diagnóstico.
- Histerossalpingografia: os pólipos apresentam-se como imagens lacunares de contornos regulares.
- Biópsia endometrial e curetagem uterina: exames realizados às cegas com elevados índices de falhas.
- Histeroscopia diagnóstica: é o melhor dos métodos para o diagnóstico, pois possibilita a visualização direta da cavidade, não necessitando de preparo prévio, podendo ser realizada em ambulatório. Permite definir número, tamanho, localização, aspecto e orientar a programação do tratamento.

Tratamento

O tratamento de escolha atual consiste na polipectomia vídeo-histeroscópica, que deve ser obrigatoriamente precedida de histeroscopia diagnóstica, que avaliará a possibilidade do regime a ser adotado.

A resolução ambulatorial deve ser reservada para os pólipos pediculados pequenos (no máximo 1,5 cm), enquanto os pólipos endometriais maiores devem ser retirados em bloco cirúrgico através de ressectoscópio.

A melhor época para realizar a polipectomia é a primeira semana após a menstruação, quando a superfície do endométrio é regular e homogênea, facilitando a identificação do pólipo.

CÂNCER DO ENDOMÉTRIO

O câncer endometrial tem apresentado um aumento em sua incidência nas últimas décadas, tornando-se a neoplasia invasora mais frequente do aparelho genital feminino nos países desenvolvidos. Essa tendência tem sido observada também nos estados mais desenvolvidos do Brasil.

Os tumores malignos do corpo uterino representam o quarto lugar das neoplasias malignas da população feminina, sendo o segundo tumor pélvico mais frequente entre as brasileiras, sendo suplantado apenas pelo câncer do colo uterino. Nos EUA o câncer endometrial é mais incidente. A maioria das pacientes encontra-se na pós-menopausa, com apenas 25% de pré-menopausadas e 3% de pacientes com idade inferior a 40 anos.

Classificação do câncer de endométrio

Segundo Bokhman *et al.*, o câncer de endométrio classifica-se em dois tipos de acordo com a sua patogênese e características biomoleculares:

- Tipo 1: é o tipo mais frequente, a grande maioria é de adenocarcinomas endometrioides, ocorre em mulheres geralmente na perimenopausa, relaciona-se com exposição prolongada a estrogênios, possui maior grau de diferenciação celular, evoluindo com melhor prognóstico.
- Tipo II: ocorre geralmente em mulheres mais idosas na pós-menopausa tardia, desenvolvendo-se em endométrios atróficos, sem correlação com estímulo estrogênico, possuindo menor grau de diferenciação celular, maior profundidade de invasão miometrial, metástases linfáticas mais precoces e pior prognóstico. São mais frequentes nessa categoria o adenocarcinoma com diferenciação escamosa, o seroso papilífero e o de células claras.

Tipos histológicos do câncer de endométrio

Os tumores epiteliais compreendem 97% dos casos, sendo, destes, 90% representados pelo adenocarcinoma e 10% pelo carcinoma de células claras, carcinoma seroso papilífero, entre outros. Os outros 3% restantes são representados pelos carcinomas, tumores mistos e outros tumores raros. (D)

- Adenocarcinoma: o tipo histológico mais comum é o adenocarcinoma, encontrado em mais de 90% dos casos. A variante endometrioide é a mais frequente entre os adenocarcinomas (D).
  - Adenocarcinoma endometrioide (o mais frequente entre os adenocarcinomas, correspondendo a 90% dos casos).
  - Adenocarcinoma com diferenciação escamosa.
  - Adenocarcinoma mucinoso.
  - Adenocarcinoma seroso papilífero (mais agressivo).
  - Adenocarcinoma de células claras (mais agressivo).
- Carcinomas.
  - Carcinoma epidermoide.
  - Carcinoma indiferenciado.
- Tipo misto (carcinossarcoma).
- Tipos raros (*glassy* carcinoma).

Epidemiologia e fatores de risco

Existem vários fatores de risco associados ao câncer de endométrio. Didaticamente podem ser divididos fatores biológicos, gineco-obstétricos e hábitos de vida.

A seguir são discutidos os fatores de risco para neoplasia endometrial maligna.

BIOLÓGICOS

- Idade: a idade média de surgimento do câncer de endométrio é de 61 anos, com a maioria das mulheres sendo diagnosticadas entre 50 e 60 anos. Cerca de 90% dos casos ocorrem acima dos 50 anos de idade e 5% das mulheres desenvolveram doença antes dos 40 anos.
- Raça: é mais prevalente entre mulheres de raça branca.
- Obesidade: o índice de massa corporal acima de 30 tem duas a três vezes mais chance de desenvolver câncer endometrial em virtude da conversão periférica de androstenediona em estrona no tecido gorduroso, diminuição da globulina transportadora de esteroides e maior ocorrência de anovulação crônica. O risco relativo (RR) de morte nessas pacientes aumenta proporcionalmente ao índice de massa corporal (IMC). Estas pacientes também apresentam maior mortalidade por comorbidades.
- Hipertensão arterial sistêmica (HAS): parece estar relacionada com diabetes e obesidade e não ser a HAS diretamente um fator de risco isolado para a doença.
- Síndrome do câncer hereditário do cólon (Linch II): o câncer de endométrio é o tumor extracolônico mais comum em mulheres acometidas por esta síndrome.

GINECOLÓGICOS E OBSTÉTRICOS

O principal fator é a exposição prolongada a estrogênios, que pode ser resultante de terapia de reposição hormonal exclusiva com estrogênios em mulheres com útero, anovulação crônica, nuliparidade, menarca precoce (< 12 anos), menopausa tardia (>52 anos) ou até mesmo tumores produtores de estrogênio.

- Nuliparidade: especialmente se associada a diabetes melito apresenta duas a três vezes maior risco de desenvolver a doença.
- Anovulação crônica: resulta em estimulação contínua endometrial pelo estrogênio sem oposição da progesterona pelo corpo lúteo.
- Exposição prolongada a estrogênios: a exposição prolongada a estrogênios sem contraposição da progesterona.
- Menopausa tardia: especialmente após 52 anos.
- Terapia com tamoxifeno: essa substância pode apresentar efeito proliferativo endometrial, razão pela qual essas pacientes devem fazer ultrassonografia transvaginal anual, especialmente se sintomáticas.

HÁBITOS DE VIDA

O tabagismo tem papel protetor pela inativação de estrogênios.

Os principais fatores de risco associados ao câncer de endométrio foram mencionados, porém algumas situações clínicas importantes a serem avaliadas estão listadas no Quadro 37.3.

Diagnóstico

HISTÓRIA CLÍNICA

Entre as pacientes sintomáticas, a principal queixa é de sangramento vaginal. Entretanto, a grande maioria das pacientes é assintomática, sendo observados geralmente achados em exames complementares como, por exemplo, espessamento endometrial à ultras-

Quadro 37.3 Pacientes cujo diagnóstico de câncer de endométrio deve ser excluído

Situações clínicas
• Todas as pacientes com sangramento genital na pós-menopausa (C)
• Mulheres na menopausa com piometra
• Mulheres assintomáticas na pós-menopausa com presença de células endometriais na colpocitologia (B)
• Pacientes na perimenopausa com sangramento intermenstrual ou aumento de fluxo menstrual
• Pacientes na pré-menopausa com sangramento uterino anormal, particularmente com história prévia de anovulação
• Pacientes em uso de tamoxifeno com espessamento endometrial à ultrassonografia ou com sangramento genital (D)

Fonte: Não foi encontrada associação entre ingestão de soja e câncer de endométrio (A).

sonografia transvaginal. Nessas pacientes com espessamento endometrial pode-se lançar mão do teste da progesterona 10 mg/dia por 5 dias seguidos: o teste é considerado positivo na vigência de sangramento uterino e é um indício de estímulo estrogênico endometrial, mas não é confirmatório de neoplasia.

EXAME FÍSICO

- Ginecológico: avaliar o volume, a mobilidade uterina e/ou ulceração de colo uterino (indícios de invasão cervical) e metástases vaginais. Não existe sinal patognomônico clínico para diagnóstico de neoplasia endometrial.
- Geral: para avaliar a possibilidade de doença extrauterina. Pesquisa de ascite, massas abdominais, edema de membros inferiores e gânglios inguinais aumentados.

EXAME DIAGNÓSTICO

O diagnóstico de neoplasia endometrial é histológico. A obtenção do fragmento de endométrio pode ser feita por histeroscopia diagnóstica com biópsia endometrial (padrão-ouro) ou curetagem uterina fracionada (A). Todas as pacientes pacientes devem ter um diagnóstico histológico antes do início do tratamento. A análise histopatológica deverá informar o tipo histológico tumoral (B), bem como o grau de diferenciação celular (1 a 3). Além destes, a localização do tumor, a profundidade de invasão, a presença ou ausência de invasão cervical e a profundidade da invasão – superficial (glândulas) ou profunda (estroma) (D).

EXAMES COMPLEMENTARES

- Exames pré-operatórios de rotina: classificação sanguínea, hemograma, ureia, creatinina, ácido úrico, desidrogenase láctica, transaminases, sumário de urina e coagulograma.
- Citologia oncótica e colposcopia: a citologia oncótica cervicovaginal é um procedimento complementar e não pode ser considerada um procedimento satisfatório para rastreamento ou para o diagnóstico de neoplasia endometrial (B).
- Radiografia de tórax: avaliar metástases pulmonares.
- Ultrassonografia de abdome superior: avaliar implantes hepáticos, peritoneais, aumento de linfonodos abdominais, principalmente ilíacos e para-aórticos, presença de ascite, entre outros.

484 Seção V • Câncer e Lesões Precursoras

- Ultrassonografia transvaginal: para mulheres com sangramento genital na pós-menopausa um bom ponto de corte é a espessura endometrial < 4 mm, que representa sensibilidade de 96% a 98% e especificidade de 36% a 68% para neoplasia endometrial (A). Se usuárias de reposição hormonal, o ponto de corte é de 8 mm.
- Tomografia computadorizada da pelve e/ou do abdome: se suspeitas de metástases pélvicas ou abdominais.
- Ressonância nuclear magnética pélvica: útil no diagnóstico e no estadiamento do câncer do endométrio em virtude de sua capacidade de realizar imagens que permitem analisar a extensão do tumor, verificar se há invasão e em qual profundidade.
- Tomografia computadorizada do crânio se houver suspeita de metástases cranianas.
- Cistoscopia: avaliar casos com possibilidade de extensão tumoral para bexiga.
- Retossigmoidoscopia: para avaliar possibilidade de extensão tumoral para o retossigmoide.
- Dosagem de marcadores tumorais séricos (CA 125), que pode ser útil no seguimento de doença avançada.

Estadiamento

O estadiamento é cirúrgico laparotômico e patológico, fundamentado em critérios da Federação Internacional de Ginecologia e Obstetrícia (FIGO, 2009). Uma alternativa à laparotomia é o estadiamento seguido de histerectomia e salpingo-ooforectomia por via laparoscópica (A).

São observados os seguintes fatores no estadiamento:

- Penetração miometrial.
- Citologia de lavado peritoneal com solução fisiológica ou de amostras de líquido ascítico.
- Comprometimento linfonodal ilíaco e para-aórtico.
- Extensão tumoral para outros órgãos além do útero.

Critérios – FIGO, 2009

- I*: Tumor confinado ao corpo uterino.
    - IA: invasão menor que a metade da espessura do miométrio.
    - IB: invasão igual ou maior que a metade da espessura do miométrio.
- II*: tumor invade estroma cervical, mas sem extensão além do útero.**
- III*: envolvimento regional ou local.
    - IIIA: invasão com envolvimento da serosa ou de anexos (extensão direta ou metástases).[#]
    - IIIB: envolvimento vaginal (extensão direta ou metástase) e/ou parametrial.[#]
    - IIIC: metástase para linfonodos pélvicos ou para-aórticos.[#]
        - IIIC1*: linfonodos pélvicos positivos.
        - IIIC2*: linfonodos para-aórticos positivos com ou sem linfonodos pélvicos positivos.

---

*G1, G2 ou G3.
**Apenas envolvimento glandular endocervical deve ser considerado estágio I e não mais II (classificação FIGO anterior).
[#]Células neoplásicas em ascite ou lavado peritoneal.

- IV: tumor invade bexiga e/ou mucosa intestinal e/ou metástases a distância.
  - IVA: invasão das mucosas de bexiga ou retossigmoide (confirmação histológica com biópsia).
  - IVB: metástases a distância (exclusão de vagina, peritônio pélvico ou anexos inclui metástases para gânglios intra-abdominais, mas não os para-aórticos e inguinais).

Prognóstico

A maioria das mulheres com câncer de endométrio apresenta-se no estágio I (FIGO) e tem um bom prognóstico, com uma taxa de sobrevida global superior a 90%. Na ausência de metástases a distância, a presença de metástases em linfonodos regionais é o fator prognóstico de maior importância nesse tipo de câncer. Outros fatores de alto risco estão ligados à determinação do prognóstico, como profundidade de invasão miometrial, grau tumoral, invasão do espaço linfovascular e subtipos histológicos. Pacientes mais idosos tendem a apresentar pior sobrevida em comparação a pacientes jovens, porém alguns estudos sugerem que a idade não seja um fator de risco independente para recidivas (D).

Prevenção

Entre os procedimentos para prevenção podem ser citados:

- Perda de peso parece ser o mais efetivo para reduzir o risco (B).
- Uso de contraceptivos orais parece reduzir o risco atual e futuro (B).
- Associação de progestágenos aos estrógenos durante a terapia de reposição hormonal é capaz de bloquear os efeitos adversos (proliferativos) daqueles sobre o endométrio (A).
- Consumo de chá-verde mostrou-se eficaz em reduzir a incidência de neoplasia do endométrio *in vitro* e em recente metanálise. O chá-preto não mostrou a mesma proteção. Estes estudos foram mais significantes em pacientes da Ásia do que entre americanos, o que evidencia que existem também fatores genéticos, raciais e ambientais associados a essa proteção. O mecanismo exato de redução parece ser multifatorial (A).

TRATAMENTO

O tratamento é cirúrgico, podendo ser complementado com terapêuticas adjuvantes como quimioterapia, radioterapia pélvica (pré ou pós-cirurgia), ou braquiterapia vaginal, a depender do tipo histológico e do estadiamento. A terapia hormonal com acetato de medroxiprogesterona também é utilizada em alguns casos. Sugere-se avaliar a paciente conjuntamente com um oncologista clínico e um cirurgião oncológico para definição de conduta.

O tratamento cirúrgico para a maioria das mulheres com câncer de endométrio baseia-se na histerectomia associada a salpingo-ooforectomia bilateral, lavado peritoneal, linfadenectomia pélvica e para-aórtica bilateral (B). Para mulheres com hiperplasia endometrial atípica e câncer de endométrio em estadiamento I que desejam preservar a fertilidade, uma opção terapêutica é o tratamento hormonal com posterior avaliação endometrial 3 meses após (B).

LEITURA RECOMENDADA

Albuquerque LC, Mencaglia L, Tanuri AS. Cirurgia histeroscópica dos pólipos. *In: Histeroscopia diagnóstica*, 1 ed., Rio de Janeiro: MEDSI, 2002:139-51.

Albuquerque LC, Morais K. A histeroscopia diagnóstica no sangramento uterino anormal. *In: Histeroscopia diagnóstica*, 1 ed., Rio de Janeiro: MEDSI, 2002:129.

American College of Obstetrics and Gynecology Comimitee on Gynecologic Practice. Tamoxifen and endometrial cancer. *Int J Obstet Gynecol* 1996; 53:197-9.

Andrade JM, Yamaguchi NH, Oliveira AB, Perdicaris M, Pereira ST, Petitto JV, Alves MJ. Projeto Diretrizes. Rastreamento, Diagnóstico e Tratamento do Carcinoma de endométrio. Disponível em: http://www.projetodiretrizes.org.br/projeto_diretrizes/029.pdf

Armenia CS. Sequential relationship between endometrial polyps and carcinoma of the endometrium. *Obstet Gynecol* 1967;30-524.

Baak J *et al.* Prospective multicenter evaluation of the morphometric D-score for prediction of the outcome of endometrial hyperplasias. *Am J Surg* 2001; 25:930-5.

Cohen I. Endometrial changes with tamoxifen: comparison between tamoxifen treated and non-treated asymptomatic, postmenopausal breast câncer patients. *Gynecol Oncol* 1994; 52:185-95.

Deus JM. Histeroscopia diagnóstica na hyperplasia endometrial. In: Donadio e Cavalcanti de Albuquerque. (eds.). *Conselho Brasileiro em videoendoscopia ginecológica*. 1 ed., São Paulo: Artes Médicas, 2001:361-3.

Dias R *et al.* Pólipos endometriais: uma revisão. *Femina* 1998; 26:579-81.

Fernandes CE, Teixeira AD, Takecian AL. A Importância da histeroscopia no climatério. *J SOBRAC* 2001; 7(4):4-7.

Frederico JAP, Manuel MG, João AOF. Câncer do corpo uterino e das tubas. *In:* Camargos AF, Victor HM. (eds.). *Ginecologia ambulatorial.* 1 ed. Belo Horizonte: COOPMED Ed. Médica, 2001:577-586.

Garutti G *et al.* Histeroscopy and transvaginal ultrasonography in postmenopausal women with uterine bleeding. *Int J Gynaecol Obstet* 1999; 65(1):25-33.

Giusa-Chiferi MG. PCNA no endométrio normal, no pólipo e no adenocarcinoma de endométrio. Tese de douramento EPM/UNIFESP.

Grady D, Nachtingall RD, Davies TC. Hormone replacement therapy and endometrial câncer risk: a meta-analysis. *Obstet Gynecol* 1995; 167:1171-6.

Haller H *et al.* Transvaginal sonography and hysteroscopy in women with postmenopausal bleeding. *Int Gynaecol Obstet* 1996; 54(2):155-9.

King JH *et al.* Experience with 800 histeroscopic endomctrial ablations. *J Am Assoc Gynecol Laparosc* 1996; 4(1):33-8.

Kurman RJ *et al.* The behavior of endometrium hyperplasia. A long-term study of untreated hyperplasia in 170 patients. *Cancer* 1985; 56:403.

Labastida RN. Hiperplasia de endométrio. *In:* Labastida RN (ed.). *Tratado y atlas de histeroscopia.* 1 ed., Chile: Salvat, 1990:149-65.

Lima GR, Girão MJBC, Baracat EC. Ginecologia de consultório 2003, 1 ed., 229-34. EMP – Ed. de projetos médicos ltda. Lesões precursoras das neoplasias malignas genitais: Epidemiologia, diagnóstico e tratamento.

Maia Jr. H, Barbosa IC, Marques D *et al.* Histeroscopy and transvaginal sonography in menopausal women receiving hormone replacement therary. *J Am Asso Gynecol Laparosc* 1996; 4:13-18.

Maia Jr. H, Barbosa IC. TRH e proteção endometrial: a visão do ginecologista. *J SOBRAC* 1998; 5(2):12-15.

Maia Jr. H, Calmon LC, Marques D. Polypectomy and endometrial ressection in postmenopausal patients. *J Am Ass Gynecol Laparosc* 1997; 5:577.

Maia Jr. H, Maltez A, Athayde C, Coutinho EM. Proliferation profile of endometrial polyps in post-menopausal women. *Maturitas* 2001; 40:273-81.

Management of endometrial cancer. Washington (DC): American College of Obstetricians and Gynecologists (ACOG); 2005 Aug. 13 p. (ACOG practice bulletin; no. 65). 82 references. Disponível em: http://www.guidelines.gov/summary/summary.aspx?ss=15&doc_id=10930&nbr=5710#top.

Myung S-K, Ju W, Choi HJ, Kim SC. Soy intake and risk of endocrine-related gynaecological câncer: a meta-analysis. *BJOG* 2009; 116:1697-1705.

Oguz S *et al.* The role of hormone replacement therapy in endometrial polyp formation. *Maturitas* 2005; 50:231-6.

Pessini SA. Lesões precurssoras do cancer de endométrio. *In:* Oliveira HC, Lembruger I, Costa OT (ed.). Tratado de Ginecologia da Febrasgo. 1 ed., Rio de Janeiro: Revinter, 2000:1301-6.

Pettersen B, Adami HO, Lindgreen A, Hesselius J. Endometrial polyps and hyperplasia as risk factors for endometrial carcinoma – A case control study of curettage specimens. *Acta Obstet Gynecol Scand* 1985; 64:653-9.

Pina H. Hiperplasia endometrial. Tratamento e prevenção. Portal de Ginecologia. Separata, 2002.

Revised FIGO staging for carcinoma of the vulva, cervix and endometrium. FIGO Committee on Gynecologic Oncology. *Int J Gynecol Obst* 2009; 105:103-4.

Rivoire W, Monego HI, Appel, M. Neoplasias do corpo uterino. *In:* Freitas F, Menke CH, Rivoire W, Passos EP (eds.). *Rotinas em ginecologia.* 4 ed. Porto Alegre: Artmed, 2001:292-308.

Simone ALCS. Hiperplasia e pólipo endometrial. *In:* Costa HLFF, Olímpio BMF *Ginecologia e obstetrícia.* 1 ed. Recife: Editora UPE, 2006: 143-49.

Spiewankiewicz B *et al.* Hyteroscopy with selective endometrial sampling after unsuccessful dilatation and curettage in diagnosis of symptomatic endometrial cancer and endometrial hyperplasia. *Eur J Gynaecol Oncol* 1995; 16:26-9.

Valejo FAM, Tiezzi DG. Tratamento do câncer de endométrio. Revisão Sistematizada. *Femina* 2009; 37:603-10.

Wexler AS, Pernoll ML. Benign Disorders of the Uterine Corpus. *In:* Decherney AH, Pernoll ML (eds.). *Current obstetrics & gynecologic. diagnosis & treatment.* 8 ed., USA: Appleton & Lange; 1994:731-743.

CAPÍTULO 38

Câncer de Ovário

Mário Rino Martins

INTRODUÇÃO

O câncer de ovário desafia a ginecologia e a oncologia, diagnóstico precoce difícil e taxa de cura inalterada nos últimos anos, mesmo com o avanço da cirurgia e da quimioterapia. O tratamento envolve abordagem multidisciplinar e intervenções cirúrgicas complexas que exigem treinamento e conhecimentos da história natural da doença e seus aspectos histopatológicos e clínicos peculiares. São tumores que devem ser avaliados e tratados por equipes experientes e especializadas.

Classicamente, o câncer de ovário é dividido quanto ao tecido que ele reproduz. Assim, essas neoplasias são divididas em câncer epitelial, tumor de células germinativas, tumor do estroma ovariano e tumor de células da granulosa.

CÂNCER EPITELIAL DE OVÁRIO

O câncer epitelial de ovário apresenta uma baixa incidência entre as neoplasias ginecológicas em países em desenvolvimento. Entretanto, em países desenvolvidos ocidentais, a incidência é maior e o câncer epitelial de ovário é diagnosticado em 60 a 75% dos casos em estágio avançado, o que leva a uma mortalidade alta, de cerca de 60%. Apesar dos avanços diagnósticos e terapêuticos, nos últimos 20 anos o índice de mortalidade permanece o mesmo.

O câncer epitelial de ovário, em geral, apresenta-se como uma massa anexial a esclarecer ou como uma massa pélvica. Portanto, é importante o diagnóstico diferencial para excluir os tumores de origem benigna e neoplasias malignas de origem extraovariana.

Outro aspecto importante é o momento do início da quimioterapia, normalmente utilizada como tratamento adjuvante do câncer de ovário. Na última década, vários autores vêm estudando o papel da quimioterapia neoadjuvante em tumores avançados como indutor químico de citorredução antes da cirurgia primária, melhorando não só o *performance status*, mas também o estado nutricional da paciente por diminuição da ascite e do volume tumoral, otimizando o grau de ressecabilidade.

Patologia

O câncer epitelial de ovário parece iniciar-se a partir do epitélio superficial do ovário (ESO). Esse epitélio recobre todo o ovário, e sua morfologia varia desde escamoso simples a pseudoestratificado colunar. Não se sabe ao certo as inter-relações entre o ESO normal, metaplasia, tumores epiteliais benignos, tumores de baixo potencial de malignidade (*borderline*) e adenocarcinomas. O câncer epitelial de ovário apresenta uma ampla variedade de aspectos morfológicos, pois pode expressar propriedades relacionadas com o epitélio da tuba uterina (tumor seroso), endocérvice ou epitélio colônico (tumor mucinoso), endométrio (tumor endometrioide) ou do trato urogenital (tumor de células claras). Esses subtipos histopatológicos apresentam prognósticos diferentes, apesar de aparentemente derivarem da mesma estrutura epitelial.

Prevenção

A paridade está inversamente relacionada com o risco de câncer de ovário, com uma redução de risco de 0,3 a 0,4 para mulheres com pelo menos um filho. O uso de contraceptivos orais por mais de 5 anos também está relacionado com a redução do risco relativo em 0,5. O uso de contraceptivos orais é o único modo de quimioprevenção documentada para tumores ovarianos.

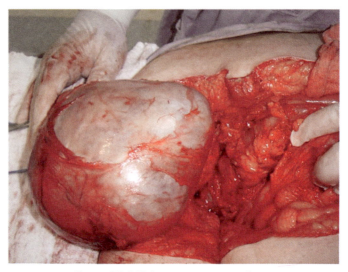

Figura 38.1 Volumoso tumor ovariano.

Rastreamento

O valor da utilização de marcadores tumorais e ultrassonografias pélvicas no rastreamento dos cânceres epiteliais de ovário ainda não foi estabelecido em estudos prospectivos. Considerando-se os índices de falso-positivo para CA 125 e a ultrassonografia transvaginal, particularmente em mulheres pré-menopausa, não se recomenda o uso rotineiro desses exames no rastreamento do câncer ovariano.

Vários estudos que avaliam outros marcadores mais sensíveis e específicos estão em andamento, porém ainda em fase experimental.

Fatores de risco

As lesões precursoras do câncer epitelial de ovário ainda não estão bem definidas. Os fatores de risco são tema controverso na etiologia desses tumores. São considerados principais fatores de risco:

- História familiar de câncer ovariano.
- Síndromes genéticas: mama-ovário com mutação dos genes BRCA1 ou BRCA2 (Lynch II), que aumenta o risco para câncer de ovário, endométrio e cólon.
- Infertilidade.
- A hiperestimulação ovariana (indutores de ovulação) é tema controverso.
- Menarca precoce e menopausa tardia.
- Nuliparidade.
- Endometriose.
- Tabagismo.
- Obesidade.

Sinais e sintomas

A maioria das pacientes com câncer epitelial de ovário não apresenta sintomas por um longo período de tempo. Quando os sintomas aparecem, geralmente são vagos e inespecíficos. Alguns sintomas incluem: irregularidade menstrual, polaciúria, constipação intestinal, dores pélvicas, dispareunia, astenia, inapetência, distensão abdominal. O sinal mais importante é a presença de massa pélvica ao exame físico.

Exames de avaliação

Nem toda massa abdominal tem origem pélvica, nem toda massa pélvica tem origem anexial. Assim, em massas de provável origem anexial, é importante que sua análise seja feita mediante anamnese e exame físico, conforme descrição a seguir:

- Na história da doença atual da paciente com massa anexial é importante investigar sobre sintomatologias digestivas alta e baixa, além de pesquisar sinais sugestivos de envolvimento do aparelho digestivo. Perda ponderal quantificada deve ser assinalada. Histórias ginecológicas e obstétricas são inquiridas, assim como terapia hormonal. Histórias patológicas pregressa e familiar de câncer devem ser apontadas. No exame físico deve constar o *performance status*.

Seção V • Câncer e Lesões Precursoras

- Exame rigoroso das mamas deve ser realizado. Linfadenomegalias notadamente supraclavicular, cervical e inguinal devem ser pesquisadas, e, se presentes, a punção por agulha fina para análise citológica deve ser avaliada. É importante estimar o volume ascítico, relatar visceromegalias e comprometimento umbilical secundário.
- A coleta de material para colpocitologia é o primeiro procedimento. No exame especular, deve-se procurar por implantes de fundo de saco vaginal.
- Toques vaginal e retal, descrevendo características do tumor, tais como sua mobilidade, tamanho, consistência, extensão por contiguidade para estruturas pélvicas, implantes em fundo de saco posterior, extensão aos paramétrios.

Exames laboratoriais

MARCADORES TUMORAIS EM MULHERES NA MENACME

- CA 125.
- Alfafetoproteína.
- Beta-hCG.
- Desidrogenase lácica (DHL).
- Antígeno carcinoembriogênico (CEA).

MARCADORES TUMORAIS EM MULHERES CLIMATÉRICAS

- CA 125.
- CEA (obrigatório quando há necessidade de diagnóstico diferencial com tumores do trato digestivo).

DEMAIS EXAMES LABORATORIAIS

- Hemograma.
- Glicose.
- Ureia.
- Albumina.
- Creatinina.
- Coagulograma.
- Sumário de urina.

Exames complementares

- Radiogragia de tórax PA e perfil.
- Endoscopia digestiva alta e colonoscopia (os critérios de indicação para endoscopias são: presença de sinais e sintomas digestivos e em todas as pacientes com massa de origem pélvica, além da pelve verdadeira e fixa a planos profundos).

ULTRASSONOGRAFIAS PÉLVICAS, SUPRAPÚBICA E/OU TRANSVAGINAL

O exame clínico não é suficiente para o diagnóstico diferencial de massas anexiais e, portanto, é necessário o estudo por ultrassonografia (USG), que fornecerá critérios sugestivos de malignidade. Critérios ultrassonográficos sugestivos de benignidade: cistos de diâmetro inferior a 5 cm, cisto unilocular, unilateral, parede fina e regular, ausência de vegetações intracísticas, conteúdo anecoico do cisto. Critérios ultrassonográficos de malignidade: tamanho do cisto maior do que 10 cm, parede grossa e irregular, vegetações intracísticas, papilares ou nodulares, tumor heterogêneo, presença de líquido ascítico, linfonodomegalias.

Em casos sugestivos de malignidade, o exame deve ser completado por Doppler colorido. Índice de resistência abaixo de 0,4 e fluxo central são indicativos de malignidade. A ultrassonografia abdominal complementa o estudo, informando aspectos como presença de ascite, hidronefrose, linfonodomegalias para-aórticas, metástases hepáticas.

A tomografia computadorizada abdominopélvica está indicada quando a massa anexial estiver restrita à pelve, porém muito fixa aos planos anatômicos ou com suspeita de comprometimento de estruturas pélvicas adjacentes.

A presença de grande volume ascítico indica a possibilidade de infiltração mesentérica, bolo omental e linfonodomegalias pélvicas e para-aórticas. Por essas razões, a TC é utilizada para nortear um adequado planejamento diagnóstico ou terapêutico inicial.

MASSA DE ORIGEM PÉLVICA QUE SE ESTENDE AO ABDÔMEN

A maioria dos tumores ovarianos se apresenta em estágio mais avançado e muitas vezes são encontradas volumosas massas pélvicas, de abordagem cirúrgica complexa. Ascite volumosa pode acompanhar estes casos. A paracentese ambulatorial só é indicada quando é necessário alívio respiratório da paciente. Nesse caso, o material deve ser enviado para estudo citológico. Todo derrame pleural, quando possível, deve ser estudado citologicamente. Diante de uma massa pélvica, segue-se a seguinte propedêutica: exames já indicados anteriormente e tomografia computadorizada com uso de contraste (obrigatória não só pelos valores indicativos já expostos anteriormente, como também para excluir massas de origem extraovariana).

ESTADIAMENTO

O estadiamento do câncer maligno de ovário é cirúrgico, qualquer que seja a sua linhagem tumoral, de acordo com os critérios estabelecidos pela Federação Internacional de Ginecologia e Obstetrícia (FIGO).

Fatores prognósticos

Em virtude da diversidade das linhagens, o estabelecimento de fatores prognósticos nesta enfermidade é muito discutido. Em geral são fatores prognósticos: idade, *performance status,* estágio da doença, grau de diferenciação, tipo histológico, volume do tumor inicial (pré-tratamento), volume tumoral final (pós-tratamento cirúrgico).

Tratamento

ABORDAGEM CIRÚRGICA DO CÂNCER EPITELIAL DE OVÁRIO

O diagnóstico de câncer de ovário requer uma laparotomia exploradora. A abordagem cirúrgica inicial do câncer epitelial de ovário, mesmo que aparentemente restrito aos

Quadro 38.1 Estadiamento de câncer de ovário

Categorias TNM	Estágios da FIGO	
T – Tumor Primário		
TX		O tumor primário não pode ser avaliado
T0		Não há evidência de tumor primário
T1	I	Tumor limitado aos ovários
T1a	IA	Tumor limitado a um ovário; cápsula intacta, sem tumor na superfície ovariana; sem células malignas em líquido ascítico ou em lavados peritoneais
T1b	IB	Tumor limitado a ambos os ovários; cápsulas intactas, sem tumor nas superfícies ovarianas; sem células malignas em líquido ascítico ou em lavados peritoneais
T1c	IC	Tumor limitado a um ou ambos os ovários, com qualquer um dos seguintes achados: cápsula rota, tumor na superfície ovariana, células malignas em líquido ascítico ou em lavados peritoneais
T2	II	Tumor que envolve um ou ambos os ovários, com extensão pélvica
T2a	IIA	Extensão e/ou implantes no útero e/ou tuba(s); sem células malignas em líquido ascítico ou em lavados peritoneais
T2b	IIB	Extensão para outros tecidos pélvicos; sem células malignas em líquido ascítico ou em lavados peritoneais
T2c	IIC	Extensão pélvica (2a ou 2b), com células malignas em líquido ascítico ou em lavados peritoneais
T3 e/ou N1	III	Tumor que envolve um ou ambos os ovários, com metástase peritoneal fora da pelve, confirmada microscopicamente, e/ou metástase em linfonodo regional
T3a	IIIA	Metástase peritoneal microscópica além da pelve
T3b	IIIB	Metástase peritoneal macroscópica, além da pelve, com 2 cm ou menos em sua maior dimensão
T3c e/ou N1	IIIC	Metástase peritoneal, além da pelve, com mais de 2 cm em sua maior dimensão e/ou metástase em linfonodo regional
M1	IV	Metástase a distância (exclui metástase peritoneal)

Nota: Metástase na cápsula hepática corresponde a T3/estágio III; metástase no parênquima hepático, M1/estágio IV. Um derrame pleural deve ter citologia positiva para corresponder a M1/estágio IV.

N – Linfonodos regionais	
NX	Os linfonodos regionais não podem ser avaliados
N0	Ausência de metástase em linfonodos regionais
N1	Metástase em linfonodos regionais

M – Metástase a distância	
MX	A presença de metástase a distância não pode ser avaliada
M0	Ausência de metástase a distância
M1	Metástase a distância

anexos, visa ao estadiamento da doença, de acordo com o preconizado pela FIGO, necessário para o planejamento posterior. Em caso de câncer de ovário avançado, a abordagem cirúrgica tem por objetivo a citorredução máxima, ou seja, um esforço cirúrgico máximo a fim de deixar o mínimo de doença para melhor efeito do tratamento adjuvante à base de quimioterápicos. Entretanto, nem sempre é possível uma abordagem cirúrgica primária, diante da impossibilidade de citorredução ótima. Nesses casos há que se avaliar a quimioterapia neoadjuvante como abordagem inicial.

Cirurgia para massas anexiais suspeitas

A laparotomia mediana é a via de acesso indicada para massas anexiais suspeitas. Segue-se, então, com coleta de líquido ascítico para citologia e mensuração do seu volume. Na sua ausência, realiza-se lavado peritoneal com pelo menos 150 mL de soro fisiológico. Além do inventário detalhado dos órgãos pélvicos e abdominais, incluem-se avaliação do fundo de saco de Douglas, goteiras parietocólicas, cúpulas diafragmáticas e linfonodos retroperitoneais (pélvicos e para-aórticos).

É de fundamental importância descrever a carga tumoral inicial (diâmetros da massa, órgãos comprometidos por contiguidade, locais e diâmetros dos implantes e se eles estão presentes além da pelve verdadeira).

Procede-se, então, à obtenção do espécime tumoral para o diagnóstico histopatológico por congelação (anexectomia ou biópsia, de acordo com a viabilidade de ressecção). Se confirmado diagnóstico de malignidade, deve-se prosseguir com a cirurgia padronizada para câncer de ovário:

- Histerectomia tipo I.
- Anexectomia bilateral.
- Omentectomia infracólica.

Se macroscopicamente a doença está restrita à pelve verdadeira, são realizadas biópsias de peritônio de goteiras parietocólicas, cúpulas diafragmáticas e fundo de saco de Douglas, e de peritônio sobre a bexiga (pelo menos duas amostras em cada região). Amostragem linfonodal pélvica bilateral e abordagem dos linfonodos para-aórticos devem ser realizadas como rotina estadiadora (é considerada boa amostragem quando há pelo menos dez linfonodos no total).

O resultado da citorredução deve ser descrito no relatório cirúrgico (se ótima ou subótima). Considera-se a citorredução ótima quando os implantes tumorais residuais são inferiores a 1 cm em diâmetro (variando entre os autores de 5 mm a 2 cm)

PACIENTES COM TRATAMENTO CIRÚRGICO INCOMPLETO

Se a cirurgia prévia fora da instituição for considerada incompleta, ou seja, não seguiu procedimentos mínimos para o correto estadiamento cirúrgico, a complementação propedêutica será realizada de acordo com o já previamente estabelecido. É indicada a laparotomia ou videolaparoscopia para complementar o estadiamento.

Considera-se cirurgia mínima de estadiamento aquela na qual, pela descrição cirúrgica e exame de laudos histopatológicos, pode-se afirmar em qual estadiamento a paciente se encaixa.

CIRURGIA NO CÂNCER AVANÇADO DE OVÁRIO

Pacientes com câncer avançado de ovário que apresentam estado geral comprometido, *personal status* (PS) > 2, risco cirúrgico ASA III, exames de imagem suspeitos de carcinomatose grosseira e ascite > 5 L, são inicialmente abordadas por videolaparoscopia para confirmação dos achados de imagem. No entanto, às vezes, a origem ovariana só pode ser confirmada quando a paciente é submetida à laparotomia.

A ressecabilidade ótima pode estar comprometida se nos achados peroperatórios (para indicar a quimioterapia neoadjuvante com laparotomia de intervalo) estiverem presentes: doença metastática extraperitoneal, invasão do hilo hepático, incontáveis metástases peritoneais, invasão maciça do mesentério, linfonodos muito aderidos aos grandes vasos.

Toda aderência ou lesão suspeita, quando possível, deve ser biopsiada ou ressecada.

As ressecções viscerais estão indicadas nos casos de iminência de obstrução ou quando esta situação conduzir à citorredução ótima. No entanto, devem ser consideradas as comorbidades e morbidades adicionais relacionadas à realização desse procedimento. Nesse caso, estomas descompressivos são opções terapêuticas. É evidente que o relato cirúrgico deve ser minucioso e a estratégia cirúrgica, bem justificada.

Com relação à abordagem linfonodal no câncer avançado de ovário, se a cirurgia for citorredutora, é necessária apenas ressecção dos linfonodos macroscopicamente comprometidos, a fim de oferecer citorredução ótima. Se isso não for possível, cancela-se a linfadenectomia.

Quando a citorredução ótima não é atingida, é necessário ressecar o máximo de doença possível. Indica-se quimioterapia de indução de três ou quatro ciclos. Avalia-se a resposta objetiva mediante dosagem do marcador e diminuição do volume da massa tumoral avaliada por meio de exames clínicos e de imagem comparativos aos exames de pré-quimioterapia. Havendo resposta objetiva, realizar laparotomia de intervalo com intenção de alcançar a citorredução secundária ótima.

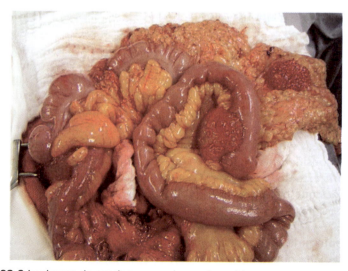

Figura 38.2 Implantes de carcinoma mucinoso de ovário em omento e mesentério.

Capítulo 38 • Câncer de Ovário **497**

PAPEL DA VIDEOLAPAROSCOPIA NO CÂNCER DE OVÁRIO

Realiza-se a videolaparoscopia na abordagem da tumoração pélvica nas seguintes situações: avaliação diagnóstica e extensão de doença em pacientes com PS comprometido; possibilidade de cirurgia ótima nas grandes massas pélvicas e doença avançada; orientação de pacientes a protocolos de estudo; complementação de estadiamento de cirurgia inicialmente considerada incompleta.

O estadiamento do câncer de ovário é eminentemente cirúrgico, de acordo com os critérios da FIGO a seguir:

- Para pacientes em estágios IA e IB, G1 e G2, o tratamento cirúrgico padrão é suficiente.
- Em pacientes com estadiamento IA, as quais desejarem engravidar, a cirurgia conservadora (salpingo-oforectomia unilateral) com biópsias peritoneais, omentectomia e linfadenectomia seletiva podem ser realizadas, porém ainda com controvérsias. Esta conduta terapêutica é contraindicada em tumores G3, IC e de células claras.
- Em pacientes estágio IC ou G3 ou células claras está indicada quimioterapia adjuvante, com quatro a seis ciclos com esquemas baseados em platina.

Estágios II e III

A abordagem cirúrgica visa a deixar o mínimo de doença residual.

Citorredução ótima (doença ≤ 1 cm): indica-se quimioterapia complementar baseada em platina e paclitaxel em seis ciclos.

Citorredução subótima (doença > 1 cm): indica-se a quimioterapia adjuvante em seis ciclos com platina e paclitaxel. Essas pacientes serão acompanhandas por tomografias e marcadores tumorais. Havendo possibilidade de citorredução secundária após três a quatro ciclos de quimioterapia, serão encaminhadas ao serviço de oncologia ginecológica para completar a cirurgia; caso contrário, continuarão até o sexto ciclo, quando nova reavaliação será realizada. Se for decidida nova cirurgia, a consolidação terapêutica por quimioterápicos dependerá dos achados operatórios.

Estágio IV

Se a paciente é portadora de derrame pleural positivo para adenocarcinoma, porém é passível de citorredução cirúrgica, a videolaparoscopia pode ser realizada como procedimento determinante da exequibilidade do ato cirúrgico ou apenas para obtenção de um diagnóstico histopatológico por meio de biópsias do tumor. A quimioterapia neoadjuvante é indicada em todas as outras situações. A abordagem cirúrgica primária é aceitável para paliação. Há que considerar o PS, idade e comorbidades.

Quando abrir mão de laparotomia ou videolaparoscopia

São condições que podem levar a dispensar a laparotomia ou videolaparoscopia no câncer de ovário avançado e PS3:

- Solução de continuidade da massa com a parede abdominal. Nesses casos, pode-se optar por biópsia (guiada por imagem ou não); com diagnóstico, avalia-se a quimioterapia neoadjuvante.

498 Seção V • Câncer e Lesões Precursoras

- Quando houver grande volume tumoral inicial, entretanto, linfonodos superficiais clinicamente aumentados, indica-se biópsia ou punção aspirativa por agulha fina (PAAF); essas pacientes são direcionadas para quimioterapia neoadjuvante.
- Suspeita de metástase hepática intraparequimatosa, na qual a biópsia tumoral guiada por tomografia computadorizada confirma adenocarcinoma metastático.
- Em pacientes com comorbidades moderadas e graves: podem ser indicadas para abordagem quimioterápica neoadjuvante, baseada apenas em CA 125 elevado e ascite positiva para adenocarcinoma.

DOENÇA RECIDIVADA

A escolha do tipo de resgate a ser realizado depende principalmente do intervalo livre de doença (ILD).

Se há progressão de doença em vigência de quimioterapia baseada em platina ou recidiva nos primeiros seis meses, considera-se doença refratária ou platinorresistente. Nesses casos, muda-se o esquema para doxorrubicina, etoposida, topotecano ou gencitabina.

Se há progressão após seis meses, trata-se de doença potencialmente responsiva à platina: utiliza-se o resgate cirúrgico como primeira abordagem se houver possibilidade de citorredução ótima e também se na primeira cirurgia houver apenas amostragem de linfonodos, completa-se com linfadenectomia para-aórtica e pélvica completa e objetivando a citorredução ótima. Se a paciente for responsiva à platina, mas se a doença apresentar indícios de irressecabilidade, prefere-se o resgate inicial por quimioterapia, deixando a cirurgia como segunda abordagem, tão logo o tumor manifeste indícios de ressecabilidade e possibilidade de citorredução ótima. Em todos os casos, após a cirurgia, encaminha-se a paciente à complementação quimioterápica à base de platina.

Se no seguimento ambulatorial apenas o CA 125 estiver elevado em paciente assintomática e sem evidência de doença macroscópica, a conduta será expectante. Evidentemente que o exame ginecológico deve ser complementado nesses casos.

Em caso de aumento do CA 125 associado a sintomas de emagrecimento e piora do PS, entretanto, deve-se tratar como doença em atividade de acordo com o ILD, desde que as linfadenectomias pélvicas e para-aórtica tenham sido completas (os linfonodos são considerados santuários de metástases resistentes à quimioterapia).

A radioterapia é uma alternativa paliativa em pacientes quimiorresistentes e tem intenção antiálgica ou anti-hemorrágica. A radioterapia total abdominal como recurso curativo na recaída é matéria controversa, devido aos riscos de pouca tolerância dos tecidos normais do abdome à irradiação total abdominal.

TRATAMENTO DE CÂNCER EPITELIAL DE BAIXO POTENCIAL DE MALIGNIDADE (*BORDERLINE*)

Representam cerca de 15% dos tumores epiteliais de ovário e aproximadamente 75% são diagnosticados no estágio I. Devem ser diagnosticados a partir do tumor original. Possuem excelente prognóstico, com sobrevida superior a 95% em 10 anos. Estágios iniciais, histologia serosa e pacientes jovens são associados a um prognóstico mais favorável.

As mortes causadas por tumores *borderlines* são devido a complicações benignas (obstrução intestinal), complicações da terapia e, raramente, transformação maligna.

O principal objetivo do tratamento cirúrgico é o estadiamento cirúrgico e a citorredução. Para pacientes com estágio I e que desejam ter filhos, cirurgia conservadora com ooforectomia unilateral pode ser considerada após inspeção do ovário contralateral para excluir envolvimento. Para as demais pacientes, histerectomia total abdominal e salpingo-oforectomia é recomendada com citorredução máxima.

As pacientes em todos os estágios que receberam citorredução ótima devem ser mantidos em tratamento expectante e sem quimioterapia adjuvante. Não existem trabalhos que evidenciem benefício da quimioterapia em pacientes portadoras de tumores *borderline* metastático. Um subgrupo de pacientes pode beneficiar-se da quimioterapia. São pacientes cujos implantes peritoneais (ou omentais) apresentam características invasivas. Aquelas que desenvolvem recorrências precoces também podem requerer quimioterapia.

Para pacientes com recorrência tardia, após longo período de tempo, uma nova citorredução cirúrgica ótima seguida de observação pós-operatória é a conduta de escolha.

Operações de *second-look*

As cirurgias de *second-look* são realizadas para determinar a resposta ao tratamento em pacientes em que não há evidência clínica de neoplasia após período de quimioterapia. As operações de *second-look* não influenciam a sobrevida, porém as informações obtidas são altamente prognósticas. A indicação das cirurgias de *second-look* é controversa.

Tumores ovarianos não epiteliais

Cânceres de ovário não epiteliais incluem tumores de origem germinativa, tumores do cordão e do estroma sexual, carcinomas metastáticos, e uma variedade de cânceres extremamente raros (por exemplo, sarcomas, tumor de células lipoides etc.). Os tumores não epiteliais do ovário representam aproximadamente 10% de todas as neoplasias ovarianas.

Tumores de células germinativas

Os tumores de células germinativas (TCG) de ovário constituem cerca de 20% de todas as neoplasias ovarianas, são derivados de células germinativas primitivas da gônada embrionária e compreendem:

- Disgerminoma.
- Teratomas.
- Tumor de seio endodérmico.
- Carcinoma embrionário.
- Coriocarcinoma.
- Formas mistas.

Nas primeiras duas décadas de vida, cerca de 70% dos tumores ovarianos são de origem germinativa.

São tumores agressivos, com crescimento rápido, porém com altos índices de resposta aos esquemas de quimioterapia. O pico de incidência ocorre entre a segunda e a terceira década de vida e são frequentemente diagnosticados por massas abdominais palpáveis. Outros sintomas incluem dor abdominal, distensão abdominal, sangramentos vaginais anor-

500 Seção V • Câncer e Lesões Precursoras

mais. Massas anexiais > 2 cm, complexas, em mulheres pré-menacme, usualmente exigem exploração cirúrgica.

A classificação histológica é importante para o prognóstico e indicação de tratamento quimioterápico.

Os tipos histológicos de TCG que surgem nos ovários são similares aos que se desenvolvem nos testículos. Teratomas císticos benignos maduros (também chamados de cistos desmoides) são os tipos mais comuns de TCG. TCG malignos aparecem a partir da degeneração maligna de teratomas císticos maduros. Os demais são os disgerminomas, tumor de seio endodérmico (*york sac*), teratomas imaturos, e tumores de células germinativas primitivos mistos. Os carcinomas embrionários puros e o coriocarcinoma são raros.

Os TCG são frequentemente associados a atividades hormonais ou enzimáticas, e os marcadores séricos em pacientes portadores de tumor de células germinativas do ovário são a alfafetoproteína (AFP), a gonadotrofina coriônica humana (hCG) e a desidrogenase láctica (DHL).

Os tumores de células germinativas são estadiados da mesma maneira que os tumores epiteliais.

Muitas vezes as decisões terapêuticas envolvem a preservação da fertilidade. Ao contrário dos carcinomas epiteliais, a citorredução com grandes ressecções viscerais não é recomendada, pois os avanços nos recursos quimioterápicos permitem cirurgia mais conservadora.

Disgerminoma

O disgerminoma é o tumor maligno mais comum de células germinativas, responsável por 30 a 40% de todos os cânceres de origem germinativa. Aproximadamente 5% dos disgerminomas são descobertos em pacientes com fenótipo feminino e gônadas anormais (disgenesia gonadal).

Aproximadamente 75% dos disgerminomas são diagnosticados em estágio I (confinados a um ou ambos os ovários), e a bilateralidade ocorre em 10 a 15% dos casos.

A menor cirurgia para tratamento dos disgerminomas é a ooforectomia unilateral. Se houver desejo da paciente em preservar a fertilidade, o ovário contralateral, tuba e útero devem ser deixados *in situ*, mesmo na presença de doença metastática, por causa da alta sensibilidade do tumor aos esquemas de quimioterapia. Nas pacientes em que a neoplasia

Quadro 38.2 Classificação histológica

Histologia	AFP	hCG	DHL
Disgerminoma	–	±	+
Tumor de seio endodérmico	+	–	+
Teratoma imaturo	–	–	±
Tumor de células germinativas misto	±	±	±
Coriocarcinoma	–	+	±
Cancer embrionário	±	+	±
Poliembrioma	±	+	

Capítulo 38 • Câncer de Ovário **501**

parece estar confinada ao ovário, procede-se uma operação de estadiamento para determinar a presença de metástases ocultas.

Os disgerminomas são sensíveis aos esquemas de radioterapia, porém a radioterapia raramente é utilizada no tratamento.

O prognóstico dos disgerminomas é bom, com sobrevida superior a 95% em pacientes estadiadas como Ia.

Teratomas imaturos

O teratoma sólido imaturo também é conhecido como teratoma maligno, teratoblastoma, e teratoma embrionário. Representa menos de 1% dos teratomas ovarianos e são mais comuns nas primeiras duas décadas de vida. Esses tumores são compostos por tecidos derivados dos três folhetos embrionários: ectoderma, mesoderma e endoderma. O grau de diferenciação tumoral (variando de grau I a III) é um importante indicador de risco de disseminação extraovariana. A presença de focos de tumor de seio endodérmico em meio ao teratoma imaturo geralmente reflete comportamento mais agressivo e pior prognóstico.

A avaliação pré-operatória e o diagnóstico diferencial são os mesmos que para os demais tumores germinativos.

Pacientes pré-menopausadas com lesões aparentemente confinadas a um ovário devem ser submetidas à ooforectomia unilateral e a estadiamento cirúrgico. O envolvimento contralateral é raro nessa patologia. O local mais comum de disseminação é o peritônio.

Pacientes com estágio IA, grau 1 tem um excelente prognóstico e não necessitam de quimioterapia adjuvante. Em pacientes cujos tumores são IA, grau 2 ou 3, a quimioterapia adjuvante está indicada.

O fator prognóstico mais importante em portadoras de teratoma imaturo é o grau da lesão, juntamente com a extensão da lesão por ocasião do tratamento inicial.

Tumor de seio endodérmico

Os tumores de seio endodérmico são também referidos como carcinomas do *york sac*. Estas lesões são o terceiro tipo mais frequente de tumores de células germinativas. A maioria dos tumores de seio endodérmico secretam AFP e existe uma boa correlação entre os níveis de AFP e a extensão da neoplasia.

A cirurgia consiste em exploração por laparotomia, salpingo-oforectomia unilateral e biópsia de congelação para diagnóstico. A adição de histerectomia e ooforectomia contralateral não altera a sobrevida. Qualquer metástase deve ser removida, porém o estadiamento cirúrgico minucioso não é necessário, pois todas as pacientes se beneficiam de quimioterapia.

Carcinoma embrionário

O carcinoma embrionário é um tumor raro e distinto dos coriocarcinomas pela ausência de sinciciotrofoblasto. Os portadores dessa neoplasia são jovens (idades entre 4 e 28 anos). Os carcinomas embrionários podem secretar estrógenos. Com isso, os pacientes podem apresentar sintomas de puberdade precoce ou sangramento menstrual irregular. Essas lesões frequentemente secretam AFP e hCG. O tratamento é semelhante ao dos tumores de seio endodérmico.

Coriocarcinoma de ovário

Coriocarcinoma puro não gestacional é uma patologia extremamente rara. Apresenta as mesmas características do coriocarcinoma metastático para os ovários. Esses tumores respondem a alguns tipos de quimioterapia, contudo são de mau prognóstico.

Tumor de células germinativas misto

São tumores que contêm dois ou mais tipos de lesões no mesmo ovário. A combinação mais comum é entre os disgerminomas e os tumores de seio endodérmico. O prognóstico depende da composição dos tipos tumorais presentes no ovário, por exemplo, tumores compostos com menos de um terço de tumores de seio endodérmico, coriocarcinomas ou teratomas imaturos grau III possuem um melhor prognóstico.

Tumores estromais do cordão sexual

Os tumores estromais de cordão sexual representam aproximadamente 5% de todas as neoplasias ovarianas. Este grupo deriva do cordão sexual e do estroma ou mesênquima ovariano e é composto por vários tipos celulares, incluindo células da granulosa, teca e células de Sertoli e Leydig.

Classificação dos tumores estromais do cordão sexual:

- Tumores de células estromais-granulosa:
  - Tumor das células da granulosa.
  - Tumores de grupo tecoma – fibroma.
- Androblastomas, tumores das células de Sertoli-Leydig:
  - Bem diferenciado.
    - Tumor de células de Sertoli.
    - Tumor de Sertoli-Leydig
    - Tumor de célula de Leydig.
  - Moderadamente diferenciado.
  - Mal diferenciado.
- Ginandroblastoma.
- Não classificados.

Os tumores de células estromais – granulosa incluem os tecomas e fibromas. São tumores de baixo grau de malignidade; raramente, tecomas e fibromas apresentam aspectos morfológicos de malignidade e são referidos como fibrossarcomas.

O câncer de endométrio ocorre em associação com tumores de granulosa em pelo menos 5% dos casos, e 25 a 50% são associados com hiperplasia endometrial.

O tratamento depende da idade do paciente e extensão da neoplasia. Para a maioria dos pacientes, a cirurgia é suficiente como terapia. A radioterapia e quimioterapia são reservadas para os casos de recorrência ou doença metastática. O procedimento cirúrgico consiste em salpingo-oforectomia unilateral para tumores IA, associada a procedimento de estadiamento. Não existe evidência de que a quimioterapia adjuvante possa prevenir a recorrência.

Os tumores de Sertoli-Leydig ocorrem mais frequentemente na terceira e quarta décadas de vida. Esses tumores tipicamente produzem andrógenos, e a virilização clínica é notada em 70 a 85% dos pacientes. A sobrevida em cinco anos destes tumores varia de 70 a 90% e recorrências são pouco comuns.

Tumores metastáticos

Aproximadamente 5% dos tumores ovarianos são metastáticos de outros órgãos, mais frequentemente do trato genital feminino, da mama e do trato gastrintestinal.

LEITURA RECOMENDADA

Aboud E. A review of granulosa cell tumours and thecomas of the ovary. *Arch Gynecol Obstet* 1997; 259:161.

Ansquer Y, Leblanc E, Clough K *et al.* Neoadjuvant chemotherapy for unresectable ovarian carcinoma. *Cancer* 2001; 91:2329.

Aunoble B, Sanches R, Didier E, Bignon YJ. Major oncogenes and tumor suppressor genes involved in epithelial ovarian cancer (review). *Int J Oncol* 2000; 16:567.

Cannistra SA. Cancer of the ovary. *N Engl J Med* 2004; 351:2519.

Carlson KJ, Skates SJ, Singer DE. Screening for ovarian cancer. *Ann Intern Med* 1994; 121:124.

Chen VW, Ruiz B, Killeen JL *et al.* Pathology and classification of ovarian tumors. *Cancer* 2003; 97:2631.

Collaborative Group, on Epidemiological Studies of Ovarian Cancer, Beral V, Doll R *et al.* Ovarian cancer and oral contraceptives: collaborative reanalysis of data from 45 epidemiological studies including 23,257 women with ovarian cancer and 87,303 controls. *Lancet* 2008; 371:303.

Cramer DW, Barbieri RL, Fraer AR, Harlow BL. Determinants of early follicular phase gonadotrophin and estradiol concentrations in women of late reproductive age. *Hum Reprod* 2002; 17:221.

Cronje HS, Niemand I, Bam RH, Woodruff JD. Review of the granulosa-theca cell tumors from the Emil Novak ovarian tumor registry. *Am J Obstet Gynecol* 1999; 180:323.

Daly M, Obrams GI. Epidemiology and risk assessment for ovarian cancer. *Semin Oncol* 1998; 25:255.

Dorum A, Blom GP, Ekerhovd E, Granberg S. Prevalence and histologic diagnosis of adnexal cysts in postmenopausal women: an autopsy study. *Am J Obstet Gynecol* 2005; 192:48.

Giede KC, Kieser K, Dodge J, Rosen B. Who should operate on patients with ovarian cancer? An evidence-based review. *Gynecol Oncol* 2005; 99:447. Guidelines for referral to a gynecologic oncologist: rationale and benefits. The Society of Gynecologic Oncologists. *Gynecol Oncol* 2000; 78:S1.

Goff BA, Matthews BJ, Larson EH *et al.* Predictors of comprehensive surgical treatment in patients with ovarian cancer. *Cancer* 2007; 109:2031.

Goff BA, Matthews BJ, Wynn M *et al.* Ovarian cancer: Patterns of surgical care across the United States. *Gynecol Oncol* 2006; 103:383.

Gronwald J, Huzarski T, Byrski B *et al.* Cancer risks in first degree relatives of BRCA1 mutation carriers: effects of mutation and proband disease status. *J Med Genet* 2006; 43:424.

Gungor M, Ortac F, Arvas M *et al.* The role of secondary cytoreductive surgery for recurrent ovarian cancer. *Gynecol Oncol* 2005; 97:74.

Hou JY, Kelly MG, Yu H *et al.* Neoadjuvant chemotherapy lessens surgical morbidity in advanced ovarian cancer and leads to improved survival in stage IV disease. *Gynecol Oncol* 2007; 105:211.

Jemal A, Siegel R, Ward E *et al.* Cancer statistics, 2008. *CA Cancer J Clin* 2008; 58:71.

Kinkel K, Lu Y, Mehdizade A *et al.* Indeterminate Ovarian Mass at US: incremental value of second imaging test for characterization – meta-analysis and bayesian analysis. *Radiology* 2005; 236:85.

Koonings PP, Campbell K, Mishell Jr. DR, Grimes DA. Relative frequency of primary ovarian neoplasms: a 10-year review. *Obstet Gynecol* 1989; 74:921.

Kuhn W, Rutke S, Spathe K, Schmalfeldt B. Neoadjuvant chemotherapy followed by tumor debulking prolongs survival for patients with poor prognosis in International Federation of Gynecology and Obstetrics Stage IIIC ovarian carcinoma. *Cancer* 2001; 92:2585.

Mazzeo F, Berliere M, Kerger J *et al.* Neoadjuvant chemotherapy followed by surgery and adjuvant chemotherapy in patients with primarily unresectable, advanced-stage ovarian cancer. *Gynecol Oncol* 2003; 90:163.

Memarzadeh S, Berek JS. Advances in the management of epithelial ovarian cancer. *J Reprod Med* 2001; 46:621.

Mink PJ, Sherman ME, Devesa SS. Incidence patterns of invasive and borderline ovarian tumors among white women and black women in the United States. *Cancer* 2002; 95:2380.

Modesitt SC, Pavlik EJ, Ueland FR *et al.* Risk of malignancy in unilocular ovarian cystic tumors less than 10 centimeters in diameter. *Obstet Gynecol* 2003; 102:594

Modugno F. Ovarian cancer and high-risk women-implications for prevention, screening, and early detection. *Gynecol Oncol* 2003; 91:15.

Morice P, Camatte S, Rey A *et al.* Prognostic factors for patients with advanced stage serous borderline tumours of the ovary. *Ann Oncol* 2003; 14:592.

Munkarah AR, Coleman RL. Critical evaluation of secondary cytoreduction in recurrent ovarian cancer. *Gynecol Oncol* 2004; 95:273.

Munstedt K, Georgi R, Misselwitz B *et al.* Centralizing surgery for gynecologic oncology – A strategy assuring better quality treatment? *Gynecol Oncol* 2003; 89:4.

Negri E, Franceschi S, Tzonou A *et al.* Pooled analysis of 3 European case-control studies: I. Reproductive factors and risk of epithelial ovarian cancer. *Int J Cancer* 1991; 49:50.

Petignat P, Vajda D, Joris F, Obrist R. Surgical management of epithelial ovarian cancer at community hospitals: A population-based study. *J Surg Oncol* 2000; 75:19.

Piver MS. Hereditary ovarian cancer. *Gynecol Oncol* 2002; 85:9.

Scully R, Sobin L. *Histologic typing of ovarian tumors.* Vol. 9. World Health Organization. Berlin: Springer-Verlag, 1999.

Soegaard M, Kjaer SK, Cox M *et al.* BRCA1 and BRCA2 Mutation Prevalence and Clinical Characteristics of a Population-Based Series of Ovarian Cancer Cases from Denmark. *Clin Cancer Res* 2008; 14:3761.

Trimble CL, Trimble EL. Ovarian tumors of low malignant potential. *Oncology (Huntingt)* 2003; 17:1563.

Valentin L, Skoog L, Epstein E. Frequency and type of adnexal lesions in autopsy material from postmenopausal women: ultrasound study with histological correlation. *Ultrasound Obstet Gynecol* 2003; 22:284.

Whittemore AS, R, Harris J, Intyre. Characteristics relating to ovarian cancer risk: Collaborative analysis of 12 U.S. case-control studies. II. Invasive epithelial ovarian cancers in white women. *Am J Epidemiol* 1992; 136:1184.

Winter 3rd WE, Kucera PR, Rodgers W *et al.* Surgical staging in patients with ovarian tumors of low malignant potential. *Obstet Gynecol* 2002; 100:671.

Young RH. Sex cord-stromal tumors of the ovary and testis: their similarities and differences with consideration of selected problems. *Mod Pathol* 2005; 18(Suppl 2):S81.

Zanetta G, Rota S, Chiari S *et al.* Behavior of borderline tumors with particular interest to persistence, recurrence, and progression to invasive carcinoma: a prospective study. *J Clin Oncol* 2001; 19:2658.

Zang RY, Zhang ZY, Cai SM *et al.* Cytoreductive surgery for stage IV epithelial ovarian cancer. *J Exp Clin Cancer Res* 1999; 18:449.

CAPÍTULO 39

Câncer da Tuba Uterina

Mário Rino Martins

INTRODUÇÃO

Carcinoma da tuba uterina (CTU) é uma patologia rara, responsável por aproximadamente 0,14 a 1,8% das neoplasias genitais femininas e é menos frequente que metástases de outros órgãos para a tuba uterina.

Os cânceres de tuba uterina compartilham várias características com tumores ovarianos, incluindo níveis elevados de CA 125, incidência aumentada de mutações BRCA, histopatologia e grau de resposta aos esquemas de quimioterapia baseado em platina.

A estimativa anual, baseada em dados de população americana, é de 3,6 casos por milhão de mulheres ao ano. É possível que esteja sendo subestimada, por causa dos aspectos clínico e histológico semelhantes aos do tumor de ovário, levando a erros diagnósticos.

A etiologia do CTU é desconhecida. Os únicos fatores de risco identificados para CTU são as mutações herdadas dos genes BRCA 1 ou BRCA 2. Foram identificadas mutações BRCA em 16 a 43% das mulheres com CTU. Alguns fatores são identificados como protetores, como história de gravidez ou uso de contraceptivo oral. Não existe correlação entre idade, sexo, peso, nível educacional, doença inflamatória pélvica, infertilidade, histerectomia prévia, endometriose, tabagismo e o desenvolvimento de CTU.

Manifestações clínicas

O CTU ocorre entre a quarta e a sexta década de vida.

Os sinais e sintomas de CTU são: sangramento vaginal (50 a 60%), dores abdominais (30 a 50%), massa abdominal ou pélvica (60%) e ascite (15%). Raramente esses tumores são assintomáticos por ocasião do diagnóstico. Quando comparados aos tumores ovarianos, os CTU são diagnosticados em estágios mais precoces por causa da dor abdominal provocada pela distensão tubária.

Outra condição em que o CTU deve ser suspeitado é nos casos de sangramentos vaginais pós-menopausa com curetagem diagnóstica negativa.

A investigação deve ser iniciada com ultrassonografia transvaginal e abdominal. A visualização de uma massa anexial complexa, sólida ou cística pode sugerir o diagnóstico de uma lesão ovariana ou patologia de tuba uterina benigna. A neovascularização, demonstrada na ultrassonografia com Doppler, ou ascite sugere malignidade.

A tomografia computadorizada abdominopélvica ou a ressonância nuclear magnética não são úteis em estabelecer diagnóstico em pacientes com massa pélvica definida. Entretanto, esses exames podem demonstrar locais de metástases, permitindo um melhor planejamento cirúrgico. A ressonância nuclear magnética parece ser superior à tomografia computadorizada em detectar infiltração de bexiga, vagina, parede pélvica ou do reto.

A dosagem sérica de CA 125 é útil para o prognóstico e para o seguimento do curso da doença, mas não para o diagnóstico.

PATOLOGIA

Histologicamente, 90% dos tumores são adenocarcinomas, e, destes, metade é de adenocarcinomas serosos-papilíferos.

Os tumores disseminam-se predominantemente para a cavidade peritoneal. Frequentes locais de metástases incluem os ovários e o útero. Metástases para linfonodos pélvicos e para-aórticos também são comuns.

Estadiamento – The International Federation of Gynecology and Obstetrics (FIGO) 1991

A Federação Internacional de Ginecologia e Obstetrícia (FIGO) estabeleceu um sistema oficial de estadiamento para carcinoma de tuba uterina em 1991. O estadiamento do carcinoma de tuba uterina é cirúrgico. A cirurgia deve ser realizada nos casos em que o tumor encontra-se bem delimitado. O procedimento cirúrgico inclui biópsia de linfonodos retroperitoneais, omentectomia infracólica, lavado peritoneal e biópsias peritoneais múltiplas.

TRATAMENTO

As rotinas de tratamento dos cânceres de tuba uterina são similares às dos cânceres de ovário. A cirurgia primária consiste em histerectomia total abdominal, salpingo-oforectomia bilateral, citorredução tumoral e demais procedimentos de estadiamento como descritos anteriormente. Caso a citorredução ótima não possa ser realizada, a remoção da maior quantidade possível de neoplasia é importante. A sobrevida é influenciada pela quantidade de doença residual, similarmente ao que acontece com tumores ovarianos.

As evidências clínicas para quimioterapia nos tumores de tuba uterina são limitados pela ausência de estudos randomizados controlados. Isto se deve ao pequeno número de mulheres portadoras da neoplasia.

Os tumores, em sua maioria, são serosos, de modo similar ao tipo mais comum de câncer de ovário. Por essa razão, a quimioterapia para tumores de tuba uterina é baseada nos protocolos para tumores ovarianos. Pacientes com doença residual e aqueles com doença avançada são tratados com uma combinação de quimioterapia usando paclitaxel e carboplatina.

Capítulo 39 • Câncer da Tuba Uterina **507**

Quadro 39.1 Estadiamento de câncer de tuba uterina

Categorias TNM	Estágios da FIGO	
TX		O tumor primário não pode ser avaliado
T0		Não há evidência de tumor primário
Tis	0	Carcinoma *in situ* (carcinoma pré-invasivo)
T1	I	Tumor confinado à(s) tuba(s) uterinas
T1a	IA	Tumor limitado a uma tuba; sem penetrar a superfície serosa
T1b	IB	Tumor limitado a ambas as tubas; sem penetrar a superfície serosa
T1c	IC	Tumor limitado a uma ou ambas as tubas, com extensão para serosa tubária ou invasão desta, ou com células malignas em líquido ascítico ou em lavados peritoneais
T2	II	Tumor que envolve uma ou ambas as tubas, com extensão pélvica
T2a	IIA	Extensão e/ou metástase para útero e/ou ovário(s)
T2b	IIB	Extensão a outras estruturas pélvicas
T2c	IIC	Extensão pélvica (2a ou 2b), com células malignas em líquido ascítico ou em lavados peritoneais
T3 e/ou N1	III	Tumor que envolve uma ou ambas as tubas, com implantes peritoneais fora da pelve e/ou linfonodos regionais positivos
T3a	IIIA	Metástase peritoneal microscópica fora da pelve
T3b	IIIB	Metástase peritoneal macroscópica fora da pelve, com 2 cm ou menos em sua maior dimensão
T3c e/ou N1	IIIC	Metástase peritoneal com mais de 2 cm em sua maior dimensão e/ou linfonodos regionais positivos
M1	IV	Metástase a distância (exclui metástase peritoneal)

Nota: Metástase na cápsula hepática corresponde a T3/estágio III; metástase no parênquima hepático, M1/estágio IV. Um derrame pleural deve ter citologia positiva para corresponder a M1/estágio IV.

N – Linfonodos regionais	
NX	Os linfonodos regionais não podem ser avaliados
N0	Ausência de metástase em linfonodos regionais
N1	Metástase em linfonodos regionais

M – Metástase a distância	
MX	A presença de metástase a distância não pode ser avaliada
M0	Ausência de metástase a distância
M1	Metástase a distância

O papel da quimioterapia adjuvante em pacientes com neoplasia em estágio inicial é pouco definido.

A eficácia da radioterapia para o tratamento de carcinoma de tuba uterina é difícil de ser avaliada primariamente em razão da pouca uniformidade nos estudos publicados em termos de estadiamento, tipo de radiação e campos de radiação.

A radioterapia abdominal total possivelmente é efetiva, entretanto, estudos são necessários para determinar os candidatos apropriados ao tratamento radioterápico, além dos campos e das dosagens.

Prognóstico

O fator mais importante correlacionado com sobrevida é o estágio da neoplasia. O prognóstico global do carcinoma de tuba uterina parece ser melhor do que das neoplasias ovarianas, possivelmente por causa do diagnóstico, em geral, mais precoce. As cirurgias de *second-look* não são indicadas pela pouca possibilidade de uma segunda linha de tratamento efetivo no tratamento das neoplasias de tuba uterina persistentes.

LEITURA RECOMENDADA

Barakat RR, Rubin SC, Saigo PE *et al.* Second-look laparotomy in carcinoma of the fallopian tube. *Obstet Gynecol* 1993; 82:748.

Berek JS, Hacker NF. *Practical gynecologic oncology.* 4 ed., Philadelphia: Lippincott Williams & Wilkins, 2004.

Brose MS, Rebbeck T, Calzone KA *et al.* Cancer risk estimates for BRCA1 mutation carriers identified in a risk evaluation program. *J Natl Cancer Inst* 2002; 94:1365.

Cormio G, Maneo A, Gabriele A *et al.* Treatment of fallopian tube carcinoma with cyclophosphamide, adriamycin, and cisplatin. *Am J Clin Oncol* 1997; 20:143.

Eddy GL, Copeland LJ, Gershenson DM *et al.* Fallopian tube carcinoma. *Obstet Gynecol* 1984; 64:546.

Friedrich M, Villena-Heinsen C, Scweizer J *et al.* Primary tubal carcinoma: A retrospective analysis of four cases with a literature review. *Eur J Gynaecol Oncol* 1998; 19:138.

Hefler LA, Rosen AC, Graf AH *et al.* The clinical value of serum concentrations of cancer antigen 125 in patients with primary fallopian tube carcinoma: a multicenter study. *Cancer* 2000; 89:1555.

Heselmeyer K, Hellstrom AC, Blegen H *et al.* Primary carcinoma of the fallopian tube: Comparative genomic hybridization reveals high genetic instability and a specific, recurring pattern of chromosomal aberrations. *Int J Gynecol Pathol* 1998; 17:245.

Karlan BY, Hoh, C, Tse N *et al.* Whole body positron emission tomography with (flourine-18)-2-deoxy glucose can detect metastatic carcinoma of the fallopian tube. *Gynecol Oncol* 1993; 49:383.

Kindelberger DW, Lee Y, Miron A *et al.* Intraepithelial carcinoma of the fimbria and pelvic serous carcinoma: Evidence for a causal relationship. *Am J Surg Pathol* 2007; 31:161.

Klein M, Rosen A, Graf A *et al.* Primary fallopian tube carcinoma – a retrospective survey of 51 cases. Austrian Cooperative Study Group for Fallopian Tube Carcinoma. *Arch Gynecol Obstet* 1994; 255:141.

Klein M, Rosen A, Lahousen M *et al.* Evaluation of adjuvant therapy after surgery for primary carcinoma of the fallopian tube. *Arch Gynecol Obstet* 1994; 255:19.

Kurjak A, Kupesic S, Ilijas M *et al.* Preoperative diagnosis of primary fallopian tube carcinoma. *Gynecol Oncol* 1998; 68:29.

Leath 3rd CA, Numnum TM, Straughn Jr. JM *et al.* Outcomes for patients with fallopian tube carcinoma managed with adjuvant chemotherapy following primary surgery: a retrospective university experience. *Int J Gynecol Cancer* 2007; 17:998.

Moore KN, Moxley KM, Fader AN *et al.* Serous fallopian tube carcinoma: a retrospective, multi-institutional case-control comparison to serous adenocarcinoma of the ovary. *Gynecol Oncol* 2007; 107:398.

Olivier RI, van Beurden M, Lubsen MA *et al.* Clinical outcome of prophylactic oophorectomy in BRCA1/BRCA2 mutation carriers and events during follow-up. *Br J Cancer* 2004; 90:1492.

Pectasides D, Pectasides E, Economopoulos T. Fallopian tube carcinoma: a review. *Oncologist* 2006; 11:902.

Peters WA, Anderson WA, Hopkins MP. Results of chemotherapy in advanced carcinoma of the fallopian tube. *Cancer* 1989; 63:836.

Pfeiffer P, Mogensen H, Amtrup F *et al.* Primary carcinoma of the fallopian tube. *Acta Oncol* 1989; 28:7.

Rauthe G, Vahrson HW, Burkhard E. Primary cancer of the fallopian tube. Treatment and results of 37 cases. *Eur J Gynaecol Oncol* 1998; 19:356.

Riska A, Finne P, Alfthan H *et al.* Past chlamydial infection is not associated with primary fallopian tube carcinoma. *Eur J Cancer* 2006; 42:1835.

Riska A, Finne P, Koskela P *et al.* Human papillomavirus infection and primary fallopian tube carcinoma: a seroepidemiological study. *BJOG* 2007; 114:425.

Riska A, Sund R, Pukkala E *et al.* Parity, tubal sterilization, hysterectomy and risk of primary fallopian tube carcinoma in Finland, 1975-2004. *Int J Cancer* 2007; 120:1351.

Rosen AC, Klein M, Hafner E *et al.* Management and prognosis of primary fallopian tube carcinoma. Austrian Cooperative Study Group for Fallopian Tube Carcinoma. *Gynecol Obstet Invest* 1999; 47:45.

Stewart SL, Wike JM, Foster SL, Michaud F. The incidence of primary fallopian tube cancer in the United States. *Gynecol Oncol* 2007; 107:392.

Tamimi HK, Figge DC. Adenocarcinoma of the uterine tube: Potential for lymph node metastases. *Am J Obstet Gynecol* 1981; 141:132.

Wethington SL, Herzog TJ, Seshan VE *et al.* Improved survival for fallopian tube cancer: a comparison of clinical characteristics and outcome for primary fallopian tube and ovarian cancer. *Cancer* 2008; 113:3298.

Wolfson AH, Tralins KS, Greven KM *et al.* Adenocarcinoma of the fallopian tube: Results of a multi-institutional retrospective analysis of 72 patient. *Int J Radiat Oncol Biol Phys* 1998; 40:71.

Zweemer RP, van Diest PJ, Verheijen RH *et al.* Molecular evidence linking primary cancer of the fallopian tube to BRCA1 germline mutations. *Gynecol Oncol* 2000; 76:45.

CAPÍTULO 40

Câncer de Mama: Fatores de Risco e Rastreamento

Isabel Cristina Areia Lopes Pereira • Monalisa Ferraz de Ferraz

INTRODUÇÃO

O câncer (CA) de mama é o tipo de câncer que mais acomete as mulheres. Mesmo com todos os programas de rastreamento que têm ocorrido nos países desenvolvidos, a sua incidência tem aumentado. No Brasil estima-se que 1 em 17 mulheres terá câncer de mama e nos EUA essa proporção é de 1 para 8, sendo, portanto, um grave problema de saúde pública. Vários fatores tais como idade, história familiar prévia do câncer de mama, fatores genéticos, reprodutivos, hormonais, doenças mamárias prévias, densidade mamográfica, obesidade, entre outros, têm sido estudados ao longo dos anos e correlacionados com a incidência do câncer de mama. Este capítulo abordará todos esses *fatores de risco*. É importante avaliar esses fatores a fim de classificar os pacientes como de risco baixo, moderado ou elevado, o que será importante para definir o acompanhamento das mesmas, sempre visando ao diagnóstico e ao tratamento precoce das neoplasias mamárias. Embora o rastreamento mamográfico seja instituído há mais de 40 anos nos países desenvolvidos (EUA, Europa Ocidental), no Brasil ainda está longe de tornar-se uma realidade.[1,12,15,24]

EPIDEMIOLOGIA

O CA de mama é um dos maiores problemas de saúde pública em todo o mundo. De acordo com estimativas feitas em 2002, havia 1.151.298 novos casos de câncer de mama diagnosticados com 410.712 mortes causadas por essa patologia e mais de 4,4 milhões de mulheres vivendo com câncer de mama em todo o mundo. Nos países desenvolvidos houve 636.128 novos casos comparados com 514.072 nos países em desenvolvimento, o que ocasionou 189.765 e 220.648 mortes, respectivamente, por câncer de mama.[11,26]

A incidência do câncer de mama tem aumentado durante o último século. Mesmo com todos os programas de *screening* nos países desenvolvidos, ele continua sendo a neoplasia maligna de maior incidência quando comparado aos outros tipos de cânceres.[11,25]

Nos EUA, a American Cancer Society estimou que em 2007 ocorreriam 178.480 novos casos de carcinomas invasivos da mama e 62.030 de carcinomas *in situ*, sendo que 2.030 casos eram esperados de ocorrer nos homens, contabilizando 1% de todos os cânceres de mama. Destes, aproximadamente 450 morreriam da doença. A estimativa de óbitos por câncer de mama no ano de 2007 na população feminina era de 40.460. A mulher que vive nos EUA tem 12,3% de risco de desenvolver CA de mama ao longo de sua vida (1 em 8).[2]

Apesar da tendência gradual do aumento da incidência do câncer da mama nos países desenvolvidos (EUA e países da União Europeia), tem havido uma diminuição na mortalidade por esta neoplasia de até 2,3% ao ano.[12,28]

O câncer de mama é o mais frequente entre as mulheres. Estima-se que a incidência de CA de mama no Brasil em 2008 foi de 49.400 novos casos, com o risco estimado de 51 casos a cada 100.000 mulheres. A cada ano, dos novos casos de neoplasia malignas que acometem as mulheres, 22% tratam-se de cânceres de mama.[15]

A incidência do câncer de mama no Brasil varia de acordo com a região. A região Norte tem a menor incidência (16/100.000), seguida da região Nordeste (28/100.000) e da Centro-oeste (38/100.000), ficando as regiões Sul (67/100.000) e Sudeste (68/100.000) em primeiro lugar.[15]

No Brasil tanto a incidência como a taxa bruta de mortalidade por câncer de mama têm apresentado um aumento significativo nas últimas décadas, com crescimento de 76% entre os anos de 1979 e 2004, passando de 5,7 para 10,1 mortes/100.000 mulheres.[15]

A incidência do CA de mama no Japão e em Hong Kong é menor do que a da Europa, mas também tem aumentado, enquanto nas Américas a incidência é parecida com da Europa Ocidental.[5,27]

O desenvolvimento do CA de mama está relacionado com diversos fatores (multifatorial) em resposta a alterações genéticas e influências ambientais. As alterações genéticas causam a inativação dos genes supressores de tumores e a ativação dos genes oncogênicos iniciando o processo tumoral e causando a sua progressão. É importante determinar os fatores de risco para o câncer de mama para que se possa identificar e classificar os grupos de risco moderado e alto. Com a identificação dos grupos de alto risco para o desenvolvimento da doença, essas pessoas serão beneficiadas com o programa de detecção precoce das doenças mamárias. Esse conhecimento se dá mediante pesquisas epidemiológicas que determinam os fatores predisponentes e que estimam a prevalência da exposição a esses fatores e apontam o diagnóstico precoce de doença mamária proliferativa.[20]

Fatores de risco para câncer de mama

- Sexo
- Idade
- História familiar/fatores genéticos
- Fatores reprodutivos/hormonais
- Doença mamária proliferativa
- Densidade mamográfica
- Obesidade/atividade física

Capítulo 40 • Câncer de Mama: Fatores de Risco e Rastreamento **513**

- Fatores dietéticos
- Fatores ambientais
- Álcool

SEXO

O CA de mama é o tipo de câncer mais comum entre as mulheres; logo, pertencer ao sexo feminino é um fator de risco para a doença. Entretanto, 1% dos casos de CA de mama ocorrem nos homens.[1]

IDADE

A incidência do CA de mama aumenta com a idade. Nos EUA, entre 2000 e 2004, 95% dos novos casos diagnosticados e 27% das mortes por CA de mama ocorreram em mulheres com mais de 40 anos de idade. Também neste período as mulheres entre 20 e 24 anos tiveram uma taxa de incidência de CA de mama de 1,4/100.000 mulheres e naquelas entre 75 e 79 anos apresentaram a maior incidência (464,8/100.000 mulheres). A idade média do diagnóstico foi de 61 anos.[1]

Segundo a American Cancer Society (SEER) (EUA, 2005) a chance de uma mulher desenvolver CA de mama aos 30 anos é de 1/2.212 e aos 50 anos é de 1/54. Entre 50 e 54 anos a incidência de CA de mama é de 212/100.000 e entre os 80 a 84 anos a incidência aumenta para 435/100.000 mulheres. A chance de uma mulher idosa desenvolver CA de mama é cerca de 25 vezes maior do que nas pacientes mais jovens.[1]

HISTÓRIA FAMILIAR/FATORES GENÉTICOS

O CA de mama pode ser classificado como esporádico ou hereditário. Apenas cerca de 5 a 10% dos cânceres de mama são cânceres hereditários atribuídos à herança genética e à alta penetrância de oncogenes, como as mutações do BRCA1 e BRCA2. Entretanto, cerca de 1/3 desses CA hereditários é causado por genes até então desconhecidos.[19]

Em 1995 o BRCA1 e o BRCA2 foram encontrados na população e estão associados ao aumento de risco para o CA de mama e do ovário. O BRCA1 é mapeado no cromossomo 17q21.[18,27]

Quando há mutações no BRCA1 há um aumento no risco ao longo de toda a vida de 56 a 80% para o câncer da mama e de 15 a 60% para o CA de ovário. Deve-se, sempre que possível, realizar o teste genético para pesquisar as mutações do BRCA1 quando houver: (a) um ou mais casos de CA de mama na família com idades inferiores a 50 anos ou no caso de CA de ovário em qualquer idade; (b) quando há parentes com mutações genéticas conhecidas; (c) casos de parente do sexo masculino com CA de mama; (d) casos múltiplos de CA, CA de mama + CA de ovário; (e) CA de ovário não mucinoso e/ou CA de tuba uterina.

Em um estudo com mulheres jovens que tiveram os CA de mama diagnosticados com idades inferiores aos 41 anos verificou-se que aquelas que tinham tido um ou mais parentes de primeiro grau com CA de mama eram mais propensas a apresentarem mutações no BRCA1, bem como aquelas que haviam tido CA de mama bilateral quando comparadas às que tiveram CA de mama unilateral.[17]

HISTÓRIA FAMILIAR

Sabe-se que as mulheres que têm um parente de primeiro grau com história de câncer de mama apresentam um risco aumentado de desenvolver a doença. Quando há um caso de CA de mama em um parente de primeiro grau o risco é aproximadamente o dobro. Se forem dois parentes, triplica-se o risco, e, se forem três ou mais, quadruplica-se o risco. A idade com que a mãe ou a irmã foram acometidas pela doença também altera o risco para o seu desenvolvimento. Quando a doença ocorre em idade mais precoce, maior é o risco de desenvolver o câncer de mama. Se o aparecimento do CA de mama tiver sido entre 40 e 50 anos o risco aumenta em duas vezes e se tiver sido entre 50 e 60 anos, o risco aumenta em 1,5.[10]

Oito em nove mulheres que desenvolvem o câncer de mama não têm componentes familiares de CA de mama (não têm parentes de primeiro grau acometidos pela doença).[27]

FATORES REPRODUTIVOS/FATORES HORMONAIS

Os fatores reprodutivos correlacionam dados como idade da menarca, idade da menopausa, nuliparidade, idade no primeiro parto, com a incidência do CA de mama.

Sabe-se que quanto mais precoce for a menarca e mais tardia a menopausa, maior o risco de desenvolver a doença. A idade precoce da menarca eleva o risco em 4% ao ano e a idade tardia da menopausa aumenta o risco de 3% de desenvolver a neoplasia maligna de mama.[9,10]

As associações entre o risco de CA de mama com a idade apresentada quando do nascimento do primeiro filho e a paridade foram descritas de modo pioneiro por MacMahon *et al.* Esse estudo mostrou que as mulheres que tiveram o primeiro filho após aos 35 anos apresentam um risco duas vezes maior de CA de mama se comparadas às mulheres que tiveram antes dos 18 anos.

As mulheres multíparas têm o risco semelhante àquelas que tiveram o primeiro filho após os 30 anos. O risco relatado decresce cerca de 3% ao ano quando o primeiro filho nasce em pessoas jovens com cerca de 20 anos de idade. O risco relativo de essas pacientes desenvolverem CA de mama é 30% menor do que naquelas que tiveram o seu primeiro filho após os 30 anos.[9,10]

Estudos realizados até então não demonstraram associação entre abortos espontâneos ou provocados e CA de mama.[8]

A amamentação tem sido bastante estudada, e até o presente momento não há um consenso acerca da sua relação com o risco de desenvolver CA de mama. Alguns estudos tentaram mostrar uma redução na incidência do CA da mama nas pessoas que amamentaram, mas os dados não têm consistência. Alguns estudos apontam a amamentação como efeito protetor e outros não relataram nenhum efeito protetor. Até hoje não está claro que a amamentação reduza o risco para o desenvolvimento do CA de mama.[8]

FATORES HORMONAIS

Em 1896, o Dr. George Beatson descobriu que podia controlar o crescimento dos tumores mamários com a simples remoção dos ovários. Fazia assim de modo pioneiro a correlação entre o câncer de mama e a produção dos hormônios ovarianos.[3]

Avaliaremos a relação entre os fatores hormonais e o câncer de mama relacionado com o uso de anticoncepcionais hormonais (ACHO) e a terapia de reposição hormonal (TRH).

O uso de ACHO em alguns trabalhos parece aumentar um pouco o risco de CA de mama, mas aquela pessoa que suspendeu o uso de ACHO por 10 anos ou mais tem o risco semelhante ao das mulheres que nunca usaram a pílula. Entretanto, de modo geral, o uso dos ACHO parece não influenciar o risco de CA de mama, exceto naquelas mulheres que apresentam predisposição genética, ou seja, as que são portadoras de mutações no BRCA1. Nestas o risco relativo é de 1,3.[10]

Terapia de reposição hormonal

A publicação em 2002 dos resultados obtidos no trabalho randomizado do uso da terapia de reposição hormonal (TRH) em mulheres (The American Women's Health Initiative) concluiu que o uso prolongado da TRH aumenta o risco para o desenvolvimento do CA de mama. Esse maior risco ocorreu nas usuárias de TRH combinada (estrógeno + progesterona) por tempo prolongado (mais de 10 anos). O UK Million Women Study confirmou esses dados.[23]

DOENÇAS PROLIFERATIVAS DAS MAMAS

Alguns tipos de doenças mamárias previamente diagnosticadas aumentam o risco para desenvolver CA de mama.

As lesões não proliferativas, incluindo uma quantidade considerável de fibroadenomas e cistos, não aumentam o risco para o aparecimento da doença.

A hiperplasia proliferativa típica ou outras lesões sem atipias, como, por exemplo, a papilomatose intraductal múltipla, dobram o risco. A hiperplasia atípica ductal ou lobular confere um risco relativo de 4 a 5. O carcinoma ductal *in situ* (CDIS) é considerado uma lesão precursora do CA de mama, e o risco de evoluir para doença invasiva é alto. Entretanto, o carcinoma lobular *in situ* é considerado uma lesão com comportamento menos agressivo, porém, posteriormente, pode ocorrer o CA na mesma mama ou na contralateral. Tanto no CA lobular *in situ* como no ductal *in situ* o risco relativo é de aproximadamente 10 vezes.[27]

DENSIDADE MAMOGRÁFICA

A densidade mamográfica é provavelmente o fator isolado mais importante para a avaliação do risco de uma determinada população. Cerca de 5% da população tem mais do que 75% das mamas densas vistas nas mamografias e estas têm cerca de cinco vezes o aumento do risco, quando comparadas com mulheres que têm menos de 10% de densidade mamográfica. As mulheres cuja densidade varia entre 50 e 70% da mamografia apresentam duas a três vezes aumento no risco e correspondem a cerca de 14% da população. A densidade mamográfica pode ser estimada rapidamente e de modo confiável mediante mamografia. Isso ficou demonstrado no Breast Cancer Consultation Study of 81.777 Women, no qual foi avaliado o BI-RADS (Breast Imaging Reporting and Data Systems).[24]

OBESIDADE ATIVIDADE FÍSICA

A obesidade é considerada como a "má nutrição" do mundo desenvolvido, tomando proporções endêmicas. Sua prevalência continua a aumentar, particularmente nos países ricos da Europa e nos EUA. Na Europa estima-se que 15 a 25% de todas mulheres sejam obesas.[6]

Vários estudos epidemiológicos mostraram que o sobrepeso e a obesidade aumentam o risco para o aparecimento do CA de mama. É então um fator de risco para o desenvolvimento da neoplasia maligna mamária. Um estudo populacional de caso-controle realizado na Suécia incluindo 3.345 mulheres com idades entre 50 e 74 anos com cânceres de mama invasivos e 3.454 controles da mesma idade, mostrou que as mulheres que haviam engordado 30 ou mais quilogramas após os 18 anos tinham tido um risco relativo de 2,04 (95% IC:1,20-3,48) de CA de mama, quando comparadas àquelas que não tinham ganho ponderal.[6]

Na maior parte dos estudos prospectivos com avaliação da obesidade nas mulheres pré-menopausadas e o risco de CA de mama demonstrou-se uma relação inversamente proporcional entre os dois. A meta-análise de alguns desses estudos demonstrou uma tendência ao decréscimo do risco relativo de CA de mama quando associado ao aumento de massa corporal.[6]

Ainda não há certeza dos mecanismos envolvidos na gênese do CA de mama nas mulheres obesas na pós-menopausa. É provável que na menopausa a principal fonte do estrogênio se deva à conversão da androstenediona (nas células adiposas periféricas) em estrogênio, o que acarreta aumento na exposição das mamas à ação estrogênica.[6]

Há também nas obesas resistência à insulina associada à hiperinsulinemia. A insulina ocasiona *in vitro* a estimulação do epitélio mamário e tem uma atuação sinérgica com o estrogênio, ocasionando carcinogênese mamária.[6]

A baixa incidência do câncer de mama nas mulheres obesas pré-menopausadas geralmente é explicada pelos ciclos anovulatórios, que reduzem o risco da exposição das mamas à atuação estrogênica.[6]

A obesidade tem sido associada ao diagnóstico dos CA de mama em estágios mais avançados da doença. Também é reportado que a obesidade tem sido um fator significativo de atraso no diagnóstico do CA de mama.[6]

Há uma associação entre obesidade e aumento no risco do carcinoma inflamatório da mama tanto na pré como na pós-menopausa (tipo de CA de mama mais letal).[6]

ATIVIDADE FÍSICA

O incremento na atividade física parece ser um fator protetor para o câncer de mama. Entretanto, as inconsistências nos resultados têm provavelmente sido atribuídas às restrições nos métodos usados para as avaliações das atividades físicas. Uma análise realizada no The Nurses' Health Study II não mostrou associação entre CA de mama nas mulheres pré-menopausadas e atividade física, mas sugere que o efeito da atividade física pode modificar substancialmente o risco ao reduzir o depósito de gordura corporal.[26]

NUTRIÇÃO E CÂNCER DE MAMA

Vários estudos prospectivos foram realizados com o objetivo de analisar a relação entre hábitos alimentares e o CA de mama. Na grande maioria verificou-se não haver associação entre o consumo de gorduras animais ou vegetais e o risco de desenvolver CA de mama. Também não foi demonstrada a associação entre o consumo de carne e/ou laticínios. Contudo, o The Nurses' Health Study II mostrou que o consumo de gorduras animais na carne vermelha e nos laticínios antes da menopausa estaria associado a uma intensificação para o risco de CA de mama.[26]

Outros estudos prospectivos sugerem que o consumo de frutas e verduras durante a vida adulta não é uma associação significativa na redução do risco de CA de mama.[26]

FATORES AMBIENTAIS

É esperado um aumento no risco de CA de mama nas pessoas expostas à radiação ionizante principalmente durante a puberdade. Alguns estudos estão sendo realizados para avaliar a exposição aos pesticidas (organofosforados) entre outros fatores poluentes, e o risco de CA de mama.[26]

ÁLCOOL

A relação entre o álcool e o CA de mama está relacionada com a ingestão diária. Em um estudo com 95.067 controles e 58.515 casos de CA de mama, as mulheres que consumiram até 44 g de álcool/dia têm risco 32% maior do que as que não consumiram álcool, e nas que ingeriram acima de 44 g o risco era de 46%. O risco para o CA de mama depende da dose diária de ingestão de álcool.[7]

RASTREAMENTO DO CÂNCER DE MAMA

O rastreamento do câncer de mama (*screening*) consiste na realização de exames e/ou testes em uma população assintomática, com a finalidade de detectar doenças. Conforme mencionado, o CA de mama é um grave problema de saúde pública nos países desenvolvidos como os EUA e a Europa Ocidental e também nos países em desenvolvimento como é o caso do Brasil.[12] O rastreamento do CA de mama tem como finalidade a detecção das lesões pré-clínicas e, como tal, o diagnóstico precoce do CA de mama seguido de maiores opções de condutas terapêuticas e redução das taxas de mortalidade.[1] (Quadro 40.1).

O *screening* mamográfico iniciou-se em 1960 no Health Insurance Plan of the New York. A mamografia é o único método de imagem mamária que pode identificar a presença das microcalcificações suspeitas tanto nas mamas densas como nas lipossubstituídas,

Quadro 40.1 Fatores de elevação para o risco do câncer de mama

Risco Relativo

RR > 4 RR 2,1-4,0 RR 1,1-2,0

Mulher		Menarca precoce < 12 anos
Idade > 65 anos		Menopausa tardia > 55 anos
Mutações genéticas no BRCA1/ BRCA2	Um parente de primeiro grau com câncer de mama	Nulíparas
		Uso recente de ACO
Dois ou mais parentes de primeiro grau com CA mama em idade precoce	Irradiação no tórax	Obesidade pós-menopausa
	Alta densidade óssea na pós-menopausa	História pessoal de CA de ovário, endométrio e cólon
História pessoal de CA de mama		Alcoolismo
Alta densidade do tecido mamário		Alto *status* social
Hiperplasia atípica prévia		

Fonte: Adaptado de Hulks *et al.*, 2001. American Cancer Society.

porém sabe-se que cerca de 11% dos CA de mama não conseguem ser detectados por esse exame. Em inúmeros estudos randomizados verificou-se que a mamografia é certamente o único exame de *screening* que pode reduzir as taxas de mortalidade por CA de mama se for utilizada de forma ampla na maior parte da população.[27] Até hoje a mamografia continua sendo o exame de diagnóstico mais importante nas mamas que não são densas, ou seja, nas mamografias realizadas na pós-menopausa, e é responsável pelo maior número de detecções de lesão não palpáveis.[14] Em contrapartida, a ultrassonografia (USG) mamária é o procedimento mais efetivo para diagnosticar pequenas lesões nas mamas densas.[13]

Alguns autores questionaram a necessidade de se realizar ou não um exame físico mamário (EFM) nos programas de rastreamento do CA da mama. O estudo The Canadian Breast Screening Study (2007) comparou os resultados obtidos pelo *screening* com mamografia associado ao EFM e este exame isolado. Após 13 anos não houve diferenças estatísticas nas taxas do CA de mama, bem como na de mortalidade, nos dois grupos. Contudo, este estudo sugeriu que o EFM é mais sensível nas mulheres entre 40 e 49 anos, quando comparadas com as de maior idade, em contraste com a mamografia. Um EFM normal não exclui doença mamária, mas certamente um EFM anormal aumenta a probabilidade de detecção de CA de mama.[26]

Está bem estabelecido que a mamografia deve ser complementada pela USG mamária para o diagnóstico do CA de mama. A USG tem importante papel nas mamas densas e na definição do conteúdo das lesões (sólidas ou císticas) previamente detectadas na mamografia. Mesmo assim sabe-se que, até hoje, raramente se usa a USG mamária nos programas de *screening* nos EUA. O estudo de Berg e Colleanges. Avaliando o uso combinado do ultrassom e da mamografia no *screening versus* o uso isolado da mamografia em mulheres com elevado risco para CA de mama – mostrou que o uso combinado elevou em 55% o diagnóstico do CA de mama quando comparado ao uso isolado da mamografia (aumento de 7,6/1.000 para 11,6/1000). A sensibilidade com que o CA de mama foi diagnosticado foi de 77,5% com os métodos combinados e de 49% com o uso de mamografia isolada.[4]

As mulheres ao longo dos últimos 40 anos têm acreditado no *screening* mamográfico, responsabilizando-o pelo diagnóstico precoce do CA da mama. Alguns estudos de *screening* mamográfico mostraram resultados limitados, como, por exemplo, no The Digital Mammographic Imaging Screening Trial, que avaliou 50.000 mulheres, tendo a sensibilidade do *screening* mamográfico em 55%.[21]

Segundo os dados apresentados, possivelmente só uma em cada duas pessoas com CA de mama será diagnosticada pelo *screening* tradicional; logo, faz-se urgente suprir as limitações da mamografia com o uso da USG e da ressonância magnética (RM) das mamas.[16]

A RM deverá ser usada no *screening* das pacientes de alto risco para o desenvolvimento de CA de mama. Estudos recentes mostram que a USG e a RM proporcionaram detecção de CA de mamas mais precocemente nas pacientes com alto risco genético do que nas que eram acompanhadas somente pela mamografia.[16]

Orientações da Sociedade Americana de Cancerologia com relação ao rastreamento do câncer da mama:

- Mulheres dos 20 aos 30 anos devem fazer o exame clínico mamário (ECM) como parte da sua avaliação médica rotineira a cada 3 anos. Após os 40 anos deverão ser examinadas a cada ano.
- Mulheres acima dos 40 anos deverão fazer mamografia anualmente durante toda a sua vida. O ECM deve ser realizado antes da mamografia.

Deve-se sempre estimar o risco relativo que as pacientes têm de desenvolver o CA de mama. As pacientes que têm o risco elevado deverão ter um acompanhamento rigoroso. Aquelas que apresentam parentes de primeiro grau com CA de mama devem ter a sua primeira MMG antecipada em 10 anos da idade em que a parente apresentou o diagnóstico. Isto significa que caso a parente de primeiro grau tenha tido o diagnóstico aos 35 anos, a primeira MMG será aos 25 anos, sendo essa a idade limite para a solicitação desse exame. Caso o CA tenha sido diagnosticado em idades mais tardias, a MMG deve iniciar-se aos 30 anos.[2]

O Brasil não conseguiu implantar até o presente momento um rastreamento mamográfico em todo o país, principalmente pela falta de infraestrutura para a continuidade da investigação das lesões detectadas. Na maior parte dos estados o exame mamográfico é disponibilizado para fins diagnósticos. Para que um programa de rastreamento do CA de mama seja implantado, há a necessidade da existência de centros médico-hospitalares capacitados para o diagnóstico e tratamento de CA da mama (rádio, quimio e hormonoterapia).[12]

REFERÊNCIAS BIBLIOGRÁFICAS

1. American Cancer Society – SEER, 2005.
2. American Cancer Society – www.câncer.org/docrot/statistics for breast cancer in 2007 – (acessado em março de 2009).
3. Beatson GT. *Lancet* 1986; 2:104-107.
4. Berg WA, Blume JD, Carmack JB *et al.* for the ACRIN 6666 Investigators. Combined screening whit ultrasound and mammography versus mammography alone in women at elevated risk of breast cancer. *JAMA* 2008; 299(18):2151-63.
5. Boyle P, Ferlay J. Cancer Incidence and mortality in Europe, 2004. *Ann Oncol* 2005; 16:481-88.
6. Carmichael A, Bates T. Obesity and breast cancer: a review of the literature. *Breast* 2004; 13:85-92.
7. Collaborative Group on Hormonal Factors in Breast Cancer. Alcohol, tobaco and breast cancer – collaborative reanalysis of individual data from 53 epidemiological studies, including 58515 women with breast cancer and 95067 women without disease. *BRJ Cancer* 2002; 87:1234-45.
8. Collaborative Group on Hormonal Factors in Breast Cancer. Breast cancer and abortion – collaborative reanalysis of data from 53 epidemiological studies, including 83000 women with breast cancer from 16 countries. *Lancet* 2004; 363:1007-16.
9. Collaborative Group on Hormonal Factors in Breast Cancer. Breast cancer and breast feeding: collaborative reanalysis of individual data from 47 epidemiological studies in 30 countries, including 50302 women with breast cancer and 96973 women without disease. *Lancet* 2002; 360:178-95.
10. Collaborative Group on Hormonal Factors in Breast Cancer. Familial breast cancer – collaborative reanalysis of individual data from 52 epidemiological studies, including 58209 women with breast cancer and 101986 women without the disease. *Lancet* 2001; 358:1389-99.
11. Ferlay J, Bray F, Pisani P, Parkin DH. Globocan 2002: cancer incidence, mortality and prevalence worldwide. *IARC Cancer Base* N° 5, version 2-0. IARC Press: Lyon, 2004.
12. Gebrin LH, Quadros LGA. Rastreamento do câncer de mama no Brasil. *Rev Bras Ginecol Obstet* 2006; 28(6):319-23.
13. Gordon PB, Goldenberg SL. Malignant breast masses detected only by ultrasound. A retrospective review. *Cancer* 1995; 76:626-30.
14. Helvie MA, Chang HP, Adler DP, Boyd PG. Breast thickness in routine mammograms: effect on image quality and radiation dose. *AJR Arm J Roentgenol* 1994; 163:1371-74.
15. Instituto Nacional do Câncer. Estimativas da incidência e mortalidade por câncer de mama em 2008. www.inca.gov.br/acessado março de 2009.
16. Leach MO, Boggis CR, Dixon AK *et al.* MARIBS Study Group. Screening whit magnetic resonance imaging and mammography of a UK population at high familial risk of breast cancer: a prospective multicentre cohort study (MARIBS). *Lancet* 2005; 365(9473):1769-78.

17. Lomon N, Johonnsson O, Kristoffersson U, Olsson M, Barg A. Family history of breast and ovarian cancers and BRCA1-BRCA 2 mutations in a population-based series of early-onset breast cancer. *J Natl Cancer Inst* 2001; 93:1215-23.
18. Miki Y, Swensen J, Shattuck EE *et al.* A strong candidate for the breast and ovarian cancers susceptibility gene BRCA 1. *Science* 1994; 266:66-71.
19. Narod S, Faulkes WD. BRCA 1 and BRCA 2 1994 and beyond. *Nat Rev Cancer* 2004; 4:665-76.
20. Pinho VF, Coutinho ES. Risk factors for breast cancer: a systematic review of studies with female simples among the general population in Brasil. *Cad Saúde Pública* 2005; 21(2):351-60.
21. Pisano ED, Gatsonis C, Hendrick E *et al.* Diagnostic performance of digital versus film mammography for breast cancer screening. *N Engl J Med* 2005; 353(17):1773-83.
22. Reeves G, Beral V, Green I *et al.* On Behalf of the Million Women Study Collaborative. Hormone therapy for menopause and breast cancer risk by histological type: cohort study and meta-analysis. *Lancet Oncology* 2006; 9:910-18.
23. Thistlethwaite J. Clinical breast examination for asymptomatic women: Exploring the evidence. *Austr Fam Phys* 2007; 36(3)
24. Tice JA, Cummings SR, Ziv E, Kerlikowskek. Mammographic breast density and the Gail Model for breast cancer risk predition in a screening population. *Breast Cancer Res Treat* 2005; 94:115-22.
25. Trichapoulus D, Adami HO, Ekbom A, Hsieh CC, Lagiou P. Early life events and conditions and breast cancer risk: from epidemiology to etiology. *Int J Cancer* 2008; 122(3):481-5.
26. Veronesi U, Boyle F, Goldhirsol A, Orecchia R, Viale G. Breast cancer. *Lancet* 2005; 365(9472):1727-41.
27. Wooster R, Bignall G, Lancaster J *et al.* Identification of the breast cancer susceptibility gene BRCA 2. *Nature* 1995; 378:789-92.
28. World Health Organisation (WHO). [homepage on the internet]. World health statistics annual:1991-1997 WHO; 2001 (cited 2006 JUN 26). Avaiable from: http//www.who.int/en/

CAPÍTULO 41

Padronização de Laudo e Conduta com Base na 4ª Edição do ACR BI-RADS de Mamografia e Ultrassonografia

Ana Carolina Brandão e Silva

INTRODUÇÃO

O câncer de mama é o tumor mais frequente entre as mulheres e a primeira causa de morte por tumor no Brasil. Em virtude de sua frequência e suas formas de tratamento, que levam a alterações físicas e psicológicas, o câncer de mama é o tumor mais temido entre as mulheres. Internacionalmente, em países como EUA, Canadá, Suécia, entre outros, tem-se observado um aumento da incidência do câncer com redução da taxa da mortalidade. Isto se deve a *screening* mamográfico e a tratamentos adequados.[18] A principal modalidade de *screening* para o câncer de mama na atualidade, nos países desenvolvidos, é a mamografia. Nos EUA a recomendação é para que toda mulher assintomática acima de 40 anos realize mamografia anualmente. A ultrassonografia e a ressonância magnética continuam como métodos complementares. Infelizmente, o *screnning* mamográfico ainda não é uma prática no nosso país em razão de os serviços de atendimento da rede pública não estarem equipados tanto com aparelhagem como com profissionais suficientemente voltados para um trabalho de diagnóstico em massa, além de falta de ações políticas voltadas para esse fim.

Nos anos de 1990, na tentativa de criar uma linguagem única nos laudos mamográficos, o American College of Radiology (ACR), junto a outras instituições americanas, introduziram o BI-RADS, que visa padronizar os laudos e as condutas a serem tomados diante dos achados mamográficos. É importante lembrar que essa conduta foi indicada pensando no *screening*, ou seja, sob a ótica da saúde pública, criando uma maneira de melhor execução e pensando nos custos para os cofres públicos. A última edição do BI-RADS foi em 2003, e naquele momento foi estendido o uso para ultrassonografia e ressonância magnética. Os exames são classificados com base no grau de suspensão das lesões em: categoria 1 – achados negativos; categoria 2 – achados benignos; categoria 3 – achados provavelmente benignos; categoria 4 – achados suspeitos; categoria 5 – achados altamente suspeitos. Achados que ainda necessitam de avaliação adicional como a ultrassonografia, por exemplo, são classificados como categoria 0. Por último, a categoria 6, esta indicada quando já se sabe o diagnóstico histológico (as lesões em avaliação durante quimioterapia neoadjuvante, por exemplo).[17]

Em 1998, após uma reunião de consenso entre o Colégio Brasileiro de Radiologia e outras entidades médicas brasileiras, houve a recomendação de padronização dos laudo mamográfico e conduta baseada na proposta do ACR-BI-RADS no território nacional.

SCREENING MAMOGRÁFICO

Screening refere-se a exames realizados regularmente em mulheres assintomáticas, com o objetivo de diagnosticar o câncer de mama em uma fase precoce ou clinicamente oculto.[9] Com o objetivo de avaliar as modalidades de *screening* para câncer de mama existentes na literatura, como exame clínico, autoexame, mamogafia, ultrassonografia e ressonância magnética, Elmore *et al.* (A)[6] concluíram que é improvável que outra modalidade de *screening* venha substituir a mamografia em um futuro recente na população em geral. O *screening* mamográfico levou a uma taxa de redução da mortalidade. Essa redução foi provada em oito *trials* randomizados controlados realizados na Europa e nos EUA nos últimos 40 anos. A redução foi em uma faixa de 20 a 45%. Em virtude da pequena quantidade de mulheres participantes na faixa etária de 40 a 49 anos em estudos individuais, o benefício do *screening* foi controverso nessa faixa etária. Então, uma meta-análise foi realizada em 1997 com os cinco *trials* suecos, a fim de avaliar a eficácia do *screening* na faixa etária de 40 a 49 anos, concluindo uma redução de 30% na taxa de mortalidade.[7]

Com base nos resultados desses *trials*, organizações médicas americanas, incluindo a American Cancer Society e o American College of Radiology, recomendam o início do *screening* a partir de 40 anos de idade com intervalo de 1 ano entre as mamografias. Na Europa esse intervalo de tempo entre as mamografias tem uma variação de 1 a 3 anos.[7]

MAMOGRAFIA E ULTRASSONOGRAFIA

As mamografias devem ter padrões rígidos de qualidade com bom posicionamento e boa compressão. Realizadas em duas incidências básicas, que são as incidências craniocaudal e oblíqua-médio-lateral. Incidências complementares podem ser necessárias dependendo dos achados encontrados nas incidências básicas.[8]

A análise do desempenho diagnóstico da mamografia analógica *versus* mamografia digital foi semelhante considerando toda a população. No entanto, o desempenho da mamografia digital foi maior para as mulheres com idade inferior a 50 anos, mulheres com mamas radiologicamente densas e mulheres pré-menopausa ou perimenopausa (A).[11]

Apesar da importância da mamografia, a sua sensibilidade publicada é de 78 a 85%. A mamografia é altamente sensível para detecção do câncer em mamas lipossubstituídas e tumores que se apresentam como formas de calcificações.[9] Entre outros fatores, a densidade mamária é limitante para o diagnóstico precoce, reduzindo a sensibilidade da mamografia a valores de 42 a 68%. Por esta razão, a eficácia do *screening* é reduzida em mulheres com idade inferior a 50 anos e está associada a altas taxas de tumor, diagnosticado no intervalo entre um controle e outro.[15] Na tentativa de melhorar esses resultados, a ultrassonografia vem sendo cada vez mais utilizada como *screening*, especialmente nas pacientes assintomáticas com mama densa e mamografia negativa, de alto risco para câncer de mama (A, B).[14,15]

A ultrassonografia mamária é o método de imagem mais importante para estudo das doenças mamárias depois da mamografia. A sua maior contribuição é na avaliação das mamas densas, como método complementar da mamografia, e nas alterações da palpação. O bom resultado da ultrassonografia depende do aparelho utilizado, que deve ser de alta resolução com transdutores de alta frequência (10 a 12 MHz), bem como do profissional, ou seja, profissional experiente com as patologias mamárias.[13]

INDICAÇÃO DA MAMOGRAFIA

- *Screening* – mamografia anual em mulheres assintomáticas com idade superior a 40 anos.[17]
- Mulheres sintomáticas com idade superior a 40 anos.
- Como método complementar da ultrassonografia em mulheres jovens com lesões suspeitas.

INDICAÇÃO DA ULTRASSONOGRAFIA MAMÁRIA[13,16]

- Método de escolha para estudo da mama jovem.
- Mamografia anormal – nódulos, densidades, distorção arquitetural.
- Alteração da palpação com mamografia normal – especialmente em mamas densas.
- Estudo inicial das mamas em gestantes.
- Estudo inicial dos implantes mamários.
- Descarga papilar patológica.
- Seguimento de nódulos visualizados na ultrassonografia.
- Estadiamento regional de pacientes portadoras de câncer de mama – estudo de axilas, região infraclavicular, região supraclavicular e topografia da artéria mamária interna.
- *Second look* – após ressonância magnética com achado positivo, a paciente retorna para segunda avaliação ultrassonográfica direcionada para a área em questão vista na ressonância. Se a lesão é encontrada com sucesso, a biópsia deve ser guiada pela ultrassonografia.
- Estudo das mamas masculinas.
- Estudo de infecções mamárias – em pós-operatório e durante a lactação.
- Estudo complementar das mamas densas assintomáticas, especialmente pacientes de alto risco.
- Método inicial para avaliar recorrência tumoral de cicatriz.
- Como guia de procedimentos – punções, drenagens, biópsias e localização pré-cirúrgica.

BI-RADS – *BREST IMAGING REPORTING AND DATA SYSTEM*

O BI-RADS surgiu nos EUA na década de 1990, como produto multidisciplinar da colaboração do American College of Radiology, além da ajuda do Nacional Cancer Institute, Centers for Disease Control and Prevention, The Food and Drug Administration, The American Medical Association, The American College of Surgeons and The College of American Pathogist.[17]

O American College of Radiology publicou em 1993 a primeira edição do BI-RADS. Novas edições foram publicadas em 1995 e 1998, todas voltadas para uso da mamografia.[22]

Seção V • Câncer e Lesões Precursoras

A ultrssonografia na avaliação de lesões mamárias tem sido alvo de mudanças. Entre as décadas de 1970 e 1980 esse método era utilizado para diferenciar lesões sólidas de císticas. A partir dos anos 1990, com a melhora da resolução das imagens, foi possível a avaliação dos nódulos e tecidos vizinhos. Em 1995, Stavros *et al.* (B)[1] publicaram um trabalho clássico a respeito das características ultrassonográficas dos nódulos benignos e malignos. Desde então, vários outros autores têm reproduzido seus achados na prática clínica.[20] O American College of Radiology adicionou na ultima edição do BI-RADS em 2003 a padronização dos achados e categorias para ultrassonografia mamária e ressonância magnética das mamas.[17]

O objetivo do BI-RADS foi sistematizar o laudo médico, padronizar os achados, estabelecer para os achados uma categoria e sugerir condutas para cada umas dessas categorias.[17] Essa sistematização visa reduzir as discordâncias na interpretação da mamografia, evitar laudos extensos e tornar os achados mais compreensíveis com a padronização dos termos, o que evita, assim, laudos inconclusivos.

Na tentativa de avaliar a eficácia do BI-RADS, inúmeros trabalhos foram publicados na literatura que avaliam a correlação dos achados morfológicos das lesões encontradas em ambos os métodos, tanto mamográfico como ultrassonográfico, com a categoria BI-RADS proposta. Concluíram que o BI-RADS é bastante útil na diferenciação das lesões benignas das malignas, atribuindo valores preditivos positivos altos para estes achados (B).[2,3,10] Existe também boa concordância entre usuários do BI-RADS, reduzindo as divergências na interpretação da mamografia e ultrassonografia e validando a utilização do BI-RADS (B).[4,5,21]

Durante a Jornada Paulista de Radiologia em abril de 1998, o Colégio Brasileiro de Radiologia, a Federação Brasileira das Sociedades de Ginecologia e Obstetrícia e a Sociedade Brasileira de Mastologia realizaram uma reunião de consenso (D) no intuito de definir um padrão para o diagnóstico mamográfico no Brasil. Desse consenso, a orientação proposta foi a utilização do ACR BI-RADS, com objetivo de padronização de laudos e condutas. A divulgação desta orientação seria feita pelos órgãos oficiais por intermédio dos eventos dessas três sociedades. Desde então, os serviços de radiologia brasileiros, voltados para o diagnóstico da mama, têm a recomendação de utilizar o ACR BI-RADS na formulação dos laudos mamográficos.[19] Em 2003, com a publicação para a ultrassonografia na 4ª edição do BI-RADS, a sua utilização tem sido introduzida na nossa prática, apesar de gerar ainda críticas e considerações devido à nomenclatura recente.

Conforme as recomendações das entidades brasileiras de autoridade para o diagnóstico da mama descritas anteriormente, este capítulo será fundamentado na quarta edição (2003) do ACR BI-RADS de mamografia e ultrassonografia, fato que tornará de mais fácil compreensão os achados e a correlação com sua orientação de conduta.

Achados mamográficos e ultrassonográficos

- Achados benignos
- Achados provavelmente benignos
- Achados suspeitos

ACHADOS BENIGNOS

As patologias benignas das mamas apresentam-se nos métodos de imagens principalmente como:

- Calcificações
- Nódulos

Calcificações benignas

Encontradas na mamografia, são geralmente típicas, largas, arredondadas, facilmente vistas e não precisam de complemento tipo incidência mamográfica ampliada para defini-las. Podem ter etiologia específica ou não, sendo importante a descrição da morfologia e da distribuição.

As calcificações a seguir são de apresentação específica.

Calcificações de pele

Calcificações de glândulas sebáceas usualmente apresentam centro radiolucente e são encontradas ao longo do sulco inframamário, da região paraesternal, da axila e da aréola.

Calcificações vasculares

Em geral presentes nas mulheres com idade superior a 50 anos, pois abaixo dessa idade sugerem potencial risco de doença aterosclerótica coronariana. Calcificações em trilho de ferro, lineares, relacionadas com estrutura tubular (Figura 41.1).

Calcificações do tipo pipoca

São calcificações de fibroadenomas em involução, apresentam-se largas e têm mais de 2 a 3 mm de diâmetro (Figura 41.2).

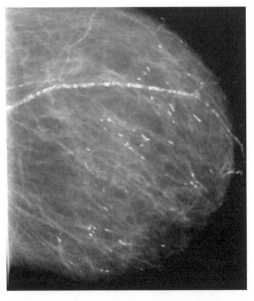

Figura 41.1. Calcificação vascular.

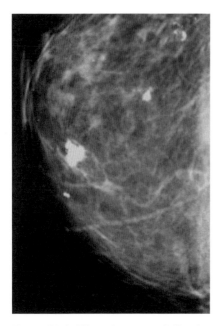 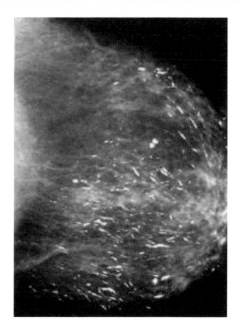

Figura 41.2. Fibroadenoma calcificado.   **Figura 41.3.** Calcificações em agulhas.

Calcificações em agulha

São calcificações lineares dos ductos ectasiados, com diâmetro ≥ 1 mm, podem ter centro radiolucente, quando as calcificações só forem nas paredes dos ductos, ou podem ser calcificações sólidas, quando calcificam as secreções no interior dos ductos ectasiados. Distribuição ductal, partindo do mamilo, ocasionalmente ramificam e são usualmente bilaterais. Geralmente encontradas em pacientes acima de 60 anos (Figura 41.3).

Calcificações redondas

Múltiplas, essas calcificações podem variar de tamanho; quando pequenas, elas são formadas nos ácinos ou lóbulos (< 1 mm). Quando muito pequenas (< 0,5 mm), são chamadas de puntiformes. Podem necessitar de acompanhamento a curto prazo, quando encontradas em agrupamento isolado, ou de biópsia, quando agrupadas e associadas a câncer de mama homolateral.

Calcificações com centro radiolucente

Podem ser calcificações de necrose gordurosa, calcificações de debris em ducto, calcificações de cistos etc.

Calcificações de leite de cálcio

Depósito de cristais de cálcio no interior de micro ou macrocistos. A incidência mamográfica em perfil apresenta-se semilunar ou em sinal da meia taça (Figura 41.4).

Calcificações distróficas

Encontradas em mamas irradiadas ou mamas que sofreram algum tipo de trauma. São irregulares, grosseiras, usualmente largas. Frequentemente cursam com centro radiolucente.

Fios de sutura calcificados

Calcificações em leito cirúrgico são tubulares, lineares e geralmente os nós são visíveis (Figura 41.5).

Patologias benignas apresentação nodular

Cisto simples

Mamograficamente, apresenta-se como nódulo arredondado, ovalado, com margem circunscrita. A ultrassonografia define seu conteúdo como sendo anecoico, homogêneo, associado a fina cápsula ecogênica.[16]

Cistos complicados

São cistos que fogem do conceito de cisto simples. Entre eles, estão incluídos: agrupamento de cistos simples; finas septações ecogênicas; leite de cálcio; calcificação da parede do cisto (calcificação em casca de ovo); calcificação puntiforme na parede do cisto; nível fluido-gorduroso.[16]

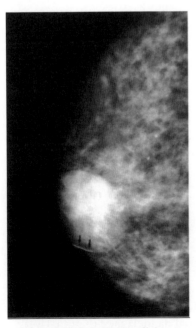

Figura 41.4. Leite de cálcio.

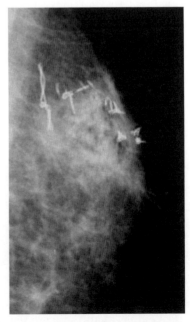

Figura 41.5. Fios de sutura calcificados.

Cistos oleosos

Geralmente os achados da ultrassonografia têm aparência de estruturas mistas por apresentarem ecos e material ecogênico no interior, que corresponde ao material lipídico, além de espessamento de suas paredes. Nestes casos é de grande importância a associação com a mamografia, que apresenta achados típicos, e a correlação com os dados clínicos de passado cirúrgico ou traumatismo nesta topografia[16] (Figura 41.6A e B).

Nódulos sólidos com gordura na sua composição

São lipomas, fibroadenolipomas, linfonodos intramamários e galactoceles. Tumores benignos com componente de gordura na sua composição, apresentam-se típicos na mamografia, não sendo outro método por imagem necessário para confirmação diagnóstica.

Lipoma

Palpação do tecido mole – mamograficamente, massa arredondada ou lobulada radiolucente. À ultrassonografia, apresenta-se como massa isoecoica, com a gordura mamária, sendo às vezes importante a correlação com a mamografia para seu diagnóstico.

Fibroadenolipoma (hamartoma)

Tumor misto com componente fibroadenomatoso e adiposo, que varia de composição caso a caso, o que reflete em sua apresentação na mamografia como tumores mais radiolucentes, quando componente gorduroso for maior, e tumores mais densos, quando predominar o componente fibroadenomatoso. A apresentação ultrassonográfica é semelhante, com áreas ecogênicas e isoecoicas de permeio (Figura 41.7A).

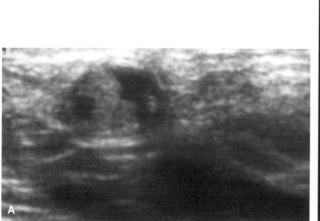
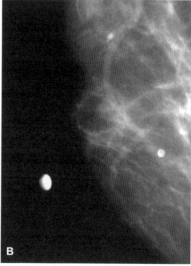

Figura 41.6A. Ultrassonografia – cisto oleoso. **B.** Mamografia – cisto oleoso.

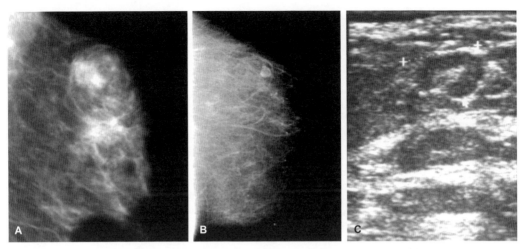

Figura 41.7A. Fibroadenolipoma. **B** e **C.** linfonodo intramamário.

Linfonodos intramamários

São mais frequentes nos quadrantes superoexternos, podendo ocorrer em qualquer local da mama. Podem ser únicos ou em cadeia, seguindo trajeto vascular ou próximo ao peitoral. Eles medem de 0,5 cm a 1,0 cm, apresentam-se na mamografia com forma de rim, com a periferia densa e centro radiolucente, que corresponde ao hilo. A ultrassonografia apresenta-se como nódulo sólido, com centro ecogênico no local do hilo e periferia hipoecoica, que corresponde ao córtex (Figura 41.7B e C).

Fibroadenomas calcificados

As calcificações típicas dos fibroadenomas são grosseiras em "pipoca", descritas anteriormente.

ACHADOS PROVAVELMENTE BENIGNOS

São chamados de provavelmente benignos porque têm 2% de possibilidade de corresponder a um câncer de mama.

Nódulo sólido de aspecto benigno

Na mamografia é arredondado, ovalado, macrolobulado (até 3 macrolobulações) e bem definido (com até 75% de sua definição). Os achados da ultrassonografia são: arredondado; ovalado; de contorno regular; lobulado; de limite definido; de sentido horizontal; homogêneo; hipo, hiper, ou isoecoico com a gordura mamária. O nódulo benigno mais comum da mama é o fibroadenoma e seu pico de incidência ocorre na terceira década, com um segundo pico na quinta década. Embora o fibroadenoma ocorra mais frequentemente em pacientes jovens, ele pode ser visto em pacientes de até mesmo 80 anos. Pode crescer com a gravidez, tendendo a regredir com a menopausa. O fibroadenoma pode ser solitário ou múltiplo, uni ou bilateral. Um pequeno grupo de pacientes tende a desenvolver múltiplo e bilateral, com recorrência em ciclos. Somente de 5 a 10% dos fibroadenomas

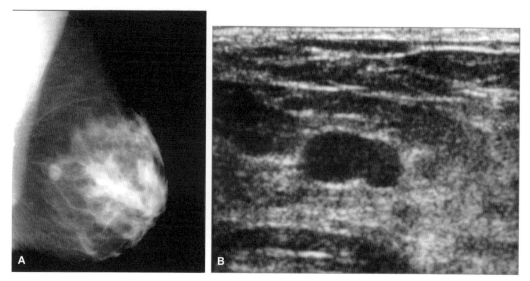

Figura 41.8A. Fibroadenoma. **B.** Fibroadenoma.

nas adolescentes são fibroadenomas juvenis. Histologicamente correspondem a tumores com estroma altamente celular. Especialmente durante a menopausa podem hialinizar e calcificar. Alterações malignas são raras (1/1.000 casos).[16]

Os nódulos com características benignas, tanto na mamografia como na ultrassonografia, são classificados na categoria de provavelmente benignos por 2 a 3 anos, quando, após esse tempo de observação, são classificados na categoria benignos.

Assimetrias

Densidade vista apenas em uma das incidências mamográficas. Geralmente corresponde à sobreposição de estruturas fibroglandulares normais.[12]

Assimetria focal

Não corresponde a imagem nodular, sendo visualizada em duas incidências ortogonais da mamografia, com morfologia similar, ocupando menos de um quarto da mama. Usualmente representa ilhota de tecido fibroglandular normal. Presente como achado em torno de 1% no *screening* mamográfico.[12]

Assimetria global

Corresponde à densidade que está presente em uma parte significativa da mama. Geralmente quando esta assimetria é permeada de gordura quase sempre representa tecido fibroglandular assimétrico. Presente em torno de 3% dos exames mamográficos.[12]

Assimetria em desenvolvimento

Corresponde a uma assimetria focal de aparecimento recente ou que evoluiu entre um exame e outro, tornando-se mais densa ou maior. Em pacientes com reposição hormonal pode haver dificuldade em distinguir uma real assimetria em desenvolvimento de um desenvolvimento glandular pelo estímulo hormonal. Usualmente a terapia hormonal leva a uma alteração bilateral e global, enquanto a assimetria de desenvolvimento é unilateral e focal. A assimetria em desenvolvimento em 13% dos casos corresponde a câncer no *screening* mamográfico e em 27% dos casos corresponde a câncer na mamografia diagnóstica.[12]

Quando a assimetria focal e global está associada a massa, calcificações, distorção arquitetural e principalmente com alteração da palpação, deve ter sua investigação prosseguida, já que pode representar um câncer de mama.[12] O tipo histológico que tem densidade assimétrica como forma mais comum de apresentação na mamografia é o carcinoma lobular invasivo.[18]

Calcificações

Agrupamentos de calcificações puntiformes; arredondadas.

Cistos complicados não palpáveis

Cisto com ecos em suspensão; cistos com processo inflamatório (nesse caso sendo importante a associação com a clínica de dor, hiperemia e aumento local); agrupamento de microcistos com ecos em suspensão nos seus interiores; cisto indeterminado *versus* lesão sólida.[16]

ACHADOS SUSPEITOS

Nódulos sólidos com achados suspeitos

Na mamografia os achados dos nódulos suspeitos correspondem a: forma irregular; margem espiculada; margem microlobulada; limite indistinto; hiperdenso; com calcificações finas associadas (Figura 41.9A). Na ultrassonografia os achados encontrados neste tipo de nódulo são representados por forma irregular; margem indistinta; margem espiculada; margem microlobulada; margem angulada; margem ramificada; orientação vertical; halo ecogênico; ecogenicidade baixa; heterogêneo; atenuação posterior (sombra acústica posterior). A esses achados podem estar associados espessamento dérmico, retração dérmica, distorção arquitetural dos planos anatômicos, entre outros (Figura 41.9B).

O carcinoma ductal infiltrante (CDI) não específico representa 65% dos tumores da mama, enquanto o carcinoma lobular infiltrante (CLI) representa 10% deles.[16] O CLI, apesar da sua incidência, é conhecido como a maior causa de falso-negativo na mamografia em decorrência do padrão de distribuição de suas células.[7] Dois por cento dos nódulos com achados morfológicos de nódulos benignos, nos métodos de imagem, podem ser câncer. Entre os tipos histológicos que podem ter este tipo de apresentação temos principalmente o tumor mucinoso (coloide), o tumor medular e o tipo papilífero.[7]

Distorção arquitetural

A arquitetura normal da mama é distorcida a partir de um ponto sem definição de nódulo, com finas linhas ou espiculações radiadas, levando à retração do parênquima mamário nesse ponto. A distorção arquitetural pode estar acompanhada por massas, assimetrias e calcificações. Na ausência de história de traumatismos ou cirurgias, essa distorção é

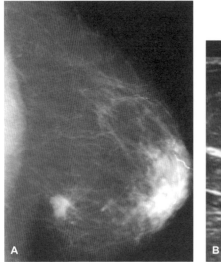
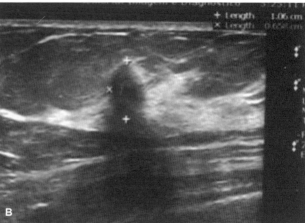

Figura 41.9A. Tumor de mama. **B.** Tumor de mama.

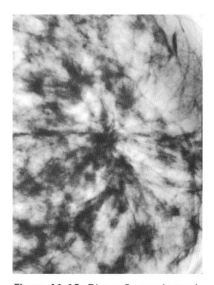

Figura 41.10. Distorção arquitetural.

considerada um achado suspeito e a biópsia é recomendada.[17] A cicatriz radial, a adenose esclerosante e a cicatriz pós-cirúrgica são exemplos de patologias benignas que podem manifestar-se na mamografia com esse tipo de achado[18] (Figura 41.10).

Nódulo complexo

Corresponde a lesão mista com áreas sólidas e císticas, septos grosseiros e hipoecoicos, além de ter também espessamento de sua parede. A presença da formação sólida é indicativa da necessidade de aspiração ou outro tipo de intervenção.[8] Entre as patologias que têm este tipo de apresentação estão inclusos os papilomas, que podem ter associação com atipias e carcinomas papilíferos (Figura 41.11).

Assimetrias focais ou assimetrias globais

Esses achados devem ser investigados quando estão associados a distorção arquitetural, calcificações e/ou alterações da palpação (Figura 41.12A e B).

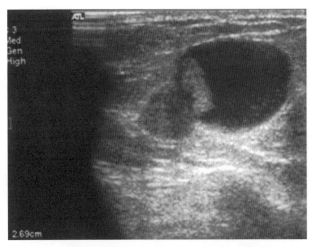

Figura 41.11. Lesão complexa-papiloma.

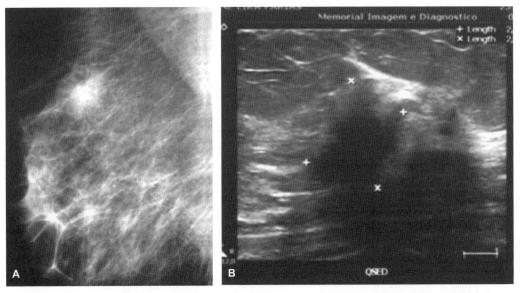

Figura 41.12A e B Assimetria focal – carcinoma ductal.

Calcificações suspeitas

Com o aumento do uso do *screening* mamográfico houve um aumento na taxa de detecção de câncer de mama em estágios iniciais e, consequentemente, um aumento do diagnóstico de carcinoma ductal *in situ*. A taxa de detecção do carcinoma *in situ* era de 2 a 5% de todos os cânceres diagnosticados por ano, isto antes da difusão do *screening* mamográfico. Hoje, a taxa de detecção é de 20 a 30% dos cânceres detectados nos EUA.[18] Este diagnóstico é usualmente representado por calcificações. As calcificações malignas são usualmente pequenas, menores que 0,5 mm, e requerem uso de lupa para sua melhor definição. A avaliação das calcificações engloba análises de sua distribuição e principalmente de sua morfologia. Quanto à sua morfologia, estão divididas em ordem crescente suspeita: grosseiras e heterogêneas; amorfas; com leve pleomorfismo; finas e lineares ou finas-lineares e ramificadas. O BI-RADS define como padrões de distribuições as agrupadas com pelo menos cinco calcificações em 1 cm²; distribuição linear, segmentar e regional.

CATEGORIA BI-RADS

Categoria 0

Nessa categoria o exame necessita de complementação, sendo importante correlacionar com a sugestão de conduta (como incidências mamográficas complementares ou ultrassonografia).

Categoria 1

Achados negativos. Não foram encontrados nódulos, assimetrias, distorções ou calcificações. A orientação de conduta é rotina anual com a mamografia.

Categoria 2

Achados benignos. Nesta categoria são encontradas todas as calcificações benignas descritas anteriormente: fibroadenomas calcificados típicos, lipomas, linfonodos intramamários, fibroadenolipomas, cistos oleosos, implantes intramamários, distorções relacionandas claramente com cirurgia prévia, cistos simples e alguns cistos complicados, como cistos com ecos móveis, com nível líquido-gorduroso ou com nível líquido-debris. A orientação de conduta é rotina anual com mamografia.

Categoria 3

Achados provavelmente benigos (a possibilidade de ser maligno deve ser menor que 2%). A orientação de conduta nesta categoria é acompanhamento com intervalos curtos 6 meses. Estão nessa categoria os nódulos sólidos com sinais mamográficos e ultrassonográficos de nódulos benignos descritos anteriormente (os quais necessitam de seguimento para a avaliação de sua estabilidade), as assimetrias focais sem associação com distorção arquitetural, com calcificações e com alterações da palpação, as calcificações agrupadas arredondadas, os cistos complicados com ecos homogêneos. Os achados desta categoria que se alteram na avaliação mamográfica seguinte, em curto espaço de tempo (6 meses), devem ser investigados com citopatológico ou histopatológico. Os nó-

Capítulo 41 • Padronização de Laudo e Conduta...

dulos palpáveis com características benignas e as pacientes portadoras de nódulos que estão ansiosas e intranquilas por terem tal diagnóstico, também devem ser investigados. Esses achados, estando estáveis no final de 24 a 36 meses, são reclassificados e passam para a categoria Bi-RADS 2.

Categoria 4

Achados suspeitos (possibilidade de corresponder a lesão maligna de 3 a 94%). A orientação de conduta é a investigação com citopatológico ou histopatológico. Estão nessa categoria todas as alterações a que foram propostas investigações, como: nódulos que fogem às características de benigno; calcificações agrupadas, segmentares, heterogêneas, amorfas e com leve pleomorfismo; assimetrias associadas a distorção, a calcificações ou a alteração da palpação; assimetrias em desenvolvimento; distorções arquiteturais; cistos complexos e, menos frequentemente, cistos complicados. O BI-RADS subdivide essa categoria em: 4A – baixa suspeita; 4B – suspeita intermediária; 4C – moderada suspeita, as quais são de maior uso nos serviços que utilizam auditoria. A categoria BI-RADS 4A corresponde aos achados que necessitam de intervenção, porém com baixa suspeita, como nos casos de nódulos impalpáveis de aspecto benigno em acompanhamento que apresentaram crescimento; nódulos palpáveis com característica de benigno; cistos *versus* nódulos sólidos; cistos com ecos ou dúvida de compomente sólido na sua composição; calcificações agrupadas arredondadas porém com distribuição linear. Na categoria 4A, se o resultado citológico ou histológico for benigno, o acompanhamento em curto espaço de tempo pode ser uma opção.

Categoria 5

Achados altamente suspeitos (a possibilidade de corresponder a lesão maligna é superior a 95%). A orientação de conduta é prosseguir a investigação com histopatológico. Nesta categoria estão os nódulos densos e espiculados; nódulos sólidos à ultrassonografia com vários achados de lesões malignas; calcificações agrupadas ou de distribuição linear com morfologias pleomórficas, lineares e lineares-ramificadas.

Categoria 6

Achados com confirmação histológica de câncer. Podem ser citadas como exemplo pacientes que estão em quimioterapia neoadjuvante que retornam para avaliação de imagem ou pacientes que vão para uma segunda opinião em outro serviço.

REFERÊNCIAS BIBLIOGRÁFICAS

1. Stavros AT, Thickman D, Rapp CL *et al.* Solid breast nodules: use of sonografhy to distinguish between benign and malignant lesions. *Radioly* 1995; 196:123-34.
2. Liberman L, Abramson A, Squires FB *et al.* The Breast Imaning Reporting and Data System: positive predictive value of mammographic features and final assessment categories. *AJR* 1998; 171:1711-35.
3. Hong AS, Rosen EL, Soo MS, Baker JA. BI-RADS for ultrasound: positive and negative predictive value of sonographic features. *AJR* 2005; 184:1260-65.
4. Baker JA, Kornguth PJ, Floyd CEJR. Breast Imaging Reporting and Data SYSTEM Standardized Mammography Lexicon: observer variability in lesion description. *AJR* 1996; 166:773-8.

5. Lazarus E, Mainiero MB, Schepps B *et al.* Bi-RADS Lexicon for Us and Mammography: intero-obesever variability and positive preditive value. *Radiology* 2005; 239(2):385-91.
6. Elmore JG, Armstrong K, Lehman CD *et al.* Screening for breast cancer. *JAMA* 2005; 293(10):1245-56.
7. Tartar M, Comstock CE, Kipper MS. *Breast cancer imaging: a multidisciplinary, multimodality approach.* 1 ed., 2008.
8. Berg Birdwell. *Diagnostic imaging breast.* 1 ed., 2006.
9. Köbrunner SHH, Dershaw DD, Schreer I. Diagnostic breast imaging: mammography, sonography, magnetic resonance imaging, and interventional procedures. 2 ed., 2001.
10. Constantini M, Belli P, Ierardi C *et al.* Solid breast mass characterisation: use of the sonographic BI-RADS classification. *Radiol Med* 2007; 112:877-94.
11. Pisano ED, Gatsonis C, Hendrick E *et al.* Diagnostic performance of digital versus film mammography for breast-cancer screening. *New Engl J Med* 2005; 353(17):1773-83.
12. Sickles EA. The spectrum of breast asymmetries: imaging features, work-up, management. *Radiol Clin North Am Breast Imag* 2007; 45(5):765-71.
13. Yang W, Dempsey PJ. Diagnostic breast ultrasound: current status and future directions. *Radiol Clin North Am Breast Imag* 2007; 45(5):845-59.
14. Berg WA, Blume JD, Cormack JB *et al.* Combined screening with ultrasound and mammography vs mammography alone in women at elevated risk of breast cancer. *JAMA* 2008; 299(18):2151-63.
15. Corsetti V, Houssami N, Ferrari A *et al.* Breast screening with ultrasound in women with mammography-negative dense breast: evidence on incremental cancer detection and false positive and associated cost. *Europ J Cancer* 2008; 44:539-44.
16. Stavros AT. Breast Ultrasound 2004.
17. ACR BI-RADS. *Breast Imaging Reporting and Data System* 2003. 4ª ed.
18. Kopans DB. *Breast imaging.* 3 ed., 2007.
19. Luna M, Koch HA. Avaliação dos laudos mamográficos: padronização prática de recomendação de conduta para um programa de detecção precoce do câncer de mama por meio da mamografia. *Rev Bras Mastol* 2002; 12(1):7-12.
20. Pessoa EC, Rodrigues JRP, Kamya CP *et al.* Quais as características propostas pelo BI-RADS que melhor diferenciam nódulos malignos dos benignos? *Rev Bras Ginecol Obstet* 2007; 291(12):625-32.
21. Park CS, Lee JH, Yim HW *et al.* Observer agreement using the ACR Breast Imaging Reporting and Data System (BI-RADS) – ultrasound, 1ª Edition (2003). *Korean J Radiol* 2007; 8(5):397-402.
22. Kestelman FP, Souza GA, Thuler LC. Breast Imaging Reporting and Data System – BI-RADS®: valor preditivo positivo das categorias 3, 4 e 5. Revisão sistemática da literatura. *Radiol Bras* 2007; 40(3):173-77.

SEÇÃO VI

CIRURGIA AMBULATORIAL GINECOLÓGICA

CAPÍTULO

42

Histeroscopia Diagnóstica

Juliana Araújo de Carvalho Schettini

INTRODUÇÃO

A histeroscopia consiste na visão endoscópica de imagens da endocérvice e cavidade uterina. A primeira histeroscopia foi realizada em 1869 por Pataleoni. Desde então, vários avanços tecnológicos ocorreram como luz fria para visualização das imagens endometriais, uso do gás carbônico (CO_2) como meio distensor da cavidade uterina e óticas de diâmetro menor (D).

A histeroscopia diagnóstica é considerada hoje o exame mais fidedigno na avaliação de condições patológicas da cavidade uterina (A). Outras técnicas, como dilatação e curetagem uterina, ultrassonografia transvaginal, histerossalpingografia ou histerossonografia, também se prestam para avaliação da cavidade uterina, porém de forma indireta, não permitindo a diferenciação inequívoca de imagens endometriais (B).

REALIZAÇÃO DO PROCEDIMENTO

Para realização da histeroscopia diagnóstica, são necessários anamnese e exame físico adequados, com especial atenção à presença de corrimentos genitais ou outras afecções do trato genital inferior. É importante ainda avaliar exames prévios como colposcopia, ultrassonografia ginecológica, histerossalpingografia e histerossonografia, cujos resultados representam, às vezes, a própria indicação do exame (D).

De acordo com o Consenso Brasileiro em Videoendoscopia Ginecológica de 2001, a histeroscopia diagnóstica deve ser um exame de caráter ambulatorial, de modo a não requerer nenhuma pré-medicação ou anestesia e a oferecer o máximo de inocuidade e reprodutibilidade. São dispensáveis exames pré-operatórios de rotina, jejum e internação hospitalar, devendo-se apenas explicar como é realizado o exame e orientar a paciente à micção para evitar desconforto durante a histeroscopia, procurando-se conversar durante o procedimento (D).

O exame deve ser realizado durante a primeira fase do ciclo menstrual (6º a 14º dia), em pacientes durante a menacme ou, na segunda fase, nas pacientes inférteis, quando se quer estudar melhor o endométrio secretor. Em mulheres na pós-menopausa ou que fazem uso de anovulatórios, a histeroscopia pode ser realizada em qualquer época, sem relação com o ciclo menstrual (D).

Alguns artifícios podem ser utilizados para melhorar o desempenho da histeroscopia diagnóstica, como creme vaginal à base de estrogênio e o misoprostol vaginal previamente à realização do procedimento. O creme vaginal à base de estrogênio, quando usado por 2 a 3 semanas antes da histeroscopia, facilita a sua realização especialmente nas pacientes na pós-menopausa. Os epitélios vaginal e endocervical estrogenizados apresentam menor propensão a sangramentos, o que facilita a passagem do histeroscópio através do orifício cervical interno (C).

O uso de misoprostol vaginal (25 µcg) antes da histeroscopia diagnóstica sem anestesia mostrou-se eficaz nas pacientes na pós-menopausa no preparo do colo uterino, diminuindo os escores de dor na realização do exame. Outros autores observaram menor necessidade de dilatação do colo uterino, menor duração do exame e menos complicações. Essa medicação, entretanto, não se mostrou eficaz em pacientes na menacme, pois houve aumento de sangramento durante o procedimento (A).

TÉCNICA E INSTRUMENTAL

A seguir serão explicadas algumas etapas da técnica da histeroscopia diagnóstica e o instrumental necessário para sua realização.

Introdução do histeroscópio e visualização das imagens

O histeroscópio pode ser rígido ou flexível, sendo o primeiro mais utilizado na prática clínica. O histeroscópio rígido é uma óptica com diâmetro que varia de 1,0 a 5 mm, com uma camisa diagnóstica que permite a avaliação da cavidade uterina. Essa ótica requer uma fonte de luz, sendo a Xenon® a mais usada, e uma telecâmara de alta resolução para captar as imagens visualizadas em um monitor colorido. Em alguns casos há um sistema computadorizado de aquisição de imagens que assegura uma reprodução fotográfica ou um vídeo registrador para arquivo de imagens. Para uso desse instrumental, é necessário um profissional treinado, com conhecimento da embriologia, anatomia e histologia uterinas.

Para a execução da histeroscopia, utiliza-se um insuflador de CO_2 de controle de pressão automático com o objetivo de distender a cavidade uterina junto com uma fonte de luz fria, que é transportada do gerador ao histeroscópio através de cabos de fibra óptica, permitindo a visão endocópica da cavidade uterina. Outras opções de meio distensor são o soro fisiológico a 0,9% ou lactato de Ringer, especialmente na presença de pequenos sangramentos. O meio líquido é impulsionado com expansores de líquido para cavidade uterina ou com uma bomba pressórica.

A introdução do histeroscópio no canal endocervical é necessária para a realização da histeroscopia. Para tal, coloca-se um espéculo vaginal, visualiza-se o colo uterino e tenta-se ascender com o histeroscópio no canal endocervical com visão direta até atingir a cavidade uterina. Em algumas circunstâncias, fazem-se necessários a dilatação do colo uterino e/ou o pinçamento do colo uterino para tentar introduzir o histeroscópio no canal endocervical ou transpor a região ístmica uterina.

Deverá ser feita a observação endoscópica das paredes vaginais, da porção vaginal do colo uterino, do canal endocervical e da cavidade uterina. Uma vez na cavidade uterina, esta deverá ser avaliada de modo panorâmico e isoladamente cada parede, a seguir a vascularização endometrial e dos óstios glandulares, bem como dos óstios tubários. Ao término deste inventário inicial podem-se realizar pequenos procedimentos cirúrgicos endoscópicos como biópsia endometrial, exérese de pequenos pólipos endocervicais, endometriais ou miomas, lise de aderências, retirada de corpo estranho, entre outros.

O espéculo vaginal deve ser retirado quando o histeroscópio atinge a cavidade uterina, para diminuir o desconforto da paciente. Endoscopistas mais experientes podem realizar a vaginoscopia ou histeroscopia vaginal, que utiliza o histeroscópio com o meio distensor líquido desde a vagina até a cavidade uterina sem introduzir o espéculo vaginal e nem realizar pinçamentos do colo uterino. Essa abordagem permite inclusive realizar a histeroscopia em mulheres virgens com suspeita de doença vaginal, cervical ou intrauterina.

Pinçamento do colo uterino

O pinçamento do colo uterino é realizado na tentativa de retificar a porção ístmica uterina, facilitando a passagem do histeroscópio, principalmente nos úteros com anteversoflexão e retroversoflexão acentuadas. O pinçamento do colo uterino e a tentativa de sua dilatação devem ser realizados com cautela, pois provocam dor do tipo cólica, e em alguns casos podem ocorrer perfuração uterina e falso trajeto. Não é uma etapa obrigatória, e, quanto mais experiente o examinador, menos ele necessita pinçar o colo uterino.

Dilatação do colo uterino

A cevicodilatação é necessária nos casos de estenose do colo uterino com estreitamento do canal endocervical e redução do calibre do orifício cervical interno, para passagem do histeroscópio. Alguns fatores estão associados à maior necessidade de cervicodilatação, como a pós-menopausa, ausência de partos vaginais e aderências intracervicais. Essa etapa é dolorosa e deve ser realizada com cautela para evitar perfuração uterina e falso trajeto.

Biópsia do colo uterino

A biópsia do colo uterino é realizada ao término do inventário da cavidade uterina. Pode ser executada utilizando-se uma cureta de Novak, Pipelle ou Vacurette, entre outros (biópsia orientada) ou com fórceps de biópsia sob visão direta (biópsia dirigida). A histeroscopia com biópsia endometrial é considerada um procedimento cirúrgico de menor porte, entretanto na propedêutica ginecológica convencionou-se designar histeroscopia diagnóstica.

Para alguns autores, é a parte mais desconfortável ou dolorosa do exame e nem sempre se consegue material para avaliação histopatológica, especialmente em endométrios muito atróficos. Em algumas circunstâncias pode-se fazer também um lavado com soro fisiológico e enviar para avaliação citológica endometrial.

Quadro 42.1 Indicações – histeroscopia diagnóstica

Indicações	
Sangramento uterino anormal na pré e pós-menopausa*	Identificação e localização de restos ovulares
Localização de corpos estranhos (DIU, metaplasia óssea, fios de sutura)	Indicação e controle da cirurgia uterina (miomectomia, ablação endometrial, metroplastia e *follow up* de lise de sinéquias)
Diagnóstico diferencial de patologia intracavitária ou de colo uterino suspeitada por outras técnicas de exame**	Seguimento de doença trofoblástica gestacional
Infertilidade	Malformação uterina

*Principal indicação.
**Ultrassonografia, histerossalpingografia e histerossonografia, colposcopia.

INDICAÇÕES

A histeroscopia diagnóstica está indicada em todas as circunstâncias clínicas nas quais a observação da cavidade uterina poderá trazer subsídios para diagnóstico preciso e correta orientação terapêutica. Na prática clínica diária as indicações mais frequentes estão relacionadas no Quadro 42.1 (B).

CONTRAINDICAÇÕES

As contraindicações à realização da histeroscopia diagnóstica são poucas, o que por si só já constitui uma vantagem do método. São consideradas contraindicações absolutas: gestação, infecção genital e sangramento genital excessivo. Como contraindicações relativas podem ser mencionadas história de perfuração uterina recente, sangramento uterino no momento do exame e estenose acentuada do colo uterino (B).

COMPLICAÇÕES

As primeiras complicações surgem quando o histeroscopista se depara com uma obstrução completa do orifício externo do colo uterino. O pinçamento do colo uterino e a tentativa de dilatação desse podem provocar dor do tipo cólica, além de perfuração uterina e falso trajeto (B).

Perfuração uterina é pouco frequente, tendo sido encontradas cifras de 0,025 a 0,3%. Ocorre em geral nos úteros muito antevertidos ou retrovertidos, em casos de sinéquias e estenose do canal cervical. A abertura de falso trajeto também pode causar perfuração uterina em decorrência da introdução da óptica no tecido miometrial, afastando o endoscópio do trajeto original. O falso trajeto está relacionado com a etapa de introdução do endoscópio no canal cervical, e, uma vez constatada sua ocorrência, deve-se tentar procurar o trajeto correto se as condições permitirem ou suspender o procedimento deixando a paciente em observação por 3 h, sob controle dos sinais vitais (B).

Infecção é pouco frequente após histeroscopia diagnóstica – cerca de 0,79% segundo a literatura. Em geral é secundária à propagação de processos infecciosos do trato genital inferior, caso o procedimento seja realizado em vigência de endocervicite ou se o histeroscópio não houver sido devidamente esterilizado (C).

Durante a insuflação da cavidade uterina pode haver excessiva entrada de CO_2 no sistema circulatório, o que determina aumento da tensão arterial, do débito cardíaco e dispneia grave, fatos raros atualmente com os insufladores eletrônicos de CO_2 que mantêm um fluxo de aproximadamente 50 mL/min e pressão média de 100 mmHg (D).

Há relatos raros de embolia gasosa por CO_2 em histeroscopia diagnóstica, nos quais os autores sugerem que esse exame deveria ser realizado sob monitorização da tensão arterial, frequência cardíaca, saturação de oxigênio e medida do CO_2 expirado. Embolia vascular de adenocarcinoma endometrial foi relatada como uma complicação raríssima após histeroscopia diagnóstica (C).

Não é considerado consenso, mas há autores que descrevem ainda como complicações o desgarramento endometrial acidental na introdução do histeroscópio (2,6%). Tal acontecimento pode dificultar a visualização das imagens endometriais por sangramento, porém sem grandes repercussões geralmente para as pacientes (C).

EFEITOS COLATERAIS

O efeito colateral mais frequente secundário à histeroscopia é a dor tipo cólica no hipogástrio durante e/ou após o procedimento. Essas dores são reflexo da estimulação de fibras parassimpáticas pela distensão uterina com meio líquido ou gasoso. Esse meio distensor acarreta o estiramento excessivo das fibras musculares miometriais, levando a diminuição do fluxo sanguíneo para o músculo e consequentes isquemia e espasmo muscular. Essas cólicas geralmente são de curta duração e respondem bem a analgésicos e anti-inflamatórios (A).

Um outro efeito colateral observado é a escapulalgia, secundária ao meio distensor gasoso (CO_2) que atravessa as tubas uterinas e se difunde para a cavidade abdominal, causando irritação diafragmática. Como normalmente a histeroscopia diagnóstica é um procedimento de curta duração, em média 3 min, a escapulalgia não é observada com frequência na prática clínica diária (B).

Na realização de histeroscopias, observa-se, por vezes, síndrome de estimulação vagal, representada por náuseas, vômitos, hipotensão e até mesmo casos raros de parada cardíaca, em decorrência da estimulação parassimpática de outros órgãos que não o útero (C). Os efeitos vagais são maiores em mulheres na pós-menopausa, em virtude da involução uterina e estenose do canal cervical e mais perigosos pela incidência aumentada de doenças cardiovasculares nessa população (B).

No IMIP foi realizado um estudo com pacientes submetidas a histeroscopia diagnóstica sem anestesia com histeroscópio de 4 mm e camisa diagnóstica de 5 mm, e os principais efeitos colaterais foram: dor tipo cólica em hipogástrio (92,4%), crise hipertensiva (3,5%), escapulalgia (2,9%), bradicardia (2,3%), taquicardia (2,3%), náuseas/vômitos (1,2%) e hipotensão (1,2%) (B).

DOR × HISTEROSCOPIA SEM ANESTESIA

A dor pode estar presente em diversas etapas durante a histeroscopia, como na introdução do histeroscópio pelo canal endocervical, especialmente quando atravessa o orifício cervical interno, pela atividade contrátil do miométrio causada pela biópsia endometrial, pela distensão da cavidade uterina pelo gás carbônico ou soro e pela estimulação direta das paredes uterinas quando em contato com o histeroscópio. Outros fatores como a instrumentação da cérvice, pinçamento cervical e dilatação cervical são fatores relacionados com a dor (B).

Há relatos na literatura de que em 90% das histeroscopias diagnósticas não é preciso anestesia. Em algumas circunstâncias a anestesia é necessária, como nos casos de hipersensibilidade no manuseio do colo uterino, nas pacientes com estenose do colo e na dilatação cervical para passagem do histeroscópio. A anestesia mais usada para histeroscopias diagnósticas é a geral endovenosa (B).

Entretanto, a dor nas pacientes submetidas à histeroscopia sem anestesia tem sido motivo de diversos estudos na literatura mundial, com relatos de até 70% de dor na realização de histeroscopia sem anestesia. Vários fatores são implicados no surgimento da dor durante a realização da histeroscopia, como nuliparidade, *status* pós-menopausal, anteversão ou retroversão acentuadas uterina, ópticas de diâmetro maior, pinçamento ou dilatação do colo uterino, colocação do espéculo vaginal, histeroscópio rígido, entre outros (B).

No IMIP foi realizado em 2004 um estudo de coorte com análise de regressão logística múltipla para avaliar os fatores de risco preditores associados à presença e intensidade da dor na histeroscopia diagnóstica sem anestesia. Foram estudados fatores biológicos, ginecológicos, obstétricos, demográficos e da técnica histeroscópica. Observou-se que as únicas variáveis que persistiram significativamente associadas à dor foram a menopausa e o pinçamento do colo uterino (acarretando aumento do risco de dor com *odds ratio* de respectivamente 7,6 e 2,9), além do antecedente de parto normal (levando a redução do risco de dor, com *odds ratio* de 0,3) (B).

O parto vaginal parece ser um fator facilitador para passagem do histeroscópio no canal endocervical, uma vez que o colo uterino encontra-se mais dilatado. O orifício cervical externo apresenta-se circular, com 4 a 6 mm de largura na nulípara e 10 a 15 mm na multípara. O canal endocervical tem aproximadamente 3 cm de comprimento incluindo o orifício cervical interno, cujo diâmetro varia de 4 a 5 mm na nulípara e de 7 a 8 mm na multípara. Essa diferença na multípara facilita a passagem do histeroscópio através do canal endocervical e diminui a necessidade de dilatação e pinçamento do colo uterino, o que poderia justificar menores escores de dor (B).

A dor maior na pós-menopausa provavelmente é decorrente da falta da ação do estrogênio, com consequentes perda da rugosidade e diminuição das secreções vaginais, encurtamento do colo uterino, estreitamento do canal endocervical e redução do calibre do orifício cervical interno, podendo chegar a estenose e redução do muco, *per se* desfavoráveis à passagem do histeroscópio pelo canal endocervical (B).

O pinçamento do colo uterino é realizado na tentativa de retificar a porção ístmica uterina, facilitando a passagem do histeroscópio, principalmente nos úteros com anteversoflexão e retroversoflexão acentuadas. É descrito na literatura que o pinçamento do colo uterino e a tentativa de sua dilatação podem provocar dor do tipo cólica, além de perfuração uterina e falso trajeto (B).

Várias alternativas na técnica têm sido propostas com intuito de minimizar a dor sentida pelas pacientes durante a realização do exame, como ópticas de diâmetro mais fino, histeroscópio flexível, vaginoscopia, meios distensor líquido para a cavidade uterina, uso de *spray* de lidocaína, gel de lidocaína e prilocaína, bloqueio anestésico paracervical, anestesia intrauterina, preparo cervical com misoprostol ou estrógenos tópicos, uso de anti-inflamatórios não esteroides (AINE) prévio ao exame e, mais recentemente, estimulação elétrica transcutânea.

Na prática clínica diária os mais frequentemente utilizados na histeroscopia diagnóstica sem anestesia geral são creme vaginal com estrogênio, AINE para cólicas eventuais no pós-operatório, *spray* de lidocaína e gel de lidocaína e prilocaína, que reduzem especialmente a dor do pinçamento cervical. As vantagens desses métodos incluem facilidade de administração e o fato de praticamente não terem efeitos colaterais, ao contrário da injeção de anestésicos locais, cuja aplicação é dolorosa, causa sangramento e tem risco de intravasamento vascular do anestésico, podendo resultar em bradicardia, hipotensão persistente, tremor e outros efeitos sistêmicos (B).

CONSIDERAÇÕES FINAIS

A histeroscopia diagnóstica e cirúrgica foram, por muito tempo, consideradas entidades distintas, pois necessitavam de instrumentos específicos e também de uma abordagem diferente das pacientes. Atualmente, em virtude dos avanços tecnológicos, as duas praticamente se fundiram, uma vez que uma mesma camisa pode ser utilizada para a histeroscopia diagnóstica e cirúrgica e dispõem de acessórios como pinça de biópsia, pinça de preensão, tesoura, entre outros, que podem ser utilizados em um mesmo momento para resolução de patologias cirúrgicas intrauterinas. Em casos de procedimentos mais complexos como miomas ou pólipos grandes, ablação de endométrio, aderências amplas e septos, pode-se realizar um novo tempo cirúrgico com ressectoscópio ou Versapoint®.

Revisando a literatura médica relacionada, pode-se supor que um serviço ideal de histeroscopia seria aquele que utilizasse mini-histeroscópios, vaginoscopia, evitando ao máximo pinçamento e dilatação cervical e, na necessidade de tais procedimentos, usasse anestésico local no colo uterino. Deve haver a disponibilidade para exames com e sem anestesia, a depender da história clínica, ginecológica e exame físico da paciente.

O contato prévio da paciente com o profissional realizador do exame é de suma importância para o esclarecimento da histeroscopia, o qual diminui a ansiedade da paciente, possibilita avaliar os fatores de risco para um procedimento com maior chance de dor sem anestesia, tratar os corrimentos vaginais, avaliar o perfil cervical e, caso se faça necessário, prescrever estrogênio vaginal prévio ao exame e/ou já encaminhar a paciente para o exame sob anestesia geral.

LEITURA RECOMENDADA

Bettochi S, Ceci O, Nappi L *et al.* Operative office hysteroscopy without anesthesia: analysis of 4863 cases performed with mechanical instruments. *J Am Assoc Gynecol Laparosc* 2004; 11:59-61.

Cicinelli E, Schönauer LM, Barba B *et al.* Tolerability and complications of outpatient diagnostic minihysteroscopy. *J Am Assoc Gynecol Laparosc* 2003; 10:399-402.

Costa AR, Pinto-Neto AM, Amorim M *et al.* Use of misoprostol prior to hysteroscopy in postmenopausal women: a randomized, placebo-controlled clinical trial. *J Minim Invasive Gynecol* 2008; 15(1):67-73.

De Iaco P, Marabini A, Stefanetti M, Del Vecchio C, Bovicelli L. Acceptability and pain of outpatient hysteroscopy. *J Am Assoc Gynecol Laparosc* 2000; 7:71-75.

Perez-Medina T, Bajo JM, Martinez-Cortes L, Castellanos P, Perez de Avila I. Six thousand office diagnostic-operative hysteroscopies. *Int J Gynecol Obstet* 2000; 71:33-8.

Schettini JAC, Amorim MMR, Costa AAR, Albuquerque Neto LC. Pain evaluation in outpatients submitted to diagnostic anesthesia free hysteroscopy in a teaching-hospital: a cohort study. *J Minim Inv Gynecol* 2007; 14(6):729-35.

Soriano D, Ajaj S, Chuong T *et al.* Lidocaine spray and outpatient hysteroscopy: randomized placebo-controlled trial. *Obstet Gynecol* 2000; 96:661-4.

CAPÍTULO 43

Histeroscopia Cirúrgica

Ana Paula Guimarães de Araújo

INTRODUÇÃO

A histeroscopia operatória é considerada a técnica cirúrgica de escolha no tratamento de diversas anormalidades confinadas à cavidade uterina, haja vista a efetividade do método, o baixo risco de complicações, o menor tempo de internação e a rápida recuperação do paciente.[1]

EQUIPAMENTOS E INSTRUMENTAL ESPECÍFICO

O equipamento necessário para a realização da histeroscopia operatória é idêntico ao utilizado nas vídeo-histeroscopias diagnósticas, exceto pela presença de uma bomba de infusão para o meio líquido distensor. Ou seja, é necessário um sistema de vídeo, composto por micro câmera e monitor; um sistema de iluminação, composto por cabo e fonte de luz preferencialmente de xenônio, e um sistema ótico para captação das imagens, chamado de histeroscópio.[2] Quanto à bomba para infusão do meio líquido distensor ou *histero-pump*, consiste em equipamento especialmente elaborado para tornar o procedimento mais seguro mediante monitorização contínua do fluxo, pressão intrauterina e volume de entrada e saída do meio líquido distensor. Em outras palavras, monitoriza e regula o influxo de líquido para a cavidade uterina, de acordo com os parâmetros predeterminados de fluxo em mL/min, variando de 0 a 500 e pressão em mmHg de 0 a 200, e a sucção quando acoplada aos acessórios específicos.

A videocirurgia intrauterina deve ser realizada com auxílio de instrumental específico tal como micropinças, microtesouras, fibras de *laser* e principalmente eletrodos introduzidos na cavidade uterina através de camisas operatórias (com único ou duplo fluxo) com canais acessórios para entrada desses microinstrumentos.

Bettocchi & Salvaggi[3] foram os pioneiros em realizar cirurgias histeroscópicas por vaginoscopia, sem uso de medicação, espéculo vaginal, pinçamento do colo e dilatação cervical, com objetivo de minimizar a dor. Para tanto, o único instrumental necessário é um histeroscópio de 5 mm de diâmetro com fluxo contínuo que permita a introdução de instrumentos semirrígidos de 5 Fr de diâmetro através de seu canal acessório, sendo utilizados para apreender, cortar, biopsiar, vaporizar ou coagular.

Muito embora confiantes nas inovações dos equipamentos e da técnica, a histeroscopia operatória ainda é realizada mais que frequentemente com a utilização do ressectoscópio; instrumental com 9 ou 7 mm de diâmetro, que, por sua vez, é constituído por um conjunto formado por três partes: uma camisa interna (fluxo de entrada do líquido), uma camisa externa (fluxo de saída do líquido) e o elemento de trabalho, com o qual acoplamos a ótica (histeroscópio) e eletrodos. É dotado de um sistema de molas que proporciona o movimento de vai e vem ao eletrodo à medida que se aciona a empunhadura em forma de gatilho. O elemento de trabalho possui ainda um *plug* para conexão com o sistema eletrocirúrgico, podendo ser monopolar ou bipolar, a depender do meio líquido distensor utilizado.[2]

Sistema bipolar (Versapoint®)

O refinamento da técnica cirúrgica associado ao aperfeiçoamento do instrumental tem contribuído para minimizar o desconforto da paciente, reduzir o risco de complicações e otimizar a segurança do procedimento e dos resultados clínicos. Com esse objetivo, há poucos anos, iniciou-se a utilização do sistema eletrocirúrgico com corrente bipolar nas histeroscopias operatórias, que até então eram realizadas quase que exclusivamente com a corrente monopolar.

A cirurgia intrauterina utilizando eletrodo bipolar (Versapoint®, Gynecare Inc., Somerville, NJ, USA) com soro fisiológico foi iniciada a partir de 1997.[4,5] O sistema consiste num gerador eletrocirúrgico de alta frequência que transmite a corrente elétrica para um eletrodo bipolar coaxial. O eletrodo bipolar 5 Fr mede 36 cm de comprimento e 1,6 mm de diâmetro e é introduzido através do canal de qualquer histeroscópio cirúrgico. Existem eletrodos com três diferentes tipos de pontas designadas ao corte, coagulação e vaporização dos tecidos.

No início dos anos 2000, o eletrodo Versapoint® coaxial foi modificado para utilização no ressectoscópio. Este sistema utiliza dois tipos de eletrodos designados ao corte e à vaporização dos tecidos. No modo vaporização, o contato com o tecido causa uma instantânea vaporização da água celular e consequente vaporização do tecido. O eletrodo para vaporização mede 4 mm de altura e 4 mm de diâmetro, enquanto o eletrodo para corte (*loop*) possui apenas 2,5 mm de diâmetro.[6]

DISTENSÃO UTERINA

Na histeroscopia operatória a cavidade uterina deve ser distendida preferencialmente por um meio líquido, pois oferece melhor visibilidade,[7] facilitando a limpeza do sangue, coágulos e debris. A pressão intrauterina efetiva para a realização da histeroscopia cirúrgica varia de 25 a 70 mmHg.

O sistema eletrocirúrgico monopolar está indicado quando se utilizam para distensão uterina soluções sem eletrólitos (não condutoras de corrente elétrica): a partir do aminoácido glicina 1,5% e 3%, ou a partir de açúcares como sorbitol 3% e manitol 5%. Entre essas, o manitol é considerado a solução mais segura, pois é isotônica (280 mOsm/L) e, se absorvida, tem efeito levemente diurético.[8] Uma absorção excessiva destas soluções pode acarretar não só uma sobrecarga volêmica (*over-load*), mas também um excesso de água livre na circulação sanguínea, o que gera um distúrbio hidreletrolítico, a hiponatremia dilucional, que pode ser causa de encefalopatia e óbito.

Fisiologicamente, a solução mais apropriada para a distensão uterina deverá ser isotônica e isonatrêmica, características que, por sua vez, estão presentes no soro fisiológico e no lactato de Ringer. Por outro lado, embora sejam soluções ideais não está excluído o risco de absorção excessiva, hipervolemia e suas consequências. A solução salina é o meio ideal para a utilização em histeroscopias operatórias com sistema eletrocirúrgico bipolar (sistema Versapoint®, Gynecare Inc., Sommerville, NJ, USA); Opera Star® (FemRex Inc., Sunnevalle, CA, USA); ERA® (Conceptus Inc., San Carlos, CA, USA).

O controle do fluido absorvido durante o procedimento cirúrgico é de fundamental importância, devendo ser realizado a cada 1.000 mL de líquido distensor utilizado ou a cada 5 a 10 min. O procedimento deverá ser rapidamente completado quando houver um déficit de 750-1.000 mL, e imediatamente interrompido caso o déficit seja superior a 1.500 mL ou Na < 125 mEq/L. Caso a solução salina seja utilizada, seguir essas mesmas orientações para déficit de volume de 1.500 e 2.500 mL, respectivamente. A hiponatremia pós-operatória está significativamente relacionada com absorção de glicina 1,5%, ocorrendo uma diminuição de 1 mEq/L de Na para cada 100 mL do fluido absorvido.[6]

O intravasamento decorre da passagem do líquido de irrigação da cavidade uterina para a circulação através de secção dos vasos endometriais durante o procedimento cirúrgico, podendo acarretar uma sobrecarga volêmica, insuficiência cardíaca congestiva, edema pulmonar, coma e, eventualmente, morte. Fatores relacionados ao intravasamento de fluido incluem: pressão intrauterina superior à média da pressão arterial, destruição profunda dos tecidos, área de superfície intrauterina trabalhada, duração do procedimento e vascularização do tecido.[9,10] A incidência de *overload* varia de 0,2% a 11%. Fatores que diminuem significativamente o risco de intravasamento incluem uso pré-operatório de análogo de GnRH,[11] vasopressores intracervicais, utilização de sucção de fluxo de saída e baixa pressão de distensão intrauterina.

INDICAÇÕES PARA HISTEROSCOPIA OPERATÓRIA

Biópsia dirigida

Lesões endometriais focais suspeitas ou de aspecto anormal são melhor biopsiadas utilizando micropinças de biópsia introduzidas na cavidade uterina através do canal do histeroscópio operatório.

Polipectomia endometrial e endocervical

Os pólipos endometriais são formados pela proliferação e hipertrofia da camada basal do endométrio, com risco de malignidade de 0,3% a 0,5%. Na histeroscopia os pólipos têm aspecto fofo e macio, identificado facilmente ao contato, e frequentemente apresentam uma pequena vascularização. Podem ser sésseis ou pediculados.

Os pólipos de pequeno porte que medem até 2,0 cm podem ser removidos facilmente utilizando-se microtesouras, micropinças ou pequenos eletrodos introduzidos na cavidade uterina através do canal acessório do histeroscópio cirúrgico. Pode ser realizado em ambulatório, com ou sem analgesia. A secção da base do pólipo deve ser feita com tesoura até que permaneça apenas uma pequena parte ainda ligada ao endométrio. Nesse momento, deve-se introduzir uma micropinça de apreensão, tracionar a base residual e proceder à retirada do pólipo da cavidade uterina. Nos pólipos maiores pode haver dificuldade para a passagem estreita do orifício cervical interno. Nessas situações deve-se seccionar o pólipo longitudinalmente em duas ou mais partes antes de seccionar a base, o que facilita a retirada do pólipo da cavidade. Este procedimento torna-se a cada dia mais atraente devido à sua simplicidade, e principalmente pela oportunidade de se realizar o tratamento no mesmo momento em que se realiza o diagnóstico (*see-and-treat*), evitando-se uma nova intervenção, internação e uso de substâncias anestésicas.

Nos pólipos de diâmetro superior a 2 cm geralmente é necessária a retirada com o uso do ressectoscópio, em centro cirúrgico, sob analgesia ou anestesia. O pólipo é fatiado (*slicing*) gradualmente à medida que se passa o eletrodo em semicírculo ou *loop* em movimentos de vai e vem sobre a lesão, ao mesmo tempo em que se aciona o sistema eletrocirúrgico na função de corte. Preferencialmente, deve-se proceder a polipectomia completa e depois retirar os fragmentos soltos na cavidade. Caso estejam obscurecendo a visão, o procedimento é interrompido e os fragmentos, retirados. Nos casos de pólipos pediculados, a base pode ser inicialmente seccionada, retirando-se o pólipo praticamente intacto.

Os pólipos endocervicais devem ser retirados após a histeroscopia ser completada para prevenir sangramentos que possam obscurecer a visão, e são removidos utilizando-se a mesma técnica empregada para os pólipos endometriais.

Mioma submucoso

O mioma submucoso é causa comum de sangramento uterino anormal e infertilidade na mulher. Em 1978, Neuwirth[12] descreveu a primeira ressecção de mioma submucoso utilizando um ressectoscópio urológico modificado. Desde então, graças aos avanços do instrumental e ao refinamento da técnica, a miomectomia histeroscópica adquiriu o *status* de técnica cirúrgica, e no momento representa o procedimento cirúrgico de escolha no tratamento dos miomas inteiramente ou em sua maior parte localizados dentro da cavidade uterina[13-15] (A).

A avaliação pré-operatória das pacientes com mioma submucoso é fundamental para o sucesso da miomectomia histeroscópica. Em 1993, Wansteker *et al.*[16] propuseram um sistema prático de classificação dos miomas submucosos avaliando o grau de penetração do mioma no miométrio baseado na visão histeroscópica. Posteriormente essa classificação foi adotada pela Sociedade Europeia de Endoscopia Ginecológica. Miomas submucosos inteiramente dentro da cavidade endometrial são classificados como G0; os miomas predominantemente intracavitários, ou seja, mais de 50% do nódulo encontra-se na cavidade, e que formam um ângulo agudo com parede uterina, são classificados em G1; e por fim o G2, aqueles em que menos de 50% do nódulo se encontra na cavidade endometrial. Os miomas G0 e G1 são seguramente ressecáveis em um único tempo cirúrgico, enquanto o G2, por possuir maior risco de intravasamento e perfuração uterina, existe a possibilidade de não se alcançar a ressecção completa. Portanto, nos miomas submucosos G2 as pacientes devem ser informadas quanto a possibilidade de um segundo tempo cirúrgico.

Mais recentemente, Lasmar *et al.* (2005) publicaram um novo sistema de escores que inclui, além do grau de penetração do mioma no miométrio, o tamanho do mioma (< 2 cm, 2 a 5 cm, > 5 cm), a localização na cavidade (terço superior, terço médio, ou terço inferior) e a proporção da base do mioma em relação à parede (< 1/3, 1/3 a 2/3, ou > 2/3). Encontraram maior correlação com finalização do procedimento, tempo cirúrgico, déficit de fluidos que a classificação baseada apenas no grau de penetração miometrial.[17]

O tratamento pré-operatório com análogo de GnRH antes da miomectomia histeroscópica oferece algumas vantagens significativas[18-20] (A). Os benefícios pretendidos são: correção pré-operatória da anemia; possibilidade de melhor planejamento cirúrgico, permitindo que o procedimento possa ser realizado no momento julgado oportuno, não necessariamente na fase proliferativa; e redução da espessura endometrial, assim como do tamanho e da vascularização do mioma, com consequentes melhor visibilidade pela limitada perda de sangue, menor absorção de líquidos, redução do tempo e da dificuldade cirúrgica. No entanto, orientações com relação às indicações e à duração do tratamento pré-operatório são escassas na literatura internacional. Concordamos com os autores que consideram que essas substâncias estão particularmente indicadas naqueles miomas com um diâmetro > 3 cm e/ou com porção intramural, assim como pacientes sofrendo de anemia secundária.[14]

A escolha da técnica para a remoção histeroscópica do mioma submucoso depende principalmente do tipo e da localização na cavidade endometrial. Além disso, a experiência pessoal e o equipamento disponível podem favorecer uma técnica em particular em detrimento das outras.

Miomas totalmente dentro da cavidade uterina (G0)

Os miomas G0 são facilmente removidos em um único procedimento, sendo o tamanho do mioma o principal fator limitante. A técnica mais frequentemente realizada é a excisão por fatiamento (*slicing*), que consiste em repetidas e progressivas passagens da alça cortante (*loop*) sobre o mioma, inicialmente do topo com movimentos repetidos sempre no sentido do fundo em direção ao istmo até a base ser alcançada. Os fragmentos devem ser removidos sob visão direta com o próprio ressectoscópio ou com auxílio de pinças.

Uma segunda alternativa é a secção da base do mioma e posterior extração com auxílio de pinças. No entanto, em miomas de maior volume poderá haver dificuldade para a extração, e, embora possa ser expelido espontaneamente durante a próxima menstruação, são frequentes a dor em cólica e a infecção intrauterina.

O desenvolvimento de histeroscópios de pequeno diâmetro dotados de canais de trabalho e sistemas de fluxo contínuos, assim como a introdução de sistemas eletrocirúrgicos dedicados a histeroscopia, tem aumentado a quantidade de patologias tratadas por histeroscopias operatórias ambulatoriais, incluindo miomas submucosos de até 2,0 cm. Os miomas são inicialmente divididos em duas metades, e cada uma dessas metades é fatiada a partir de sua porção superior em direção à base em dois ou três fragmentos, e posteriormente retirados da cavidade uterina com uma pinça preensora.[14,21]

Ao contrário de outras técnicas que utilizam o calor para coagulação ou vaporização, o morcelador intrauterino (IUM) representa uma técnica alternativa que preserva o tecido para análise histopatológica. Estudos preliminares mostraram resultados promissores com relação ao tempo cirúrgico, comparando o uso do IUM a ressectoscopia tradicional (A).[22,23]

Miomas submucosos com desenvolvimento intramural (G1 e G2)

A ressecção histeroscópica de miomas com extensão intramural é tecnicamente mais difícil, estando associada a uma quantidade maior de complicações e com chance de ressecções não completas em um único procedimento. É aconselhável ser realizada por cirurgiões experientes.

A maioria dos cirurgiões prefere realizar a excisão destes miomas em dois tempos cirúrgicos. A técnica consiste nos seguintes passos: (i) Primeira intervenção com excisão da porção intracavitária do mioma com uso do ressectoscópio utilizando a técnica do fatiamento; (ii) aguarda-se um período de 20 a 30 dias para que ocorra a migração do componente intramural residual do mioma para dentro da cavidade uterina; (iii) segunda intervenção com excisão completa do componente residual do mioma que agora se tornou intracavitário, mediante ressecção por fatiamento.[14] O uso do análogo de GnRH antes da primeira e da segunda intervenção é opcional.

No entanto, é possível a excisão completa desses miomas em um único tempo cirúrgico com a excisão progressiva da porção intracavitária e intramiometrial por fatiamento, e ainda com a utilização de algumas manobras que auxiliem a migração natural do componente intramiometrial do mioma para dentro da cavidade uterina, tais como enucleação do mioma com uso de "alça fria"; massagem manual; hidromassagem com diferentes pressões exercidas pelo *histeropump*; e uso de substâncias uterotônicas. Com a migração do componente intramiometrial residual para a cavidade endometrial permite-se a excisão por fatiamento de maneira bem mais segura.[14,24] Essa tentativa de ressecção completa em um único tempo cirúrgico só será possível se a margem miometrial livre, ou seja, a distância entre a porção mais profunda do mioma no miométrio e a serosa do útero, for de pelo menos 1,0 cm. Em mãos mais experientes essa distância pode ser diminuída em alguns poucos milímetros, em que pese o risco crescente de perfuração uterina.[25]

Ablação do endométrio

A indicação para a ablação endometrial utilizando a técnica histeroscópica requer uma seleção criteriosa, podendo ser considerada no tratamento da menorragia grave em mulheres com prole definida, sem desejo reprodutivo futuro, para excluir lesão maligna e pré-maligna do endométrio, assim como outras patologias ginecológicas tais como adenomiose e miomatose uterina, estas últimas por poder interferir nos resultados; e diante de falhas, intolerância ou contraindicações para tratamento medicamentoso. Esse procedimento tem se mostrado efetivo e seguro e apresenta vantagens sobre a histerectomia nos seguintes aspectos: menor tempo operatório, menor dor pós-operatória, recuperação mais rápida, menor incidência de complicações, menor custo e menor perda sanguínea (A).[26-28]

A ablação do endométrio para o tratamento da menorragia se baseia na ressecção do endométrio, incluindo a camada basal – contém glândulas que servem de reservatório para uma nova maturação endometrial – e porção mais superficial do miométrio, evitando desta forma que cotos glandulares permaneçam e possam regenerar-se, aumentando o risco de recidiva do sangramento uterino anormal.

Antes do procedimento deve ser esclarecido à paciente que existe um percentual de falha do controle da menorragia em torno de 10% e que apenas 1/3 das pacientes alcançará a amenorreia, na maioria pacientes com idade superior a 45 anos. Também é importante deixar claro que a ablação do endométrio não é um procedimento contraceptivo, e, se a paciente não é esterilizada, deve tomar precauções para evitar gravidez, pois está associada a sérias complicações ao binômio materno-fetal.

É importante que o endométrio esteja delgado na ocasião do procedimento, pois torna a ablação do endométrio tecnicamente mais fácil, reduz o tempo cirúrgico, minimiza a perda sanguínea e apresenta menores taxas de complicações. Do mesmo modo, as taxas de sucesso também são melhores. Para tanto, o procedimento deverá ser realizado imediatamente após a menstruação quando o endométrio se encontra mais fino, embora muitas dessas pacientes apresentem ciclos irregulares, o que torna este agendamento não tão fácil. Uma alternativa seria uma curetagem ou aspiração intrauterina na tentativa de reduzir a quantidade de endométrio, mas nem sempre se obtém um bom resultado, em que pese a presença de fragmentos de endométrio e possibilidade de sangramento obscurecendo a visão. No entanto, existem poucas dúvidas de que o melhor resultado é alcançado com uso de análogo de GnRH ou danazol nas 6 semanas prévias ao procedimento (A).

A ablação do endométrio é realizada em ambiente cirúrgico, sob analgesia ou anestesia. O procedimento utilizando a ressectoscopia clássica inicia-se com a coagulação cuidadosa das regiões cornuais e fundo uterino utilizando o eletrodo em esfera (*rollerball*), haja vista a fina espessura do miométrio nessas regiões. Posteriormente, troca-se para o eletrodo em semicírculo (*loop*) para o progressivo fatiamento do endométrio, sempre com movimentos no sentido do fundo para o istmo, não devendo ultrapassar o orifício cervical interno pelo risco de estenose cervical. Movimentos repetidos a partir da superfície do endométrio até a visualização do tecido brancacento e compacto do miométrio. Ressecções mais profundas no miométrio podem seccionar vasos mais calibrosos, provocar sangramentos profusos, assim como maior risco de intravasamento e perfurações. Deve-se iniciar sempre pela parede posterior da cavidade endometrial, seguido das paredes laterais e por fim a parede anterior, pois os fragmentos de endométrio vão se acumulando na parede posterior. O excesso de fragmentos pode dificultar a continuidade do procedimento, devendo ser retirado periodicamente. Por fim, pode ser utilizado o eletrodo em esfera para coagulação superficial, e especialmente hemostasia de vasos sangrantes. A ablação endometrial pode utilizar corrente monopolar ou bipolar, a depender do meio distensor utilizado.[29]

Septo uterino

Aproximadamente 25% das mulheres com útero septado apresentam perdas gestacionais recorrentes. A histeroscopia concomitante à laparoscopia é considerada o padrão-ouro para o diagnóstico do septo uterino. A correção cirúrgica não está indicada diante de um diagnóstico incidental de um útero septado na ausência de infertilidade ou mal passado obstétrico. O septo uterino é pobremente vascularizado, o que facilita a técnica cirúrgica. O septo uterino pode ser dividido utilizando-se tesouras histeroscópicas, eletrocirurgia (monopolar ou bipolar) ou *laser* sob anestesia local, geral ou ainda sem anestesia.[6] Estudo prospectivo randomizado comparando a ressectoscopia tradicional com corrente monopolar e o uso do Versapoint® no tratamento do septo uterino mostrou eficácia similar entre eles, embora o Versapoint® tenha mostrado menor taxa de complicação e tempo operatório (A).[30] Bettocchi *et al.* realizaram 154 avaliações histeroscópicas em úteros septados utilizando a vaginoscopia sem anestesia ou analgesia. Utilizando apenas tesouras de 5 Fr, o septo foi seccionado completamente em 109 (70,8%) das mulheres, sem que tenham experimentado desconforto, dor ou sangramento excessivo.[31]

O tratamento histeroscópico do septo uterino apresenta excelentes resultados. As pacientes são liberadas para tentar engravidar 4 a 6 semanas após o procedimento, com taxa de gestação com sucesso em torno de 85 a 90%.[32]

Sinéquias intrauterinas

As sinéquias uterinas podem ocorrer após trauma sobre a camada basal do endométrio, decorrentes de curetagens vigorosas no pós-parto ou semióticas, endomiometrite, múltiplas miomectomias, ablação endometrial e radiação pélvica. Podem resultar em diminuição ou ausência de menstruações, infertilidade e transtornos gestacionais como abortamento de repetição, acretismo placentário e crescimento intrauterino restrito.

As sinéquias são classificadas em leve, moderada e grave. Sinéquias leves são finas, delgadas e frequentemente recentes. As sinéquias moderadas são fibromusculares, espessas e podem sangrar quando seccionadas. As sinéquias graves são geralmente compostas de tecido conjuntivo apenas, sem revestimento endometrial, e dificilmente sangram quando seccionadas.[6]

A adesiólise histeroscópica requer o uso de histeroscópios de pequeno diâmetro. O procedimento pode ser realizado utilizando tesouras, *laser* ou eletrocirurgia, preferencialmente corrente bipolar. Cerca de 90% das pacientes obtêm o retorno do fluxo menstrual após o tratamento, e 60 a 70% conseguem gestar a depender do grau de severidade das sinéquias prévio ao tratamento.[36]

Remoção de dispositivos intrauterinos

A ultrassonografia pélvica localiza o dispositivo intrauterino (DIU) e confirma a sua presença no interior da cavidade uterina. Em caso de dúvida, uma radiografia do abdome poderá auxiliar. Um histeroscópio cirúrgico com canal operatório utilizando uma pinça do tipo *grasping* é introduzido dentro do útero e apreende-se o fio ou o próprio DIU e retira-se o histeroscópio juntamente com o DIU.[36]

Esterilização tubária

Métodos histeroscópicos de oclusão das tubas uterinas são estudados há alguns anos e incluem a utilização de *plugs* de silicone, eletrodos de radiofrequência ou fibras de *laser* para coagulação dos óstios tubáricos. Recentemente esta sendo avaliado um novo dispositivo para uma permanente e irreversível esterilização, o Essure® (Conceptus Inc., San Carlos, CA, USA). Esse sistema consiste em microespirais inseridos na porção proximal das tubas mediante histeroscopia. Após 3 meses, as tubas uterinas estarão ocluídas devido à fibrose. Estudos têm mostrado alta taxa de eficácia e satisfação com o método.[37]

REFERÊNCIAS BIBLIOGRÁFICAS

1. Baggish MS, Valle RF, Guedj H. *Hysteroscopy*. Philadelphia: Lippincott Williams & Wilkins, 2007.
2. Sutton C. Hysteroscopic Surgery. *Best Pract Res Clin Obstet Gynaecol* 2006; 20(1):105-37.
3. Bettocchi S, Salvaggi L. A vaginoscopic approach to reduce the pain of the office hysteroscopy. *J Am Assoc Gynecol Laparoscop* 1997; 4:255-58.
4. Vilos GA. Intrauterine surgery using a new coaxial bipolar electrode in normal saline solution (Versapoint): a pilot study. *Fertil Steril* 1999; 72:740-43.

Capítulo 43 • Histeroscopia Cirúrgica **555**

5. Kung RC, Vilos GA, Thomas B *et al*. A new bipolar system for performing operative hysteroscopy in normal saline. *J Am Assoc Gynecol Laparoscop* 1999; 6:331-36.

6. Vilos GA, Abu-Rafea B. New developments in ambulatory hysteroscopic surgery. *Best Pract Res Clin Obstet Gynaecol* 2005; 19:727-42.

7. Shankar M, Davidson A, Taub N, Habiba M. Randomised comparison of distension media for outpatient hysteroscopy. *Brit J Obstet Gynaecol* 2004; 111:57-62.

8. Phillipis DR, Millim SJ, Nathanson HG *et al*. Preventing hyponatremic encephalopathy: comparison of serum sodium and osmolarity during operative hysteroscopy with 5.0% mannitol and 1.5% glycine distension media. *J Am Assoc Gynecol Laparoscop* 1997; 567-76.

9. Vulgaropulos SP, Haley LC, Hulka FJ. Intrauterine pressure and fluid absorption during continuous flow hysteroscopy. *Am J Obstet Gynecol* 1992;167; 386-90.

10. Hasham F, Garry R, Korkri MS, Mooney P. Fluid absorption during laser ablation of the endometrium in the treatment of menorrhagia. *Brit J Anaest* 1992; 68:151-54.

11. Donnez J, Vilos G, Gannon MJ *et al*. Goserelin acetate (zoladex) plus endometrial ablation for dysfunctional uterine bleeding: a large randomized, double-blind study. *Fertil Steril* 1997; 68:29-36.

12. Neuwirth RS. A new technique for and additional experience with hysteroscopic resection of submucous fibroids. *Am J Obstet Gynecol* 1978; 131:91-4.

13. Vercellini P, Zaina B, Yaylayan L *et al*. Hysteroscopic myomectomy: long-term effects on menstrual pattern and fertility. *Obstet Gynecol* 1999; 94:341-47.

14. Sardo AS, Mazzon I, Bramante S *et al*. Hysteroscopic myomectomy: a comprehensive review of surgical techniques. *Human Reprod Update* 2008; 14(2):101-19.

15. Pritts EA, Parker WH, Olive DL. Fibroids and infertility: an updated systematic review of the evidence. *Fertil Steril* 2009; 91(4):1215-23.

16. Wamsteker K, Emanuel MH, de Kruif JH. Transcervical resection of submucous fibroids for abnormal uterine bleeding: results regarding the degree of intramural extension. *Obstet Gynecol* 1993; 82:736-40.

17. Lasmar RB, Barrozo PR, Dias R *et al*. Submucous fibroids: a new presurgical classification to evaluate the viability of hysteroscopic surgical treatment-preliminary report. *J Minim Inv Gynecol* 2005; 12:308-11.

18. Lethaby A, Vollenhoven B, Sowter M. Pre-operative GnRH analogue therapy before hysterectomy or myomectomy for uterine fibroids. *Cochrane Database System Review* (2009) 3: CD000547.

19. Lethaby A, Vollenhoven B, Sowter M. Efficacy of pre-operative gonadotrophin hormone releasing analogues for women with uterine fibroids undergoing hysterectomy or myomectomy: a systematic review. *Brit J Obstet Gynecol* 2002; 109:1097-108.

20. Campo S, Campo V, Gambadauro P. Short-term and long-term results of ressectoscopic myomectomy with and without pretreatment with GnRH analogs in premenopausal women. *Acta Obstet Gynecol Scand* 2005; 84:756-60.

21. Bettocchi S, Ceci O, Di Venere R *et al*. Advanced operative office hysteroscopy without anaesthesia: analysis of 501 cases treated with a 5 Fr. Bipolar electrode. *Human Reprod* 2002; 17:2435-38.

22. Emanuel MH & Wamsteker K. The intrauterine morcellator: a new hysteroscopic operating technique to remove intrauterine polyps and fibroids. *J Minim Inv Gynecol* 2005; 12:62-66.

23. Van Dorgen H, Emanuel MH, Wolterbeek R *et al*. Hysteroscopic morcellator for removal of intrauterine polyps and myomas: a randomized controlled pilot study among residents in training. *J Minim Inv Gynecol* 2008; 15:466-71.

24. Litta P, Vasile C, Merlin F *et al*. A new technique of hysteroscopic myomectomy with enucleation in toto. *J Am Assoc Gynecol Laparoscop* 2003; 10:263-70.

25. Murakami T, Hayasaka S, Terada Y *et al*. Predicting outcome of one-step total hysteroscoic resection of sessile submucous myoma. *J Minim Inv Gynecol* 2008; 15:74-7.

26. Pinion SB, Parkin DE, Abramovich DR *et al*. Randomised trial of hysterectomy, endometrial laser ablation, and transcervical endometrial resection for dysfunctional uterine bleeding. *Cochrane Database System Review*: CD.

27. Goldenberg M, Silvan E, Bider D *et al*. Endometrial resection vs. abdominal hysterectomy for menorrhagia. Correlated sample analysis. *Cochrane Database System Review*.

28. American Society for Reprodutive Medicine. Indications and options for endometrial ablation. *Fertil Steril* 2008; 90:S236-S240.
29. Sutton C. Hysteroscopic surgery. *Best Pract Res Clin Obst Gynaecol* 2006; 20(1):105-37.
30. Colacurci N, De Franciscis P, Mollo A *et al.* Small-diameter hysteroscy with Versapoint versus resectoscopy with a unipolar knife for the treatment of septate uterus: A prospective randomized study. *J Minim Inv Gynecol* 2007; 14:622-27.
31. Bettocchi S, Nappi L, Ceci O *et al.* Treatment of uterine septum by office hysteroscopy. *J Am Assoc Gynecol Laparoscop* 2004; 11: S69.
32. Homer HA, Li TC, Cooke ID. The septate uterus: a review of management and reproductive outcome. *Fertil Steril* 2000; 73(1):1-14.
33. Fedele L, Bianchi S, Marchini M *et al.* Residual uterine septum of less than 1 cm after hysteroscopic metroplasty does not impair reproductive outcome. *Human Reprod* 1996; 11:727-29.
34. Vercellini P, Fedele L, Arcaini L *et al.* Value of intrauterine device insertion and estrogen administration after hysteroscopic metroplasty. *J Reprod Med* 1989; 34:447-50.
35. Dabirashrafi H, Mohammad K, Moghadami-Tabrizi N *et al.* Is estrogen necessary after hysteroscopic incision of the uterine septum? *J Am Assoc Gynecol Laparoscop* 1996; 3:623-25.
36. Bakour S, Jones SE, O'Donovan P. Ambulatory hysteroscopy: evidence-based guide to diagnosis and therapy. *Best Pract Res Clin Obstet Gynaecol* 2006; 20(6):953-75.
37. Valle RF, Carignan CS, Wright TC. Tissue response to the STOP microcoil transcervical permanent contraceptive device: results from a prehysterectomy study. *Fertil Steril* 2001; 76:974-80.

CAPÍTULO 44

Pequenos Procedimentos Cirúrgicos em Ginecologia

Rosilda Nascimento

INTRODUÇÃO

Nos últimos anos, a indicação de procedimentos cirúrgicos em regime ambulatorial tem sofrido um aumento substancial, fenômeno que vem sendo também observado em cirurgia ginecológica. Diversos pré-requisitos são considerados fundamentais para que um procedimento cirúrgico seja classificado como ambulatorial.

A obrigatoriedade da internação hospitalar, a presença de pessoal e material especializado, uma sala cirúrgica adequada para o procedimento, assim como a presença ou não de anestesista, são alguns critérios considerados básicos no conceito da cirurgia ambulatorial. Entretanto, é a ausência de necessidade dos cuidados pós-operatórios com o paciente internado que define um procedimento como ambulatorial, mesmo se o procedimento for realizado sob anestesia, bastando para isso que a alta hospitalar se dê imediatamente após a sala de recuperação.

É importante lembrar que apesar de se tratar de um procedimento ambulatorial, os preceitos básicos de assepsia e antissepsia não devem ser esquecidos.

O surgimento de novas técnicas, tanto cirúrgicas como anestésicas, o desenvolvimento tecnológico dos insumos associados a um pré-operatório criterioso, as habilidades transoperatórias e os cuidados pós-operatórios adequados são importantes fatores que permitiram ampla difusão da cirurgia ginecológica em âmbito ambulatorial. As estratégias para diminuição da dor durante a realização dos procedimentos têm cada vez mais importância. A informação, o esclarecimento das dúvidas e a compreensão da importância do exame são a melhor maneira de diminuir o componente doloroso.

Do ponto de vista anatômico, o estímulo doloroso gerado dos nervos sensitivos uterinos tem duas origens.

- O plexo pélvico que inerva a porção baixa do útero indo até a região fúndica e cornual.
- O plexo ovariano responsável pela inervação da região fúndica e cornual via infundíbulo pélvico.

A anestesia pode ser:

- Tópica: ectocérvice e endocérvice – lidocaína/benzocaína gel a 20% ou prilocaína + lidocaína (EMLA).
- Injetável (infiltração e anestesia por bloqueio de condução).

Bloqueio paracervical: anestésico aplicado lentamente em 3 e 6 horas e bloqueio uterossacro em aplicação lateral a cérvice.

Os mais frequentes efeitos adversos são vômitos, náuseas e dor que ocorre em 40,3% das mulheres. Desses efeitos, 60% foram observados nas primeiras 4 h e 80% foram observados nas 6 h após a intervenção. Há relato de que a anestesia de bloqueio é frequentemente associada a dor no pós-operatório, embora com uma menor incidência de náuseas e vômitos, quando comparado com a anestesia geral e intercostal. Um período de 6 h de observação pós-operatório parece ser adequado para avaliar a maioria das complicações. O número de procedimentos ambulatoriais no Brasil cresceu substancialmente, perfazendo mais da metade dos procedimentos cirúrgicos realizados no ano de 2003. As vantagens da cirurgia ambulatorial são inúmeras, sendo seu custo baixo uma das mais importantes. Em alguns serviços, ao se comparar a cirurgia ambulatorial com o procedimento que demanda a internação hospitalar, é possível alcançar uma economia de 75%. Como se isso não bastasse, a cirurgia ambulatorial é responsável por menores índices de infecção e demais complicações. Diversos procedimentos podem ser realizados em ambulatório, dispensando a hospitalização, mostrando-se como uma alternativa mais econômica e menos invasiva não só para fins terapêuticos, como também propedêuticos. Em nosso serviço os procedimentos ambulatoriais são realizados no bloco cirúrgico do centro de diagnóstico em que, além dos pequenos procedimentos, são realizados as histeroscopias diagnósticas, cirurgias para contracepção cirúrgica e pequenos procedimentos cirúrgicos em mastologia. São realizados cerca de 200 procedimentos por mês. A cirurgia ginecológica ambulatorial pode abordar a vulva, vagina e o colo uterino, como também a vídeo-histeroscopia.

CIRURGIA AMBULATORIAL DA VULVA

A vulva corresponde ao conjunto de órgãos genitais femininos externos a que chamamos de genitália externa, constituída por púbis, grandes e pequenos lábios, vestíbulo, hímen, clitóris com o prepúcio e o freio, glândulas de Bartholin, glândulas vestibulares menores, orifício ou meato uretral externo e bulbos do vestíbulo. O conhecimento adequado de sua anatomia, evolução embriológica e mudanças hormonais que influenciam sua topografia é condição para uma boa abordagem cirúrgica do órgão.

Biópsia de vulva

Consiste na retirada de um ou mais fragmentos do tecido vulvar, tendo por objetivo o diagnóstico histológico dos principais processos patológicos, como as lesões pré-cancerosas, as neoplasias invasivas e a diferenciação das diversas alterações tegumentares. É imprescindível para o diagnóstico correto, pois as pacientes são assintomáticas ou apresentam sintomas inespecíficos. Nas pacientes com sintomas e sinais crônicos, permite certificar o diagnóstico de líquen escleroso e descartar patologia neoplásica maligna da vulva. Idealmente a biópsia de vulva deve ser realizada após a avaliação vulvoscópica, em que a área de maior gravidade é visivelmente reconhecida, destacando as características da lesão, assim como a presença de alterações vasculares. A vulvoscopia consiste na observação coposcópica da vulva antes e depois da aplicação de solução de ácido acético a 5%. A biópsia pode ser realizada com pinças de saca- bocado ou alças de ressecção que permitem um bom fio de corte por evitar esmagamento. Na presença de múltiplas lesões, podem ser necessárias biópsias em mais de uma área, dadas as variações de suas características microscópicas. A biópsia pode ser a olho nu ou dirigida sob visão colposcópica, sob anestesia local. Alternativamente, a biópsia pode ser excisional mediante uma lâmina de bisturi ou tesoura, e os fragmentos devem ter um bom diâmetro até atingir o estroma adjacente a fim de ser avaliada a profundidade do acometimento. O material obtido deve ser acondicionado em frasco em solução fixadora (formol), identificado adequadamente e acompanhado de solicitação do exame, que, por sua vez, deve conter os dados de identificação da paciente e anamnese sucinta. Para auxiliar na escolha do local da biópsia vulvar, pode-se utilizar a técnica do teste de Collins, que consiste na limpeza da vulva com solução fisiológica de cloreto de sódio, e, depois de enxugada cuidadosamente, pincela-se a vulva com solução aquosa de azul de toluidina a 2%. Aguardam-se 3 min e retira-se o azul de toluidina com solução de ácido acético a 2%. O teste é considerado positivo quando há impregnação do azul de toluidina em determinadas áreas. O azul de toluidina é um corante vital que se fixa ao DNA dos núcleos. Quanto maior for a concentração nuclear, mais intensa será a fixação do azul de toluidina. Outra substância que pode ser utilizada é o ácido acético a 5%. Após sua aplicação, verificamos do tegumento cutâneo que normalmente torna-se mais pálido, as imagens alteradas ao teste do ácido acético apresentam-se esbranquiçadas, acetobrancas, com relevo leucoplásico ou espículas papilomatosas.

As principais lesões que acometem a região vulvar e que são passíveis de tratamento ambulatorial são:

- Sinéquias vulvares.
- Lesões distróficas e displásicas.
- Infecções.
- Tumores e processo do tipo tumoral.
- Tumores malignos.
- Úlceras.
- Lesões vasculares.

Cirurgia da sinéquia vulvar

A sinéquia vulvar consiste na fusão dos pequenos lábios da vulva. Sua ocorrência pode estar associada ao hipoestrogenismo das infantes e pré-púberes ou mesmo ao acometimento dos pequenos lábios por vulvovaginites recorrentes em mulheres adultas. A fusão completa é rara sem hipoestrogenismo.

560 Seção VI • Cirurgia Ambulatorial Ginecológica

O tratamento cirúrgico é indicado quando há falha da estrogenoterapia e consiste no descolamento digital das aderências. O uso de analgésico tópico (EMLA) produz adequada anestesia para separação labial em crianças sem causar dor. É técnica rápida e de fácil execução. Outra alternativa é a realização de uma incisão cuidadosa em rafe mediana protegendo o clitóris e a fúrcula do intróito vulvar. Nos casos de aderências fortes são necessárias incisão e ráfia das bordas.

Cirurgia das lesões distróficas e displásicas

O diagnóstico definitivo dessas lesões é bastante dificultado pela grande quantidade de dermatoses que podem acometer a região vulvar; além disso, as características macroscópicas das mesmas são muito semelhantes, contribuindo para dificultar seu diagnóstico diferencial. Um dos principais objetivos da cirurgia ambulatorial nas várias lesões distróficas da vulva é a distinção entre alterações benignas e malignas por meio do estudo histopatológico mediado por biópsia.

Nesse contexto destaca-se o líquen escleroso, uma das condições hipocrômicas e pruriginosas que mais acometem a pele da vulva, representando 60% dos casos, podendo, muitas vezes, ser confundido com a atrofia genital. A cirurgia em geral se resume à biópsia da lesão para estabelecer o diagnóstico definitivo. O tratamento cirúrgico não costuma estar indicado, porém formas estenosantes associadas a dispareunia ou apareunia grave podem requerê-lo. Outra opção para os casos resistentes com sintomas graves é a ablação com *laser* de CO_2, que, no entanto, apresenta alta recidiva nas bordas da ablação.

A doença de Paget também promove lesões displásicas que podem causar confusão diagnóstica, mas é elucidada pela avaliação histopatológica.

Infecções

Entre as alterações infecciosas que acometem a vulva, as que se beneficiam com o tratamento cirúrgico ambulatorial são aquelas lesões promovidas por agentes inespecíficos, a exemplo de abscessos, furúnculos, carbúnculos e condilomas.

A bartholinite é a doença infecciosa vulvar mais comum. Ocorre em 2% de todas mulheres. Drenagens e desbridamentos constituem a terapêutica adequada. O tratamento dessas lesões deve ser o mais precoce, a fim de evitar complicações como fasciite necrosante (a mais temida). O regime ambulatorial depende das condições clínicas da paciente, assim como da extensão da lesão. Em alguns casos é possível realizar a marsupialização da glândula.

No condiloma acuminado o tratamento cirúrgico está indicado.

- Excisão cirúrgica: as pequenas verrugas genitais nas áreas cutâneas da vulva e do períneo podem ser eliminadas mediante excisão cirúrgica com anestésico local ou geral.
- Vaporização ou ressecção com *laser* de CO_2: com aumento colposcópico, permite eliminar o epitélio patológico independentemente do tamanho. A excisão com *laser* pode ser útil em lesões extensas, mas é preciso lembrar o risco de cicatrizes nas ablações amplas.

Cirurgia dos tumores benignos e processos tumorais

Apesar de pouco frequente existem inpumeros tumores que podem originar-se na vulva, entre eles estão fibromas (tecido fibroso), hemagioma (vascular), leiomioma (muscular), lipoma (tecido adiposo) e cistos como os sebáceos e cistos vestibulares. Em geral o tratamento consiste em sua excisão cirúrgica. Entre as glândulas vestibulares, merece destaque a glândula de Bartholin. O cisto da glândula de Bartholin é também conhecido como glândula vulvovaginais, são dois e produzem muco para lubrificação da vagina através dos ductos que desembocam lateralmente ao óstio vaginal. A obstrução desses ductos levará ao acúmulo de muco e, consequentemente, à formação do cisto. Entre as principais causas de obstrução dos canais vestibulares podem ser citadas as vulvovaginites, em especial as causadas por gonococos e clamídia, agentes etiológicos em 80% dos casos. O tratamento cirúrgico está indicado quando o cisto causa dispareunia ou algum desconforto. Então, realiza-se a marsupialização, que é o tratamento de escolha e consiste na realização de incisão sobre a tumoração, identificação da cápsula e abertura da mesma com drenagem de conteúdo mucoso. A seguir é feita a aproximação das bordas da cápsula com a borda do epitélio vulvar. A retirada do cisto da glândula consiste em alternativa nos casos recidivantes e nas pacientes menopausadas, tendo em vista associação com carcinoma.

Cirurgia dos tumores malignos

A cirurgia ambulatorial resume-se a biópsia excisional diagnóstica.

Cirurgia das úlceras

A importância das úlceras vulvares está em seu diagnóstico diferencial com outras lesões mais graves como doença de Behçet, doença de Crohn e algumas lesões de pele associadas a síndrome de Reiter ou ao carcinoma vulvar. Todas as úlceras crônicas e recidivantes devem ser biopsiadas.

Cirurgia das lesões vasculares

Em pacientes portadoras de varizes vulvares crônicas em que apenas os vasos de menor calibre são acometidos o tratamento ambulatorial pode ser realizado por meio de injeções de substância esclerosante.

Cirurgia ambulatorial da vagina

As patologias vaginais são menos frequentes, assim como seus retrospectivos procedimentos cirúrgicos; entretanto, algumas merecem destaque. As lesões intraepiteliais vaginais (VAIN) são muito menos frequentes que as cervicais, apesar de se ter notado aumento nos últimos anos. Em 80 a 90% das pacientes a VAIN se localiza no terço superior da vagina. A biópsia deve ser realizada sob anestesia local. Para infiltração é aconselhável utilizar seringa dental de agulha fina e longa. Na VAIN de alto grau, o tratamento de eleição é o cirúrgico ou ablativo. Excisão ampla nas lesões situadas no terços inferior e médio sob anestesia geral e sob visão colposcópica, a bisturi frio ou a *laser* de CO_2. Infiltração com xilocaína a 2% com ou sem vasoconstritor, a ferida pode ser reconstituída com sutura fina e absorvível. Se usar *laser* de CO_2 sob visão colposcópica, a ferida pode ficar aberta para reepitelização a partir da mucosa vaginal adjacente. No caso de VAIN em terço superior da vagina o tratamento de escolha é vaporização com *laser* de CO_2 sob anestesia.

Cirurgia do hímen imperfurado

O hímen imperfurado congênito é uma anomalia do trato urogenital externo em que ocorre falha de fusão do epitélio do seio urogenital e do tubérculo de Müller. É raro o diagnóstico antes da puberdade. Sua obstrução leva ao aparecimento de mucocolpo ao nascimento, e pode ocorrer também hematocolpo com os primeiros episódios menstruais, podendo acarretar hematométrio, hematossalpinge ou hematoperitônio. O tratamento é sempre cirúrgico mediante himenotomia, drenando-se toda a secreção retida. A incisão pode ser em X ou +. Alguns autores estimulam a sutura das bordas com fio absorvível.

Cirurgia da neoplasia benigna

Os tumores benignos que acometem a vagina são basicamente de dois tipos: os derivados dos restos embrionários paramesonéfricos e os cistos de Gartner derivados dos restos embrionários mesonéfricos. Em geral está indicada exérese cirúrgica com anestesia local, sempre correlacionando-se com a sintomatologia da paciente.

Cirurgia da neoplasia maligna

São raros, correspondendo a pouco mais de 2% dos tumores vaginais; 90% dos malignos correspondem ao carcinoma epidermoide. A abordagem se restringe à biópsia diagnóstica.

Punção aspirativa

A punção aspirativa é procedimento ambulatorial com fins propedêuticos cujo maior objetivo é detectar coleções no fundo de saco de Douglas.

A técnica consiste em expor o fundo de saco posterior com ajuda de valvas tracionando o colo anteriormente com pinça de Pozzi. Procede-se à antissepsia local e faz-se o botão anestésico em seguida; a agulha acoplada à seringa calibrosa é introduzida e completa-se a aspiração. As complicações são raras.

Estenose cicatricial – outro procedimento vaginal que pode ser realizado em ambiente ambulatorial é a correção cirúrgica de estenoses cicatriciais. O tratamento varia da simples incisão transversal da trave fibrosa até rotação de retalho.

Cirurgia ambulatorial do colo uterino

O colo uterino é a parte do útero que se situa na vagina e corresponde a um verdadeiro órgão em razão das grandes transformações que sofre durante as diferentes etapas da vida feminina. Em virtude da grande frequência de carcinoma cervical, principalmente nos

Capítulo 44 • Pequenos Procedimentos Cirúrgicos em Ginecologia **563**

países em desenvolvimento, a preocupação com o diagnóstico e o tratamento de lesões cervicais tem-se tornado uma constante. A abordagem cirúrgica ambulatorial do colo uterino, nos casos de lesões precursoras e neoplásicas, consiste em biópsia, cauterização, excisão, cirurgia de alta frequência (CAF) e biópsia a *laser*.

A biópsia promove a retirada de um ou mais fragmentos do colo uterino, dirigida pela colposcopia nas áreas de maior gravidade, para realização de exame histopatológico. Para estabelecer um diagnóstico definitivo é preciso associar-se a outros exames como citologia oncótica, colposcopia e histologia. A biópsia é realizada com pinça do tipo saca-bocado, alça de ressecção ou CAF. O cuidado com esmagamento das amostras e seu dano térmico deve ser uma preocupação constante. O tamanho e a quantidade dos fragmentos devem ser apropiados para uma boa avaliação histopatológica. A biópsia com alça diatérmica (CAF) é indicada quando é necessário um fragmento maior ou mais longo, principalmente quando há acometimento glandular ou lesões de acesso dificultado.

A curetagem do canal endocervical está indicada quando não se consegue uma boa amostra do canal cervical. Em geral se utiliza a cureta de Kervokiam ou Novak e quase sempre fornece material de má qualidade com tecido fragmentado. A curetagem do canal falha no diagnóstico em cerca de 65% dos adenocarcinomas *in situ*. É um método geralmente doloroso, e a coleta em escova para citologia parece ser superior.

A cauterização é um método destrutivo realizado por aplicação de substâncias cáusticas, eletrocauterização, criocauterização ou vaporização a *laser*, do colo uterino. O índice de falha pode chegar a 30%. A cauterização química do colo uterino pode ser realizada com aplicação de ácido tricloroacético de 50 a 90% com cotonete e protegendo a vagina com gaze. Realizado semanalmente por 5 até 10 semanas. Está indicada em processos mais simples, pois sua destruição é superficial. A criocauterização é o método que utiliza um transdutor manual conectado a uma fonte de gás ou nitrogênio líquido, congelando a ponta desse transdutor e promovendo morte celular após o congelamento. Espera-se o descongelamento em torno de 20 s, antes da retirada da sonda para não haver traumatismo. É método simples e indolor. Há relatos de mal-estar e cólicas. A presença de corrimento vaginal pode ocorrer por 2 a 3 semanas. A estenose é pouco frequente e ocorre em torno do 10º dia após o procedimento, quando ocorre liberação da escara. A desvantagem desse método é a dificuldade de controle colposcópico da junção escamocolunar (JEC), pois ela irá se manter dentro do canal após o tratamento. A estenose do orifício cervical externo é pouco frequente. A eletrocauterização utiliza eletrodo de esfera conectado a um eletrocautério, o que promove coagulação e destruição tecidual de 7 mm de profundidade. As complicações são raras, sendo o sangramento, a infecção secundária, a estenose do canal e a não visualização da JEC após o procedimento as mais comuns.

Cirurgia ambulatorial do endométrio

Biópsia endometrial (BE) é a retirada de tecido endometrial para estudo histopatológico e é um processo sensível, específico, eficiente, seguro e econômico. Vem sendo recomendada em todas as lesões endometriais, o que permite aumentar precocemente a cobertura diagnóstica do câncer de endométrio e constitui um excelente método para descartar patologia endometrial difusa. Em geral é um método bem tolerado. Como complicação podem ser citadas a infecção e a perfuração.

Pode ser realizada às cegas e dirigida ou orientada.

A acurácia das técnicas de biópsia endometrial é virtualmente idêntica à da curetagem uterina quando coletado material de todas porções da cavidade uterina, com sensibilidade semelhante na hiperplasia e no adenocarcinoma endometrial. No nosso país a curetagem uterina realizada às cegas é um método muito utilizado para diagnóstico histopatológico de patologia endometrial, mas tem a desvantagem de não atingir a alteração endometrial quando esta é focal, e a cada dia vem dando espaço para biópsia com vídeo-histeroscopia prévia, porém o procedimento é ainda indicado em algumas circunstâncias e não pode ser abandonado.

Nas biópsias assistidas com vídeo-histeroscopia há a biópsia dirigida, aquela realizada durante a histeroscopia. É indicada nas patologias focais e nos casos de biópsias orientadas ou dilatação e curetagem negativa em pacientes com patologias suspeitas. As desvantagens incluem pouca quantidade de material e necessidade de camisa com canal operatório para passagem de pinça de biópsia.

As complicações mais comum são dor e sangramento geralmente pequeno.

A biópsia orientada é aquela realizada após localização da lesão por vídeo-histeroscopia. Não é tão precisa quanto a biópsia dirigida em relação à patologia focal. Tem a vantagem de oferecer mais material.

As biópsias endometriais enfrentam a estenose cervical em 8% nas pacientes com idade superior a 70 anos.

Laser

O *laser* (light amplification by stimulated emission of radiation), ou seja, ampliação da luz pelo efeito da emissão estimulada da radiação.O modo de usar o *laser* irá definir o efeito tecidual. Se focalizado, leva a vaporização e corte. Se desfocar o *laser*, há minimização do efeito tecidual, proporcionando a coagulação. Várias são as características do *laser*, mas a fototermólise seletiva é a principal quando aplicado em medicina. Portanto, é possível destruir alguns tecidos-alvo, preservando outros. O *laser* de CO_2 possui afinidade e é absorvido pela água. Como os tecidos têm como componente predominante a água, suas aplicações são amplas. O tratamento de lesões do trato genital inferior (TGI) (colo, vagina, vulva e região perineal) com *laser* de CO_2 é amplamente aceito e apresenta elevado índice de sucesso. Podem-se realizar excisão, vaporização e dissecção de lesões e tecidos e também tratamentos combinados com a vantagem de o método poder ser repetido várias vezes sem causar fibroses, cicatriz ou despigmentação dos tecidos. Procedimento ambulatorial feito com anestesia local, exérese precisa, e possibilidade de intervenção em área restrita sob visão colposcópica e tecido infectados (propriedades esterilizantes), mínima perda sanguínea. Ótimo resultado estético e funcional. As principais indicações são lesões pelo HPV (condiloma, lesões de alto e baixo grau em colo, vagina e vulva), correções estéticas, lesões epidérmicas, nevos, granulomas, cisto de retenção, cisto da glândula de Bartholin, ectrópio, entre outros. As maiores desvantagens desse método são o custo do equipamento e o grau de treinamento e experiência necessário.

Lesões potenciais de córnea, retina e pele podem ocorrer em ambientes em que se emprega o *laser*. O uso de óculos de proteção é indispensável em qualquer procedimento com *laser*.

LEITURA RECOMENDADA

Revista Chilena de Obstetrícia e Ginecolocia, v69 n3-2004
Revista Chilena de Obstetrícia e Ginecolocia, v71 2006
Revista Brasileira de Obstetrícia e Ginecolocia (RBOG), julho 1999
Revista Brasileira de Obstetrícia e Ginecolocia (RBOG), 2000
Tratado de videoendoscopia e cirurgia minimamente invasiva em ginecologie obstetriques e fertilité 2006
Revista da Associação Médica Brasileira – 2006
Patolologia e tratamento do trato genital inferior-G.de Palo
Revista Chilena de Pediatria, 1999
Gynecology e obstetrics 2006
Journal of pediatric and adolescent gynecology

CAPÍTULO 45

Pequenos Procedimentos Cirúrgicos em Mastologia

Aluisio João da Silva • José Henrique Norões Viana

INTRODUÇÃO

A utilização de mamografia e ecografia com alta frequência permitiu a identificação de lesões mamárias cada vez menores. Como as lesões menores não são clinicamente acessíveis existe a necessidade de técnicas para que possamos, assim, estudar a sua natureza citológica ou histológica.

Hoje estão disponíveis várias técnicas na propedêutica invasiva da mama, desde a punção aspirativa por agulha fina (PAAF), *Core Biopsy*, até exérese cirúrgica guiada por exames como ultrassonografia, mamografia, ressonância magnética ou *radioguided occult lesion localization* (ROLL).

Os materiais utilizados para marcação das lesões dependem da vivência da equipe médica e dos recursos tecnológicos da instituição, podendo ser usado corantes, fios metálicos e, mais recentemente, radioisótopos.

Os corantes demarcam as áreas suspeitas, porém no ato cirúrgico podem difundir-se pelo tecido, levando o cirurgião a executar amplas ressecções.

Diversos tipos de agulhas veem sendo utilizadas, e a agulha de Kopans com a sua ponta dobrada permite fixação no tecido mamário com menor risco de modificação.

Mais recentemente, sob a orientação do Prof. Umberto Veronesi, o Instituto Europeu de Oncologia desenvolveu a técnica para marcação chamada de ROLL. Nesse procedimento é utilizado um isótopo radioativo como marcador da lesão suspeita. O radioisótopo é injetado na lesão por ultrassonografia ou estereotaxia; em seguida, realiza-se cintilografia para localizar topograficamente a área e, no ato cirúrgico, emprega-se um *probe* (contador de irradiação) que determina a área de maior captação de radioatividade.

568 Seção VI • Cirurgia Ambulatorial Ginecológica

A seguir, estão divididos esquematicamente os pequenos procedimentos cirúrgicos da mama em diagnósticos e terapêuticos.

PEQUENOS PROCEDIMENTOS DIAGNÓSTICOS

Punção aspirativa por agulha fina

É um procedimento mundialmente aceito na abordagem das lesões mamárias desenvolvido por Franzen e Svane na Suécia. Trata-se de um método seguro, com acurácia de 90%, guiado por ultrassonografia ou mamografia, e especificidade de 94 a 98%. Geralmente é realizada em lesão menor que 1 cm.

TÉCNICA

- Colocar agulha na lesão.
- Realizar vácuo em seringa de 20 cm^3.
- Fazer movimentos rápidos e sucessivos mantendo a pressão negativa.
- Desfazer o vácuo, com colocação do material da agulha em lâmina.
- Fazer o esfregaço e fixá-lo com álcool absoluto.

Se a punção for insatisfatória, poderá ser repetida. Quando a técnica é bem empregada, o material insuficiente chega a apenas 5%. Resultados negativos em lesões suspeitas, deve-se prosseguir investigação com biópsia cirúrgica.

Core biopsy (biópsia percutânea de fragmentos)

Esse procedimento é indicado para diagnóstico histológico de lesões mamárias suspeitas de malignidade. Oferece redução de custos em 50% ou mais em relação às biópsias cirúrgicas, como também das distorções de arquitetura do tecido glandular pós-cirurgia.

O exame é realizado mais frequentemente por ultrassonografia, estereotaxia adaptada ao mamógrafo convencional ou digital, bem como ressonância magnética. O aspecto radiográfico da lesão determina o método que guiará a agulha no momento do exame.

TÉCNICA

- Assepsia e anestesia local.
- Introdução do trucut, acoplada à pistola automática.
- Fazem-se no mínimo cinco disparos e colocação dos fragmentos em formol a 10%.

Observação. Nos casos de microcalcificações, devem-se radiografar fragmentos retirados para verificar a presença delas.

INDICAÇÕES

- Lesões nodulares com 1 cm ou mais, critério usado do nosso serviço.
- Microcalcificações suspeitas.
- Alguns casos de densidade assimétrica.

VANTAGENS

- Traumatismo e cicatrizes menores, comparada com biópsias abertas.
- Procedimento ambulatorial.
- Diagnóstico precoce, com redução da quantidade de biópsias cirúrgicas.
- Dispensa congelação.
- Possibilita o diagnóstico histológico com classificação tumoral, grau de invasão, imuno-histoquímica, levando ao tratamento adequado e individualizado.
- Nos casos em que nos resultados dos histopatológicos consta hiperplasia ductal atípica, carcinoma lobular ou ductal *in situ*, é indicado realizar biópsia cirúrgica como complemento, pois muitas vezes o resultado pode ser discordante em virtude de subestimação da *core biopsy*.

COMPLICAÇÕES

Basicamente as complicações consistem em infecção e hematoma. O pneumotórax é raro, devendo-se evitar abordagem perpendicular nas lesões profundas.

A biópsia orientada por ressonância magnética (RM) fica reservada para quando não for possível elucidação por mamografia ou ultrassonografia, especialmente em mamas densas ou mulheres com alto risco para câncer de mama. No entanto, em lesões suspeitas detectadas na RM, deve-se realizar uma reavaliação na mamografia e ultrassonografia, a fim de localizá-las e proceder à biópsia. Todavia, quando não é possível, fazer a biópsia estereotáxica dirigida mesmo por RM e retirar os fragmentos com a pistola automática, ou mamotomia, como também realizar a marcação pré-operatória nas lesões menores que 1 cm.

Mamotomia ou biópsia assistida a vácuo

A constante busca por um método eficaz e pouco invasivo para obtenção de tecido mamário culminou com o desenvolvimento do Mamotome®, ou biópsia assistida a vácuo, projetado pela Biopsys Medical (Johnson & Johnson Produtos Profissionais), aprovado pela FDA, como uma alternativa à biópsia percutânea. Em 1994, Parker *et al.* realizaram estudo multicêntrico com mamotomia em que foi observada eficácia semelhante à biópsia cirúrgica em casos selecionados, sendo então uma alternativa.

A mamotomia ou biópsia percutânea direcional assistida a vácuo consiste em um sistema que possibilita a retirada de fragmentos de tecidos mediante uma única punção com quantidades e dimensões bem superiores àquelas obtidas com a *core biopsy*, o que reduz traumatismo, custo e tempo do procedimento, comparado à biópsia cirúrgica.

Pode ser feita orientada por mamografia, ultrassonografia, bem como por ressonância magnética.

TÉCNICA

- Assepsia e anestesia local.
- Pequena incisão na pele para introduzir o sistema de agulhas.
- Quando bem posicionado, inicia-se a biópsia no sentido horário com retirada média de 16 fragmentos.
- Em lesões menores que 5 mm, com risco de retirada total da lesão, pode-se deixar um marcador metálico para facilitar abordagem posterior ou mesmo seguimento.
- Radiografar lesões com microcalcificações.

VANTAGENS

- Redução do custo em 50% em relação às biópsias cirúrgicas.
- Fragmentos de tecidos de boa qualidade.
- Punção única.
- A mamotomia é um procedimento excelente para lesões mamárias impalpáveis, permitindo tecido suficiente para diagnóstico histológico em quantidade bem menor em relação à biópsia cirúrgica, o que evita distorções de arquitetura, cicatrizes póscirúrgicas, as quais tornam mais difícil o seguimento, bem como deformidades estéticas.

PEQUENOS PROCEDIMENTOS DIAGNÓSTICOS E/OU TERAPÊUTICOS

Biópsia incisional

Procedimento cirúrgico ambulatorial que permite remoção de parte do tecido tumoral, permanecendo a maior parte da massa tumoral intacta após tal procedimento.

INDICAÇÕES

- Diagnóstico histológico de tumores palpáveis suspeitos e volumosos, quando tal diagnóstico não foi possível por *core biopsy*, seja por falta de acesso a esse exame ou por resultado inconclusivo.
- Obter amostra para estudo imuno-histoquímico de tumores malignos localmente avançados candidatos a quimioterapia ou hormonoterapia neoadjuvantes.
- Confirmação histológica de um suposto fibroadenoma gigante antes da ressecção cirúrgica (diagnóstico diferencial com tumor *phyllodes*) – indicação ocasional.

TÉCNICA OPERATÓRIA

- Anestesia local (com ou sem sedação) ou bloqueio intercostal.
- Incisão localizada sobre a massa tumoral para que esta possa ser facilmente incorporada em uma cirurgia subsequente (quadrantectomia, mastectomia etc.). Evitar manipulação do tecido mamário normal.
- Ressecção do tecido tumoral apenas em quantidade suficiente para diagnóstico histológico e estudo imuno-histoquímico. Não realizar a ressecção da massa tumoral com bisturi elétrico, evitando-se a deformação do tecido. Cabe lembrar que os receptores hormonais são extremamente termolábeis. Caso o tumor apresente alterações cutâneas associadas, como edema, hiperemia etc., uma elipse de pele deve ser incluída na peça operatória, a fim de avaliar a presença de êmbolos neoplásicos nos linfáticos da derme (diagnóstico do carcinoma inflamatório). A localização da incisão, nesse caso, será a zona de transição da pele normal com a pele comprometida, quando possível.
- Lavagem com soro fisiológico e hemostasia com eletrocautério.
- Caso seja necessário, deixa-se um dreno laminar do tipo Penrose ou tubular que é retirado no dia seguinte.
- Sutura da pele com fio de náilon 4-0 ou 3-0 em pontos simples ou Donnati.
- Curativo compressivo.

Biópsia do mamilo

INDICAÇÃO

- Diagnóstico histológico da doença de Paget na variedade sem tumor, pois, quando há um tumor associado (palpável ou não), a propedêutica será direcionada ao tumor.

TÉCNICA OPERATÓRIA

- Anestesia local (com ou sem sedação) ou bloqueio intercostal. Em caso de anestesia local, usar anestésico sem vasoconstritor.
- Ressecção em cunha do mamilo englobando a área lesionada.
- Hemostasia com eletrocautério.
- Sutura do mamilo com fio de náilon 5-0/4-0.

Biópsia excisional/extirpação de tumor de mama

Ao contrário da biópsia incisional, a excisional permite a ressecção do tumor por completo, com ou sem margens, conforme suspeita clínica ou diagnótico histológico.

Indicações

- Ressecção de tumores benignos.
- Diagnóstico histológico de tumores pequenos, suspeitos e palpáveis, quando não foi possível estabelecer o diagnóstico de certeza pela *core biopsy* e impossibilitados de serem submetidos à biópsia incisional devido ao tamanho reduzido.

TÉCNICA OPERATÓRIA

- Anestesia local (com ou sem sedação) ou bloqueio intercostal.
- Ressecção de tumores volumosos ou múltiplos requerem anestesia geral e internação hospitalar.
- Localização da incisão:
  - Tumores suspeitos: incisão sobre a massa tumoral, evitando-se manipulação do tecido mamário normal e tunelizações.
  - Tumores benignos: incisão o mais estética possível, com preferência pela periareolar, mas sempre obedecendo às linhas de força da mama (circulares).
- Resssecção da massa tumoral com margem de segurança em caso de lesão suspeita. Em se tratando de nódulo benigno, sugestivo de fibroadenoma, isso não é necessário (enucleação).
- Lavagem com soro fisiológico e hemostasia com eletrocautério.
- Avaliar a necessidade de dreno: Penrose, tubular ou dreno de aspiração contínua. No IMIP é utilizado um dreno feito com sonda uretral nos 8 a 12, seringa de 20 mL e êmbolo da seringa de 5 mL, denominado pelos profissionais da instituição "Seringovac".
- Sutura da fáscia superficial com fio Vicryl 4-0 em pontos simples invertidos.
- Sutura intradérmica contínua da pele intradérmica com fio de náilon 3-0/4-0. Quando se trata de tumor suspeito, em que a incisão será removida em cirurgia posterior, é realizada sutura simples com fio de náilon 3-0/4-0.
- Em tumores impalpáveis é necessário que se faça a marcação pré-operatória, como foi referido anteriormente.

Excisão de ducto acometido/ductectomia parcial

INDICAÇÃO

Tratamento cirúrgico do papiloma intraductal solitário (PIS) em pacientes jovens e/ou sem prole definida.

LOCALIZAÇÃO DA LESÃO

O papiloma intraductal solitário, algumas vezes, pode ser palpável ou estar associado a cistos em exame ecográfico. Entretanto, o mais comum é a expressão clínica apenas com descarga papilar sanguinolenta, uniductal e unilateral. Nesse caso, a localização do tumor é feita pela compressão digital sequencial da zona periareolar, a fim de visualizar a saída da secreção pelo ducto acometido (sinal do ponto de gatilho).

TÉCNICA OPERATÓRIA

- Anestesia local (com ou sem sedação) ou bloqueio intercostal. Em caso de anestesia local, usar anestésico sem vasoconstritor.
- Uma vez localizada a região do tumor ou a área do ponto de gatilho, é feita uma incisão periareolar que se estende mais ou menos até a metade da circunferência da aréola.
- Procede-se à dissecção do sistema ductal em sentido radial à papila até a identificação do ducto acometido. O papiloma quase sempre é facilmente identificável pela presença de um líquido achocolatado ou como uma massa escura e friável na parede do ducto.
- Ressecção do ducto acometido em forma de cunha, com a base situada profundamente na mama e o vértice na extremidade cortada do ducto. A dissecção é encerrada por secção do tecido mamário na base do sistema ductal.
- Hemostasia com bisturi elétrico.
- Avaliar a necessidade de dreno: Penrose ou tubular. Não usar dreno de aspiração contínua, evitando-se retração papilar.
- Sutura da fáscia superficial com fio Vicryl 4-0 em pontos simples invertidos.
- Sutura intradérmica contínua da pele com fio de náilon 3-0/4-0.
- Curativo oclusivo. Evitar compressão excessiva sobre o mamilo.

Excisão de ductos mamários principais/ductectomia total

INDICAÇÕES

- Tratamento cirúrgico do PIS em pacientes mais velhas e/ou com prole definida.
- Tratamento cirúrgico da ectasia ductal (situação excepcional).
- Tratamento cirúrgico da mastite periductal e do abscesso subareolar recidivante, quando este acomete múltiplos ductos. Nessa duas situações é necessário realizar tratamento antibiótico prévio.
- Diagnóstico histopatológico da descarga papilar patológica.

TÉCNICA OPERATÓRIA

- Anestesia local (com ou sem sedação) ou bloqueio intercostal. Em caso de anestesia local, usar anestésico sem vasoconstritor.

Capítulo 45 • Pequenos Procedimentos Cirúrgicos em Mastologia

- Incisão transpapilar com exposição dos ductos principais retroareolares.
- Ressecção em "diamante" de todo o sistema ductal terminal, estendendo-se até aproximadamente 2 cm de profundidade. Tal ressecção deverá ser feita com cuidado, evitando-se uma secção muito rente à papila, o que compromete sua vascularização, ou muito abaixo desta, que acarreta ressecção insuficiente de ductos.
- Hemostasia com bisturi elétrico.
- Aproximação dos planos profundos, o que favorece uma base de sustentação para o mamilo, evitando-se a sua retração.
- Geralmente não é necessário dreno. Caso seja necessário, não usar dreno de aspiração contínua.
- Sutura da pele e do mamilo em pontos separados com fio de náilon 5-0/6-0.
- Curativo oclusivo, evitando-se compressão sobre a papila.

DRENAGEM DE ABSCESSO MAMÁRIO

Abscesso mamário é uma patologia que se origina geralmente por mastite não tratada, por tratamento tardio ou ineficaz. Ocorre em 5 a 10% das mulheres com mastite, e o agente etiológico usual é *Staphylococcus aureus*.

Os abscessos mamários podem ser identificados na palpação com a sensação de flutuação; quando mais profundos, essa palpação não é possível, sendo necessária a ajuda da ultrassonografia com a localização precisa para a incisão ou mesmo punção.

Para que não haja comprometimento em futuras lactações, deve-se tentar evitar a todo custo os abscessos mamários, porque eles podem chegar a grandes proporções, o que obriga ressecções extensas, levando a deformidades na mama e comprometimento na função. Portanto, medidas preventivas contra mastites e tratamentos eficazes podem evitar o aparecimento do abscesso.

O tratamento consiste no esvaziamento dos abscessos por meio de drenagens ou punções sob anestesia local ou geral. Aspirações repetidas tendem a ser menos dolorosas que incisão e drenagem, porém menos eficazes. Fazer biópsias na vigência de drenagem mamária em casos suspeitos.

Galactocele

Galactocele consiste em uma formação cística nos ductos mamários de conteúdo fluido leitoso. Este líquido tende a ficar mais espesso (viscoso) com a evolução, possivelmente determinada por obstrução de ductos, e geralmente se identifica massa lisa e redonda, fazendo-se o diagnóstico por punção aspirativa ou ultrassonografia.

O tratamento se baseia em aspiração do conteúdo e/ou cirurgia sob anestesia local ou geral nos casos em que não se consegue resolver com a aspiração.

LEITURA RECOMENDADA

Boff RA, Wisintainer F, Amorim G. *Manual de diagnóstico e terapêutica em mastologia*. Caxias do Sul: Mesa Redonda, 2008.

Boff RA, Wisintainer F. *Mastologia moderna*. Caxias do Sul: Mesa Redonda, 2006.

Figueira Filho ASS. *Manual de diagnóstico e terapêutica em mastologia*. Recife: Universidade de Pernambuco, 1998.

Franco JM. *Mastologia: formação do especialista.* São Paulo: Atheneu, 1997.

Freitas Júnior R. Punção aspirativa por agulha fina: estudo comparativo entre dois diferentes dispositivos para a obtenção da amosta citológica. *Rev Bras Mastol* 2002; 12:49.

Giugliani ERJ. Problemas comuns na lactação e seu manejo. *J Pediatr* (RJ) 2004; 80(5 Supl):147-54.

Ricci MD, Carvalho FM, Pinotti M, Giribela AHG, Boratto MG. Biópsia mamária assistida a vácuo (mamotomia) guiada por ultra-som: apresentação clinicopatológica de 26 casos. *Rev Bras Mastol* 2002; 12:35-38.

Santos Júnior LA. *A mama no ciclo grávido-puerperal.* São Paulo: Atheneu, 2000.

Veronesi U, Luini A, Costa A, Andreoli C. *Mastologia oncológica.* Rio de Janeiro: Medsi, 2002.

SEÇÃO VII

PLANEJAMENTO FAMILIAR

CAPÍTULO 46

Anticoncepção Hormonal: Critérios de Elegibilidade da OMS para os Métodos Anticoncepcionais Hormonais

Sônia Regina Ribeiro de Figueiredo Leite

INTRODUÇÃO

Para melhorar a qualidade do oferecimento dos métodos contraceptivos, a Organização Mundial da Saúde (OMS) reviu os critérios de elegibilidade dos anticoncepcionais anteriormente estabelecidos, através de um Grupo de Trabalho, reunido em Genebra de 21 a 24 de outubro de 2003, quando foi elaborado o presente documento destinado a servir de base para os programas de planejamento familiar. Nele são oferecidas recomendações para eleição dos diferentes métodos contraceptivos baseadas em dados clínicos e epidemiológicos atualizados.

INSTRUÇÕES PARA USO DAS TABELAS

Em alguns métodos, foram separadas duas colunas: I = iniciante e C = continuação, que discriminam se a mulher já apresentava a condição no início do uso do método, ou se desenvolveu a condição após este momento. Se não houver diferença, as duas categorias aparecem com uma única coluna.

CLASSIFICAÇÃO EM CATEGORIAS

Cada categoria foi definida levando-se em consideração características individuais da mulher (como idade, paridade etc.) e doenças ou condições preexistentes (como diabetes, hipertensão etc.).

577

578 Seção VII • Planejamento Familiar

As condições que afetam a elegibilidade para o uso de cada método contraceptivo foram classificadas em quatro categorias:

- *Categoria 1*: o método pode ser utilizado sem restrições.
- *Categoria 2*: o método pode ser usado. As vantagens geralmente superam os riscos potenciais.
- *Categoria 3*: o método não deve ser usado. Os riscos possíveis e comprovados superam os benefícios.
- *Categoria 4*: o método não deve ser utilizado. O risco é inaceitável.

A última coluna traz esclarecimentos ou evidências, se necessárias ou disponíveis.

Quadro 46.1 Elegibilidade dos métodos hormonais

Condição	ACO combinados	Injetáveis mensais	Minipílulas	Injetável trimestral	Implantes	Esclarecimento/Evidência
Gravidez	NA	NA	NA	NA	NA	NA
Idade Menarca até < 40 anos ≥ 40 anos	1 2	1 2	1 1	2 1	1 1	Evidência: em geral, usuárias de injetável trimestral têm diminuição da densidade mineral óssea, comparada com não usuárias. Com implante esse efeito não foi observado em 2 anos
Doença tromboembólica Em atividade No passado	4 4	4 4	3 3	3 3	3 3	
Trombofilias (a)	4	4	2	2	2	(a) Fator V de Leiden, proteínas S, proteína C, mutações da protrombina e deficiências da antitrombina
Tabagismo < 35 anos > 35 anos e até 15 cigarros/dia > 35 anos e mais de 15 cigarros/dia	2 3 4	2 2 3	1 1 1	1 1 1	1 1 1	Evidência: mulheres fumantes que tomam ACO têm risco aumentado de doenças cardiovasculares, em especial IAM, e este risco tem relação com o número de cigarros fumados por dia
Hipertensão S 159/140 × D 99/90 S ≥ 160 × D ≥ 100	3 4	3 4	1 2	2 3	1 2	Evidência: entre as mulheres com HAS, as que tomam ACO têm risco aumentado de AVC, IAM e doença arterial periférica em relação às não usuárias de pílula

Condição	ACO combinados	Injetáveis mensais	Minipílulas	Injetável trimestral	Implantes	Esclarecimento/Evidência
História de hipertensão em gravidez (pressão arterial atual normal)	2					Evidência: Mulheres com história de HAS na gravidez e que tomam ACO têm risco aumentado de IAM e tromboembolismo em relação às que não têm essa história
Diabetes						(b) A categoria vai depender da gravidade da condição, podendo ser 3 ou 4
Diabetes gestacional	1	1	1	1	1	
Sem doença vascular						
insulino-dependente	2	2	2	2	2	
Não insulino-dependente	2	2	2	2	2	
com doença vascular ou diabetes há mais de 20 anos (b)	3/4	3/4	2	3	2	
Cardiopatia isquêmica						
Em atividade	4	4	2	3	2	
No passado	4	4	2	3	2	
Doença cardíaca valvular						(c) Hipertensão pulmonar, risco de fibrilação atrial, história de endocardite bacteriana subaguda ou uso de fármacos anticoagulantes
Sem complicações	2	2	1	1	1	
Com complicações (c)	4	4	1	1	1	
Varizes	1	1	1	1	1	
Tromboflebite superficial	2	2	1	1	1	
Cirurgia de grande porte						
Com imobilização prolongada	4	4	1	1	1	
Sem imobilização prolongada	2	2	1	1	1	
História de AVC	4	4	2	3	2	
Cefaleia		I C				Evidência: (1) entre mulheres com enxaqueca, as que têm aura têm um risco aumentado de AVC; (2) mulheres com enxaqueca que tomam ACO têm risco 2 a 4 vezes maior de AVC que aquelas que não tomam pílula
Cefaleias (não enxaqueca)	1	1 2	1	1	1	
moderadas ou graves	2		1	2	2	
Enxaquecas sem aura	2	2 3	1	2	2	
< 35 anos	3	3 4	1	2	2	
≥ 35 anos	4	4 4	2	2	2	
Enxaqueca com aura						
Sangramento vaginal						
Irregular, não volumoso	1	1	2	2	2	
Irregular, volumoso ou prolongado	1	1	2	2	2	

(continua)

Quadro 46.1 Elegibilidade dos métodos hormonais (continuação)

Condição	ACO combinados	Injetáveis mensais	Minipílulas	Injetável trimestral	Implantes	Esclarecimento/Evidência
Sangramento vaginal anormal e inexplicado	2	2	3	3	4	
Câncer de mama Em atividade No passado (sem evidência de doença nos últimos 5 anos)	4 3	4 3	4 3	4 3	4 3	
Nódulo de mama (sem diagnóstico)	2	2	2	2	2	
Doença benigna da mama	1	1	1	1	1	
História familiar de câncer de mama	1	1	1	1	1	Evidência: mulheres com BRCA1 que tomam ACO têm risco maior de câncer de mama
Câncer de colo uterino	2	2	1	2	2	
Lesões cervicais não cancerosas (NIC)	2	2	1	2	2	Evidência: entre as mulheres com infecções persistentes pelo HPV e usuárias de ACO por mais de 5 anos, pode haver um risco aumentado de carcinoma *in situ* e carcinoma invasivo de colo uterino
Câncer de endométrio	1	1	1	1	1	
Câncer de ovário	1	1	1	1	1	
DIP No passado (sem atual risco de DST) Engravidou pós-DIP Não engravidou pós-DIP DIP em atividade ou nos últimos 3 meses	1 1 1 1	1 1 1 1	1 1 1 1	1 1 1 1	1 1 1 1	
DST Em atividade (d) Outras DST (excluindo HIV e hepatite) Vaginite (e) Alto risco para contrair DST	1 1 1 1	1 1 1 1	1 1 1 1	1 1 1 1	1 1 1 1	(d) Cervicite purulenta ou infecção por clamídia e gonorreia (e) *Trichomonas vaginalis* e vaginose bacteriana

Capítulo 46 • Anticoncepção Hormonal: Critérios de Elegibilidade da OMS

Condição	ACO combinados	Injetáveis mensais	Minipílulas	Injetável trimestral	Implantes	Esclarecimento/Evidência
Infecção por HIV ou AIDS						Evidência: as evidências são inconsistentes em demonstrar se há risco aumentado de aquisição de HIV entre usuárias de anticoncepcionais exclusivamente de progestágenos, quando comparado com não usuárias e também de aquisição do vírus herpes simples em mulheres tomando injetável trimestral
HIV-positivo	1	1	1	1	1	
Alto risco de infecção por HIV	1	1	1	1	1	
AIDS	1	1	1	1	1	
Terapia antirretroviral	2	2	2	2	2	
Doença da vesícula biliar						
Em atividade	3	2	2	2	2	
Tratada com medicação	3	2	2	2	2	
Assintomática ou tratada com cirurgia	2	2	2	2	2	
Colestase no passado						
(icterícia)	2	2	1	1	1	
Relacionada com a gravidez	3	2	2	2	2	
Relacionada ao uso, no passado, de ACO						
Hepatite viral						
Doença ativa	4	3/4	3	3	3	
Portador	1	1	1	1	1	
Cirrose hepática						
Leve (compensada)	3	2	2	2	2	
Grave (descompensada)	4	3	3	3	3	
Tumores do fígado						
Benignos	4	3	3	3	3	
Malignos	4	3/4	3	3	3	
Fibromas uterinos	1	1	1	1	1	
História de gravidez ectópica	1	1	2	1	1	
Obesidade (IMC > 30)	2	2	1	1	1	Evidência: obesas que tomam ACO têm risco aumentado de tromboembolia

(continua)

Quadro 46-1 Elegibilidade dos métodos hormonais (continuação)

Condição	ACO combinados	Injetáveis mensais	Minipílulas	Injetável trimestral	Implantes	Esclarecimento/Evidência
Doenças da tireoide						
Bócio simples	1	1	1	1	1	
Hipertireoidismo	1	1	1	1	1	
Hipotireoidismo	1	1	1	1	1	
Talassemia	1	1	1	1	1	
Doença trofoblástica						
Benigna	1	1	1	1	1	
Maligna	1	1	1	1	1	
Anemia ferropriva						
Hb de 7 a 10 g/dL	1	1	1	1	1	
Hb < 7 g/dL	1	1	1	1	1	
Epilepsia	1	1	1	1	1	
Esquistossomose						Evidência: o uso de ACO e injetáveis
Sem complicações	1	1	1	1	1	trimestrais entre mulheres com
Com fibrose hepática	1	1	1	1	1	esquistossomíase não complicada
Com fibrose hepática grave	4	3	3	3	3	não afeta a função hepática
Interação medicamentosa Rifampicina Anticonvulsivantes (f)	3 3	2 2	3 3	2 2	3 3	(f) Fenitoína, carbamazepina, barbitúricos, primidona, topiramato e oxcarbazepina. Evidência: o uso destes medicamentos diminuem a efetividade dos ACO e também dos anticoncepcionais exclusivamente de progestágenos
Paridade						
Nulípara	1	1	1	1	1	
Com filhos	1	1	1	1	1	
Dismenorreia grave	1	1	1	1	1	Evidência: algumas usuárias de pílulas têm diminuição da dor e do sangramento genital
Endometriose	1	1	1	1	1	
Antibióticos (excluindo rifampicina) Griseofulvina Outros antibióticos	2 1	1 1	2 1	1 1	2 1	Evidência: o efeito contraceptivo dos ACO não é afetado pelo uso concomitante de antibióticos de amplo espectro

Capítulo 46 • Anticoncepção Hormonal: Critérios de Elegibilidade da OMS — 583

Condição	ACO combinados	Injetáveis mensais	Minipílulas	Injetável trimestral	Implantes	Esclarecimento/Evidência
Transtornos depressivos	1	1	1	1	1	Evidência: o uso de ACO e de anticoncepcionais exclusivamente de progestágenos não aumenta os sintomas depressivos em paciente com depressão, comparado com placebo ou não usuárias
Tumores benignos de ovário (incluindo cistos)	1	1	1	1	1	
Anemia falciforme	2	2	1	1	1	Evidência: anticoncepcionais exclusivamente com progestágenos não interferem nos parâmetros hematológicos e até podem melhorar alguns sintomas da doença
Tuberculose Não pélvica Pélvica	1 1	1 1	1 1	1 1	1 1	
Amamentação < 6 semanas pós-parto De 6 semanas a 6 meses pós-parto ≥ 6 meses pós-parto	4 3 2	4 3 2	3 1 1	3 1 1	3 1 1	Evidência: estudos mostraram que o uso de anticoncepcionais só de progesterona em puérperas antes de 6 semanas pós-parto não afetou a amamentação nem a saúde e o crescimento do recém-nascido. Entretanto, não existem dados sobre o efeito da progesterona no lactente
Puerpério (mulheres que não amamentam) < 21 dias pós-parto ≥ 21 dias pós-parto	3 1	3 1	1 1	1 1	1 1	
Pó-aborto (g) Primeiro trimestre Segundo trimestre Após aborto séptico	1 1 1	1 1 1	1 1 1	1 1 1	1 1 1	(g) ACO podem ser iniciados imediatamente após abortos
Malária	1	1	1	1	1	

ACO: anticoncepcional oral; AVC: acidente vascular cerebral; DIP: doença inflamatória pélvica; DST: doença sexualmente transmissível; HAS: hipertensão arterial sistêmica; Hb: hemoglobina; HIV: vírus da imunodeficiência humana; HPV: papilomavírus humano; IAM: infarto agudo do miocárdio; IMC: índice de massa corporal; NA: não aplicável.

LEITURA RECOMENDADA

Abdel-Aleem H *et al.* The use of nomegestrol acetate subdermal contraceptive implant, Uniplant, during lactation. *Contraception*, 1996, 54:281-6.

Abdollahi MC. Obesity: risk of venous thrombosis and the interaction with coagulation factor levels and oral contraceptive use. *Thrombosis & Haemostasis* 2003, 89:493-8.

Adadevoh BK, Isaacs WA. The effect of megestrol acetate on sickling. *American Journal of the Medical Sciences* 1973; 265:367-70.

Aklilu M et al. Factors associated with HIV-1 infection among sex workers of Addis Ababa, Ethiopia. *AIDS* 2001, 15:87-96.

Back DJ *et al.* The effect of rifampicin on norethisterone pharmacokinetics. *Europ J Clin Pharmacol* 1979, 15:193-7.

Back DJ *et al.* The effects of ampicillin oral contraceptive steroids in women. *Brit J Clin Pharmacol* 1982; 14:43-8.

Busen NH, Britt RB, Rianon N. Bone mineral density in a cohort of adolescent women using depot medroxyprogesterone acetate for one to two years. *J Adolesc Health* 2003; 32:257-9.

Carolei A, Marini C, De Matteis G. History of migraine and risk of cerebral ischaemia in young adults. The Italian National Research Council Study Group on Stroke in the Young. *Lancet* 1996; 347:1503-6.

Croft P, Hannaford PC. Risk factors for acute myocardial infarction in women: evidence from the Royal College of General Practitioners' Oral Contraception Study. *BMJ* 1989; 298:165-8.

Cromer BA *et al.* A prospective study of adolescents who choose among levonorgestrel implant (Norplant), medroxyprogesterone acetate (Depo-Provera), or the combined oral contraceptive pill as contraception. *Pediatrics* 1994; 94:687-94.

el Raghy I *et al.* Contraceptive steroid concentrations in women with early active schistosomiasis: lack of effect of antischistosomal drugs. *Contraception* 1986; 33:373-7.

Gillum LA, Mamidipudi SK, Johnston SC. Ischemic stroke risk with oral contraceptives: a metaanalysis. *JAMA* 2000; 284:72-8.

Heimdal K, Skovlund E, Moller P. Oral contraceptives and risk of familial breast cancer. *Cancer Detect Prev* 2002; 26:23-7.

Heinemann LA *et al.* Thromboembolic stroke in young women. A European case-control study on oral contraceptives. Transnational Research Group on Oral Contraceptives and the Health of Young Women. *Contraception* 1998; 57:29-37.

Hendrix SL, Alexander NJ. Primary dysmenorrhea treatment with a desogestrel-containing lowdose oral contraceptive. *Contraception* 2002; 66:393-9.

Herzberg BN *et al.* Oral contraceptives, depression, and libido. *BMJ* 1971; 3:495-500.

Johns Hopkins Population Information Program. Pontos Essenciais da Tecnologia de Anticoncepção, 2001

Khader YS *et al.* Oral contraceptives use and the risk of myocardial infarction: a meta-analysis. *Contraception* 2003; 68:11-7.

McClelland RS *et al.* A prospective study of hormonal contraceptive use and cervical shedding of herpes simplex virus in human immunodeficiency virus type 1-seropositive women. *J Infect Dis* 2002; 185:1822-5.

Mostad SB *et al.* Cervical shedding of herpes simplex virus in human immunodeficiency virusinfected women: effects of hormonal contraception, pregnancy, and vitamin A deficiency. *J Infect Dis* 2000; 181:58-63.

Nightingale AL *et al.* The effects of age, body mass index, smoking and general health on the risk of venous thromboembolism in users of combined oral contraceptives. *Europ J Contracept Reprod Health Care* 2000; 5:265-74.

Proctor ML, Roberts H, Farquhar CM. Combined oral contraceptive pill (OCP) as treatment for primary dysmenorrhoea. Cochrane Database of Systematic Reviews 2001, CD002120.

Reinprayoon D *et al.* Effects of the etonogestrel-releasing contraceptive implant (Implanon on parameters of breastfeeding compared to those of an intrauterine device. *Contraception* 2000; 62:239-46.

Rosenberg L *et al.* Low-dose oral contraceptive use and the risk of myocardial infarction. *Arch Intern Med* 2001; 161:1065-70.

Sabers A *et al.* Lamotrigine plasma levels reduced by oral contraceptives. *Epilepsy Res* 2001; 47:151-4.

Sibai BM *et al.* Pregnancies complicated by HELLP syndrome (hemolysis, elevated liver enzymes, and low platelets): subsequent pregnancy outcome and long-term prognosis. *Am J Obstet Gynecol* 1995; 172:125-9.

Siritho S *et al.* Risk of ischemic stroke among users of the oral contraceptive pill: The Melbourne Risk Factor Study (MERFS) Group. *Stroke* 2003; 34:1575-80.

Smith JS *et al.* Cervical cancer and use of hormonal contraceptives: a systematic review. *Lancet* 2003; 361:1159-67.

Tagy AH *et al.* The effect of low-dose combined oral contraceptive pills versus injectable contraceptive (Depot Provera) on liver function tests of women with compensated bilharzial liver fibrosis. *Contraception* 2001; 64:173-6.

Tanis BC et al. Oral contraceptives and the risk of myocardial infarction. *New Engl J Med* 2001; 345:1787-93.

Tzourio C *et al.* Case-control study of migraine and risk of ischaemic stroke in young women. *BMJ* 1995; 310:830-3.

Ungchusak K *et al.* Determinants of HIV infection among female commercial sex workers in northeastern Thailand: results from a longitudinal study. *J Acquired Immune Defic Synd Hum Retrovirol* 1996; 12:500-7.

Ursin G *et al.* Does oral contraceptive use increase the risk of breast cancer in women with BRCA1/BRCA2 mutations more than in other women? *Cancer Res* 1997; 57:3678-81.

Westhoff C *et al.* Depressive symptoms and Depo-Provera. *Contraception* 1998; 57:237-40.

WHO. Venous thromboembolic disease and combined oral contraceptives: results of international multicentre case-control study. World Health Organization Collaborative Study of Cardiovascular Disease and Steroid Hormone Contraception. *Lancet* 1995; 346:1575-82.

WHO. Haemorrhagic stroke, overall stroke risk, and combined oral contraceptives: results of an international, multicentre, case-control study. WHO Collaborative Study of Cardiovascular Disease and Steroid Hormone Contraception. *Lancet* 1996; 348:505-10.

WHO. Acute myocardial infarction and combined oral contraceptives: results of an international multicentre case-control study. WHO Collaborative Study of Cardiovascular Disease and Steroid Hormone Contraception. *Lancet* 1997; 349:1202-9.

WHO. *Medical eligibility criteria for contraceptive use.* 3 ed., 2004.

Yoong WC, Tuck SM, Yardumian A. Red cell deformability in oral contraceptive pill users with sickle cell anaemia. *Brit J Haematol* 1999; 104:868-70.

Young LK *et al.* The contraceptive practices of women seeking termination of pregnancy in an Auckland clinic. *New Zealand Med J* 1994; 107:189-92.

CAPÍTULO 47

Anticoncepção Hormonal: Vias de Administração

Catharina Cavalcanti Pessoa Monteiro Lira • Sônia Regina Ribeiro de Figueiredo Leite

INTRODUÇÃO

A anticoncepção hormonal abrange métodos com diferentes vias de administração: oral, injetável, implantes subdérmicos, adesivos transdérmicos, anel vaginal e dispositivo intrauterino (DIU) medicado.

ANTICONCEPCIONAL HORMONAL ORAL COMBINADO

Características

Os anticoncepcionais hormonais orais combinados (ACHO) são associações de estrógeno (etinilestradiol [EE]) em ultrabaixa dose (15 µg), em baixa dose (< 35 µg) ou em dosagem mais alta (50 µg) com diferentes progestágenos.

Podem ser divididos em monofásicos, bifásicos ou trifásicos, dependendo de terem apenas um, dois ou três diferentes esquemas dos hormônios em suas composições.

Foram também agrupados por gerações, de acordo com seus progestágenos:

- Primeira geração: noretindrona.
- Segunda geração: norgestrel/levonorgestrel.
- Terceira geração: desogestrel/gestodeno/ciproterona/norgestimato.
- Quarta geração: drospirenona.

A drospirenona difere dos demais progestágenos por ser análogo da espironolactona, com ação antimineralocorticoide como a progesterona endógena. Isso determina menor reabsorção de sódio e maior diurese, reduzindo a retenção de líquidos e os sintomas relacionados com esse efeito (aumento de peso, edema, dor e intumescimento das mamas). Considerada antiandrogênica, é indicada para mulheres com acne e seborreia.

Mecanismos de ação

Os ACHO têm efeito inibitório sobre o eixo hipotálamo-hipófise-ovariano, reduzindo os níveis de gonadotrofinas e inibindo a ovulação. O componente progestagênico também tem efeitos sobre o endométrio (promovendo atrofia), sobre a motilidade das tubas e sobre o muco cervical (dificultando a penetração dos espermatozoides).

Eficácia

Muito eficazes quando usados de modo correto e consistente (todos os dias no mesmo horário), apresentam índice de Pearl de 0,1. Sua eficácia em uso típico e rotineiro fica em torno de 6 a 8 gravidezes por 100 mulheres/ano, no primeiro ano de uso.

Os ACHO devem ser tomados, de preferência, a partir do primeiro dia de menstruação, o que garante sua eficácia já a partir do primeiro ciclo. Nas apresentações de 21 comprimidos deverá ser feita pausa de 7 dias entre as cartelas; com 22 comprimidos, a pausa deve ser de 6 dias; com 24 comprimidos, de 4 dias, e nas cartelas com 28 comprimidos não deve haverá pausa, sendo tomados ininterruptamente.

Vantagens

- Ciclos menstruais regulares, com menor sangramento.
- Diminuição da frequência e intensidade das cólicas menstruais.
- Podem ser usados desde a adolescência até a menopausa, sem necessidade de intervalos.
- Rápido retorno à fertilidade após a suspensão.
- Os ACHO de terceira geração apresentam menor androgenicidade (redução de acne, da queda e oleosidade dos cabelos e da oleosidade da pele).
- Ajudam a prevenir os cânceres de ovário e endométrio.
- Redução da incidência de vaginose bacteriana segundo observação em 3.077 mulheres em idade reprodutiva, no período de 1 ano, nos EUA (*odds ratio* [OR] 0,76; intervalo de confiança [IC] 0,63-0,90) e injetáveis e implantes (OR 0,64 e IC 0,53-0,76).[27]

Desvantagens

- Náuseas e vômitos.
- Hipersensibilidade mamária.
- Cloasma.
- Aumento da incidência de telangiectasias.
- Risco elevado de tromboflebite ou tromboembolia e raro de trombose venosa profunda e acidente vascular cerebral (AVC).
- Cefaleias.
- Aumento de apetite e ganho ponderal.
- Flutuações de humor e depressão.

Capítulo 47 • Anticoncepção Hormonal: Vias de Administração **589**

- Diminuição de libido.
- Fadiga.
- Acne e risco raro perda de cabelos.
- Aumento do tamanho das mamas.
- Alteração do metabolismo de lipídios e carboidratos.
- Aumento de tiroxina.

Indicações

Os ACHO de baixa dosagem podem ser usados por mulheres:

- Magras ou gordas.
- Durante toda a vida reprodutiva (exceto tabagistas com idade de 35 anos ou mais).
- Tabagistas com idade inferior a 35 anos.
- Com antecedentes de aborto espontâneo ou provocado.
- Que apresentem dismenorreia, cefaleias leves ou varizes.
- Com anemia ferropriva, malária, esquistossomose, tuberculose ou doenças da tireoide.
- Com afecções benignas de mama e ovários ou miomas uterinos.
- Diabéticas sem doença vascular, renal, ocular ou neurológica.
- Com história pregressa de gravidez ectópica.

Outras indicações

Os ACHO podem ainda ser usados como anticoncepção de emergência, até 72 h após uma relação sexual sem proteção, em duas doses, com 12 h de intervalo entre elas. A posologia é de quatro comprimidos de 30 µg de EE ou duas com 50 µg. A taxa de falha do método fica em torno de 1 a 2%.

Modo de uso

- Em mulheres eumenorreicas, poderá ser iniciado nos primeiros 7 dias do ciclo menstrual ou em qualquer outro dia desde que haja certeza de não haver gravidez.[5] Se iniciado após os 7 primeiros dias, é necessário o uso de preservativo nos primeiros 7 comprimidos.
- No pós-parto, se não estiver amamentando, começar somente após 3 a 6 semanas (não precisa esperar a menstruação), e, após aborto espontâneo ou provocado de primeiro ou segundo trimestres, iniciar dentro dos 7 dias após o aborto.
- Os ACHO não devem ser prescritos para mulheres lactantes.
- Se ocorrerem vômitos dentro da primeira hora após a ingestão, tomar novo comprimido, o que é desnecessário após esse período. Se surgirem náuseas, orientar as tomadas à noite ou após refeição.
- Se a paciente apresentar amenorreia, assegurar-se da tomada regular e tranquilizá-la a manter o uso. Se ocorrerem manchas ou sangramento, é necessário investigar vômitos, diarreia ou uso de outras medicações.
- Quando ocorrer esquecimento de um ou mais comprimidos, a gravidez deve ser investigada.

O Quadro 47.1 apresenta os principais anticoncepcionais orais combinados comercializados no Brasil.

Quadro 47.1 Anticoncepcionais hormonais combinados

Etinilestradiol + Gestodeno

EE 15 µg + gestodeno 60 µg	EE 20 µg + gestodeno 75 µg	EE 30 µg + gestodeno 75 µg
Minesse	Harmonet	Minulet
Adoless	Femiane	Gynera
Mirelle	Diminut	Gestinol 28
Alexa	Ginesse	Tâmisa 30
Siblima	Tâmisa 20	
Mínima	Micropil 21	

Etinilestradiol + Desogestrel

EE 20 µg + desogestrel 150 µg	EE 30 µg + desogestrel 150 µg
Mercilon	Microdiol
Femina	Primera 30
Primera 20	
Minian	
Malu	

Etinilestradiol + Drosperinona

EE 20 µg + drosperinona 3 mg	EE 30 µg + drosperinona 3 mg
Yaz	Yasmin
	Elani ciclo

Etinilestradiol + Clormadinona

EE 30 µg + clormadinona 2 mg
Belara

Etinilestradiol + Ciproterona

EE 35 µg + ciproterona 2 mg
Diane 35
Selene
Artemidis 35
Diclin

Etinilestradiol + Levonorgestrel

EE 20 µg + levonorgestrel 150µg	EE 30 µg + levonorgestrel 150 µg
Level	Microvlar
	Nordette
	Ciclon
	Ciclo 21

EE 50 µg + levonorgestrel 250 µg
Neovlar
Evanor

PÍLULA EXCLUSIVAMENTE COM PROGESTÁGENOS

Características

As preparações orais somente com progestágenos, também chamadas de minipílulas, contêm levonorgestrel, noretisterona ou desogestrel em dosagens baixas. Esses contraceptivos são uma alternativa quando os estrógenos são contraindicados ou durante a amamentação. As cartelas contêm 28 ou 35 comprimidos, todos iguais, e devem ser tomadas sem pausa.

Mecanismos de ação

A maioria atua apenas perifericamente, ou seja, no muco cervical e no endométrio sem inibir a ovulação. Um novo produto com 75 µg de desogestrel, além de sua ação periférica, possui também ação inibitória da ovulação.

Eficácia

As pílulas progestínicas têm menor eficácia do que contraceptivos orais combinados (índice de Pearl de 0,5) por promoverem inibição da ovulação em somente 60 a 80% dos ciclos,[7] com exceção da minipílula com desogestrel que consistentemente bloqueia a ovulação. Um estudo farmacodinâmico aberto (n = 103)[8] demonstrou inibição da ovulação com o desogestrel mantida após 12 h de esquecimento da ingestão da pílula, com efeito prolongado ao menos por 7 dias.

A eficácia contraceptiva de levonorgestrel e noretisterona pode ser perdida após 27 h da última dose. Os PEP são muito eficazes em uso típico nas lactantes, com uma gravidez para cada 100 mulheres/ano no primeiro ano de uso.

Vantagens

- Não interferem na amamentação.
- Não apresentam os efeitos colaterais do estrogênio.
- São de uso contínuo, sem pausas, o que aumenta a adesão.
- Têm reversibilidade imediata.
- Previnem os cânceres de endométrio e de ovário e também a doença inflamatória pélvica.

Desvantagens

- Promovem aumento e prolongamento do fluxo menstrual, com manchas ou *spot* intermenstruais (frequentes) e amenorreia (menos frequente).
- Também podem ocorrer sangramento excessivo, cefaleia intensa, sensibilidade mamária e icterícia.
- Nas lactantes costumam prolongar a amenorreia.

Indicações

As minipílulas podem ser usadas pela maioria das mulheres em quaisquer circunstâncias (categoria 1):

- A partir de 6 semanas de pós-parto.
- Durante a lactação.
- Nas nulíparas.
- Em mulheres com menstruação irregular.
- Nas tabagistas.
- Em mulheres em qualquer idade (desde a adolescência até além dos 40 anos de idade).
- Magras ou obesas.
- Com história de aborto natural ou provocado.
- Portadoras de afecções benignas da mama e tumores benignos dos ovários.
- Com doença inflamatória pélvica e doenças sexualmente transmissíveis.
- Com diagnóstico de anemia falciforme, esquistossomose, malária, epilepsia e tuberculose, exceto as em uso de rifampicina.
- Que apresentem anemia ferropriva, cefaleias leves e moderadas, varizes, doença da tireoide e doença cardíaca valvular. Se ocorrer quadro de cefaleias intensas com visão turva, continuar o uso somente se o quadro se mantiver estável.
- Com queixas de menstruação dolorosa e volumosa, endometriose e fibromas uterinos.
- Portadoras de doença isquêmica ou AVC. Caso haja evolução da doença, interromper o uso.

Outras indicações

As PEP podem ser utilizadas como anticoncepção de emergência, com a ingestão de 20 a 25 pílulas de progestogênio isoladamente. Um estudo da OMS revelou que as pílulas de progestogênio são melhores que os ACHO combinados para anticoncepção de emergência, pois são mais eficazes e causam menos náuseas e vômitos.

Modo de uso

- Iniciar nos primeiros 5 dias do ciclo menstrual (após esse período, usar preservativo ou não ter atividade sexual por 48 h).[5]
- São mais eficazes quando tomadas à mesma hora todos os dias, com diferença de, no máximo, 3 h de esquecimento.
- Podem ser iniciados a qualquer momento do ciclo menstrual desde que haja certeza de a mulher não estar grávida.
- No pós-parto podem ser tomados após 4 semanas, se não estiver amamentando. Nas lactantes após o 6º mês, ou a qualquer momento se a amamentação não for exclusiva.
- Após abortamento espontâneo ou provocado de primeiro ou segundo trimestre, pode ser iniciado imediatamente ou nos primeiros 7 dias.
- Na substituição por algum outro método, não há necessidade de esperar a menstruação, podendo ser começado de imediato.
- Se houver esquecimento, a pílula deverá ser tomada assim que lembrar e continuar uma pílula a cada dia, normalmente. Se a paciente não está amamentando ou está amamentado e a menstruação já retornou, deve usar preservativo ou não ter relações sexuais por 2 dias e tomar a pílula esquecida assim que possível.

ANTICONCEPCIONAIS INJETÁVEIS

Esses anticoncepcionais, disponíveis nas apresentações mensal e trimestral, são administrados por via intramuscular.

Anticoncepcional injetável mensal

CARACTERÍSTICAS

É especialmente recomendado para pacientes com dificuldade de aderência à tomada diária do anticoncepcional oral ou que apresentam problemas de absorção entérica (doença inflamatória intestinal). Diferentemente dos ACHO, os anticoncepcionais injetáveis contêm um estrogênio natural, o que confere maior segurança ao seu uso. O estrogênio das combinações injetáveis induz sangramento similar ao menstrual regularmente a cada 3 semanas após a injeção (em torno do 22º dia). No Brasil, existem três apresentações disponíveis, com os progestogênios algestona, noretisterona e medroxiprogesterona, todos em associação com estradiol. Essse anticoncepcionais têm os mesmos critérios de elegibilidade dos ACHO.

Mecanismos de ação

Age inibindo a ovulação e tornando o muco cervical espesso. Oferece proteção anticoncepcional já no primeiro ciclo e a efetividade mantém-se durante todo o período de uso.

Eficácia

Tem eficácia muito alta, com taxas de gravidez muito baixas (entre 0,1 e 0,4%) durante o primeiro ano de uso.

VANTAGENS

- A apresentação parenteral elimina a primeira passagem hepática dos hormônios.
- Diminuem a intensidade e a frequência de cólicas menstruais.
- Determinam rápido retorno da fertilidade.
- Previnem os cânceres de endométrio e de ovário, além de miomas uterinos.
- Promovem menor ganho de peso que os trimestrais.
- A presença do estrógeno associado corrige a redução de densidade mineral óssea observada com o progestágeno.[13,14]

DESVANTAGENS

- Determinam alterações frequentes dos ciclos menstruais.
- Podem provocar cefaleias e vertigens.
- Não devem ser usados em lactantes até o 6º mês pós-parto.

MODO DE USO

- Devem ser iniciados nos primeiros 5 dias do ciclo ou em outra data se houver certeza da inexistência de gravidez.[5]

- Podem ser iniciados nos primeiros 7 dias após abortamento.
- No pós-parto, se a paciente não estiver amamentando, podem ser iniciados de imediato.
- Após interrupção do seu uso, outro método deve ser iniciado de imediato.
- As injeções devem ser aplicadas a cada 30 dias (de 27 a 33 dias) de acordo com a primeira injeção. Se houver atraso de mais de 3 dias para a nova injeção, deve-se usar método de barreira ou evitar relações sexuais até a próxima injeção.

Contraceptivo injetável trimestral

CARACTERÍSTICAS

Contém um progestogênio semelhante àquele produzido naturalmente pelo corpo da mulher e, quando aplicado, é liberado lentamente na corrente sanguínea. No Brasil, está disponível o acetato de medroxiprogesterona de depósito (AMP-D), administrado a cada 3 meses (150 mg).

MECANISMOS DE AÇÃO

Impede a ovulação e espessa o muco cervical, dificultando a passagem dos espermatozoides.

EFICÁCIA

É bastante eficaz, com incidência de 0,3% gravidez em 100 mulheres/ano durante o primeiro ano de uso.

VANTAGENS

- Uma injeção previne gravidezes por um período de 3 meses.
- Seus efeitos são reversíveis.
- Ajudam na prevenção de câncer de endométrio, fibromas uterinos e gravidez ectópica.
- Pode diminuir a frequência das crises convulsivas em epilépticas, a dor e a frequência das crises de anemia falciforme e prevenir a anemia ferropriva.

DESVANTAGENS

- Com frequência alteram o fluxo menstrual (manchas ou *spot*, sangramento volumoso, amenorreia). Amenorreia é comum entre as usuárias (se a paciente completou 50 anos de idade, o AMP-D deve ser interrompido por 9 meses e deve-se verificar se a menstruação retorna).
- Determina aumento de 1 a 2 kg de peso corporal, em média, por ano.
- Retarda o retorno da fertilidade em aproximadamente 4 meses.
- Pode determinar sangramento volumoso, cefaleias muito intensas e icterícia.
- Pode causar cefaleia, sensibilidade mamária, alterações de humor, náusea, queda de cabelo, diminuição da libido e acne.

INDICAÇÕES

Os injetáveis trimestrais podem ser prescritos para mulheres:

Capítulo 47 • Anticoncepção Hormonal: Vias de Administração **595**

- Em qualquer grupo etário, magras ou obesas, tabagistas, nulíparas ou que tiveram aborto espontâneo ou provocado recentemente.
- Com história de menstruações irregulares.
- Que apresentem cefaleias leves, hipertensão (leve a moderada), varizes, tuberculose, malária, esquistossomose, doença cardíaca valvular e doenças da tireoide.
- Portadoras de afecções benignas da mama e fibromas uterinos.

MODO DE USO

- Pode ser aplicado a qualquer momento do ciclo menstrual se houver a certeza de que a mulher não está grávida.[5]
- Se tomado nos primeiros 7 dias do ciclo não é necessário nenhum método de proteção adicional.
- Se iniciado após o 8º dia, convém usar preservativo, espermicidas ou não ter relações sexuais por 48 h.
- Nas mulheres após o parto que não estejam amamentando, pode ser começado a qualquer momento, nas 6 primeiras semanas.
- Em lactantes com amamentação exclusiva, iniciar o injetável trimestral após o 6º mês.
- Na amamentação não exclusiva, iniciar o AMP-D com 6 semanas pós-parto, se a menstruação tiver retornado.
- Após abortamento espontâneo ou provocado, de primeiro ou segundo trimestres, pode ser começado de imediato ou nos 7 primeiros dias. Após esse período, utilizar se houver a certeza de que a mulher não está grávida.
- Aplicar em injeção intramuscular profunda a cada 3 meses. Se necessário a dose subsequente pode ser adiantada ou retardada em até 2 semanas.
- Se ocorrer sangramento volumoso e incômodo, o que é raro, deve-se investigar a causa e, se não houver contraindicação, tratar com ACHO de baixa dosagem (1 comprimido por dia de 7 a 21 dias, por dois ou três ciclos ou 30 a 50 µg de EE por 7 a 21 dias ou ainda anti-inflamatórios não esteroides (AINES).

ANTICONCEPCIONAIS COM SISTEMA DE IMPLANTES

Características

Implantes consistem em cápsulas ou bastões que liberam diferentes progestogênios: etonorgestrel, levonorgestrel, elcometrina (ou nestorona) e nomesgetrol. São inseridos na região anterior do braço por meio de aplicador específico, e a remoção é feita mediante pequena incisão. Constituem uma boa alternativa para contracepção de longo prazo. Os implantes são indicados para mulheres com contraindicações aos ACHO, HIV, incapacidade física ou mental.[15]

Mecanismos de ação

Os implantes espessam o muco cervical, impedindo a passagem de esperma e inibem a ovulação em aproximadamente metade dos ciclos, após o primeiro ano de uso.

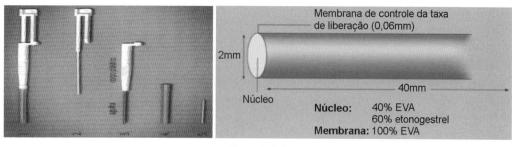

Figura 47.1

Eficácia

O índice de falha estimado é inferior a 0,1% (em mulheres com menos de 80 kg de peso corporal), sendo o método considerado tão ou mais seguro que a ligadura tubária. Implantes com levonorgestrel mantêm eficácia contraceptiva por até 5 anos de uso.[17] Um estudo de coorte[18] confirmou a mesma segurança, em 5 anos, com o uso de implante de levonorgestrel, DIU e esterilização.

Vantagens

- São eficazes a partir de 24 h de inserção.
- Há rápido retorno à fertilidade após a remoção.
- Podem ser usados em lactantes 6 semanas após o parto.
- Podem tornar as crises de anemia falciforme menos frequentes e dolorosas.

Desvantagens

Frequentemente alteram o fluxo menstrual (manchas ou *spot* ou sangramento no intervalo entre os períodos menstruais são muito comuns nos primeiros 3 a 6 meses de uso, e, caso não haja contraindicação, tratar com ACHO combinado com levonorgestrel ou prescrever ibuprofeno). Sangramento volumoso e incômodo é raro.

Amenorreia é comum e podem causar cefaleia, tontura, nervosismo, náuseas, sensibilidade mamária, acne e *rash*, alterações do apetite, ganho de peso, queda de cabelo ou crescimento de pelos na face.

Indicações

Os implantes podem ser usados por mulheres:

- Em qualquer grupo etário, magras ou obesas, com ou sem filhos (principalmente nulíparas jovens).
- Que não aderem aos contraceptivos orais.
- Tabagistas.
- Que estejam amamentando.
- Que tiveram aborto espontâneo ou provocado recente.
- Com afecções benignas da mama, tumores benignos dos ovários ou fibromas uterinos.

Capítulo 47 • Anticoncepção Hormonal: Vias de Administração

- Que apresentem anemia ferropriva, esquistossomose, doenças da tireoide, malária, hipertensão leve ou moderada, diabetes, epilepsia, tuberculose, exceto aquelas em uso de rifampicina.
- Com queixas de cefaleias leves ou varizes.
- Com história de doença inflamatória pélvica,[16] infecções sexualmente transmissíveis e doença cardíaca valvular.
- Com menstruação irregular ou dolorosa e endometriose.

Modo de uso

- Mulheres que menstruam normalmente podem iniciar o uso a qualquer momento.[5]
- Se iniciar nos primeiros 7 dias do ciclo não é necessário nenhum método de proteção adicional.
- Se o implante for feito a partir do 8º dia, usar preservativo, espermicida ou manter abstinência sexual por 48 h.
- O método pode ser começado a qualquer momento em não lactantes no pós-parto, durante as primeiras 6 semanas. Após este período iniciar se houver certeza de a mulher não estar grávida.
- Após abortamento espontâneo ou provocado de primeiro ou segundo trimestre, pode ser iniciado imediatamente ou nos primeiros 7 dias.
- Após interrupção do seu uso, outro método pode ser iniciado de imediato.
- Se ocorrer sangramento volumoso e incômodo, que é raro, deve-se investigar a causa e, se não houver contraindicação, tratar com ACHO de baixa dosagem (1 comprimido por dia de 7 a 21 dias, por dois ou três ciclos ou 30 a 50 μg de EE por 7 a 21 dias ou ainda AINE).

Inserção e remoção do implante

Após anestesia local, faz-se pequena incisão na pele do terço médio da face interna do braço. Inserir as cápsulas logo abaixo da pele. Não há necessidade de sutura. Fazer curativo adesivo. A área deve permanecer seca por 4 dias (depois de 2 dias a gaze pode ser removida; o curativo adesivo, após 5 dias). Para a remoção, faz-se aplicação de anestésico local, incisão na pele e remoção das cápsulas.

Complicações

- Se surgir dor grave no baixo ventre, investigar gestação ectópica e remover os implantes.
- Com aparecimento de infecção no local de inserção, sem abscesso, fazer limpeza e iniciar antibiótico. Não é necessário retirar os implantes.
- Na vigência de infecção com abscesso, fazer a limpeza com drenagem e iniciar antibiótico, se necessário. Os implantes devem ser retirados.
- Se, após a inserção dos implantes, surgirem doença arterial coronariana com trombose ou cefaleias intensas, remover as cápsulas.

ADESIVO TRANSDÉRMICO

Características

O anticoncepcional transdérmico disponível para uso no Brasil é constituído de 0,60 mg de etinilestradiol e 6 mg norelgestromina. A norelgestromina, o progestágeno contido no adesivo, é o metabólito ativo do norgestimato.[20] O adesivo consiste em um sistema de liberação diária de 150 µg do progestágeno e 20 µg do estrógeno, absorvidos pela pele. Apresenta eficácia similar à dos ACHO, mas é administrado semanalmente, o que concorre pra melhorar a adesão, sobretudo em mulheres mais jovens.

Mecanismos de ação

É apresentado com três adesivos transdérmicos, do tipo matricial, com área de 20 cm^2 (4,5 × 4,5 cm) cada. Concentrações séricas hormonais são obtidas rapidamente após a colocação, atingindo níveis similares aos de uma formulação oral de 250 µg de norelgestromina e 35 µg de etinilestradiol. A via transdérmica elimina a absorção gastrintestinal e o metabolismo hepático de primeira passagem e resulta em concentrações séricas mais estáveis do que as dos ACHO. Como as flutuações diárias são evitadas, esses níveis sanguíneos conseguem manter a eficácia contraceptiva mesmo se houver um atraso de 2 dias na troca do adesivo.[21]

Eficácia

O índice de Pearl dos adesivos é de 0,9 gravidez por 100 mulheres/ano de uso.

Vantagens

Essa apresentação é especialmente vantajosa para pacientes esquecidas. Um estudo[22] realizado em 1.230 mulheres consideradas de alto risco para futuras gravidezes não planejadas comparou os adesivos com os ACHO. A adesão durante os três primeiros ciclos foi menor com o adesivo (67% *versus* 89%, $p < 0,001$).

Desvantagens

Irritação cutânea e outras manifestações locais ocorreram em 3,3% das usuárias do adesivo.

ANEL VAGINAL

Características

Esse dispositivo consiste em um anel flexível e macio de silicone, com 54 mm de diâmetro e 4 mm de espessura, que pode ser aplicado via vaginal mensalmente. Permite a liberação diária de 15 µg de etinilestradiol e 120 µg de etonogestrel, o metabólito ativo do desogestrel.

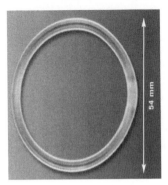

Figura 47.2 Anel vaginal.

Mecanismos de ação

Com mecanismo de ação similar ao do ACHO, a via vaginal elimina a absorção gastrintestinal e o metabolismo de primeira passagem hepática.

Eficácia

A eficácia é similar à dos ACHO combinados (índice de Pearl = 0,65; IC 95%: 0,24-1,41). No caso de esquecimento de troca do anel, os hormônios liberados inibem a ovulação por mais 1 semana. Após a suspensão, há rápido retorno aos ciclos normais. Em trabalho realizado com 201 mulheres, foi feita aplicação de anel vaginal ou início do uso de contraceptivo oral. Em 3 meses mediram-se satisfação e adesão a cada um dos métodos. A satisfação foi manifestada por 61% das mulheres com uso do anel e em 34% das que recebiam as pílulas ($p = 0,003$). A decisão de continuar com o método ocorreu em 79% das usuárias do anel e em 59% das que recebiam as pílulas ($p < 0,001$).[24]

Efeitos colaterais

Os efeitos adversos são de pequena monta.[23] Com base em dois estudos não comparativos (n = 2.322 mulheres), os mais frequentes efeitos adversos ocorreram em 20% das usuárias e corresponderam a vaginite, leucorreia ou desconforto local. As demais manifestações foram as mesmas dos ACHO. O risco de tromboembolia com o progestágeno de terceira geração (etonogestrel) não foi avaliado. O anel vaginal não ofereceu vantagem em relação aos ACHO em termos de eficácia e segurança.

DISPOSITIVO INTRAUTERINO MEDICADO COM PROGESTÁGENO

Características

São dispositivos feitos de plástico que liberam continuamente pequenas quantidades de hormônio progestogênio ou outras progestinas como o levonorgestrel na cavidade intrauterina. Podem ser utilizados como método anticoncepcional, no tratamento de distúrbios menstruais e na terapia de reposição hormonal. O DIU com levonorgestrel libera cerca de 20 µg do hormônio por dia.

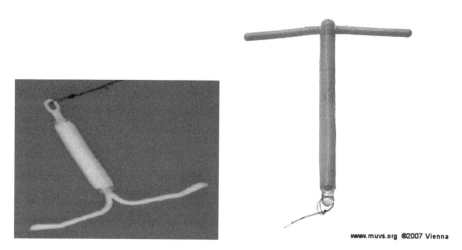

Figura 47.3 Dispositivo intrauterino (DIU).

Mecanismos de ação

Ocorrem profunda alteração das características do muco cervical durante todo o ciclo, inibição da ovulação em 45 a 90% dos ciclos, inibição da migração espermática e diminuição da espessura do endométrio com inibição da síntese do receptor de estradiol e efeito antiproliferativo.

Eficácia

A taxa de falha é de 0,09 por 100 mulheres/ano, com taxa de gestação ectópica de 0,02 por 100 mulheres/ano.

Vantagens

- Os DIU com levonorgestrel proporcionam redução de 74 a 97% do fluxo menstrual.
- Fazem contracepção a longo prazo, sendo recomendada a troca do dispositivo após 5 anos de uso.
- Cerca de 16 a 35% das usuárias ficarão amenorreicas após 1 ano de uso. A amenorreia foi a principal causa da interrupção do uso do DIU com levonorgestrel.[25]
- Previnem anemia ferropriva.
- São um método rapidamente reversível, com retorno da fertilidade no primeiro ano de 75,4% e no segundo ano de 81%.

Revisão da Cochrane Library mostrou a eficácia, a tolerabilidade e a aceitabilidade do DIU medicado em relação a outros métodos contraceptivos. Foram considerados todos os ensaios clínicos controlados que comparavam o DIU medicado com outros métodos contraceptivos reversíveis que informavam sobre determinadas variáveis e idade reprodutiva da mulher. Os autores chegaram à conclusão de que os dados atuais sugerem que as usuárias de DIU com levonorgestrel têm a mesma probabilidade de gestação não desejada que as usuárias de DIU > 250 mm² e as usuárias de implante, porém foi mais efetivo na proteção de gestações intra e extrauterinas em comparação com o DIU ≤ 250mm².[25]

Desvantagens

- Pode ocorrer irregularidade menstrual nos primeiros meses de uso, com média de 16 dias de sangramento de escape no primeiro mês e redução para 4 dias no final do primeiro ano.
- Há baixa incidência de efeitos adversos, sendo acne, cefaleia, mastalgia e depressão os mais comuns.
- Não previnem contra doenças sexualmente transmissíveis.

Outra revisão realizada pela Cochrane Library estudou os casos de sangramento menstrual aumentado (≥ 80 mL de sangue perdido por ciclo menstrual). Muitas vezes a histerectomia é utilizada para tratar estas mulheres, porém o DIU com progestogênio pode reduzir até 90% da perda sanguínea com melhora do sangramento, reduzindo para < 80 mL/ciclo. O objetivo dessa revisão foi avaliar a efetividade do uso do DIU nesses casos, com levantamento dos ensaios clínicos controlados aleatórios de 1966 a 2005. Concluiu-se que o DIU com levonorgestrel é mais efetivo que a noretisterona cíclica como tratamento para sangramento menstrual abundante, apesar de surgirem alguns efeitos secundários como sangramento intermenstrual e sensibilidade mamária.[26]

Modo de uso

- Podem ser inseridos imediatamente após aborto até 12 semanas ou após 4 semanas do parto.
- Têm indicação no tratamento de metrorragia, dismenorreia e miomas.
- Usados na terapia de reposição hormonal da mulher menopausada associados aos estrogênios (oral, implantes ou transdérmico).
- Podem prevenir infecções genitais (as taxas de infecções genitais são menores entre usuárias de DIU com levonorgestrel do que com o DIU de cobre).
- Uma mulher que nunca teve filhos pode usar o DIU, porém esse não é o método mais indicado, pela probabilidade maior de expulsão.
- Não há idade mínima ou máxima ideal para o uso do DIU. No entanto, deve ser removido na menopausa, ou seja, pelo menos 1 ano após a última menstruação.

Contraindicações

Mulheres no pós-parto imediato, com enxaqueca grave acompanhada de sintomas neurológicos focais, com câncer de mama, hepatite viral ativa, cirrose grave e tumor de fígado não podem usar o DIU com levonorgestrel (porém podem usar o DIU de cobre).

Inserção

O DIU medicado deve ser inserido após exame ginecológico completo, assepsia vaginal e do colo do útero e histerometria. A embalagem deve ser aberta, o DIU deve ser montado no insertor, colocando-se o anel na distância que corresponde à histerometria.

Manejo

- Se houver sangramento genital prolongado ou volumoso, investigar infecção e conservar o DIU *in situ* durante a investigação. Se não confirmar infecção e a inserção tiver menos de três meses, prescrever AINE não sendo necessária a remoção do DIU. Se a colocação do DIU foi há mais de 3 meses, houver dor intensa ou sangramento importante, o dispositivo deve ser retirado.
- Sangramento genital inexplicado e anormal, iniciar avaliação, mantendo o DIU durante a investigação.
- Se apresentar dor no baixo ventre que sugira doença inflamatória pélvica, firmar o diagnóstico, tratar gonorreia, clamídia, anaeróbios e tricomoníase. Remover o DIU se os exames físico e/ou laboratorial indicarem doença inflamatória pélvica. Com diagnóstico incerto, manter o DIU, iniciar antibioticoterapia e fazer acompanhamento rigoroso. Não esquecer o tratamento do parceiro.
- Na vigência de doença sexualmente transmissível, remover o DIU, diagnosticar e tratar.
- Se ocorrer gravidez, com fios de DIU visíveis, é indicada a remoção pelo risco de infecção grave, com possibilidade de abortamento. Se os fios não estiverem visíveis, esclarecer a paciente sobre a possibilidade de infecção e perda da gestação.
- Se o parceiro sente os fios durante as relações, pode-se apará-los mais curtos ou retirar o DIU.

REFERÊNCIAS BIBLIOGRÁFICAS

1. Trussell J, Vaughan B. Method-Related discontinuation and resumption of use: results from the 1995 National Survey of Family Growth. *Fam Plann Perspect* 1999; 31(2):64-72; 93.
2. Henshaw SK. Unintended pregnancy in the United States. *Fam Plann Perspect* 1998; 30(1):24–29; 46.
3. Van Vliet HAAM, Grimes DA, Helmerhorst FM, Schulz KF. *Biphasic versus triphasic oral contraceptives for contraception* (Cochrane Review). *In: The Cochrane Library*, Issue 1, 2006. Oxford: Update Software.
4. Parsey KS, Pong A. An open-label, multicenter study to evaluate Yasmin, a low-dose combination oral contraceptive containing drospirenona, a new progestogen. *Contraception* 2000; 61:105-111.
5. Jonhs Hopkins Population Information Program. Pontos Essenciais da Tecnologia de Anticoncepção. *The Jonhs Hopkins School of Public Health*. Baltimore, 2001.
6. Truitt ST, Fraser A, Gallo MF *et al.* Combined hormonal versus nonhormonal versus progestin-only contraception in lactation (Cochrane Review). *In: The Cochrane Library*, Issue 1, 2006. Oxford: Update Software.
7. Loose DS, Stancel GM. Oestrogens and progestins. *In*: Brunton LL, Lazo JS, Parker KL (eds.). *Goodman & Gilman's the pharmacological basis of therapeutics*. 11 ed., New York: McGraw-Hill, 2006: 1541-1571.
8. Korver T, Klipping C, Heger-Mahn D *et al.* Maintenance of ovulation inhibition with the 75-microg desogestrel – only contraceptive pill (Cerazette) after scheduled 12-h delays in tablet intake. *Contraception* 2005; 71(1):8-13.
9. Coutinho EM, Souza JC. Contraception control by monthly injections of medroxyprogesterone suspension and a long-acting estrogen. *J Reprod Fertil* 1968; 15:209-214.
10. Brasil. Ministério da Saúde. Secretaria de Ciência, Tecnologia e Insumos Estratégicos. Departamento de Assistência Farmacêutica e Insumos Estratégicos. Relação Nacional de Medicamentos Essenciais – RENAME. 4 ed., Brasília, DF: Editora do Ministério da Saúde, 2006.
11. Gallo MF, Grimes DA, Schulz KF, d'Arcangues C, Lopez LM. Combination injectable contraceptives for contraception (Cochrane Review). *In: The Cochrane Library*, Issue 1, 2006. Oxford: Update Software.
12. Hall PE. New once-a-month injectable contraceptives, with particular reference to Cyclofem/Cyclo-Provera. *Int J Gynaecol Obstet* 1998; 62(Suppl 1):S43-S56.

Capítulo 47 • Anticoncepção Hormonal: Vias de Administração

13. Cundy T, Ames R, Horne A *et al.* A randomized controlled trial of estrogen replacement therapy in long-term users of depot medroxyprogesterone acetate. *J Clin Endocrinol Metab* 2003; 88(1):78-81.
14. Bahamondes L, Juliato CT, Villarreal M *et al.* Bone mineral density in users of two kinds of once-a-month combined injectable contraceptives. *Contraception* 2006; 74(3):259-263.
15. National Institute for Health and Clinical Excellence. *CG30 Long-acting reversible contraception: NICE guideline.* 26 October 2005. Access in: www.nice.org.uk/CG030NICEguideline.
16. British Medical Association and Royal Pharmaceutical Society of Great Britain. *British National Formulary.* 52th ed. London: BMJ Publishing Group and RPS Publishing; Sept. 2006. Access in: http://www.bnf.org.
17. Sivin I, Wan L, Ranta S, Alvarez F *et al.* Levonorgestrel concentrations during 7 years of continuous use of Jadelle contraceptive implants. *Contraception* 2001; 64(1):43-9.
18. Meirik O, Farley TM, Sivin I. Safety and efficacy of levonorgestrel implant, intrauterine device, and sterilization. *Obstet Gynecol* 2001; 97(4):539-47.
19. Power J, French R, Cowan F. Anticonceptivos implantables subdérmicos versus otras formas de anticonceptivos reversibles como métodos eficaces de prevención del embarazo. *The Cochrane Library,* 2008 Issue 2. Oxford: Update Software Ltd.
20. Graziottin A. A review of transdermal hormonal contraception: focus on the ethinylestradiol/norelgestromin contraceptive patch. *Treat Endocrinol* 2006; 5(6):359-65.
21. Speroff L, Fritz MA. Transdermal and Vaginal Steroid Contraception. *In:* Speroff L, Fritz MA. *Clinical gynecologic endocrinology and infertility.* 7 ed., Philadelphia: Lippincott Williams & Wilkins, 2004: 943-948.
22. Bakhru A, Stanwood N. Performance of contraceptive patch compared with oral contraceptive pill in a high-risk population. *Obstet Gynecol* 2006;108(2):378-86.
23. Dieben TO, Roumen FJ, Apter D. Efficacy, cycle control, and user acceptability of a novel combined contraceptive vaginal ring. *Obstet Gynecol* 2002; 100: 585-593.
24. Schafer JE, Osborne LM, Davis AR, Westhoff C. Acceptability and satisfaction using Quick Start with the contraceptive vaginal ring versus an oral contraceptive. *Contraception* 2006; 73(5):488-92.
25. French R, Van Vliet H, Cowan F *et al.* Sistemas intrauterinos impregnados de hormonas (SIU), versus outras formas de anticonceptivos reversibles como métodos efectivos de prevención de embarazo. *The Cochrane Library,* 2008 Issue 2. Update Software Ltd.
26. Lethaby AE, Cooke I, Rees M. Sistemas intrauterinos liberadores de progestágenos/progesterona para el sangrado menstrual abundante. *The Cochrane Library,* 2008 Issue 2. Update Software Ltd.
27. Riggs M, Klebanoff M, Nansel T, Zhang J, Andrews W. Longitudinal association between hormonal contraceptives and bacterial vaginosis in woman of reproductive age. *J Art* 2007; 34(12):954-9.

CAPÍTULO 48

Dipositivo Intrauterino

Adriana Scavuzzi Carneiro da Cunha

INTRODUÇÃO

O dispositivo intrauterino (DIU) é o método contraceptivo mais utilizado em todo o mundo, sendo usado por aproximadamente 100 milhões de mulheres. Apresenta excelente relação custo/eficácia, pode ser utilizado por longos períodos, não interfere nas relações sexuais e apresenta taxa de continuidade após 3 anos de 70%. Apesar dessas vantagens, o DIU não é muito popular em alguns países. No Brasil, a baixa popularidade deve-se em parte à falta de informação das pacientes a respeito do método, à falta de interesse das autoridades em saúde de divulgar e disponibilizar o método, além das informações errôneas por parte dos profissionais de saúde e despreparo para a sua inserção. Atualmente estão disponíveis no mercado os dispositivos medicados (ou ativos), em que sua estrutura de polietileno é revestida de substâncias metálicas (cobre) ou hormonais (progestágenos).

TIPOS E MODELOS

- *DIU de cobre*: estão atualmente disponíveis o DIU "T" de cobre (Tcu380A), o DIU "T" de cobre (TCU 220A) e o Multiload 375 (ML Cu 375). Uma recente meta-análise comparando os diferentes tipos de DIU mostrou que o Tcu 380A foi mais eficaz em prevenir gravidez do que os outros dispositivos, sem diferenças com relação às taxas de dor e sangramento (A).
- *DIU com levonorgestrel*: também em forma de "T", esse dispositivo libera 20 μcg de levonorgestrel a cada 24 h com duração de uso prevista para 5 anos.

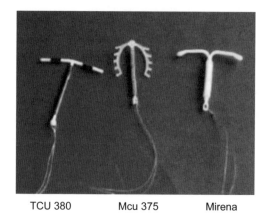

TCU 380   Mcu 375   Mirena
Figura 48.1 Diferentes tipos DIU disponíveis.

MECANISMO DE AÇÃO

Está bem estabelecido que o mecanismo de ação primário do DIU é a inibição da fertilização pela toxicidade direta (B). Uma revisão sistemática sobre os mecanismos de ação do DIU mostra que efeitos pré e pós-fertilização contribuem para sua eficácia. Existem ainda alterações no muco cervical provocadas pelo cobre que podem impedir a sobrevivência dos espermatozoides. Uma reação inflamatória endometrial poderá impedir a implantação caso a fertilização aconteça (mecanismo pós-fertilização). O DIU de levonorgestrel provoca também atrofia e decidualização das glândulas endometriais, atuando, desse modo, na migração espermática.

Por esses mecanismos, há acúmulo de evidências que permitem afirmar que um complexo e variado conjunto de alterações espermáticas, ovulares, cervicais, endometriais e tubárias causa a inibição da fertilização. É importante deixar claro que existem evidências substanciais de que o DIU não é abortivo, não agindo após a implantação.

CRITÉRIOS DE ELEGIBILIDADE

Em 2004 a Organização Mundial da Saúde (OMS) atualizou uma lista de categorias para orientar os profissionais de saúde em relação à utilização dos diversos tipos de contraceptivos:

- Categoria 4 (nunca usar o DIU):
  - Neoplasia maligna do colo ou corpo uterino.
  - Câncer de mama atual (somente para o DIU com levonorgestrel).
  - Sangramento uterino de causa desconhecida.
  - Gravidez.
  - Infeção pós-parto ou pós-aborto.
  - Doença trofoblástica gestacional maligna.
  - Deformidades acentuadas da cavidade uterina (miomas ou malformações).
  - Doença inflamatória pélvica ativa ou nos três últimos meses.
  - Cervicite aguda purulenta, infecção por *Clamydia* ou gonorreia ou qualquer doença sexualmente transmissível (DST) ativa.
  - Tuberculose pélvica conhecida.

- Categoria 3 (DIU não recomendado, porém pode ser inserido em situações especiais):
  - Alto risco para DST.
  - Sangramento menstrual abundante com sinais de anemia (DIU de cobre).
  - Entre 48 horas e 30 dias pós-parto.
  - Pós-parto imediato (DIU com levonorgestrel).
  - Doença trofoblástica gestacional (DTG) benigna.
  - AIDS ou risco elevado de AIDS.
  - Tromboembolismo atual (DIU com levonorgestrel).
  - Condições trombogênicas (DIU com levonorgestrel): trombofilias, síndrome antifosfolipídeos.
  - Doença coronariana isquêmica (DIU com levonorgestrel).
  - Acidente vascular cerebral (AVC) (DIU com levonorgestrel).
  - Dislipidemias (DIU com levonorgestrel).
- Categoria 2 (DIU pode ser usado se as vantagens superam as desvantagens):
  - Adolescentes (desde a menarca até < 20 anos de idade).
  - Nuliparidade.
  - Sangramento menstrual abundante sem anemia (DIU de cobre).
  - Miomatose uterina.
  - Laceração/estreitamento cervical.
  - Anomalias anatômicas sem distorção da cavidade uterina.
  - Vaginites sem cervicites purulentas.
  - Endometriose (DIU de cobre).
  - Doença valvar cardíaca complicada (administrar antibióticos para profilaxia da endocardite).
  - Dismenorreia grave (DIU de cobre).
  - Anemia (DIU de cobre).
  - Pós-aborto de segundo trimestre.
  - Lactação a partir de 4 semanas depois do parto (DIU com levonorgestrel).
  - Hipertensão moderada ou grave (DIU com levonorgestrel).
  - Doença vascular (DIU com levonorgestrel).
  - História pregressa de tromboembolia (DIU com levonorgestrel).
  - Doença coronariana isquêmica (DIU de cobre).
  - AVC (DIU de cobre).
  - Dislipidemia (DIU de cobre).
  - Enxaqueca (DIU de cobre).
- Categoria 1 (não contraindicam o uso do DIU):
  - Mulheres com 20 de idade ou mais.
  - Tumores ovarianos benignos.
  - Dismenorreia grave (DIU com levonorgestrel).
  - História de gravidez ectópica.
  - História de doença inflamatóris pélvica (DIPA) antes de uma gravidez, sem risco atual de DIPA.
  - Menstruações irregulares sem sangramento abundante.
  - Sangramento abundante ou prolongado ((DIU com levonorgestrel).
  - Endometriose (DIU com levonorgestrel).
  - Aborto no primeiro trimestre sem infecção.
  - Lactação (DIU de cobre).

- Cesárea anterior.
- História de cirurgia pélvica.
- Tabagismo.
- Hipertensão leve, bem controlada (qualquer DIU).
- Hipertensão moderada ou grave (DIU de cobre).
- Doença vascular (DIU de cobre).
- Obesidade.
- Doença valvar cardíaca não complicada (administrar antibióticos para profilaxia da endocardite).
- Neoplasia intraeptelial cervical.
- Tromboembolia pregresso ou vigente (DIU de cobre).
- Cirurgia com imobilização prolongada (DIU de cobre).
- Cirurgia sem imobilização prolongada (qualquer DIU).
- Enxaqueca (DIU de cobre).
- Epilepsia.
- Distúrbios depressivos.

As associações de duas ou mais condições podem fazer elevar a categoria. Assim, quando existem duas ou mais condições classificadas como categoria 2, constituem um fator de categoria 3, e assim por diante.

EFICÁCIA E DURAÇÃO DE USO

As taxa cumulativas de gravidez entre os diferentes tipos de DIU de cobre variam de 0,5 a 2,2% a 0,1 a 1,0% no primeiro ano de uso dependendo da quantidade de cobre presente no dispositivo. Entre os dispositivos de cobre, o Tcu 380A apresentou a menor taxa de gravidez (menos que 1 por 100 mulheres/ano) e maior duração de uso, com estudos que mostraram sua eficácia por até 12 anos (A). O DIU liberador de levonorgestrel apresenta taxa de gravidez de 0,1 por 100 mulheres/ano e é aprovado para ser utilizado por até 5 anos.

MOMENTO IDEAL PARA A INSERÇÃO DO DIU

A inserção pode ser conduzida em qualquer período do ciclo menstrual, preferivelmente durante a menstruação. Nessa fase o procedimento é facilitado pelo amolecimento cervical, o sangramento é mais tolerável e a possibilidade de gravidez é muito menor (C). Durante o período de amenorreia por lactação ou por uso de outros métodos hormonais, o DIU pode ser inserido após afastamento da possibilidade de gravidez.

PUERPÉRIO

Apesar de existirem poucos ensaios clínicos comparando a inserção do DIU no pósparto *versus* inserção tardia (3 a 5 semanas), uma recente meta-análise mostrou que a inserção deste dispositivo imediatamente após o parto ou abortamentos de segundo trimestre parece estar associada a uma maior taxa de expulsão quando comparada com a inserção após 3 a 5 semanas. No entanto, estudos mostram alta adesão das pacientes nesse período, sendo necessária a realização de estudos comparando a inserção dos DIU nas diferentes fase do período puerperal, incluindo após cesariana.

A inserção imediata deverá ser evitada quando se encontrar atonia uterina, hemorragia genital, bolsa rota há mais de 12 h e nos casos de suspeita de infecção (B).

MOMENTO IDEAL PARA A REMOÇÃO DO DIU

Nas mulheres submetidas a esterilização tubária o DIU pode ser removido durante ou após a menstruação após a laqueadura (C). Quando a mulher decide utilizar um método contraceptivo hormonal, este deve ser iniciado antes da remoção do DIU para que seja mantida a proteção contraceptiva. Para as mulheres que desejam engravidar, o DIU pode ser removido a qualquer momento. A substituição do DIU também pode ser feita em qualquer fase do ciclo menstrual (C).

PROCEDIMENTOS E EXAMES NECESSÁRIOS PARA A INSERÇÃO DO DIU

A OMS, em sua recomendação sobre as práticas necessárias para a utilização dos métodos contraceptivos (WHO *Selected Practice Recommendations for contraceptive Use* [WHOS-PR]), sugere a realização dos seguintes exames:

- Exame pélvico bimanual com a finalidade de avaliar o tamanho, forma e posição do útero (C).
- Avaliação de risco para DST mediante cuidadosa anamnese e exame físico (C).
- Pesquisa de *C. trachomatis* nas pacientes de alto risco para DST (C). A pesquisa de *N. gonorrhoea* deve ser considerada após avaliação individual do risco, prevalência local da infecção, idade da paciente e atividade sexual.
- A utilização profilática de antibióticos não deve ser usada de rotina antes da inserção do DIU (A).
- Mulheres com história de endocardite prévia ou portadoras de próteses valvares necessitam de antibiótico profilaxia venosa para prevenção da endocardite infecciosa durante a inserção ou retirada do DIU (C).

TÉCNICA PARA A INSERÇÃO

Após a realização de um exame pélvico cuidadoso (bimanual e especular), verificando a posição e o tamanho do útero e para excluir a presença de cervicite purulenta e DST, o médico deve proceder às etapas seguintes:

- Observar as medidas para prevenção de infecção: limpar cuidadosamente o colo uterino e a cavidade vaginal com uma solução antisséptica antes da inserção do DIU (não há evidências de que essa prática reduza as taxas de infecção, pois nenhum dos agentes utilizados na limpeza da cérvice é eficaz contra *C. tracomatis* e *N. gonorrhoea* (C).
- Pinçar o lábio anterior do colo uterino com uma pinça de Pozzi e inserir delicadamente o histerômetro através do canal cervical até atingir o fundo uterino. Deve-se tomar cuidado para não tocar as paredes vaginais ou as lâminas do espéculo com o histerômetro e deve-se passar o histerômetro somente uma vez pelo canal cervical.
- Depois da histerometria, carregar o dispositivo no tubo de inserção sem tirar o DIU do pacote estéril. A técnica *no-touch* é a mais indicada, porque garante condições assépticas

de inserção. Deve-se usar sempre um DIU novo, pré-esterilizado e embalado individualmente (a utilização desta técnica dispensa a utilização de luvas estéreis).
- Inserir o dispositivo de inserção carregado através do canal cervical, lenta e delicadamente, seguindo as instruções do fabricante. Deve-se cuidar para não tocar as paredes vaginais ou as lâminas do espéculo e evitar passar o dispositivo mais de uma vez pelo canal cervical.
- É recomendável padronizar o comprimento do fio entre 2 e 3 cm.

COMPLICAÇÕES DA INSERÇÃO

- Falha na inserção: pode ocorrer em torno de 2,3 a 8,3 por 1.000 inserções. A história de parto vaginal anterior e a experiência do profissional que está inserindo o DIU estão associadas a menor incidência de falhas na inserção (B).
- Reação vasovagal:.condição rara que pode ocorrer em torno de 1,8% dos casos, com sintomas como bradicardia, náuseas, tonturas, vômitos. Mais frequente em pacientes com estenose cervical, não necessitando, na maioria das vezes, de tratamento específico.
- Perfuração uterina: evento raro, ocorrendo em torno de 1 vez a cada 1.000 inserções (B). Segundo um estudo de coorte que avaliou 17.469 inserções de MLcu 375, incluindo os casos de perfuração uterina propriamente dita e DIU encravados no miométrio, houve maior quantidade dessa complicação quando a inserção foi feita por profissionais pouco experientes (< 10 inserções), podendo ocorrer no momento da inserção ou até 2 anos após sua colocação. (B) Geralmente as perfurações uterinas são tratadas de modo conservador, sendo recomendada a realização de hematimetria seriada para monitorização da perda sanguínea (D). A abordagem laparoscópica fica reservada para os casos de DIU na cavidade uterina, sangramento importante ou sinal de irritação peritoneal.

RECOMENDAÇÕES APÓS A INSERÇÃO

A paciente deve ser orientada a retornar ao consultório do ginecologista após a menstruação seguinte (cerca de 30 dias após sua inserção), para avaliar se o DIU permanece bem posicionado e afastar infecções (C). Essa avaliação consiste basicamente em um exame ginecológico (exame especular e toque bimanual), não havendo evidência que suporte a solicitação rotineira de ultrassonografia. Esta deve ser reservada a situações de dúvida quanto à posição do DIU. As mulheres devem ser orientadas a procurar atendimento médico nos casos de sinais de infecção pélvica, dor, alterações menstruais persistentes, atraso menstrual e fios não palpáveis (C).

DIU E DOENÇA INFLAMATÓRIA PÉLVICA

Existe uma preocupação teórica de que em mulheres portadoras de DST a inserção do DIU poderia facilitar a ascensão desses microrganismos patogênicos do trato genital inferior para o superior. Por este motivo, a OMS recomenda que os riscos da colocação do DIU nestas pacientes superam os benefícios do método (OMS 3). Uma revisão sistemática recente mostrou que mulheres com DST têm um maior risco de desenvolver DIPA após a inserção do DIU, quando comparadas com mulheres sem DST, porém o risco absoluto de infecções pélvicas nessas pacientes é baixo. Em um estudo publicado recentemente, Stanback e Shelton (2008) propuseram um modelo de risco considerando a prevalência de infecção sexualmente transmissível (IST) em uma população da África Ocidental candidata a inserção do DIU de 5% o risco de desenvolver DIPA nessas pacientes seria de 0,125%, ou seja, de 1 para cada 800 pacientes. Para o cálculo correto desse risco, deve-se levar em consideração que uma paciente portadora de DST pode desenvolver DIPA mesmo sem a inserção de um DIU. Portanto, o risco de DIPA atribuível ao uso do DIU seria o risco absoluto neste grupo (0,125%) menos o risco de ocorrência de DIPA sem a inserção do DIU, o que levaria a um risco de 0,075%, ou menos de 1 em 1.300. Esses dados mostram que mesmo em populações com alta prevalência de infecções cervicais (especialmente por clamídia e gonorreia) a incidência de DIPA secundária à inserção do DIU é pequena e pode ser reduzida ainda mais com uma boa anamnese, exame físico e a identificação de fatores de risco como multiplicidade de parceiros e idade inferior a 25 anos. Há evidências mais consistentes que de esse pequeno aumento na incidência de DIPA acontece nos primeiros 20 dias após a inserção, permanecendo semelhantes ao de não usuárias após esse período.

DIU E ALTERAÇÕES MENSTRUAIS

As irregularidades menstruais estão entre as causas mais frequentes de descontinuação do uso dos dispositivos intrauterinos. As pacientes devem ser informadas de que podem ocorrer alterações menstruais do tipo *spotting*, aumento do fluxo e do tempo de sangramento nos primeiros 3 a 6 meses após a inserção do DIU de cobre e que, em caso de persistência das alterações no padrão menstrual além desse período, deve-se procurar assistência médica para excluir infecção e doença ginecológica (C). No caos dos DIU de levonorgestrel são também comuns os *spottings*, principalmente nos 2 a 3 primeiros meses de uso, enquanto a amenorreia acontece em 20% das pacientes no primeiro ano de uso e em cerca de 50% no final dos 5 anos. Apesar de o DIU não afetar a ovulação, a fase lútea é encurtada e os ciclos menstruais tornam-se menores. Os estudos mostram que não existem diferenças entre os diferentes tipos de DIU de cobre em relação às irregularidades menstruais. A OMS baseada em ensaios clínicos pequenos orientam que nos casos de sangramentos leves e *spottings* sejam utilizados os anti-inflamatórios não esteroides (AINE) durante o período de sangramento e que nos casos de sangramentos intensos este seja associado ao ácido tranexâmico. Um estudo de coorte não mostrou associação de sangramentos com a identificação de DIU mal posicionados ao exame ultrassonográfico, porém essa possibilidade deve ser considerada em casos de sangramentos persistentes. O DIU de levonorgestrel reduz a perda sanguínea durante a menstruação, podendo induzir amenorreia e *spottings*, geralmente não necessitando de tratamento.

DISMENORREIA E DOR

As mulheres que desejam colocar o DIU devem ser informadas de que a dor é uma queixa frequente das usuárias desse método e, quando intensas e persistentes, são motivo de descontinuidade do seu uso. Uma revisão da Cochrane não foi capaz de identificar diferenças na incidência de dor e dismenorreia entre os diferentes tipos de DIU de cobre. O tratamento para esse problema baseia-se na utilização de AINE (ácido tranexâmico, por exemplo).

DIU E PRENHEZ ECTÓPICA

As mulheres que desejam utilizar o DIU como modo de contracepção devem ser informadas de que a sua utilização reduz o risco de prenhez ectópica quando comparado com mulheres que não utilizam nenhum método contraceptivo. A taxa anual de gravidez ectópica em usuárias de DIU é de 0,02 por 100 mulheres/ano, comparada com 0,03 a 0,05 por 100 mulheres/ano para as mulheres que não fazem uso de métodos contraceptivos. No entanto, a prevenção contra a gestação tópica é mais eficiente do que com a gestação ectópica, fazendo com que 5 a 8% das gestações que ocorrem com o uso do DIU sejam ectópicas.

DIU EM NULÍPARAS

Embora a utilização do DIU não seja muito popular no grupo de pacientes que nunca tiveram filhos, não há evidências que contraindiquem a sua utilização nesse grupo de pacientes. A taxa de expulsão é maior nas pacientes nulíparas, assim como é maior a dificuldade de inserção, sendo a incidência de dor e reação vasovagal maior nessas mulheres. Vários métodos para diminuir a dor durante a colocação do DIU vêm sendo estudados com o intuito de melhorar a aceitação do método por essas pacientes.

DIU E GRAVIDEZ

As gravidezes que acontecem com o DIU *in situ* têm maior risco de terminar em aborto, parto prematuro ou infecção (B). A remoção do DIU diminui os efeitos adversos, porém a mulher deve ser informada de que o próprio processo de retirada do DIU pode provocar abortamentos. Portanto, nos casos em que os fios estão visíveis, orienta-se retirar o dispositivo e, caso contrário, mantê-lo *in situ*.

LEITURA RECOMENDADAS

ESHRE Capri Workshop Group. Intrauterine devices and intrauterine systems. *Hum Reprod Update* 2008; 14(3):197-208.

Faculty of Family Planning and Reproductive Health Care Clinical Effectiveness Unit – FFPRHC Guidance. The cooper intrauterine device as long contraception. *J Fam Plan Reprod Health Care* 2004; 30(1):29-42.

Mohllajee AP, Curtis KM, Petrson HB. Does insertion and use of an intrauterine device increase the risk of pelvic inflammatory disease among women with sexually transmitted infection? A systematic review. *Contraception* 2006; 73:145-53.

O'Brein PA, Kulier R, Helmerhorst FM, Husher-Patel M, d'Arcanques C. Copper-containing, framed intrauterine devices for contraception: a systematic review randomized controlled trials. *Contraception* 2008; 77(5):318-27.

Stubbs E, Schamp A. The evidence is in. Why are IUDs still out?: family physicians' perceptions of risk and indications. *Can Fam Phys* 2008; 54(4):560-6.

CAPÍTULO 49

Métodos Comportamentais

Flávia Oliveira Gusmão Samico

CONSIDERAÇÕES INICIAIS

Uma das decisões mais importantes na vida do indivíduo ou de um casal, refere-se ao controle da fertilidade.

Para muitos desses casais, a contracepção é praticada afim de espaçar o nascimento dos filhos e limitar o tamanho das famílias. Já outros casais necessitam evitar a procriação devido a ocorrência de patologias em gestações anteriores, tais como diabetes e doenças cardiovasculares, entre outras. Em alguns casos, a escolha do método contraceptivo poderá ocasionar efeitos indesejáveis à saúde da mulher. Assim, é fundamental que o médico forneça informações precisas quanto ao risco de gravidez de cada método contraceptivo, bem como a interferência em doenças preexistentes.

Além das informações dadas pelo médico, outros aspectos como os religiosos, filosóficos e sociais interferem muito na escolha da paciente.

Neste capítulo serão abordados os métodos anticoncepcionais comportamentais, seus conceitos, orientações, vantagens e desvantagens.

Os métodos comportamentais, antigamente chamados de "métodos naturais", são aqueles que dependem da atitude do casal para a sua execução. Segundo a OMS (2001), são aqueles que utilizam de técnicas para evitar a gravidez, baseando-se na auto-observação de sinais e sintomas fisiológicos do organismo da mulher ao longo do ciclo menstrual e que, portanto, ajudam a identificar o período fértil. Entretanto, tais métodos implicam, em geral, modificações do comportamento sexual do casal, tendo por esse aspecto uma série de desvantagens.

Os métodos comportamentais são:

- Coito interrompido
- Método do ritmo ou Ogino-Knaus
- Método do muco cervical ou de Billings
- Método da temperatura corporal basal (TCB)
- Método sintotérmico
- Método da amenorreia lactacional

As principais razões para a escolha dos métodos comportamentais são:

- Ausência de efeitos colaterais
- Não requerem procedimentos
- Ajudam as mulheres a entenderem sobre seu próprio corpo e sua fertilidade
- Permitem que alguns casais mantenham suas normas religiosas ou culturais no tocante à contracepção

Podem ser usados para identificar os dias férteis tanto pelas mulheres que querem engravidar, quanto pelas mulheres que querem evitar gravidez.

COITO INTERROMPIDO

Método que consiste na retirada do pênis do canal vaginal para ejaculação fora deste, o que mantém o líquido seminal afastado da região genital da mulher. É um método pouco seguro, pois dependerá da eficácia do usuário, embora seja ainda amplamente utilizado, sendo menos seguro quando o pênis não é retirado do canal vaginal seguramente antes da ocorrência da ejaculação.

Como mencionado, sua eficácia é baixa, com taxa de 27 gestações a cada 100 mulheres/ano. Quando utilizado corretamente, a taxa de gravidez é de 4 gestações a cada 100 mulheres/ano.

Há ainda a desvantagem de não proteger contra doenças sexualmente transmissíveis e interferir muito no grau de satisfação sexual da mulher.

MÉTODO DO RITMO OU OGINO-KNAUS

Também conhecido como tabela, nesse método a mulher detecta o seu período fértil, mediante controle dos dias do ciclo menstrual.

Para que essa abordagem seja eficaz como único método anticoncepcional, é necessário que os ciclos menstruais sejam regulares, de modo que os vários cálculos de tempo conservem sua validade.

O método recomenda que se marque no calendário os dias em que a menstruação ocorre em cada ciclo durante 6 meses consecutivos, a fim de calcular a duração dos ciclos. Após a contagem, subtrai-se 19 da duração do menor ciclo e obtém-se e primeiro dia da fase fértil. Depois, subtrai-se 11 da duração do maior ciclo e obtém-se o último dia da fase fértil.

Os índices de gravidez variam, mas os estudos mais confiáveis apontam de 10 a 25 gestações a cada 100 mulheres/ano.

MÉTODO DO MUCO CERVICAL OU BILLINGS

Método que indica o período fértil por meio das características do muco cervical e da sensação de umidade por ele provocada na vulva. Esse muco é produzido pelas células do epitélio colunar simples do endométrio, e principalmente da cérvice, em resposta ao estímulo estrogênico das fases pré e periovulatórias. A quantidade de muco produzida pode oscilar ao longo dos ciclos, mas, em geral, dias antes até imediatamente depois do dia da ovulação, o muco cervical apresenta-se fino e aquoso, enquanto nos outros dias (não férteis) o muco é espesso e opaco.

As mulheres que usam esse método são orientadas a observar o muco diariamente.

O índice de gravidez é de 5 gestações a cada 100 mulheres/ano, sendo de simples execução e não necessita fazer gráficos.

A sua principal desvantagem está na dificuldade que muitas mulheres têm de perceber o muco, bem como a alteração deste na presença de infecções vaginais. Segundo alguns autores, é necessária uma abstinência sexual durante todo o primeiro ciclo, enquanto a mulher aprende a distinguir os diversos aspectos do muco. De acordo com o Ministério da Saúde, a análise do muco será falha se for feita no dia em que a mulher teve relações sexuais, pela presença do esperma, bem como após o uso de produtos vaginais ou duchas e lavagens vaginais, durante a excitação sexual, ou na presença de infecções vaginais, conforme mencionado.

MÉTODO DA TEMPERATURA CORPORAL BASAL

O método da temperatura corporal basal (TCB) é aquele que permite identificar o período fértil por meio de oscilações da temperatura que ocorrem durante o ciclo menstrual, estando o corpo em repouso.

Antes da ovulação a temperatura do corpo da mulher permanece mais baixa. Embora geralmente passe despercebida, há uma redução discreta da temperatura cerca de 24 a 36 h depois da ovulação, e em seguida a temperatura sobe repentinamente de 0,3 a 0,4°C e permanece nesse platô no restante do ciclo até aproximadamente 1 a 2 dias antes da próxima menstruação. O terceiro dia depois do início da temperatura é considerado o final do período fértil, pois o óvulo poderá permanecer no oviduto por cerca de 1 a 3 dias após a ovulação. A elevação da temperatura se deve a formação do corpo lúteo e consequente aumento da produção de progesterona, que tem ação hipertérmica.

A persistência da elevação da temperatura na data provável do final do ciclo poderá indicar gravidez.

A curva de temperatura corporal basal deve ser sempre realizada com o mesmo termômetro, nas mesmas condições e às mesmas horas (após 2 h de repouso, no mínimo). Além disso, a paciente deve tomar o cuidado para que a hipertermia decorrente de outras causas não interfira no registro obtido.

Assim, o TCB utiliza um gráfico de temperatura, para indicar a data da ovulação e, assim, um período seguro.

A taxa de gravidez é de 2 a 3 mulheres/ano.

MÉTODO SINTOTÉRMICO

Trata-se da combinação de vários métodos, uma vez que se associam o cálculo pré-ovulatório do método de Ogino-Knaus, as alterações do muco cervical do método de Billings

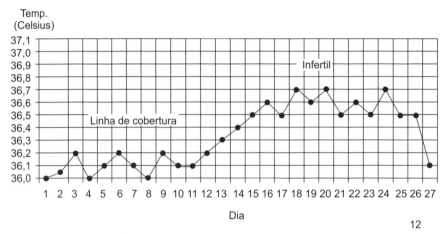

Figura 49.1 PFN: Gráfico de temperatura corporal basal.

e o registro da temperatura corporal basal (Figura 49-1). É mais eficaz que os métodos utilizados separadamente, desde que usado adequadamente.

A associação desse método com a observação dos sinais clínicos e psíquicos, naturais do período fértil, aumenta a segurança contraceptiva.

Entre os sinais clínicos observados, incluem-se:

- Meteorismo e edema da vulva, que podem ocorrer pouco antes da ovulação.
- Dor pélvica.
- Sangramento genital: algumas mulheres apresentam um discreto sangramento macroscópico consequente à queda estrogênica imediatamente antes do pico de hormônio luteinizante (LH), determinante da ovulação.
- Aumento da libido no período fértil, determinado pela elevação dos níveis de LH.
- Ganho de peso, distensão abdominal, turgência e dor mamária, característicos da fase pré-menstrual.

A taxa de gravidez é de 1 a 2 mulheres/ano.

MÉTODO DA AMENORREIA LACTAÇÃO

Método de planejamento familiar fundamentado na amamentação, tem como principal vantagem proporcionar a contracepção para a mãe e melhor nutrição para o bebê.

A amamentação provoca a diminuição nas secreções do hormônio GnRH e, consequentemente, do hormônio folículo-estimulante (FSH) e do LH. As B-endofirnas produzidas pela sucção também levam ao declínio da secreção da dopamina, que normalmente suprime a liberação da prolactina. Os níveis elevados da prolactina resultarão em amenorreia e anovulação.

O método exige que haja aleitamento materno exclusivo e amenorreia da paciente, a qual dependerá da frequência das mamadas do lactente, sendo proporcional a esta. Assim, esse método será válido apenas nos seis primeiros meses pós-parto, porque após esse período as necessidades nutricionais do bebê não serão satisfeitas apenas com o aleitamento materno.

É um método altamente eficaz quando cumpridos os três critérios mencionados. É igualmente eficaz em pacientes de diferentes índices de massa corporal e não tem nenhum efeito colateral nem fatores de risco à saúde, além de proporcionar controle ou regressão de patologias clínicas que estejam associadas, tais como endometriose e miomatose uterina.

Quando ocorre total obediência aos critérios mencionados, as taxas de gestação variam de 0, 9 a 2 em 100 mulheres/ano.

LEITURA RECOMENDADA

Current Obstetrícia e Ginecologia. 9 ed., 2005. Gray RH, Kambis RT. Epidemiologic studies of natural family planning. *Hum Reprod* 1998.

Halbe H. Tratado de ginecologia, 1998.

Johns Hopkins Bloomberg School of Public Health. Baltimore.World Health Organization. Family Planning Handbook, 2007.

Lima FA. Curso de planejamento familiar

Plannig Methods. New Guideline, 1996.

Population Reports: family planning an reproductive health.

CAPÍTULO 50

Métodos de Barreira

Catarina D'Almeida Lins Beltrão

INTRODUÇÃO

Os métodos de barreira oferecem obstáculo à ascensão dos espermatozoides e, dessa maneira, impedem a gravidez.

Sua eficácia está diretamente relacionada com a regularidade e seu uso correto. Atualmente vêm ganhando maior importância em virtude da necessidade de prevenção das doenças sexualmente transmissíveis (DST), principalmente a AIDS.

CLASSIFICAÇÃO

Podem ser classificados em cinco tipos.

Condom masculino (camisinha ou preservativo masculino)

Envoltório de látex para o pênis, deve ser colocado com o pênis ereto, retirando-se o ar na bolsa localizada em sua extremidade. Sua retirada deve ser feita logo após a ejaculação, tomando-se o cuidado de segurar sua extremidade inferior para evitar a exteriorização do esperma. Tem custo elevado em virtude do uso frequente; no entanto, em nosso país ocorre a distribuição gratuita em postos de saúde, como parte integrante do Programa de Assistência Integral à Saúde da Mulher (PAISM).

Tem eficácia comprovada por vários estudos observacionais e quando usado com regularidade e de forma correta, reduz em cerca de 80% a incidência de infecção pelo HIV (nível de evidência 2ª, grau de recomendação B).

Condom feminino (camisinha feminina)

De poliuretano, consiste em um cilindro com um aro que se adapta ao colo uterino, revestindo toda a cavidade vaginal e parte da vulva. Seu grande diferencial é proporcionar à mulher o controle de seu uso, uma vez que a resistência do parceiro ao uso regular do preservativo masculino é o fator que mais contribui para a redução de eficácia no que se refere aos índices de gestação e transmissão de DST. Estudos clínicos randomizados não evidenciam diferença significativa da exposição a secreções espermáticas quando do uso de preservativo masculino ou feminino, embora haja referência de maiores dificuldades técnicas para o seu uso (nível de evidência 2ª, grau de recomendação B).

Diafragma (capuz cervical)

Dispositivo de borracha que a mulher introduz na cavidade vaginal que cobre o colo uterino e impede a ascensão dos espermatozoides (tem maior eficácia quando associado ao uso de espermaticidas). Pode ser introduzido até 6 h antes do coito e deve ser retirado após 8 h.

Espermaticidas

Espermaticidas são substâncias químicas que buscam a inativação ou morte dos espermatozoides, impedindo assim sua ascenção até o colo uterino. Existem várias formas de apresentação: espumas vaginais, comprimidos, supositórios ou películas que se dissolvem, cremes (geleias). O mais utilizado é a geleia de nonoxinol-9. Devem ser introduzidos cerca de 15 a 30 min antes do coito e não têm boa eficácia como método contraceptivo isolado (geralmente usados junto com o diafragma). Podem proteger contra algumas DST, embora não existam estudos consistentes sobre isso.

Microbicidas

Microbicidas são produtos químicos que estão sendo desenvolvidos para uso intravaginal ou retal com o objetivo de prevenir a transmissão de HIV e várias outras DST bacterianas ou virais. Podem ainda ter alguma eficácia contraceptiva, embora não existam dados de segurança a esse respeito.

Ainda não existe um microbicida ideal, no entanto há vários produtos em fase de testes.

LEITURA RECOMENDADA

Cutler B, Justman J. Vaginal microbicides and the prevention of HIV transmission. *Lancet Infect Dis* 2008; 8(11):685-697. doi: 10.1016/S1473-3099(08)7024-8.

Da Ros CT, Schmitt CS. Global epidemiology of sexually transmitted disease. *Asian J Androl* 2008; 10(1):110-4.

Macaluso M, Blakwell R, Jamieson DJ *et al*. Efficacy of the male latex condom and of the female polyurethane condom as barriers to semen during intercourse: a randomized clinical trial. *Am J Epidemiol* 2007; 166(1):88-96. Epub 2007 apr 9.

Melo VH, Teixeira NCP. Microbicidas tópicos: uma nova tecnologia para prevenir a transmissão sexual do HIV. *Femina* 2008; 36(9):573-583.

Peipert JF, Lapane KL, Allsworth JE *et al.* Womem at risk for sexually transmitted diseases: correlates of intercourse without barrier contraception. *Am J Obstet Gynecol* 2007; 197(5):474.e1-8. Epub 2007 Aug 2. Issue 1. Art. N°: cd 003255. DOI: 10.1002/14651858. Cd003255.

Santos LC, Figueredo SR, Guimarães V. Planejamento familiar. *In:* Santos LC, Figueredo SR, Amorim MMR, Guimarães V, Porto AM. *Ginecologia clínica diagnóstico e tratamento.* Rio de Janeiro: Medbook, 2007:245-50.

van de Wijgert J, Coggins C. Microbicidas para prevenirem a transmissão heterossexual do HIV: dez anos de estrada. *AIDScience* 2002; 2(1).

Weller SC, Davis-Beaty K. Condom effectiveness in reducing heterosexual HIV transmission. Cochrane Database of Systematic Reviews, 2002. Issue 1. Art. N°: cd 003255. DOI: 10.1002/14651858. Cd003255.

Wilkinson D, Ramjee G, Tholandi M, Rutherford G. Nonoxynol-9 for prevent vaginal acquisition of HIV infection by women from men. Cochrane Database of Systematic Reviews 2002, Issue 3. Art. N°: CD003936. Doi:10.1002/14651858. CD003936.

CAPÍTULO 51

Métodos Cirúrgicos

Carlos Campos Leal Júnior

INTRODUÇÃO

Planejamento familiar é o direito que toda pessoa deve ter à informação, à assistência especializada e ao acesso aos recursos que permitam optar, livre e conscientemente, por ter ou não ter filhos. Cabe ao Estado propiciar tais recursos, sejam educativos ou científicos, para o exercício deste direito.

Neste capítulo, abordaremos os métodos cirúrgicos ditos definitivos: a laqueadura tubária e a vasectomia. Após a homologação da lei 9263, sancionada em 12 de janeiro de 1996, com algumas ressalvas, tornou-se validado o direito legal para o pleno exercício dos métodos.

LAQUEADURA TUBÁRIA

A laqueadura tubária, cuja eficácia é de menos de 1 gravidez a cada 100 mulheres no primeiro ano do seu procedimento, consiste na obstrução da tuba com posterior interrupção do seu trânsito, impossibilitando, assim, a migração de gametas e, consequentemente, evitando a fecundação.

Técnicas de laqueadura tubária

As primeiras intervenções datam de 1895, quando surgiu a colpotomia e, em seguida, com a maturação de outros procedimentos cirúrgicos. A seguir serão descritas algumas técnicas operatórias.

- Operação de Madlener: nessa técnica a ligadura é feita na porção ampular-ístmica da tuba, após realização de alça, observada com a suspensão da tuba e amarração firme com fio inabsorvível.
- Operação de Pomeroy: essa técnica utiliza os mesmos recursos da operação de Madlener, mas se diferencia pela excisão da alça após sua ligadura. É também a mais utilizada das técnicas.
- Operação de Irving: consiste na elevação da tuba e ligadura em dois pontos com secção entre estes. Depois, faz-se uma inserção do coto proximal em túnel da parede posterior do útero, e o coto distal é sepultado entre as folhas da mesossalpinge.
- Operação de Uchida: procede-se à dissecção da mesossalpinge, após a sua distensão, com uso de soro fisiológico. Em seguida à incisão da meso, a tuba é pinçada e elevada em forma de alça e seccionada. A porção proximal é tracionada e cortada (aproximadamente 3 cm). O coto é implantado no ligamento largo e a porção distal, suturada continuamente na borda do ligamento largo.
- Operação de Aldridge: técnica raramente utilizada que visa ao sepultamento das fímbrias no ligamento largo após sua abertura com incisão do bisturi.
- Operação de Kroener: consiste na extirpação da porção fimbrial das tubas, podendo formar hidrossalpinge, o que explica sua pouca aceitabilidade.

VIAS DE ACESSO PARA A LAQUEADURA TUBÁRIA

Para realizar a cirurgia de esterilização feminina, pode-se fazer uso de variados métodos, listados a seguir.

- Laparotomia: abertura da cavidade abdominal com incisão transversa suprapúbica, o que possibilita acesso às tubas uterinas e realização do procedimento por meio de uma das técnicas citadas anteriormente.
- Minilaparotomia: cirurgia que pode ser realizada no período puerperal, entre 24 e 48 h do parto, ou em período não puerperal, a chamada cirurgia de intervalo. Quando realizada em época puerperal, faz-se incisão periumbilical com abertura da cavidade abdominal, e, através de manobra externa para lateralizar o útero, tem-se o acesso às trompas para execução da cirurgia. No período não puerperal, é realizada a incisão suprapúbica (de aproximadamente 3 cm). Posteriormente, introduz-se a alavanca de Vitoon na cavidade uterina, por via vaginal, para, em seguida, com a mobilização desta, direcionar-se o útero para o alto e para as laterais, a fim de que se tenha acesso às tubas para que se inicie a cirurgia definitiva. É importante para a realização do procedimento que a paciente se mantenha na posição de Trendelenburg.
- Laparoscopia: juntamente com a minilaparotomia, é considerado o método mais utilizado. Após incisão periumbilical e realização do pneumoperitônio, procede-se à observação do campo pélvico com a paciente na posição de Trendelenburg, podendo ser realizada a laqueadura tubária por três técnicas distintas.

A primeira se utiliza do eletrocautério, mono ou bipolar. Posteriormente à identificação da tuba, esta é pinçada e aplica-se, então, descarga elétrica, obtendo-se a ruptura da tuba. Esse método, que utiliza a diatermia (o calor que atravessa), produz dois tipos de lesão – corte e coagulação – nos cotos tubários. No corte, é produzida lesão anatomopatológica com vaporização tecidual, enquanto com a coagulação dá-se a necrose.

A segunda técnica utilizada é não cruenta e consiste na colocação de um grampo de Silastic, denominado *clip* de Hulka. Estes últimos são duas mandíbulas serrilhadas que se fecham transversalmente, impedindo o deslocamento do grampo pelo peristaltismo tubário e obliterando a sua luz.

A terceira técnica, também não cruenta, consiste na inserção do chamado anel de Yoon. O anel de Silastic é colocado na tuba sobre uma alça produzida, tal qual a técnica de Madlener, no que resulta em isquemia e necrose posterior. Destacamos que as duas últimas técnicas possuem melhor aceitabilidade, principalmente quando se cogita o prognóstico de reversibilidade.

- Colpotomia: método de laqueadura cuja abordagem é feita por via vaginal. Normalmente sua realização é utilizada para drenagem da cavidade pélvica. Faz-se, então, uma abertura, em geral pelo fundo de saco posterior entre os ligamentos uterossacros, sendo utilizada a operação de Pomeroy ou mesmo fimbriectomia. Atualmente está em desuso, sendo utilizada somente quando existe contraindicação absoluta à laparotomia.
- Histeroscopia: conhecida como obstrução tubária por via histeroscópica, essa técnica visa à obstrução dos óstios tubários: com a inserção do eletrodo que recebe corrente de coagulação, ou com utilização de tampões de silicone colocados na luz tubária (e ainda com a colocação dos dispositivos intratubários [DIT], feitos de náilon, inertes e radiopacos – medem 1 mm de diâmetro e 30 mm de comprimento).

Enquanto a técnica de eletrodo se mostra permanente com obliteração tubária, embora contenha falhas, a técnica de obstrução mecânica pelos tampões ou DIT tem caráter de reversibilidade, apresentando índice de falha mínimo.

Indicações da laqueadura tubária

Apesar de a decisão para realizar o método seja da mulher, ou do casal – desde que haja um aconselhamento adequado e o consentimento esclarecido –, qualquer mulher pode submeter-se à esterilização, estando amparada na forma da lei vigente. Entram nessa categoria mulheres com poucos filhos; mulheres solteiras; em situações especiais, como no puerpério mediato, em estado de amamentação e aquelas infectadas pelo HIV. A vontade da paciente, portanto, é imperiosa. Podemos citar ainda as indicações de ordem médica, como as doenças psiquiátricas – sobretudo aquelas conhecidas pelo caráter de transmissão hereditária, como a esquizofrenia e o transtorno bipolar.

Têm-se também as indicações ginecológicas, quando em correção de distopias genitais, com a paciente apresentando prole definida e o desejo de esterilização. Por fim, há as indicações obstétricas nas implicações decorrentes da multiparidade cirúrgica e das patologias que determinam a gestação de alto risco, como, por exemplo, as portadoras de cardiopatias e as doenças do colágeno com comprometimento sistêmico, entre outras.

Contraindicações da laqueadura tubária

As contraindicações para a laqueadura tubária se referem à técnica utilizada para tal, como por via laparoscópica, quando nos deparamos com pacientes que apresentam problemas cardíacos, pulmonares ou hérnias diafragmáticas, principalmente no momento de alteração da pressão intra-abdominal, por conta da realização do pneumoperitônio. Além desses casos, há também pacientes com histórico de doença inflamatória pélvica recidivan-

Seção VII • Planejamento Familiar

te e a obesidade exagerada. Opta-se, ao se deparar com tais dificuldades, pelo método da minilaparotomia.

Complicações da laqueadura tubária

Com relação a complicações em procedimentos cirúrgicos, deve-se observar atentamente, por se tratar de uma técnica, o treinamento do profissional, pois, quanto mais bem treinado, menor o índice de complicação. Entretanto, levando-se em conta a execução por parte do profissional adequadamente treinado, podem-se enumerar algumas intercorrências: no método laparoscópico, as lesões de alça intestinal quando da introdução do trocarte; hemorragias advindas de sangramento do coto tubário, da mesossalpinge e da parede abdominal. São citadas ainda as lesões de bexiga, ao se utilizar o método da minilaparotomia com incisão suprapúbica. Finalmente, as infecções de ferida operatória e o abscesso pélvico, sendo este de rara ocorrência, observado com maior frequência nos casos em que o método utilizado é a colpotomia.

Repercussões anatomopatológicas e clínicas da laqueadura tubária

Cabe esboçar um breve comentário acerca de possíveis alterações atribuídas à execução do procedimento de esterilização feminina: os relatos das mudanças no ciclo menstrual, principalmente com sintomas de hipermenorreia, e ainda algia pélvica e dismenorreia, de moderada a grave intensidade, o que caracteriza a chamada síndrome pós-laqueadura.

Desse modo, atribui-se ao método utilizado o possível comprometimento do suprimento sanguíneo ovariano, bem como a inervação das tubas. Tal lesão atingiria o chamado arco tubário, pois a artéria tubária interna, oriunda da artéria uterina, anastomosa-se com a artéria tubária externa, oriunda da artéria ovariana, formando, assim, o arco subtubário. Com algumas variações, as artérias tubárias interna e externa anastomosam-se, formando a artéria tubária média e o arco mesovárico. Após o decorrido, observa-se falha no suprimento vascular ovariano, cuja lesão seria a responsável por possíveis alterações de pulsos hormonais.

No entanto, vale salientar que não se observa esse efeito (síndrome pós-laqueadura) em estudos prospectivos de até 5 anos do evento ao se considerar que as alterações citadas no bojo da síndrome, em geral, eram relatadas antes da realização da laqueadura tubária.

Aconselhamento

A partir da revisão da literatura, constatou-se que o grau de arrependimento ocorre em variação de 6 a 20% nas mulheres que realizaram a laqueadura tubária. É ainda verificado um número maior na faixa etária entre 20 e 29 anos, razão pela qual o aconselhamento é parte fundamental do processo, por possibilitar o esclarecimento de dúvidas e, particularmente, elucidar sobre o caráter permanente do método.

Para o consentimento esclarecido, devem ser pontuados os seguintes itens: a existência de anticoncepcionais temporários à disposição do casal, a informação de que a esterilização é um procedimento cirúrgico (o que inclui o relato dos riscos e benefícios do método) e que tem caráter perene, sendo, provavelmente, irreversível.

Reversibilidade da laqueadura tubária

Pode ser realizada por anastomose tubária microcirúrgica por via laparotômica ou laparoscópica. A literatura específica apresenta índices de sucesso do procedimento em torno de 50%, porém, quando essa técnica é executada por um profissional treinado, pode atingir cerca de 70 a 80% de êxito, principalmente quando é realizada em mulheres jovens e com menor tempo de esterilidade.

O grau de reversibilidade varia de acordo com a lesão que a técnica cirúrgica para a laqueadura pode proporcionar. Efetivamente, as não cruentas com anel plástico ou *clip* são as mais fáceis para se obter a reversão. Após o procedimento, o tempo para conseguir engravidar é, em média, de 6 meses a 1 ano, quando a cirurgia pode ser considerada bem-sucedida. Contudo, o sucesso da cirurgia relaciona-se com outros fatores, como:

- O comprimento e a vitalidade dos seguimentos de trompas a serem unidos.
- A idade da mulher no momento da reversão.
- O método da laqueadura tubária.
- A qualidade do espermograma do parceiro.

É importante relatar que o risco de uma gestação ectópica tubária aumenta de 1 a cada 100 gestações, para 5 a cada 100 gestações.

VASECTOMIA

Método de esterilização masculina, considerado um procedimento cirúrgico de pequeno porte, consiste na ligadura dos ductos deferentes, o que impede a presença de espermatozoide no ejaculado, sem alterar o aspecto do sêmen e o desempenho sexual do homem.

Técnicas para vasectomia

- Técnica convencional com bisturi: são realizadas uma ou duas incisões na bolsa escrotal, sob anestesia local, sendo identificados os ductos deferentes para ser feita a secção e ligadura dos cotos com fios absorvíveis e posterior eletrocauterização desses cotos. Em seguida, fecha-se a incisão na bolsa escrotal, depois da revisão da hemostasia, fazendo-se uso de fios absorvíveis.
- Técnica sem bisturi: após identificação dos ductos deferentes, estes são deslocados para a rafe mediana do escroto, para ser aplicada a anestesia local e a apreensão do deferente com pinça especial em anel. Posteriormente, com uma pinça de dessecção, faz-se a punção e, pelo pertuito, o canal é puxado. Realiza-se a laqueadura com as mesmas técnicas da vasectomia convencional, sem que a pele do escroto seja suturada. Essa técnica, na revisão sistemática, ao ser comparada com a convencional, mostrou-se mais segura e com menor risco de complicação e de efeitos colaterais, provocando menos dor e retorno mais rápido às atividades sexuais.

Vale salientar os procedimentos empregados, tanto na técnica convencional, quanto na técnica sem bisturi, para o tratamento dado aos cotos do canal deferente: a realização da manobra de dobrar as extremidades dos cotos em "U", amarrando-as nessa posição, assim como a técnica da interposição fascial, na qual a camada fina que envolve o canal, denominada bainha fascial, é interposta entre os cotos, afastando-os e aumentando, assim, a distância entre as extremidades como profilaxia para evitar a recanalização espontânea.

E, por fim, pode ser utilizado o cautério cirúrgico, quando este é pontiagudo, colocando-o na luz do canal, o que é tão eficaz quanto as demais técnicas citadas anteriormente. Entretanto, estudos objetivando a eficácia das diferentes técnicas utilizadas para a oclusão dos canais deferentes demonstraram que, quando se utilizam as técnicas de interposição fascial e do cautério cirúrgico conjuntamente, o índice de falha chega a ser inferior a 1%.

Escolha da vasectomia e aconselhamento

Assim como para a laqueadura tubária, faz-se necessária a figura do aconselhador quando o casal opta pela vasectomia. É importante que os homens e suas parceiras considerem esse procedimento como método permanente, estando ciente o casal da técnica utilizada, bem como de sua eficácia, complicações e possibilidade de falha, para que, desse modo, possa ser tomada uma decisão sensata.

Verificação da efetividade

A vasectomia é um método permanente e muito eficaz, com taxa de gravidez de 0,15% a cada 100 homens, no primeiro ano de uso do método. É importante levar em consideração que, durante os primeiros 2 a 3 meses pós-cirurgia, é necessária a utilização de métodos de barreira, como o condom, e observar o número de 20 ejaculações para então ser realizado o exame de espermograma. Uma vez constatada azoospermia, o procedimento pode ser considerado bem-sucedido.

Complicações e possíveis efeitos colaterais

A dor é citada por até 3% dos homens submetidos ao método. Ela pode ser identificada de forma aguda, durante o pós-operatório, ou crônica, em geral em decorrência de congestão no epidídimo, granuloma inflamatório formado pelo sêmen ou pelo pinçamento de um nervo no local da vasectomia.

O hematoma da bolsa escrotal é citado em aproximadamente 15% dos casos, sendo das complicações a mais frequente. Seguem ainda a ocorrência de epididimite, infecção de ferida operatória e abscessos na bolsa escrotal, estes de baixa incidência.

O tratamento das complicações pode ser clínico, conservador, com a utilização de anti-inflamatórios não esteroides, analgésicos e crioterapia local para o bloqueio da dor. Em alguns casos, como nos hematomas da bolsa escrotal e nas infecções com presença de abscesso, pode ser também realizado o tratamento cirúrgico, o que exige a sua drenagem pelo risco de comprometimento do testículo – embora seja rara essa ocorrência.

Alguns pesquisadores têm especulado sobre a relação da vasectomia com o câncer de testículo e o câncer de próstata. Entretanto, estudos e revisões sistemáticas no início do século XXI não encontraram qualquer relação causal. Novos estudos são necessários para melhor embasar as especulações no que diz respeito à presente discussão.

Reversibilidade do método

Embora seja vista claramente como procedimento permanente, a vasectomia, por possuir alta taxa de arrependimento – principalmente entre homens com idade inferior a 31 anos, com poucos filhos e com relacionamentos instáveis no momento da realização da esterilização –, nos obriga a aprofundar estudos e técnicas para sua reversibilidade.

Atualmente, boa parte da literatura é dedicada à reversão da vasectomia. Essa reversão pode ser realizada por dois métodos: a princípio com incisão e abertura da bolsa escrotal e remoção da cicatriz da extremidade dos canais deferentes no local da vasectomia; em seguida, examinando-se a extremidade próxima ao testículo e, caso haja sêmen na sua luz, realizando-se a técnica da vasovasostomia, para reconectar as extremidades; já na ausência do sêmen na luz do canal deferente, procede-se então à vasoepididimostomia, sendo conectado o canal deferente ao epidídimo, em local que permita a passagem direta dos espermatozoides.

O sucesso da reversibilidade é diretamente proporcional ao menor tempo entre a realização da vasectomia e a tentativa de sua reversão. Desse modo, homens que tiveram suas vasectomias em menos de 3 anos revertidas obtiveram 75% de êxito para engravidar suas parceiras. Por outro lado, aqueles que fizeram suas vasectomias há mais de 14 anos foram capazes de engravidar a parceira em 30% dos casos. Um fator determinante para a gravidez é a idade da parceira após a reversão da vasectomia.

LEITURA RECOMENDADA

Barbosa LF, Leite YC, Noronha MF. Arrependimento após esterilização feminina no Brasil. *Rev Bras Matern Infant* 2009; 9(2):179-188.

Braga IF. Contracepção cirúrgica – laqueadura. *Arq Cienc Saúde Unipar* 1998; 2(2):163-68.

Barone MA *et al.* A prospective study of time and number of ejaculations to azoospermia after vasectomy by ligation and excision. *J Urol* 2003; 170(3):892-96.

Barroso C. Esterilização feminina: liberdade e opressão. *Rev Saúde Publ* 1984; 18:170-80.

Cohen C, Segre M. Breve discurso sobre valores, moral, eticidade e ética. *Bioética* 1994; 2:19-24.

Cox B *et al.* Vasectomy and risk of prostate cancer. *JAMA* 2002; 287(23):3110-15.

Departamento de Saúde Reprodutiva e Pesquisa (SRP) da Organização Mundial da Saúde (OMS) e Escola Boomberg de Saúde Pública/Centro de Programas de Comunicação (CPC) da Universidade Johns Hopkins, Projeto INFO. Planejamento familiar: um manual global para prestadores de Serviços de Saúde. Baltimore e Genebra: CPC e OMS, 2007.

Dias R *et al.* Síndrome pós-laqueadura – repercussões clínicas e psíquicas da pós-laqueadura. *RBGO* 1998; 20(4):199-205.

FEBRASGO. *Tratado de ginecologia Febrasgo.* 2 vols. Rio de Janeiro: Revinter, 2000.

Federação de Paternidade Planejada da América. Disponível em: www.plannedparenthood.org/bc/allboutvas. htm. acessado em 16 de julho de 2009.

Ferreira MAAA, Rebellato MR. Complicações da esterilização tubária. *Femina* 1989; 17:106-9.

Halbe HW. *Tratado de ginecologia.* vol. 1. São Paulo: Roca, 1987.

Labrecque M *et al.* Vasectomy surgical techniques: a systematic review. Disponível em: www.ncbi.nlm.nih. gov/pubmed/15157272?ordinalpos=1&itool=EntrezSystem2. Acessado em 12 de julho de 2009.

Leal JWB. *Concepção e anticoncepção.* Rio de Janeiro: Revinter, 1999.

Lis GM, Zhu J *et al.* The no-scalpel vasectomy. *J Urol* 1997; 145(2):341-4.

Manual de anticoncepção on line – vasectomia. Disponível em: www.anticoncepcao.org.br.

Peterson HB. Sterilization. Disponível em: www.ncbi.nlm.nih.gov/pubmed/18165410?ordinalpos=16&itool=EntrezSystem. Acessado em 12 de julho de 2009.

Website da CMPC.net. quando um cirurgião procederá à vasoepididimostomia preferencialmente à vasovasostomia? Disponível em: http://cpmcnet.columbia..edu/dept/urology/infertility/vasectomy/vasr0010.html. acessado em 17 de julho 2009.

CAPÍTULO

52

Anticoncepção nos Extremos da Vida Reprodutiva

Sônia Regina Ribeiro de Figueiredo Leite

INTRODUÇÃO

A gravidez nos extremos da vida reprodutiva continua sendo um tema desafiador para a obstetrícia moderna em virtude das características peculiares presentes nestes dois períodos extremos de vida fértil das mulheres.

Na adolescência, a gravidez em geral indesejada leva a modificações profundas na vida das jovens, não só do ponto de vista físico, quando o organismo pode ainda não estar preparado para gestar, como também do emocional e social, determinando o abandono dos estudos e a tarefa de cuidar de outro ser prematuramente.

Em contrapartida, nas mulheres na pré-menopausa a gravidez vem muitas vezes associada a doenças que acarretam maior risco à saúde materno-fetal, tais como a hipertensão, o diabetes e as malformações fetais que determinam aumento da mortalidade materna e perinatal.

O planejamento familiar faz parte das políticas públicas no Brasil desde a implantação do Programa de Atenção Integral à Saúde da Mulher (PAISM) no ano de 1984, porém ainda não está satisfatoriamente implementado, havendo algumas distorções de sua oferta no país. Pelos princípios que regem essa política, o serviço de saúde deve garantir o acesso aos métodos contraceptivos, assim como aos procedimentos que favorecem a gravidez, o acompanhamento clínico-ginecológico e ações educativas para que as escolhas sejam conscientes, além do fornecimento dos insumos necessários a estas práticas.

CONTRACEPÇÃO NA ADOLESCÊNCIA

O acesso aos métodos contraceptivos e à informação sobre saúde reprodutiva devem ser garantidos a todos os adolescentes, em especial às meninas e de preferência antes de iniciada a atividade sexual.

Não existe um método anticoncepcional ideal, eficaz e sem riscos, portanto a orientação referente ao método deve ser particularizada, baseada no perfil de cada adolescente, suas condições de saúde, seu momento de vida e preferências. Realizando uma anamnese cuidadosa e exame clínico criterioso, o médico poderá identificar fatores de risco para determinados métodos, conhecer aspectos relevantes da vida da adolescente, seus pensamentos e sentimentos com relação a sexualidade, gravidez e maternidade, e assim poderá, juntamente com ela, escolher o anticoncepcional que melhor se adapte ao seu caso. Entretanto, não é rara a situação em que a adolescente, infelizmente, inicia sua atividade sexual antes de obter esse tipo de assistência, levando à gravidez indesejada e ao abortamento.

Do ponto de vista legal e ético, o oferecimento de educação em saúde reprodutiva para adolescentes e a prescrição de métodos contraceptivos têm respaldo na legislação vigente, inclusive resguardando seu direito de sigilo e privacidade, com relação aos pais ou responsáveis, desde que não ponha em risco sua saúde ou a saúde de outras pessoas.

Segundo dados do Ministério da Saúde, entre 2000 e 2004 houve diminuição em 19% no número médio de filhos de mães adolescentes, embora ainda seja preocupante a alta taxa de gravidez nesta etapa da vida e, principalmente, a associação de maior número de casos nas classes menos favorecidas (Figura 52.1).

Em 2004 nasceram cerca de 3 milhões de crianças no Brasil, das quais 26.752 de mães entre 10 e 14 anos de idade. No mesmo ano, 7 em cada 100 adolescentes entre 15 e 19 anos de idade tornaram-se mães.

Na prescrição de qualquer método anticoncepcional, é importante considerar as seguintes variáveis:

- Eficácia: considerar a taxa de falha real, verificada com o uso típico (em condições reais do dia a dia).
- Disponibilidade: além da prescrição do método, é importante garantir que a adolescente possa obtê-lo.

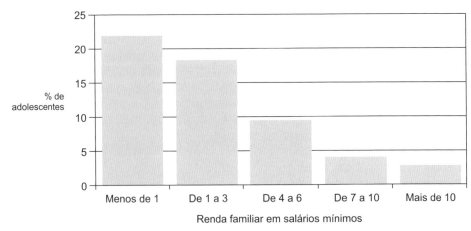

Fonte: rigoroso estudo de base populacional iniciado há 23 anos, descrito em "Epidemiologia da Desigualdade" de Fernando C. Barros, Cesar Victora e J. Patrick Vaugham. São Paulo: Hucitec, 2006, 3a ed.

Figura 52.1 Percentual de gestações em adolescentes segundo a renda familiar no Rio Grande do Sul, 2006.

Capítulo 52 • Anticoncepção nos Extremos da Vida Reprodutiva

- Entendimento do uso e manuseio: ter certeza de que a paciente entendeu como e quando utilizar o método corretamente.
- Reversibilidade: o método escolhido na adolescência deve ser reversível.
- Inocuidade: o médico precisa zelar para que a escolha não recaia sobre métodos que possam prejudicar a saúde da adolescente.

Contracepção hormonal oral

Anticoncepcionais hormonais orais (ACHO) são os mais populares e os mais solicitados métodos para contracepção pelas adolescentes. Eles são os preferidos porque quase nunca são contraindicados nessa faixa etária, podendo ser usados até pelas tabagistas.

As pílulas anticoncepcionais orais têm índice de falha ideal em torno de 0,1 por 100 mulheres/ano (índice de Pearl [IP]), enquanto em uso típico esse índice sobe para 3 a 8 falhas por 100 mulheres/ano. As falhas quase sempre decorrem de uso inadequado.

Os componentes básicos dos ACHO orais são o estrógeno e a progesterona. Seus principais mecanismos de ação são a inibição da ovulação pelo bloqueio do eixo hipotálamo-hipófise-ovariano, o espessamento do muco cervical, tornando-o hostil à migração dos espermatozoides, e as alterações do endométrio.

Além dos efeitos contraceptivos, os ACHO também estão associados a diversos outros efeitos benéficos: menstruações regulares, redução do fluxo menstrual, alívio da dismenorreia, melhora da acne e do hirsutismo, proteção contra cistos ovarianos, gravidez ectópica e processos inflamatórios pélvicos (evidência B), efeitos estes bastante desejáveis na adolescência. Outras condições nas quais o ACHO pode ser prescrito são fibrose cística, anemia falciforme e convulsões controladas com drogas antiepilépticas. Há evidências de redução de 40% no risco de cânceres de ovário e de endométrio após um ano de uso de ACHO (B).

Entre os efeitos indesejáveis, embora infrequentes com os novos preparados, figuram *spottings*, ganho de peso corporal, mastalgia, cefaleia, nervosismo e náuseas.

Na atualidade devem ser prescritos os produtos com doses de etinilestradiol inferiores a 30 µg e progestágenos com pouca ou nenhuma atividade androgênica (acetato de ciproterona, desogestrel, gestodeno e clormadinona) ou com atividade antimineralocorticoide.

As pílulas com 15 µg de etinilestradiol têm esquema posológico de 1 comprimido por dia, durante 24 dias com intervalo de 4 dias, e as pílulas com 20 µg ou mais de etinilestradiol são administradas por 21 dias com intervalo de 7 dias. Nas duas situações pode-se lançar mão do uso contínuo se a adolescente não desejar menstruar.

Parece haver um risco aumentado de eventos tromboembólicos com o uso das formulações de terceira geração de desogestrel, porém os efeitos ainda são controversos.

Existem evidências de que uma nova formulação lançada recentemente no Brasil, composta por etinilestradiol (30 µg) e acetato de clormadinona (2 mg), tem melhor efeito sobre a acne do que as pílulas com levonorgestrel (A).

A drospirenona, derivada da 17α-espironolactona, tem atividade antidiurética e antiandrogênica. O IP dos ACHO com drospirenona é de 0,406 gravidez mulheres/ano. A drospirenona tem pouca influência na pressão arterial, no ganho de peso e no níveis de colesterol. Tem maior efeito sobre as queixas de tensão pré-menstrual (TPM) (evidência A). A ação antiandrogênica torna essa pílula uma boa opção para o tratamento dos ovários policísticos e do hiperandrogenismo, porém é inadequada para uso nas pacientes com

634 Seção VII • Planejamento Familiar

hipercalemia, como aquelas que apresentam insuficiência hepática, renal ou suprarrenal e aquelas que usam inibidores da enzima de conversão da angiotensina e antagonistas dos receptores de angiotensina, além de anti-inflamatórios não esteroides (AINE).

Os ACHO com doses mais baixas de estrogênio (20 μg de etinilestradiol ou menos) às vezes apresentam pobre controle do ciclo, o que pode fazer as adolescentes desistirem do método.

Os ACHO estão contraindicados na amamentação, pois o estrogênio compromete a quantidade e a qualidade do leite materno.

Não há evidências na literatura que sustentem as hipóteses de que o uso precoce de ACHO tenha algum impacto no crescimento estatural ou qualquer outro efeito adverso no trato reprodutivo, assim como aumentar a probabilidade de câncer de mama na pré-menopausa, aumentar o risco de tromboembolismo antes dos 20 anos e aumentar o risco para câncer de colo uterino.

É importante que o médico da adolescente esteja atualizado e familiarizado com todos esses aspectos para que possa acompanhá-la de forma segura.

É importante, em especial na adolescência, estimular o uso dos preservativos associados a outros métodos anticonceptivos mais eficazes, como os hormonais, visando à dupla proteção, contra gravidez e doenças sexualmente transmissíveis (DST), principalmente HIV e HPV.

Injetável mensal

É um método bem aceito pelas adolescentes, em razão de sua praticidade e menor risco de esquecimento, sendo também indicado quando há incapacidade intelectual em utilizar um método por conta própria e quando é necessário que os pais não tenham conhecimento do uso de métodos contraceptivos.

A principal ação contraceptiva do injetável mensal se deve ao efeito inibidor sobre o pico de hormônio luteinizante (LH), bloqueando a ovulação. Como efeitos secundários, observam-se alterações do muco cervical, do endométrio e da peristalse tubária, contribuindo para a excelente eficácia anticonceptiva desses preparados. Como efeitos indesejáveis mais frequentes podem ser mencionados sangramentos irregulares, mastalgia e aumento de peso corporal. As principais contraindicações são doenças estrógeno-dependentes como hepatopatia grave, enxaqueca recidivante, câncer genital e de mama, além de lactação e suspeita de gravidez.

Os injetáveis mensais são aplicados por via intramuscular profunda (glúteo ou deltoide), de preferência antes do 5º dia do ciclo menstrual (a primeira aplicação). As doses subsequentes devem ser feitas a cada 30 dias.

Existem três formulações no mercado brasileiro que contêm um estrógeno natural (valerato, cipionato ou enantato de estradiol) e um progestágeno sintético (acetato de medroxiprogesterona, enantato de noretisterona ou acetofenido de di-hidroxiprogesterona).

Os injetáveis combinados têm efeito contraceptivo efetivo (IP de 0,4 em uso típico) e bom controle do ciclo (B).

Pílulas para uso vaginal

São pílulas monofásicas com levonorgestrel (250 μg) e etinilestradiol (50 μg) para uso vaginal que contêm 21 comprimidos ativos. Pela dosagem mais elevada e pela necessidade de aplicação intravaginal têm indicação limitada na adolescência.

Adesivo

O adesivo para ser aplicado à pele da nádega, do deltoide, da escápula ou da fossa ilíaca contém etinilestradiol 20 µg e norelgestromina (primeiro metabólito do norgestimato) 150 µg e deve ser trocado a cada 7 dias, durante três semanas.

Tem como vantagem a eliminação da primeira passagem hepática dos hormônios, porém com eficácia semelhante à dos contraceptivos orais (B).

Utilizando o adesivo é possível praticar atividades regulares como exercícios físicos, natação ou sauna. Se eventualmente o adesivo se soltar, deve ser imediatamente substituído.

Anel vaginal

O anel vaginal contém etinilestradiol (15 µg) e etonogestrol (120 µg). A primeira aplicação pode ser feita até o 5º dia do ciclo menstrual. Deve permanecer na vagina por 21 dias, sendo então retirado. Após pausa de 7 dias, um novo anel deve ser introduzido.

É um método ainda pouco utilizado e para adolescentes seria necessário treinamento para colocação correta, além de requerer manipulação dos genitais, o que não é bem aceito nessa faixa etária.

Progestágenos de uso contínuo (minipílulas)

As minipílulas são anticoncepcionais hormonais orais que contêm somente progestágeno em sua composição. Existem no mercado vários progestágênos sob a forma de minipílulas (noretisterona [350 µg], levonorgestrel [30 µg], linestrenol [500 µg] e desogestrel [75 µg]). Esses anticoncepcionais são muito utilizados para o período da amamentação ou para mulheres que apresentem contraindicações para o uso dos estrogênios. Os comprimidos devem ser tomados diariamente, de forma ininterrupta, rigorosamente no mesmo horário (tolerância máxima de 3 h). O mecanismo de ação das minipílulas é tornar o muco cervical hostil aos espermatozoides e promover a maturação precoce do endométrio, tornando-o inadequado à nidação. A pílula de desogestrel também inibe a ovulação, o que lhe confere boa eficácia e segurança, podendo ser tomada com até 12 horas de esquecimento. Tem IP de 0,2 gravidez por 100 mulheres/ano. Deve ser usada com restrições antes dos 16 anos de idade, pois existe a preocupação com seu efeito hipoestrogênico.

Os principais efeitos colaterais observados com o uso da minipílula são náuseas, vômitos, *spotting*, cefaleia e ganho ponderal.

Injetável trimestral

A contracepção trimestral é feita com uma injeção intramuscular profunda de 150 mg de acetato de medroxiprogesterona a cada 90 dias. A eficácia é alta (índice de falha de 0,3%), com inibição da ovulação pela supressão do pico de LH. Promove também espessamento do muco cervical, tornando-o hostil aos espermatozoides, e hipotrofia endometrial, pela redução da vascularização.

Tem eficácia muito boa (taxa de gravidez de 0,3 por 100 mulheres/ano) (B).

A primeira dose do injetável trimestral deve ser aplicada de preferência antes do 5º dia do ciclo menstrual. As doses subsequentes são repetidas a cada 90 dias.

Há dúvidas na literatura sobre o uso desse método na adolescência (idade inferior a 16 anos), pela possibilidade de inibição mais intensa do eixo hipotálamo-hipofisário, o que poderia determinar diminuição da densidade óssea e hipodesenvolvimento puberal.

Além do efeito anticonceptivo, diversos outros benefícios já foram demonstrados com o uso dos injetáveis trimestrais: proteção contra câncer de endométrio, redução do risco de gestação ectópica, melhora da anemia, supressão da dor ovulatória e redução da incidência de doença inflamatória pélvica. Apresenta como principais desvantagens a demora do retorno à fertilidade (10 a 18 meses), a ocorrência de sangramentos irregulares e de amenorreia. Outros efeitos colaterais que já foram descritos são: cefaleia, alopecia, redução da libido e aumento do peso corporal. Como principais contraindicações, estão o sangramento vaginal sem diagnóstico etiológico, doença trofoblástica, câncer de mama, doença isquêmica coronariana, diabetes com vasculopatia, acidente vascular cerebral (AVC), neoplasia hepática e hepatite ativa, a maioria delas raras na adolescência.

Implantes

No Brasil, há apenas um produto disponível o qual consiste em uma cápsula contendo no seu interior etonogestrel, liberado continuamente em baixas dosagens para a corrente sanguínea (60 µg/dia). O índice de falha é de 1% (evidência B), o que o torna um dos métodos mais seguros de contracepção. O mecanismo de ação, os efeitos colaterais e as contraindicações são os mesmos dos demais métodos exclusivamente de progesterona. As únicas peculiaridades são a possibilidade de infecção no local do implante e a dificuldade na sua retirada. Pode deixar cicatriz.

São métodos contraceptivos de longa duração (3 anos), reversíveis e de elevada eficácia. Apresentam como benefícios não contraceptivos menstruações escassas ou ausentes, alívio das cólicas menstruais, supressão da dor da ovulação, melhora da dor associada à endometriose pélvica e redução do risco de doença inflamatória pélvica.

Pílula pós-coito ou anticoncepção de emergência

Também conhecida como pílula do dia seguinte, consiste no uso de compostos hormonais concentrados, por curto período de tempo, nos dias seguintes a uma relação sexual desprotegida. Destina-se a anticoncepção de emergência (AE) e somente deve ser utilizada nessas circunstâncias.

A AE pode ser realizada utilizando-se pílulas apenas de progestogênio (levonorgestrel [0,75 mg]) ou, na falta da primeira opção, com pílulas combinadas (levonorgestrel [250 µg] + etinilestradiol [50 µg]).

A AE previne uma gravidez indesejada que poderia ocorrer após uma relação sexual sem proteção anticoncepcional ou na qual o método utilizado falhou (rompimento do preservativo). Como consequência, auxilia na redução dos abortamentos provocados.

A eficácia da anticoncepção de emergência está relacionada com o tempo de início do método em relação ao coito desprotegido (B). A pílula de levonorgestrel, por exemplo, tem eficácia de 95% quando iniciada nas primeiras 24 h. Podem ser administradas em dose única (1,5 mg) ou em duas tomadas com intervalo de 12 h (0,75 mg).

A AE atua bloqueando a ovulação, impedindo o encontro dos gametas, determinando o espessamento do muco cervical e interferindo na capacitação dos espermatozoides. Não

Capítulo 52 • Anticoncepção nos Extremos da Vida Reprodutiva

atua após a fecundação e não impede a nidação. Os efeitos secundários mais frequentes são náuseas e vômitos.

A contracepção de emergência deve ser ensinada a todos os adolescentes, juntamente com os demais métodos, por ser um importante instrumento de redução do índice de gravidez na adolescência. É importante sempre lembrar, entretanto, que não previne contra DST nem AIDS.

Dispositivos intrauterinos e o sistema intrauterino (SIU)

Os dispositivos intrauterinos (DIU) são artefatos de polietileno adicionados com cobre ou com levonorgestrel que, ao serem inseridos na cavidade endometrial, determinam diversas alterações espermáticas, ovulares, cervicais, endometriais e tubárias, exercendo assim a ação contraceptiva.

A inserção do DIU pode ser feita em qualquer época do ciclo menstrual, preferencialmente, durante o 2º ou 3º dia do período menstrual, quando as condições cervicais são mais propícias e a possibilidade de gravidez é menor.

O DIU é contraindicado quando houver: suspeita de gravidez, doença cardíaca valvular, sangramento uterino não esclarecido, dismenorreia, câncer genital, anomalias da cavidade uterina, infecção pelo HIV, história prévia de gravidez ectópica (B) e infecção pélvica de modo geral, e especificamente nos que contêm cobre, anemia, menorragia e alergia ao cobre.

- DIU T de cobre 380 A: libera íons cobre que causam reação inflamatória, interferindo com a migração espermática. Tem durabilidade de 10 anos. Pode também ser utilizado como contracepção de emergência. Apresenta boa eficácia (IP entre 0,5 e 0,7) e baixa incidência de efeitos colaterais.
- SIU de levonorgestrel: libera, continuamente, pequenas quantidades diárias de levonorgestrel na cavidade uterina. Tem índice de falha muito baixo (IP de 0,2) (A). Reduz a perda menstrual e o risco de câncer de endométrio. Tem durabilidade de 5 anos.

A adolescência não é uma boa fase para a indicação dos DIU, porque há risco aumentado de aquisição de doença inflamatória pélvica pela multiplicidade de parceiros. Adolescentes em união estável, com ou sem filhos, podem utilizar o método sem maiores restrições.

Métodos naturais ou comportamentais

Os métodos comportamentais são aqueles que exigem conhecimento da fisiologia do ciclo menstrual e necessitam de disciplina do casal para se conseguir índices de eficácia satisfatórios. Dessa maneira, não são métodos com boa indicação para o período da adolescência, além de, pela imaturidade do eixo hipotálamo-hipófise-ovariano, algumas vezes ser difícil prever o período fértil.

Nesse grupo incluem-se os métodos Ogino-Knaus, ou tabelinha, Billings, ou do muco cervical, temperatura basal e sintotérmico. São métodos pouco eficazes, porém amplamente difundidos na população e muitas vezes utilizados de modo incorreto, merecendo, por isso, ser abordados durante a orientação contraceptiva. Outro método que deve ser mencionado é o coito interrompido. Apresenta inúmeras desvantagens, entre as quais podem ser citadas interferência no prazer sexual, baixa eficácia (pode haver espermatozoides vivos na secreção seminal), autocontrole e disciplina na retirada do pênis da vagina etc. O IP pode chegar a 20 com uso típico.

Métodos de barreira

Os métodos de barreira previnem a gravidez impedindo o acesso dos espermatozoides ao útero por meio de obstáculos mecânicos, químicos ou mistos.

Embora sejam de baixa eficácia contraceptiva se comparados aos métodos hormonais, sua utilização vem sendo altamente recomendada, graças ao efeito protetor contra DST/AIDS (B).

Preservativos masculinos ou femininos

Os preservativos são os mais indicados para adolescentes depois dos contraceptivos orais e injetáveis mensais.

Os preservativos constituem um método de baixo custo e acesso relativamente fácil e podem ser adquiridos em farmácias ou supermercados sem a necessidade de consulta ou prescrição médica. Os masculinos, feitos de látex ou poliuretano (condons), podem vir lubrificados ou revestidos de espermicidas e são distribuídos gratuitamente nas unidades de saúde. Os preservativos femininos de poliuretano, menos disponíveis, consistem em um tubo com dois anéis – o menor para ficar no interior da vagina, cobrindo o colo, e o maior que fica fora da vagina, cobrindo parcialmente a vulva.

A eficácia dos preservativos depende de seu uso correto, da motivação para usá-los e da qualidade do produto. O uso associado a outros métodos contraceptivos mais eficazes, como os hormonais, por exemplo, visa à dupla proteção contra gravidez e DST/AIDS.

O índice de falha é de 3% para uso perfeito e de 14% para uso típico.

Diafragma

É um dispositivo circular, de borracha ou silicone, côncavo com borda flexível, que a mulher aprende a colocar cobrindo o colo uterino. Tem melhor eficácia se associado ao espermicida. Está disponível em vários tamanhos, e, para iniciar o uso do diafragma, é preciso verificar a medida do púbis ao fundo de saco posterior e, então, indicar o tamanho adequado para cada mulher.

Deve ser colocado antes da relação sexual e deve permanecer na vagina por no mínimo 8 h depois da última relação sexual.

As complicações e os efeitos colaterais são raros. Exige conhecimento e manipulação da genitália, não tendo grande aceitação em nosso meio, principalmente entre as adolescentes.

Seu IP situa-se entre 2 e 6 para uso perfeito e ao redor de 20 para uso típico (B).

Anticoncepção no climatério

A partir dos 40 anos, até a menopausa, a frequência de ciclos anovulatórios aumenta gradativamente. Os folículos ovarianos, durante esse período, evoluem com queda do es-

Capítulo 52 • Anticoncepção nos Extremos da Vida Reprodutiva **639**

tradiol e aumento do hormônio folículo-estimulante (FSH), levando ao encurtamento da fase folicular. Os ciclos menstruais ficam irregulares, ocorre sangramento após uma fase lútea inadequada ou após um pico de estradiol sem ovulação e formação de corpo lúteo. Muitas mulheres apresentam oligoanovulação, porém, ocasionalmente, pode haver formação de corpo lúteo e ocorrer uma gravidez indesejada.

Uma causa cada vez mais frequente de gravidez após os 35 anos é que a mulher moderna adia a gravidez para poder dedicar-se à carreira profissional e, assim, casa e engravida mais tarde.

Os métodos anticoncepcionais mais indicados para as mulheres no climatério são:

Contracepção hormonal oral

Mulheres na pré-menopausa hígidas, sem história prévia de tromboembolismo e não fumantes, não têm contraindicação ao uso das pílulas combinadas de baixa dose. Não há evidências de aumento de risco para câncer de mama em mulheres que iniciam pílula combinada após os 40 anos (B). Mulheres tabagistas com mais de 35 anos de idade têm risco aumentado de tromboembolismo quando associam preparados hormonais (B). Há evidências de redução de cerca de 40% no risco de câncer de endométrio e ovariano com um ano de uso de ACHO (B). Foi demonstrada também diminuição do risco de câncer colorretal e artrite reumatoide nas usuárias de contracepção hormonal oral (C).

As principais vantagens obtidas com a contracepção são:

- Regulação do fluxo menstrual.
- Prevenção da anemia e da dismenorreia.
- Tratamento das hiperplasias endometriais.
- Diminuição do risco de câncer de ovário e de endométrio.
- Diminuição dos efeitos vasomotores (fogachos).
- Proteção óssea.

Como com qualquer método contraceptivo, em qualquer idade, antes de iniciar o uso da a pílula anticoncepcional é importante realizar anamnese e exame físico cuidadosos e solicitar exames complementares pertinentes, para identificar fatores de risco e determinar possível contraindicação ao uso da hormonioterapia.

Deve-se dar preferência a associação de etinilestradiol (20 ou 30 µg) com desogestrel, gestodeno, levonorgestrel, drospirenona ou clormadinona.

A obesidade, cada vez mais frequente, deve ser evitada, e a prática de exercícios físicos e dieta adequada devem ser preconizadas. A obesidade não é contraindicação absoluta ao uso de preparados hormonais no climatério, mas seu uso exige critério.

Quanto à hipertensão, é preciso observar os seguintes aspectos:

- Hipertensas leves/moderadas controladas podem receber terapia hormonal contraceptiva, sob vigilância. Caso haja elevação da tensão arterial, o método deve ser descontinuado.
- Hipertensas graves não devem receber contracepção hormonal. (Mulheres hipertensas poderiam beneficiar-se da contracepção com baixas doses de etinilestradiol associadas à drospirenona).

640 Seção VII • Planejamento Familiar

Para suspender o uso dos ACHO, a maioria dos autores admite a dosagem do FSH no 7º dia após a ingestão do último comprimido da pílula, a partir dos 50 anos de idade. Quando forem observados valores superiores a 30-35 mUI/L, isso indica falência ovariana.

Progestogênios de uso contínuo (minipílulas)

As minipílulas são uma boa opção para mulheres com idade superior a 40 anos. A diminuição da fertilidade torna o método mais seguro. São indicadas como alternativa para mulheres com restrição ao uso de estrogênios, e devem ser administradas continuamente. A irregularidade menstrual, frequente, é o principal motivo de descontinuação do método.

O uso de minipílulas por pacientes com história de diabetes gestacional associou-se a maior risco de intolerância à glicose ou diabetes tipo 2 (B).

Implantes

Os implantes subdérmicos são considerados seguros, eficazes e uma boa opção para as mulheres no climatério. O sistema libera etonogestrel e pode ser usado por três anos. Depois de algum tempo levam à amenorreia. Promovem excelente proteção endometrial (ciclos anovulatórios frequentes no climatério) e diminuem o sangramento uterino. Os implantes devem ser evitados quando há sintomas depressivos, doença hepática, história prévia de tromboembolia.

Injetável trimestral

Os preparados hormonais injetáveis trimestrais somente com progestágenos são usados quando há desejo de contracepção segura e/ou amenorreia. Podem ser utilizados na prevenção das hiperplasias endometriais e no controle do crescimento de pequenos miomas, porventura existentes. São uma excelente opção quando há contraindicação ao uso de estrogênios (B).

Métodos de barreira

Os métodos de barreira são bastante eficazes nessa fase da vida da mulher, dependendo da frequência sexual e da motivação do casal.

Preservativos

O preservativo não é bem aceito por homens nessa faixa etária, que apresentam união conjugal estável e duradoura.

O diafragma é método pouco utilizado pelas mulheres brasileiras. As particularidades do método como introdução antes do ato sexual, manipulação vaginal e manutenção do diafragma por 6 a 8 h após a relação sexual são os principais responsáveis pela sua baixa aceitabilidade.

A eficácia do método melhora se associado à geleia espermicida. O IP é de 6 (uso ideal) e 20 (uso típico).

Dispositivos intrauterinos

Os DIU de cobre (T e Multiload) e o sistema intrauterino (SIU) de levonorgestrel são métodos contraceptivos reversíveis muito bem indicados para mulheres climatéricas.

O dispositivo de cobre pode alterar o já desregulado fluxo menstrual, sendo este o principal motivo de descontinuação do método nessa faixa etária. Ao contrário, o SIU de levonorgestrel promove excelente proteção endometrial com amenorreia na maioria das mulheres após 12 meses de uso. Mulheres que utilizam SIU de levonorgestrel apresentam melhores taxas de hemoglobina quando comparadas às que usam DIU de cobre.

Ambos são praticamente desprovidos de ação sistêmica, estando bem indicados quando há manifestações clínicas que restringem a contracepção hormonal sistêmica, como história de hipertensão arterial grave, AVC, tromboembolia, infarto do miocárdio, diabetes com mais de 20 anos de evolução ou com comprometimento vascular, entre outros.

A principal desvantagem do DIU de cobre nas climatéricas é a alta taxa de irregularidade menstrual (comum nessas mulheres), como menorragia, hipermenorreia e metrorragia. O DIU de cobre pode ser retirado após 1 ano de amenorreia.

Mulheres que optam pelo DIU de cobre a partir dos 38 anos de idade podem utilizá-lo até a menopausa. Há estudos que mostram a eficácia desse DIU por 12 anos e do SIU de levonorgestrel por 7 anos quando utilizados nas climatéricas. História de alergia ao cobre é extremamente rara.

As taxas de gravidez ectópica são maiores em mulheres que não usam método contraceptivo comparadas às usuárias de DIU. Alguns estudos sugerem taxas maiores de gravidez ectópica em usuárias de DIU de levonorgestrel quando comparadas às do DIU de cobre.

As concentrações de levonorgestrel (sistema intrauterino medicado) no endométrio são superiores às encontradas na mucosa uterina em usuárias de implante de etonogestrel, sendo fatores protetores do câncer de endométrio.

Usualmente, os DIU (cobre e levonorgestrel) são métodos eficazes, desprovidos de ação sistêmica relevante, de longa duração e reversíveis, podendo ser utilizados nas mulheres climatéricas. São mínimos os efeitos colaterais, podendo ser utilizados por pacientes com baixo risco de aquisição de DST e que desejam método duradouro.

Esterilização cirúrgica

Os métodos ditos "definitivos", laqueadura tubária e vasectomia, são excelentes para casais que desejam contracepção nessa faixa etária. A vasectomia é preferível por ser menos invasiva e pela possibilidade da execução em regime ambulatorial. A laqueadura tubária pode ser realizada por minilaparotomia, laparoscopia ou via vaginal por colpotomia posterior.

Menos difundido no Brasil, há ainda um dipositivo intratubário inserido por histeroscopia que provoca obstrução da luz do órgão. Na maioria das vezes, dispensa o uso de anestesia.

LEITURA RECOMENDADA

American Academy of Pediatrics. Contraception and adolescents. *Pediatrics* 535 2007; 120;1135-148.

American College of Obstetricians and Gynecologist Compendium of selected Publications Practice Bulletin. Use of hormonal contraception in women with coexisting medical conditions. Clinical management guidelines for obstetrician. *Gynecologists* 2006;73.

642 Seção VII • Planejamento Familiar

Arowojolu AO. Combined oral contraceptive pills for treatment of acne. *Cochrane Database Syst Rev.* 2007.

Bonny AE. Depot medroxyprogesterone acetate: implications for weight status and bone mineral density in the adolescent female. *Adolesc Med Clin* 2005; 16(3):569-84.

Brasil. Ministério da Saúde. Manual de Saúde do Adolescente – competências e habilidades. Editora do Ministério da Saúde, Brasília, 2008

Brasil. Ministério da Saúde. Painel de Indicadores do SUS Nº 2. Temático Saúde da Mulher V.I – 2007.

Burkman RT. The transdermal contraceptive system. *Am J Obstet Gynecol* 2004; 190: S49-S53.

Calderoni ME, Coupey SM. Combined hormonal contraception. *Adolesc Med* 2005; 16:517-37.

Cannold L. The new progestogen "third generation" oral contraceptive pills: how safe are they? *Healthsharing Women* 1996:14-9.

Croxatto HB. Progestin implants. *Steroids* 2000; 65(10-11):681-5.

Dieben Schwetz B. New oral contraceptive. *JAMA* 2001; 285(5):527.

Dieben TO, Roumen FJ, Apter D. Efficacy, cycle control and user acceptability of a novel combined contraceptive vaginal ring. *Obstet Gynecol* 2002; 100(3):585-93.

Espey E, Ogburn T, Fotieo D. Contraception: what every internist should know. *Med Clin N Am* 2008; 92:1037-58.

French R, Cowan F, Mansour D *et al.* Hormonally impregnated intrauterine systems x others forms of reversible contraceptives as effective methods of preventing pregnancy (Cochrane Review). The Cochrane Library. 2001.

Frye CA. An overview of oral contraceptives mechanism of action and clinical use. *Neurology* 2006; 66(Suppl 3):S29-S36.

Gallo MF, Nanda K, Grimes DA, Lopez LM, Schulz KF. 20 µg versus > 20 µg estrogen combined oral contraceptives for contraception. Cochrane Database of Systematic Reviews. 2008, Issue 4. Art. No.: CD003989. DOI: 10.1002/14651858.CD003989.pub3.

Grimes DA, Raymond EG. Emergency contraception. *Ann Intern Med* 2002; 137:180-9.

Gupta N. Advances in hormonal contraception, *Adolesc Med* 2006; 17:653-71.

Hatcher RA, Rinehart W, Blackburn R, Geller JS, Shelton JD. Pontos essenciais da tecnologia de anticoncepção – um manual para pessoal clínico. Johns Hopkins Population Information Program 2001.

Jensen JT, Nelson AL, Costales AC. Subject and clinician experience with the levonorgestrel-releasing intrauterine system. *Contraception* 2008; 77:22.

Kahlenborn C, Modugno F, Potter DM *et al.* Oral contraceptive use as a risk factor for premenopausal breast cancer: a meta-analysis. *Mayo Clin Proc* 2006; 81:1290-302.

Kaunitz AM. Enhancing oral contraceptive success: the potential of new formulations. *Am J Obstet Gynecol* 2004; 190(4):S23-S9.

Kemmeren JM, Algra A, Grobbee DE. Third generation oral contraceptives and risk of venous thrombosis: meta-analysis. *BMJ* 2001; 323:131-4.

Korver T, Klipping C, Heger-Mahn D *et al.* Maintenance of ovulation inhibition with the 75 mg desogestrel only contraceptive pill (Cerazette) after scheduled 12 hour delays in tablet intake. *Contraception* 2005; 71(1):8-13.

Kulier R, Helmerhorst F, O'Brien P *et al.* Copper containing, framed intra-uterine devices for contraception. Cochrane Database Syst Rev 2006; 3:CD005347.

Leeman L. Medical barriers to effective contraception. *Obstet Gynecol Clin N Am* 2007; 34:19-29.

Lopez LM, Kaptein A, Helmerhorst FM. Oral contraceptives containing drospirenone for premenstrual syndrome. Cochrane Database of Systematic Reviews 2008, Issue 1. Art. No.: CD006586. DOI: 10.1002/14651858.CD006586.pub2.

Mangan SA, Larsen PG, Hidson S. Overweight teens at increased risk for weight gain while using depot medroxyprogesterone acetate. *J Pediatr Adolesc Gynecol* 2002; 15:79-82.

Marchbanks P, McDonald J, Wilson H. Oral contraceptives and the risk of breast cancer. *N Engl J Med* 2002; 346:2025-32.

Muhn P, Fuhrmann U, Fritzemeier K-H *et al.* Drospirenone: a novel progestogen with antimineralocorticoid and antiandrogenic activity. *Ann NY Acad Sci* 1995; 761:311-35.

National Institute of Allergy and Infectious Diseases. Scientific evidence on condom effectiveness for Sexually Transmited Diseases Prevention. National Institute of Health. 2001.

Neto JSP. Temas especiais de contracepção – Febrasgo. Rio de Janeiro: Revinter, 2000. 284p.

Newton JR, D'Arcangues C, Hall PE. A review of "once-a-month" combined injectable contraceptives. *J Obstet Gynecol* 1994; 4(1):S1-S34.

Oral contraceptives and risk of blood clots. November 14, 1995. Available at: http://www.fda.gov/bbs/topics/answers/ans00694.html.

Parsey KS, Pong A. An open-label, multicenter study to evaluate Yasmin, a low-dose combination oral contraceptive containing drospirenone, a new progestogen. *Contraception* 2000; 61(2):105-11.

Roye CF, Johnsen JR. Adolescents and emergency contraception. *J Pediatr Health Care* 2002; 16:3-9.

Shulman LP, Nelson AL, Darney PD. Recent developments in hormone delivery systems. *Am J Obstet Gynecol* 2004; 190:S39-S48.

Sivin I. Risks and benefits, advantages and disadvantages of levonorgestrel-releasing contraceptive implants. *Drug Saf* 2003; 26(5):303-35.

Speroff L, Darney P. *A clinical guide for contraception.* Williams & Wilkins, 1992. 342p

Teal SB, Ginosar D M, Contraception for women with chronic medical conditions. *Obstet Gynecol Clin N Am* 2007; 34:113-26.

Trussell J. Contraceptive failure in the United States. *Contraception* 2004; 70:89-96.

Índice Remissivo

A

Abdome, exame, 19

Ablação
- endométrio, 552
- laparoscópica do nervo uterino, 103

Abscesso mamário, 573

Abuso sexual na infância e adolescência, 80

Acetato de ciproterona, anovulação hiperandrogênica, 381

Aciclovir, hespes, 172

Acromegalia, osteoporose, 332

Activina, 295

Adenocarcinoma
- células claras, vagina, 452
- *in situ*, 468

Adenoma da hipófise, 408

Adenomiose, 233-237
- diagnóstico, 234
- fisiopatologia, 233
- tratamento, 236

Adensamento mamário, 202

Aderências pélvicas, 104

Adesivo transdérmico, 598
- desvantagens, 598
- eficácia, 598
- mecanismo de ação, 598

- vantagens, 598

Adolescência
- contracepção, 631
- exame ginecológico, 77, 79
- sangramento uterino disfuncional, 361

Adrenarca, 85

Agonistas dopaminérgicos, mastalgia, 202

Álcool, câncer de mama, 517

Alendronato, osteoporose, 335

Amamentação, vacinação, 67

Amenorreia, 391-402
- avaliação clínica, 392
- causas, 393
- conceito, 391
- etiologia, 392
- tratamento, 400

Amoxicilina, clamídia, 177

Análogos de GnRH
- adenomiose, 236
- endometriose, 228
- indução da ovulação, 422
- mioma uterino, 246

Anamnese, 13

Androgênios, reposição, 311

Anel vaginal, 599
- adolescência, 635
- efeitos colaterais, 599

- eficácia, 599
- mecanismos de ação, 599

Anorexia nervosa, osteoporose, 332

Anorgasmia, 352

Anovulação crônica, 377-387
- crônica de causa central, 385
- - causas psicogênicas, 385
- - deficiência isolada de gonadotrofinas, 387
- - exercício físico, 386
- - pseudociese, 386
- - síndromes endócrinas pós-parto, 386
- - síndromes hiperprolactinêmicas, 387
- - tumores hipotalâmicos e/ou hipofisários, 387
- hiperandrogênica, 377
- - avaliação laboratorial, 379
- - fisiopatologia, 378
- - manifestações clínicas, 378
- - tratamento, 380
- - - acetato de ciproterona, 381
- - - anticoncepcionais hormonais orais combinados, 381
- - - citrato de clomifeno, 382

645

646 Índice Remissivo

- - - eletrocauterização laparoscópica dos ovários, 385
- - - espironolactona, 381
- - - finasterida, 382
- - - flutamida, 382
- - - gonadotrofinas, 384
- - - metformina, 383
- - - mudança no estilo de vida, 380
- normogonadotrópica, 419
Anti-inflamatórios não esteroides (AINE)
- mastalgia, 201
- mioma uterino, 246
Anti-influenza, vacina, 52
Anticoncepcionais/ anticoncepção
- adesivo transdérmico, 598
- adolescência, 632
- anel vaginal, 598
- anovulação hiperandrogênica, 381
- barreira, 619
- - camisinha masculina e feminina, 619
- - diafragma (capuz cervical), 620
- - espermaticidas, 620
- - microbicidas, 620
- cirurgias, 623
- - laqueadura tubária, 623
- - vasectomia, 627
- climatério, 321, 638
- contraceptivo injetável trimestral, 594
- dispositivo intrauterino medicado com progestágeno, 599
- emergência, 73
- endometriose, 228

- extremos da vida reprodutiva, 631
- hormonal, 577-583
- - classificação em categorias, 577
- - oral combinado, 587
- - - desvantagens, 588
- - - eficácia, 588
- - - indicações, 589
- - - mecanismos de ação, 588
- - - modo de uso, 589
- - - vantagens, 588
- - tabelas, instruções de uso, 577
- - vias de administração, 587-602
- injetável mensal, 593
- - desvantagens, 593
- - eficácia, 593
- - mecanismos de ação, 593
- - modo de uso, 593
- - vantagens, 593
- métodos comportamentais, 613
- - amenorreia lactação, 616
- - coito interrompido, 614
- - muco cervical ou billings, 615
- - ritmo ou ogino-knaus (tabela), 614
- - sintotérmico, 616
- - temperatura corporal basal, 615
- mioma uterino, 242, 246
- pílula exclusivamente com progestágenos, 591
- sistema de implantes, 595
- - complicações, 597
- - desvantagens, 596
- - eficácia, 596
- - indicações, 596
- - inserção e remoção do implante, 597

- - mecanismo de ação, 595
- - modo de uso, 597
- - vantagens, 596
Antimeningocócica C conjugada, vacina, 53
Antipneumocócica 23 valente, vacina, 53
Antirrábica, vacina, 65
Antivaricela, vacina, 52
Arquitetura anormal da mama, 532
Assimetrias, mamas, 530
- desenvolvimento, 530
- focal, 530, 533
- global, 530, 533
Astenozoospermia, 413
Atendimento ao cliente, dúvida, 3
Atentado violento ao pudor, 80
Atestado médico, 34
- perícia médica, 36
Atividades profissionais de médica gestante, 45
Azitromicina
- cancro mole, 173
- clamídia, 177
- donovanose, 173

B

Bacteriúria, 142
- assintomática, 143
- - tratamento, 149
- não significativa, 143
- significativa, 143
- sintomática, 143
BI-RADS – *Brest Imaging reporting and Data System*, 521, 523
- categorias, 534
Biópsia
- dirigida, histeroscopia dirigida, 549

- endometrial, 563
- mama
- - incisional, 570
- - mamilo, 571
- vulva, 559
Bisfosfonatos, osteoporose, 335
Bloqueio paracervical, 558

C
Calcificações, mama, 525
- centro radiolucente, 526
- distróficas, 527
- em agulha, 526
- fios de sutura, 527
- leite de cálcio, 526
- pele, 525
- redondas, 526
- suspeitas, 534
- tipo pipoca, 525
- vasculares, 525
Calcitonina, osteoporose, 336
Calendários de vacinação, 53, 59
Camisinha (preservativo feminino e masculino), 619
Câncer
- cervical na gravidez, 473
- colo do útero, 468
- - diagnóstico, 468
- - estadiamento, 469
- - fatores de risco, 468
- - patologia, 470
- - tratamento, 470
- endométrio, lesões precursoras, 475-485
- - classificação, 481
- - diagnóstico, 483
- - epidemiologia, 482
- - estadiamento, 484
- - fatores de risco, 482
- - hiperplasia endometrial, 475
- - pólipo endometrial, 478

- - prevenção, 485
- - prognóstico, 485
- - tipos histológicos, 481
- - tratamento, 485
- mama, 511-519
- - epidemiologia, 512
- - fatores de risco, 511-520
- - - álcool, 517
- - - ambientais, 517
- - - atividade física, 516
- - - densidade mamográfica, 515
- - - doenças proliferativas, 515
- - - familiar, 514
- - - genéticos, 513
- - - história familiar, 513
- - - hormonais, 514, 515
- - - idade, 513
- - - nutrição, 516
- - - obesidade, 515
- - - relativos, 200
- - - reprodutivos, 514
- - - sexo, 513
- - rstreamento, 517
- ovário, 489-504
- - doença recidivada, 498
- - epitelial, 489
- - - baixo potencial de malignidade (*borderline*), 498
- - - exames, 491
- - - fatores de risco, 491
- - - patologia, 490
- - - prevenção, 490
- - - rastreamento, 491
- - - sinais e sintomas, 491
- - - tratamento, 494
- tuba uterina, 505-508
- - manifestações clínicas, 506
- - patologia, 506
- - prognóstico, 508
- - tratamento, 506
- vulva, 427-446

Cancro mole, profilaxia, 73, 173
Candidíase, manejo adequado, 159, 178
Capuz cervical, 620
Carboidratos, alterações do metabolismo no climatério, 300
Carcinoma da mama, descarga papilar, 207
Casal infértil, 411-417
- fatores envolvidos, 412
- homens, 412
- mulheres, 413
Caxumba, vacina, 65
Cefixima, gonorreia, 177
Ceftriaxona
- cancro mole, 173
- gonorreia, 177
Cervicites, 16
- emergências, 27
- fluxograma, 174
- manejo adequado, 166
Cervicocolpites, 22
Ciclo de resposta sexual feminina, 346
Cintilografia renal, 149
Ciprofloxacina
- cancro mole, 173
- gonorreia, 177
Cirurgia
- ambulatorial, 557
- - colo uterino, 562
- - endométrio, 563
- - hímen imperfurado, 562
- - *laser*, 564
- - neoplasias, 562
- - punção aspirativa, 562
- - vagina, 561
- - vulva, 558
- miomas uterinos, 247
Cistites, 143
- tratamento, 150, 152

648 Índice Remissivo

Cistos mamários, 203
- complicados, 527, 531
- conduta, 204
- diagnóstico, 203
- fisiopatologia em relação com o câncer, 203
- oleosos, 528
- simples, 527
Citologia, 455
- achados colposcópicos, 460
- - anormais, 461
- - normais, 460
- amostras, tipos, 456
- anormal, conduta, 458
- peridiocidade do exame, 455
Citrato de clomifeno
- anovulação hiperandrogênica, 382
- indução da ovulação, 421
Clamídia, profilaxia, 73, 177, 182
Climatério, 283-292
- anamnese, 284
- anticoncepção, 638
- assistência à mulher, 293
- diagnóstico, 296
- exames
- - físico geral, 285
- - hormonais, 286
- - laboratoriais, 286
- hipoestrogenismo, efeitos sobre o endotélio, 301
- índices de risco, 288
- metabolismos, alterações
- - carboidratos, 300
- - insulina, 300
- - lipoproteínas, 300
- - ósseo, 301
- pele, alterações, 299
- quadro clínico, 296
- sangramento uterino disfuncional, 373
- sexualidade, alterações, 305

- sistemas, alterações
- - cardiovascular, 300
- - digestivo, 302
- - endócrino, 302
- - hemostático, 301
- - imunológico, 302
- - nervoso, 297
- - urogenital, 297
- terapia de reposição hormonal, 306
- tratamento, 305
Clotrimazol, candidíase, 178
Colo uterino, 455-473
- cirurgia ambulatorial, 563
- climatério, 286
- exame citopatológico, periodicidade, 455
Colpocitologia oncótica, 22
Colpopexia transcoccígea, 124
Colposcopia, 458
- alteraçõs metaplásicas, 463
- atrofia, 463
- biópsia dirigida, indicação, 464
- câncer invasivo, 462, 464
- condiloma, 462
- conização diagnóstica, 464
- deciduose, 463
- epitélio
- - acetobranco, 461
- - iodo parcialmente positivo/ iodo-negativo, 462
- erosão, 463
- estudo da endocérvice, 464
- inflamação, 463
- insatisfatória, 462
- mosaico, 462
- pólipos, 463
- pontilhado, 461
- queratose, 462
- tratamento das neoplasias intraepiteliais, 464
- vasos atípicos, 462

Colpotomia, 625
Condiloma, 462
Consulta
- ambulatorial, 11-23
- - anamnese, 13
- - condução, 12
- - desenvolvimento puberal, 16
- - exame físico, 17
- - - abdome, 19
- - - complementares, 21
- - - genitália, 19-20
- - - mamas, 18
- - - toque vaginal combinado, 21
- - história
- - - contraceptiva, 16
- - - doença atual, 14
- - - familiar, 17
- - - menstrual, 16
- - - pessoal pregressa e hábitos de vida, 17
- - - reprodutiva, 16
- - - sexual, 16
- - identificação, 13
- - queixa principal, 14
- emergência, 25-30
- - dor pélvica, 29
- - inflamações, 27
- - sangramento excessivo, 26
- - traumatismos, 29
Contraceptivo injetável trimestral, 594
Core biopsy, mama, 214, 568
Coriocarcinoma de ovário, 502
Corrimento
- uretral em homens, fluxograma, 181
- vaginais, 16, 157-166
- - aspectos fisiológicos do conteúdo vaginal, 158
- - candidíase, manejo adaquado, 160
- - causas, 159

- - cervicite, manejo adequado, 166
- - diagnóstico, 158
- - etiologia, 158
- - fluxograma, 174
- - tricomoníase, manejo adequado, 164
- - vaginite inflamatória descamativa, 166
- - vaginose bacteriana, manejo adequado, 161
Crescimento, puberdade, 84

D

Danazol
- adenomiose, 236
- endometriose, 228
- mastalgia, 202
Deciduose, 463
Declaração
- nascido vivo, 37
- óbito, 31
Densidade mamográfica, 515
Densidade mineral óssea, 331
Descarga papilar, mama, 204
- carcinoma, 207
- ectasia ductal, 206
- galactorreia, 206
- gestação, 207
- papiloma solitário, 207
- propedêutica, 207
- pseudoderrames, 206
Desonumab, osteoporose, 338
Diabetes
- climatério, 304
- osteoporose, 332
Diafragma (capuz cervical), 620
Difteria, vacina, 58
DIPA, 27
Direitos da empregada gestante e puérpera, 40

Disfunções sexuais femininas, 347
Disgerminoma, 500
Dismenorreia, 273-281
- causas possíveis, 275
- classificação, 273
- condutas, 278
- diagnóstico, 277
- fisiopatologia, 275
- impacto sobre a produtividade, 273
- prevalência, 273
Dispareunia, 157, 351
Dispositivos intrauterinos (DIU), 605-612
- adolescência, 637
- alterações menstruais, 611
- climatério, 641
- cobre, 605
- complicações, 610
- critérios de elegibilidade, 606
- dismenorreia e dor, 611
- doença inflamatória pélvica, 610
- duração de uso, 608
- eficácia, 608
- exames e procedimentos necessários, 609
- gravidez, 612
- levonorgestrel, 605
- mecanismo de ação, 606
- medicado com progestágeno, 599
- - contraindicações, 601
- - desvantagens, 601
- - eficácia, 600
- - inserção do dispositivo, 601
- - manejo, 601
- - mecanismos de ação, 600
- - modo de uso, 601
- - vantagens, 600
- momento ideal para inserção, 608

- nulíparas, 612
- prenhez ectópica, 611
- puerpério, 608
- recomendações, 610
- remoção, 554, 609
- técnica da inserção, 609
Distensão uterina, histeroscopia cirúrgica, 548
Distopias genitais, 109-125
- diagnóstico, 114
- epidemiologia, 110
- etiopatogenia, 112
- mecanismos de suporte, 112
Doença(s)
- inflamatória pélvica (DIP), 185-196
- - complicações, 189
- - diagnóstico, 191
- - etiopatogenia, 188
- - fatores de risco, 186
- - incidência, 186
- - prevenção, 196
- - sequelas, 189
- - tratamento, 194
- Paget vulvar, 441
- - achados clínicos, 442
- - diagnóstico, 443
- - exames, 443
- - prognóstico, 444
- - tratamento, 443
- proliferativas das mamas, 515
- refluxo gastroesofágico, climatério, 302
- sexualmente transmissíveis (DST), 73, 169-183
- - aconselhamento, 183
- - cancro mole, tratamento, 173
- - candidíase, tratamento, 178
- - cervicite, fluxograma, 174
- - clamídia, tratamento, 177, 182
- - corrimento
- - - uretral em homens, fluxograma, 181

650 Índice Remissivo

- - - vagina, fluxograma, 174
- - donovanose, tratamento, 173
- - dor pélvica/desconforto, fluxograma, 180
- - gonorreia, tratamento, 177, 182
- - herpes, tratamento, 172
- - sífilis, tratamento, 172
- - tricomoníase, tratamento, 177
- - úlcera genital, fluxograma, 170
- - vaginose bacteriana, tratamento, 177
Donovanose, tratamento, 173
Dor pélvica, 15, 29
- crônica, 93-104
- - diagnóstico, 98
- - etiologia, 95
- - exames
- - - físicos, 99
- - - subsidiários, 101
- - fisiopatologia, 94
- - tratamento, 102
- fluxograma, 180
- mioma uterino, 244
Dosagens hormonais, 23
Doxiciclina
- cancro mole, 173
- clamídia, 177
- donovanose, 173
- sífilis, 172
Drogas ilícitas, doença inflamatória pélvica, 187
DT, vacina, 51
Dupla viral (sarampo e rubéola), vacina, 49

E
Ecografia, 234
Ectasia ductal, mama, 206

Eletrocauterização laparoscópica dos ovários, 385
Embolização das artérias uterinas, 249
Endoceptivo, mioma uterino, 247
Endométrio
- câncer (lesões precursoras), 475-485
- cirurgia ambulatorial, 563
Endometriose, 221-230
- conduta, 226
- diagnóstico, 224
- epidemiologia, 221
- estadiamento, 226
- etiopatogenia, 222
- fisiopatologia, 222
- laparoscopia, 224
- ovariana, 226
- peritoneal, 224
- quadro clínico, 222
- septo retovaginal, 226
- tecidos de sustentação, 226
Epitélio
- colunar, 461
- escamoso original, 460
- zona de transformação, 461
Eritromicina
- cancro mole, 173
- clamídia, 177
- donovanose, 173
- sífilis, 173
Erosão, 462
Espermaticidas, 620
Espermograma, critérios, 413
Espessamento mamário, 202
Espironolactona, anovulação hiperandrogênica, 381
Esterilização tubária, 554
Estreptococos do grupo B, vacina, 66
Estrogênio, 296

- definição, 308
- efeitos sobre o endotélio, 301
Estupro, 80
Ética na consulta a crianças e adolescentes, 80
Evidências em decisões clínicas, 3-8
- científica, nível por tipo de estudo, 6
- dúvida no atendimento ao paciente, 3
- estrutura da questão clínica, 4
- prática, 5
- significado do grau de recomendação e força, 5
Exame(s)
- admissional, demissional e periódico, 36
- físico, 17
- - abdome, 19
- - genitálias, 19
- - mamas, 18
- solicitação, preenchimento de guias, 45
Excisão do ducto mamário, 572
Exercício físico e disfunção menstrual, 386
Exploração sexual, 80

F
Fanciclovir, herpes, 172
Febre amarela, vacina, 53, 64
Fibroadenolipoma, mama, 528
Fibroadenoma, mama, 211, 529
- câncer, relação, 212
- diagnóstico, 212
- fisiopatologia, 211
- tratamento, 214
Finasterida, anovulação hiperandrogênica, 382
Fitoestrogênios, 322

Fixação da cúpula vaginal
- ligamento sacroespinhoso, 124
- promontório, 123
Flora vaginal, 158
Fluoreto, osteoporose, 339
Flutamida, anovulação hiperandrogênica, 382
Fogachos, 296

G
Galactocele, 217, 573
Galactorreia, 206
Genitália, exame, 19
Gestrinona, endometriose, 228
Glibenclamida, indução da ovulação, 423
Glimepirida, indução da ovulação, 423
Gonadarca, 84
Gonadotrofinas
- anovulação hiperandrogênica, 384
- indução da ovulação, 422
Gonorreia, profilaxia, 73, 177, 182
Goserelina, mastalgia, 202
Gravidez
- decorrente de estupro, 74
- descarga papilar, mama, 207
- direitos da mulher, 40
- mioma uterino, 242
- osteoporose, 332
- vacinação(ões), 57
- - antirrábica, 65
- - contraindicadas, 65
- - difteria, 58
- - febre amarela, 64
- - hepatite A, 63
- - hepatite B, 62
- - influenza, 61
- - poliomielite, 62

- - polissacarídica
- - - meningococos, 64
- - - pneumococos, 64
- - tétano, 58
Gripe, vacina, 52
Guias de solicitação de exames, preenchimento, 45

H
Hamartoma, mama, 218
Hepatites
- casal infértil, 414
- vacinas
- - A, 50, 63
- - B, 49, 62
- - - profilaxia, 73
Herpes, tratamento, 172
Hímen imperfurado, cirurgia ambulatorial, 562
Hiperadrenocortismo, osteoporose, 332
Hiperparatireoidismo, osteoporose, 332
Hiperplasia endometrial, 475
- classificação, 476
- diagnóstico, 477
- etiologia, 475
- importância, 475, 476
- risco oncogênico, 476
- tratamento, 478
Hiperprolactinemia, 407-410, 420
- adenoma da hipófise, 408
- diagnóstico, 409
- doenças clínicas, 409
- epidemiologia, 407
- fisiopatologia, 409
- macroprolactinemia, 409
- osteoporose, 332
- tratamento, 410
- traumatismos, 409

Hipertireoidismo, climatério, 303
Hipófise, climatério, 302
Hipofosfatasia, osteoporose, 332
Hipogonadismo
- hipergonadotrópico, 420
- hipogonadotrópico, 419
- osteoporose, 332
Hipotireoidismo, climatério, 304
Histerectomia, 104
- miomas uterinos, 248, 249
Histeroscopia, 23, 416
- adenomiose, 235
- casal infértil, 416
- cirúrgica, 547-554
- - ablação do endométrico, 552
- - biópsia dirigida, 549
- - distensão uterina, 548
- - equipamentos e instrumental, 547
- - esterilização tubária, 554
- - indicações, 549
- - miomas, 550, 551
- - polipectomia endometrial e endocervical, 549
- - remoção de dispositivos intrauterinos, 554
- - septo uterino, 553
- - sinéquias intrauterinas, 554
- diagnóstica, 539-545
- - complicações, 542
- - considerações, 545
- - contraindicações, 542
- - dor, 544
- - efeitos colaterais, 543
- - indicações, 542
- - procedimento, 539
- - técnica e instrumental, 540
- laqueadura tubária, 625
- mioma uterino, 245

Índice Remissivo

Histerossalpingografia
- adenomiose, 235
- casal infértil, 416
- mioma uterino, 245
Histórias, anamnese, 14
HIV
- casal infértil, 415
- profilaxia, 73
Hormônios
- crescimento, climatério, 324
- miomas uterinos, 240
HPV
- vacinação, 53, 440
- - contraindicações, 56
- - dose e administração, 56
- - homens, 57
- - impacto no *screening* cervical, 57
- - indicações, 56
- - precauções, 56

I

Ibandronato, osteoporose, 335
Identificação da paciente, 13
Incesto, 80
Incontinência urinária, 127-139
- epidemiologia, 127
- esforço, 128, 130
- - avaliação urodinâmica, 135
- - diagnóstico, 132
- - diário miccional, 133
- - exame(s)
- - - complementares subsidiários, 135
- - - físico uroginecológico, 134
- - - imagem, 135
- - - neurológico, 134
- - fisiopatologia, 131
- - história clínica, 133
- - qualidade de vida, questionário, 134

- - teste do esforço, 134
- - tratamento, 136
- etiologia, 128
- extrauretral, 129, 139
- mista, 129
- psicogênica, 129
- reflexa, 129
- síndrome da bexiga hiperativa, 138
- teoria integral, 129
- transbordamento, 129
- urgência, 128
Indução da ovulação no consultório, 419-424
Infância e adolescência, ginecologia, 77-81
- abuso sexual, 80
- consulta, 78
- ética, 80
- exame, 78
- perfil do médico, 81
Infecção(ões)
- urinária, 141-153
- - agentes etiológicos, 143
- - classificação, 142
- - conceito, 142
- - definições de termos, 142
- - diagnóstico, 146
- - - cintilografia renal, 149
- - - exames sugeridos, 148
- - - laboratorial, 146
- - - testes de sensibilidade *in vitro* a antimicrobianos, 148
- - - tomografia computadorizada, 149
- - - ultrassonografia, 149
- - - uretrocistografia, 149
- - - urocistoscopia, 149
- - - urocultura, 147
- - - urografia excretora, 149
- - fatores associados, 144
- - fisiopatologia, 144

- - persistente, 143
- - profilaxia, 152
- - recidivante, 143
- - recorrente, 143
- - sensibilidade aos antibióticos, 144
- - tratamento, 149
- - - antibioticoterapia, 149
- - - bacteriúria assintomática, 150
- - - cistite, 150, 152
- - - pielonefrite, 151
- vulva, cirurgia ambulatorial, 560
Infertilidade
- casal infértil, 411-417
- endometriose, 223
- - tratamento, 229
- mioma uterino, 244
Influenza, vacina, 61
Inibidores da aromatase, indução da ovulação, 423
Inibina-A e B, 295
Instabilidade vesical motora idiopática, 138
Insulina, alterações do metabolismo no climatério, 300

L

Laparoscopia
- endometriose, 224
- laqueadura tubária, 624
Laparotomia, 624
Laqueadura tubária, 623
- aconselhamento, 626
- complicações, 626
- contraindicações, 625
- indicações, 625
- repercussões anatomopatológicas e clínicas, 626

- reversibilidade, 627
- vias de acesso, 624

Laser, cirurgia ambulatorial, 564

Leiomioma, 239

Lesões vulvares, cirurgia ambulatorial, 560

Letrozol, endometriose, 228

Licença-maternidade, 38
- prorragação, 39
- setor público e privado, 39

Licença-paternidade, 39

Linfonodos intramamários, 529

Lipoma, mama, 218, 528

Lipoproteínas, alterações do metabolismo no climatério, 300

M

Macroprolactinemia, 409

Mamas
- alterações fisiológicas benignas, 199-208
- - cistos, 203
- - descarga papilar, 204
- - espessamento/adensamento, 202
- - mastalgia, 200
- - risco relativo para câncer, 200
- câncer, 511-519
- - epidemiologia, 511
- - fatores de risco, 512
- - - álcool, 517
- - - ambientais, 516
- - - densidade mamográfica, 515
- - - doenças proliferativas, 515
- - - familiar, 514
- - - genéticos, 513
- - - história familiar, 513

- - - hormonais, 514
- - - idade, 513
- - - nutrição, 516
- - - obesidade, 516
- - - reprodutivos, 514
- - - sexo, 512
- - rastreamento, 517
- climatério, 286
- exame, 18
- nódulos benignos, 211-219
- - fibroadenoma, 211
- - galactocele, 217
- - hamartoma, 218
- - lipoma, 218
- - papiloma intraductal solitário, 217
- - tumor *phyllodes*, 216

Mamografia, 203, 522
- achados, 524
- - assimetrias, 530, 533
- - calcificações, 525, 531, 534
- - cistos, 527
- - distorção arquitetural, 532
- - nódulos, 528-531, 533
- fibroadenoma, 212
- indicação, 523

Mamotomia, 569

Marcadores
- remodelação óssea, 332
- tumorais em mulheres, 492

Mastalgia, 200
- diagnóstico, 201
- tratamento, 201

Mastologia, 567
- biópsia
- - assistida a vácuo, 569
- - excisional/extirpação de tumor de mama, 571
- - incisional, 570
- - mamilo, 571
- *core biopsy*, 568
- excisão de ductos mamários, 572

- galactocele, 573
- punção aspirativa por agulha fina, 568

Medicina baseada em evidências (MBE), 3

Melanoma
- vagina, 452
- vulva, *in situ*, 444
- - classificação, 445
- - diagnóstico, 445
- - prognóstico, 446
- - tratamento, 446

Menacme, sangramento uterino disfuncional, 366

Menarca, 85

Meningococos, vacina polissacarídica, 64

Metabolismo
- carboidratos, climatério, 300
- insulina, climatério, 300
- lipoproteínas, climatério, 300
- ósseo, climatério, 301

Metformina
- anovulação hiperandrogênicas, 383
- indução da ovulação, 423

Metronidazol
- tricomoníase, 177
- vaginose bacteriana, 177

Miconazol, candidíase, 178

Microarquitetura, 331

Microbicidas, 620

Minilaparotomia, 624

Minipílulas, 635

Miólise, 248

Mioma uterino, 239-252
- anticoncepcional, 242
- diagnóstico, 244
- dieta, 242
- etiologia, 239
- etiopatogenia, 244
- etnia, 241

- exercícios, 242
- fatores de crescimento, 240
- genética, 240
- gestação, 242
- histeroscopia cirúrgica, 550
- hormônios, 240, 241
- idade como fator de risco, 241
- incidência, 239
- leiomiomas, classificação, 243
- manifestações clínicas, 243
- - dor pélvica, 244
- - infertilidade, 244
- - sangramento uterino anormal, 243
- - sintomas compressivos, 243
- massa corporal, 241
- tabagismo, 242
- terapia hormonal, 242
- tratamento, 246
- - alternativo, 247
- - cirúrgico, 247
- - medicamentoso, 246
Miomectomia, 248
Muco cervical, casal infértil, 415
Mucorreia, 16

N
Necrozoospermia, 413
Neonatal período, exame ginecológico, 78
Neoplasias intraepiteliais
- adolescentes, 467
- conduta, 465
- grávidas, 467
- imunodeprimidas, 468
- pós-menopausa, 468
- seguimento após tratamento, 467
- tratamento, 464
- vagina (NIVA), 449
- - cirurgia ambulatorial, 562

- - diagnóstico, 450
- - fatores de risco, 450
- - tratamento, 450
- vulvar (NIV), 427
- - apresentação clínica, 430
- - escamosa, 428
- - não escamosa, 441
- - recorrência e progressão da doença, 440
- - testes
- - - Collins, 438
- - - Schiller, 438
- - tratamento, 439
- - - cirúrgico, 439
- - - destrutivo, 440
- - - medicamentoso, 440
- - vulvoscopia, 432
Neurectomia pré-sacral, 103
Nistatina, candidíase, 178
Nódulos da mama, 211-219
- complexo, 533
- fibroadenoma, 211
- galactocele, 217
- hamartoma, 218
- lipoma, 218
- papiloma intraductal solitário, 217
- sólidos, 528, 529, 531
- tumor *phyllodes*, 216
Nutrição, câncer de mama, 516

O
Obesidade, câncer de mama, 516
Óbito, declaração, 31
Ofloxacina, gonorreia, 177
Óleo de prímula, mastalgia, 201
Oligozoospermia, 413
Orgasmo feminino, 347
- disfunção, 352

Osso, alterações do metabolismo no climatério, 301
Osteonecrose da mandíbula, 336
Osteoporose pós-menopausa, 329-341
- causas secundárias, 332
- definição, 329
- diagnóstico, 331
- epidemiologia, 330
- fisiopatologia, 330
- recomendações, 340
- riscos, avaliação, 333
- tratamento, 334
- - alendronato, 335
- - bisfosfonatos, 335
- - calcitonina, 336
- - desonumab, 338
- - fluoreto, 339
- - ibandronato, 335
- - medidas gerais, 339
- - monitorização da terapia, 340
- - protetores de quadril, 339
- - raloxifeno, 336
- - renelato de estrôncio, 338
- - risendronato, 335
- - terapia de reposição estrogênica, 336
- - teriparatida, 337
- - tibolona, 339
- - zolendronato, 336
Ovário, câncer, 489-503
- doença recidivada, 498
- epitelial, 489
- - baixo potencial de malignidade (*borderline*), 498
- - exames, 491
- - fatores
- - - de risco, 491
- - - prognósticos, 493
- - patologia, 490

- - prevenção, 490
- - rastreamento, 491
- - sinais e sintomas, 491
- - tratamento, 493
- - videolaparoscopia, 497
Ovulação induzida, 419

P

PAAF, mama, 204
- fibroadenoma, 214
Palpação mamária, axilar e da região supraclavicular, 19
Papanicolaou, exame, 22
Papiloma intraductal solitário, mama, 217
Pedofilia, 80
Pele, climatério, 299
Penicilina, sífilis, 172
Perguntas estruturadas, 4, 5
Perimenopausa, 294
Pielonefrite
- aguda, 143
- crônica, 143
- tratamento, 151
Pílula exclusivamente com progestágenos, 591
- desvantagens, 591
- eficácia, 591
- indicações, 592
- mecanismos de ação, 591
- uso, modo, 592
- vantagens, 591
Pneumococos, vacina polissacarídica, 64
Poliomielite, vacina, 62
Polipectomia endometrial e endocervical, histeroscopia cirúrgica, 549
Pólipos endometriais, 255-259, 478
- causas, 257

- classificação, 256
- colposcopia, 463
- complicações, 259
- diagnóstico, 257, 480
- etiopatogenia, 479
- fatores de risco, 257
- histologia, 255
- patogênese, 257
- prevalência, 256
- prognóstico, 259
- risco oncogênico, 479
- sintomas, 257
- tratamento, 258, 480
Porfiria, osteporose, 332
Pornografia infantil, 80
Pós-menopausa, 294
Prática clínica baseada em evidências, 5
Pré-menopausa, 294
Progestagênicos, endometriose, 227
Progestagênios, 309
Progestágenos, mioma uterino, 247
Progesterona, 309, 317
Prolapso genital, 109
- compartimento apical, 122
- parede anterior, 119
- parede posterior, 121
Protetores de quadril, 338
Pseudociese, 386
Pseudoderrames, mama, 206
Pubarca, 84, 85
Puberdade, 83-92
- adrenarca, 85
- crescimento, 84
- fatores que interferem na ocorrência das manifestações, 85
- gonadarca, 84
- menarca, 85

- precoce, 86
- - central (verdadeira), 87
- - - tratamento, 89
- - periférica, 89, 90
- pubarca, 84
- regulação, 83
- tardia, 90
- - exames, 91
- - história pregressa, 91
- - tratamento, 91
- telarca, 84
Punção aspirativa
- agulha fina, mama, 568
- vagina, 562

Q

Queixa, motivo da consulta, 14
Queratose, 462
Questão clínica, estrutura, 4

R

Raloxifeno, 323
- osteoporose, 336
Ranelato de estrôncio, osteoporose, 338
Reflexos
- bulboclitoridiano, 134
- tosse, 134
Reinfecção, 143
Remodelação óssea, 330
- marcadores, 332
Ressonância magnética (RM)
- adenomiose, 235
- cérebro, puberdade precoce, 88
- mioma uterino, 245
Risendronato, osteoporose, 335
Roziglitazona, indução da ovulação, 423

656 Índice Remissivo

Rubéola
- casal infértil, 414
- vacina, 65

S
Sangramentos
- excessivo, 26
- - causas, 27
- - exame, 26
- - tratamento, 26
- genitais, 14
- miomas uterinos, 243
- uterino disfuncional, 357-375
- - adolescência, 361
- - caracterização dos desvios menstruais, 359
- - classificação, 360
- - climatério, 373
- - diagnóstico, 358
- - incidência, 359
- - menacme, 366
Sarampo, vacina, 65
Sarcoma botrioide, 452
Screening mamográfico, 521
Secnidazol, tricomoníase, 177
Sêmen, análise (infertilidade), 412
Septo uterino, histeroscopia cirúrgica, 553
SERM, 323
Sexualidade feminina, 345
- ciclo da resposta sexual, 346
- climatério, alterações, 304
- considerações, 352
- diagnóstico, 349
- disfunções, 347
Sífilis
- casal infértil, 414
- prolaxia, 73, 173
Síndrome
- bexiga hiperativa, 138
- endócrinas pós-parto, 387
- Fitz-Hugs-Curtis, 190

- Kallmann, 387
- Mayer-Rokitansky-Küster-Hauser, 393
- ovários policísticos, 377
- tensão pré-menstrual, 261-271
- - diagnóstico, 264
- - fisiopatologia, 262
- - quadro clínico, 264
- - tratamento, 266
- uretral aguda, 143
Sinéquias
- intrauterinas, histeroscopia cirúrgica, 554
- vulvar, cirurgia ambulatorial, 560
Sinusiorragia, 157
Sistema
- cardiovascular, climatério, 300
- digestivo, climatério, 302
- endócrino, climatério, 302
- hemostático, climatério, 301
- imunológico, climatério, 302
- nervoso, climatério, 297
- urogenital, climatério, 297

T
Tabagismo, mioma uterino, 242
Tamoxifeno, mastalgia, 202
Telarca, 84
Terapia reposição hormonal
- climatério, 306
- - contraindicações, 316
- - esquemas terapêuticos, 316
- - roteiro, 307
- - tempo de uso, 316
- estrogênica, 336
- mioma uterino, 242
Teratomas ovarianos imaturos, 501
Teratozoospermia, 413
Teriparatida, osteoporose, 337

Termo de consentimento livre e informado, 40
- acepção jurídica, 40
- formulação (como fazer), 44
Teste de Collins, 21
Testosterona, 314
Tétano, vacina, 58
Tetraciclina
- cancro mole, 173
- donovanose, 173
- sífilis, 172
Tibolona, 318
- osteoporose, 339
Tinidazol, tricomoníase, 177
Tioconazol, candidíase, 178
Tireotoxicoses, osteoporose, 332
Tomografia, infecção urinária, 149
Toque vaginal combinado, 21
Toxoplasmose, casal infértil, 414
Traumatismos, hiperprolactinemia, 409
Tricomoníase
- manejo adequado, 164
- profilaxia, 73, 177
Tríplice (vacina)
- bacteriana acelular do tipo adulto (DTPA), 51
- viral (sarampo/caxumba/rubéola), 48
Tuba uterina, câncer, 505
- manifestações clínicas, 505
- patologia, 506
- prognóstico, 508
- tratamento, 506
Tumores
- estromais do cordão sexual, 502
- ovarianos, 499
- *phyllodes*, mama, 216
- seio endodérmico, 501
- vulva, cirurgia ambulatorial, 561

U

Úlcera genital
- fluxograma, 170
- vulvares, cirurgia
    ambulatorial, 561
Ultrassonografia, 23
- câncer ovário, 492
- casal infértil, 416
- infecção urinária, 149
- mama, 203, 522
- - achados, 524
- - - assimetrias, 530, 533
- - - calcificações, 525, 531, 534
- - - cistos, 527, 531
- - - distorção arquitetural, 532
- - - nódulos, 528, 531, 532
- - fibroadenoma, 212
- - indicação, 523
- mioma uterino, 245
- pélvica, puberdade precoce,
    88
Uretrocistografia, 149
Urocultura, 147
Urografia excretora, 149

V

Vacinação em ginecologia,
    47-67
- amamentação, 67
- anti-influenza (gripe), 52
- antimeningocócica C
    conjugada, 53
- antipneumocócica 23 valente,
    53
- antivaricela, 52
- calendários, 53, 59
- dupla do tipo adulto (dT), 51
- dupla viral (sarampo/
    rubéola), 49
- estreptococos do grupo B, 66
- febre amarela, 53
- gestação, 57
- - antirrábica, 65

- - difteria, 58
- - febre amarela, 64
- - hepatite A, 63
- - hepatite B, 62
- - influenza, 61
- - poliomielite, 62
- - polissacarídica
- - - meningococos, 64
- - - pneumococos, 64
- - sarampo, caxumba e
    rubéola, 65
- - tétano, 58
- - varicela, 65
- hepatite
- - A, 50
- - B, 49
- HPV, 53
- novas perspectivas, 66
- planejamento, 48
- tríplice bacteriana acelular do
    tipo adulto (dTpa), 51
- tríplice viral (sarampo/
    caxumba/rubéola), 48
Vagina
- câncer, 449-452
- - história natural e
    estadiamento, 452
- - neoplasia intraepitelial, 449
- - prognóstico, 452
- - tratamento, 452
- cirurgia ambulatorial, 561
- - colo uterino, 563
- - endométrio, 563
- - hímem imperfurado, 562
- - *laser*, 564
- - neoplasias, 562
- - punção aspirativa, 562
- climatério, 286
Vaginismo, 351
Vaginite inflamatória
    descamativa, 166
Vaginose bacteriana, 187
- tratamento, 161, 177

Valaciclovir, herpes, 172
Varicela, vacina, 65
Vasectomia, 627
- complicações/efeitos
    colaterais, 628
- escolha, 628
- reversibilidade, 629
- verificação da efetividade, 628
Videolaparascopia, 23
- câncer de ovário, 497
Videouretrocistoscopia, 135
Violência sexual
- infância e adolescência, 80
- mulher, 71-76
- - doenças sexualmente
    transmissíves (DST),
    profilaxia, 73
- - gravidez decorrente de
    estupro, 74
Vitaminas, mastalgia, 201
Vitex agnus castus, mastalgia,
    202
Vulva
- câncer, 427-446
- cirurgia ambulatorial, 558
- - biópsia, 559
- - infecções, 560
- - lesões distróficas e
    displásicas, 560
- - sinéquia, 560
- - tumores, 561
- - úlceras, 561
- - vascular, 561
- climatério, 286
Vulvoscopia, 21, 432
Vulvovaginites, 16
- emergências, 27
- tratamento, 28

Z

Zolendronato, osteoporose, 336
Zona de transformação,
    epitélio, 461